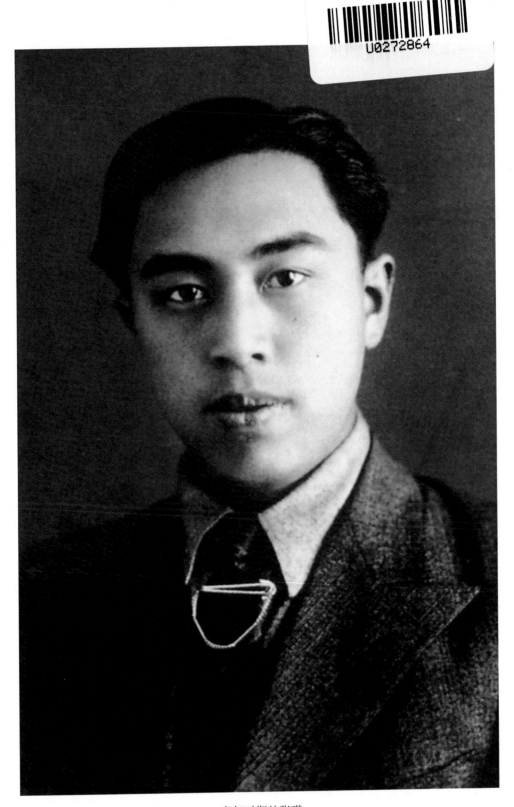

青年时期的张琪

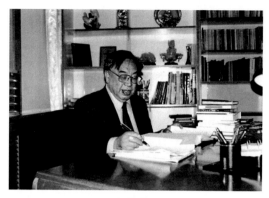

张琪治学

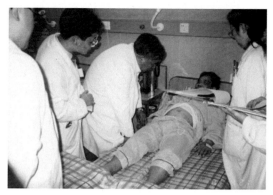

张琪查房

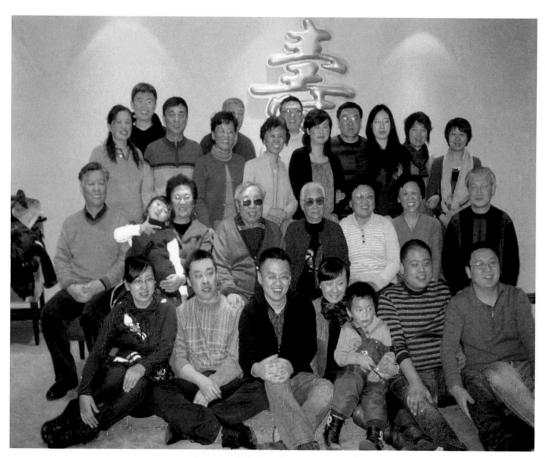

张琪全家福

龙江医派丛书

姜德友　常存库　总主编

国医大师张琪学术经验集

张佩青　曹洪欣　主编

科学出版社

北　京

内 容 简 介

本书为"龙江医派丛书"之一，全书整理汇集了我国现代著名中医学家、首批国医大师、黑龙江省四大名医之一、当代龙江医派之旗帜张琪教授的医论、医话和医案等，分为医家传略、学术思想、医论撷菁、经验传薪、医案选粹五个部分，系统总结了张琪教授的学术思想和临床经验。

本书可供中医药研究及临床工作者、中医院校学生及广大中医爱好者参考阅读。

图书在版编目（CIP）数据

国医大师张琪学术经验集 / 张佩青，曹洪欣主编. —北京：科学出版社，2021.4

（龙江医派丛书 / 姜德友，常存库总主编）

ISBN 978-7-03-068584-1

Ⅰ. ①国… Ⅱ. ①张… ②曹… Ⅲ. ①中医临床–经验–中国–现代 Ⅳ. ①R249.7

中国版本图书馆 CIP 数据核字（2021）第 063241 号

责任编辑：鲍 燕 / 责任校对：张小霞
责任印制：李 彤 / 封面设计：陈 敬

科 学 出 版 社 出版

北京东黄城根北街 16 号
邮政编码：100717
http://www.sciencep.com

北京虎彩文化传播有限公司 印刷

科学出版社发行 各地新华书店经销

*

2021 年 4 月第 一 版 开本：787×1092 1/16
2021 年 11 月第二次印刷 印张：36 1/2 插页：1
字数：866 000

定价：208.00 元
（如有印装质量问题，我社负责调换）

"龙江医派丛书" 总编委会

《国医大师张琪学术经验集》编委会

总　序

中医药学源远流长。薪火相传，流派纷呈，是中医药学的一大特色，也是中医药学术思想和临床经验传承创新的主要形式。在数千年漫长的发展过程中，涌现出了一大批的著名医家，形成了不同的医学流派，他们在学术争鸣中互相渗透、发展、融合，最终形成了中医药学"一源多流"的学术特点及文化特色。

开展中医药学术流派的研究，进一步挖掘和揭示各医学流派形成和发展的历史规律，不仅仅是为了评价各流派在中医药传承和发展中的作用及历史地位，更为重要的是以史为鉴，古为今用，不断丰富中医药学术理论体系，从而推动当代中医药学研究的创新和发展，促进中医药事业的繁荣与发展。

黑龙江地处祖国北疆边陲，白山黑水之畔，与俄罗斯、日本、韩国都有密切交往，具有独特的地域地理气候特点及历史文化底蕴。通过一代代中医药人的不懈努力，在龙江大地上已逐渐形成了以高仲山、马骥、韩百灵、张琪四大名医为首的黑龙江名中医群体，他们在黑龙江省特有的地域环境和文化背景下，在动荡不安、不断更迭的历史条件下，相互碰撞争鸣撷取交融，以临床实践为重点的内科、外科、妇科、儿科、五官科、骨伤科、针灸科等，协同发展，各成体系，学术经验多有特点，并有论著传世，形成了风格独特的"龙江医派"，孕育了北寒地区中医药防治疾病的优势与特色，成为我国北方地区新崛起的医学流派。

当今，"龙江医派"已融汇成为区域中医学术传承创新的精华，筑建起黑龙江中医学术探讨的平台，成为黑龙江中医事业发展和人才培养的内生动力。中医龙江学派的系统研究将为学派的学术内涵建设提供良好环境，为黑龙江中医文化品牌和地域社会文化的优势形成做出卓越贡献。

"龙江医派丛书"不仅全面、系统地搜集整理了有关"龙江医派"的珍贵文献资料，而且利用现代研究方法对其进行了深入的分析、研究和提炼。"龙江医派"反映了近百年来中医药不畏艰苦、自强不息、不断发展壮大的奋斗历程，为中医药学的理论研究和创新实践提供了坚实的学术基础。相信本丛书的出版，对于继承和发扬"龙江医派"名老中医学术思想和临床经验，激励中医药新生力量成长有着重要的教育意义，亦将对推动黑龙江中医药学术进步与事业发展产生积极、深远的影响。同时，对全国中医药学术流派的挖掘、整理、研究也有重要的启迪，更期盼同道能将丛书所辑各位名家临床经验和学术思想综合剖析，凝炼特点，彰显"龙江医派"所独具的优势和特色。谨致数语为之序。

中国工程院　院士
中国中医科学院　院长
天津中医药大学　校长

2012 年春日

总 前 言

中国地大物博，传统文化源远流长，中医学就是在中国的自然和人文环境中发育成长起来的。由于自然和人文条件的差异，中医学在其发生发展过程中就必然地形成了地方特色，由此便出现了林林总总的地方流派。龙江医派是近现代我国北疆新崛起的中医学术流派，是黑龙江省独特的历史、文化、经济、地理、气候等诸多因素作用逐渐形成的，是在白山黑水中、在黑土文化历史背景下孕育成长起来的，有着鲜明的地域文化特色。黑龙江省委书记张庆伟在全省中医药发展大会上指出：龙江医派是通过一代代中医药人不懈努力而形成的。特别是在其百余年的发展过程中，以高仲山、马骥、韩百灵、张琪四大名医为代表的新时代黑龙江名中医群体，不断创新，薪火相传，形成了鲜明的学术特色和临证风格，凸显了对北方地区疾病防治的优势。龙江医派体现了中医学术流派必须具备的地域性、学术性、继承性、辐射性、群体性等特点，有自身的贡献和价值。梳理龙江医学发展历史脉络，总结龙江医派的学术经验和成就，对促进龙江中医的进步，发展全国的中医事业都有重要意义。

1 龙江医派的文化背景

龙江医派的形成和发展与黑龙江流域的古代文明、文明拓展和古民族分布、少数民族文明的勃兴、黑土文化特点及黑龙江省特有精神具有密切联系。

黑龙江古代文明和古人类距今已 18 万年，黑龙江省兴凯湖曾出土形态各异的 6000 年前陶器。黑龙江省有三大族系：一是东胡、鲜卑系——西部游牧经济；二是秽貊、夫余系——中部农业渔猎经济；三是肃慎、女真系——东部狩猎捕鱼经济。全省共有 53 个少数民族。公元 5～17 世纪，北方少数民族所建立的北魏、辽、金、元、清五个重要朝代都兴起于黑龙江流域，他们创建了独具特色的鲜卑文化、渤海文化、金元文化、满族文化、流人文化及侨民文化。所以，黑龙江地区具有开放性、多元性、豪放性、融合性、开创性等多种黑土文化特点。同时黑龙江历史积淀出的闯关东精神、抗联精神、北大荒精神、大庆精神、龙医精神，激励着一代又一代的龙江人不断进取。

2 龙江医派的形成与发展

龙江地区医疗实践经跌宕起伏、脉冲式发展历程，形成了独树一帜的诊疗风格及用药特色，其学术思想鲜明，具北疆寒地特点。

2.1 龙江中医的孕育

有了人类就有了医疗保健活动。据史料记载，旧石器时代晚期，黑龙江流域就有了中华民族先人的生息活动，西汉时期黑龙江各民族就已经处于中央管辖之下。经历代王朝兴衰、地方民族政权的演替，黑龙江地区逐步发展为多民族聚居的省份，有丰富的地产药材。各族人民利用地产药物和不同的民族文化，积累了特色鲜明的医药经验和知识，形成了满医、蒙医、朝鲜医等不同的民族医学，还有赫哲、鄂伦春等特殊的民族医药经验和知识。黑龙江的中医学在历史上不可避免地吸收了各方面的医药知识和经验，如此就使龙江医派的学术中融汇了地方和民族医药因素，逐步形成了地方医学流派的内涵和风格。

在漫长的古代，黑龙江区域的医疗主要是少数民族医药内容，汉民族的中医学基本是从唐宋以来逐步兴盛起来的。唐代时渤海国接受唐王朝册封后，多次派遣人员赴唐学习中原文化，中原文化大规模输入北方渤海国，并向日本等周边国家和地区出口中药材，这样的反复交流活动，促使黑龙江的中医学术逐步积累起来。金代女真人攻陷北宋汴梁，掳中原人十余万，其中就有大批医药人员，包括太医局医官，此外还有大量的医药典籍和医药器具，这极大地促进了中医药在黑龙江的传播和发展。

到了清代，随着移民、经商、开矿、设立边防驿站、流放犯人等活动的进行，中医药大量进入黑龙江，专业从事人员日益增多，中医药事业随之发展起来并逐渐形成了阵容和规模。

2.2 龙江医派的雏形

由于民族因素和地方疾病谱及地方药物等物质文化原因，黑龙江中医药经过漫长的孕育，到清末民初，初步形成了龙江医派格局。当时的黑龙江中医有六个支系，分别为龙沙系、松滨系、呼兰系、汇通系、三大山系和宁古塔系。

龙沙系的主流是由唐宋以来至明清的中原医药辗转传承而来的，渊源深远，文化和经验基础雄厚。他们自标儒医，重医德，讲气节，注重文化修养，习医者必先修四书五经以立道德文章之本，然后才研读《内经》《伤寒论》等医药典籍。临证多用经方，用药轻，辨证细。1742 年（清乾隆七年），杭州旗人华熙，被流放齐齐哈尔，在此地行医，其对天花、麻疹患儿救治尤多。1775 年（清乾隆四十年），吕留良的子孙发遣到齐齐哈尔，有多人行医，最有名望者为吕留良的四世孙吕景瑞。1807 年（清嘉庆十二年），晋商武诩从中原到黑龙江带来药物贸易，该人擅针灸并施药济人，文献记载他曾把药物投井中治疗了很多时疫病人，此系医风延及黑龙江的嫩江、讷河、克山、望奎一带。

松滨系起于黑龙江的巴彦县，因沿松花江滨流传而得名。该派系医家多以明代医书《寿世保元》《万病回春》为传承教本，用药多以平补为主，少有急攻峻补之品，理论上讲求体质禀赋，临证上重视保元固本，应用药物多以地产的人参、黄芪、五味子等为主，治疗以调养为主要方法。

呼兰系世人多称为"金鉴派"，源于光绪年间秀才王明五叔侄于 1921 年（民国十年）所创之"中医学社"。该社讲学授徒专重《医宗金鉴》，并辅之以明清医书《内经知要》《本草备要》《温病条辨》，依此四种医书为基础授业。此派医家用药简洁精炼，擅长时方，治热性病经验丰富。此医系门人数百，分布于黑龙江的哈尔滨、绥化、阿城、呼兰一带。

汇通系以阎德润为代表。阎德润先生 1927 年留学日本仙台东北帝国大学，1929 年夏获医学博士学位，1934 年任哈尔滨医学专门学校校长，1938 年至 1940 年任哈尔滨医科大学校长兼教授。先生虽习西医，但是热爱中医，从 1924 年开始，陆续发表《汉医剪辟》等文章，并著有中医专著《伤寒论评释》等。他是近代西医界少有的以肯定态度研究中医而成就卓著者。其授课时除讲解生理、解剖等西医知识外，还研究中医名著，主张中西医汇通，见解独到，是黑龙江近现代中西医汇通派的优秀代表人物。

三大山系属走方铃医性质，串雅于东北各地区。据说此派系王氏等三人以医艺会友而结派，为此派的开山祖师，三人姓名中都有"山"字，故又名为"三大山派"。哈尔滨道外北五道街有"王麻子药店"，以王麻子膏药著称，此即为三大山派人物之一。同派人物流落到此，可管吃住，但是临别时须献一治病绝技，以此作为交流，增长提高治病技艺。该派偏重奇方妙法，忽视医理探究，除惯用外用膏药外，多习针灸之术，而针灸又以刺络泄血手法称绝。

宁古塔系在今宁安市一带，古为渤海国，此系军医官较多。1665 年（清顺治十二年），流徒宁古塔的周长卿擅长医术，为居民治病，是宁古塔中医的创始人。1822 年（清道光二年），宁古塔副都统衙门有从九品医官杜奇源。1824 年（清道光四年），副都统衙门有从九品医官刘永祥行医治病，衙门不给俸禄，只给药资银每月 12 两。1862 年（清同治元年），宁古塔民间中医有李瑞昌，擅长内科。1875 年（清光绪元年），宁古塔有医官刘克明行医治病。1880 年（清光绪六年），有练军退役军医黄维瑶，持将军衙门的带龙旗的执照在宁古塔城设四居堂诊所。此时城里还有专治黑红伤的中医刘少男、串乡游医李芝兰。1880 年（清光绪六年）吴大澂来宁安，次年设立种痘局预防天花。据 1911 年（清宣统三年）统计，宁古塔有中医内科医生 19 人，外科医生 4 人，妇科医生 2 人，儿科医生 3 人，喉科医生 2 人，眼科医生 1 人，齿科医生 1 人。宁古塔一地，中医已形成人才比较全面的群体。

2.3 龙江医派的发展壮大

民国初年以降，龙江医派逐步发展壮大。一代名医高仲山可谓龙江医派发展壮大的关键人物。他积极组织学术团体，筹办中医教育，培养了一大批龙江中医俊才，整合和凝聚了龙江中医的各个支系，组织领导并推动了龙江医派在现代的进步。其时虽无龙江医派之名，但却具备了龙江医派之实。

高仲山 1910 年生于吉林省吉林市，祖辈均为当地名医。他幼读私塾，1924年于吉林第一中学毕业，后随父学医。1926 年为深造医学，他远赴沪上，求学于上海中国医学院，师从沪上名医秦伯未、陆渊雷等。1931 年毕业并获得医学学士学位，后来到哈尔滨开业行医。1932 年高仲山在哈尔滨开办"成德堂"门诊，当年夏末，松花江决堤，霍乱病流行，染病者不计其数，高仲山用急救回阳汤救治，疗效显著，名声远扬。同时他自编讲义开展早期中医函授教育。1941 年创办"哈尔滨汉医学讲习会"，培养了 500 余名高水平的中医人才，后来成为龙江医派的中坚力量。1955 年高仲山先生被国务院任命为黑龙江省卫生厅副厅长，负责中医工作。这一时期他四处访贤，组织中医力量，先后创办了哈尔滨中医进修学校、黑龙江省中医进修学校、牡丹江卫生学校、黑龙江省中医学校、黑龙江省卫生干部进修学院等中医院校。1959 年在原黑龙江省卫生干部进修学院基础上创建了黑龙江中医学院，标志着黑龙江省高等中医教育的开始。

1934 年高仲山先生还在哈尔滨组建中医学术团体，集中了黑龙江的中医有识之士。1937 年创立"哈尔滨汉医学研究会"任会长，开创龙江医派先河，1941年又成立"滨江省汉医会"任会长，并在各市、县设立分会。同年任伪满洲国汉医会副会长，1945 年任东北卫生工作者协会松江分会会长，1946 年任哈尔滨市特别中医师公会主任委员，1949 年任东北卫生工作者协会哈尔滨市医药联合会主任。新中国成立后，他还于 1956 年创办"黑龙江省祖国医药研究所"，20世纪 70 年代成立了"黑龙江省中医学会"。

20 世纪 40 年代初，高仲山先生创办了《哈尔滨汉医学研究会月刊》，1940年更名为《滨江省汉医学月刊》并发行了 53 期。1958 年创刊《哈尔滨中医》，1965 年创办《黑龙江中医药》。

在高仲山先生的率领下，黑龙江汇聚了数百名中医名家，形成了龙江医派的阵容和规模。

3　龙江医派之人才与成就

龙江医派经长期吸收全国各地中医人才，终于在近现代形成了蔚为壮观的队伍阵容。在汇聚积累人才的同时，龙江中医不仅在临床上为黑龙江的民众解决了疾苦，且在学术上作出了突出的贡献。

3.1　龙江医派之人才队伍

龙江医派的人才队伍是经过漫长的时间逐步积累起来的，自唐宋移民直至明清才使黑龙江的中医人才队伍初具规模。随着近现代东北的开发，中医人才迅速集中，而新中国的成立，为黑龙江中医人才辈出创造了优越条件。

在20世纪40年代末，哈尔滨就产生了"四大名医"，此外，当时名望卓著的中医有左云亭、刘巧合、安子明、安世泽、高香岩、王子良、纪铭、李德荣、王俊卿、高文会、阎海门、宋瑞生、李修政、章子腴、韩凤阁、马金墀、孙希泰等，他们都是当时哈尔滨汉医学研究会和滨江省汉医会的骨干成员。各地还有汉医会分会，会长均由当地名医担任，计有延寿县罗甸一、宾县真书樵、苇河县林舆伍和杨景山、五常县杨耀东、望奎县阎勇三、东兴县宋宝山、珠河县王维翰、双城县刘化南、青冈县李凤歧、木兰县李英臣、呼兰县王明五、巴彦县金昌、安达县吴仲英和迟子栋、阿城县沈九经、哈尔滨市陈志和、肇东县李全德、兰西县杨辅震、肇州县孙舆、郭后旗、佟振中等。其他如齐齐哈尔市韩星楼，依兰县孙汝续、付华东，佳木斯何子敬、宫显卿，绥滨县高中午，这是旧中国时龙江医派的精英和骨干，是后来龙江医派发展壮大的奠基人士。

新中国成立后，高仲山先生各地访贤，汇聚各地著名中医包括张琪、赵正元、赵麟阁、钟育衡、陈景河、金文华、白郡符、华廷芳、孙纪常、王若铨、吴惟康、陈占奎、孟广奇、胡青山、柯利民、郑侨、黄国昌、于瀛涛、于盈科、衣震寰、刘青、孙文廷、汪秀峰、杨乃儒、张志刚、高式国、夏静华、常广丰、阎惠民、翟奎、吕效临、崔云峰、姜淑明、李西园、刘晓汉、樊春洲、邹德琛、段富津等近百人。这些名医是龙江医派后来发展的中坚力量，并产生了黑龙江省"四大名医"，即高仲山、马骥、韩百灵、张琪。

高仲山（1910～1986年），我国著名中医学家，中医教育家，现代黑龙江中医药教育的开拓者和奠基人，黑龙江中医药大学创始人。开创龙江医派，黑龙江中医药大学伤寒学科奠基人。黑龙江省四大名医之首。1931年毕业于上海中国医学院，获学士学位，1937年创办哈尔滨汉医研究会任会长，1941年创办滨江省汉医讲习会，为全国培养中医人才五百余人，创办《哈尔滨汉医学研究会月刊》、《创办滨江省汉医学月刊》。1955年任黑龙江省卫生厅副厅长。著有《汉药丸散膏酒标准配本》《妇科学》等，倡导中华大医学观，善治外感急重热病等内科疾病。

马骥（1913～1991年），自幼随祖父清代宫廷御医马承先侍诊，哈尔滨市汉医讲习会首批学员。1941年于哈尔滨市开设中医诊所。1950年首创哈尔滨市联合医疗机构。1954年后，曾任哈尔滨市中医进修学校校长，哈尔滨市卫生局副局长，黑龙江中医学院附属医院副院长，博士生导师，黑龙江中医药大学中医内科学科奠基人，黑龙江省四大名医之一，善治内科杂病及时病。

韩百灵（1907～2010年），1939年在哈尔滨自设"百灵诊所"行医。黑龙江中医药大学博士生导师，黑龙江省四大名医之一，国家级重点学科中医妇科学科奠基人，全国著名中医妇科专家，在中医妇科界素有"南罗北韩"之称，被授予"国医楷模"称号，荣获中华中医药学会首届中医药传承特别贡献奖，著有《百灵妇科学》《百灵妇科传真》等。创立"肝肾学说"，发展"同因异病、异病同治"理论，善治妇科疑难杂病。

张琪（1922～2019年），哈尔滨汉医讲习会首批学员，1951年创办哈尔滨第四联合诊所，黑龙江中医药大学博士生导师，黑龙江省中医学会名誉会长，黑龙江省中医肾病学科奠基人。黑龙江省四大名医之一，国家级非物质文化遗产传统医药项目代表性传承人，2009年被评为首批国医大师，为当代龙江医派之旗帜、我国著名中医学家。著《脉学刍议》《张琪临床经验荟要》《张琪肾病医案精选》等。创制"宁神灵"等有效方剂，提出辨治疑难内科疾病以气血为纲，主张大方复法，治疗肾病倡导顾护脾肾。善治内科疑难重病，尤善治肾病。

1987年黑龙江人民出版社出版了《北疆名医》一书，书中记载了70多位黑龙江著名中医的简要生平、学术经历以及他们的学术特点和经验，从中反映出龙江医派的学术成就及特点。

从20世纪80年代末开始，国家和省市陆续评定了国医大师和几批全国老中医药专家学术经验继承工作指导老师、省级名中医、省级德艺双馨名医、龙江名医等。从这些名中医的数量、学历和职称等因素看，龙江医派的队伍构成已经发生了很深刻的变化，表现了龙江医派与时俱进的趋势。

3.2 龙江医派之学术成就

龙江医派作为龙江地方的学术群体，在近现代以来，不仅在医疗上为黑龙江的防病治病作出了历史性的贡献，在学术上也为后人留下了弥足珍贵的财富。这些学术财富不仅引导了后学，在医学历史上也留下了痕迹，具备了恒久的意义和价值。

在新中国成立之前，高仲山先生为发扬中医学术，培养后学，曾编著了多种中医著述，既为传播学术上的成果，又可作为学习中医的教材读本。这些著述有《黄帝内经素问合解》《汉药丸散膏酒标准配本》《高仲山处方新例》《湿温时疫之研究》《时疫新论》《血证辑要》《中医肿瘤学原始》《妇科学》等十余种，其中《汉药丸散膏酒标准配本》为当时中成药市场标准化规范化作出了重要贡献。

新中国成立后，老一代中医专家也都各自著书立说，为龙江医派的学术建设作出了可贵的贡献。如马骥著《中医内科学》《万荣轩得效录》，王度著《针灸概要》，白郡符著《白郡符临床经验选》，孙文廷著《中医儿科经验选》，华廷芳著《华廷芳医案》，吕效临著《吕氏医案》《医方集锦》等，张秀峰著《张秀峰医案选》等，韩百灵著《百灵妇科》《中医妇产科学》《百灵临床辨证》《百灵论文集》等，张金衡著《中药药物学》，肖贯一著《验方汇编》《临床经验选》等书，吴惟康编《针灸各家学说讲义》《中医各家学说及医案分析》《医学史料笔记》等，张琪编《脉学刍议》《张琪临床经验荟要》《国医大师临床丛书·张琪肾病医案精选》《跟名师学临床系列丛书·张琪》《中国百年百名中医临床家丛书·张琪》《国医大师临床经验实录·张琪》等，李西园著《西园医案》等，孟广奇编《中医学基础》《中医诊断学》《金匮要略》《温病学》《本草》《中医妇科学》《中医内科学》《中医临床学》等，杨乃儒著《祖国医学的儿科四诊集要》，杨明贤著《常用中药手册》《中药炮制学》，陈景河著《医疗心得集》，邹德琛著《伤寒总病论点校》等，郑侨著《郑侨医案》《郑侨医疗经验集》，高式国著《内经摘误补正》《针灸穴名解》等，栾汝爵著《栾氏按摩法》，窦广誉著《临床医案医话》，陈占奎著《陈氏整骨学》，樊春洲著《中医伤科学》，邓福树著《整骨学》等。

这些论著表现出老一代中医学人的拳拳道业之心，既朴实厚重，又内涵丰富，既有术的实用，又有道的深邃幽远。正是这些前辈的引领，才使今天的龙江医派人才如林，成果丰厚，跻身于全国中医前列。

4　龙江医派之学术特点

龙江医派汇聚全国各地的医药精粹，在天人合一、整体观念、病证结合、三因制宜等思想指导下，融合了黑龙江各民族医药经验，结合黑龙江地方多发病，利用黑龙江地产药物，经过漫长的历史酝酿，认识到黑龙江地区常见疾病的病因病机特点是外因寒燥、内伤痰热，气血不畅，并积累了以温润、清化、调畅气血为常法的丰富诊疗经验及具有地区特色的中医预防与调养方法。

4.1　多元汇聚，融汇各地医学之长

龙江医派的学术，除了融合早期地方民族医药经验之外，还通过从唐代开始的移民等方式从中原和南方各地传播而来。这种从内地传入的方式从宋代以后逐步增多，至明清达到一个高潮，已经初步形成人才队伍，这种趋势到近代随东北开发而达到顶点。可以说，龙江医派的学术根源是地方民族医药经验与全国各地医学的融合，因此也就必然会显示出全国各地医学的特色元素。

唐代渤海国派遣人员到中原学习，带回了中原医学的典籍，这就使中原医学的学术思想和临床经验传播到了黑龙江地区，从而龙江医学也就吸收了中原医学的营养。

北宋末年，金人攻陷汴梁，掳掠了大批医药人员以及医学典籍和器物，其中就有北宋所铸造的针灸铜人。这在客观上是比较大规模的医药传播，使中原医药在黑龙江传播得更加广泛和深入。

到明清时期，随着移民、经商、开矿、设立边防驿站、流人、马市贸易等，中医药开始更大规模地传播到黑龙江，并逐渐成为龙江医学的主流，如顺治年间流入的史可法药酒以及流放至宁古塔的方拱乾、陈世纪、周长卿、史世仪等名医，乾隆年间杭州旗人流放齐齐哈尔并在当地开展医疗活动，吕留良的子孙在齐齐哈尔行医等，这都是南方医学在黑龙江传播的证明。而清代在龙江各地行医者大多为中原人，清宣统时仅宁古塔一地就有了比较齐全的各科医生，说明全国各地的医药学术已在龙江安家落户，这对龙江医派的学术特点影响至深至广。

近现代的黑龙江各地中医人员的籍贯出身，更能反映出龙江医派学术的来源。多数名医祖籍为山东、河北、河南，另有祖籍为江南各省者。如果上溯三代，他们绝大多数都是中原和南方移民的后裔，故龙江医派也就包容了各地的学术内涵。

因为黑龙江省地处北部边陲，古代地广人稀，从唐代以后是最主要的北方移民地之一，到清代形成移民高潮。移民是最主要也是最有效的文化传播方式，龙江医派融合全国各地的医药内容就是历史的必然。移民地区虽然原始文化根基薄弱，但是没有固有文化的限制，因此有利于形成开放的精神，可以为不同的医药学内容的发展传承搭建舞台。这可能是今天黑龙江的中医事业水平跻身全国前列的文化基因。

4.2 以明清医药典籍为主要学术内容

中医学发展到明清时期达到鼎盛，医书的编写内容比较丰富，体例也日益标准化。这些医书因为理法方药内容较全面，只要熟读一本就可满足一般的临床需要，故为龙江中医所偏爱习诵，如"四百味""药性赋""汤头歌"《濒湖脉学》等歌诀。此外，人们多以明清时期明了易懂的医书作为修习的课本，如《寿世保元》《万病回春》《医宗必读》《万科正宗》《温病条辨》《本草备要》等。《医宗金鉴》是清代朝廷组织国家力量编著的，其中对中医基础理论、诊断、药物、方剂以及临证各科都有全面系统的论述，既有普及歌诀，也有详细解说，确实是中医药学书籍中既有相当深度广度，又切合临床实用的优秀医书。因此龙江医派的大多数医家都能熟记《医宗金鉴》内容，熟练应用该书的诊疗方法。

直到高仲山先生自沪上毕业而来黑龙江兴办汉医讲习会，使"四大经典"以及近现代的中医课程在黑龙江成为习医教材。新中国成立之前，得益于高仲山先生对中医教育的积极努力，黑龙江地区涌现了一大批高素质的中医人才。

4.3 龙江医派学术的地方特色

龙江医派的学术来源有多元化特点，既有全国南北各地的医药传入，又有地方民族医药观念和经验，这些都是龙江医派学术特色和风格形成的基础。同时，黑龙江地处北方，地方性气候、地理特点以及民众体质禀赋、风俗文化习惯长期以来深刻地影响了龙江医派医家的学术认知，这也必然会给龙江医派医家群体学术思想、理论认识和临床诊治特点和风格打上深刻的地方性烙印。

首先，善治外感热病、疫病。黑龙江地区纬度较高，偏寒多风，而且冬季漫长，气温极低，寒温季节转变迅速，罹患伤寒、温病者多见，尤其春冬两季更为普遍。地方性高发疾病谱使龙江医派群体重视对伤寒和温病的研究，对北方热性病、疫病的诊治积累了丰厚的经验，临床应用经方和时方并重而不偏。黑龙江省各地方志对此都有大量记载，如清末民初，黑龙江地区发生大规模流行的肺鼠疫，经伍连德采取的有效防治措施，中医顾喜诰、西医柳振林、司事贾凤石在疫区医院连续工作数月，救治鼠疫患者2000余例，成功遏制了鼠疫的蔓延，其中中医在治疗鼠疫方面起到了独特作用。许多医家重视以仲景之法辨表里寒热虚实，善用六经辨证和方证相应理论指导临证，同时对温病诸家的理法方药也多能融会贯通，互相配合，灵活应用。而且龙江医派大多数医家无论家居城乡、年龄少长，都能对《医宗金鉴·伤寒心法要诀》和《温病条辨》背诵如流并熟练应用，寒温之说并行不悖，可见一斑。

其次，善治复合病、复合症、疑难病。本地区民众豪放好酒，饮食肉类摄入较多，蔬菜水果相对偏少，而且习惯食用腌制品，如酸菜、咸菜等，造成盐摄入量过高，导致代谢性疾病如糖尿病、痛风等多发，高血压、心脑血管疾病在本地区也十分常见。黑龙江地区每年寒冷时段漫长，户外运动不便，加之民众防病治病、养生保健意识相对薄弱，客观上也造成了疾病的复杂性，单个患者多种疾病并存，兼症多，疑难病多，治疗棘手。龙江医派医家长年诊治复合病、复合症、疑难病，习惯于纷繁复杂之中精细辨证，灵活运用各种治法，熔扶正祛邪于一炉。面对疑难复杂病症，龙江医家临证谨守病机，重视脾肾，强调内伤杂病痰瘀相关、水血同治，或经方小剂，药简效宏，或大方复法，兼顾周全，总以愈疾为期。

再次，本地区冬季寒冷，气候以寒燥为主，民众风湿痹痛普遍，加之龙江地区冰雪天气多见，外伤骨折、脱位高发。龙江医派医家对此类疾患诊治时日已久，骨伤科治疗经验独到丰富，或以手法称奇，或以药功见著，既有整体观，又讲辨证法，既有家传师授的临床经验，又有坚实的中医理论基础，外科不离于内科，心法更胜于手法。值得一提的是，许多龙江医家注意吸收源于北方蒙古等善于骑射的少数民族的骨伤整复、治疗方法，从而也形成了龙江医派骨伤科学术特色的一部分。

另外，众多医家在成长之中，对黑龙江地产药材如人参、鹿茸、五味子、北五加、北细辛等的特殊性能体会深刻，进而可以更好地利用它们临证遣方用药。更因龙江民众一般体质强壮，腠理致密，正邪交争之时反应较剧，所以一般地说，龙江医派医家多善用峻猛力强之品，实则急攻，虚则峻补，或单刀直入，或大方围攻，常用乌头、附子、大黄、芒硝、人参、鹿茸等，所以多能于病情危重之时力挽狂澜，或治疗沉疴痼疾之时，收到出人意料之效。

龙江医派医家也多善用外治、针灸、奇方、秘术。黑龙江是北方少数民族聚集之地，本地区少数民族医药虽然理论不系统，经验零散，但是在漫长的历史中积累了很多奇诡的治病捷法。比如龙江大地赫哲族、鄂伦春族、达斡尔族及部分地区的蒙古族民众等普遍信奉的萨满文化，就包含许多医学内容，这些内容在民间广为流传，虽说不清医理药性，但是临证施用，往往立竿见影。此外，常用外用膏药、针挑放血、拔罐火攻、头针丛刺、项针等治疗方法在龙江医派中也是临床特色之一。

5 龙江医派近年所做工作

为弘扬龙医精神，发展龙江中医药事业，以龙江医学流派传承工作室及黑龙江省龙江医派研究会为依托，龙江医派建设团队做了大量工作，为龙江医派进一步发展奠定了历史性基础，并列入黑龙江省委、省政府颁发的《"健康龙江2030发展"规划》和黑龙江省人大常委会审议通过的《黑龙江省中医药条例》中。

5.1 抢救挖掘整理前辈经验，出版"龙江医派丛书"

为传承发扬龙江医派前辈学术精华，黑龙江中医药大学龙江医派研究团队一直致力于前辈经验的抢救搜集挖掘整理工作，由科学出版社先后出版的《龙江医派创始人高仲山学术经验集》《华廷芳学术经验集》《御医传人马骥学术经验集》《王德光学术经验集》《邓福树骨伤科学术经验集》《邹德琛学术经验集》《崔振儒学术经验集》《吴惟康学术经验集》《王选章推拿学术经验集》《国医大师卢芳学术经验集》《张金良肝胆脾胃病学术经验集》《王维昌妇科学术经验集》《白郡符皮肤病学术经验集》《黑龙江省名中医医案精选》《龙江医派学术与文化》《寒地养生》《黑龙江省民间特色诊疗技术选集》《国医大师张琪学术经验集》等著作，引起省内外中医爱好者的强烈反响，"龙江医派丛书"已被英国大英图书馆收录为馆藏图书。

"龙江医派丛书"反映了龙江中医药事业近百年来不畏艰苦、自强不息的发展历程以及取得的辉煌成果，其中宝贵的学术思想和经验对于现代中医临床和科研工作具有重要的实用价值和指导意义，同时也是黑土文化的重要组成部分。

5.2 建设龙江医学流派传承工作室，创立龙江医派研究会，搭建学术交流平台

国家中医药管理局龙江医学流派传承工作室作为全国首批 64 家学术流派工作室之一，以探索建立龙江医派学术传承、临床运用、推广转化的新模式为己任，着力凝聚和培育特色优势明显、学术影响较大、临床疗效显著、传承梯队完备、资源横向整合的龙江中医学术流派传承群体，既促进中医药学术繁荣，又更好地满足广大人民群众对中医药服务的需求。

为更全面地整合龙江中医资源，由黑龙江省民政厅批准、黑龙江省中医药管理局为业务主管部门，成立黑龙江省龙江医派研究会，黑龙江中医药大学姜德友教授任首任会长。研究会为学术性、非营利性、公益性社会团体法人的省一级学会，其宗旨是团结组织黑龙江省内中医药工作者，发扬中医药特色和优势，发掘、整理、验证、创新、推广龙江中医药学术思想，提供中医药学术交流切磋的平台，提高龙江中医药的科研、医疗服务能力。龙江医学流派传承工作室与黑龙江省龙江医派研究会相得益彰，为提炼整理龙江医派学术特点及诊疗技术并推广应用，为龙江医派学术文化创建工程，做出大量卓有成效的工作。

5.3 举办龙江医派研究会学术年会，推进学术平台建设

为繁荣龙江中医学术，营造学术交流氛围，2014 年，黑龙江省龙江医派研究会举办首届学术年会，与会专家以"龙江名医之路"为主题进行交流探讨。第二届学术年会于 2015 年举办，龙江医派传承人围绕黑龙江省四大名医及龙江医派发展史进行主题交流。同时通过《龙江医派会刊》的编撰，荟萃龙江中医药学术精华。

5.4 建立黑龙江省龙江医派研究中心，深化和丰富龙江医派学术内涵

2016 年 10 月经黑龙江省卫生和计划生育委员会批准，在黑龙江中医药大学附属第一医院建立龙江医派研究中心。中心依托黑龙江中医药大学附属第一医院和国家中医临床研究基地、黑龙江省中医药数据中心，旨在通过临床病例研究黑龙江地区常见病、多发病、疑难病的病因病机、证治规律，寒地养生的理论与实践体系等，现已编纂"龙江医派现代中医临床思路与方法丛书"24 册，由科学出版社出版，发表相关论文近百篇。

姜德友教授经过多年对黑龙江中医验案、手稿、史料等文献资料的搜集整理研究，归纳、提炼出龙江医派思想：一、首重经典，熟读《医宗金鉴》；二、倡中华大医学观；三、外因寒燥，法宜温润；内伤痰热，治宜清化；四、辨治疑难，以气血为纲；五、复合病证宜用大方复法；六、药法与病证相合，活用平奇猛毒、对药群药；七、寒地养生，注重三因忌宜，守恒有节；八、形气学说。

5.5 建立龙江医派传承基地，提升中医临床思维能力，探索中医临床家培养的教育途径

龙江医派传承工作室先后在台湾、深圳、三亚、长春、东港、丹东、天津、满洲里及黑龙江省多地建立传承基地，主要开展讲座、出诊及带教工作，其中三亚市中医医院已成为黑龙江中医药大学教学医院及本科生实习基地，现已进行多次专家交流出诊带教工作。

受黑龙江省中医药管理局委托，2013年进行"发扬龙江医派优势特色，提升县级中医院医疗水平"帮扶活动，研究会于黑龙江省设立十个试点单位，2014年通过讲座、义诊等一系列活动，使各试点县后备传承人诊疗水平和门诊量均有不同程度的提升。2015年，受黑龙江省中医药管理局委托，龙江医派研究会及工作室，在全省各地市县中医医院全面开展龙江医学流派传承工作室二级工作站的建设，全面提升黑龙江省中医院的学术水平与医疗服务能力，并编撰《龙江医派养生备要》，向全省民众发放。

旨在研究培养中医药人才、发挥中医药优势的"龙江医派教育科学研究团队"，于2014年被批准为黑龙江省首批A类教育教学研究团队，团队致力于建设一批学术底蕴深厚、中医特色鲜明的教育研究群体，以期探索中医人才的成长规律，培养能够充分发挥中医特色优势的中医精英。

通过在中医药大学举办"龙江医派杯"中医经典知识竞赛、英语开口秀、龙江医派杰出医家马骥基金评选及颁奖等活动，开设中医学术流派、龙江医派学术经验选讲课程，以激发学生学习中医的热情，强化其对龙江医派的归属感及使命感。

5.6 创办龙江医派学术文化节，创新中医药文化传播模式，打造龙医文化名片

通过创办龙江医派学术文化节，建立龙江医派网站，打造龙江医派学术文化品牌，宣传中医药文化思想，扩大龙江医派影响力。2012年以来，举办高仲山、马骥、华廷芳、孟广奇、吴惟康等龙江医派著名医家百年诞辰纪念活动，使全省各界感受到龙江中医药的独特魅力及前辈先贤披荆斩棘、励精图治的创业精神。龙江医派各项工作的推进，得到中国中医药报、新华网、人民网、东北网、黑龙江日报等数十家媒体平台的大量报道，在学术界及龙江民众中获得良好声誉，并载入《黑龙江中医药大学校史》《中国中医药年鉴》。时任黑龙江省委书记孙维本同志欣然题词："龙江医派、功业辉煌。"

工作室团队以黑龙江省中医药博物馆的建设为契机，大力挖掘黑龙江省中医药学术文化历史资源，梳理明晰龙江医学流派发展脉络，建成龙江医学发展史馆，所编写的《龙江医派颂歌》在同学中广为传唱，激发杏林学子对龙江中医的热情。黑龙江省龙江医派研究会会长姜德友教授，经过多年对龙江医派名家事迹、学术思想、德业精神等的多方面研究，提炼总结出八大龙医精神，其内容是勇于开拓的创业精神、勤奋务实的敬业精神、求真创新的博学精神、重育贤才的传承精神、执中致和的包容精神、仁爱诚信的厚德精神、铁肩护道的爱国精神、济世救人的大医精神。充分展现出龙医风采，成为黑龙江省特有的中医文化之魂。

通过对龙江医派底蕴的发掘和打造，使其成为黑龙江中医药学术界理论产生和创新的土壤，成为黑龙江省中医从业者的凝聚中心，成为黑龙江中医学术探讨的平台和学术园地，成为黑龙江省中医药人才培养与成长的核心动力，成为引领、传承、传播黑龙江中医学术的主体力量，成为黑龙江中医文化品牌和中医人的精神家园，成为龙江医药学的特色标志，成为黑龙江省非物质文化遗产，成为黑龙江的重要地理文化标识。相信，在新的历史时期，龙江医派将会作出新的学术建树，为丰富祖国医学的内涵作出更大的贡献。

"龙江医派丛书"总编委会

2019 年 11 月 19 日

序

　　杏林耆宿，吾友张琪先生深识国医之堂奥，既通天地人三才之真道，又掌道法术之键机。抱济苍生之志，穷毕生之心力，于治医、治术、治教诸业，成果丰硕，斐声华宇。乃当代医界之泰斗，龙江医派之旗帜。

　　夫名垂青史者，非独鸣钟鼎于庙廊，垂竹帛于殿堂，《左传》曰："太上立德，其次立功，其次立言，谓之不朽。"张老其治医不尚空谈，重疗效，知行合一，常曰："医乃活人之术，余不自欺，亦不欺人也。"临证通治内科诸门，于肾病尤精，业医近八十载，既擅活用经方、时方、经验方，又善创制新方，常解疑难于困途、起危厄于险境，救人无算。其治学皓首穷经，老而弥坚，沉潜力研，师而不泥，既衷岐黄仲景，又博览历代诸家，无涉虚浮，勤于笔耕，其论著丰厚，理实合一，多有阐发创新，并毫无保留公之于医之天下，是为大医之壮举。其为师，既强力传承中医之学验，又倡导青出于蓝应胜于蓝之宏愿；既重传道授业解惑，又重立德树人，指引门生德艺双馨，是为大师楷模。

　　医之大者，心系苍生、天下为公。张老当年寿臻耄耋，常思中医之振兴，多次建言献策，可谓用心良苦，堪称国之大医。余与张老相知相交数十载，相互砥砺，切磋学问，日有所益。忆往昔民生之多舛，国医之浮沉，感慨良多。曾几何时，中医将废，幸中医同道为生灵请命，奋起抗争，仗义执言。看今朝，躬逢盛世，中医业隆，抗新冠肺炎，再立新功，为人类造福，吾辈欣慰之情，难以言表。

　　张老于寒地善趋利避害，养生有术，守恒有节，年近期颐，仍能应诊，实乃仁登寿域，中医之福。惜老友去岁仙逝，中医巨星陨落，不仅是龙江中医届之损失，实是全国中医界一大损失。痛兮，悲哉！久久不能自己！然张老之大德、大功、大言，则光耀千秋，彪炳史册，应予广拜。今张老门人弟子将其平生亲力论著、医话验案、诸学术经验之精华，类晰涵富，汇成一轶，珍列于龙江医派丛书，名为《国医大师张琪学术经验集》。余感其收罗宏博，取舍谨严，蔚为大观，必将嘉惠后来，为习医登堂入室之舟楫，诚为医门盛事，意至美矣。是为序。

首届国医大师　路志正

庚子年孟春于北京怡养斋

前　言

　　张琪是我国著名中医学家，中医临床家，中医教育家，全国著名中医肾病专家，首批国医大师，获全国中医药杰出贡献奖，白求恩奖章获得者，黑龙江省祖国医药研究所（现名黑龙江省中医药科学院）的创建人之一，全国肾病治疗中心奠基人，黑龙江省四大名医之一，是当代龙江医派的旗帜，是黑龙江中医发展史上的一座丰碑，更是中医学术上的一代宗师。

　　张琪历任黑龙江省祖国医药研究所研究员、内科研究室主任、副所长、技术顾问；黑龙江中医药大学教授、博士生导师；九三学社黑龙江省委员会常委、顾问；中华中医药学会常务理事、顾问、终身理事；中国中医科学院学术委员会委员；国务院首批享受政府特殊津贴专家；首批全国继承老中医药专家学术经验继承工作指导老师；曾当选中华人民共和国第五、第六届全国人民代表大会代表，第七、第八届黑龙江省政协常委。

　　张琪出身于中医世家，少承庭训，克绍箕裘，自幼熟读中医经典，秉承祖父"不为良相，但为良医"的谆谆教诲，勤学不倦。青年时期，他亲历国难，为解民众之病苦，他不顾中医界每况愈下之前景，毅然决然地投身于哈尔滨汉医讲习会，精研中医理论，密切联系临床实际，博采众长，开始了悬壶济世的一生。新中国成立后，张琪积极响应政府号召，办诊所、兴教学、抓科研，为中医药事业的振兴与发展奔走呼号，鞠躬尽瘁。张琪以其精湛的医术和正直的为人，深受业内外人士的赞颂。

　　黑龙江省祖国医药研究所自1956年开始筹建，张琪作为其创始人之一，将对中医的满腔热情全部倾注在该所的建设与发展上，奉献出了自己全部精力。该所于20世纪60年代开始致力于肾病的研治，至今已成为全国闻名的肾病治疗中心。从医70年，张琪肩负临床、教学、科研重任，硕果累累，桃李满园。

　　张琪为学，首重经典，博及医源，探幽索微，无一时虚度。他遍览群书，殚见洽闻，深谙儒家思想精髓，医儒相汇，堪称一代儒医之典范。张琪治学勤勉求真，既不自欺，更不欺人，不尚空谈，但求务实。《脉学刍议》《张琪临证经验荟要》《张琪临床经验辑要》《中国百年百名中医临床家丛书·张琪》《跟名师学临床系列丛书·张琪》《国医大师临床经验实录·国医大师张琪》《国医大师临床研究·张琪临床医学丛书》等经验集均已付梓，皆源于其临床有效实例，真实完整地反映了他的学术思想和临床经验，获得业界人士的广泛赞誉。

张琪为医，怀普治苍生之情，成造福桑梓之事，处世济贫苦，行医为人民。他详审病机，辨证精准，遣方用药，切中肯綮，运用多元化思想，善用大方复法辨治内伤疑难杂病，尤以治肾病经验宏富。他思求经旨，博采众方，师古而不泥古，在昌明国粹的同时，不忘融会新知。利用现代医学技术，结合70年中医临床、教学与科研经验，开展了多项科研课题，成绩斐然，并将科研成果应用于临床，制成系列中成药，减轻了病人的身心痛苦，降低了病人的经济负担，在百姓心中是济世活人的苍生大医。

张琪为师，非常重视中医学术薪火相传，青蓝为继，他承岐伯以《内经》教黄帝、长桑以秘药传扁鹊、公乘阳庆以禁方授仓公之遗风，传道授业，尽心竭力。数十年来，他言传身教，无论其著书立作，或临证讲授、所思所悟，均悉心教诲。如今张琪培养的众多弟子，多得心法真传，并在各自领域有所建树。张琪杏坛播春雨，学生杏林散芬芳。张琪以其博大的胸怀，成就了其弟子们在中医界的赫赫丰功。

张琪为人，性情平和，如水随形，善利万物而不争；淡泊名利，清净高远，具有崇高的追求和高尚的意趣，将省疾诊病奉为第一要务。其以"不求尽如人意，只愿无愧我心"为座右铭，在自心坦荡之余不忘众生，以海纳百川的胸襟，壁立千仞的气度，广施德泽，行仁义之事，俯仰无愧，心无萦纤，是其能荣登寿域之缘由。生活中，他遵养生之法，御守恒有节之术，虽星霜染鬓，但面色红润，精神矍铄，得享鲐背之寿。

本书概括了张琪为中医界做出的重要贡献，是对其为学、为医、为师、为人的总结。疏漏之处敬祈识者斧正。

《国医大师张琪学术经验集》编委会

2020 年 10 月 25 日

目 录

经 验 传 薪

医 案 选 粹

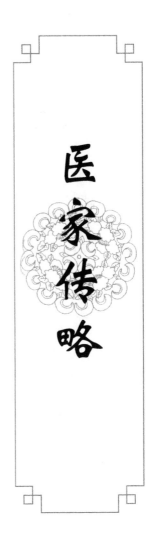

医家传略

一、砺志弘医，国医脊梁

（一）幼承家学，弱冠之年名噪乡里

张琪，1922年12月31日出生在河北省乐亭县农村一户清贫的读书人家。他5岁丧母，从小跟着祖父母长大。其家族虽非显赫，却是书香门第。祖父张文兰精于医典，以教书行医为生，在乡间颇有声望，但因其为人敦厚淳良，一生博施济众，生活始终简朴清贫。张琪自幼习四书五经，文兰公对其疼爱有加，有意栽培孙儿继承衣钵，常常在油灯下教6岁的孙儿诵读《汤头歌诀》《药性赋》《脉诀》等医书。"麻桂椒姜"成为伴随张琪成长的歌谣，"浮沉微弦"成为助他入眠的乐曲。每当看到端坐在炕桌前的孙儿专心致志，过目成诵，爷爷便满意地捋捋胡须，面露喜色，深情地说："宋朝的范仲淹先生有句名言'不为良相，便为良医'，人生在世，当不了治国的宰相，也要当个济世的良医啊！"孙儿似懂非懂，好奇地望着爷爷，但"不为良相，便为良医"的名言却深深地镌刻在他幼小的心里。受家庭熏染，张琪年少矢志岐黄之术，随祖父习医，习读中医经典，如《伤寒论》《金匮要略》《温病条辨》《黄帝内经》（以下简称《内经》）等，为探究中医医理打下坚实的基础。同时，他也继承了祖父温良恭谨的行事风格，为他日后成为德高望重的中医大家埋下伏笔。

1931年，日本帝国主义的铁蹄踏进了中国东北。一时间，全国各地人心惶惶，硝烟四起，自此国无宁日，疾病流行，生灵涂炭。此时正值少年的张琪早已熟读《伤寒论》和《金匮要略》，他不仅推崇仲景论证之精辟，更钦佩仲景"感往昔之沦丧，伤横夭之莫救"的崇高社会责任感。他牢记祖父教诲，立志解除民众疾苦，于是更加勤奋地攻读医书，撷采众长，学问大增。一次偶然的机会，张琪遇到一位久治不愈的高热病人，眼见病人的痛苦模样和家属的哀伤绝望，他沉着冷静，细心辨证，回想着祖父及书中各医家的诊疗经验，运用扎实的中医知识为病人遣方用药，不料竟效如桴鼓。病人家属千恩万谢，左邻右舍口耳相传，张琪一时名扬乡里。通过这次治病经历，目睹病人患病后的痛苦及病愈后的喜悦，更加坚定了他悬壶济世的决心，由此开始了张琪与中医事业的一世情缘。

（二）历经磨难，求学从医虽艰不改初衷

1938年，年仅16岁的张琪只身闯东北，由长春辗转至哈尔滨，在天育堂药店开始了学徒生涯。名为学徒，实为伙计。白天蹬药碾子做药，拉药匣子抓药，还要不分昼夜地侍候师父生活。北疆的冬天寒风刺骨，张琪买不起棉衣棉鞋，冻得手脚都生了冻疮，那刺痛的感觉犹如千万只虫豸啃噬。尽管辛酸劳累，张琪却不言放弃，他明白"天将降大任于斯人也，必先苦其心志，劳其筋骨，饿其体肤，空乏其身，行拂乱其所为，所以动心忍性，

曾益其所不能"的道理，他时刻提醒自己济世救人的理想，愈是辛苦，就愈用心学习。胸怀大志的他边做杂务边温书，抓药的同时留心记下坐堂先生给病人开具的药方，夜深人静时偷偷起床点上小油灯对着医书细细揣摩。

尽管有幼时的基础，又有药房的历练，他仍然觉得缺少点什么。他意识到，在那个西学东渐的年代，没有系统的医学知识必将影响疗效，故步自封的诊疗方法难以跟上时代文明的进程。1941年，黑龙江中医教育的开创者和奠基人高仲山创办了"哈尔滨汉医讲习会"，以汉医学研究会为依托，为中医进修提高、交流心得经验、磋商疑难问题提供平台。张琪闻讯犹如久旱逢甘霖，立刻报名成为第一批学员。在那里，没有偷师的艰难，从龙江各地请来的名医教师毫无保留、倾囊相授；在那里，没有学徒间的猜忌保守，来自各地的五百名中医学子畅所欲言、相互学习。在一年紧张充实的学习中，张琪了解到西医解剖学、生理学、病理学与中医理论间的差异，体会到众医家在《汉医学月刊》上百家争鸣的热烈。他把攒下的工钱都买了医书，以千百倍的努力加紧学习，如饥似渴地汲取着医学知识，终于在1942年6月以优异的成绩顺利毕业。

在日伪政府的统治下，中医师得不到应有的地位和尊重，甚至连称谓都被强行改为"汉医"，伪满政府要对中医进行"汉医登记""汉医考试"，发"汉医许可证"，中医行医归由警察署管理，对中医实行种种限制。在当局的重重卡压和阻碍下，张琪在毕业当年即凭借扎实的理论基础和过硬的临床能力通过了汉医资格考试，取得开业行医的资格证书，开始在哈尔滨天育堂附设的钟麟诊所行医。

哈尔滨解放后，中医从业者终于获得了工作和思想上的自由。1948年，张琪以第二名的优异成绩通过了松江省（黑龙江省旧称）卫生行政部门的考试，获得了中医师证书。但此时，社会上却又出现了对中医的质疑声。1951年，东北人民政府卫生部王斌提出要改造中医，所有中医从业者进入哈尔滨市中医进修学校脱产学习西医课程一年。此次学习不仅没有动摇张琪在临证时秉承中医理论的决心，反而让他更加深入地思考中医学与现代医学间的关系、比较二者间的优劣，进而确立了他精于辨证、中医辨证与西医辨病相结合的诊疗思路。

1951年，为响应政府号召，他与赵麟阁、高瑞圃、周国卿四名中医组建了哈尔滨市第四联合诊所，与工厂建立医疗合同，专门为工人诊治疾病、解除病痛。未及而立之年的他虽然年轻，却凭借精湛的医术和高尚的医德，深得业内人士及广大病人的赏识与信任。

1954年，大批高水平中医大家齐聚冰城，成立了黑龙江省中医进修学校（现名黑龙江中医药大学）。次年，张琪被调入执教，同时还为哈尔滨医科大学及省中医进修班、西医学中医班等讲授伤寒论、金匮要略、温病学、诊断学等课程，从此踏上培养中医后来人的道路，为中医人才培养付出了大量的心血，为培养本省的中医骨干和黑龙江中医药大学首批师资力量做出应有的贡献。

1957年，张琪参与筹建黑龙江省祖国医药研究所，并任中医内科研究室主任。同年加入黑龙江省九三学社。1960年7月，光荣加入中国共产党。作为该所的创始人之一，张琪的主要临床研究业绩、科研教学成果、中医理论造诣的升华，以及获得的许多殊荣，在一定程度上推动了黑龙江省祖国医药研究所的发展壮大，而该所对他工作的全力支持，以及对其提供的宽广的研究平台为他个人成就的实现铸造了坚实的后盾。在那里，张琪潜心钻研中医业务，如入世外桃源；在那里，他培养了一批批中医后来人，桃李芬芳；在那里，他解除病人疾苦，屡起沉疴；在那里，他用疗效为中医药正名，弘扬国粹。1995年，在他的带领下，黑龙江省祖国医药研究所经国家中医药管理局批准为全国五所中医肾病治疗中心之一。

（三）力挺国医，忧国忧民八老上书

随着现代科技的日新月异，国人对西方文化的迷恋一度达到了盲目的程度。20世纪初期，余云岫一派妄图废止中医，直至党和政府在1950年召开的全国卫生工作会议上表明了对中医的支持态度后，形势才有所缓解。但20世纪60年代，许多人试图用西医理论来解释中医，把中医的脉学与西医的心血管系统机械地联系起来，丢失了中医脉学特色。张琪讲授诊断学课程时，深感有必要为脉学正言，遂撰写《脉学刍议》一书。该书针对脉学中有关问题加以阐发，尤以仲景脉学为中心内容，学习仲景言证必言脉，言脉必言证，揭示了脉学在中医临床辨证中的重要地位。该书发行后在国内颇有影响，许多读者纷纷来信给予高度评价，为此，黑龙江省人民出版社于1986年再版发行。这次脉学保卫战让张琪明白了著书立说、传承经验的重要性。

1976年，他随黑龙江省卫生厅厅长下基层，在呼兰县举办的乡村医生学习班主讲伤寒论。还奉卫生厅之命，组织人员编著了乡村医生普及读物《中草药》和《中医基础》，并由黑龙江省人民出版社出版发行。其后出版了《临床经验集》《张琪临证经验荟要》《中国名老中医经验集萃》《张琪临床经验辑要》等多部著作；其中，《临床经验集》获黑龙江省医药卫生科技成果三等奖，并入选中国优秀图书要览；《张琪临证经验荟要》获黑龙江省中医药科技进步二等奖；与任继学等名老中医合著的《中国名老中医经验集萃》，获北京市科技进步三等奖。

1978年全国科学大会召开，张琪作为寥寥无几的中医界代表光荣出席，决心为中医科技事业再扬风帆。当年任黑龙江省祖国医药研究所副所长的张琪，当选为黑龙江省人民代表大会代表，中华人民共和国第五届、第六届全国人民代表大会代表。他感到自己肩上的担子更重了。同时，张琪也深感作为中医人的任重道远，他意识到，要想让中医学经得住现代科学浪潮的洗礼，必须尽快实现中医的自强，让它在新的历史时期焕发出勃勃生机与活力，要让病人、让社会、让全世界知道，中医药是中华民族的伟大瑰宝，是世界医学领域无法舍弃的重要成员。这股傲人的勇气并不仅仅源于中华儿女的民族自豪感，也是自己几十年来数不尽的取效病例，是多年的临床经验让张琪的心底生发出对中医深深的热爱与信任，是扎实广博的中西医知识让他敢于直面种种质疑，是心中对祖国医药事业、对人民健康的强烈责任感让他在捍卫中医的曲折道路上越走越坚定。

进入90年代，古稀之年的张琪反倒更忙了。他坚持不懈地出专家门诊、查病房，承担科研课题，指导硕博士研究生；作为黑龙江省职改评委会中医药组组长、科技进步奖评委会主任委员，参加职称评定和奖项评审；应国家中医药管理局及有关部门的邀请，常为一些研讨班、培训班讲学。他更加关注中医药事业的发展，为振兴中医药事业奔走呼号，上书谏言，献计献策。1990年，正值国家机构改革时期，有舆论说成立于1986年的国家中医药管理局很可能被撤销，中医工作要合并到卫生部去，中药工作要合并到医药局去。正在长春参加编写会的张琪、邓铁涛、方药中、何任、路志正、焦树德、步玉如、任继学

8位全国著名中医药专家闻讯忧心不已，决定联合致信国家主席，恳切呼吁加强国家中医药管理局的职能。他们在信中写道："我们认为在国家机构改革中，国家中医药管理局要进一步转变职能，精兵简政，提高效能。但目的只能是加强和完善这个机构，而不是乘此机会把它撤并掉。如果真是这样，这将是一种历史的倒退，不仅可能使中医药事业失去特色并最终导致消亡，而且对全国的中医药界将是一个沉重的打击，前辈们几十年来为中医药事业奋斗的成果将付诸东流，中医药的国际领先地位也将永远丧失，重新陷于从属地位的中医药队伍包括民族医药队伍很可能成为一个不稳定的社会因素。这绝非危言耸听。我们是过来人，老马识途，对中医药学术、对中医药事业、对中医药队伍有深切的了解，特别是中医药学术的丢失，将是全民族无法挽回的损失。"此次上书得到了党和国家领导人的高度重视。两个月后，中共中央办公厅、国务院办公厅信访局回函答复，同意加强国家中医药管理局管理全国中医药工作职能等的意见，并相继成立了省、市级中医药管理局。同年11月，国家两部一局确定全国500名老中医药专家带徒，张佩青、朱永志作为张琪的学术继承人，出席在人民大会堂召开的全国继承老中医药专家学术经验拜师大会。

1998年，党中央要在医疗机构中施行"抓大放小"政策，有很多中医院准备合并入综合医院，中医学院合并入西医学院，这意味着中医将逐渐丧失原本就处于劣势的阵地。8月11日，张琪、邓铁涛、任继学、路志正、焦树德、巫君玉、颜德馨、裘沛然8位中医泰斗致信国务院总理，提出在我国的医疗机构发展方面，"西医是壮年，中医是少年，抓大放小，中医就活不了"，同时也反映了当时中医药存在的一些问题。11月2日，国家中医药管理局复函转达了总理的批示，并对八老对中医药事业的关心和支持表示了感谢。最终，原定合并入西医院校中的六个中医学院中只有两个实现了合并。这第二次上书便是我国中医药发展史上著名的"八老上书"，再次对维护中医药地位、推动中医药事业的发展起到了积极的作用。

为中医药事业奔走呼号的同时，张琪不忘巩固立业之基，不遗余力地开展临床、科研、教学工作，建树颇丰，为创新中医药理论、弘扬中医药文化做出了突出的贡献。国家卫生部授予他"全国卫生先进工作者""全国文明先进工作者""边远地区优秀科技工作者"称号；黑龙江省人民政府授予他"黑龙江省名老中医""黑龙江省劳动模范""黑龙江省劳动模范标兵""黑龙江省优秀科技工作者""黑龙江省人民政府直属机关优秀党员""黑龙江省卫生系统先进个人标兵"等称号；1989年，他被英国剑桥国际传记中心载入《世界知识分子名人录》《世界男人名人录》；1990年，他被国务院批准为首批享受国务院政府特殊津贴专家。

（四）老而弥坚，一生求索救济苍生

进入21世纪，已是耄耋老人的张琪并没有停下"一世为良医"的脚步。2000年10月，由他主持完成的"肝舒康冲剂治疗慢性乙型肝炎及肝纤维化的临床与基础研究"获黑龙江省科技进步二等奖；10月29日被广州中医药大学第二临床医院即广东省中医院聘为客座教授。2001年4月20日应邀参加广东省中医院举行的国家级名老中医拜师仪式，配高徒徐大基、林启展两名；5月26日应邀出席中国（天津）首届中医药文化节，并为劳动模范义诊；10月28日出席在北京举行的"全国著名老中医邓铁涛学术思想研讨会"；11月5

日应邀为在北京举行的全国名老中医临床经验高级讲习班授课。2002 年 1 月 19 日，黑龙江中医药大学授予他"优秀博士研究生导师"光荣称号；6 月由他主持完成的"肾炎Ⅱ号水丸治疗 IgA 肾病血尿的进展研究"获黑龙江省科技进步三等奖。2004 年 6 月获首届中国医师奖，全国只有 4 名中医获此殊荣。2008 年 11 月，他被上海同济大学"中医大师传承班"聘为师承导师，并赴上海参加开班仪式、讲学。2009 年，张琪名医工作室被中华中医药学会授予"全国先进名医工作室"称号。

2009 年 5 月，张琪被人力资源和社会保障部、卫生部、国家中医药管理局授予首届"国医大师"称号，这是新中国成立以来我国第一次在全国范围内评选国家级中医大师，是中医界最高荣誉，仅 30 位获此殊荣。张琪深知国医大师是耀眼的桂冠，更是沉甸甸的责任，中医药是中华民族的国粹，把祖先留下的宝贵财富传承发展下去，离不开知名老中医的无私奉献，更离不开国医大师的率先垂范。张琪的脚步更加匆忙了，2012 年 12 月，恰逢张琪九十大寿之际，由其主编的《张琪医案选萃》由科学出版社出版，他作诗《九十述怀》云："九十古稀今不稀，盛世百岁不为奇，老而弥坚夕阳美，更献余晖老不移。"2015 年 7 月 17 日，其在"国医大师临床经验传承与研习内科培训班"上讲授"从脾肾入手探讨慢性肾病证治"；2016 年 9 月 20 日，其在"国医大师经验传承培训班"上讲授"大方复治法的临床应用体会"。

2018 年，96 岁高龄的张琪仍然不忘初心、不辞辛劳、充满热情地坚守在临床一线，每周出两个半天的门诊。家人、学生、朋友为其健康着想，多次劝说其停诊，但张琪坚决不同意，即使在患急性胆囊炎及肺感染之后，也只是休息了不到一个月的时间就又开始了门诊工作，他心里惦记着那些排队几天几夜才挂上他的号的病人，他惦记着那些跟在他身边抄方的学生，他说之所以仍然坚持出诊，就是想多培养一些优秀的医生，为更多的病人解除痛苦。虽然年事已高，但他在培养人才方面丝毫没有懈怠，仍然在带博士研究生、博士后和学术继承人，亲自批阅学生的论文和学习笔记，还不辞辛劳地在学术会议上为学员授课。他身体硬朗，头脑清晰，思维敏捷，记忆力也非常好，仍然坚持每天早上 5 点多起床，练一个小时左右书法，这么多年从未间断。不出诊的日子吃完早饭就在书房里读书，整理医案 1～2 小时。他关心国家大事，每天晚饭后，黑龙江卫视新闻联播，中央一套新闻联播等，这是其必看节目。他从年轻时就喜欢逛书店，家里藏书无数，现在仍然保持着这个习惯。

鉴于张琪为中医事业做出的卓越贡献，自 2017 年 3 月 20 日起，《黑龙江日报》、黑龙江电视台、黑龙江广播电视台等黑龙江省直主要媒体，新华通讯社黑龙江分社、人民日报社黑龙江分社、光明日报社黑龙江记者站等中央驻省新闻单位开始集中刊（播）张琪同志先进事迹。当记者问到他有什么心愿时，当时 96 岁的张琪说："我的脑子还挺清晰的，身体也挺健康的，还可以干几年，作为医生最大的心愿就是为病人解除痛苦！"2017 年 6 月 22 日，正值黑龙江省中医药科学院建院 60 周年之际，黑龙江省卫生计生职业精神教育基地落户国医大师张琪传承工作室，全院开展向国医大师张琪教授学习活动；7 月 22 日他在"中医诊治心血管病临床经验研修班"上讲授"从心论治内科疾病体会"；8 月 17 日，全国卫生计生系统表彰大会在北京召开，张琪获"白求恩奖章"殊荣；9 月 2 日，张琪在"国医大师治疗慢性肾脏病学术经验传承学习班暨黑龙江省中医药学会肾病专业委员会 2017 年学术会议"上为学员讲授"调理脾胃法在慢性肾脏病中的应用"；11 月 21 日由黑龙江省委宣传部、黑龙江省卫生计生委和黑龙江省中医药科学院联合组织拍摄的首届"国医大师"张琪纪录片《大国医》节目在黑龙江省电视台新闻频道播出，在省医疗界和病人群中收到热烈反响和广泛好评；12 月 28 日张琪参加中央文明办、国家卫生计生委在哈尔滨举办的全国道德模范与身边好人"中国好医生、中国好护士"现场交流活动，在场人员向其表达了诚挚的敬意。2018 年 5 月 3 日，由张琪的女儿张佩青及学生、同事、病人等各方人士组成的"国医大师张琪事迹宣讲团"正式开始宣讲活动。2018 年其被黑龙江省卫生计生委授予首届"龙江名医"称号。2019 年其获"全国中医药杰出贡献奖"称号。

一路走来，张琪将全部的心血和热情奉献给了中医事业，其专著《临床经验集》的前言可算是他中医之路的写照："予自少年酷爱医学，遂遵'大医精诚'之训，悉心钻研医典，博览古今医著，在临床实践中亦兼采西医之长，期能尽医之天职，为人民群众服务，在医苑中微有建树。为洞悉医理，常苦苦思索，寻根溯源；为疗救危难，常潜心研究，以求效验；为启迪后学，常精写教案，循循善诱。凡医理有所悟，临证有所得，教学有所长，辄援笔志之。日积月累，积稿渐丰，摘其精要撰为是书，冀为同道抛砖引玉，为人民的健康事业献身。"

二、善治疑难，救危济厄

20世纪60年代初，刚过不惑之年的张琪就以医学功底深厚、善治疑难病著称，成为黑龙江省四大名医之一。他在胸痹、痹病、肝病、肾病、血液病、神志疾病等方面有着丰富的临床经验，许多疑难危重的病人经他治疗后转危为安。并通晓兼治妇科、外科、儿科疾病，经常被邀请参加省内外疑难病中西医会诊。1961年，受党中央和省领导委托，和哈尔滨医科大学的胸科专家傅世英教授一起，赴黑河为苏联阿穆尔州秘书长多布雷治好了心脏病。1967年7～10月，他参加了农村医疗队为农民防病治病。黑龙江省兰西县农村，听说从省城来了名医，十里八村的农民赶着车，骑着毛驴，用门板抬着病人来到张琪驻地。张琪不顾条件简陋，一一耐心地给乡亲们诊治，在当时医疗条件相对落后的农村，张琪的到来犹如及时雨，很多病人在他的精心调治下很快恢复了健康。有的农民朋友一直与他保持着联系。随年龄的增长，其对内科疑难杂病探究愈深，把疑难重症作为临证主攻目标，研究数十个春秋，独具特色，其疗效卓著闻名杏林，享誉海内外。

（一）善治顽难病证

由于黑龙江省地处高寒区，慢性支气管炎、支气管哮喘、肺气肿为常见病、多发病，而其最终转归都是慢性肺心病（即慢性肺源性心脏病）、慢性肺纤维化、右心衰竭，乃至肺性脑病。众所周知，慢性肺心病、慢性肺纤维化为不可逆病理变化，西医常规抗炎、平喘、强心、利尿治疗初期有一定效果，但究其根本，还是属于对症治疗的范围，而且随着病情恶化，往往出现耐药现象，中医治疗不仅可以有效改善症状，同时还可以有效增强病人体质，防止病情进一步恶化，改善呼吸状态，减少复发，提高生存质量。张琪在临床上善用血府逐瘀汤合生脉散治疗慢性肺心病，屡用屡验。有一48岁女患王某，慢性支气管炎病史15年，每年冬春两季必有发作，静脉滴注抗生素可以暂时缓解病情。逐年迁延发作，病情持续加重，逐渐进展为肺气肿、肺源性心脏病。本次因外感风寒而复发，咳嗽、咳痰，心悸，气短，喘息，水肿发作明显。由于常年大量应用抗生素，本次住院痰培养加药物敏感试验显示，其对目前临床应用的抗生素均不敏感，病人自行服用阿奇霉素出现过敏现象，病人无奈，求治于中医。初诊之时病人自觉胸闷，咳嗽，咳痰，痰色黄而质地黏稠，难以咳出，心悸，气短，口干，不能平卧，后背冰冷不温，腹部胀满不适，食欲不振，小便少，一昼夜仅300ml，大便秘结，一周一行。活动后则心悸气短加重明显。由于阿奇霉素过敏，病人周身有红色粟粒状皮疹，扪之碍手。心脏彩超示：肺心病（即肺源性心脏病），右心衰竭。西医诊断：肺心病、心衰（即心力衰竭）二度。中医诊断：肺心病心水，辨证为心阳虚衰，水气凌心，血脉瘀阻，痰浊上犯。心阳虚衰为本，血瘀痰浊为标，本虚标实。治以血府逐瘀汤合生脉散加减。病人服药14剂，自觉呼吸状态好转，夜间可以平卧，口唇、爪甲、颜面发绀明显减轻，咳嗽、咳痰有所减轻，腹水有所减少，周身皮疹基本消失，大便排出基本通畅，3 日 1 行，仍尿少，一昼夜仅为 700ml，双下肢水肿消退不明显，舌质紫有瘀斑瘀点，苔白，脉沉。再服 21 剂，浮肿明显减轻，发绀进一步好转，排尿 1800ml/24h，大便排出状态进一步改善，可以 1 日 1 行。体力有所增加，病人再服药 21 剂，状态已如平常人，好转出院。嘱其慎起居，避风寒，避免过劳，随访年余，状态稳定，未闻复发。

许多冠状动脉支架置入术后的老年冠心病病人，仍常有少气懒言、心悸不适、心律不齐、早搏（即期前收缩）、心衰等症状，脉细弱无力或结代，无法再置入支架，西医对此治疗乏术，张琪常用生脉饮加补肾药治疗，他对各种参的应用很有讲究，伴心衰者，他喜用红参，补气力强而迅速；早搏者喜用西洋参补气养阴；若胸闷胸痛，舌有瘀斑等血瘀之征，则以生脉饮加血府逐瘀汤治疗，收效显著。如一 22 岁男患王某，病毒性心肌炎病史16 年，中西医多方治疗，有所控制，但因高考复习，劳累过度而明显恶化，平素心率 40～190 次/分，夜间经常有"憋醒"现象，每心率低于 55 次/分，或高于 120 次/分，则自觉心悸、气短、胸闷，难以忍受，同时伴有濒死感。西医诊断为病毒性心肌炎，心肌损伤。超声心动图显示心脏轻度扩大。经人介绍，求治于张琪。病人形体消瘦，身高 172cm，体重仅 45kg，主要表现为心悸、气短、头晕乏力、食少纳呆，每活动后则各种症状明显加重。心电图显示，广泛心肌缺血。血压 80/50mmHg，心率 62 次/分。辨证为气阴两虚，余邪不尽。以大量红参、黄芪益气助阳，同时佐以清热解毒之品，服药 14 剂，心悸气短明显减轻，饮食纳佳，夜间"憋醒"现象未再发作。心电图显示，心肌缺血范围明显减少，血压 90/60mmHg；再服 28 剂，心悸气短基本消失，体力明显增加，但过劳后仍觉心悸气短明显，心率基本稳定在 55～110 次/分，舌质红紫，苔薄白，脉沉迟。心电图显示，心肌缺血基本消失，血压 95/60mmHg，加杜仲、续断等以温补肾阳。病人先后共服药 150 剂，心率稳定在 60～110 次/分，一切均如常人，从而治愈。病人停药后，体重增长 18kg，身高增加 4cm，正常毕业，于 2004 年考取哈尔滨师范大学硕士研究生，后娶妻生子，状态稳定。

随着人口的日趋老龄化，老年病的比例逐年上升，老年痴呆、脑萎缩日益成为临床常见病、多发病，二者经常相互伴随发生，我国现有 600 万左右老年痴呆病人，位居世界各国之首。老年痴呆是继心血管病、脑血管病和癌症之后，威胁老人健康的"第四大杀手"。西医治疗仅能缓解其精神症状，中医辨证论治予以补肾化瘀、填精益髓，可有效阻止病情发展，增强病人体质，延缓衰老。经过长期大量的临床实践，张琪提出肾虚血瘀是老年人的生理特点和临床各种老年病的病理基础。二者互为因果，形成恶性循环，其中肾虚为本，血瘀为标，本虚标实，肾虚血瘀为老年病的基本病理。人至老年，下元虚衰，虚阳上浮，痰浊随之上泛，与瘀血交互为患，上扰清空，则神明受阻，气血不能通调，出现神志异常。如有一 73 岁男患，家属代述记忆力逐年下降，遗忘明显，性格改变，疑心较大，行为异常，经常担心家中失窃，于午夜时分拨打"110"电话报警，家人为此尴尬不堪。同时出现轻度智力障碍，反应迟钝，语言表达欠清，时有词不达意。CT 示脑萎缩。西医诊断：老年痴呆阿尔茨海默型，脑萎缩。经西医多方治疗无明显效果，求治于中医。家属代述，头晕头痛，失眠健忘，时有幻觉，近来脱发明显。病人形体消瘦，语言表达失常，须发皆白，颜面及双手有较多老年斑。舌质紫暗，舌苔白微厚腻，脉沉迟。辨证为心肾两虚夹痰浊瘀血，痹阻脑络，髓海失充。治以补肾健脑养心，填精益髓，同时佐以活血通络之品。

服药 30 剂，语言表达基本清楚，夜间睡眠良好，服药期间情绪稳定，未再拨打"110"，又服药 60 剂，妄想感消失，疑心明显减轻，精神轻松，饮食睡眠良好，嘱其停药观察，家属恐其前症复作，不同意停药。又自行令病人服药 30 剂，精神状态已如常人，面色红润，双手及颜面老年斑明显减少。平素须发稀少皆白，服药后再生之须发均为黑色，且浓密有光泽。家人大喜，遂停药。随访半年，状态稳定，再无复发。

神志疾病，包括现代医学的抑郁症、强迫症、神经官能症等，此类疾病为当今社会常见难治疾病，因其反复缠绵，往往使医生劳而无功。多由思虑过度、所思不遂及忧伤郁闷所致，心藏神，肝藏魂，其病位在心、肝，张琪擅从心肝论治，运用经方时方，随症加减，治愈了多例神志病病人。有一 42 岁女患韩某，由于其配偶另寻新欢，加之自身下岗，情绪难以平复，日久不解，严重失眠，甚至连续 2 周不能入睡，情绪失控，时而喜笑不休，时而暴怒不能控制，用擀面棍毒打亲生女儿。由某精神病院确诊为精神分裂症，用氯丙嗪、卡马西平治疗，初期有一定效果，但逐渐失去作用，症状逐渐加重，加药量亦无效，最多一晚口服氯丙嗪、卡马西平各 50 片，曾被送至附近医院，急诊洗胃。亲属多方联络，求治于张琪，观其神志呆板，苦闷表情，默默不语，舌体胖大，质紫暗有瘀斑，苔白腻，脉象滑有力。辨证为气虚，肝气郁，血瘀，痰浊扰于神明，治宜养心疏肝、活血化痰浊法，服药 35 剂，睡眠明显改善，一夜能入睡 3～4 小时，但时有噩梦伴有心烦不宁，无端喜笑及愤怒现象基本消失，精神状态稳定。再服 21 剂，睡眠状态明显改善，不用催眠药能入睡，一夜 6～7 小时，精神稳定，症状基本消失，家属及病人均要求继续服药，巩固疗效。再服 60 剂，一切如平人，随访半年，状态稳定。曾有一就读于某著名大学的女大学生，因学习过于劳累，导致精神分裂，出现幻想症，痴痴不语，张琪辨其证为心气虚肝气郁热证，以《伤寒论》中主治胸满烦惊之"柴胡加龙骨牡蛎汤"加减治疗，其中柴胡有疏肝祛邪热之功，龙骨、牡蛎养心，珍珠母、茯神安神，共就诊 3 次，服药 60 剂后症状痊愈，笑容满面地回校复学。他用此方化裁治愈了很多神志病病人，深感此方如用之恰当灵活，则效如桴鼓！为了让更多的神志病病人受益，他在此方基础上化裁，潜心研究出中药复方"宁神灵冲剂"，治疗精神神经系统疾病疗效显著，使众多病人解除了失眠多梦、烦躁忧郁的困扰，该方还获得布鲁塞尔尤里卡世界发明博览会银奖，至今仍在临床上广泛应用。

张琪熟读《脾胃论》，受李东垣升阳补脾理论启发，善治脾胃疾病。如各类胃炎、胃及十二指肠溃疡、胃黏膜脱垂症、胃神经官能症、十二指肠壅滞症及憩室等。此类疾病见于中医学的胃痛、胀满、吐酸、嘈杂、呕吐等，前人虽有论述，但散见于各家，既不完善又不系统。张琪根据多年临床经验，总结归纳出治胃十法，即：疏肝和胃法，疏肝泻热法，柔肝滋胃法，健中温脾法，益气健脾养胃法，消食和胃法，清胃温脾法，活血通络法，疏气温中法，和中安蛔法。并制订有效的方药，既有规律可循，又有方药可用。有一 65 岁女患吴某，2001 年 3 月 17 日初诊。病一年余，胃脘胀满，食后益甚，两胁胀，唇干、口干，空腹饥饿，上泛黏沫，从口出，大便秘结不爽 2～3 天一行，舌质红少津，薄苔，体消瘦，脉象弦。经胃镜检查诊断：萎缩性胃炎，胆汁反流。辨证为胃热伤阴，脾失濡润，肝郁上逆，治法宜清胃热养阴，疏肝开郁。处方：生地、百合、沙参、砂仁、石斛、麦冬、黄连、柴胡、厚朴、青皮、瓜蒌仁、半夏、大黄、鸡内金、麦芽、神曲。上方加减连续服用月余。4 月 23 日复诊，胃胀满及反酸均除，大便日一行、通畅，饮食亦佳，每日三餐饭后无不适，舌薄苔，脉象沉滑，继以上方化裁调治以巩固疗效。该年 10 月经胃镜复查，萎缩性胃炎转为浅表性胃炎，从而缓解。

我国慢性病毒性肝炎的发病率很高，张琪对此病的治疗亦有精辟见解，认为肝郁脾虚为其基本病机，疏肝健脾法为主要治疗大法，十分重视疏肝健脾益气药物的应用。1996 年，由张琪主持完成的"疏肝健脾益肾、清热利湿、活血软坚法治疗肝炎后肝硬化的临床与基础研究"获黑龙江省科技进步二等奖。2000 年由他主持完成的"肝舒康冲剂治疗慢性乙型肝炎及肝纤维化的临床与基础研究"获黑龙江省科技进步二等奖。有一 46 岁男患谷某，大庆市某公司负责人，2001 年 5 月 16 日初诊。经西医院诊断为丙型病毒性肝炎，早期肝硬化。经治疗无明显效果，来门诊医治。现两胁痛，连后腰酸痛，脘腹胀，痞满不舒，消化不良，大便溏，伴有不消化样便，面色尚可，肝掌，舌淡胖，脉象沉弦，平时嗜酒。肝功能：谷氨酰转肽酶 64U/L，胆碱酯酶 15 703U/L，谷丙转氨酶 66U/L。B超：弥漫性肝病表现，脾厚 4.1cm，胆囊炎。中医辨证为肝气不疏，郁而化热，邪热内伏，脾气虚而不运。治疗疏肝柔肝以利肝气条达，清热解毒以除热邪，健脾益气扶正以助消化，旨在调理肝脾，清热解毒，正邪兼顾。处方：柴胡、白芍、枳实、甘草、白术、茯苓、山药、鸡内金、黄芪、太子参、炙鳖甲、郁金、桃仁、败酱草、茵陈、五味子、炮姜、虎杖。6 月 6 日～7 月 11 日两次复诊共服药 28 剂，两胁痛脘腹胀满均减，大便成形，日一次，饮食亦佳，精神体力均好转，谷丙转氨酶 49U/L，继以上方化裁。7 月 11 日～9 月 19 日连续服上方加减，胁痛脘腹胀均除，大便日一次、成形，无消化不良，食欲佳，精神体力均佳，舌润薄苔，脉象弦滑，肝掌亦减轻，体重增 1kg，肝功能检查谷丙转氨酶等均正常，唯谷氨酰转肽酶 73U/L，仍高于正常值，脾未查，拟疏肝益气健脾补肾之剂以扶正，清热解毒活血之品以除邪。9 月 19 日至 2002 年 1 月 3 日中间复诊四次，继服上方症状全除，过劳后右季肋稍不适，其余均正常，肝功能：谷丙转氨酶 28U/L，谷氨酰转肽酶 63U/L，后 1 月 30 日复查谷氨酰转肽酶 50U/L，无明显症状，嘱其继服上方加西洋参 15g，以巩固疗效。

张琪对肝硬化合并大量腹水病人，据病情体质酌用攻下之法。曾治一 43 岁男患李某，为长途汽车司机，长期独自在外，饮食不节，感染乙型肝炎，治疗不及时，逐渐恶化为肝硬化失代偿期，病人家庭条件较差，妻子下岗，儿子年仅 7 岁，西医多方治疗，收效甚微，家中微薄积蓄花费殆尽，一度丧失治疗信心，曾经考虑在医院自杀，家属反复劝说，多方联系，求治于张琪。病人一般状态较差，身体羸瘦不支，面色黧黑，巩膜黄染，口唇干燥，高度腹水，腹部膨隆，B超显示肝脏已明显缩小，脾大，位于肋下 3 横指，腹水 5000～6000ml，腹胀不能饮食，难于行动，大便不爽，3 天一行，小便量少，颜色黄赤，辨证为肝胆血瘀，无力运化，湿邪困脾，郁而化热，水湿与邪热交互为患。以舟车丸改为汤剂加减，服药 7 剂，尿量显著增加，24 小时 2500ml 左右，大便基本 1 天一行，病人先后服药 30 余剂，腹水全消，又以鳖甲煎丸之类加减，服药半年余，肝功能基本正常，与其妻开小卖店，可以正常卖货，收入基本自给自足。

对于中风病人的治疗，张琪亦有独到见解。随着生产力进一步发展，人们高脂饮食日益增加，体力活动逐渐减少，中风的发病率日益提高，张琪认为中医中药在对中风的防治上，具有独特优势。适时得当加入中医治疗，可以明显降低病人的致残率、致死率，改善病人预后，增强体质，防止复发。有一 64 岁男患李某，高血压病史 23 年，冠心病病史 15 年，糖尿病病史 13 年。先天脑血管畸形，破裂，导致脑出血，CT 回报出血部位以内囊-

基底核区为主，MRI（磁共振成像）回报为壳核出血，出血量大约为 35ml，病人因长期患有高血压、冠心病，一般状态较差，不适于手术，行内科保守治疗，在哈尔滨某医院抢救 1 周，无明显效果，请张琪会诊。病人神志昏迷，右侧半身瘫痪，颜面红赤，口眼㖞斜，双唇干燥脱皮，牙关紧闭，呼吸气粗，喉间痰声响亮如曳锯，双手握固，小便自遗，颜色黄赤，大便 7 天未行，病人体温一直在 39.5℃以上，用常规解热药，体温一度降至 39℃以下，1～2 小时后，又上升至 39℃以上。血压 130～150/80～95mmHg。心率 105～120 次/分，心电监护显示下壁有明显心肌缺血。诊断为中风，中脏腑，辨证为阳闭。病人从事领导工作多年，平素不喜运动，嗜好饮酒，饮食喜进肥甘厚味，为痰热之体，本次因户外活动量稍大，汗出后感受风寒，复又饮酒，故引起中风。病情的主要特点为，痰热内阻，腑实不通，清窍闭塞。治宜化痰清热、通腑泻浊、活血祛瘀、开窍醒神。病人服药 3 剂，意识有所清醒，仍然处于嗜睡状态，但对话偶尔可以回答 1～2 句，体温基本保持在 39℃以下，牙关已开，小便已基本自知，大便仍然未排，舌红，舌苔黄厚，脉弦滑数而有力，此为痰热与内结之实稍减，清窍渐利。又服药 3 剂，大便行下 3 次、量多、色棕黑、坚硬成块，意识逐渐转为清醒，已能对话，体温在 38℃左右。再进 3 剂，病人神志基本清楚，语言表达基本流利，但右侧半身不遂无明显变化，后转入张琪病房进一步治疗，又服药 50 余剂而基本痊愈，后随访状态稳定。张琪对于神志疾病的治疗多从心、肝、风、痰论治，随证加减，灵活变通，常能显效。

有一女童患特发性血小板减少性紫癜较长时间，服用了大量激素仍不能控制病情，血小板持续下降，且激素的副作用突出，其父母心急如焚，辗转托人找到张琪求治，来诊时该童面红，手足心热，心烦易怒，脉数。按血热辨证，用地骨皮饮子加清热凉血药加减治疗，2 周后血小板明显上升，情绪稳定，又复诊 3 次以此方化裁治疗 2 个月，血小板升至正常值的低限（为发病以来的最高值），且已停用激素，服用中药期间，血小板可稳定在正常范围。后因停药反复一次，又用此方治疗，重又恢复正常，且未再复发。其父母不胜感激，命该童向张琪叩首以感谢其再造之恩，在场之人无不动容。

有一位从威海慕名而来的 67 岁女性糖尿病病人许某，10 余年经上海等医院给予胰岛素治疗无效，曾用其他降糖药均无效，空腹血糖高达 16.1mmol/L，因对降糖药物不能耐受，多方求治无效，病人长期腹泻，稍食凉物即泻，全身疲倦乏力。张琪用中药健脾益气补肾而获效。服 7 剂后腹泻止，血糖下降至 5.6～6.0mmol/L，继服药观察 2 个月，空腹血糖稳定在 6.0mmol/L 以下。

痹证相当于现代医学之风湿性关节炎、类风湿关节炎、坐骨神经痛及某些结缔组织病，张琪治疗此病也有独到之处。哈尔滨某大学在校学生，患腰骶部痛，不能久坐，坐 2 小时以上则疼痛难忍，经西医院确诊为"强直性脊柱炎"转来中医门诊求治，自述颈部亦僵，活动受限，张琪见其舌紫少苔，诊其脉滑，辨其病位在督脉与肝肾，乃是督脉不充，肝肾素虚，筋脉失养，外邪侵袭，血络瘀阻所致，治以补肝肾强筋骨、活络化瘀之法，尤用蜈蚣、乌蛇、穿山甲（代）以搜剔风邪。2 周后疼痛减轻，稍能延长坐时，继以前方化裁，服药 14 剂后，疼痛明显减轻，后又 4 次复诊，本方化裁，共服药 5 个月，疼痛消失，活动自如，可以久坐，全身有力，精神转佳，回校复课。有一 28 岁女患，12 年前离家去外地读书时，住宿条件差，受寒湿而起病，手足关节肿痛变形 5 年余，类风湿因子阳性。西医诊断为类风湿关节炎。经中西医多方治疗，服用激素，效均不显，而且出现相当程度的肝肾损害，转氨酶升高，蛋白尿，病人手足关节肿痛变形，伴有颈肩及双下肢关节疼痛，遇冷痛剧，得热则减，每逢阴雨天则周身关节疼痛难忍，晨起周身关节僵硬，活动不利，周身肌肉酸痛，倦怠乏力。手足凉，畏寒严重，甚至盛夏亦经常用频谱仪取暖，其中有多次还造成不同程度的烫伤，月经量少，颜色暗红，由初潮时每月 1 行，拖延到 3～6 个月 1 行，伴有大量紫黑色血块，舌淡紫、苔白稍厚，脉沉而无力。中医诊断为顽痹，证属寒湿闭阻经络。治宜祛寒除湿通络兼以活血化瘀，以六虫汤加减。病人服药 14 剂，关节疼痛明显减轻，体力增加，畏寒明显好转，病人前后 9 次复诊，共服药 90 余剂，周身关节痛基本消失，唯晨起仍觉手足胀，月经量正常，经色暗红，血块消失，舌淡、苔薄白，脉沉而稍数，遂减前方中虫类搜剔之品，加养血补肝肾之品，又服 14 剂，除手足关节变形无法纠正外，一切如常人，遂停药，随访年余，无复发。

　　张琪曾在门诊治一老年女性重症肌无力病人，病人就诊时言语不利，吞咽困难，四肢无力，不能握拳，眼睑下垂，抬起无力，气短，语声低微。他认为脾主肌肉，为生化之源，运化水谷精微，脾虚则运化失司，四肢失养，发为肌痿，张琪以归脾汤加减，重用黄芪 50g，配伍健脾之白术等药物，连续治疗 3 个月，四肢力复，可自行来看病，语言流利，眼可睁开，吞咽正常，遂以本方化裁制成丸剂，长期服用，至今病情稳定。

　　曾有一青年男性白塞综合征病人，寻遍全国名医久治不愈，来诊时颜面及全身布满片状出血点，连成一片，几乎无健康皮肤，病人情绪低落。张琪分析，《素问·痿论》谓"脾主身之肌肉"；《难经·四十二难》云"（脾）主裹血，温五脏"。此病人脉证均无热象，乃属脾虚不能统血，而血外溢，遂按脾虚之肌衄治疗，应用归脾汤，重用黄芪 50g 取得了良效。许多过敏性紫癜病人，每于劳累则发作，紫癜量少色淡，常伴气虚症状，反复发作，缠绵难愈，张琪将这种紫癜辨为"阴斑"，使用本法，病人皆痊愈。

　　有些疾病虽症状明显，西医检查及化验却无异常，诊断不明，但张琪对此类疾病运用传统中医临床思维治疗每每得心应手。曾有一老年女患，下肢拘挛，不能走路，西医诊断不明确，来求张琪诊治，肝主筋，此属中医"筋痿"范畴，当柔肝养筋，用《伤寒论》芍药甘草汤加减，重用芍药 40～50g，柔肝缓急，经治疗 2 个月后已能正常走路。

　　当今社会男科疾病愈加受到关注，张琪对该类疾病亦深研有得。曾治一 30 岁男患，婚后 5 年，其妻未怀孕，经检查精子成活力低下（30%），全身乏力，腰酸痛，性欲淡漠，早泄，时有遗精，大便溏泄，舌淡，脉弱，此属脾肾阳虚，脾失健运，精关不固，以巴戟天、淫羊藿等补肾阳为主，《内经》云"精不足者补之以味"，尤用鹿角胶血肉有情之品，辅以滋肾阴之品，取阴中求阳之意，再加莲子、芡实以健脾固精，以此方加减共服 40 剂，使精子成活率达到 80%，其妻终于妊娠，如期生一男孩。

（二）专科疗肾病

　　随着社会经济的发展，生活节奏的加快，生活压力的增大，肾脏疾病逐渐增多且愈加复杂，严重危害人们的健康，尤其是肾衰竭晚期尿毒症，成为世界公认的疑难顽症。面对此顽症，国内外众多的医学工作者投入了巨大的精力，但治疗效果仍不尽如人意，最终不得不选择透析或肾移植，但治疗费用昂贵，许多病人因无力承受而放弃治疗。对此，张琪看在眼里，痛在心上，立志攻此顽疾。

张琪对中医肾病的研究始于20世纪60年代初，时任黑龙江省祖国医药研究所内科研究室主任。当时，内科病房收治了许多慢性肾炎病人，病人周身浮肿，颜面口唇发白，衰弱无力，病情反复发作，最后因肾衰竭、尿毒症而死。为此张琪心急如焚，认为中医应以此病为切入点。1962年，张琪与西医学中医的单翠华合作开始研究慢性肾炎的治疗方法。中西医结合治疗慢性肾炎当时在全国还没有先例，要闯出一条路子谈何容易。张琪对中医经典及其他古典医籍中治疗肾病的经方、时方、秘方深入探索，他根据中医对肾病的病理机制的认识，总结出治疗肾病的方药，即以古方新用化裁，辨证施治，创制出治疗慢性肾炎的方药；单翠华则以其特有的精细和韧劲，日复一日地协助张琪监测病人，对比观察，详细记录，科学分析。一位中医，一位西医，配合默契，经过十余年的努力，两位开拓者的研究成果已见曙光。在消除水肿和尿蛋白方面提出有独到见解的补、清、利三方及治血尿的泻热逐瘀法，疗效显著。1981年，此项工作初步取得的研究成果，达到了国内先进水平，被授予黑龙江省卫生系统科研成果二等奖。1986年国家科委和卫生部"七五"国家重点科技攻关计划重点项目招标，11月，张琪关于"中医治疗劳淋的研究"课题中标。他在原来对肾炎研究的基础上，很快组建了肾病研究室和专科门诊，开始对肾病进行更进一步的研究。

40余年来，张琪教授扎根于临床实践，先后开展了"中医中药治疗慢性肾小球肾炎的临床研究""中医中药治疗慢性泌尿系感染的临床与实验研究""血尿的中医治疗研究"及"中医药延缓慢性肾功能衰竭进展的临床及基础研究"等课题研究，对急慢性肾盂肾炎、急慢性肾小球肾炎、肾病综合征、慢性肾衰竭、糖尿病肾病、高血压肾病、过敏性紫癜性肾炎等肾病的病因、病机进行分析、归纳，辨证论治，形成了一整套独具特色、行之有效的理法方药，总结出肾小球肾炎水肿辨治六法、肾小球肾炎蛋白尿辨治四法、肾小球肾炎血尿辨治五法、益气养阴清热解毒利湿法治疗慢性泌尿系感染、补脾肾泻湿浊解毒活血法治疗慢性肾衰竭氮质血症、三步论治法治疗过敏性紫癜性肾炎、益气滋阴补肾活血化痰法治疗糖尿病肾病等，据此研制出的方剂已作为院内制剂被广泛应用于临床，如泌炎康颗粒、肾炎止血丸、肾炎消白颗粒、肾衰保肾胶囊、肾衰泻浊丸等，为国家创造了巨大的经济效益和社会效益。他使无数病人摆脱了肾病的折磨，或延缓、推迟了肾病的进展。在造福病人的同时，张琪和他的课题组也取得了丰硕的成果：1989年9月，张琪主持完成的"血尿的临床研究"课题，获黑龙江省科学进步奖；1990年主持完成的"中西医结合治疗慢性肾小球肾炎"课题，获黑龙江省医药卫生科技进步二等奖；1991年，主持完成的"中医药治疗劳淋的临床与实验研究"课题获国家中医药管理局科技进步二等奖、黑龙江省科技进步二等奖。

张琪不仅被国内中医界誉为肾病专家，也带动了黑龙江省祖国医药研究所肾病专科的发展，培养出一批后继梯队，形成了诊疗特色突出、人才优势明显、科研成果显著的强大肾病专科。1995年，肾病专科因成绩突出，经国家中医药管理局批准为全国中医肾病治疗中心之一。进入21世纪以后，张琪的科学研究与时俱进，与西医肾脏病理相结合，主持完成了"肾炎Ⅱ号水丸治疗IgA肾病血尿的进展研究"，并于2002年6月获黑龙江省科技进步三等奖。耄耋之年，仍在门诊病房应诊不息，笔耕不缀，2008年7月，《张琪肾病医案精选》由科学出版社出版，书中全面系统介绍了张琪治疗肾脏疾病的思想与独到见解，毫不保留地将其经验、学术思想、验方验案及独创方剂等公诸于世，与同道共飨，充分展示了一位大医的仁心博爱。

劳淋，西医称为"尿路感染"，包括慢性肾盂肾炎和反复复发的膀胱炎。张琪通过临床观察，认为其病机关键在"劳"，劳乃正气虚也。其曾治疗一例患"劳淋"10年的老年女患，该病人每于劳累则作，作则小便痛，夜不能寐，反复发作，初用抗生素有效，后期则无效，就诊时症见五心烦热，舌红苔薄，脉虚数，按气阴两虚辨治，应用清心莲子饮重用黄芪、党参益气扶正，加白花蛇舌草、金银花、连翘以解毒。3剂即大好，连服3周而愈，之前每逢冬必作，随诊1年未作。

张琪曾组织课题组临床辨证论治劳淋326例，其中气阴两虚型256例。有一62岁女患黄某，自述于35年前妊娠时患急性泌尿系感染，恐伤及胎儿，仅口服少量抗炎药，未彻底治疗，分娩后逐渐转为慢性，西医诊断为慢性肾盂肾炎。每每由于感受寒凉，过度劳累，情志刺激，病情均有不同程度发作。病情发作明显时，尿路刺激症状明显，尿频、尿急、尿痛，尿道灼热难忍。静脉滴注青霉素，注射庆大霉素之类可以逐渐缓解症状。随着年龄增长，病情逐年加重。尤其51岁绝经之后，发作次数明显增加，症状明显加重。开始应用青霉素、氧氟沙星、甲硝唑之类，尚可缓解，随着病情频繁发作，抗生素逐渐失去作用，依次试用各种高效抗生素，效果均不明显，甚至静脉滴注抗生素的同时，症状仍然没有明显改善。尿培养回报目前临床应用之抗生素均耐药，西医无奈推求治于中医。初诊之时，病人自觉腰痛如折，喜温喜按，倦怠无力嗜卧，尿道灼热干涩，尿频，尿急，尿痛，尿有余沥，最令人难堪者，每每听见流水声音，则必有遗尿，如时值雨天，一昼夜则可排尿30余次，周身轻度浮肿，活动后气短汗出明显。泌尿系B超显示肾盂肾盏有瘢痕形成，双侧肾盂变形并有少量积水，膀胱、尿道有慢性炎性改变。西医诊断为慢性肾盂肾炎。中医诊断为劳淋，辨证为气阴两虚，膀胱湿热。治以益气养阴，清热解毒，温阳利湿之法。方用清心莲子饮加减。服药30剂，尿频、尿道灼热均减轻，体力增加，时值雨天一昼夜排尿仅10次左右，腰痛有所减轻，但活动后仍觉腰痛明显，气短乏力有所改善，但每次上楼后仍觉气短汗出明显。再进21剂，尿频、尿急、尿道灼热进一步减轻，如不过量饮水，一昼夜仅排尿4～5次，腰痛乏力进一步减轻，可以从事简单家务劳动，但是活动量稍微加大，则腰痛乏力明显。又服30剂后复诊，尿路症状基本消失，舌质淡红，苔薄白，尿常规均正常，唯劳力后仍觉腰酸乏力，再服14剂，诸症皆除，随访半年，未闻复发。

还有一44岁女患宋某，教师，20年前于新婚时去海边度蜜月，在过凉海水中长时间游泳，患急性尿路感染，因当时条件所限，未予充分治疗，仅口服少量抗生素，症状基本控制，后妊娠分娩，因胎儿过大，分娩出血过多，体质明显下降，尿路刺激症状时有发作，因当时急于哺乳，仍未予彻底治疗，逐渐转为慢性。经常由于外感风寒、过度劳累、情志刺激而诱发，用青霉素、甲硝唑之类有所缓解。近3年来发作次数增多，1年前因过劳、受凉后而出现尿频、尿急、尿痛，静脉滴注抗生素虽可缓解症状，但停药1周后必复发，且症状呈进行性加重。近3个月以来，病情反复发作，药敏试验无敏感药物。现自觉腰部冷痛如折，小腹坠胀冷痛，双足冰冷，虽时值初夏仍穿棉鞋，尿频，每半小时必排尿1次，不能完整讲授一节课，自觉尴尬不堪，尿急尿痛，手足及双下肢轻度浮肿，畏寒喜暖，倦怠乏力，西医诊断为慢性肾盂肾炎。对于此患中医诊断为劳淋，辨证为肾阳虚衰，膀胱湿热。治以温补肾阳，清利湿热。方用桂附八味丸加减。服21剂后，仍觉腰痛，小腹坠痛，但程度较前明显减轻，尿频尿痛减轻，约2小时排尿1次，手足及双下肢仍有浮肿，再进35剂，浮肿、尿频、尿急、尿痛消失。过劳后觉腰痛，小腹坠痛，嘱其再服14剂以巩固疗效，病人唯恐前症复发，自行服药42剂，遂自觉口苦咽干，心烦喜冷饮，尿道灼热疼痛，此为过服辛燥，化热伤阴所致，予八正散5剂，随手而愈，随访年余，无复发。

同样对于肾结石疾病，尽管手术水平日益提高，开展了体外碎石治疗，但是中医药治疗肾结石，仍然有其独特的优势，对于多发散在性结石，结石不甚大，尿路梗阻不甚严重，尤其是高年体虚不宜手术的病人，中医药治疗不仅可以避免手术对肾实质的损伤，而且可以更有效地促进肾积水的吸收、感染的消退，以及肾功能的恢复。肾结石往往虚实夹杂，又经常并发血尿、肾积水，治疗并非易事。经过大量实践，张琪总结出精炼验方消坚排石汤治疗本病，屡用屡验。有一31岁女患，中学教师，大学毕业后自愿到西部偏远山区支教，当地饮水条件较差，2年前体检，B超发现右肾有一小结石，直径2.7mm，因无明显症状，加之工作繁忙，未予治疗。3个月前腰痛如针刺，B超示：右肾结石8～10块，直径2.1～7.4mm，右肾盂积水；左肾结石3～5块，直径1.2～3.5mm，左肾盂少量积水。西医多方排石治疗无明显效果，服排石素、溶石素，效果不明显，病人表示，自己大部分收入都用于资助当地贫困学生，难以承受更多治疗费用，多方联系，求治于张琪，现病人尿意仍频、尿急、辨证为肾阳不足，血络瘀阻。治以消坚排石汤加减，服药14剂，病人自觉腰痛明显减轻，尿路症状明显好转，体力明显增加。病人先后复诊6次，以上方加减化裁，共服药120余剂，先后排出结石13块。B超示结石消失，但仍有积水。病人自觉腰酸，舌质淡苔白，脉沉滑，继以温阳通络、清热利湿法化其积水。服药50余剂，病人自觉诸症悉除，B超复查肾积水已消失。随访半年再无复发。

一例65岁女患，自35年前妊娠时患急性泌尿系感染，恐伤及胎儿，仅口服少量抗炎药，未彻底治疗，分娩后逐渐转为慢性。西医诊断为慢性肾盂肾炎。随着年龄的增长，病情日益加重。每因感冒、情志刺激加重，用抗生素治疗基本无效。就诊时症见气阴两虚之倦怠乏力、手足心热、口干不欲饮、舌质淡红、脉细数无力，膀胱湿热之尿频、尿道灼热。尿白细胞满视野，尿细菌培养阳性。治宜益气养阴、清利膀胱湿热。方用黄芪、党参、茯苓、甘草补脾益气，麦冬、地骨皮、石莲子养阴而清心火，白花蛇舌草、瞿麦、萹蓄、车前子等清利下焦湿热、解毒通淋，方中黄芪扶正为主用至30～50g，白花蛇舌草清利膀胱湿热用至50g，服药7剂后，尿频、尿道灼热感减轻，体力增加。效不更方，再进14剂，除仍腰酸乏力外，其他症状消失，舌质淡红，苔薄白，尿中白细胞10～20个/HP，中段尿培养阴性。继服前方21剂后复诊，尿常规、尿培养正常，唯劳累后觉腰酸乏力。再服14剂，诸症皆除。随访半年，未复发。

劳淋病人湿热久羁伤阴，阴损及阳，加上长期过用苦寒克伐之品，导致肾阳亏虚，膀胱气化不利，阳气不能运化水湿，膀胱湿热未尽，故在淋证中伴有虚寒之象，张琪常将此类淋证辨为"寒淋"。治疗此类病人仅用清热解毒利湿药不仅无明显疗效，且常加重病情，故治疗时应以补肾温阳固涩治本为主，佐以清热解毒、利湿通淋。经过不懈努力，张琪在1990年完成了"中医治疗劳淋的研究"的课题，并取得可喜成果，此病国外的治愈率为40%，而他收治的120例病患治愈率达到60%，有效率为90%。在此基础上，以清心莲子饮化裁研制的院内制剂泌炎康冲剂，为许多反复泌尿系感染的病人解除了痛苦。可见张琪治疗此病的特色在于扶正为主，辅以祛邪，经其治疗之大量病例，不仅症状消失，尿中白细胞、细菌亦随之消失。

张琪从中医学术理论体系入手，总结大量临床经验，认为肾病之水肿、蛋白尿与肺、脾、肾相关，其病机关键为肺、脾、肾功能失调，三焦气化失司，尤其是慢性肾病，脾肾阴阳失调贯穿疾病的始终。张琪曾治一55岁女患刘某。病人1998年10月入院。腹胀满膨隆，腹水（+++），下肢及颜面俱浮肿，尿少，恶心呕吐，手足心热，口干苦，舌赤苔厚腻，脉象滑。尿常规检查：蛋白（+++），颗粒管型（+），血浆白蛋白26g/L，球蛋白30g/L，总蛋白56g/L，血肌酐350μmol/L，尿素氮18.7mmol/L。血压154/100mmHg。诊断为肾病综合征、肾功能不全（氮质血症期）。辨证为脾胃湿热，水与热互结于中焦，健运失司。宜清热利湿分消法：厚朴、枳实、黄连、黄芩、半夏、陈皮、姜黄、白术、人参、砂仁、茯苓、泽泻、干姜、猪苓、甘草、槟榔。用此方随证加减服药40剂，尿量逐渐增多，水肿全消，腹部宽松，能进饮食，大便日行一次。尿常规检查蛋白（+），其他（-），血浆总蛋白67g/L，白蛋白35g/L，球蛋白32g/L，血肌酐115μmol/L，尿素氮7.0mmol/L。舌苔白，脉滑。病人出院后继续治疗，1个月后复查，尿蛋白（-），血肌酐、尿素氮俱正常，远期疗效巩固。

张琪对于下焦疾病的诊治最为擅长，对肾病、前列腺疾病更是药到病除，慢性前列腺炎属于临床男性常见病、多发病，以尿频、尿急、尿痛、尿线细、尿等待、尿分叉、小腹胀为主要临床表现。急性前列腺炎初起往往易于治疗，西医静脉滴注抗生素，或口服清热解毒利湿中药，如龙胆泻肝汤或八正散之类往往收效显著。但是慢性前列腺炎则大多发于中老年，以增生为主，阻塞尿路，以致小便点滴而出，甚则闭塞不通，相当于中医"癃闭"的范畴，病势缠绵，西医治疗无明确改善，导尿及手术治疗又给病人带来诸多不便。大量临床实践证明，中医药治疗，不仅可以有效缓解本病的症状，而且能够巩固远期疗效，提高机体免疫力，防止复发，增强病人体质，改善生活质量。有一男患史某，71岁，为离休干部，前列腺增生病史20余年，小便排出不畅，因病人同时患有高血压、冠心病、糖尿病，不适于手术，所以一直采用保守治疗，症状减轻不明显，近1个月以来小便不通，点滴而下，小腹胀痛难忍，西医诊断为前列腺增生合并尿路感染。终日导尿，病人痛苦不堪，曾静脉滴注多种抗生素无明显疗效；服清热解毒利尿通淋之中药八正散之类20余剂，效亦不显。经人介绍，求治于张琪。初诊时病人自觉小便滞涩不畅，尿道灼热不适，小腹及会阴部坠胀疼痛，腰部酸痛乏力，大便秘结2~3日1行，舌质红，脉弦滑而稍数。中医诊断为癃闭，辨证为肾阳衰微，下元虚寒，湿热痰瘀，阻塞水道。治以调补肾中阴阳，清热利湿。方用滋肾通关丸合八味肾气丸加清热利湿之品。病人服药21剂，不须导尿，小便可以自行排出，但仍不甚通畅，尿道灼热基本消失，腰酸痛，小腹及会阴胀痛大减，大便1日1行，但排出仍然不爽。病人再服14剂，排尿基本通畅，但仍有尿频、尿等待、尿线细、尿分叉现象，偶尔觉小腹会阴部坠胀，大便1日1行，排出顺利。舌质紫，脉沉弦。此为热邪已去，湿浊痰瘀阻滞下焦，导致水道不畅。治以补肾助阳，化瘀利湿。病人连续11次复诊，以上方加减化裁，共服药80余剂，诸症消除，前列腺检查质地变软，体积缩小，基本不影响排尿，病人不仅小便恢复正常，而且体力明显增加，随访1年，状态稳定，无复发，从而治愈。

随着社会开放程度的增加，本病越来越呈现低龄化趋势。有一男患王某，35岁，大学教师，1999 年 5 月 24 日初诊。病人自述，高中时因年幼无知，染上手淫恶习，引起前列腺炎，羞于向父母提起，治疗不及时，转为慢性，时有发作。现已结婚 4 年，一直未育，配偶体检一切正常。西医诊断为慢性前列腺炎，曾经中西医多方治疗，静脉滴注抗生素及服补肾壮阳中药数十剂，均无明显效果，求治于张琪。病人现自觉尿道涩痛不适，每次排尿后有少许脓性分泌物流出，小腹部、会阴部及睾丸精索冷痛坠胀不适，偶尔伴有抽搐、痉挛现象，腰膝酸软，倦怠乏力，头晕耳鸣，性欲减退，夜寐多梦，梦遗早泄，畏寒肢冷，虽时值初夏仍穿毛衣，得温则诸症有所减轻，精液常规：精子计数 $56 \times 10^9/L$，活动度 42%，畸形精子 35%。中医辨证为肾阳不足，膀胱湿热，加之久病必瘀，治以温阳利湿，清热化瘀解毒。方用薏苡附子败酱散加减。病人服药 14 剂，尿道症状明显减轻，白浊消失，小腹部、会阴部不适大减，体力较前有所增加，夜寐有所好转，畏寒明显减轻，梦遗早泄有所好转，病人先后复诊 7 次，共服药 60 余剂，前列腺液检查及精子常规均恢复正常，同年 10 月其妻妊娠，次年 8 月，剖宫产得一女婴，重 7 斤 6 两，正常生长至今。

（三）巧降高热

张琪治疗内科各种顽固性高热有独到见解，疗效卓著。在黑龙江中医进修学校讲课时，张琪被委以讲授温病学的重任，因此其精读了《温病条辨》《温疫论》《温热经纬》等书，同期治疗了大量热性病，如小儿麻疹、肺炎等，对顽固性高热的治疗深有体会，见解独到。

曾治一 16 岁男患刘某，病人自幼父母离异，寄养年迈祖母家，因被照顾不周，体质较差。于月余前，无明显诱因出现气短、心悸、乏力，就诊于哈尔滨某院，经查发现右肺大量胸腔积液，胸腔穿刺结果显示积液为结核性，诊断为结核性胸膜炎合并感染。转入结核病院，经过西医常规抗结核，抗菌，抗病毒，对症及支持治疗后，胸腔积液基本消失，但持续近 1 个月高热不退，晨起一般 38℃左右，午后逐渐上升至 40℃以上，甚至有数次达到 42℃高温，应用西医常规解热治疗，体温曾降至 38.5℃左右，但是 2 小时后又升至 40℃，迫不得已，曾用激素降温治疗，效果亦不明显，经人介绍，求治于张琪。初诊正值下午，病人有气无力，神疲倦怠，颜面红赤，体温 40.3℃，咳痰黏稠，色黄，不易咳出。口渴喜冷饮，舌干红，苔薄白而干，脉细数无力。中医诊断为肺痨与外感交互为患，辨证为邪热炽盛，气阴两虚。病人正气不足，邪热入里化热，郁而不解，耗伤肺阴，气阴两虚，邪热炽盛。故治以清热泻火、益气养阴润肺之法。其中生石膏用至 200g，再加西洋参 25g。病人服药 1 剂，午后体温降至 38.6℃，再服 3 剂，晨起体温基本正常，午后体温 38℃以下。又服 3 剂后，全天体温基本正常，午后有时体温达到 37.2℃，不用解热药，可自行降至正常。咳嗽咳痰明显减轻，仅咳少量白痰，易于咳出，舌苔白干而少津，脉虚数。此时邪热已除十之八九，肺痨反复发作缠绵难愈，故在治疗上，应除恶务尽。病人服药 10 剂，症状基本消失，以益气养阴润肺之法，加减化裁，又服月余，痊愈出院，随访至今，状态良好。后考入哈尔滨大学数学系学习，毕业后去南方发展。

另有一男患王某，35 岁，为大兴安岭附近驻军连队指导员，为救山火，身先士卒，不幸感染森林性脑炎，头痛剧烈，呕吐严重，于当地医院进行简单救治，病情持续加重，持续高热 40℃以上，伴有抽搐神昏，急送省城，西医多方治疗无明显效果。请张琪会诊，辨证为暑厥。病人大便已经 2 周余未行，病人在重症监护病房（ICU）住院，极不合作，经过西医胃肠减压，以及各种引流插管治疗无效，病情危重，肠鸣音消失，由于西医大量应用抗生素，造成机体菌群失调，口腔霉菌感染，舌诊并不典型，唯有腹部胀满拒按明显，张琪以腹部症状为主，投以峻下之剂，大承气汤鼻饲，其中大黄50g，6小时一行，急下存阴，服药2剂，体温降至38.7℃，抽搐消失，肠鸣音有所恢复，再服药3剂，泻下硬粪块少许，体温降至37.5℃左右，肠鸣音恢复正常，改大黄为25g，再进3剂，泻下大量污水黏液，体温转至正常。张琪治病无数，如这种命悬一线，高热神昏者更不在少数，今取其两例，仅为管中窥豹，一斑之作。

（四）通法治疗外科疾病

张琪不仅善于治疗内科疾病，对外科疾病临床经验亦丰。有一32岁女患于某，干部，患荨麻疹5年，遇寒凉则皮肤苍起，起疹块，瘙痒难以忍受，夜不成寐，中西药治疗俱不收效，痛苦异常，来门诊就治。见其舌苔白腻，切其脉浮，辨为风邪入于血络不得外解而致，以养血祛风法为主。方药以当归、生地、川芎、白芍、蝉蜕、荆芥、防风、刺蒺藜、生首乌、乌梢蛇、全蝎、黄芪、甘草，服上方8剂后，瘙痒大减，遇凉仍痒，但已减轻，疹块明显减少，嘱其继续服用6剂后，瘙痒、疹块进一步大减，后又服6剂，已痊愈，时值冬季严寒来复诊，亦未复发。

（五）调治妇科疾病

经带胎产为妇女四大主要疾病，尤以带下更为多见。张琪治疗脾虚湿盛，肝郁化热，湿热下注，脾肾虚寒类型尤多。有一30岁李姓女患，1992年3月，由呼兰县来门诊就医，结婚5年未怀孕，少腹冷，终日隐隐作痛，白带淋漓不断，清稀，腰痛如折，面白形体消瘦，脉沉迟，舌淡白，张琪辨此患为脾肾虚寒脉失约证，用益肾温阳汤，连服21剂，复诊3次，诸症消失，白带止，月经来潮正常，1992年6月怀孕，至期顺产一男孩。张琪以本方随证化裁，治疗此类病人甚多，不胜枚举，咸成良好疗效。

一蒙姓妇女，39岁，某机关干部。1992年5月由内蒙古自治区来哈就医，自述婚后15载未妊娠，经妇科检查诊断为附件炎、宫颈炎、输卵管阻塞，白带淋漓，色稍黄有臭气，腰痛，少腹痛，阴部瘙痒，性交有痛感，月经24～25天一潮，五心烦热，舌红苔腻，脉弦数，辨证为肝郁脾虚、湿热郁结、损伤冲任、带脉不固之证，宜加味逍遥散加焦栀子10g、桂枝10g、吴茱萸10g。初服7剂带下减，腹痛亦轻，唯腰痛、阴部痛不减，加杜仲、菟丝子各15g，生地15g，继续服之，逐渐好转，连服35剂，诸症消失。回内蒙古自治区后半年，来信谓已妊娠3个月，后又来函至期顺产一女婴，全家欢喜异常，并盛赞治疗之效。

（六）擅治儿科疾病

张琪发现现实生活中，独生子女往往过食肥甘厚味，极易导致胃热动火生痰，反复咳嗽，肺感染，迁延不愈，或治疗不彻底，久而久之则发为哮喘，这类哮喘初期大多表现为实证，症见舌红苔黄、大便秘结、心胸灼热、脉数等，此时必须清胃以治本，治以泻热和胃、消食化痰之法。若哮喘日久，久咳久喘，既伤肺气，又影响脾肾，使脾虚生痰，肾不纳气，则由实转虚，虚实错杂。有一小儿，男，9岁，于5年前起病，西医诊断为过敏性哮喘，四五年来反复发作，已影响正常生长发育，每遇冷则鼻流清涕，既而哮喘发作，哮喘发作时静脉滴注抗生素配合地塞米松有所缓解，但停药一段时间又复发作，近半年来，1个月发作1次，求治于中医。患儿形体瘦小，面色晦暗无泽，自觉胸闷、气短、咳嗽、喉中痰鸣，偶尔咳出少量白痰，质地黏稠，腰凉尿频，畏寒肢冷，时值盛夏季节，却必穿毛衣毛裤。辨证为肺肾阳虚，治以温肺补肾、温化肺中寒饮、温补肾中元阳之法，服药20剂，畏寒明显好转，可脱去毛衣毛裤，体力明显增加，胸闷、气短、喉中痰鸣明显减轻，唯食纳欠佳。患儿先后服药近百剂，诸症消失，体力增加，遇冷哮喘基本不发作，服药期间，生长迅速，身高增加10cm，体重增加5kg。此为沉疴痼疾，故将上方配为丸药，嘱其常服，以巩固疗效，随访至今，未闻复发。

有一5个月女婴马某，抽搐近20天，发作时上肢及手拘急，向外伸展，目睛上视，每日发作5~7次，1~2分钟即逝，经CT检查未见异常，被诊为"婴儿痉挛症"，西医治疗无效，转中医治疗。张琪见患儿手心热，面色青，问其母得知大便秘，又见其指纹青，舌红少津，苔薄白，切其脉数。中医诊断为"急惊风"，辨证为心肝蕴热，木火上炎，肝风内动。治疗宜清热平肝、息风镇惊。处方以钩藤、僵虫、天竺黄、黄连、黄芩、柴胡、半夏、龙骨、牡蛎、大黄、桂枝、甘草、全蝎，用水煎频饮，并嘱咐用朱砂面、琥珀面两药分4次与汤药同时服。数日后又诊，得知服上方6剂后，发作次数大减，至日2次，夜间未发作，且程度也明显减轻，仅上肢略向外伸展，指纹及面色略有红润，大便质稀，脉小有数象。症见好转，续以上方化裁。服6剂后，抽搐止，病已痊愈。

有一11岁女孩杨某，既往罹淋巴肉瘤3年余，经用长春新碱、环磷酰胺及肾上腺皮质激素治疗，病情一直稳定，近日因其弟出水痘相染，见四肢出现少数红色疱疹，续则发热8日，疱疹增多，融而成斑，体温高达39℃。经某医院儿科确诊为"水痘"，用抗生素治疗热势不减，体温持续39~39.8℃，红斑疱疹续出不止，病情危重，邀余会诊。患儿壮热，神志尚清，头面、眼睑、躯干、四肢及手足指趾、前后二阴等处，疱疹密集、色红、融合成片，几乎无健康皮肤，目不能睁，声音嘶哑，咽峡周围红赤，小便色如浓茶，大便稍干，舌红无苔少津，脉滑数。辨为温毒内郁气分，津亏血热发斑。治疗宜清热凉血，解毒化斑，方药以大青叶、板蓝根、金银花、连翘、玄参、生地、麦冬、牡丹皮、赤芍、黄芩、生石膏、甘草，水煎，每6小时服药1次。服药3剂后，体温下降至37.4℃，4小时后又升至39℃，但其颜面红斑疱疹干枯，已无新皮疹外出，腹泻日行3~4次，色污黄。此乃热毒从大肠外泄之佳兆。嘱续服上方3剂后体温降至37.4℃，但午后体温回升至38.4℃，全身疱疹结痂，部分脱屑，大便日行2次，微溏，此乃热毒势衰，正气渐复之象。续以上方加减治疗，生石膏减量，酌加栀子。服方2剂后，体温降至37.5℃未再回升。全身疱疹结痂脱屑，食纳佳，大便日行1次，稍溏。温毒已解，应防宿疾复发，以养血凉血之剂调之。服方6剂后，斑疹消退，精神、食欲正常，下午体温37.2℃，续加柴胡、青蒿，服药5剂，体温正常，斑疹消失，病已痊愈。

三、执中创新，理实合一

作为中医学的坚守者，中医学理论的传承者，张琪对如何应用好中西医治疗疾病有着明确主张，简而言之，可谓之"执中创新"。所谓"执中"，与张锡纯之"衷中"有异曲同工之处，即强调以传统中医学的基本原理、基本概念和基本技术为根，在充分继承的基础上再谈"创新"。而且"创新"也并非臆造概念，奢谈一些与中医学基本原理相悖的所谓"新学说""新理论"，否则必然造成理论体系的支离破碎和临床实践的无所适从。在张琪一贯的学术思想中，"中西并蓄，摆正主从"是一个重要的方面。他认为："现在时代不同了，九十年代的中医应该掌握一些现代医学基本知识，因为这是无论从事医疗，还是搞教学、科研，都不能回避的问题。但是有一个问题，作为中医专业的人，首先必须把自身专业掌握好，打下坚实的基础，同时学习一些现代医学知识，二者相辅相成对中医学术会有提高和发展。""最可怕的是对中医基本功掌握不牢，浅尝辄止，没钻进去，这样的同志学习西医自然就会用西医把中医冲走了。""其结果必然沦为不中不西，自然谈不上发挥中医的特色了。正确的道路是有主有从，中医为主，西医为从，吸取现代医学来丰富和发展中医，采取拿来主义，这才是我们中医应该走的道路。"

他在理论上是这样讲的，在教学、科研和临床上也是这样做的。张琪素以治疗肾脏疾病闻名于医界，但此"肾"却非彼"肾"，目下所谓"肾脏疾病"，为西医诊断，指肾小球、肾小管、肾血管等病变所致的肾小球肾炎、肾盂肾炎、肾功能不全等，与传统中医学中肾"主藏精""司闭藏"者本非一物，如何在新形势下针对西医诊断为"肾脏疾病"的病人进行有效的中医药治疗，是张琪数十年思考和实践的现实问题，而其解决之道，仍是"执中创新"的学术理念指导下的临床和科研实践。

在数十年的临床、教学和科研实践中，张琪的学术专著有多部，从较早的《脉学刍议》及《中医学基础》《中草药》，到《临床经验集》《张琪临证经验荟要》《张琪临床经验辑要》等，并有诸多临床经验总结性文章收录《中国名老中医经验集萃》《名医证治汇萃》《中国名医名方》《医碥》等学术集当中，但无论哪一种、哪一个时期的著作，都在不同程度上体现着张琪"执中创新"的学术理念，如对于辨病与辨证关系的认识。张琪是公认的精于辨证的中医学家，他认为，辨证论治是毋庸置疑的中医学精髓，一个经验丰富、临床技术高明的医生，主要就体现在辨证的熟练和精准，如此才能立方用药得中肯綮，临床疗效才能不断提高，辨证论治作为中医特色，必须将其弘扬光大。同时他也指出，受历史条件的限制，辨证论治也存在着局限。当前情况下，应借助现代医学的科学手段，将中医辨证与西医诊断尽可能地结合，才能大大提高临床疗效，开阔疾病诊治的思路和方法。但在这一过程中，"创新"固然重要，"执中"更是一切新理论、新学说之本，否则一切创新俱为奢谈。张琪主张，一要在中医辨证基础上，借助西医诊断为我所用，从此开阔辨证论治、立方遣药的思路；二要强调对某些疾病应中西药合用，以相互协调，增强疗效，同时也可以减少或去除某些药物的副作用。中医辨证与西医辨病的结合，绝非抛开中医自有理论，抛弃辨证论治的基本特色，只按西医诊断思路去用药，而是将二者有机结合，取长补短，相得益彰。

淋证为目前肾内科常见病，其病机多由于饮食不节、情志不遂等导致火热内生或湿热下注，以致"膀胱湿热"成为此类疾病的基本证型，清热利湿通淋之八正散、石韦散及龙胆泻肝汤成为治疗此类疾病的基本方药，但"劳淋"的特点为遇劳即发，甚或无明显诱发因素即反复发作不愈。很多研究和临床仍以上述方药为方向，理由之一便是此病西医诊断多为"尿路感染"或"慢性肾盂肾炎"，而"清热解毒"就成为很多研究者应对诸般"炎症"的不二法门，可是患者非但未获满意疗效，反而出现乏力、纳差等症状。张琪在长期临床实践和经验总结中逐渐掌握劳淋之证治规律，1986年国家科委和卫生部"七五"国家重点科技攻关计划重点项目招标，张琪关于"中医治疗劳淋（慢性肾盂肾炎）的研究"课题一举中标。国家中医药管理局领导还请他担任全国老中医经验研究9个课题组的组长，讲到："抢救名老中医包括您的经验，把它变成人民的财富，是一项刻不容缓的任务。名老中医里您最年轻，这课题组长的重担请不要推辞。"张琪毫不犹豫地接受此重任，代表北京、上海、四川、湖南等9家科研单位与国家有关部门签下合同。此后，他行旅匆匆，到各地了解情况，督促进展，交流经验。经过4年多的艰苦努力，9项课题全部按期完成。经同行专家评审，其总体研究均达到国内领先或先进水平。他亲自主持完成的课题"中医药治疗劳淋的临床与实验研究"，获得国家中医药管理局科技进步二等奖。这期间，黑龙江人民出版社请他尽快完成30万字的《临床经验集》。如此之忙，他都能从容应对。他在《临床经验集》前言中写道："予自少年酷爱医学，遂遵'大医精诚'之训，悉心钻研医典，博览古今医著，在临床实践中亦兼采西医之长，期能尽医之天职，为人民群众服务，在医苑中微有建树。为洞悉医理，常苦苦思索，寻根溯源；为疗救危难，常潜心研究，以求效验；为启迪后学，常精写教案，循循善诱。凡医理有所悟，临证有所得，教学有所长，辄援笔志之。日积月累，积稿渐丰，摘其精要撰为是书，冀为同道抛砖引玉，为人民的健康事业献身。"这是一位良医的肺腑之言，也是张琪成功之路的真实写照。

在多年的临床实践中，张琪始终以"执中"为本，以"创新"为目标，并不一味排斥西医诊断与治疗方案，而是看到中西医各自的长处，既借助CT、B超及生化检查为手段，又发挥中医辨证论治的优点；既坚持以中药辨证论治为主，又以西医治疗手段为辅助，取得了骄人的临床疗效。

张琪"执中创新"的学术主张体现在古方新用和创制新方上，突出体现了古方可以新用，化裁创制成新方。

（一）古方新用，扩大古方的适用范围

张琪的学术思想之一来自对《伤寒论》的深入研究，他曾撰文"经方运用琐谈""谈《伤寒论》的辨证法思想""仲景方在妇科领域应用之探讨"等，充分体现了张琪灵活巧妙运用经方、立意创新这一重要学术思想。他认为读仲景书用其方既要忠实于原文，又不要被束缚。他不仅对经方有洞幽烛微的阐发，临证应用更是巧妙灵活，大胆扩大经方的应用

范围。如对大柴胡汤的应用，脱离了专治表里同病之窠臼，认为："不论有无外感，只要肝胆湿热内蕴，疏泄受阻，肠胃通降失常，即可放胆用之，多能随手奏效。"在肾病的治疗上，更体现了张琪古方新用的学术特点。如李东垣中满分消汤，治"中满寒疝，大小便不通，下虚中满，腹中寒，心下痞"等，他以其治疗慢性肾病顽固性水肿、腹水等属寒湿中阻者，收效甚佳；再如《医林改错》解毒活血汤，原方治"温毒烧炼，气血凝结，上吐下泻"，他以其治疗慢性肾衰竭恶心呕吐，五心烦热，搅闹不宁，舌紫有瘀斑等，辨证属毒邪壅滞、气血凝结者。他认为原方主治与此证虽病因相异，但病机相同，故能收效。

（二）化裁古方，使之恰中病机，提高疗效

在古方的基础上加减变化，使之更加符合病情，切中病机，是张琪用药特点之一。如对肾病的治疗，以仲景桃核承气汤去芒硝加入凉血止血之剂治疗热壅下焦、瘀热结滞、血不归经之肾病尿血。经过实践，临床各类尿血日久不愈，而有瘀热之象者，用之多可收效。再如对肾衰竭的治疗，他认为慢性肾衰竭病位在脾肾，以阴阳俱虚者居多，尤以肾性贫血表现为主者，用辛温刚燥之药，则使阴虚愈甚；若纯用甘寒益阴之品，则阴柔滋腻，有碍阳气之布化，影响脾之运化功能。他抓住健运脾胃，升清降浊，调理阴阳这一关键环节，临证选用气味中和之六君子汤加当归、白芍治疗，一则可以调节六君子汤之偏于燥，二则助六君子以补血，使补血与补气并重，脾胃得以调动，进食增加，营血化源得复，体现了其善用"欲求阴阳和者，必求之于中气"之说，使本方更切病情，临床颇见效验。

（三）创制新方，充实和完善前人之所未备

祖国医学代代相传，都是通过反复实践，不断推陈出新以发展和提高疗效。张琪积数十年临床经验，创制出许多行之有效的方剂。所处之方，配伍严谨，用药精当，每获良效。如瘿瘤内消饮治疗淋巴结结核、甲状腺硬结、甲状腺囊肿等；活血解毒饮子治疗静脉炎；决明子饮治疗高脂血症；利湿解毒饮治疗湿热毒邪蕴结下焦、精微外泄之慢性肾病日久、尿蛋白不消失等，均为他在多年临床实践中摸索和创制的有效经验方，确有较高疗效。

"理实合一"可以说是张琪治学思想的又一突出特点。"理实合一"是张琪在数十年的教学、科研和临床工作中一直坚守的原则。所谓"理"，可以简单理解为中医学的基本理论；所谓"实"，可以简单概括为临床实际。一般而言，理论与实践应该是紧密结合的，对于中医学这种技术性和专业性都很强的专业来说更是如此。张琪认为，中医学之所以能历千年之传承而不衰，尤其在西医学传入之后，在西医学的理论、观念和技术广为应用的今天，中医学仍能为人民群众所信仰，关键在于它能够为人民解除疾病痛苦，具有自身独特优势，尽管近百年来中医学受到经济、政治和社会心理等诸多影响，屡遭排挤和打压，几近面临被取缔的困境，但其在人民群众的心目中始终享有崇高威望。其之所以仍具强大的生命力，正在于其切实的临床疗效。张琪认为当前中医教育中存在着重理论、轻实践的倾向，从书本到书本，变成了"本本先生"，讲课枯燥乏味，理论与实践严重脱节，如此下去，培养出来的学生缺乏实践能力，临床技能比较差。张琪在20世纪90年代初即发出的担忧，事实证明并非杞人忧天，目前中医药院校学生临床技能的欠缺已是不争的事实。张琪认为，在讲授中医理论过程中，应多安排实习课，最好是一边学理论，一边临床诊病，

使理论与实践密切结合。张琪在 20 世纪 50~60 年代，在农村办过多届乡村医生培训班，所有学员都是边听课边利用课余时间看病，做到学以致用，学用结合，取得了非常好的效果，在迅速提高学习者临床水平的同时也可以激发其浓厚的学习兴趣。所以张琪认为，无论哪个专业和学制的学生，必须非常重视临床实践，既然解除病人疾苦是医生的天职，那么一个高明的医生时时刻刻也不能离开病人。精湛的医术是从千千万万病人的反复实践中总结出来的，医学理论来源于实践，反过来才能指导实践，没有实践就不能证实理论，发展理论。所以"理"固然重要，但更重要的是与"实"的结合，做到"理实合一"，如此才能是一个既有理论基础，同时又有临床技能的医生。

张琪素以临床疗效高而享誉医坛，虽同时从事教学工作，但他素来强调临证的重要性，不能空谈理论。一次在黑龙江中医药大学给学生讲座时，其明确讲到："我是一个实用主义者，不主张写过多的书，注解百篇不如临床实践一次。"他研究仲景学说极为深入，临床也善用经方，本打算写一本关于《伤寒论》的注释，但后来看到单纯注解《伤寒论》和《金匮要略》的书很多，就放弃了这个计划，而是决定投入更多精力写一本对临床更有实用价值的书。他说，过去有很多老中医，书读的很多，讲课很好，著述很多，可谓口若悬河，下笔千言，但是临证不多，不愿意看病，这样出来的书多经不起实践的考验。而"出书是给别人间接的实践，《伤寒论》是张仲景的实践，《温病学》是叶天士的实践，我们要有自己的实践，直接的实践。读书是间接的实践。"这种"理实合一"的执着来自其对"求真"二字的坚守。他喜欢"求真"二字，坚持实事求是的态度，在《张琪临证经验荟要》中，他写到："书中所录，皆源于实践，确有疗效者，方敢书于笔端，医乃活人之道，予不自欺亦不欺人也。"

在临床实践中，张琪也同样坚持"理实合一"的态度，不迷信理论，不崇拜权威，而是以临床表现为依据，实事求是。如对于消渴，历代医家多遵古训，将其病机定为阴虚为本，燥热为标，多治以清热养阴法。但张琪通过多年的临床观察，提出大多数病人并无口渴欲饮、五心烦热之类病证，仅见乏力、身倦，胫膝酸软等，中医辨证应属气阴两虚，当治宜益气养阴。

再如张琪以治疗肾脏疾病为多，他创用"大方复法"治疗肾病综合征、慢性肾小球肾炎。尤其是慢性肾衰竭，攻补兼施，寒温并用，药味少则十几味，多则二十余味，但疗效都很好。对此类大方，业内一直以为是辨证不清，只以药味繁多为胜。但张琪指出："必须认识到，现在有些疾病的病因病机并不那么简单，比如尿毒症病机错综复杂，有虚有实，脾肾不足而兼有湿热、痰浊、瘀血为患，不能单纯补或泻，要从多方着手，处方兼顾。"

2007 年 12 月 10 日《中国中医药报》记者对张琪进行了采访，发表了题为《重剂起沉疴，济世不求荣》的访谈纪要，在文中谈到以大方复法治病时也指出，量大剂重是其用药的一个显著特点，处方常在二十味左右，药物用量常达到 15~20g，个别药物重用至 50g，这在目前临床上应该是比较少见的，但张琪"早年治疗各种病症时，用量不像现在这么大，后来专门进行肾病、肾衰竭的研究后，接触的多是重患，病情错综复杂，如果仅用 5g、8g 的，那只是杯水车薪，这时再过分讲求用药的轻灵，追求配伍的玄妙就不会奏效。"文中提到的不讲求"用药的轻灵，追求配伍的玄妙"，应该说比较明确地概括了张琪临证处方的特点，比较符合张琪的用药习惯，而这种风格的形成，是与他"医风朴实，不套用章法，更没有烦琐的推衍，其用药经验完全是出于实践，尊重疗效"有关，这可以说是张琪"理实合一"学术思想的重要体现。

　　同时，他也逐渐梳理出了具有个人学术特色的科研思路，将肾病的中医治疗研究确定为主要研究方向。20 世纪 60 年代初，他组建了肾炎课题组，开始对慢性肾小球肾炎的临床治疗进行深入研究，并在全国肾病学会上作了题为《慢性肾小球肾炎证治》的大会发言，获得了全国名老中医岳美中及与会同志的好评；80 年代，他主持的"中医药治疗劳淋的临床与实验研究"课题入选国家科委和卫生部"七五"国家重点科技攻关计划重点项目，他本人受国家中医药管理局领导之托担任全国老中医经验研究 9 个课题组的组长，9 项课题全部按期完成，且研究成果均达到国内领先或先进水平，他主持完成的课题获得国家中医药管理局科技进步二等奖；他潜心研制的中药复方"宁神灵冲剂"对治疗精神神经系统疾病疗效显著，使许多病人解除了失眠、少寐、多梦的痛苦，相关研究获黑龙江省人民政府优秀科技成果三等奖，此药曾获得布鲁塞尔尤里卡世界发明博览会银奖，至今还在临床广泛使用；2000 年 10 月，他主持完成的"肝舒康冲剂治疗慢性乙型肝炎及肝纤维化的临床与基础研究"获黑龙江省科技进步二等奖；2002 年 6 月，他主持完成的"肾炎 II 号水丸治疗 IgA 肾病血尿的进展研究"获黑龙江省科技进步三等奖；他还多次作为业界代表参加全国卫生工作会议、全国科学大会等重要会议，接受国家领导人的接见，并当选为第五、第六届全国人民代表大会代表，第六、第七届黑龙江省人民代表大会代表。

四、培育英才，大师风范

张琪，幼承庭训，立志弘医，饱经磨难，砺成大器，世为良医。他不仅以救死扶伤、济世活人为己任，而且始终心系中医发展，重视中医人才培养，呕心育后学，桃李已芬芳。1994年，他被确定为全国继承老中医药专家学术经验指导老师；2000年被广州中医药大学第二临床医院（即广东省中医院）聘为客座教授。2001年4月应邀参加广东省中医院举行的国家级名老中医拜师仪式，配高徒徐大基、林启展两名；11月应邀为在北京举行的全国名老中医临床经验高级讲习班授课。2002年1月，黑龙江中医药大学授予他"优秀博士研究生导师"光荣称号。2008年11月，被上海同济大学"中医大师传承班"聘为师承导师，并赴上海参加开班仪式、讲学。先后应邀出访美国、日本讲学、会诊，以传播中医药文化，进行学术交流。

（一）著书讲学，培育龙江医派早期中医骨干

张琪说，学习任何一种科学，任何一种知识，首先要热爱。张琪特别强调经典的学习，言其是临床医学的"济川之舟楫"。中医经典内容看似枯燥，但里面知识确实很有价值，要注重边学习边实践，把学到的知识应用在临床，用了就觉得中医"有味道"，就钻进去了，钻进去后就更愿意学习。1955年，张琪调黑龙江省中医进修学校（黑龙江中医药大学前身）执教，被委以讲授温病学的重任。为了讲好这门课，启迪后学，张琪认真备课，精读了《温病条辨》《温疫论》《温热经纬》等书，并结合自己的临床经验，循循善诱，触类旁通深入浅出地讲解，使枯燥晦涩的中医典籍变得有滋有味；同时他还为哈尔滨医科大学及省中医进修班、西医学中医班等讲授伤寒论、金匮要略、温病学、诊断学等课程。当时许多人试图用西医理论来解释中医，把中医的脉学与西医的心血管系统机械地联系起来，丢失了中医脉学特色。张琪讲授诊断学课程时，深感有必要为脉学正言，遂于1965年撰写了《脉学刍议》一书。

1976年，他随黑龙江省卫生厅厅长下基层，在呼兰县举办的乡村医生学习班主讲《伤寒论》。他讲课善于联系临床实践，不空谈，不保守，很受学员欢迎。他还奉卫生厅之命，组织人员编著了乡村医生普及读物《中草药》和《中医基础》，并由黑龙江省人民出版社出版发行。

张琪重视中医基础理论教育，著书讲学，为培养龙江医派的中医骨干和黑龙江中医药大学首批师资力量做出突出贡献。

（二）多看书，多实践，传道授业培育研究生

张琪常勉励学生："希望你们将来在学术医术上超过我，因社会要进步，青出于蓝应

胜于蓝。"在研究生培养上，张琪始终要求学生学以致用，多参加临床实践，临证启新知，不能成为"本本先生"。他要求研究生既要扎扎实实学好中医基础理论，更要多多参加临床实践，不论门诊还是查房都要跟诊。他说："做我的研究生估计挺累，我也要求他们累。临床上用了好方子就告诉他们来源，让他们回去找书对照看。这样多看书、多实践，学生临床有进步，自己也就更愿意学习。"在研究生的培养方式上，张琪主张"师带徒"的形式，就是过去的"侍诊"，学生听病人主诉、看舌脉、体会老师的辨证用药、记录抄方，这种方式带出的徒弟临床水平都不错。他说，带徒弟其实并不轻松，假如没有学生在场，就不用说很多话，带徒弟就要一直讲，把能想到的都毫无保留地讲出来。临床传授中最难的部分就是辨证，经验方虽然会背，但中医不是一方治一病，还得因病而异，辨证施治。病分几类，有几型，即使这一套都背下来，但有些病人临床效果很是不好，这就差在辨证没有辨准。中医比西医难就难在辨证上，病人体质证候不同，用药也不同，所以辨证是很灵活的，这就需要学生细心体味，钻进去也就不难了。针对一些研究生只顾写论文、学外语、忙于出国留学的偏向，张琪常语重心长地说："不会看病的研究生怎能成为一名好医生？"因此，从师于张琪的研究生大都知晓此理，不仅注重学习导师的学术思想与临床经验，更注重学习导师刻苦钻研、对技术精益求精、攻克一个又一个难关的精神和胜人一筹的真知灼见。

"多临床、多读书、善总结"是张琪向每个学生传授成功的治学治医心法，通过口传心授和随师临证，大大提高了学生们的临床、科研、教学水平及综合能力。为培养更多人才，张琪不顾年事已高，坚持带研究生。他说："自己还能干几年？带徒才有意义。"多年来，张琪已培养博士后3人，医学博士35人，医学硕士13人。他们有的已成为博士研究生导师，有的成为全国某一专科学会的理事，有的还担任了院长、局长等重要职务，走上中医事业的领导岗位，成为学术造诣深厚的中医战线的中坚力量。曾任黑龙江中医药大学校长和中国中医科学院院长的曹洪欣就是其中的一个代表。曹洪欣是张琪指导的首批博士研究生，刻苦好学，在名师指导下学验俱增，在中医药治疗心血管、心肌炎等方面有高深造诣，受到广大病人的称赞，在国内外享有较高的知名度。为此，卫生部原部长张文康紧握张琪的手说："感谢你为中医事业培养出这么好的优秀人才！"

龙江学者特聘教授、全国继承老中医药专家学术经验指导老师、省名中医、曾任黑龙江中医药大学基础医学院及附属第一医院院长、博士生导师的姜德友在张琪八十华诞时曾撰文说："张琪中医学术的博大精深是我向下一代中医传道授业解惑的源泉，时刻沐浴在张琪成长的目光下感到人生无比幸福。"黑龙江中医药大学教务处处长、博士生导师谢宁，以及黑龙江中医药大学临床医学院副院长、博士生导师、省名中医、龙江学者特聘教授周亚滨，在张琪八十华诞时曾分别撰文说："得恩师精勤教诲，推云拨雾，指点迷津，对中国医药学渐有融会贯通、豁然开朗之感。恩师不仅授以知识，更给予我们人品医品之熏陶，先生治学严谨，医德高尚，对病人关怀备至，无论长幼贫富，均视为一等，对学生晚辈更是爱护有加。随时光流逝，愈觉三年随老师鞍前马后实乃人生之莫大荣幸。""先生还乐于百忙之中挤出时间来校作学术报告，主持博士生论文答辩会，每每高朋满座，户限为穿。先生现虽已耄耋之年，但仍传道授业，诲人不倦，为中医药的发扬光大竭尽全力，体现了令人敬仰的师德师风。"而今，他们已是学校、医院各部门负责人，集教学、临床、科研、管理于一身，而且也先后开始指导硕士生、博士生，在各自的领域都取得了骄人的成绩。

正是导师张琪中医学术的博大精深，对诊疗疾病的实事求是、精益求精，对中医未来发展、中医人才培养身先士卒、甘为孺子牛的精神感召，让他们沿着导师引领的方向，也披肝沥胆、殚精竭虑地为培养优秀的高层次中医人才、弘扬中医而努力着。

现黑龙江省中医药科学院内科几个重要科室学科带头人皆为张琪的弟子，如张佩青、迟继铭、张晓昀、徐惠梅、潘洋、江柏华、孙伟毅、王今朝等，皆为省名中医。

曾任黑龙江省中医药科学院副院长、全国继承老中医药专家学术经验指导老师、主任医师、博士研究生导师的张佩青，是张琪的女儿，也是张琪学术经验继承人之一，自1983年考取张琪的中医内科硕士研究生以来，一直在父亲身边学习工作。她说："在随师问业的20余载中，其言传身教使我逐渐成熟，愈感医品人品之重要，深究医理之可贵。""家父性格温和，遇事不怒，每遇不同意见，则欣然颔首，耐心倾听。唯治学严谨，从不敷衍，且身体力行，勤耕于学海。年已耄耋仍日诊患者数十人，夜读文献，查找古今医案，临证开拓思路，提高临床疗效，皆为发展中医药的博大精深之理论，培养理论联系实际的高层次人才。余亦因行政工作繁杂，求医者甚多，实有劳累放松之感，辄扪心自比顿觉惭愧，其精神激励后人，警示后来者不敢懈怠。"如今，张佩青已成为国家中医药管理局全国中医肾病重点专科带头人，全国继承老中医药专家学术经验指导老师，全国百名杰出青年中医，黑龙江省优秀中青年专家，国务院政府特殊津贴享受者。在中医药治疗肾病的临床和科研方面成绩显著，主持或作为主要完成者承担省部级科研课题6项，取得5项省部级科技进步奖，尤其在中医药延缓肾衰竭进展方面的研究取得较大突破，曾获得黑龙江省科技进步二等奖5项，被黑龙江省授予"名中医"称号。

（三）呕心沥血，甘为人梯，培养学术经验继承人

1990年10月20日，在北京召开了"全国继承老中医药专家学术经验拜师大会"，这是党和政府为尽快摆脱中医事业后继乏人乏术的局面，抢救老中医药专家的宝贵经验的重大决策，亦是振兴中医的一项战略部署。张琪作为全国继承老中医药专家学术经验指导老师，以博大的胸怀，对后学寄予厚望，毫无保留地传授，唯冀中医事业的继承人一代更比一代强。

1990年，张佩青与黑龙江中医学院朱永志作为全国首批继承老中医药专家学术经验继承人，拜师张琪学习3年，深得导师指教。2001年4月，在国家中医药管理局及广东省政府领导的见证下，广东省中医院副主任医师（现为主任医师）徐大基、林启展拜师张琪。在一年多的时间里，为了指导他们学习，张琪在百忙中不辞舟车劳顿，从遥远的北国哈尔滨两度来到闷热的广州，亲自带他们随诊；平时则不厌其烦地在电话里授业解难，每一封信件都是亲笔书写。在这学习过程中，他们深深感受到导师不但具有高明的医术，而且具有高尚的医德情操，他们动情地说："拜师张琪学习后，我们心中有了一个非常明确的榜样，导师成为中医界一代宗师的成功之路，对我们启发尤深。导师自业医以来，把病人的生命和健康置于至高的地位，正是导师这种为人、为医思想的具体体现。导师不计较个人得失的精神风貌，重视客观实际、实事求是的医疗作风以及不断学习、精益求精的治学态度，对我们的医德教育起到了模范作用。从学生对导师的爱戴、同道对导师的敬佩、各级领导对导师的信赖和感激中，我们看到了导师的成功，也感受到了一代名医的风范，更加

深深体会到该如何去成为一个真真正正的学术继承人，成为一个真真正正的医学名家。"在张琪的悉心指导下，通过努力，他们被遴选为医院的"青年拔尖人才""广东省千百十人才工程"（校级）培养对象等，并先后承担了广东省自然科学基金等项目多项，在医疗、教学及科研方面都得到了较为全面的发展。

张琪作为全国继承老中医药专家学术经验指导老师，对学生悉心指导，力争"培养一个出息一个"。他给学生讲课、谈论病证不咬文嚼字，也不含糊其辞，而是字字求真，句句求实。每论一病，往往能指出如法处之将如何，误治之将又是何种情形，某病某证临床表现是什么样的，交代得一清二楚，让听者常常有一种豁然开朗的感觉，从而使自己的学识上升到一个较高的境界。他亲手培养了 12 名老中医药专家学术经验继承人，他们均活跃在中医医疗、教学及科研第一线，成为我国中医领域的栋梁之才。

（四）一代宗师，心系中医，传授中医学习方法

作为师者，张琪认为："伴随着跨世纪中医药学发展的需要，中医药界必须培养和造就一大批对本专业具备深邃的学术理论造诣，有过硬的诊疗技能和研究能力的人才队伍，才能充分发挥中医药特色，适应新世纪发展的要求，承担起振兴和发展中医药的重任。"其在《张琪临证经验荟要》一书中亦写道："试观古今中外有成就的科学家、文学家，包括医学家，都是焚膏继晷地勤奋学习。学习中医也不例外，没有这种勤奋好学、锲而不舍的精神，要想学而有成是不可能的。"他提出若要学好中医必须"多读书、多临证、善总结"。几十年来他养成每天读书的习惯，坚持不懈，既阅读古代经典文献著作，又阅读现代书籍。尽管白日诊务繁忙，仍然灯下手不释卷，精学细析。临床每遇到辨证不明或疗效欠佳或疑难病证，则查阅有关文献资料，以求得开拓思路，往往于苦思冥想中找出有效方法。为了学习新技术新经验他几乎订阅了全部国内发行的中医杂志，一有闲暇便广泛浏览细心阅读。年过八旬仍坚持写读书笔记和心得体会。正因为其刻苦钻研，勤奋学习，锲而不舍，他突破了医疗和科研中一个又一个难关，表现出胜人一筹的真知灼见。他治学严谨，曾云，前人有"医者，意也"，此"意"字寓意深刻，即为医者必须思路广阔，运用思考、思维、思辨，准确分析病情，探微索隐，深中肯綮。对 21 世纪中医药学发展和人才培养问题，张琪有自己独到的见解。他认为，中医传承，文献是载体。中医文献汗牛充栋，难免使后学者望洋兴叹、望而生畏。但是中医药学理论的精髓、历代名家临证经验之精华，尽皆在斯。欲成就一代名医、大医者，莫不学海泛舟，"咬定青山不放松"，才能在实践中触类旁通。然而读书的方法要博而精，既要通读，又要采其所长弃其所短。学无止境，博大精深的中医药必是活到老，学到老，才能成为 21 世纪的一名合格中医。他对名中医越来越少、临床水平下降的现象很着急，也很关心。"现在不是怕出名的中医多，而是怕出名的少。名中医多了，中医才能振兴。"他提出两个建议，一要充实教材的中医内容，每一版都应该补充新的内容，一些好的现代临床经验也可以加进去。二要有一支临床经验丰富的优秀教师队伍，中医基础的讲授一定要结合临床。西医的生理有实验课，解剖学有解剖实验室，西医基础课程大多结合着教学实验，有实践内容，而中医基础长期以来就是照着一本书讲，这是不合理的。中医基础也要结合临床来讲，比如什么是肾阴亏，要讲出具体例子来。

中医书籍浩如烟海，只有浏览百家，才会有渊博的学识、广阔的思路和坚实的理论基础。他主张研读中医经典，必须抓住核心，首要的是抓住书的理论体系，如读《内经》要抓住阴阳、五行、藏象、经络、病机、治则等，领悟其内涵，"取其精华，弃其糟粕"，临床时方可运用精当、灵活。他认为《伤寒论》揭示了外感热病传变规律和辨证论治理法方药的内涵，学习它不仅仅是背熟几首方剂和几条条文，更主要的是必须把条文前后联贯起来，对其内容进行剖析，理法方药融会贯通，掌握其辨证论治要领，从中总结出一些规律性的东西，把书本知识运用于临床，以达到学以致用的目的。他精研仲景学说，心得体会颇深。

一是理解条文。把每条条文从词句到文义全面理解，因条文是作者临证经验的记录，不弄清条文，就很难理解作者如何辨证论治。当然也要弄清条文有无错简、缺漏及各家校勘意见有何异同，因为《伤寒论》是东汉时期的作品，中间经过战乱散失，后人收集整理，错讹之处甚多，有疑义之处，既要参考古今注家意见，又要有自己的见解，不能随文衍义。另外，每读完一篇，可把全篇条文分成若干段，理解段落大意。

二是前后对比。不少条文必须经过前后对比，才能全面理解。如四逆汤为少阴病的主方，查少阴病篇对本方证记载只有 323 条，"少阴病，脉沉者，急温之，宜四逆汤。"只举出脉未列证，非常简略，如果同 353 条"大汗出，热不去，内拘急，四肢疼，又下利厥逆而恶寒者，四逆汤主之"联系起来，证与脉合参就全面了。

三是类证对比。伤寒六经，每一经病系由若干证脉组合而成的，而许多相同证脉又散见于六经病中，如能将相同证脉一个证一个脉交叉对照，就可加深对辨证论治的理解。以烦躁为例：大青龙汤证的无汗烦躁，白虎人参汤证的大汗出、大热烦躁，栀子豉汤证汗吐下后虚烦，茯苓四逆汤、甘草干姜汤证的虚寒烦躁等，同类证对照，结合其证脉就不难识别是属于哪类烦躁。还要认识到，原文限于历史条件，很简略，四诊及辨证是不断发展的，如以后的察舌、望色及望形态等，都大大超过了仲景时代，研讨《伤寒论》应该本着古书今读、古为今用的精神，不要为其所限。

四是类方对比。有些方剂叙证简略，如半夏泻心汤原方只提出"若心下满，而不痛者，此为痞"宜本方，如果把五个泻心汤综合对照就能使半夏泻心汤的适应证增补完整。《医宗金鉴》吴谦把五个泻心汤类方作了对比，柴胡汤类方皆如此，如能综合分析，才能比较全面明确其适应证，以方测证、探索其病因病机。前后对比有助于对条文的正确理解；类证对比可以提高辨证能力；类方对比可以提高运用方药的本领。

张琪还认为中医经典文献浩如烟海，除《伤寒论》《金匮要略》外，历代医家之著作都不断有发展创新，促使我国医学发展形成独具特色的东方医学。中医理论在后世亦得到充分发展，金元四大家，明代张景岳、李时珍，清代叶天士、吴鞠通等温病学家及王清任，民国时代张锡纯等医家提出的新理论及其方药对我们亦有很大启发，应以海纳百川的态度，博读、慎思、明辨、采各家之长为我所用。他提倡学生多读书、多临床、多分析、多记录，持之以恒，自能有日新月异之前进发展。

张琪认为一切高科技手段，只要是有助于中医药学的发展，有所创新，都可以为我所用。用传统医药的方法研究中医药和现代科学方法研究中医药，二者相辅相成，是不可分割的。例如，对肝硬化、类风湿关节炎、慢性肾炎、重症肌无力等病的中医药治疗，都能用现代医学诊断指标加以证实，其疗效能从实验室微观指标加以说明。青年中医必须在中医学术上狠下功夫，奠定坚实的基础，同时再学习一些多学科知识。然而前者是基础，如果忽视了，只强调学习现代多学科知识，最后也只能贻误自己，把中医学丢失了，又谈何继承与发展。张琪认为中医西医各有所长，应有机结合，功能互补。强调临床实践要辨证与辨病相结合，绝非是抛开中医理论，抛开辨证论治而按照西医的诊断去应用中药，否则必然会走上废医存药的道路。他认为，一是在中医辨证基础上，借助于西医诊断手段为我所用，以开阔辨证论治，遣方用药的思路，这是当代攻克疑难重症应走的捷径。二是对某些疾病中西药合用之后，能相互协同，增强疗效，去除一些副作用。比如对肾病综合征的治疗，须使用激素，同时辨证论治应用中药，既可增强疗效，又可减轻激素的副作用，并可增强正气，提高抗病能力，减少复发，提高治愈率。

五是结合实践。习经以致用，临证启新知。张琪提出，除了深入阅读书籍文献之外，更重要的是将其印证于临床实践。中医的阴阳五行、藏象经络、生理病理等基础理论，都是前人在治病过程中加以探索和总结出来的，并非面壁虚构。如治疗肝炎、肝硬化等疾病，用"见肝之病，当先实脾"的理论指导，健脾理气以柔其肝，常收到良好疗效；治疗肾病综合征腹水，依据《内经》"诸湿肿满，皆属于脾""脾主运化水湿"等理论从脾论治，也往往收到小便通利，腹水消除的效果。中医和中西医结合研究，无论是对急性病还是慢性病诊疗规律的认识和疗效都有所突破，如对急腹症、乙型脑炎、出血热、中风等急症，肝病、肾病、冠心病、痹证、重症肌无力、萎缩性胃炎、再生障碍性贫血（简称再障）等慢性病所总结出来的治疗方法，都是在继承前人经验的基础上有所发展和创新。《伤寒论》是实践经验的记录，如不经过临床，从书本到书本，只能是纸上谈兵，不能加深对全书的理解，也不能提高医术本领。必须与临床相结合，临床越久则对《伤寒论》体会越深，越能体会其精髓。正如陈修园所说："经方愈读愈有味，愈用愈神奇，凡日间临证立方，至晚间一一与经方查对，必别有神悟。"

五、大德修心，仁者寿昌

耄耋之年的张琪身体略微发胖，常常眼带笑意，像是邻家长辈，亲切和善，又如智敏长者，从容淡定。"天行健，君子以自强不息；地势坤，君子以厚德载物"。张琪为医，心怀赤诚，志存高远，坚韧刚毅，犹如天之变幻，运行不息；张琪为人，豁达宽厚，气度雍容，名高任重，犹如地之广博，无所不载。张琪在中医界广受赞誉与尊重，不仅源于他心怀中医，对中医学术与临床有着别样的执着与坚持，更因其一生践行以德修心，广施仁爱之大道，处世济贫苦，为师育英才。

（一）湛湛儒医，怀普治苍生之情

儒家有言：大德者，必得其寿。作为一代名医，张琪的医德与医术是相辅相成，密不可分的。张琪少承庭训，克绍箕裘，在饱读中医典籍的同时，广泛涉猎儒家经典，不仅为中医医理打下坚实的理论基础，同时也对老人家大医之风的形成产生了深远的影响。张琪的儒学修养极为深厚，堪称一代儒医典范。他一生都秉持着祖父"不为良相，便为良医"的谆谆教诲，张琪不但有崇高的医德，更有一腔悲天悯人，救世济人的胸怀。悬壶济世，待病人如至亲，凭一颗救死扶伤的赤子之心，展一双起沉疴痼疾的回春之妙手。

从调入黑龙江省祖国医药研究所工作那天起，张琪便正式开始了兢兢业业的行医之路。多年间，临床出诊从未间断，数十年如一日，风雨不误。张琪出诊时，常常门庭若市，病人络绎不绝。对每一位病人，省疾问病，必耐心细致；开每一张处方，思求经旨，力争精简对症。张琪几乎不用贵细药材，极尽所能地将药价控制到最低，务求让普通百姓都能用得起药、治得起病，然而药虽廉而效甚宏。对张琪的医术医德，病人之间口耳相传，很多几经诊治未见好转的病人怀揣最后一线生机求治于张琪，终获新生，感动至极。张琪说，每次治好一个病人，感觉就像自己完成了一个使命，幸福感油然而生。

多年来，他废寝忘食地工作，耐心接待每一个就诊者。不论是高级干部，还是普通工人、农民，他都一视同仁，认真诊治。内蒙古农村一肾病患儿，在其他医院治疗近一年，仍腹胀，重度浮肿，大量尿蛋白，由于长期用激素，又患股骨头坏死，经人介绍，前来求张琪医治。经他细心辨证用药，一周后所有体征均明显减轻。又治月余，诸症悉除。病人家属再三致谢，轻松而归。一天中午，看了一上午病的张琪刚要回去吃饭，一位来自集贤县的妇女闯进诊室着急地说："就差一个人没看上病，大老远来的，可咋整！"他问明原委二话没说，立即安抚病人，给她诊病。原来这位妇女患的是肾衰竭，不能延误。经他精心调治一个月，只花了 300 元钱，便控制了病情。一位 89 岁的老人，在儿子搀扶下来院就诊，也是没挂上号。张琪得知后，对工作人员说，这么大岁数，看到大夫却看不上病，太不忍心！他忙将老人引进诊室，直到治疗完毕才下班。

对于一些来信、来电寻医问药的病人，他总是认真回复，或调剂药方，或鼓励病人增强信心。许多病人不仅把他看作救命的医生，还把他当成自己的朋友，精神的寄托，康复的希望。广西南宁市一位黄姓青年，给他写了一封热情洋溢的信，信中说："张爷爷，您好！我服了您的药后，病情明显好转，尿蛋白减少了，体力增强了，腰也没那么累了，对生活充满了信心。真的非常感谢您，您让我深深敬佩！您在百忙中还要为我多操一份心，我心中又感激又不安。我一定会增强信心，把病治好。"他多次与"爷爷"通信、通电话，这位病人真的把张琪当成爷爷，与之真心交流。

有一次医院组织全体职工郊外春游，已经坐在车上整装待发的张琪透过车窗看到他的一位慢性肾炎的旧患前来诊病，他丝毫没有迟疑，立即下车请病人到诊室。为此他没能赶得及出游，但他却乐滋滋地说："以病人之乐为己乐，这是一个医生最有意义的事，岂不远胜过野游之乐吗！"张琪就是这样温厚宽容，一切以病人为中心，以病人的利益至上。张琪每周出两次门诊，查一次病房。有时病人没能及时赶上出诊时间，由于求医心切，病人及其家属便会想方设法补加挂号名额，或者到家里找、在路上截，但张琪一向只是微笑，从不拒绝。他总是设身处地为病人着想，"我们都生过病，也都有亲人生过病，应该理解患者的心情。作为医生，我们的职责就是治病，既然患者找到我们，那不论何时何地，我们都有义务解除患者的疾苦。"张琪如是说。一句句感人肺腑的朴实话语，一股股暖人心田的涓涓甘泉，张琪用他高尚的医德品行，润物无声地感染着周围的亲朋同行。

医德是医术发扬的基础，医术是医德的体现方式。医德高尚，医术才为有本之木，有源之水。怀兼济天下、济世悯人之仁德，方能时刻系百姓之疾苦于心间。张琪初任黑龙江省祖国医药研究所内科研究室主任时，原本想研究冠心病的治疗。可那时人们生活条件有限，一年下来仅有几个病例，倒是收治了不少慢性肾炎病人。病人周身浮肿，颜面口唇发白，衰弱无力，病情反复发作，最后进展为肾衰竭，因尿毒症而死，为此张琪心急如焚。他发现与冠心病、糖尿病不同，肾病是穷病、重病，越是贫困劳累、生活条件差的底层劳动者越可能患病，除了肾移植，西医几乎没有十分好的办法，张琪意识到这是中医的机会和责任。从 20 世纪 60 年代开始，张琪主研肾病，身先士卒，带领一批志同道合之人持续地研究几十年。科研之路艰辛曲折而又枯燥，可带着这份责任感和使命感，张琪且歌且行，誓要为更多病人解除疾苦。多年间，他先后组织开展了如"中医药治疗慢性肾小球肾炎的临床研究""中医药治疗慢性泌尿系感染的临床与实验研究"等多项关于肾病方面的课题，取得的成果达到国内先进水平。同时他又带头组建了肾病研究室和专科门诊，亲自审定并研制出用于治疗肾病的系列中药，所在的黑龙江省祖国医药研究所成为全国中医肾病治疗中心之一。采用中医中药治疗肾病，效宏价廉，既减轻了病人身体所受痛苦，又降低了病人沉重的经济负担。每天全国各地慕名而来就诊的病人络绎不绝，被治愈者不计其数。

每每有病愈病人感激涕零地握着张琪的手称他为"救世活佛""再世华佗"的时候，张琪在替他们感到高兴之余，内心总不免平添几分感怀与牵挂。几家欢喜几家愁，此时此刻，尚有许多未被治愈或不能就医的病人仍在忍受着疾病带来的身心痛苦，仍在病痛的苦海中挣扎。张琪久久不能忘怀 20 世纪 70 年代哈飞东安机械厂未能救治成功的两位"紫癜"病人。他时常慨叹人命重于千金，而为医者却不能尽活众人之命，于是每当面对临床所见的疑难杂症，他痛定思痛，苦心孤诣，力争使自己的医术更加精专，立起沉疴，解百姓之困厄。经过多年潜心努力，由张琪领导研究的中医治疗过敏性紫癜、慢性肾小球肾炎、慢性肾衰竭等疾病的经验已经日臻成熟，为众多病人带来了生活的希望，张琪也满怀欣慰。

（二）大医精诚，行造福桑梓之事

从事中医工作 70 年，张琪始终把救死扶伤奉为己任。尊仲景先师"上以救君亲之疾，下以救贫贱之厄"之意旨，守曾祖父"淡利禄，精医术，视病人如亲人，不论贵贱贫富一视同仁"之准则，恪守"大医精诚"之训诫，躬体力行地诠释着"救人于水火，济世于千秋"之理念。张琪对待病人有耐心、有爱心、有责任心，视病人如至亲，赢得了社会各界广泛赞誉，在病人心中树起不朽丰碑。

张琪行医数十年，治愈的病人，挽救的生命千千万万。耄耋之年，仍风雨无阻，准时出诊，并坚持每周一次全科大查房，一坐就是 4～5 小时，对张老来说，可谓超负荷工作，而他却总是对身边的人说："老百姓看病不容易。医乃仁术，治病救人，要见诸于行动，要为病人着想，不能发病人之财。"一般来说，来请张琪教授诊病的人，大都为重患或疑难病。人们常常看到，下班时间已过了很久，他还在为"号外号"的病人悉心看病，宁肯牺牲自己的休息时间，也要为那些远道慕名而来又挂不上号的病人诊治。有的病人跟到家中，或截在路上，他都是和颜悦色地接待，安排时间为他们耐心诊治，从不厌烦。张琪的五女儿张佩青说："家父性格温和，遇事不怒，每遇不同意见，则欣然颔首，耐心倾听。有的患者一股脑倾泻出来，一说病情就是十几分钟，有时我们在旁边都感到着急和不耐烦，但他从来不打断，总是认真倾听。"老伴王桂珍时常心疼地埋怨道："这老头，成天就认病人。"可她也是最理解张琪的，因为她明白张琪对中医的热爱，对临床的执着，给病人诊病的时候是他最幸福的时刻。

张琪对待病人一视同仁，不阿谀达官显贵，亦不嫌弃贫苦百姓。他给家人立了条规矩：但凡到家中看病的，平民百姓、省委书记一样看待，不许嫌弃农村人，不许谎称不在家，不许收人半点礼物钱财。而他也切切实实是这样做的。一次，一位大兴安岭的农民带着他年仅 15 岁的身患慢性肾小球肾炎、肾衰竭尿毒症的儿子，几乎散尽家产，几经辗转，登门求医于张琪。当张琪得知情况，甚为激动，他精心为孩子诊脉、抓药，甚至安排父子俩在自己家中住下，并安慰二人"不要着急，好好养病，有需要尽管开口"。就这样，经过张琪十几天的精心治疗，孩子的病情明显好转。张琪不但承担了二人返程的路费，还带了一大包食物以备路上食用。如此大医之德，实令诸多业界同行、后生晚辈深感汗颜，自愧不如。

（三）澄心静欲，遣淡泊宁静之怀

君子如水，德泽天地，善利万物而不争。多年的中医文化及儒家思想的熏陶，使张琪形成了一种豁达旷然的心境，淡泊名利，知足常乐，达到内心的安和境界，正所谓："安则物之感我者轻，和则我之应物者顺。外轻内顺，而生理备矣。"张琪行医不以利益为计较，不为毁誉而伤怀；为人不以名利为是务，不因得失而喜悲。"宠辱不惊，闲看庭前花开花落；去留无意，漫随天外云卷云舒。"遣其欲，而心自静；澄其心，而神自清，淡泊明志，宁静致远。

君子似水，随方就圆。在生活中，张琪是个恭俭随和、无欲无求的人，除了中医以外，什么都可以不计较。不嗜烟酒，不欲珍馐，不苛求情调，不附庸风雅，不贪念享乐。性格随和，不愠不火，少见盛怒，鲜有烦闷，这也是他健康长寿的重要原因。

张琪是个欲望不多的人，从不争名夺利。用他的话说，自己升不了官，发不了财，最大的爱好就是看病。1960年后，张琪在黑龙江祖国医药研究所（黑龙江中医药研究院的前身）担任业务所长。那时，他每天既要坐堂专家门诊，查病房带学生，还要处理大小行政事务，为了提高自己的业务能力、集中精力全心全意地为病人服务，他毅然决然地主动辞掉了更有政治前景的所长职务，来到病房担任大内科主任。之后也有有关部门想提拔重用他，但他都婉言谢绝；有朋友建议他到南方合开诊所，开辟一条发财之路，但他表示不会经营，同样回绝了朋友盛情的邀请。在张琪看来，什么事情都不及诊病省疾重要，利欲权财皆为过眼浮云，而解除百姓疾苦才是真正能触发他主动追求的欲望。

大千世界，光怪陆离，充满了各种诱惑，权、钱等欲望都可能使人心动神驰，孜孜以求。孟子曾提出：不动心—寡欲—收心，最后达到"养浩然正气"的修心过程。深受儒学思想熏陶的张琪，自然也不为名利所役，排除外界的各种干扰，不受外因引诱，既"不以一得为喜"，也"不以一失为忧"，保持着内心的清静安和。在20世纪60年代，张琪的学生，时任某国营厂卫生所的卫生科长吴志成，由于个人原因被免去科长职务，只当内科医生，一时间忧伤落寞难遭，找老师张琪倾诉。张琪当时并未表态，而是先给他讲了一段历史："历史上屈原是当大官的，后来被开除官籍'下放'民间，他才能接近生活，才能写出《离骚》。"他又说，"人各有志，古人说不为良相，即为良医，良相能治国，良医能救民，你不当官把精力投入到药物研发中，攻克风湿病照样能成为名医。"听完张琪的一番话，吴志成茅塞顿开，心悦诚服，多年的从医、行政生涯中，张琪的教诲时刻给他以前进的方向。

张琪从不以自身利益为目标，而是将济世救人作为实现自身价值的终极目标。面对权、利，张琪一向淡然，然而为了中医事业，他却眼里不容半点沙子，丝毫不得含糊。他关注中医的前程，为了振兴和发展中医药事业，性情平和的张琪奔走呼号，多次牵头，与其他著名中医联名致信国家领导人，谏言献策，为中医争取政策和支持。同时在很多场合他公开呼吁中医要改革旧的教育模式，要中西医并重，对于中医的发展，他的关切和忧虑溢于言表。

（四）甘为烛炬，耀杏林英才之路

"心底无私天地宽"，因"无私"，故而终日心平气和，因宽厚待人，所以没有忌贤妒能的忧虑。张琪与同事、朋友、学生、病人交往，都做到以宽厚仁爱之心对待。在张琪的多部医学专著和临床医案相继付梓之后，同行纷纷赞叹他将数十年行医经验坦诚相授，不拘于一家一派之桎梏，有君子之风。而张琪却谦逊道："医乃仁术，济世利民之事，是我们老中医义不容辞的职责。其实，限于我自己的水平，只不过沧海之一粟罢了，虽然微不足道，但是这样做既传授了他人，自己也感到欣慰，仍然能从中获得喜悦。"

为人师表，传道授业，学生能够青出于蓝是为师者最大之幸事。张琪重视中医学术的传承。如何能够培养出更多高徒，让中医事业人才辈出、后继有人，打造成为中医业界中流砥柱的一支主力军，是张琪思考最多，也是投入精力最多的事情。他总是将自己亲手记下的临证心得体会毫无保留倾囊传授给学生，它们是书本上学不到的，也是十分珍贵的诊疗经验。"国家重视中医师承，让我们带研究生、带高徒，我必须要把这些传授给学生。"为了指导广东省两个师带徒学生徐大基和林启展，张琪一年中两次辗转于哈尔滨和广州之间，不辞鞍马劳顿，亲自带他们随诊，平时也会不厌其烦地在电话里授业解难，每一封信件都是亲笔书写。

张琪从不担心学生的医术或学识超越自己，相反，学生越优秀他越觉欣慰。张琪对现在知名中医越来越少、临床水平下降的现象感到十分忧虑。他认为只有出名的中医多了，中医才能振兴，才能发展进步。张琪最高兴的事莫过于听到弟子取得成绩、获得荣誉的消息。现任南京金陵蚂蚁研究治疗中心主任的吴志成，拜师以来，每遇临床难题都会向张琪求教，而张琪从来都是知无不言，言无不尽，耐心教导，循循善诱。当吴志成研制的新药获得国家级新药证书时，张琪亲自去电致贺，开心地对他说："老师快 80 岁了，从医 60 年还未搞出一个国家级新药，你却成功了，我真诚地祝福你！"张琪以其宽厚的胸怀，博大的胸襟，海纳百川的气度，为中医药事业培育英才，使杏林叶茂枝繁，令橘井水满飘香。也正是张琪这种一心为公、忘我无私的境界令他宠辱不惊，心平如镜。这种内心的安宁是他幸福感的本源，也是师德所蕴含的巨大力量。

俗语有"名医多高寿"之说，对于益寿延年，张琪自己有一套独特的理论，而其中最重要的一点就是养德以修心，为仁以登寿域。要做到养生固本，颐养天年，首先就要内心平和，俯仰无愧。而要心无阻滞，就要养"德"。德行高深的智者，胸怀宽广，高风亮节，不贪不淫，具有崇高的追求和高尚的志趣，责己甚严，责人甚轻，自然心无萦纡。广施仁爱的仁者，无忧无虑，清心寡欲，性情平静，在任何情况下都自信自爱，不忘众生，博爱无私，自然能够寿逾期颐。张琪因大德而得寿。尽管满鬓星霜，但依然面色红润，精神矍铄。这就是因为他德高年深，处事通达，光明磊落，心中宁静。因此修德为仁是张琪能尽享高寿的一个重要因素。

（五）杏林耆宿，志学少欲养身心

生活中的张琪非常随意，用他自己的话说，就是平平常常的一个"老头儿"。性格温和，不急不火，不骄不傲，谦恭和蔼，很少见其盛怒。曾有记者与张琪谈起养生之道，他诙谐地说："饮食应该清淡，也得有点荤腥吧，不然吃起来不香；爱听京剧，但不会唱；爱看书，除了医学书外，最喜看的是历史书籍和名人传记；体育锻炼随大家，现在年纪大了，不便参加集体项目，就在家里坚持走步，每天坚持至少半小时；趁着脑子还没糊涂多看点病……"张琪说得随意，但那位记者却悟到他的养生要领：工作中，沉醉于自己喜欢的事情，乐在其中；生活中，淡泊名利，随遇而安，永远都是满足和享受，这应该是最好的调养。

养生就是保养身体。他认为养生包括精神、运动、饮食等方面，应顺应天地自然的变化规律，不治已病治未病。一是精神养生。他提倡老人精神养生"八乐"，即散步之乐、读书之乐、志趣之乐、交友之乐、助人之乐、天伦之乐、沐浴之乐、日光之乐。二是运动养生。他认为，有规律、持之以恒、适度的运动，可使人体气血流畅，循环旺盛，五脏六腑、皮肉血脉筋骨得到充分营养，脑力劳动者更应进行体育锻炼。三是饮食养生。张琪教授倡导饮食有节。长寿者既坚持"动为纲"，更坚持"素经常"，早餐吃饱，午餐吃好，晚餐吃少。

这些养生理念，都是张琪根据中医学的理论，在日常生活工作中悟出并坚持的。当年虽 96 岁高龄，仍耳聪目明，精神矍铄，每周三、五到医院出诊，指导弟子，继续搞学术研究。他坚持每天早上 5 点多起床，练 1 小时左右书法，多年来从未间断。因为年龄大了，手有时会抖，他说手抖更要坚持练习，不然会抖得更重，如此乐观和有毅力。不出诊时他吃完早饭就在书房里读书，整理医案 1～2 小时。

张琪爱看历史剧和人物传记。下午有时会根据电视节目选看《雍正王朝》《康熙王朝》《解放》《毛泽东》《历史转折中的邓小平》等，讲起历史来，他如数家珍，娓娓道来，让学生们敬佩不已。他经常教导学生们要多读史书，增长文学知识，提高分析问题和解决问题的能力。张琪关心国家大事。每天晚饭后，黑龙江卫视新闻联播、中央一套新闻联播、中文国际，都是其必看节目或频道。他看得最多的娱乐节目是中央十一频道的京剧，如《锁麟囊》《玉堂春》《霸王别姬》《四郎探母》等，前些年，兴致来了还能唱上几段。

张琪在室外练习三浴功，坚持了二十多年，受益很大。近几年因为身体原因就在家里锻炼，散散步，活动一下腿脚。他从年轻时就喜欢逛书店，家里藏书无数，年事已高仍然保持此习惯。

张琪说，中医临床医学需要潜心研究、苦心孤诣、精心创作的功夫，以及默然冥想、蓦然醒悟、恍然得理的理性思维，这正是养生家与医学家所倡导的健身强体的健身之法与人生境界。

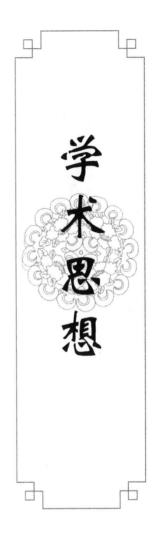

学术思想

一、首重经典，博采众家之长

张琪幼承庭训、矢志岐黄，遍览《内经》《难经》，悉心研究仲景之著，精通金元四大家医理，以及叶、吴、薛、王等温病学理论，对王清任、张锡纯等中西汇通学派的学术思想研究颇具心得。但他师古而不泥古，善于博采众家，融会新知，撷采众长为己所用。因张琪博通中西、熟谙经典，故临证游刃有余、处方严谨，医术精湛，善愈疑难。

（一）传承岐黄，首重经典，古为今用

张琪曾强调中医学习与临床运用必须在中医理论指导下进行，若脱离基本理论的指导而独用方药，犹如"无源之水，无本之木"。

1. 溯本究源读内难，畅发经旨扬奥义

张琪自幼矢志岐黄，擅长畅发经旨，并以《内经》《难经》之理指导临床实践，正因为如此，张琪临证不惑、处方严谨、效如桴鼓。

张琪依据《内经》"诸湿肿满，皆属于脾""脾主运行水湿"等理论从脾论治肾病综合征腹水、肝硬化腹水，往往收到小便通利、腹水消除的效果。特别值得探讨的是，东垣中满分消丸（汤）合泻心、平胃、四苓、姜朴于一方，根据《内经》"中满者泻之于内"，以辛热散之、苦寒泻之、淡渗利之、上下分消疏利湿热之邪，以利脾胃枢机之功能复常，则胀满自消。张琪以此方化裁治疗肾病综合征、肝硬化腹水辨证属脾胃湿热蕴结者，大部分病例有明显疗效，因而悟出《内经》"诸湿肿满，皆属于脾"，并非完全指脾虚，诸如脾为湿热所困，运化受阻，亦可出现胀满，东垣主治热胀之中满分消丸、寒胀之中满分消汤，两方皆效。后方乃属脾阳虚不得运化、寒湿胀满，多见于慢性肾炎、肾病综合征之重度水肿，辨证准确，用之亦有卓效。

2. 探微索隐研伤寒，辨证论治参机变

张琪认为"证"是机体在疾病发展过程中的某一阶段病因病机的概括，而辨证就是首先通过望、闻、问、切诊察方法，广泛收集资料，深入了解病情，在此基础上利用脏腑经络卫气营血等，进行分析归纳、综合概括，从而辨别疾病属于何种证候，做出正确诊断的过程。辨证就是通过外部现象而寻求其内在本质。张琪对如何实施辨证论治的问题提出了以下核心思想。

其一，抓主证是辨证论治的关键。抓主证思想贯通于《伤寒论》全部内容，那么什么是主证呢?张琪认为主证即在全部证候中居于主导地位的证候。根据主证而制订主方，只

有掌握主证，才能从错综复杂的证候中，找到反映病机的症结，从而予以恰当的治疗。《伤寒论》固然强调掌握主证，但同时又要照顾次证和兼证，这些问题都浸透在全书内容之中。次证可作为掌握主证的佐证，补充主证的不足。

其二，辨证与辨病相结合，为辨证论治之升华。中医重视辨证，"证"是认识疾病、治疗疾病的主要依据，理、法、方、药基本上是以证为基础的。但是在祖国医学中，在重视证的同时也不可忽视病，就是说既着眼于证、又着眼于病。从客观上看辨证是对疾病进行动态的观察，是对疾病程序的诊断，如伤寒六经的传变，温病卫、气、营、血的传变等；而辨病则是对疾病进行静态的鉴别。如中风、鼓胀、痹证、虚劳等基本上属于静态不变的。仲景《伤寒论》虽然以辨证论治为核心，但皆与病相联系，如太阳病、阳明病、少阳病、厥阴病等，言证必言病、言病必言证，树立了证与病结合的范例。

其三，透过现象看本质，同中求异，注重鉴别。这样不但会多有发现，且是正确辨证论治的保障。《伤寒论》全书内容前后连贯，必须用综合分析的方法对比鉴别。例如，三阳经皆发热，太阳病是由于邪在表，出现"发热恶寒"；阳明病是由于热邪在里，出现"发热不恶寒而恶热"；少阳病为邪在半表半里，出现"往来寒热"；少阴之发热为阴盛格阳之热，如通脉四逆汤证之里寒外热，麻黄附子细辛汤证为太阳与少阴合病之发热；厥阴病之发热为厥热胜复，与三阳发热有本质之不同，可见同是发热则有阴阳表里之殊，即使同属阳证发热，而三阳亦各不相同。

3. 通常达变法仲景，妙用经方愈疑难

一是活用经方，扩大经方的适用范围。张琪认为，读仲景书而用其方，既要忠实于原文，又不要被其束缚。他不仅对经方有洞幽烛微的阐发，临证应用更是巧妙灵活，大胆扩大经方的应用范围。他认为，经方的运用："远不局限于外感病，凡内、外、妇、儿科及急慢性疾病，皆可用之。"

二是通常达变，化裁灵活，恰中病机，提高疗效。在经方的基础上加减变化，使之更加符合病情，切中病机，是张琪用药的一大特点。如对肾病的治疗，他以仲景桃核承气汤去芒硝加入凉血止血之剂，治疗热壅下焦、瘀热结滞、血不归经之肾病尿血。

三是效法仲景之学，创制新方，充实与完善前人之所未备。张琪积数十年临床经验，创制出许多行之有效的新方剂。如治疗淋巴结结核、甲状腺硬结、甲状腺囊肿等的瘿瘤内消饮；治疗静脉炎的活血解毒饮；治疗高脂血症的决明子饮等。尤其是针对肾病的治疗，在实践中摸索和总结出许多新的有效经验方，如坤芍利水汤、利湿解毒饮、益气养阴摄血合剂、化浊饮等。

（二）博采众长，并蓄汇通，推陈出新

寻步张琪从医之路，揆度张琪的篇篇论著，无不展现其重经典而不泥古、采诸家而不盲从的学术风范。他博采众长、择善而从、酌加己见、多有创新。

张琪认为中医经典文献浩如烟海，除《内经》《伤寒论》《金匮要略》外，历代医家之著作都不断有发展创新，促使我国医学发展形成独具特色的东方医学。中医理论在后世亦得到充分发展，金元四大家，明代张景岳、李时珍，清代叶天士、吴鞠通等温病学家及王

清任、张锡纯等医家提出的新理论及其方药对我们亦有很大启发，应以海纳百川的态度，博读、慎思、明辨，采各家之长为我所用。他提倡学生应多读书、多临床、善总结，持之以恒，方能有日新月异之进步发展。

张琪向来崇尚东垣之说，他熟读《脾胃论》，受东垣升阳补脾理论之启发，在内科疾病从脾胃论治方面积累了大量经验。张琪根据多年临床经验，总结归纳出治胃十法，即：疏肝和胃法、疏肝泻热法、柔肝滋胃法、健中温脾法、益气健脾养胃法、消食和胃法、清胃温脾法、活血通络法、疏气温中法、和中安蛔法，并制定有效的方药，既有规律可循，又有方药可用。

二、持脉知内，以脉明理

张琪作为一代名医自习医之日起，就视脉诊为中医学继承和发扬的重要内容之一，除花费大量时间学习研读历代脉诊专著外，更是在临床实践当中不断印证和检验历代医家脉诊专著之得失，尤其是对于以《伤寒论》和《金匮要略》为代表的仲景脉学着力尤深。

张琪于 1964 年出版的《脉学刍议》是其研读历代医家脉学专著并付诸临床实践后的总结。在该书前言中，张琪首先强调了"脉诊为中医四诊之一，是辨证论治的一个重要组成部分""历代医家根据临床实践，不断加以丰富充实，乃逐渐形成的一种系统化，专门化的学问"。作为中医学从业者，应认真学习，切己体察。但同时也直言不讳地指出了"诸家脉学著作中，皆详于脉而略于证，和望、闻、问，三诊不相衔接，且大多是某脉主某证，对其原理谈得很少，使后人知其然而不知其所以然，以致阻碍了脉学的进一步发展"。应该说，这是很重要的一个问题。张琪敏锐地指出了历代医家脉诊专著的共同不足——脉证分离。而脉证合参正是仲景学说的特点，无论是《伤寒论》的六经辨证体系，还是《金匮要略》的脏腑经络辨证体系，"脉证并治"都是其特点之一，即脉、证、治相统一。《脉学刍议》这一专著的核心内容正是对仲景脉学的详细解析。张琪说道："将张仲景有关脉证结合部分摘录下来，加以阐释，根据切身体验提出了一些看法，同时针对脉学研究中存在的某些问题，写出了自己的粗浅体会。"虽有颇多自谦之语，但其写作《脉学刍议》之初衷与特点可见一斑。总结张琪在其脉诊专著《脉学刍议》及其他专业著述中关于脉诊的论述，其特点可以概括为以下几个方面。

（一）立足整体观念，以阴阳五行学说为指导

在《脉学刍议》中，张琪特别强调了对脉学整体观的认识。首先，结合《内经》中的相关记载，结合现代医学的相关认识，指出脉搏的跳动是由于心脏的舒张和收缩的原因，心脏收缩时，动脉管内压突然升高，动脉管突然膨胀；心脏舒张时，动脉压降低，则动脉管恢复原状。动脉管的这种节律性扩张和收缩即形成脉搏。而中医学对此早有相似认识，《灵枢·决气》"壅遏营气，令无所避，是谓脉"的记载中，"壅遏营气，令无所避"，即是说动脉内压力升高，血液被推行起伏的情况。从而认为我国秦汉时期已对脉搏有了比较正确的认识，对脉搏的来源也有和现代医学近似的论述。

既然脉发源于心脏，何以能够诊察全身的疾病？面对如此的疑问，回答只能是：此为中医学"整体观念"的反映。此种"见微知著"的基本原理体现在中医诊法的诸多方面，《灵枢·五色》将面部分为明堂、阙、庭、蕃、蔽等部，将人体上至头面下至足胫，内而脏腑外而胸背的不同部位分属其中，并概括为"此五脏六腑肢节之部也，各有部分"。以脉诊言，早在《素问·五脏别论》中即有"气口何以独为五脏主"的设问，《难经·一难》

强调"独取寸口，以决五脏六腑死生吉凶之法"，都表明诊查某些局部的改变，确实可以诊断全身疾病。因此，张琪认为："无论正常生理和反常病理，都可反映于脉，它不单纯是心脏和循环系统的事（当然心脏和循环系统也不能例外）。人们如果只从心脏和血管的生理观点来分析，中医的脉诊的真正精神也将无从得知。"

张琪认为，欲确切解答中医学脉诊为何只诊查一小段桡动脉搏动即可获知全身疾病的信息，"必须把脉学的来龙去脉探索清楚"，而这就必须借助阴阳学说和五行学说。

（二）借助内经伤寒，以营卫气血理论为工具

张琪认为，脉是人体生理的反映，建立在阴阳、营卫、气血对立统一的基础上。而且营卫、气血本即阴阳的一部分，或曰是阴阳的具体体现。因营与血行于脉中，卫与气行于脉外，二者实际上不可分割。所谓"营行脉中，卫行脉外"。看似两分，实则营中有卫，卫中有营，如此方能往来相贯而如环无端，使血液有规律的循环不息。营卫间相互协调，是血液正常运行的重要保证。二者之间存在着既相互依赖，又相互争胜的关系。以气血关系而言，气推动血液运行，同时又统御血；血敛气，同时又濡养气。二者间的关系，即《内经》中所谓"无阳则阴无以生，无阴则阳无以化"之理。现代中西汇通派医家唐宗海亦在其《血证论·气血》中指出："人身之气浮游于血中，而出于血外，故上则出为呼吸，下则出为二便，外则出于皮毛为汗，气冲和则气为血之帅，血随之而运行，血为气之导，气得之而静谧，气结则血凝，气虚则血脱，气通则血走，气若止而血欲止，不可得矣。"《四诊抉微·管窥附余》中也强调："血与气异体，得脉而同化，卫与营各行，得脉而相应，故脉之中，阴阳统焉。"所以说，气与血，营与卫，是脉象形成的基础和依据。但仍在阴阳学说的指导之下，《素问》谓："阳在外，阴之使也；阴在内，阳之守也。"《四诊抉微·脉审阴阳顺逆》谓："阴根于阳，阳根于阴，表属阳，以活动为性体，而有静顺之阴在内；里属阴，以静顺为性体，而有活动之阳在中，乃相依倚也。"此种阴阳的平衡，即为平人，见为平脉，而一旦遭到破坏，就出现阳亢阴虚和阴盛阳衰的病态。脉的动态也自然会随之变化。阳亢阴虚者，因活动性亢盛，静顺性不足，出现大、浮、滑、代、数等阳脉；而阴盛阳衰者，因静顺性有余而活动性相对不足，可见沉、涩、浮、弦、微等阴脉。此时，辨别阴阳自然是辨证的纲领，《素问》所谓："察色按脉，先别阴阳。"此之谓也。《素问·阴阳别论》也指出："脉有阴阳，知阳者知阴，知阴者知阳。"

（三）坚持脉证合参，以从舍宜忌原则为准绳

1. 脉证合参

《伤寒论》作为中医经典著作，为历代医家所推崇，《伤寒论》条文中脉诊内容极为丰富，甚至有"阳明脉大""少阳脉强""少阴脉浮细"等条文，但张琪认为，此类条文虽论述简约，但仍强调脉证合参，必须有阳明、少阳、少阴经证候与之相应出现，否则不可遽定为此经证候，即如人们熟知的太阳病提纲"太阳之为病，脉浮，头项强痛而恶寒"，条文中"脉浮"为太阳病主脉，但必须与恶寒、身痛等症状同见，方可定为太阳病，为太阳表证；若恶寒与脉沉共见，则当属少阴里证，证候性质一表一里，一实一虚，可谓霄壤之

别。尤其条文中经常出现的证同脉不同，或脉同证不同的现象，更应以"脉证合参"之理作细分析。

2. 脉证从舍

（1）体质原因：病人体质有异，脉象亦有特殊差异。阴虚阳亢者，虽病寒然脉见洪浮。阴盛阳衰之人，虽病热而脉亦常沉细。肥人脉沉，纵有风寒外感未必见表脉。瘦人肌肉菲薄，略表外邪，脉即见浮。

（2）病程久暂：新病起病急，病程短，病情轻浅，尚未变乱气血，故多不见于脉，或"形病脉不病"；而久病者，起病隐匿，病程长，病情危笃，气血变化明显而症状不突出，形成"脉病形不病"。

（3）新病宿疾相互错杂：多见于宿有旧疾，复感新邪，新旧之病相互影响，病机错杂，脉象亦难以辨证，此时多以证为主。

（4）邪气来之甚急，证见而脉尚未与之相应，当以证为主。

（5）起病急促，气血壅滞，如大吐、大痛之后，气血凝滞，脉道阻遏，可见六脉俱无，此时不可因无脉而认作死证，吐止痛除后，其脉自出。

（6）某些致病因素的特殊性：如痰积、食积、湿困诸证，脉道受阻，气血循环不畅，脉象反映曲折，似显似隐，时见时无，若似死脉，实因痰、湿、食困而致。

如出现脉证不符之象，则必然面临脉证之从舍，原则上讲，若脉反映了病本，证不明显，当舍证从脉；相反，若证反映了病本，脉不明显，当舍脉从证。张琪以临床经验为例，举噎膈（食管癌）病人，虽病属难治，但脉滑而稍带弱象，依《素问》"脉弱以滑是有胃气"之论，判断其预后良好。

3. 脉证宜忌

所谓脉证宜忌，是指从某病某证与某脉相合判断疾病的预后。在中医古籍中，常见有某证见某脉为顺，某病见某脉为逆之类的记载，尤其《脉诀》等类脉学专著，将其详加论述，编成歌诀，使初学者易诵易记，其内容上虽有理论阐述缺如之弊，多使人知其然而不知其所以然，但据此推测疾病预后，也往往可靠。故而张琪认为，应该将其道理阐明，使人们不仅有实践依据，而且有理论指导，如此方能将中医学术提高和发展。脉证之宜忌是古代医家从整体观出发，认识和掌握阴阳争胜和正邪消长规律后，在此基础上测知疾病预后的顺逆良恶。如中风为临床常见病，致死、致残率较高，预后多不佳，其病机多为水亏阴耗，木旺火炽，风火相煽，此时若脉见坚大急状，则为肾水匮竭，阳亢无依，预后不佳，为逆证；若见浮、缓、迟一类的脉象，则虽有阳亢，但未至阴竭，阴阳尚可维系而未离决，预后尚好，故为顺证。

同时张琪认为，脉诊要以脏腑分候理论为依归，详究三部九候；以《伤寒论》《金匮要略》条文为津梁，才能溯源仲景脉学。

三、内伤杂病从五脏论治

古今医家十分重视调理五脏来治疗疾病。如金代张元素著《脏腑标本虚实寒热用药式》，旨在阐明脏腑病变的药物选择。近人张山雷辑有《脏腑药式补正》，对脏腑分类用药多有阐发。张琪在临证中，不仅重视研究脏腑用药，而且重视探究脏腑为病的治疗大法。尤其是从五脏论治，当法括病机、药中肯綮时，每获良效。

（一）从肝论治

肝主疏泄，调畅气机，又主藏血，体阴而用阳，称为罢极之本，在人体脏腑中，占有十分重要地位。从发病看，许多疾病，如情志病变、气血失调等多首发于肝经；就临床表现分析，肝之为病涉及范围较广，从头目胸胁至爪甲筋脉，以及少腹阴器等诸多病变均与肝密切相关。如现代医学之慢性肝病、甲状腺功能亢进（简称甲亢）、桥本甲状腺炎、精神疾病、脑血管疾病等。张琪根据多年临床经验，提出治肝十法：疏肝理气法、疏肝通络法、柔肝养血法、缓肝补中法、培土抑木法、泻肝和胃法、抑肝温脾法、平肝息风法、清肝泻热法、温肝祛寒法。

（二）从心论治

心者，君主之官，主血脉而藏神，为五脏六腑之大主，开窍于舌，其华在面。血液的运行有赖于心气的推动，神气的旺盛又以精血为物质基础。所谓"心藏脉，脉舍神"，亦说明心主血脉与主神志密切相关。诚如李东垣《脾胃论》中云："心脉者，神之舍，神无所养，津液不行，不能生血脉也。心之神，真气之别名也，得血则生，血生则脉旺。"心之为病主要表现为血行及神志的异常，如现代医学之心脑血管疾病、精神疾病等。可概括为虚、实两类，虚指心之气血阴阳不足，实则多指火热、痰浊、瘀血等为患，然虚实之间亦常兼夹互见，病机复杂，其治法亦随机而变，包括：益气养心法、温补心阳法、补心养血法、滋补心阴法、温阳滋阴养心法、补益心脾法、清心泻火法、活血化瘀法、涤痰宁心法。

（三）从脾论治

脾主运化，升清，脾统血，喜燥恶湿，主四肢，开窍于口，其华在唇。脾与胃相表里，共同完成饮食物的消化吸收，称为"后天之本""气血生化之源"。生理上脾与胃纳运相合、燥湿相济、升降协调，病理上常相互影响，凡外邪侵袭、劳逸失度、饮食不调往往导致脾胃纳运失司，升降失调。因此治脾勿忘调胃，尽管二者治法不同，但常常同时应用，难以截然分开。脾胃病变化多端，包括现代医学十二指肠溃疡、各类胃炎，以及与脾胃功能失调相关的高脂血症、糖尿病、重症肌无力、肠炎、慢性肾病等，总以脾失健运、胃失和降为中心，故治疗脾胃之疾，当以助脾健运、和胃降逆为要。具体治法分为温补脾胃法、辛热散寒法、健脾胃益气血法、辛开苦降法、补脾胃升阳除湿法、滋脾益胃阴法、温运化浊法、温运化饮法、培土疏木法。

（四）从肺论治

肺主气、司呼吸，主宣发肃降而通调水道，朝百脉而主治节。《内经》谓："诸气者，皆属于肺……肺者，相傅之官，治节出焉。"肺开窍于鼻、外合皮毛，与大肠相表里。肺为娇脏，外邪侵袭，或从口鼻、或从皮毛而入，极易伤肺致其宣发肃降失常而为病。且"肺为水之上源"，肺失肃降，水运失常则水湿、痰饮凝聚，故有"肺为贮痰之器"之说。宣降失常，极易肺气上逆，而致咳嗽喘促，是肺病最常见的症状。肺之为病不外乎虚、实两端，虚为肺气、肺阴亏虚，实指外邪或痰饮等袭肺。现代疾病如气管炎、急慢性肺炎、哮喘、肺心病等及与其相关的尿崩症、肾病等，从肺论治，一方面补肺之气阴，一方面祛留滞之邪。但治其必须合乎肺之宣发、肃降之特性，可谓治肺用药之关键。治法包括：宣肺解表法、宣肺利水法、补肺益气法、滋阴润肺法、温肺化痰法、清肺化痰法、通腑泻肺法。

（五）从肾论治

肾为先天之本，生命之源，人体的生命活动、生长壮老与肾气的盛衰密切相关。肾为水火之脏，寓元阴元阳，阴阳的相互滋生与消长形成了生命活动的动力，即所谓肾气。张介宾谓："水火具焉，消长系焉，故为受生之初，为性命之本。"因此，肾主藏精、主骨、生髓、主生殖与发育、开窍于耳及二阴、其华在发、主水等功能，只有在肾之阴平阳秘的前提下才能发挥其生理作用。若肾中阴阳失衡而偏盛、偏衰，势必形成疾病。鉴于肾宜密藏而不宜妄泄的生理特点，故肾病以虚证为多，常表现为阴虚、阳虚、阴阳两虚三个方面。同时肾病极易累及其他脏腑，其他脏腑病变亦常常影响及肾，故肾病治法多种多样，总结为滋阴补肾法，温补肾阳法，壮阳滋阴法、填精益肾法，若能灵活运用，则可愈沉疴痼疾。包括急慢性肾病、前列腺疾病、脑病、心病、生殖系统疾病、肺病、肠道疾病、血液病等与中医肾相关者均可从肾论治。

四、疗肾病注意整体而以脾肾为要

张琪认为脏腑的生理功能及脏腑之间、脏腑和其他组织器官之间，通过精、神、气、血、津液等的联系和调节，以达到相对平衡，维系人体的正常生命活动。致病因素作用于人体后，疾病的发生、发展和转归，主要取决于脏腑和所属组织器官的功能状态。由于各个脏腑之间是相互协调、相互影响的，所以在病因病理方面也不能孤立而论。因此临床辨证时，常从整体观念出发，认真考虑脏器间的相互影响，判断转归，决定治疗原则。在对于肾病具体的治疗上，张琪多次明确提出，肾为至阴之脏，先天之本，与其他四脏有很大关联，正所谓"五脏之真，唯肾为根""五脏之伤，穷必及肾"，随着西医的广泛普及和人民群众的保健意识日益提高，临床求治于中医的肾病病人，大多为西医常规治疗无效的疑难病人，基本上都处于疾病的中晚期，而且有不同程度的西药副作用及后遗症，病情迁延，正虚邪恋，病变往往累及多个脏腑，且病情虚实寒热错杂，仅从某一脏腑论治常难取效，治疗上需要从五脏整体考虑，气血阴阳综合分析，兼顾周全。

张琪认为中医临证，要病证结合，辨证必求于本，本于八纲，本于脏腑，不论疾病如何复杂或简单，都要辨清寒热、虚实、阴阳、表里以明确病性，辨清脏腑，找到病位，强调脏腑辨证。疾病各有所属脏腑，找到病变脏腑即寻到了疾病的根源。而五脏之中，脾与肾为"后天"与"先天"的关系，生理上相互资助，相互促进，病理上相互影响。受前贤李东垣补脾治后天和张景岳补肾治先天的影响，在脏腑辨证中，张琪尤为重视脾肾两脏，提出调补脾肾理论。对各种肾脏疾病，临证重视整体辨治，尤其善从脾肾调补肾病。"调"就是调理脾胃，"补"即是补肾。调脾一是健脾升阳，二是芳香醒脾，重在使脾气健运，但不可过用香燥之品，以免伤津耗液，影响气血生化；补肾有滋补和温补之别，不可过用滋腻碍脾之物，以免造成脾气呆滞。

（一）慢性肾病主要病因病机

张琪在大量临床实践过程中发现，在各种慢性肾病的起病、进展、恶化、急性发作的过程中，外邪侵袭是主要诱发因素，脾肾虚弱是共同的病理基础，水湿、湿热、瘀血是主要病理产物，虚实并见、寒热错杂是共同的病机特点。

（二）辨治肾脏病变尤重脾肾

对各种肾脏疾病的辨治，张琪推崇李中梓"水为万物之源，土为万物之母，二脏安和，一身皆治，百疾不生"之理论，认为二脏不和，则百病丛生。

1. 肾源性水肿之辨治

张琪对水肿，尤其重视整体之辨治。张琪赏识张景岳水肿病机之见地，特别是其论"乃肺、脾、肾三脏相干之病。盖水为至阴，故其本在肾；水化于气，故其标在肺，水唯畏土，其制在脾。今肺虚则不化精而化水，脾虚则土不制水而反克，肾虚则水无所主而妄行"，实道水肿乃脏腑系统失调之本质，水之运化既由诸脏相辅而成，病则必相干为患，而非专主于一脏。然其以为脾肾两脏尤其重要，盖脾主运化水液，肾司气化，主水液。《素问·经脉别论》谓："饮入于胃，游溢精气，上输于脾，脾气散精，上归于肺，通调水道，下输膀胱，水精四布，五经并行。"强调的是津液的生成与输布，有赖于脾之运化输布，肺之通调水道，三焦之疏泄决渎，但水液之气化蒸腾，则全赖肾中元阳。因此，脾肾二脏作为先后天因素，关系尤为密切。肾主水，司开阖，主二便，全赖肾中元阴元阳之互制相济之平衡，若肾阳虚开阖失司则"聚水而从其类也"，小便不利而肿；脾主运化，为人体气机升降之枢纽，若运化失调则精微不能输布，水湿不得运行而停蓄，故"诸湿肿满皆属于脾"。然脾气之运化有赖于肾中阴阳之温煦滋养，肾失其职，必脾不得养而气失升降致水液代谢障碍；同样，脾气匮乏，化生不足，无力充养先天，则肾之气化亦难以为继，均可致水液代谢障碍，二者相互为患则导致水肿发生。当然临床水肿之病变有时复杂难治，仍须全面分析、深究其症结所在，临证圆通，辨治才能中的，如张琪曾总结肾小球肾炎水肿辨治六法，不仅治疗肾炎水肿有良效，于其他水肿之临证辨治亦具有很强的指导意义。

（1）阴水之肿，温肾健脾：其于临证善用仲景法方，真武汤更是其治水肿之常用方剂，仲景用本方辨治"有水气"之病证，虽明其主少阴肾经病证，然其中白术、茯苓、生姜则显其一贯的顾护胃气之意。其临证化裁，将生脉饮融汇于其中，乃更演仲景之所知，不仅附子辛温大热，振奋脾肾之阳气以驱散阴霾，合白芍、五味子、麦冬以敛阴滋阴，附子、干晒参、白术等温热燥性，相辅以顾护阴液；兼以益母草活血利水，桃仁、红花活血散瘀，与温阳药合用以促经脉气血运行，气行则水行，自然能促水湿之消散，是其整体辨治思维之运用。处方：附子（先煎）20g、茯苓 30g、白术 25g、白芍 25g、干晒参 15g、麦冬 15g、五味子 15g、益母草 30g、红花 15g、桃仁 15g、生姜 15g、甘草 15g 等。

（2）湿热之肿，和中分消：对于脾胃病变所引发之水肿，其善用东垣之法方，寒则中满分消汤，热则中满分消丸化裁，是其理脾以治肾之代表方之一。急慢性肾小球肾炎及肾病综合征等各种病证之肿虽病变脏腑在肾，其机转则不止于肾，此类证候临床主要表现为周身水肿，或以腹水为重，症见腹部胀满，腹水明显，小便不利，大便秘结，神疲乏力，恶心呕吐，胃脘痞满，纳呆，口苦而干；舌质红苔白厚腻，舌体胖大，脉弦滑或弦数；虽然常伴有大量蛋白尿，血浆白蛋白低，高血脂，或肌酐、尿素氮高等肾脏病理指标，但其证候特点则完全是以脾胃失常为主。其辨治此类证候抓住其肾病累脾、脾病耗肾，特别是脾胃升降失常，湿热中阻这一核心病机，治宜调理脾胃、和中消胀，常选东垣之中满分消丸化裁。处方：黄芩 15g、黄连 10g、草果仁 15g、厚朴 10g、槟榔 15g、半夏 15g、干姜 10g、陈皮 15g、姜黄 15g、茯苓 15g、干晒参 10g、白术 10g、猪苓 15g、泽泻 15g、知母 15g。

2. 风水初起，治从太、少阴二经

风水之辨治，仲景立法治从卫表，防己黄芪汤益气固表，利水除湿，至今沿用不衰，张琪深谙仲景之意，并延伸其旨，治从太、少两阴，取麻黄附子细辛汤合桂甘姜枣汤加味，脾肾双调以取佳效。风水临床并不少见，常见于各种急慢性肾脏疾病，如急性肾小球肾炎、慢性肾小球肾炎急性发作，或肾病综合征发作等疾病，临床多以水肿为主要症状，且发病较急，水肿常从头面部开始，至周身浮肿，伴有恶寒无汗、神倦乏力、咳嗽、喘息、周身肢节酸痛等卫表之证。风水临床通常辨证为肺气不宣，邪气搏于卫表，水湿溢于肌肤，形成风水之证，故仲景主从卫表论治。张老认为，此类病证外象虽然看似以肺卫之症状为明显，且常易因风邪外束而内生郁热，但深究其核心病机，此类病人往往多属于少阴或太阴体质，又有素体脾肾不足之内因，所以临证细辨之则常伴有神倦乏力、面色㿠白、大便溏稀、小便不利等脾肾阳虚、开阖升降失司、水气内停之证。治疗当以宣肺祛风清热与温肾健脾利水法合二为一。方用麻黄附子细辛汤合桂甘姜枣汤加味。处方：麻黄 15g、附子 10g、生石膏 50g、苍术 20g、细辛 7g、桂枝 15g、生姜 15g、大枣 5 枚。

3. 蛋白尿之辨治

蛋白尿见于急慢性肾小球肾炎、肾病综合征等多种肾脏病变，常见于水肿消退后，尿化验以蛋白尿为主，血浆白蛋白低。其治疗各种肾脏疾病，从不唯肾而专主于肾，且从病人之整体与局部的关系出发，系统论治，尤其重视脾、肾二脏于各种肾脏病变中的作用。其从许多肾脏病变蛋白尿的病机分析，认为肾主收藏，脾主摄纳，蛋白则属人体化生之精微，全赖脾肾之气的固藏，一旦脾、肾两虚，肾虚封藏失司，精微失固敛而下泄。脾虚失其统摄，则清气不升而浊气不降，清浊相混，失其固摄而注泻于下，不仅导致精微流失，亦可因精微不能运化而内蕴湿浊，或生湿热，浊毒为害。而精微大量丢失，又可致脾肾诸脏失其濡养而更加虚损，加重其功能失司，形成恶性循环，并由此首创了升阳益胃法、益气养阴固精法等治疗肾脏病变特别是蛋白尿的治疗法则。

（1）脾胃虚弱，升清降浊：从脾胃着手调治肾脏病变是其独创之一，特别是张琪以东垣之升阳益胃汤为代表的升清降浊剂的灵活运用，更是其整体观基础上重调脾肾之学术思想的体现，以此为指导，临床上常常效如桴鼓。如对于肾小球肾炎或肾病综合征水肿消退后，当病人表现体倦乏力，头沉昏蒙，面色萎黄，口苦咽干，大便稀溏或黏滞不畅，纳呆泛恶，舌淡，苔白或黄腻，脉细无力时，张琪抓住其脾肾两虚中又以脾胃虚弱、清阳不升、湿邪留恋为主要病机之特点，临证常以东垣之升阳益胃汤化裁。处方：黄芪 30g、党参 20g、白术 15g、黄连 10g、半夏 15g、陈皮 15g、茯苓 15g、泽泻 15g、防风 10g、羌活 10g、独活 10g、白芍 15g、生姜 15g、大枣 3 枚、甘草 10g。

（2）肾精不固，养阴敛精：张琪认为，肾小球肾炎等类疾病，乃肾之本脏自病，蛋白尿日久不消，精微漏失，若病久必肾虚更甚，故临证尤当以治肾为重。此类病人常表现为腰痛腰酸，倦怠乏力，头晕耳鸣，夜尿频多，小便清长，或遗精滑泄，舌质淡红，舌体胖嫩，脉沉或无力。辨证属肾气不足、固摄失司、精微泄漏，方用参芪地黄汤加味。处方：熟地 20g、山茱萸 15g、山药 20g、茯苓 20g、泽泻 15g、牡丹皮 15g、肉桂 7g、附子 7g、

黄芪 30g、党参 20g、菟丝子 20g、金樱子 20g。

（3）气阴两虚，清补固精：如深究肾病之实质，气阴两虚之病机应是各种肾病特别是慢性肾脏疾病之普遍和共性的病理基础。张琪教授认为在各种肾病之病理变化之中，气阴两虚无论在发病之初还是疾病进程中均有重要意义，不仅贯穿疾病始终，亦是导致疾病缠绵的重要因素。而气阴两虚之阴虚当责先天之肾失藏匿，而气虚当属脾失统摄之功。如同样是肾脏病变，特别是蛋白尿的辨治，对于周身乏力、腰酸腿软、头晕耳鸣、心悸少寐、五心烦热、口干咽燥、舌红苔少而干者，辨证为气阴两虚，虽兼湿热，但其仍从脾肾两虚之病机及核心机制（肾虚）出发，临证常用清心莲子饮化裁。处方：黄芪 50g、党参 30g、地骨皮 20g、麦冬 20g、茯苓 20g、柴胡 15g、黄芩 15g、车前子 20g、石莲子 15g、甘草 15g、白花蛇舌草 30g、益母草 30g。

4. 血尿之辨治

（1）益气收敛，养阴清热止血法：临床上多数肾脏病人，特别是慢性血尿的病人往往病程漫长，或反复发作，如此过程必然正气日耗，脾肾两虚，部分病人尤以脾气虚损为甚，表现为气失统摄。生理情况下，气为血之帅，气行则血行，且气足方能帅血摄血，运行不休而调和。一旦气虚失其运血摄血之能，则必然血失统摄而妄行，致血泛旁溢下流而溺血。此即张介宾所云"盖脾统血，脾气虚则不能收敛"，而张琪认为在此基础上，"溺血日久，则阴分亏耗，易致气阴两虚"。所以此类病人临床表现多以气虚为主兼见阴虚之症，如血尿日久不愈，体倦乏力，动辄气短，面色无华，口干少饮，手足心热，腰酸膝软，尿色深，舌红苔少而干，脉虚弱或数等。对于此类病证，张琪常治以益气收敛为主，兼以养阴清热止血为辅。并常以自拟益气养阴方化裁。处方：黄芪 50g、党参 30g、生熟地各 20g、白茅根 50g、小蓟 50g、侧柏炭 20g、大黄炭 7g、血余炭 20g、蒲黄炭 15g、黄芩 15g、阿胶（冲）15g、甘草 10g。

（2）滋阴降火，益气止血法：张琪常以补肾阴降火之法来辨治各种肾病血尿之病证。认为在各种肾脏病变中，热毒及阴虚之病机贯穿于疾病的始终，是血尿反复发作、缠绵不愈的重要因素。而且，本病临床上往往在以肾阴亏耗，相火妄动，血不安谧而以下溢为主之同时，又兼有气虚失于固摄，故临床表现小便色赤或深黄、腰膝腿软、倦怠乏力、头晕耳鸣、手足心热、口燥咽干、舌红少苔或无苔、脉沉数等。尿常规多见镜下血尿，或同时伴有尿蛋白。可见，肾阴亏虚、虚火妄动为本证候的核心病机，导致火盛灼伤络脉，迫血妄行，或兼夹湿热留恋而血尿反复发作。同时，因血病及气，致脾虚失摄而加重血尿亦是其重要病理机制，气虚不固，精微下泄还可能出现伴有蛋白尿的情况。因此，辨治时当以滋阴清热为主，兼顾气虚。张琪对此以加味地黄汤治疗。处方：熟地 25g、山茱萸 20g、山药 15g、猪苓 15g、牡丹皮 15g、泽泻 15g、知母 15g、黄柏 10g、龟板 20g、女贞子 20g、旱莲草 15g、生黄芪 30g、党参 20g、地骨皮 15g、甘草 15g。

（3）健脾益肾，固脱止血法：张琪认为，慢性肾病及过敏性紫癜性肾炎的血尿，临床虽以邪热表现常见，但究其病机变化，因体质不同，或病久阴损及阳，阳气不足者亦不少见。此类证候属脾肾气虚、脾失统摄，而肾失封藏，常见于慢性肾病和过敏性紫癜的肾炎阶段，临床表现为大量或少量的尿血常日久不止，伴全身乏力、腰酸腿软、神疲气弱、舌淡润、脉沉弱或沉细无力一派虚证为主者。尿常规多见肉眼血尿或镜下大量血尿，且常久治不愈。对于此类病人其常以补肾健脾、益气固涩为大法，方以参芪地黄汤化裁。处方：生黄芪30g、太子参20g、熟地25g、山茱萸20g、龟板20g、石莲子20g、地骨皮20g、龙骨20g、牡蛎20g、茜草15g、乌梅炭15g、金樱子15g、孩儿茶15g、赤石脂15g、甘草15g。

5. 慢性肾衰竭之辨治

在诸多的肾脏病变中，慢性肾衰竭作为终末期肾病是最为难治病证之一，对慢性肾衰竭的辨治，张琪不仅验丰效好，理论亦独具匠心。针对本病脾肾两虚，湿浊潴留成瘀毒之基本病机，及其日久形成虚实夹杂、寒热互见之错综复杂难治之证候，张琪总结出系统的证治规律，并创以解毒活血汤、归芍六君子汤等方灵活辨治。究病机尤重脾、肾二脏，获得良好的临床疗效，其验方广为后人尊崇并沿用不衰。

（1）邪实与正虚互为因果：张琪认为，在肾衰竭的病变机转过程中正虚与邪实有时是难以截然分开的，临床上表现为虚实夹杂相兼为病，从原发病进入肾衰竭阶段，其病性必然有虚有实，或虚实夹杂。对于实邪较甚者，张琪常用大黄配伍方中，荡涤肠胃、推陈致新，起到祛邪安正、顾护脾肾的作用。本病除口服药外，张琪亦常合用灌肠方治疗，以达到从肠道排出毒素的作用，常用验方：生大黄15g、牡蛎30g、丹参20g、附子15g、益母草30g，药物煎浓取汁，灌肠100～150ml，每日2次，药后应保留2小时以上为佳。全方共奏温肾阳、泄湿毒、活血化瘀之功，对于慢性肾衰竭之浊毒内扰，则通过结肠透析而达到排毒目的。

（2）调本重扶脾肾，祛邪以解毒活血化浊：张琪认为，此阶段病情属痰湿之邪，重浊黏滞迁延不去，郁而成毒入侵血分，湿毒瘀浊交阻上逆为病，为病之主要矛盾，治疗应以化湿浊、清热解毒活血为原则。方用肾衰Ⅰ号，此方以《医林改错》之"解毒活血汤"为基础，加减化裁。处方：连翘20g、桃仁20g、红花15g、赤芍20g、生地20g、葛根15g、当归15g、牡丹皮15g、丹参20g、柴胡20g、枳壳15g、甘草10g、大黄10g、黄连15g。

（3）辨治肾衰竭之用药特点：张琪认为，辨治肾衰竭用药时应抓主要矛盾，兼顾其标；注重解毒，善用活血；重视调理脾胃、顾护正气。

6. 治重脾肾愈劳淋

（1）气阴两虚为劳淋核心病机：张琪十分重视正气内虚在发病中的内因作用，因本病在初始"肾虚膀胱热"的病理基础上反复发作，湿热伤气阴，又加之大多数病人屡服中西药物，病气与药气相积内损，正气日耗，膀胱气化无力，必致《灵枢·口问》所云"中气不足，溲便为之变"之恶性循环中。其中膀胱湿热最易羁伤肾阴；湿易伤阳，易困脾伤气，终致脾肾气阴两虚。因此，张琪指出，气阴两虚是本病的核心病机，亦是其反复发作之关键所在，为病之本，而湿热留滞则为病变之标及其缠绵难愈之重要因素。

（2）治当标本兼顾，益气养阴为常法：古有谓淋证忌补，乃谓疗实证之法。然劳淋者，劳损其基。基者，脾肾两脏也。此类病人因反复为病所苦，既气虚无力下达，影响膀胱之气化，又水不济心，加之病久易生烦躁，引心火内炎，均可致尿频涩痛，或小便淋漓不尽、倦怠乏力、口干心烦，或有手足心热、腰膝酸痛、舌尖红、舌苔白或黄而少津、脉沉弱或细数之症。张琪谓此当以益气养阴为主，兼以清热利湿解毒，临证常用清心莲子饮化裁。处方：黄芪30g、党参20g、石莲子15g、茯苓15g、麦冬15g、车前子15g、柴胡15g、地骨皮15g、生地20g、蒲公英30g、白花蛇舌草30g、白茅根30g、甘草10g。

（3）治劳之病，重扶阳气：张琪辨治劳淋经验之另一特点，就是重视保护脾肾之阳气的作用。张琪认为，劳淋之证多病程日久，初多湿热为患，虽易伤阴，然病久消耗，难免有阴损及阳之变，切不可因病人表现尿频急痛而专事清热利湿，且叶天士早有湿为阴邪易伤阳之训，临证不可不察。方药常以附子、肉桂、淫羊藿、仙茅、补骨脂、小茴香等温补脾肾之阳；萹蓄、瞿麦、蒲公英、白花蛇舌草、黄芩、甘草等清热解毒利湿。

（三）疗肾病重整体关联调治

1. 心肾同治愈血尿

临床上大部分肾脏疾病多病势缠绵，病程经久不愈，易造成较为复杂多变的病机。疾病的早期多邪毒侵袭，损伤肾络，表现以尿血为主。随着病程的进展，阴血耗伤及气，脏腑相传，多由肾损及他脏。正如张琪所指："血乃水谷所化，本属阴类，为人体之精微物质，下泄日久，必致阴亏，阴亏日久，气无所依，亦可导致气阴两伤。"机体阴虚则生热内扰血分，肾络受损必伤血，动血而下则见血尿。而心肾相交，坎上离下，方能水火相济而安，若肾阴虚久则难济心血，致心火内燃而肾络损伤加重故血尿更甚。同时，本病常兼热毒为患，热毒之邪最易引动心火而耗气伤阴，留而不去，日久亦加重气阴亏虚形成恶性循环。因而临床表现以倦怠乏力、气短懒言、头晕耳鸣、口干咽燥、心烦不寐、小便黄赤、舌质红苔白、脉细数或弱为主。尿常规多见镜下血尿，同时亦可伴有较多的尿蛋白。辨治当心肾同治，以益气养阴止血为大法。对此张琪常用益气养阴方化裁治疗。处方：黄芪30~50g、党参20g、石莲子20g、地骨皮20g、柴胡15g、茯苓15g、车前子15g、麦冬20g、生地20g、女贞子30g、旱莲草20g、竹叶10g、白茅根30g、小蓟30g、通草10g。

2. 肺肾同治消水肿

中医学对水肿的病机多责之于肺、脾、肾三脏及三焦失调，《内经》中强调三焦在水液代谢中的作用，如"三焦者，决渎之官，水道出焉"。若三焦的气化功能失司，其通调水道、运行水液的作用亦随之失调而致水肿。张琪论水肿之病机更推崇张景岳谓水肿"乃肺脾肾三脏相干为病"之观点，认为"水液之运行，并非一脏一腑所能完成，尚须借助于肺、脾、肾的阳气，共同完成水液蒸化、吸收、输布、利用、排泄功能"，张琪将此称为"三焦气化"，强调"肺失宣发则上焦不行，脾不运化则中焦壅滞，肾失蒸化则下焦水蓄，三者皆可导致水肿"。临床上不仅急性肾炎等急性肾脏病变常见水肿，各种慢性肾脏病变或伴急性发作者亦可常见水肿症状。其病机既有脾肾阳虚之肿，亦有肺失宣发之肿，特别是在急性病变中肺脏功能之失司更为多见，其病证多系风寒湿热之邪外侵，阻遏肺气，或风寒束肺，均可引起肺气郁闭而失宣降，三焦气化不利，导致周身水肿。此类病人常见临床表现有恶寒发热、全身水肿，或伴咳嗽气逆，口渴尿少，舌质淡，苔薄白等症状。张琪常治以宣肺、清热、利水之法，方以麻杏石甘汤化裁。处方：麻黄 15g、生石膏 50g、苍术 15g、杏仁 15g、西瓜皮 50g、车前子 25g、赤小豆 50g、生姜 15g。

3. 兼疏和少阳治尿路感染

张琪从整体论治肾脏病变的又一特色，体现在其灵活运用疏和少阳之法于各法之中，尤其是善于将小柴胡之法融会贯通于临证中。如治疗泌尿系感染时，特别是对湿热蕴结病人，在小便赤涩疼痛或小便不利同时又出现恶寒发热，甚至高热者，常于清热解毒利湿之剂中合用柴胡之剂而愈其病。如常用之利湿解毒饮。处方：木通 15g、大黄 7g、车前子 15g、萹蓄 20g、瞿麦 20g、滑石 20g、茅根 50g、生地 20g、小蓟 30g、甘草 10g、白花蛇舌草 50g。

4. 肝肾同治肾性高血压

肝肾同源，肾为肝之母，肾精充足，则肝血化生有源。各种慢性肾病迁延日久，肾阴亏耗，肾虚水不涵木，则肝肾阴虚、肝阳上亢，查体往往血压升高明显。病人具体表现为眩晕、头目胀痛、视物模糊、腰膝酸软、心烦少寐，舌红苔薄黄或薄白干，脉弦细或弦数。治宜滋阴补肾、平肝潜阳。其自拟之育阴潜阳汤治疗此类高血压屡用屡验，不仅可以有效控制血压，还可以有效稳定情绪，改善睡眠。处方：代赭石 30g、怀牛膝 20g、生龙骨 20g、生牡蛎 20g、石决明 20g、钩藤 15g、生地 20g、白芍 20g、枸杞子 15g、菊花 15g、玄参 20g、甘草 10g。

5. 治疗激素产生的副作用

激素是西医治疗肾病常用药，有不少病人，虽然可以用激素缓解病情，但是停药后副作用明显，张琪认为，激素为阳刚燥热之品，如果病人经过激素治疗之后，表现为满月脸、面部痤疮、皮肤疮疖、毛发增生、五心烦热、咽痛口苦，甚则口舌生疮、脉滑数、舌质红、苔白黄而干等一系列湿毒阻滞、阴虚内热症状，应治以养阴清热、解毒化瘀之法。处方：白花蛇舌草 50g，蒲公英、金银花各 30～50g，生地 20g，萹蓄、瞿麦、车前子、地骨皮、滑石、麦冬、甘草各 15g，大黄 7.5g。

五、辨治疑难，以气血为纲

张琪在临床辨证论治中十分重视气血理论，他认为"气"与"血"不但是决定人体生命存在和维持机体正常功能活动的物质基础，而且"气""血"的变化也能正确反映机体病理变化的规律，因而在长期的医疗实践中，辨治疑难杂病，常以气血立论，施以圆机活法，往往能力挽沉疴。

（一）辨治疾病，重气血理论

1. 气血生理上相互依倚，可分不可离

张琪认为，气与血都是由人身之精所化，相对而言，气属阳，有推动、激发、固摄等作用，血属阴，有营养、滋润等作用，气与血具有互根互用的关系。气血调和周流全身，供养五脏六腑，维持机体的生命活动，二者可分而不可离，在机体生命活动中，作为一个整体完成其生理作用。正如《张氏医通·诸血门》所云："气主煦之，血主濡之，虽气禀阳和，血禀阴质，而阴中有阳，阳中有阴，不能截然两分。"

2. 脏腑经络皆有气血，临证当结合互参

五脏六腑都包涵气血阴阳，因而它们的疾病亦不外表现为气血阴阳的失调。在五脏中，由于其功能和特性不同，它们与气血的关系亦各不同。人身之气主要由肺、脾、肾三脏所主，而血的生成、运行、收藏则赖心、脾、肝三脏所司。张琪强调在中医临床中，多按四诊八纲来辨明病证的属性，具体施治时，又要审察病因、病位和所属脏腑，但很多情况下，还必须结合气血辨证，是气病还是血病，或气血俱病，或偏于气，或偏于血，然后才能适当施治。

经络为全身气血循行之通路，十二经气血有多有少，因而在疾病的表现上和治法上都不同。张琪认为，气血与经络有生理和病理上的密切关系，在中医理论中有"初病在经，久病入络""初病在气，久病入血"的说法，其理论关键亦在"气血"。张琪通过临床观察发现，经络气滞血瘀的情况下，均以气血通调为治疗目的，将通经活络与调和气血之药同用，且在临床论治痼疾时，尤其重视"久病入络"之说，具体体现在其活血化瘀法的应用之中。

3. 气血病可独见，亦可相互影响

张琪临床中发现，气在病理机制的表现上，常见气虚、气滞、气逆和气陷。对于血的

失常，张琪指出，一方面是因血液的生成不足或耗损太过，致血的濡养功能减弱而引起的血虚；另一方面是血液运行失常而出现的血瘀、出血等病理变化。

《素问·调经论》曰："气血不和，百病乃变化而生。"气与血密切相关，二者在病理上互相影响，张琪认为，气病可累及血，血病亦可累及气，气血同病的病理改变是临床多种疾病的病理基础。张琪临证重视气血理论，认为气和血皆为水谷所化，二者在病理关系上也是密不可分，气病能影响及血，血病亦能影响及气。临床表现在气行则血行，气滞则血瘀，气盛则血充，气衰则血少，气虚则血失统摄亦或血行不畅等方面。

（二）论治气血，以条达为要

张琪通过多年的临床发现，无论外感或者内伤疾病，最终均会伤及气血，故而强调治病的根本在于明白气血。临床治疗疾病，其目的都在于使气血条达，生理功能恢复正常，正如《素问·至真要大论》曰："疏其血气，令其条达，而致和平，此之谓也。"

1. 气病当补气、调气、疏气

（1）补气：补气法当应用于气虚证中。气不足则气的推动、固摄、防御、气化等功能减退，或脏腑组织的功能减退，临床出现以气短、乏力、神疲、脉虚等为主要临床表现的虚弱证候。临床上，张琪将补气法应用于各种辨证属气虚之疾病的治疗中，且对补气药黄芪的应用有其独到见解。

（2）调气：张琪认为气机之升降失司，均宜调和。气逆者宜降气，气陷者宜补气升气，气滞者宜疏气，同时应注意顺应脏腑气机的升降规律，如脾气主升，肝气主疏散升发，胃气主通降，肺气主肃降等。降多者以升气为主，张琪临床用张氏升陷汤治疗大气下陷证甚多；升多者以降气为主，临床上张琪对于肺热咳嗽、气喘不得卧，善用清金化痰汤，清肺化痰降气。

（3）疏气：包括行气（滞者行之）、散气（结者散之）、破气（积者破之）等。张琪临床重视此法在治疗中的应用。越鞠丸为朱丹溪治疗郁证之方，原方组成为川芎、苍术、香附、神曲、栀子，用来治疗六郁，即为气郁、血郁、痰郁、湿郁、火郁、食郁，临床见胸膈痞闷、吞酸呕吐、饮食不消等。张琪认为其病机虽称为六郁，但实际是以气郁为主，气为诸郁先导，气郁日久则可导致血郁，同时逐渐产生痰、湿、食、火诸郁，因此可以认为气为诸郁之统帅，气顺则诸郁亦随之而消。张琪临床应用此方，除前面所述的主证外，治疗胸闷心烦太息、抑郁不乐、嗳气等症状疗效亦好，且此方中必重用香附，因香附为治气郁之主药，尤须以醋炙为佳。临床张琪还常将此方与逍遥散合用治疗肝郁不疏之忧郁症，如兼见哭泣脏躁证与甘麦大枣汤合用；兼见痰湿蕴蓄、头昏呕恶、嗜睡昏蒙可与温胆汤加菖蒲、郁金合用；兼见火热之象，则加入黄连、黄芩清火。

2. 血病当补血、行血、止血

血在各种不同致病因素影响下，可以引起各种病理表现，常见者不外血虚、血瘀、出血三个方面，故治血之法亦相应有补血、行血和止血三大法。

（1）补血：引起血虚的原因，一是血液耗损太过，二是血液化源不足。因心主血，肝藏血，故血虚证主要指心血虚证和肝血虚证。血虚的治疗自当以补血为主，张琪临床治疗血虚引起的病证，通常以四物汤为主方进行加减治疗。

（2）行血：张琪认为所谓瘀血，一是指血液运行不畅，有所停积；二是指由于血液成分或性质的异常变化引起血行不畅，通常谓之"污血"；三是指由于脉络的病变而造成的血行不畅，即所谓"久病入络"。各种原因导致的血瘀，临床均在审因论治的基础上配合活血化瘀法来进行治疗。

（3）止血：止血法应用于出血证的治疗，运用时要详审病因定治则。临床上引起出血的原因很多，而张琪认为常见者为以下几种：一是热迫血行。实火所致之出血证，临床常采用大青叶、板蓝根、生地、牡丹皮、黄芩、赤芍、小蓟等药物；虚火所致之出血证亦可在临床常见，如张琪治疗肝肾阴亏、相火妄动、冲任不固之崩漏，多采用滋补肝肾、清热凉血固摄之法，自拟补肾固摄汤。二是血随气逆。包括吐血、咳血、呕血等，不论虚实，多为气逆不降所致。三是气不摄血。张琪对于脾虚失于统摄，血不循经而妄行出现的皮肤紫癜者，治疗上以补气摄血为法，常用《济生方》之归脾汤治疗以收效。四是因瘀出血。跌仆损伤或久病入络，致有瘀血内停，瘀血阻滞脉络，血液不得畅行，以致血难归经，溢出脉外，因而出血，治疗当用祛瘀止血法，方用桃黄止血汤。

（三）重瘀血学说，消而不伐

张琪临床十分重视瘀血学说，指出血瘀的因素有气滞血瘀、气虚血瘀、寒凝血瘀、热灼血瘀、痰湿血瘀、水蓄血瘀、风血相搏、外伤血瘀等不同，临床当随证求因，审因论治，才能达到活血化瘀的目的，若不审病因，一味用猛药活血破血，不仅无效，反而促使病情恶化，起到相反的效果。

（四）继承创新，师古不泥古，善用活血化瘀法治疗各种病证

张琪师古但不为古之法规所限，开拓创新，对古已有之著名方剂提出新用法，扩大其临床应用，并结合自己的临床经验，将活血化瘀法与许多治法结合，用于临床各科疾病的治疗，临床效果显著。

张琪临床常用血府逐瘀汤、芪麦化瘀汤、黄芪桂枝五物汤、炙甘草汤加活血药、附子汤或真武汤加活血药、温胆汤加活血药，以活血化瘀治疗心系疾病。常用补阳还五汤、癫狂梦醒汤、桃核承气汤、抵当汤（丸），以活血化瘀治疗神经系统疾病。常用少腹逐瘀汤或温经汤加味、桂枝茯苓丸、生化汤，以活血化瘀治疗妇科疾病。常用当归四逆汤、乳香黑虎丹、身痛逐瘀汤、上中下通用痛风方、独活寄生汤、大秦艽汤，以活血化瘀治疗风湿疾病。选方化斑汤、清瘟败毒饮，以凉血活血治疗出疹性疾病。常用化痰通络之温胆汤加味，以化痰除湿活血治疗肺系疾病。常用大黄甘遂汤以逐水活血治疗肝硬化腹水。常用川芎肉桂汤以祛风散寒除湿活血通络治疗腰痛。常用复元活血汤以活血祛瘀通络治疗外伤瘀血。常用活血解毒饮子以补气活血、清热解毒治疗静脉炎。

六、倡导顾护脾胃观

张琪无论防病或治病，处处注重对脾胃的调护，这也是其能着手成春的重要原因。

（一）省病问疾，首虑中州运纳药食之力

脾胃健旺，水谷得化，精微得布，方得转运生机，正气充足，病则无由而生；脾胃不衰，药石得运，药力得助，方使良药得受，助正退邪，病则无由而进。一旦脾胃受损，饷道一绝，则万众立散，肌腠脏腑失于充养，外无御邪之力，内无滋养之能，以致百病丛生、病进命危。

（二）遣方用药，先防脾胃虚损失调之变

张琪治疗内科疾病，如兼见有脾胃虚羸之症状表现，但若症状不重，不足以影响对主证的治疗，则常于方中稍入健脾行气之品，小剂轻投，以缓解脾胃不适症状；但若症状较重，影响进食或服药，则宜先设专药专方，以纠正脾胃功能、顾护胃气为先。如肾衰竭尿毒症的病人可能会出现多种严重并发症，如急性左心衰竭、高血钾、高血压、代谢性酸中毒等，临床多以西医处理，如以血液透析等为主，疗效较为显著。但有一部分尿毒症病人由于种种原因未能进行透析或透析不充分，使得尿毒症之胃肠道症状表现较为明显，常有脘腹胀满、食纳不佳等表现。张琪认为，此病虽本于肾，然诚如清代叶天士所言："上下交阻，当治其中。"五脏六腑皆禀赋于中焦脾胃，脾胃一虚，诸脏皆无生气，因此，此时宜先用中药调理脾胃，使胃纳脾运的功能得以恢复，以后天补先天，促进脾肾功能的恢复，使脾胃功能正常，能够更充分地发挥药效，同时又可以减轻所服用的其他诸多药物对胃肠道的毒副作用，并对尿毒症所致的消化性溃疡有预防等作用，为慢性肾衰竭的治疗提供重要保证。

1. 去性存用，配伍助运中州

秉健运脾胃、升清降浊、调理阴阳这一原则，利用药物配伍关系，减轻药物偏性对脾胃功能的不良影响，权衡药物配伍以助于升降之能，讲求药性平和而无伤脾胃之虞，使攻而不伤正、补而不碍脾，健护脾胃，使其升降相因，防脾病于未然之时，使药无偏，不伤脾胃之气。

2. 慎用攻伐之品，中病即止

张琪指出，人体受药，脾胃首当其冲。所谓"峻利药必有情性，病去之后，脾胃安得

不损"，如若盲目地大剂量应用药物，尤其是攻伐之品，不可避免损伤机体。脾胃受损，功能失调，反而会影响药物运化吸收，降低疗效，事倍功半。他擅用大剂大方复治法治病，常常收效甚佳而无伤身之忧，盖因其辨证精准而选方用药十分谨慎，避免因误用过用而损伤脾胃，而且重视强调服药方法，尤其应用攻伐之品时，往往中病即止，以免伤及胃气而后患无穷。

（三）治脾为先，以期尽愈诸脏之疾

张琪认为脾胃与疾病有着密切关系，疾病的发生、发展及结局是正邪相争的结果，其中正气是关键。脾胃为气血化生之源、后天之本，是人体正气的重要部分，如《金匮要略》言"四季脾旺不受邪"，即指脾胃在人体四季抗御外邪中起着重要的防卫作用。脾胃的盛衰，关系到人体抗病能力的强弱。李东垣《脾胃论》曰"脾胃内伤，百病由生""脾胃之气既伤，而元气亦不能充，而诸病之所由生也"；邓铁涛亦言："内在的元气充足，则疾病无从发生。元气充足与否，关键在于脾胃是否健旺""脾胃的健旺，使五脏六腑四肢百骸都强健，身体没有弱点给疾病以可乘之机，则不易成病。脾胃既已成病，也会影响其他脏腑的功能，脾胃病则其余脏腑皆无生气，调理其脾胃则病易愈。"因此，脾胃与他脏皆病之后，张琪尤先顾念调养脾胃，防止他脏之疾传变或加重，临证强调实脾以调治他脏之恙，辨证设立多种理脾调胃之法，如调脾胃升降以安他脏，补脾益胃以助气血化生等。

（四）将息调护，力保胃气无更伤之虞

张琪认为，治病定当有赖药石，然成败在于细节，方虽中病，而服之不得其法，则非但无功，反而有害。因此煎服之法，亦不可小视，关乎疗效，关乎胃气。张琪每每根据病人体质及所用方药特点，对服用方法有所叮嘱。如在服药期间，禁食生冷、黏滑、油腻、辛辣、酒酪等物，旨在顾护胃气，防止食伤脾胃。再如年迈久病体弱者，脾胃虚羸，纳运不及，不宜速服大剂药物，免伤胃气，此时不求速效，但求缓功，可酌量分服，使脾胃徐徐受药，唯求利于受纳、输布。又如因胃喜温润，故除特殊情况须冷服药物外，一般均应温服，以保胃气。另如解表药当热服，并啜热粥，以养胃气、益津液，不但资汗源而易为酿汗，更使已入之邪不能稍留，将来之邪不得复入。此外，病在上，饭后服药，药借食力，食助药威，升腾上达，去邪尤捷；病在下，食前服，胃空先入，既无食碍，又易吸收，直达病所，通腑排毒，消积导滞，径捷效速。滋补剂、助消化药，亦应食前服，能激发胃液分泌，有利消化吸收。然如素有脾胃疾患或服药不适者或药物中有刺激胃肠药物时，多嘱病人于饭后服药，免重伤胃气。

七、复合病证、宜用大方复法

张琪精通中医内科、妇科、儿科，尤擅内科，对中医肾病、肝病、心病、脾胃病、风湿病、温热病、消渴病等均有较深的造诣，擅长运用大方、复法治疗慢性、复杂性疾病和疑难杂症及重症，每获良效，屡起沉疴。

（一）大方、复法的临证注意事项

张琪指出，大方、复法符合时代的需求，更符合当今的临床需要，但是临床诊疗疾病切忌一味地追求大方、复法，勿要追利益、赶时髦。

（1）注重保护脾胃，以防脾胃损伤，影响治疗。

张琪指出，大方、复法适合于慢性、复杂性疾病的治疗需要，而这类疾病往往非短时间内就能得到根本治疗，在长时间服用中药的过程中，药物的消化和吸收势必加重脾胃系统的负担，难免会造成对脾胃系统的不良影响。从中医理论而言，脾胃系统是人体的后天之本，正气的源泉，一旦脾胃受到严重损害，就会影响后续治疗，甚至终止治疗。因此，在运用大方、复法时，应该注重顾护脾胃之气。

（2）方药组成由临床实际决定，药味、药量要适度。

对于大方、复法药味的多少和药量的轻重问题，张琪指出，主要取决于疾病的轻重缓急、病邪的性质和正气的盛衰，并非单纯取决于医生主观决断。组方遣药过程中，切忌一味追求疗效，而盲目胡乱增加药味、增大药量，针对各证候群的中药组的药量一定要精当，恰到好处，适可而止。据此张琪强调，大方、复法的科学、合理应用需要临床医生有更高超的诊疗技术和丰富的临床经验，避免盲目地堆砌性用药，于此减轻机体对药物代谢的负担，同时避免了中药资源的浪费，防止用药不当而致的药害。

（3）中病即止，切勿过度治疗，以防变生他病。

在大方、复法治疗疾病过程中，当病邪即将被彻底清除，疾病对机体的损害得到完全控制，脏腑和气血功能得到逐渐恢复时，就应适时调整方药的组成，以免大方中祛邪药长期使用会损伤人体正气，扶正药过度应用加重脾胃负担。因此，张琪倡导，在疾病将愈之时，宜逐渐把大方过渡到常规剂量的方剂，来巩固治疗疾病，调理身体，更有利于恢复健康。

（4）从现代医学的角度，大方、复法临床应用过程中要关注肝、肾功能的变化，以防医源性、药源性疾病不必要的发生。

随着科技的进步和时代的发展，中医药学要与时俱进，要吸收和容纳现代科技成果，切忌故步自封，与现代医学要尽量科学地融合。天地分南北，学术无国界，现代临床有很多医源性、药源性疾病的发生，给病人、医生乃至整个社会带来了不必要的麻烦。张琪强调，在大方、复法的临床应用过程中，要借助现代科技手段，随时观测病人的肝肾功能的变化，以防医源性或药源性疾病的发生，杜绝"按了葫芦起来瓢"的现象。

（二）大方、复法的应用指导原则

张琪通过几十年的临床经验总结出，大方、复法具备以下几个特点：一是药味相对较多，治疗范围广泛，具备多效性、多面性，更符合复杂病情的需要；二是药味虽多，但单味药剂量相对较小，其作用轻灵和缓，更适宜于慢性、复杂性疾病及亚健康状态的治疗与干预；三是突破以往单味药充当君臣佐使的模式，而是采用复方模块化、药物配伍军团化的组方原则，诸模块之间相互协同，军团化药组承担君臣佐使、增效减毒、相使相须，整体效果更加明显。因此，大方、复法不是多种治法的简单相加和多味药物的罗列堆砌，而是针对复杂病证、复合病证及特殊疾病而采用的一种变法，其包含的具体治法和方药是根据疾病的各个方面有机地组合起来的。张琪强调，大方、复法同样要辨病与辨证相结合，在辨证论治指导下进行。对于方剂组成必须根据临床实际选择合适的药物，在配伍方面依旧沿袭《内经》君、臣、佐、使的原则，但因大方使用的对象不同，更富有自身特点，在多病同患、多证相兼的复杂病证、疑难病证的治疗中，必须更加突出整体观、辨病与辨证相结合、辨证论治和现代中药药理学的指导作用。

（三）大方、复法的配伍规律

传统组方经典理论之君臣佐使和七情和合的理论依旧完全适合指导大方、复法的临床应用。张琪诠释在大方、复法的组方过程中引入的两个概念：模块化和军团化药组，二者是有机融合、相互渗透的。君臣佐使的方剂配伍形式，始见于《内经》，其设计甚为周详，主次分明，配合严谨，相须相使，相互制约。对君臣佐使的药味多少也有明确的规定，无论大、中、小方，君药以一味为主，而臣药或二或三，佐药或五或九，辅佐君药，直攻病所，取其效专力宏之意，如四君子汤、麻黄汤等。而大方、复法在药物的君臣佐使方面，打破了这种传统的模式，以方剂配伍的模块化和君臣佐使法则、君臣佐使的模块化和军团化药组的形式，形成了全新的大方、复法的配伍模式。

八、方类类方、择善而审机裁变

（一）方类多变，治分缓急上下内外之不同

中医处方方类有"七方"之说。七方之说，始于成无己《伤寒明理论》。成氏指出："制方之用，大、小、缓、急、奇、偶、复是也。"张琪强调，临证用方当根据疾病缓、急、上、下、内、外之不同，灵活择取相应方剂。病邪方盛，当施药味多、分量重之大方，甚者顿服以力挽狂澜，如大承气汤之类；病邪轻浅，当用药少量轻之小方，以中病即止，不伤正气，如桑菊饮之类；素虚之体，疾病缠绵，用药宜缓，长服频服，缓缓建功，是谓缓方，如六味地黄丸、四君子汤之类；病势危急，当果敢投以峻猛之剂，以求速效，是谓急方，如四逆汤、参附汤之类；病机单纯，用药亦当简明，以单刀直入，药无牵制，是谓奇方，如独参汤之类；单行力孤，多品力大，谓之偶方，此相对奇方而言，即药物当相须为用，如麻黄汤之麻、桂并用，肾气丸之桂、附同伍之类；多证并见，病情繁杂，当数方合用，多法并举，是谓复方，如薯蓣丸之类。七方虽分，实又不能细分，临证宜活泼圆通，或分或合，随证而施，方为良工。而用方之时，于其中治法亦当留意"其在皮者，因而汗之"，发汗以透邪于外，使气血和畅；"其在上者，因而越之"，用吐法及时除去停滞胸膈、胃脘之顽痰、宿食，以救危急；"其下者，引而竭之"，正气不衰，肠胃有宿食、燥屎、冷积、痰瘀、水饮，下之以荡涤肠胃，速去实邪；脏腑不和，气血失调，寒热虚实错杂，当和解以使人体阴阳归于平复，注意寒热并用是和，补泻同施是和，表里双解也是和，总指调和而言。外寒直入，元阳不足，当温阳祛寒，使寒去阳复；而热邪炽盛，又当或气或血，投以清解，阴虚火旺，慎勿苦寒直折，而当壮水之主，以制阳光；饮食积滞，癥瘕积聚，消导散结，自不待言；气血阴阳不足，五脏虚损，自宜滋阴扶阳、益气养血，同时注意五脏相关，而得相生相克之妙。张琪常言，能与人规矩，难以言至巧，上述诸法并非孤立存在，运用之妙，全在学者神而明之，或一法单用，举重若轻，或诸法共施，各个击破，必须不拘不泥，唯以与病证相契合为度。

1. 邪盛病重，峻猛以顿挫病势

张琪认为病证急重，邪气亢盛，非大力不能克之，故凡遇此者，处方亦往往药猛量重，顿挫病势，每挽救病人于危急之中，如此则七方之大方、急方尽在其中矣。纵览张琪多年临证实录，所用之峻剂以大承气汤、礞石滚痰丸、舟车丸、牡蛎泽泻散等为多。

2. 妙用小剂，药简法严

病情轻浅，当予小方，药少量轻，中病即止，不伤正气，如桂枝汤、小柴胡汤之类是

也；疾病大愈，仍有余恙，或缓之以丸，或处以小剂，缓图建功。此固为众所知。其实有的病人病情缠绵，重剂、大剂往往难以着力，此时详辨病机，以小剂治之，单刀直入，法度谨严，亦往往有四两拨千斤之妙，张琪于此历验有得。

3. 专方专治，衷中参西

张琪临证用方多宗仲景，兼采古今各家之长，但并不为中医传统理法所限，而是主动吸收现代医学知识，衷中参西，疗效卓著。张琪认为中医辨证必须吸收西医诊断手段为我所用，使辨证水平从宏观层次发展到微观层次，可使医者对疾病本质把握更为深刻准确。中医之多维、恒动观，合以西医之分析、还原思维，临证每有二者合一大于二之妙用。此为当代攻克疑难重证应走的捷径。在这种认识指导下，张琪开拓创新，形成许多专病专治的有效方药。

如张琪临床用验方决明子饮治疗高脂血症。创用芪麦化瘀汤治疗冠心病心绞痛等。自拟柴苓护肝汤治疗慢性病毒性肝炎症见胁肋胀满疼痛，五心烦热，肝掌，舌赤，脉弦或弦数等者。自拟胆草菊明清肝饮治疗高血压病人。自拟方清肺饮功可清肺养阴、止咳化痰，适用于慢性支气管炎、支气管扩张、肺感染等以咳逆上气、痰黏稠不爽或痰黄黏、胸闷或痛、舌红少津、脉滑或数等为主要见症者。地香醒脾益胃汤为张琪在益胃汤基础上化裁而成。自拟益气补肾固摄合剂，适用于慢性肾小球肾炎、IgA肾病肾阴虚、气虚血失统摄滑脱不止以血尿为主，以及不明原因的血尿顽固不止者。苏黄泻浊饮为张琪所创，用于治疗慢性肾衰竭之有效方剂。消坚排石汤清热利湿，排石通淋，行气活血软坚，适用于湿热久蕴所成之尿路结石，症见排尿艰涩而中断、腰腹绞痛、血尿等。自拟清热止痒汤，用于治疗顽固性荨麻疹、玫瑰糠疹等以皮疹色赤、灼热、瘙痒难忍为主，脉多见滑数有力，舌赤苔白少津，昼轻夜重者疗效颇佳。凉血祛风汤治疗急性荨麻疹、玫瑰糠疹、过敏性紫癜等辨证为风热血热，症见急性起病，皮肤鲜红起风团，面赤发热，皮疹瘙痒、灼热，全身拘挛疼痛，口干便秘，小便赤涩，脉滑舌赤者，张琪常用此方以清热凉血祛风。对于慢性肾小球肾炎、肾盂肾炎经治疗尿常规阴性仍腰痛不除者，张琪考虑肾病从中医角度多属于外受风寒湿而得，侵犯肾脏，肾病虽愈但风寒湿邪留于经络，血络痹阻以致腰痛不除，故自拟芎桂通络止痛汤，一方面祛风寒湿邪，另一方面活血通络。常用瘰疬内消饮治疗甲状腺结节、颈部淋巴结肿大等效佳。

（二）类方化裁，详辨主、次、兼、变证

一方在主药、主证不变之下，随次要病状之不同，则所用方或须增减药味，或须增减药量，以适应新的病情变化，如此所形成的一系列方剂即称类方。类方，是在药物组成上具有一定相似性的方剂的集合。张琪认为，古方包括经方在内不能尽合今病，故中医治病最忌执一方而应万病，如用经方须从实践中体察，但凡病证相合，用之往往即有效验，此时则无须加减；若方证但有部分不符，足以影响"理法方药，一以贯之"之时，即须酌情加减方可。故欲用好古方，尤其是经方，必须详辨病患之主、次、兼、变证，用仲景之系列类方，以满足临床加减需要。更重要的是，用古方治今病，贵在师其法而非拘泥其方药，不论但守原方，还是随证加减，甚至以法组方，都要做到方由证定，药随法出，方能有理

想疗效。总览张琪临床验案，所涉方剂多既有所本，又不拘于古，总是在详辨主、次、兼、变证的基础上，灵活处方，疗效卓著，颇堪师法。今以张琪临证常用经方、大法、主药类方归纳析之。

1. 以经方类方

"方之治病有定，而病之变迁无定"，仲景有鉴于此，所创诸方既有代表主方，又有随症加减之系列方，环环相扣，前后主方、加减方既有相互沟通之处，又有难以忽略之别，形成系列类方，如桂枝汤、麻黄汤、柴胡汤、栀子汤、承气汤、泻心汤、白虎汤、附子汤、陷胸汤等类方。张琪临床喜用经方，而且工于化裁，观其验案所处之方，既有经方之骨，又有自出机杼之肉，临床疗效颇佳，常用柴胡汤、泻心汤、附子汤、陷胸汤、承气汤类方。

2. 以法类方

张琪主张用古方既要不失古人原意，又不可为其所拘，当依其法而不泥其方，法外有法，方外有方，非常重要。正如《张琪临证经验荟要》所言："方药内容丰富多彩……还应在理论指导下变通应用，使之恰中病情。""师其法而不泥其方"是张琪应用古方的特色。常用益气养阴法、活血化瘀法、清热利湿解毒法、益气升阳法类方。

九、药法与病证相合，活用平奇毒猛、对药群药

（一）药法与病证相合，专病（证）专药相应

药法，即中医基础理论指导下运用中药愈病的法则，可以概括为辨证用药、辨病用药、对症用药三类。其中，辨证用药是中医最主要的用药法则。张琪精于辨证用药，认为"证"概括了疾病现象和本质两个部分，是二者的组合，是认识疾病、治疗疾病的主要依据，选方用药基本上是以"证"为基础的，如治疗气虚证多选用善于补气之黄芪为主药的复方灵活配伍。张琪在重视辨证用药的同时也不忽视辨病用药，在辨证的基础上重视辨病（此病既包括中医的病，也包括西医的病），辨证主要重视全身变化，着眼于机体对疾病的反应，辨病则主要针对疾病的特殊性。二者结合能够更加准确地认识疾病的特殊规律、判断病情的发展转归。尤其是在无证可辨时，结合西医的检查手段发现阳性体征而为中医辨证提供依据，并且在现代药理学的辅助下，使用一些对疾病具有针对性的中药，能够大大提高中医药诊治疾病的疗效。如张琪治疗尿路结石则必用金钱草；在治疗病毒性肝炎经验方中，有3首方剂应用茵陈，皆为针对黄疸型肝炎所设。另外，对症用药亦是张琪临证常用之法。症状虽然不同于证候能反映病机所在，但消除或缓解疾病的某些症状能够显著改善病人的精神状态、饮食睡眠情况，从而增强整个机体的抗病能力，促使病情向好的方面转化，因此，对症用药的作用亦不可低估。临床用药中，张琪精于辨证、擅于辨病、灵于对症，如黄疸不离茵陈、结石必用金钱草、黄芪专疗诸气虚，举例一二，以飨同道。

（二）精熟药性，活用平奇毒猛、对药群药

药性指药物的性味和功能，包括四气五味、升降沉浮、归经、有毒无毒等诸多内容。清代徐灵胎在《神农本草经百种录》中总结到："凡药之用，或取其气，或取其味，或取其色，或取其形，或取其质，或取其性情，或取其所生之时，或取其所成之地，各以其所偏胜而即资之疗疾，故能补偏救弊，调和脏腑。深求其理，可自得之。"中医理论认为，疾病是致病因素作用于人体导致的机体阴阳气血偏盛偏衰或脏腑经络功能活动失常的结果。因此，利用药物的偏性纠正阴阳气血的偏盛偏衰，恢复脏腑经络气血的正常生理功能，使机体最大程度上恢复到"阴平阳秘"的理想健康状态，是中医用药的最终目的。只有掌握药物本身的作用性质和特征，才能在临证中发挥中药应有的效应。张琪活用药性，其临证经验，时时体现着对药性理论的精熟运用。

1. 平药、奇药举隅

平药是指药性平和，无明显寒热之偏、作用较为中正平和的一类中药，可起到调和药性，调和气血阴阳的作用。其性虽无明显寒热之偏，但仍有五味、升降、归经之"偏"，更可在适当的炮制、配伍等条件下显示其寒热偏性，实现"以偏纠偏"的治疗目的。平性药与寒性、热性药物配伍，使处方处于偏寒或偏热的性质，适用于有寒热取向的病证，既可以直接治疗主证，又可治疗或减轻疾病中的某些兼证；对于一时难以辨别寒、热性质的病证，则与平性药配伍，使整个处方性质平和，达到平补平泻的目的。奇药是指在治疗过程中通过巧妙配伍发挥超乎常规作用的一类药物。张琪临证除常规辨证用药外，亦能抓住疾病病机之变化，灵活用药，出奇制胜。

常用药物有茯苓、代赭石、龙骨、山药、乌梅、土茯苓、萆薢等。

2. 毒药、猛药举隅

毒药，在中医学发展的不同时期，有着不同的含义。毒药曾是一切药物的总称，古人也常以药物偏性的强弱来解释有毒、无毒及毒性大小，故药性峻烈之猛药亦多被视为毒药。现代中医学认为毒药是一类既有药理治病疗疾作用，又有毒副作用，可致毒性损害或引起中毒甚至死亡的中药。张琪对于清代徐灵胎所提倡的"用药如用兵论"深有同感，认为王道之药、中庸之剂虽能补虚强身而常用，但对于顽疾重证，邪气猖獗者，亦须毒烈之药、峻猛之剂斩关夺将，直捣黄龙。

常用药物有附子、川乌、半夏、牵牛子、水蛭、细辛、马钱子、大黄、石膏、麻黄、葶苈子等。

3. 对药、群药举隅

张琪临床常用一些行之有效的对药、群药互相配合以增强疗效。对药由两味药物组成，是源于药性"七情"而又有所发展的一种中药特殊配伍方法，群药是以三味或三味以上药物为组合单位的一种药物配伍方法。在四气五味、升降浮沉、归经等理论指导下，或互相增强某一疗效而起到相须相使作用，如黄芪配党参、肉苁蓉配巴戟天；或间接增强某一功效起相辅作用，如大黄配桃仁；或利用相反药性（如寒热、升降、补泻、入气入血）及不同功能的药物相互制约，产生新的功效，如茜草配海螵蛸；或利用归经特性达到定位治疗效果，如萹蓄配瞿麦。由于疾病的复杂性及药物自身性味功用限制，应用单味药不能适应复杂的病机、繁多的症状，对药、群药作为较为特殊、复杂的配伍形式，在临床常常取得较好的疗效。

常用对药、群药有黄芪、党参，巴戟天、肉苁蓉，大黄、草果仁，大黄、桃仁，大黄、甘遂，萹蓄、瞿麦，土茯苓、薏苡仁，海藻、夏枯草，小蓟、白茅根，金银花、连翘，茵陈、板蓝根，海螵蛸、茜草，甘遂、大戟、芫花，柴胡、黄芩、大黄，龙胆草、菊花、草决明、钩藤，生地、公丁香、枳壳，牡蛎、海藻、天花粉。

十、养生防病、贵在守恒有节

张琪被誉为全国名中医，久负盛名，驰誉全国，以生为德，修道敬业，普济含灵之苦，盛名历数十年不减。在多年对生命规律的探索中，对养生之道感悟甚深，并以身践道，持之以恒，防病于未然。张琪的养生保健不仅方法合宜，且贵在能够坚持不懈地改善体质，润物无声地进行调摄，数十年如一日，因而九十高龄依旧能够坐堂行医，耳聪目明，步履稳健。

大道至简、道不远人。养生之道可以追溯到先贤孔子的："君子有三戒：少之时，血气未定，戒之在色；及其壮也，血气方刚，戒之在斗；及其老也，血气既衰，戒之在得。"张琪时常提起，养生意识是贯穿于人之一生的。在人的一生中，各种各样的因素都在影响着我们的生命健康，因此，养生必须自始至终地贯穿人生。张琪提出的养生体系非常重视整体养生法。他认为人的一生就是一个整体，养生应当是贯穿于人一生的功课：人在母腹之中时，是影响先天之本强弱的决定性时期，从孕育起，为人父母者就应当高度重视饮食的调和、欲望的节制，以保全精血，造福后代；待生命降临，就应从小儿时开始系统地着手养生，注重摄养，可以起到防微杜渐之功；少年时期，要根据少年的生理特点，节饮食、适寒暑，未病先防，以全其真，一个人如果自恃年纪少壮，气血方刚，劳役放浪过度，就很可能导致百病兼结，命危朝露。因此对疾病的预防要和日常养生保健结合起来，要在年轻健壮时就及早进行养生调摄。保全真元对中年人，同样具有重要意义：人的成年时期是一生中的兴旺阶段，预防伤正对于抗御早衰具有很大意义，通过中年的调养补益，为进入老年期做好准备。老年人的生理功能衰退，此时的养生在于顺神养精，调腑和脏，内恤外护。内养精、气、神，外避六淫邪气，保其正气，周流和气，济其衰弱。对于高龄之人，可视其阴阳气血之虚实，有针对性地采取保健措施。根据老年之生理特点，适当锻炼，辅以药养和食养，可达延年益寿之效。张琪的养生之道化先贤之言，简约而不简单，认为要将好的养生之道融入生活当中，守恒有节，这样的养生模式在己可治心、养身、延年，在外可齐家治国。在做到持之以恒之后，才谈得上养生的技术层面问题。

如今资讯发达，流行的养生保健的方法很多且适应于不同人的体质，那么我们应该如何选择呢？张琪建议：要根据自己各方面的情况，仔细甄别，合理选择。在确定了几种适合自己的养生方式组合之后，就要专一且持之以恒，切忌见异思迁，摇摆不定。因为每一种方法都有自身的规律和系统性，专一精练能强化生命运动的节律，提高生命运动的有序化程度。如同时采用过多的方式方法，一则不能尽善尽美的达到养生康体作用，二则由于养生方法规律不完全相同，互有干扰，反而会影响生命活动的有序化，身体健康水平不能有很好的提高。

张琪提倡养生生活化，所谓"养生生活化"就是要积极主动地把养生方法融合到日常生活的每一方面。只有作、息、坐、卧、衣、食、住、行等符合人体生理特点及自然和社会的规律，才能给我们的工作、学习和健康带来更多的益处。人生于天地间，难免有所喜好，但是，喜好应当适可而止，所谓"多好则专迷不治"，喜好要做到愉悦身心，张弛有度，既不损伤身体，又能愉悦身心，这才符合中庸之道。日常生活中时时处处都可以养生，只要把养生保健的思想深深融合到生活之中，掌握合理的方法，坚持不懈，守恒有节，自然可以养身调益，祛病延年。

（一）太上养神，大德有其寿

儒家有言："大德者，必得其寿"。作为一代名医，张琪的医德医术是相辅相成、密不可分的。医德是医术发扬的基础，医术是医德的体现方式。医德高尚，医术才有本之木，有源之水。源远流长、博大精深的中医药文化在漫长岁月中逐渐形成，儒家思想是其中的重要组成部分。张琪自幼刻苦研习中医典籍，广泛涉猎儒家经典，作为中医药文化重要组成部分的中国传统医德和儒家思想，对张琪的大医之风和养生心境产生了深远的影响。张琪的儒学修养极为深厚，堪称一代儒医典范。

谈到养生之心境，张琪非常推崇以儒家之"仁心"修养心神，行医做人，以仁为本。古语有云："仁者寿。""仁"者之所以"寿"，是因为"君子爱人"，在处世上自然有"浩然之气"，行谦虚平和、大气为人的处世之道，襟怀旷广，略无滞怀。张琪将"仁恕之道"融入行医修身当中，在治病救人的同时更赋予医学以更广大的道德内涵。

张琪认为"医者仁心"包含两层含义：即医心与医术。中医体系历史悠久，包罗万象，张琪深知医学知识深奥复杂，不易掌握，一旦大意很可能会导致严重的后果，因而坚持行医者必须具备较高的德行，崇尚儒家的勤学自省精神，以先贤的学习精神勉励自己。张琪非常欣赏仲景先师"上以疗君亲之疾，下以救贫贱之厄，中以保身长全，以养其生"之理念，以兼济天下的情怀达到尽善尽美的医学境界，全力挽救病人生命。张琪时常与弟子们说："先知儒理，然后方知医理，为医者须旦夕手不释卷，详加参明，融化机变，印之在心，慧之于目。"

张琪数十年如一日地精研医理，对很多疾病的治疗均有极高的成就。行医成为张琪最大的乐趣，他的日常生活由临证和读书组成，看似十分单调，实则极为充实。能为国家做贡献、为人民解疾苦，使他得到了极大的成就感。安宁、愉悦的心境，有所寄托的心灵，是他健康长寿的重要原因。

新中国成立以来，党和国家的"中西医并重"政策使中医事业有了飞跃式的发展，老中医受到党和国家的承认，也得到了人民的尊重和热爱。张琪欣逢盛世，如鱼得水，能够尽情发挥自己的所长和所爱使他心身愉悦。投身于祖国的医学事业，施治的病人重获健康；指导的研究生和年轻医生在学业、科研与临床上取得飞速进步和突出成就；将自己多年从医经验毫无保留地传授于人……这些都是张琪的最大乐趣。张琪常说："每想到这些，都觉得喜不自胜，意气昂扬，觉也睡得香甜。"

现代医学认为人体的生理功能与精神活动是密切相关的。中医也认为精神因素可以直接影响脏腑阴阳气血的功能活动。张琪曾阐述过这样的观点：一个人如果精神愉快，性格开朗，对人生充满乐观情绪，自然能达到阴阳平和，气血通畅，五脏六腑协调的状态，机体健康。反之，不良的精神状态，会对人体的脏腑功能产生消极作用，使得脏腑的功能失调，气血运行阻滞，抗病能力下降，正气虚弱，引发各种疾病。

张琪数十年如一日勤奋地工作和学习，保持勤动脑，爱思考的习惯。张琪认为"动脑"和"动心"有不同的意义，"动心"则执着起、私欲生，而适当"动脑"会令人保持敏锐的头脑，从事自己认为有意义的工作更是如此。"动脑"而不执着、不掺杂私欲，是养神而非耗神，用"神"方能养"神"，只要不执着过度、殚精竭虑，就能做到张弛有度。多年的中医文化及儒家思想的熏陶，使张琪形成了一种非常豁达旷然的心境，把淡泊名利，知足常乐作为养生的重要因素，达到内心安和的境界，正所谓："安则物之感我者轻，和则我之应物者顺。外轻内顺，而生理备矣。"

在日常生活和工作中，人们经常会遇到不顺心的事，忧虑不堪，心事重重，这会使身体和心灵受到禁锢，不能相互协调，甚至会损害健康。遇到这种情况首先要学会自我调整，从思想上释放自我，不以外物萦纡我心。张琪常把"不如意事十之八九"这句话挂在嘴边，与同志、朋友、学生、病人交往，都做到以宽厚仁爱之心对待。在张琪的多部医学专著和临床医案相继付梓之后，同行均赞叹张琪将数十年行医经验坦荡相授，不拘于一家一派之桎梏，有君子之风。而张琪却谦逊道："医乃仁术，济世利民之事，是我们老中医义不容辞的职责。其实，限于我自己的水平，只不过沧海之一粟罢了，虽然微不足道，但是，这样做既传授了他人经验，自己也感到欣慰，仍然能从中获得喜悦。"这正是张琪的养生之法：注意自我修养，保持思想高度和心理平衡，达到自身强健还能够奉献社会的目的。

张琪主张养生应注重养心，提倡"养心神、培正气"的养生智慧。所谓"养心神"，就是要注重自我修养的提高和思想境界的提升，以保持良好的精神状态。所谓"培正气"，就是要拥有美与善的心境，高尚优良的品德。具有了高尚优良的品德，才能减轻心灵的负荷、焕发生命的活力。

（二）太极养形，动静有其韵

张琪年逾耄耋，骨骼系统健康无恙，行止自如，这与他常年锻炼身体，保持运动有关。张琪认为养生锻炼要根据自己的体质选择合适的锻炼身体的方法，比如慢跑、歌舞、气功、太极拳、八段锦等。他认为，有规律的、持之以恒的、适度的运动，可以使人体气血流畅，循环旺盛，五脏六腑、皮肉、血脉、筋骨得到充分的营养。尤其脑力劳动者，更应进行体育锻炼。张琪平日锻炼喜静不喜动，偏爱太极拳，注重太极拳的养生作用，勤练不辍，常年通过太极拳健身。张琪也很喜欢散步，重视散步中的"三浴"，即光浴、气浴、风浴——每天清晨沐浴着阳光，呼吸着新鲜的空气，迎着扑面的微风，进行有节奏的全身锻炼，既能调和气血，聪耳明目，又能锻炼四肢关节和各个内脏器官。如果不出门，张琪就在屋子里散步，放松心情，调整呼吸，使呼吸深长均匀、气定神安、物我两忘。张琪崇尚华佗的观点："人欲得劳动，但不当使极。动摇则谷气全消，血脉流通，病不得生，譬如户枢，终不朽也。"

（三）清淡养身，饮食有其真

"安身之本必资于食"，饮食养生是中华民族传统文化的一大瑰宝，也是中医宝库中的一个重要组成部分。中国饮食文化源远流长，溯其源流，大抵滥觞于火的使用及各种器具的发明，这些为食养创造了物质条件，使人类从原始的茹毛饮血、火耨刀耕中脱离出来；其后，又产生了炒、焖、蒸、炖等多种烹饪方式，开始讲究饮食要色、香、味俱全；进一步，"吃"的要求就不仅局限于满足口腹之欲，开始讲求健康饮食以益寿延年，将饮食逐渐从裹腹充饥发展成为一种文化。

吃什么，怎么吃，才能于体有健，于身有益，成了当今百姓最为关注的问题。时常有人询问张琪的食养之术，以期从张琪口中探知一些神秘的"祖传秘方"，然而张琪每每无以回奉。并非张琪秘而不宣，故弄玄虚，而是他从不认为自己的食养之法有何特别之处。少年之始张琪便沉潜岐黄，在醉心医术的同时，对传统中医理论的深入理解也潜移默化地影响了张琪的食养观念。中医讲求顺应天地四时，遵循阴阳五行、生化收藏的变化规律，对人体进行科学调养，保持生命健康活力，从而达到保养身体、减少疾病、增进健康、延年益寿的目的。因此细细寻味，张琪的食养虽无秘诀，但却有契合中医养生理论的做法和体会。

张琪谨守《内经》"食饮有节"和"五谷为养，五果为助，五畜为益，五菜为充"的理论，早午晚三餐基本定时定量，以七八分饱为宜，不多食也不吃零食。饮食口味清淡，素多荤少，以素为主，但有时也略吃点鱼类、肉类，注重荤素搭配。张琪有饮茶的习惯，且数十年如一。他从不追求考究精致的高档饮食，但求三餐食饮搭配得当，有序有节，节而有度，而更为重要的是他能将这些良好的饮食习惯持之以恒地贯彻执行。

（四）清静养心，作息有其风

日月盈昃，斗转星移；寒来暑往，四季更迭。人居天地间，时时刻刻受到天地自然的影响。道家有言："人法地，地法天，天法道，道法自然。"人体气血的运行、盛衰，脏腑经络的生理功能，都与自然界的变化息息相关，自然界有其节律规则，人体也应相应的调整变化。"阴阳四时者，万物之始终也，死生之本也，逆之则灾害生，从之则苛疾不起，是谓得道。"顺应自然方能得道，行道方能有助正气。张琪深谙中医"人以天地之气生，四时之法成"之奥理，洞察"起居有常"方可"度百岁"而"尽终天年"之要旨，言行视听，坐立寝卧，衣食住行等以顺乎自然、合乎天地为贵，与自然节律和谐一致，并且适时、适量、适度、适宜，惟和惟平，有法有度，自然有益于延年增寿。

现代"时间生物学"与中医这种"天人相应"的理论有着异曲同工之妙。时间生物学是一门研究机体生物节律及其应用的科学，从宏观上探索人的生理功能和心理活动随着宇宙运动所形成的四季昼夜等时间节律而调节的机制，主要研究人的生命活动与自然界之间的相互关系，是一门新兴的生命科学领域的交叉性学科。在自然界中，经过长期的进化过程，无论低等动植物，或是高等生物，都为了适应自然环境而生存，体内逐渐形成了一个"小宇宙"，几乎其所有生命活动都是按照一定的规律周期性的运行，与自然界"大宇宙"遥相呼应，这种生命活动现象便被称为生物节律。人的生物节律近似时钟的功能，调节机体各组织、各器官、各系统按时运行，表现出与大自然环境周期性变化相似的状态。国内外新近的研究均证实，天文、季节、天气等自然现象对人体的生理功能、心理变化及疾病的发生发展都有着不同程度的影响。因此，如若认清并掌握这种规律，按照这种天然的生物时钟起居作息，久而久之便会形成相对固定的生物周期，体内各器官的功能便会协调一致，并通过调节神经系统、内分泌系统、免疫系统及各脏腑功能来支配人的生理功能和心理活动便可以使人体的生理、心理功能保持良好的状态，从而延缓衰老，祛病延年。张琪常说人逐渐衰老，乃至于死亡都是符合自然规律的，谁都不可抗拒，我们应该科学对待，泰然处之，顺其自然，不违背自然规律。只有我们善待生命，生命才会善待我们。

（五）防病养生，智者有其寿

《孔子家语》中有"智者寿"之言。长寿之道亦关乎智慧。智者对事物有独到的见解和分析判断能力，并且能够运用所掌握的知识结合以往经验，来解决问题。《内经》中有关于上古之人度百岁而不衰的讨论，岐伯这样论述道："其知道者，法于阴阳，合于术数，食饮有节，起居有常，不妄劳作，故能形与神俱，而尽终其天年，度百岁乃去。""知道者"即指有智之人，其学识渊博且见事明智，深谙养生之理，善于运用养生之法，行养生之为，心明志坚，知何当所为、何当所不为，养生有术，故而可尽终寿。而愚者恣意妄为，即便懂养生之理，却漠然视之，不为亦不守，所行颠倒错乱，毫无规律，因此但有中寿，难享天年。智者不仅懂养生之法，而且御养生之术，借此以让其法掷地有声，更好地发挥作用，收获预期的健康长寿的效果。

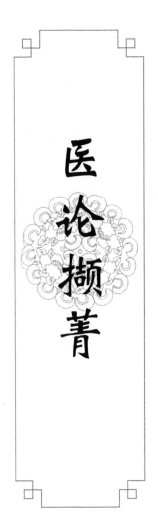

医论撷菁

一、论伤寒与温病

伤寒与温病为祖国医学论治外感病的两大流派，二者的关系是中医界长期争论不休的问题之一。一则认为伤寒与温病有别，不能强求统一；一则认为温病是伤寒的延续，寒温应该统一。

（一）伤寒与温病的形成与发展

伤寒与温病起源于《内经》《难经》，当时的温病概括在伤寒之内。《素问·热论》曰："今夫热病者，皆伤寒之类也。"《难经》曰："伤寒有五：有中风，有伤寒，有湿温，有热病，有温病。"张仲景《伤寒论》虽以伤寒命名，而在太阳篇中分别列举了伤寒、中风、温病的证候，如："太阳病，发热而渴，不恶寒者，为温病。"可见该书中所称之伤寒有广义和狭义之分，而二者之分在于外邪性质的不同，即寒与温的不同。再如《素问·六元正纪大论》曰："寒气行，雨乃降，民病寒，反热中。""气大凉交至，寒气行，因而民病寒。"此属寒邪，即狭义的伤寒。又"气乃大温，草乃早荣，民乃厉，温病乃作""寒乃去，候乃太温……温病乃起"，上述"温病乃作""温病乃起"，皆为气候反常，如"气乃大温""候乃太温"，此外邪性质为温，因而民病温厉，为热性传染病最早记载。《伤寒论》有不少条文，系温病用辛温解表而致误，如"若发汗已，身灼热者，名风温""发汗后，不可更行桂枝汤，汗出而喘，无大热者，可与麻黄杏仁甘草石膏汤""服桂枝汤，大汗出后，大烦渴不解，脉洪大者，白虎加人参汤主之"。以上条文都属于温病误用辛温解表所致。综上所述，足以说明《内经》《难经》《伤寒论》已将温病囊括在广义伤寒之内了。晋代王叔和《脉经》论述了伤寒与温病的不同脉象。隋代巢元方《诸病源候论》有伤寒、时气、温病、斑毒证病诸候，从证候学进行了系统阐发。《备急千金要方》《外台秘要》二书中载有较多防治温病的方剂。由此可见，伤寒与温病起源于《内经》，而后汉、唐、晋历代医家在《内经》基础上，对病因学、证候学、治疗学等认识皆有较大进展。其中张仲景《伤寒论》系统地总结了一套理、法、方、药规律，从而奠定了祖国医学治疗热性病的基础。

金元时期，我国医学出现了百家争鸣的新局面，促进了伤寒、温病突飞猛进的发展。随着医家们的实践认识不断开拓，已经意识到温病必须从伤寒窠臼中脱离出来。在《伤寒论》的基础上，必须有所发展和创新，才能适应新形势的需要，这是完全符合历史发展规律的。

如当时被誉为四大家之一的刘河间，继往开来，创立了"六气皆从火化"的观点，明确主张"热病只能作热治，不能从寒医"，创立了双解散、凉膈散等表里双解法，大胆开创了治疗温病的先河，为温病学发展的一个转折点，亦为温病学形成独立体系奠定了初步基础。

同时期研究伤寒者也日益增多，如金代成无己，研究伤寒数十年，对《伤寒论》详加注解，著有《注解伤寒论》《伤寒明理论》。继成氏之后，注解伤寒者一直延续到明清近代，不下数百家，对伤寒的证因脉治颇多阐发，于《伤寒论》方的运用亦有很大发展，形成伤寒派，亦即后人所称的经方派。实际《伤寒论》方的应用，远不限于外感病，也应用于许多内科杂病。

明清时期，温病有了飞跃的发展。明崇祯十四年，鲁、浙、冀一带温疫流行，死人甚多，医者按伤寒治之无效。吴又可创立了戾气自口鼻而入的病因学说，提出"非风、非寒、非暑、非温，乃天地间别有一种异气所感"，摆脱了六淫致病的窠臼。杨栗山踵其后，认为属于杂气为害，戾气、杂气非六淫之气，乃天地间别有一种异气。吴氏、杨氏突出的贡献是对疫毒致病的认识，并总结出一系列行之有效的理法方药，对外感温病学有较大的贡献。

明清时期可谓温病学鼎盛时期，盛行于大江南北，以叶桂、薛生白、吴塘、王孟英等为代表的温病学家，在实践的基础上总结出一套比较完整的理论体系和系统治疗方法，也撰写了许多关于温病的著作，例如，《温病条辨》《温热经纬》《霍乱论》《疫疹一得》《温热逢源》等，提出了卫气营血辨证和三焦辨证等，创造了许多行之有效的方药，大大丰富了外感温病的辨证论治内容，从而形成了温病学派，其与伤寒派相媲美，构成了祖国医学外感热病的诊疗体系。

（二）六经与卫气营血、三焦辨证

伤寒六经辨证是以经络脏腑定位和八纲定性为基础，外邪由表入里，由经络入脏腑，由三阳入三阴，反映了外邪传变层次与治疗规律。温病的卫、气、营、血辨证和三焦辨证，同样是阐发外感病邪由表及里，由上焦、中焦至下焦的浅深层次和治疗规律。伏气温病则由里达外，依次为气、血、营、卫，与外感温病正好相反。六经、卫气营血、三焦辨证都反映了外感病证的治疗规律，有些是相同的，有些则是相互补充的，它反映了前人对外感病认识的不断深化和发展。如伤寒太阳表证与温病卫分证，虽有表寒、表热的不同，但皆属表证，在病位上并无差异。又如伤寒阳明病为里热实证，与温病中焦气分实热证是一致的；伤寒少阳半表半里与温病邪入膜原气分证又相同；温病中焦寒证与伤寒太阴病亦相符；下焦属肝肾，温病传入下焦与伤寒少阴、厥阴二经证多有近似。可以看出，伤寒六经、温病三焦、卫气营血辨证并不矛盾，而是一脉相承。且温病学又在许多方面补充了伤寒之不足，伤寒详于寒略于温，温病详于温略于寒，六经与卫气营血、三焦辨证各有所长，有一致性也各有不同之处，不可偏废，不能一方代一方，作为一名中医学者，既要掌握《伤寒论》的六经辨证，又要通晓卫气营血、三焦辨证，如此才能称为全面。

（三）对寒温统一的看法

伤寒与温病同是外感病，后者是前者的延续和发展。无疑二者是可以统一的。但是温病本身也存在各种流派，内容非常丰富。除叶天士《温热论》、吴鞠通《温病条辨》外，亦有王孟英《温热经纬》，薛生白《湿热条辨》，余师愚《疫疹一得》，雷丰《时病论》，特别是吴又可的《温疫论》，独树一帜，阐发外感戾气致病、邪伏膜原证有九传之论。戴麟郊著《广温热论》，倡五兼十夹学说；杨栗山《伤寒温疫条辨》更明于辨疫，力倡杂气为病，列以升降散为主的十五方，以苦寒泻热解毒为法；柳宝诒《温热逢源》，突出了邪伏少阴，伏气为病，论多精湛；张凤逵《伤暑全书》、王孟英《霍乱论》等各家学说林立，反映了各自的特点，形成了温病学派，各种流派绝非一家所能替代。张琪教授认为，如果能撰写一部外感病专著，熔各家学派之特长于一炉，将是对中医治疗急性热病一大贡献。不然只将《温病条辨》或《温热论》与《伤寒论》某些内容合二而一，称之为寒温统一，势必挂一漏万。叶、吴只能是各代表一家之言，上述温病学家见仁见智各有千秋，对其不同的学术观点，应兼容并蓄，使之共存并发扬光大，不能强求统一而遗弃精华。

（四）寒温纵横与展望

外感六淫性质不同，在表或侵犯上焦应针对其外邪性质分别论治，如伤寒温病在表，有辛温、辛凉解表之不同，辛温解表宜桂枝汤、麻黄汤，辛凉解表宜桑菊饮、银翘散。伤寒派每以桑菊、银翘为果子药不能治大病，实际吴氏乃根据其"上焦如羽，非轻不举"之治则，以轻可去实，治疗风温犯肺之大病。张琪教授曾遇一肺炎病人喘咳，前医用石膏、生地等重剂，病人不仅咳喘未愈反而腹泻，张琪以桑菊饮轻宣肺热，加扁豆、葛根以止泻，病人迅速好转，继续调治而愈。可见轻可去实之法是很实用的。

外邪性质不同，发病初期治疗有别，及其传变以后随证候施治，则无甚差别。俞根初《通俗伤寒论》虽以伤寒命名，其中亦囊括温病在内，张琪教授同意张锡纯之论断"伤寒温病始异而终同"。温病的辨证、方剂治疗大大地丰富了外感热病的内容，较《伤寒论》有了更大的发展。如热病出现神昏谵语，《伤寒论》有经证、腑证之分，分别用白虎汤、承气汤治疗；温病增补了热闭心包、神昏谵语、舌红绛、脉细数者，用清心开窍法，安宫牛黄丸、《局方》至宝丹或紫雪丹类治疗；还有浊痰蒙蔽心包出现神识如蒙、昏聩不语者，用豁痰开窍法之菖蒲郁金汤等治疗；再如清营泻热的清营汤、气营两燔的增减玉女煎、化斑汤、清瘟败毒饮，具有清热解毒化斑之功效，在临床应用上效如桴鼓。仲景之《金匮要略·痉湿暍病脉证治》论湿，只有麻杏苡甘汤、麻黄加术汤证等寥寥数方，温病学则有一系列湿证的阐发，包括内湿、外湿、湿热、寒湿等，内容极为丰富。如用三仁汤、薏苡竹叶散淡渗利湿、宣展气机；湿邪伤表、阳为湿困用辛开温散、芳香化湿之三物香薷饮；湿热阻于膜原用疏利辛开化湿之达原饮等；湿阻中焦，症见身热不扬、汗出不解、渴不欲饮、胸闷泛恶、苔白腻等，治用辛开苦降、芳香利湿之法，如吴鞠通之五加减正气散，王孟英之甘露消毒丹等，可随证选用。薛生白《湿热条辨》对湿热病阻于卫分、气分、入络、在表、在里等条分缕析，辨证论治尤为精湛。

温病学在辨证上也较《伤寒论》时代大有进步，如察舌验齿是一大贡献，温病学辨证舌脉并重，尤其突出舌诊的重要地位，如从舌质的红绛辨为邪入营分或血分，白苔绛底为湿遏热伏，察舌之润燥腐腻老嫩等以辨表里寒热。还有观察斑疹、白痦色泽的荣枯等，皆为温病所独创。《伤寒论》仅有少数舌苔的记载，与温病学比较，则不免相形见绌。

　　由汉代张仲景《伤寒论》到清代温病学派，经历了近一千七百年的历史，温病学在《伤寒论》的基础上有突飞猛进的发展，形成了中医学外感温热病（包括传染病）丰富多彩的内容，它是我们治疗急性热病的珍贵文献，但在另一方面也要看到它毕竟受着历史条件的限制，在某些方面仍需要改革和提高，如剂型问题与抢救危急病人不适应等，我们要在前人的基础上有所创新，注意辨证与辨病，筛选针对病原菌的中草药，把证与病有机地结合起来，在抢救急性热性病上创出抗感染抗休克的新剂型，改进给药途径，使中医药在治疗急重热性病方面，发挥其独特优势，做出更大的贡献！

二、漫谈辨证论治

辨证论治是中医学对疾病诊断治疗总的概括，是中医学理论体系的核心，但是迄今为止对证的确切概念尚缺乏一致的认识。如有人认为"证"是证候群，把《伤寒论》六经辨证视为六类证候群；有人认为"证"是对病人机体当时出现的各个症状和体征，按照八纲进行综合归纳，给整个机体疾病状态所作的一个总的评定；再者认为"证"是现象，是证据。言人人殊，都有其合理部分，也都有一定的片面性。张琪教授结合辩证法的学习，认为中医学是从宏观的角度，结合从实践可得的人体生理、病理反映及其变化规律，反复推敲、类比、综合、概括，找出正确的结论。辨证论治必须用哲学观点加以阐释，方能易懂易识。

（一）"证"和"辨证"的含义

中医学有"六经辨证""八纲辨证""脏腑辨证""卫气营血辨证""三焦辨证"等，所有这些都说明了前人对疾病的认识是一个不断深化和不断发展的过程，如外感病从《素问·热论》到张仲景《伤寒论》六经辨证，直至叶天士卫气营血辨证和吴鞠通三焦辨证等都说明了中医学对外感病的认识不断丰富和发展，那么"证"是什么？如何辨证？这个问题确有加以探讨的必要，张琪认为"证"是机体在疾病发展过程中的某一阶段出现病因病机的概括，分析病变的部位、原因和性质，从而全面准确地反映着疾病的实质。

辨证就是首先通过望、闻、问、切等诊察方法，广泛收集资料，深入了解病情，在此基础上利用脏腑经络、卫气营血、病因病机等，进行分析、归纳、综合、概括，从而辨别疾病属于何种证候，作出正确诊断的过程。哲学上认为事物有现象和本质，二者是客观事物固有的、相互联系不可分割的两个方面，现象是本质的外部表现，本质是现象的内部联系，没有离开本质的现象，也没有离开现象的本质，本质总是通过大量现象表现出来。疾病也是如此，有它的现象和本质。《内经》曰"治病必求于本"，本就是本质，求本就是通过辨证而找出其本质，由此可更确切地说，"证"是概括疾病现象和本质两个组成部分及二者的总和。一个疾病的病理变化是隐藏在机体内部的，但其外部必然会出现一系列证候，前者必须通过思维才能把握，后者可以被感官直接感受，但是前者必须通过后者才能把握。如《伤寒论》太阳中风证，发热汗出，恶风，脉缓，是其外部表现，外中风邪表虚营卫不和是其本质。伤寒证，发热恶寒，体痛，呕逆，脉紧是其外部现象，寒邪外束是其病之本质。医者必须通过其外部表现，才能确定其内在本质，所以说"证"是现象和本质的总和。辨证就是通过外部现象而寻求其内在本质。

（二）辨证抓主证

如上所论，每一种病理变化，其外部都反映一系列证候群，《伤寒论》依据不同的证候群分属于六经之所属，立方遣药。但在这些证候群中，必然有一些起着决定性和影响的作用，其他证候都是随着这种证候的产生而产生，随着这种证候的转变而转变，前者是主证，后者是兼证。医者必须善于识别哪个是主证，哪个是兼证，抛开兼证，抓住主证。解决了主证，兼证就可以迎刃而解，因为主证反映疾病的本质，兼证常由主证连带而生，往往是非本质的反映，因此抓主证是一个高明医生在临床上技术高超的具体体现。又如《伤寒论》太阳中风桂枝汤证共八条，第2、12、13条是从正面反映出来的，如头痛发热，汗出恶风，脉浮缓等。其他各条则不典型，是从侧面反映出来的，如 53 条"病常自汗出"和 97 条"发热汗出"这样就往往使人不易辨识，从正面反映的证候可一目了然，无须费解，从侧面反映的证候则需要探微索隐，《伤寒论》之所以具有辩证法思想是它在《内经》治病求本的思想指导下，认识到疾病的本质和其外部现象的相互关系，因此我们就不能用模式化来要求某某证必须具备，方可用某某方，应该遵从仲景"但见一二证便是，不必悉具"的教导。

再有现象从反面反映病的本质构成假象，病情隐蔽，出现的症状表里不一，如"格阴""格阳"和"假虚""假实"之证，"病人身大热反欲近衣者，热在皮肤，寒在骨髓也；身大寒，反不欲近衣者，寒在皮肤热在骨髓也。"外表寒热，均属假象，而内在的寒热才是实质，"大实有羸象，至虚有盛候"，这些都是在告诫我们不要被假象所迷惑。因为现象和本质之间有时会存在差别和矛盾，它们是对立的统一。如《伤寒论》少阴病有手足厥冷、脉象微细等阴寒内盛证，同时又伴有里寒外热、身反不恶寒之真寒假热证。阳明病的热邪深伏，出现热深厥亦深的手足厥冷之真热假寒证，如果辨证不清，虚虚实实必致恶果。用哲学的观点来阐明辨证，抓主证舍次证，舍假从真是最恰当不过了。可概括为：去粗取精，去伪存真，由此及彼，由表及里，在错综复杂扑朔迷离的证候中，必须认清真伪，抛弃非本质部分，抓住疾病的实质，达到辨证准确，论治中肯。《素问·标本病传论》谓"谨察间甚，以意调之，间者并行，甚者独行……"，必须明察标本，辨轻重缓急，分清主次，才能找出疾病症结。

（三）"证"要标准化、规范化

"证"作为认识疾病的重要环节来把握，应该力求稳定，这正是系统方法论对人体病态的成功认识。只有像太阳证、阳明证、少阳证等这样一种稳定的现象，才能反映疾病内在稳定的病理实质，这种稳定的系统构成了"证"的系统化、规范化，它正是中医治疗疾病着眼之处，也是诊断疾病所赖之指标，如虚证、实证、寒证、热证等，当然这种指标还有待利用现代科学加以验证提高。除此之外，目前对中医传统指标的"证"应该系统化、规范化。应当承认，由于历史条件限制，中医学对形态结构的研究还不免粗糙，辨证指标尚缺乏定量性分析标准，而且即使有标准也不够统一，这就给临床运用带来了一定困难。例如，舌诊，以红舌为例，有绛红、艳红、深红、紫红、正红、淡红之分，如何求得一致的标准？脉诊也是如此，前人就有"胸中易了，指下难明"之说，不无一定道理，因此急需统一辨证的客观标准，加强各种客观指标的定量分析，使其达到系统化、规范化，以提高辨证论治的水平。在临床体会中，首先是诊断标准化，中医辨证的各项指标也像西医那样，逐步做到标准化、规范化，只有辨证的各项指标规范化，观察才能客观化。中医四诊指标的观察，应防止带有主观成分，今后要努力使指标客观化。总的来看，中医四诊指标的标准化是辨证规范化的基础，无论难度多么大，势在必行，这是时代的需要，愿与国内中西医同道共同努力来完成这一伟大光荣的任务。

（四）辨证与辨病

中医重视辨证，"证"是认识疾病治疗疾病的主要依据，理、法、方、药基本上是以证为基础的。但是在治疗过程中，在重视证的同时也不可忽视病，就是说既着眼于证、又着眼于病。从客观上看，辨证是对疾病进行动态的观察，是对疾病程度的诊断，如伤寒六经的传变，温病卫、气、营、血的传变等；而辨病则是对疾病进行静态的鉴别，如中风、臌胀、痹证、虚劳等基本上属于静态不变的。从证和病的概念来说，证反映着各种致病因素所引起的非特异性反应，反映着疾病的共性；而病反映其特定的病因所引起的特异性反应，反映着疾病的个性。中医虽然有同病异治、异病同治，以证为主共性的特点，但是这种共性却非漫无边际而是有一定范围的。因此证必须和病结合起来，也就是共性和个性相结合才能全面地反映疾病的规律，例如，外感温病的湿热与杂病的湿热病机虽然相同，立法用药却不尽相同。寒邪外袭之伤寒与痹证之寒痹，虽然同属寒邪，治疗亦存在差异。仲景《伤寒论》虽然以辨证论治为核心，但皆与病相联系，如太阳病、阳明病、少阳病、厥阴病等，言证必言病、言病必言证，树立了证与病结合的范例。

中西医结合把西医的病与中医的证结合起来，尤其能弥补中医辨证的不足，因为西医的病，是建立在现代自然科学发展的基础上的，特异性比较强，中医辨证虽然具有许多优越之处，然而毕竟受着历史条件的限制，对疾病中的好多问题，特别是对某些疾病的局部问题认识还不够深入和确切。随着医学科学技术的发展，把西医的各种理化指标纳入到中医辨证论治中来，已是水到渠成。可以认为中医的辨证如能和西医的辨病结合起来，发挥二者之长，中医辨证将会大大提高。例如，一个肾炎病人水肿消退没有明显的证候，只有尿蛋白不消失，就必须对尿蛋白辨证施治。糖尿病三消症状已消失，只剩下高血糖和高尿糖，那么就按病针对血糖、尿糖施治，这是新时代赋予我们中医辨证论治的新内容、新意义、新活力。只有如此，中医才能不断发展和提高，当然在强调中西医辨证和辨病相结合的同时，并不意味着贬低中医辨证论治的特色，我们应该充分肯定，有许多西医无法解决的疾病，经过中医辨证论治而得到痊愈，我们应该实事求是地既要看到它的优点，又要看到它的不足之处，才能给予客观正确的评价。

三、关于如何学好中医的几点看法

有不少青年中医同志们询问如何能学好中医这门学科，张琪教授以一名老中医的身份，结合亲身经历，作为识途老马，谈谈看法，供大家参考。

（一）热爱专业，矢志不渝

中医学历史悠久，源远流长，是我国历代劳动人民长期同疾病做斗争的经验积累，既具有丰富的临床经验，又形成了一套独特的理论体系。由于其来之于人民，用之于人民，与人民的生老病死息息相关，所以历久而不衰。如今其在社会主义建设、防病治病保卫人民健康中，与西医一起承担重要的责任，所以我国把发展现代医药与传统医药一同列入宪法中，二种医学并驾齐驱共为我国医疗卫生事业的二支主力军，这是从我国实际情况和人民需要出发的。青年中医同志们要想在中医学术上有所造诣，首先必须树立坚强信念，热爱中医学这颗光辉灿烂的中国文化宝库中的明珠，才能学而有成，才能有所建树。目前正在高等院校学习中医的同学们，绝大多数是热爱中医学专业而踊跃入学的，但也不能否认有部分同学并不一定从内心里热爱中医，只是由于各种原因而入学，没有明确的学习目标，思想基础不牢固，"身在曹营，心在汉"，就不会学而有成，岂不可惜！殷切希望这部分同学要端正学习态度，明确学习目标，矢志不渝，最后才能达到成功的彼岸。

张琪教授回顾其弱冠之年，亲眼看到中医能够为人民群众治好许多疑难疾病，在脑海里埋下了种子，从思想上喜爱她，所以尽管遇到重重困难，毫未动摇他学习中医的意志。

现在时代不同了，中医受到党和人民的无比重视，全国各省、市、自治区成立了中医的高等学府——中医学院，青年中医同志们，你们不啻为天之骄子，同张琪教授当年学医那个时代相比，有天壤之别，千万不要辜负党和人民对你们的期望，要珍惜自己的青春年华，充分利用大好的学习条件，树立民族自信心，继承好中医学这门科学，努力进取，挖掘瑰宝，学以致用，争做一代有才华的名医，作中医事业的优秀接班人。

（二）知难而进，持之以恒

学好中医的另一个条件，需要有知难而进、持之以恒的决心。中医学是一门高深的科学，她拥有浩如烟海的文献典籍、浸透着历代医家与疾病斗争的经验，是取之不尽、用之不竭的宝藏。有人说学好中医要比学好西医困难得多，是不无道理的，当今高等院校编了统一教材，从基础到临床趋向于系统化、条理化，要比硬啃原著容易多了，尽管存在着这样那样的问题，需要修改补充，但"高以下为基"（老子语）对初学者来说还是必要的。然而单凭教材内容远远不能深入下去，必须浏览历代名著，每部著作都有它的长处，要博览古今医籍，吸取众长为我所用。但这些书不是也不可能一下子都要学完，而是要朝着这个方向迈进，日积月累，就会学而有成。不容讳言，这样做是有困难的，困难是否可以克服呢？张琪教授认为只要有决心，"知难而进，持之以恒"，是完全可以克服的。古语说："精诚所至，金石为开。"古文基础差的同志可以借助于工具书，对中医术语或基础课内容不太理解时，可以查阅《中医大辞典》，当一个问题、一个字、一句辞不懂，弄清了之后，就增长一点知识，不要小看这一点知识，日积月累则"涓涓不壅，终成江河"，从不知到知之，从知之不多到知之甚多，一个人不可能生而知之，都是学而知之。革命前辈徐特立说过："有困难是坏事也是好事，困难会逼着人，困难环境能锻炼出人才来。"做学问正是这样，"学如逆水行舟，不进则退"。青年同志们，你们既然立志学好中医，这点困难又算得了什么？关键在于你们是立志树立知难而进的决心，迎着困难向前，还是在困难面前当逃兵？这是成功和失败的分水岭。

（三）勤奋学习是成功之本

唐朝大文学家韩愈说过："业精于勤，荒于嬉。"试观古今中外有成就的科学家、文学家，包括医学家，都是焚膏继晷地勤奋学习。学中医也毫不例外，没有这种勤奋好学锲而不舍的精神，要想学而有成是不可能的。有人说："凡是有成就的人，皆是具备天才者。"我们并不否认天资有一定作用，但它并非重要的，重要的还是在于勤奋学习。我国当代大文学家郭沫若说："形成天才的决定因素应该是勤奋……有几分勤学苦练，天资就能发挥几分。"一个人尽管天资颖悟，但懒惰不学习，必定是不会有成就的。所以学习中医关键不在于天资如何，而是在于是否勤学苦练。张琪教授从学医至今已八十多年，养成一种习惯，一天不看书，就如同没吃饭一样，看书要辅之以思考，更要结合实际，边工作边学习，是一种学习的好方法，有时他对一个病辨证不清，治疗效果不好，就查阅有关文献资料，以求得开拓思路，往往在冥思苦想中寻找出有效方法，那么就提高了一步，这同样是学习，而且是更重要的学习，所有这些都离不开勤奋二字。不少同志问他学中医有无秘诀，他回答两句古语——"书山有路勤为径，学海无涯苦作舟"，这就是秘诀，此外再没有其他捷径了。

（四）重视实践，结合理论

中医之所以经历数千年而不衰，深为广大人民所信仰，主要是因为其能为人民解除疾病痛苦，具有自身的特色。尽管旧社会在反动统治下，中医遭到排斥打击，甚至废止取缔，但在人民群众心目中却享有崇高的威望，所以她具有强大的生命力。但是，目前在中医教育战线上，存在着重理论轻实践的倾向，从书本到书本，枯燥乏味，理论与实践脱节，培养出来的学生缺乏实践的本领。这一点应该是青年同志们引以为戒的。张琪教授主张安排实习课，最好是边学理论，边临床诊病，使理论与实践密切结合，收效较好。几十年前，他在农村办过培训乡村医生班，同学们边听课边利用课余时间看病，学用结合，取得了好的效果，同时也激发了同学们的学习兴趣。所以无论是本科生还是自学的同学们，你们千万要重视临床这个最主要的环节，医生的天职是为了解除病人的疾苦，一个高明的医生时时刻刻离不开病人。我国著名内科专家张孝骞八十余岁还坚持查病房出门诊，著名中医专家蒲辅周亦是八十余岁还为病人诊治，一方面反映了老前辈们高尚的医德，另一方面也反映了他们精湛医术是从治疗千千万万病人的反复实践中总结出来的，医学的理论来源于实践，反过来又指导实践，不实践不能证实理论、发展理论，这是二者的辩证关系。当前我国中医事业要求具备既有理论又有实践本领的人才，"青出于蓝而胜于蓝"，是历史发展的规律。相信青年同志们，只要你们勤奋学习，努力进取，不久的将来一定会成为高层次的人才，成为一代名医而胜过我们这些人。

（五）中西并蓄，摆正主从

现在时代不同了，中医应该掌握一些现代医学基本知识，因为这是无论从事医疗，还是搞教学、科研都不能回避的问题，但是有个问题，作为专业的中医人，首先必须把自身专业掌握好，打下坚实的基础，同时学习一些现代医学知识，二者相辅相成对中医学术会有提高和发展。不少前辈及当代的名中医都是这样做的，如张锡纯、恽铁樵、陆渊雷、秦伯未等中医功底深邃，又深谙了现代医学知识，因而在中西医结合方面做出了突出的贡献。学习中医最可怕的是对中医基本功掌握不牢，浅尝辄止，没钻进去，这样的同志学习西医自然就会用西医把中医冲击了，而在这些同志们的眼里"中医不如西医好"，其结果必然沦为不中不西，自然谈不到发挥中医的特色了。正确的道路是有主有从，中医为主，西医为从，吸取现代医学来丰富和发展中医，采取"拿来主义"，这才是我们中医应该走的道路。

四、继承和发扬中医药学的管见

中医药学有几千年的历史，它对我国的民族繁衍起着重大作用，历代医药家在长期同疾病做斗争的过程中，不但积累了丰富的临床经验，而且形成了一套独特的理论体系，经历了从实践到理论反过来又指导实践的认识过程，具备很强的科学性。对于这一伟大珍贵宝库如何挖掘继承和发扬光大使之造福于人类，目前存在着许多不同的看法，张琪提出以下二点看法。

（一）纠正在继承中医学中忽视理论的偏向

当前学习中医学存在着一种偏向，即重视方剂药物而忽视中医理论，方药能治病固然是事实，但必须在理论指导下进行，脱离理论的方药犹如"无源之水，无根之木"。用西医诊断中医治疗，抛弃中医辨证论治之特色，其实质是走废医存药的老路，那么只会造成有继承之名无继承之实的局面。中医学的理论和实践是不可分割的统一体，它是我们祖先在长期同疾病做斗争的过程中，经历了由实践到认识，由认识到实践的无数次循环往复，由感性认识上升到理性认识，逐步产生的我国传统医学的理论体系，源于实践反过来又指导实践，所以说它具有较强的科学性。中医诊治疾病的特色是辨证论治，内容概括了理、法、方、药。理，是病理机制；法，是治疗法则；方，是方剂；药，是药物组成。四者是密切联系不可分割的，不用理法指导只凭方药难以治疗疾病，即使某些单方草药治疗某些病有效，但亦绝不可能脱离理法的指导。例如，《金匮要略》甘麦大枣汤治疗脏躁，其病机是从"心藏神""神不足则悲"出发，心血不足则神不足，所以临床表现"悲伤欲哭"，于是在治疗此病时于原方加一些养心安神的药有良好疗效，如果属于肝郁气滞的脏躁亦悲伤欲哭，用此方不仅无效反而促使病情加重。再以单味药为例，元胡（即延胡索）有镇痛作用，但它只能治疗气滞血瘀的痛证，对急性炎症的痛证则无效，如果只知镇痛，不用理论指导就不能取效。

我们治疗肾病综合征的水肿，尤其对一些反复发作顽固性肾病水肿，根据中医理论调整肺、脾、肾三脏功能，宣肺以通调水道，健脾以运化水湿，温肾以调节开合，取得良好的疗效，在水肿消退的同时，血浆蛋白相应提高，胆固醇亦会下降，水肿不再重复，疗效得以巩固。《内经》认为人体水液的代谢，是由胃到脾，经过脾的运化上输到肺，又经肺的通调功能下达肾和膀胱。这种生理机制显然和现代医学水液的生理代谢不一致，但中医用其指导临床，能够取得疗效，就不能否认其科学性。真理的标准，只能是实践，只要它能有效地指导临床实践，毫无疑问就应该很好地学习继承，当然两千多年前的理论不是到此为止就不需要再提高了，这是故步自封的思想，还需要发展，更需要用现代科学手段对其加以整理使之提高，但问题是首先必须把它很好地继承下来，不然又怎么能提高呢？

　　方药内容丰富多彩，的确是一个伟大宝库，在理论指导下还可以变通应用，如根据"痛则不通，通则不痛"的理论，临床用活血化瘀治疗痛证有效，但据不完全统计活血化瘀方药有近百种，常有甲方不效，改用乙方，乙方不效，改用丙方的情况。其原因有瘀血的部位不同，瘀血的新久不同，因寒因热的不同等，有的须凉血活血，有的须温经活血，有的须益气活血。活血的药物有其共性，又要注意其不同之处，用哪类药治疗哪类瘀血，必须在辨证指导下应用，归根结底，还必须用理论指导。

　　用现代科学的方法研究中药，经过药理分析，提取有效成分，使中药向前大大地发展和提高。但不能只注意单味药的研究，更要研究其复方。因此，同样不能忽视继承工作。中药是中医学理论体系不可分割的统一体。两千多年来，中药一直在中医理论指导下加以应用，如果忽视这一点，不学习继承，单凭用西医、西药观点对号入座，必然会产生片面性和盲目性。如张琪教授曾看到有人把中药清热解毒药和西药抗菌消炎药对号入座，一见到炎症性疾病就清热解毒药上阵，结果有的有效，有的无效。有的不仅无效，还出现不良反应。例如，治疗胆囊炎病人，临床表现发热、胁痛、呕吐等症，认为是炎症不错，治疗用清热解毒的药，如柴胡、黄芩、蒲公英等，也无可非议。但是，有的病例有效，有的病例服过若干剂后，症状虽有好转，但发热不退，最后经过辨证病人舌红、脉数、气短无力，属于气阴两虚，随之用益气滋阴的药物治疗而愈。实践证明用清热解毒药治疗，只注意了炎症，是从西医"病"的观点出发的，而忽视了机体抗病能力（正气），忽视了中医从正邪两个方面考虑的理论指导，所以不能取得应有的疗效。

　　中西医是两种不同的理论体系，各有特点，各有不同之处，彼此都不能取而代之。中医的特点是辨证，西医的特点是辨病。"证"与"病"是不同的。因此，就不能用西医的病和中医的证（中医也有"病"）硬套。西医的一个病包括中医的若干个证，如神经官能症，包括中医的惊悸、怔忡、不寐等。相反，中医一个病也包括西医若干个病，如中风，包括西医的脑血管病、颜面神经麻痹等疾病。比较理想的是西医的病和中医的证相结合，可以互相取长补短。有的病西医诊断很明确，中医就相形见绌；有的病中医诊断明确，西医检查无结果。从这里可以看出，中西医各有所长，各有所短。在临床中，遇到这方面的例子很多，如曾经治疗一例病人，病人不能说话，据家人代述，两周前和邻居吵架生气后，失语，西医检查未见阳性体征。中医诊断属于类中风失语，用了九剂祛风顺气、清热开窍的药，病人就能说话了。像这样的例子很多，如"大气下陷""奔豚"等，就不一一列举了。如果对中医的继承工作浅尝辄止，必然不能掌握其精华所在，自然就反映不了其特色，中医的优势就很难发挥。至于西医诊断明确的病，中医四诊不明确的例子也较多，因为重点是谈继承中医的问题，所以西医方面就从略了。

（二）谈谈怎样继承和提高的问题

　　对中医的课程系统学习后，首先需要接触病人，中医与西医一样，都必须通过临床，在实践中提高，只有不断地临证实践，才能不断掌握辨证论治的方法，才能对所学到的书本上的知识有所领悟和体会。中医理论虽然未经现代实验室实验，但它是经过长期医疗实践得出来的结论，并且是科学的。张琪教授初学医时，对中医理论虽然知晓，但只知其然，不知其所以然，觉得不如现代医学有科学根据。以后从事临床久了，在实践中认识到中医理论同样有科学根据，只不过是建筑于临床实践罢了。正因为它建筑于实践，所以必须经过临床，才能证实其科学性，这方面的例子举不胜举。如《内经》病机十九条有"诸风掉眩，皆属于肝"的记载。当时学习并无体会，后来在临床中见到不少肝阳上亢证型的眩晕病人，出现舌红，脉弦等证候，用平肝息风药物治疗，眩晕症状得以解除。这时才认识到《内经》理论的正确性。再有对"心肾不交"这一病机，过去一直体会不深，通过临床遇到心烦不寐、怔忡、心悸，出现舌尖赤，脉滑数，用养心安神无效，才认识到其属于心火亢盛、肾水不足之证，由于心肾水火平衡失调，才产生出上述一系列证候。用黄连阿胶汤一类药物，清心火、滋肾水治疗，很快取得疗效。这些例子充分说明了理论必须和实践结合，才能把所学到的知识真正继承过来。反之，只学到一些书本上的知识，不在临床上应用，必然成为本本医生，走向另一个偏向。

再谈一下怎样读中医书籍的问题。中医书籍很多，是前人同疾病做斗争的经验总结，是宝贵的遗产，我们应当很好地学习继承。只有浏览百家，才会有渊博的学识、广阔的思路和坚实的理论基础。但浩如烟海的书籍，怎么阅读？统统都读完，一个人的精力有限，亦不可能。怎么办呢？必须遵照"取其精华，弃其糟粕"的原则。至于哪些是精华，哪些是糟粕，怎样识别呢？应该用辩证唯物论和历史唯物论的观点去识别。中医书籍虽然多，但只有一个理论体系。从秦汉时期的《内经》开始，以至近代的著作是一代一代逐渐发展起来的。在学习时，首先抓住它的理论体系。如阴阳、五行、藏象、经络、病机、治则等等。必须把基础理论掌握了，再学习《伤寒论》《金匮要略》，因为这两部书提供了辨证论治的范例，内容比较丰富，不仅有治疗急性传染病的方法，而且对慢性病（如消化、呼吸、循环、神经、内分泌、泌尿等各系统的疾病），都有不少有效的治疗方法。学习此类书时，重点应该学习辨证、立法、用药。对其糟粕的地方要淘汰。汉以后，历代劳动人民有更多的创造，在学习中要注意吸收各家之长，如金元之刘、李、朱、张四大家，各有所擅长。李东垣重视脾胃，在他著作的《脾胃论》《兰室秘藏》等书中创造出补脾胃、升阳益气的方法，这就是他的所长，我们就应该继承他这一点。例如，升阳益胃汤、补中益气汤等，只要辨证属于脾胃虚弱、清阳下陷之证，用之就有效。张景岳注重补肾，创造了左归饮、右归饮，对肾中元阴、元阳有所阐发，对肾虚的病人，从阴阳互根的道理论治用药，疗效很好。其他如清代唐容川的《血证论》，擅长治血证。王清任的《医林改错》，记载了许多活血化瘀的方剂，对医学有重要贡献。温病学说是在《伤寒论》的基础上发展起来的，丰富了《伤寒论》的内容。在诊断上，观察舌的变化，比《伤寒论》的辨证大大前进了。创造了三焦、卫气营血辨证，应用的方剂如安宫牛黄丸、紫雪丹、银翘散、桑菊饮等，在治疗急性热性病方面更加丰富。对当代的著作，医学杂志等，更应该学习，因为当代的著作在某些方面比古代更完善，古代毕竟受历史条件的限制，有一定的局限性，不像现代科学这么发达，历史是发展的，中医也应在发展中前进。

张琪教授有段时间喜读《现代名中医医案精华》，此书集中全国名中医治疗经验结晶，不少病案在辨证论治同时结合西医诊断，病证结合较古代医案更为精确。再如全国成立了急症协作组，为中医药治疗急症开辟了新纪元，如对流行性出血热、重症肝炎等，治疗取得了新的进展。过去流行一种风气，说中医是"慢郎中"，不能治急性病，这是不符合客观实际的。伤寒、温病都是急性病，古代和近代不少名医都是以治疗急性病见长，如肺炎、麻疹、脑炎、痢疾、疟疾等，疗效都十分明显。问题在于医生必须解放思想，敢于向急症进军才能有所建树和突破。

书本上的要学，书本上没有，散在民间的单方、验方、中草药，也是中医学的一个重要组成部分，也要学。目前涌现出许许多多过去书本上没有过记载而行之有效的中草药，如满山红治疗气管炎，雷公藤治疗类风湿关节炎和肾小球肾炎，青蒿素治疗疟疾等都有较好的疗效，远远超出了《本草纲目》的内容。这些例子生动地证明了"客观现实世界的变化运动，永远没有完结，人们在实践中对于真理的认识，也就永远没有完结"，同时使我们真正认识到中医药学确实是一个取之不尽、用之不竭的伟大宝库，有待于我们努力发掘，加以提高。

继承和发扬是辩证的统一体。继承是为了更好地发扬，发扬是在继承的基础上进行的，没有继承就谈不到发扬。因此，拒绝学习和继承是错误的。只有认真地继承，才能真正地发扬，真正做到"古为今用""推陈出新"。学习前人、他人，自己要有独创，把学习与独创相结合，才能"有所发现，有所发明，有所创造，有所前进"。

五、提高中医疗效之管见

中医之所以延续几千年而不衰，主要在于疗效显著，可以说疗效是中医的生命力。从20世纪90年代开始，直到现在，仍存在着中医和西医竞争的问题。目前西医之发展一日千里，中医如不发挥自己的优势，不断提高临床疗效，势必有被淘汰的可能。那么如何提高疗效，张琪教授认为应从以下三方面着手。

（一）高质量教育是提高疗效的根本

提高疗效的基础，必须从育人开始，培养一代新的名中医是当务之急。但名中医不是自封的，首先靠自己精湛的医术和高深的造诣，只有具备过硬的功底和丰富的临床经验，才能提高辨证论治水平，同时才有较好的疗效。反之没有过硬的基本功，要想提高疗效，犹如缘木求鱼。只要不断探索，日久自能水到渠成。试观古今有成就的名医，没有一个人不是这样做的。现代的中医自然要学习一些多学科知识，这也是教学科研医疗工作所必需的，但有一条，必须把中医这门学科学好，不然就要形成样样通而样样松不成材的废品，很难完成振兴中医的巨任，所以张琪教授认为提高中医素质是提高中医疗效的根本问题。

（二）专科之建设是提高疗效的措施

目前，中医除了外、妇、儿和眼、耳鼻、肛门等极少数小科外，一般是大内科，失之于广泛而难于专。有些名老中医临床经验丰富，但仍然是以对某类或某些疾病有深入研究，疗效卓著而闻名的。例如，当代名医邹云翔擅治肾病，关幼波擅治肝病，皆是如此。当然他们都有广博的知识基础。张琪教授认为中医就应该朝着这个方向发展，只有专才能有深度，才能掌握疾病的规律，在此基础上才能提高疗效，否则只能是失之泛泛，达不到精深的程度，当然就不能提高疗效。特别是当前一些疾病，如肝硬化、慢性活动性肝炎、慢性肾小球肾炎、再生障碍性贫血、白血病、癌症等都属于疑难病，国内外都还没有好的治疗办法，中医药对类似这些病只能是探索性的治疗，从中医学伟大宝库中挖掘有效的治疗方法，积累大量的经验，在目前治疗的水准上进一步提高。进行专科建设，创造性地运用中医辨证与西医辨病相结合的方法，尤其是在传统医学治疗的基础上，敢于创新，才能有所突破，要源于传统，又要高于传统，才能具有强大的生命力。

还有一个值得重视的问题，临床及科研不能只着眼于西医认为疑难的疾病，有些病西医无较好的治法，而中医疗效却较好，如某些神经系统疾病、功能性疾病、妇科疾病等。从这些方面确定主攻方向，较为容易提高疗效，取得突破性进展。自从抗生素问世以来，许多发热性疾病几乎都不用中药或用的很少，在一般人的心目中，西医治急性病好，中医只能治慢性病，实际上是不公正的。中医治疗发热急症（包括传染性和感染性疾病）是有其特长的，无论是古代或是当代的名老中医，不少人是以治疗急症而著称。在振兴中医的今天，我们应把治疗急症的课题承担起来，用中药治疗急症有其简、廉、验的特点，而且收效快，这也是提高中医疗效很重要的一个环节。

（三）中西医结合是提高疗效的关键

中西医是两种不同的医学体系，从两个角度对疾病进行探索，从客观上看各有所长，也各有不足之处。如果把二者有机地结合起来，取长补短，将会大大地提高疗效，在取得疗效的基础上总结出方法，反过来指导临床，使疗效进一步提高。例如，治疗慢性肾炎用肾上腺皮质激素与清热利湿或补肾健脾中药合用，其完全缓解率优于单纯西医或中医的疗法；再如糖尿病的治疗，西药降糖比中药快但不巩固，停药后血糖、尿糖即上升，中西药合用不仅能巩固疗效而且症状改善明显，亦可减少副作用；其他如肝硬化、再生障碍性贫血、心血管及胶原性疾病等都有类似问题。但这种结合是有机的结合，不是中西药滥用，用中药和西药都必须有针对性，使其相辅相成。目前有两种偏差值得注意，一是用西药就不能用中药，如果用一种药能解决，就不须再用其他药，而事实上是单用一种药不能解决，而中西两种药合用解决了，偏偏不予承认，而且持反对态度，这是不客观的，缺乏具体问题具体对待的态度。二是在治疗上以西药为主，用中药做点缀，美其名曰中西医结合，实际面貌全非，完全西医化了，这样怎么能发挥中医的优势呢？如此情况在中医单位并非少数，其原因在于中医功底差，辨证论治水平不高，疗效自然难以提高。目前中医临床科研不少是拼凑一个中药复方或单方，选取几项指标进行动物实验，张琪教授认为这虽然是科研工作不可缺少的、必须具备的，但关键问题是方剂本身究竟疗效如何？能否经得起重复验证，据他所知，多数是经不起重复验证的，那么这样的成果就算指标多么先进，又有什么作用呢？他认为以上这两种偏差是阻碍中西医结合的绊脚石，要达到中西医真正的结合，必须纠正这两种偏差，才能发挥二者结合的作用，使疗效大大地提高，以造福于人民。

六、有关学习《伤寒论》若干问题

《伤寒论》为东汉张仲景所著，迄今已1700余年，为中医学经典著作之一，它揭示了外感热病传变规律和辨证论治理法方药的内涵，一直被后人奉为圭臬。但如何学习掌握运用《伤寒论》，其实用价值如何，其内容囊括哪些疾病及其与其他经典著作之关系等，张琪教授仅就学习此书体会，结合临床实践，就这些问题谈几点认识。

（一）明确学习目的

学习《伤寒论》不仅仅是背熟几首方剂，或者能说出几个条文，更主要的是必须把条文前后连贯起来，理法方药融会贯通，掌握其辨证论治要领，把书本知识运用于临床，以达到学以致用的目的。

学习《伤寒论》，应该对其内容进行剖析，从中总结出规律，执简驭繁，纲举目张。例如，六经辨证为本书之总纲，在总纲前提下有数不尽的细目，如太阳以表证为纲，有表虚表实之目，进一步又有表寒里饮、表寒里热之分，层次分明，有条不紊。《伤寒论》一书在一定意义上，可以认为是治疗病例的记载，其特点朴实无华、实事求是，有治验成功的记载，也有失误的教训，特别是对病证的描述有典型和非典型之分，确属难能可贵。综观古今中外学者对其研究注释者不下数百家，人们的兴趣与其说是此书，毋宁说是借此书提供的病例指导辨证论治。因此，学习本书必须与临证结合，临证愈久，则对本书体会愈深，对其辨证之精、方药之灵、运用之妙愈感兴趣。

（二）伤寒的含义及《伤寒论》的实用价值

《素问·热论》谓："今夫热病者，皆伤寒之类也。"《难经》谓："伤寒有五：有中风，有伤寒，有湿温，有热病，有温病。"可见，伤寒已经囊括温病学家所指的温病在内，伤寒应泛指一切外感性疾病，包括感染和传染性疾病在内。

《伤寒论》的实用价值有如下诸方面。

（1）六经辨证不仅用于外感病，内、妇、外、儿科杂病也同样适用。四川名医陈达夫善用六经辨证治疗眼科疾病，著有《中医眼科六经法要》一书，丰富和发展了中医眼科学内容。因此，凡涉及脏腑经络病机者皆可适用，正如前人柯韵伯云："是六经之为病，不是六经之伤寒，乃六经分司诸病之提纲，非专为伤寒一证立法也。"

（2）六经能统司诸病之根据主要有以下几点：①对六经主要证候作了高度概括，在《素问·热论》的基础上有了新的发展，指导临床有很高的实用价值，其内涵系把错综复杂的证候及其演变加以总结，提出完整的六经辨证体系；②把《内经》的脏腑经络、病因病机学说及诊断治疗法则有机地联系在一起，具体运用于临床；③在治疗学上有长足发展，如《素问·热论》只提出汗下二法，谓："其未满三日者可汗而已，其满三日者可泄而已。"《伤寒论》则根据病情的发生发展规律、正邪消长进退之演变，运用汗、吐、下、和、温、消、清、补八法，提出切合实际的辨证纲领和具体的治疗措施，显然在治疗学上具有较大创新和突破。

（3）《伤寒论》之方，后世称为经方，其特点为立法严谨，配伍精当，药味简单，疗效卓著，为后世方药奠定了基础。迄今虽已历经 1800 余年，但只要辨证准确，必然有桴鼓之效，尤其是古方新用，化裁变通，运用范围非常广泛，能治愈许多疑难重症，其造福人类的价值是无法估量的。

（4）《伤寒论》蕴藏着古代哲学辩证法思想，熔铸着作者的惊人智慧，至今仍然放射着耀眼的光芒。书中体现了作者"以表知里"的方法，依靠外部表现的证候，观察疾病的本质，认识到现象与本质。同时由于人体的差异性，现象有时又不能全部反映本质，只能出现部分表现，例如，桂枝汤证，其病机为中风表虚，营卫不和，身热汗出、恶风、脉缓为其全部表现，而"病者自汗出者，此为营气和，营气和者外不谐，以卫气不共营气谐和故尔"，同样是桂枝汤证，其病者外部表现只是自汗出，则是其部分表现。其他如白虎汤证、承气汤证、柴胡汤证等皆有典型与非典型之表现，所以作者谆谆告诫医者，"但见一证便是，不必悉具。"可见作者认识到，现象虽然和本质是一致的，但现象不一定能够全部反映本质，由此我们认识到，《伤寒论》这部伟大著作是在古代哲学辩证法思想指导下，提示外感疾病发生发展规律，从而掌握辨证论治。

（三）《伤寒论》与其他经典著作学说之关系

1. 与《内经》的关系

仲景在《伤寒论》自序中提到"撰用《素问》《九卷》"。伤寒病名、六经辨证都源于《内经》，系在《内经》藏象经络阴阳正邪消长演变的基础上综合铸成的，实质上是证候的分类，而《内经》的手足六经是指经脉循行道路，"是动所生病"，《素问·热论》六经病证就是建立在经脉循行之上，与伤寒六经证候不同。《内经》的诊法治则很多在《伤寒论》中也得到了具体运用。

因此我们认识到，《伤寒论》与《内经》所论述内容，既有联系又有区别，在某些方面源于《内经》，又对《内经》有所发展，《内经》为中医学理论体系的渊源，《伤寒论》则是临床医学之滥觞，二者有密不可分的关系。

2. 与《神农本草经》的关系

据医史家考证，《神农本草经》与《伤寒论》几乎是同一时代的产物。前者要比后者略早些，前者是总结东汉以前的药物大成，后者则是东汉以前的临床经验总结，医药同步发展，相互促进，奠定了中医药的基础，同时也显示出中华文明在东汉时期医药之发展，为世界各国所望尘莫及。《神农本草经》所收载药物 365 种，说明当时发现的药物品种尚不多。《伤寒论》113 方（佚一方），立方遣药源于《神农本草经》，所用药物 82 种，说明当时能总结出应用于伤寒的药物为数更少，因而使我们对仲景方有两点体会：《伤寒论》在这 82 种药物中配伍运用，组方严谨，加减有法，为后人提供了执简驭繁的方药配伍规律；另一点必须承认因为当时药物发现不多，也给仲景临床实践带来了一定的局限性，不能认为《伤寒论》完整无缺。有关通过《神农本草经》阐发仲景方药的著述甚多，见仁见智，各有千秋。最突出的为清代邹澍的《本经疏证》，该书对仲景方用药精义多有发挥，颇具匠心，通过此书可窥见《伤寒论》与《神农本草经》关系之密切。

3. 与《金匮要略》之关系

《伤寒杂病论》原本包括《金匮要略》，后才一分为二，《伤寒论》有针对性的指外感热病，《金匮要略》则指杂病证治，大部分指内科，部分含妇科。正因是同一作者著，原书又在一起，所以两书之间不但有许多方药互通，互相补充证治之不足，更重要的诊治思想方法，即朴素的辩证法思想是一致的。前者突出外感病传变规律证治特点，后者着重在脏腑辨证，如果能将二书结合研究，可以比较完整地探索张仲景的学术思想体系。

4. 与温病的关系

伤寒与温病同是指外感热病，伤寒伤于寒邪，温病伤于温邪，但《伤寒论》中却包括温病在内，温病又比《伤寒论》内容全面系统。因为温病学说肇始于《内经》《难经》和《伤寒论》，到了清代，叶、吴、薛、王等集其大成，反映出中医学外感病的长足发展。二者病因不同，但病理变化及治法方面却异中有同，伤寒按六经辨证，温病按卫、气、营、血及三焦辨证，虽然名义不同，但都是针对临床证候体征，从不同角度概括一个"证"来认识，都是以此来说明病邪传变规律，提示病变部位性质，提出治疗原则，其逻辑方法均一致。《伤寒论》的治疗方剂仅 112 方，温病学在治疗方剂方面则大为发展，如著名的凉开三宝，辛凉解表的桑菊饮、银翘散，治疗湿温的三仁汤、甘露消毒丹，邪伏膜原的达原饮等已经远远超出《伤寒论》的范围，弥补了《伤寒论》的不足。因此，《伤寒论》为温病学建立了外感热病辨证论治的基础，而温病学则是《伤寒论》的延续和发展。张琪教授赞同寒温统一，但又尊重温病各家流派，以发挥各家之长，不能简单地强求统一。

（四）怎样阅读《伤寒论》

1. 理解条文

把每条条文从词句到文义全面理解，因条文是作者临证经验的记录，不弄清条文，就很难理解作者如何辨证论治。当然也要弄清条文有否错简、缺漏及各家校勘意见有何异同。因为《伤寒论》是东汉时代作品，中间经过战乱散失，后人收集整理，错讹之处甚多，有疑义之处，既要参考古今医家注解意见，又要有自己的见解，不能随文衍义。另外，读完一篇，可把全篇条文分成若干段，理解段落大意。如太阳上篇第 1～11 条是太阳病总纲，指出太阳病定义、分型、转归、诊断及鉴别诊断；第 12～22 条中叙述桂枝汤的运用、加减法，等等。

2. 前后对比

不少条文必须经过前后对比才能全面理解，如四逆汤为少阴病的主方，查少阴病篇对本方证记载只有第 323 条，"少阴病，脉沉者，急温之，宜四逆汤。"只举出脉未列证，非常简略，如果同第 353 条"大汗出，热不去，内拘急，四肢疼，又下利厥逆而恶寒者，四逆汤主之"联系起来，证与脉合参就全面了。又如第 181 条"伤寒脉浮滑，此表有热，里有寒，白虎汤主之"，外热里寒不能用白虎汤，若与第 350 条联系起来，就可以证明第 181 条有错简，"伤寒，脉滑而厥者，里有热，白虎汤主之"，属于热厥，用白虎汤清热则厥愈，方为符合。

3. 类证对比

伤寒六经，每一经病系由若干个脉证组合而成的，而许多相同的脉证又可散见于六经病中，因此，如能将相同的脉证一个证一个脉交叉对照，就可以加深对辨证论治的理解。以烦躁为例，大青龙汤的无汗烦躁，白虎人参汤的大汗出、大热烦躁，栀子豉汤的汗吐下后虚烦，茯苓四逆汤、甘草干姜汤的虚寒烦躁等，同类证对照，结合其脉证就不难识别是属于哪类烦躁。当然还必须认识到，原文限于历史条件简略，但四诊及辨证是不断发展的，如以后的察舌、望色及望形态等，都大大超过了仲景时代，研讨《伤寒论》应该本着古书今读、古为今用的精神，不要为其所限。类证对比以成无己《伤寒明理论》为较好的著作，可供参阅。

4. 类方对比

有些方剂叙证简略，如半夏泻心汤原方只提出"若心下满，而不痛者，此为痞"宜本方，如果把五个泻心汤综合对照就能使半夏泻心汤的适应证增补完整。吴谦等人《医宗金鉴》把五个泻心汤类方、柴胡汤类方皆作类比。如能综合分析，才能比较全面明确其适应证，以方测证、探索其病因病机。徐大椿的《伤寒论类方》专门论述这些问题，可以一读。前后对比有助于对条文的正确理解；类证对比可以提高辨证能力；类方对比可以提高运用方药的本领。

5. 结合实践

《伤寒论》是实践经验的记录，如不经过临床，只从书本到书本，就不能加深对全书的理解，必须与临床相结合，临床愈久则对《伤寒论》体会愈深，不临床很难体会其精髓。陈修园曰："经方愈读愈有味，愈用愈神奇，凡日间临证立方，至晚间一一与经方查对，必别有神情"，陈氏为我们提示了学习《伤寒论》的方法。张琪教授从事临床五十余年，深深体会到，学习《伤寒论》也好，读其他医书也好，一点儿也不能离开实践，离开实践而读书，只能是纸上谈兵，不会提高医术本领。毛泽东同志在其名著《实践论》中说："实践是检验真理的唯一标准。"《伤寒论》这部著作之所以历 1800 多年而不朽，其原因主要是经得起临床实践验证，一代名著造福人类其功伟哉，张仲景被后人称为"医圣"是当之无愧的。

七、谈《伤寒论》的辩证法思想

《伤寒论》以六经辨证为纲，全书内容贯穿着辨证求因，审因论治的辩证法思想。作者"勤求古训，博采众方"，在《内经》治病求本的思想指导下，从大量临床实践中结合古代朴素辩证法，认识到疾病本质和现象的关系，病机实质的变化，必然透过现象表达于外。医者运用四诊，通过外部现象便可探索其病机实质，即所谓辨证，随证立方遣药，每一证必有一方，证以方为基础，方以证为归宿。《伤寒论》一书的核心实质是建立在辨证论治上基础上的，而辨证又是以辩证法思想为指导的，本文拟就此问题谈一下粗浅的体会。

（一）重视整体但不忽视局部——谈全部证候与部分证候的关系

证候的全部出现与部分出现，都是疾病实质的外部反映，所不同的是，全部证候是一组证候群的综合表现，部分证候是少数证候的表现。用哲学的观点分析，前者是病机实质从整体全部反映于外部的现象，后者是病机实质从局部部分反映于外部的现象，"证"的概念实际包括以上两个方面。如桂枝汤证"发热、汗出、恶风、脉缓"，小柴胡汤证"往来寒热，胸胁苦满，默默不欲饮食，心烦喜呕"等，都属于一组证候的表现，其他如白虎、承气、真武、四逆等也是一组证候的表现，通过一组证候便可一目了然，抓住病的症结。不少研究《伤寒论》的学者都着眼在证候群上，试图以规范化作为辨证的指征，这样无需花费更多的精力，便能找到病的实质，当然是无可非议的。但值得注意的是不具备一组证候群，但见其中部分证候而恰好是病理实质的外部反映，在这种情况下，就不能用公式化的方法对待了。《伤寒论》中这样的条文并非少数，我们日常临证这样的情况也时常遇到，可见仲景的书是实践记录，一是一，二是二，实事求是。以桂枝汤为例，除上面所举的一组证候群外，53 条"病常自汗出"和 97 条"时发热汗出"，都属于桂枝汤证，但只是部分证候出现，辨证便要花费精力，否则容易贻误病机而成变证。小柴胡汤四证俱备，当然一目了然，但有时只见胁下满（101 条），或见往来寒热（267 条），或呕与热并见（387 条），皆可用小柴胡汤治疗，说明了证候群虽不俱备，但邪入少阳的病机是一致的，医者只要抓住其病机实质，便能辨证准确，施治中肯，所以仲景提示我们"但见一证便是，不必悉具"。不少医家注释《伤寒论》，把条文简单者归结为错说或遗漏。此书成于后汉末年，经战乱散失，固然不能排除某些条文有错漏，但总观其大部条文则系属于非典型之部分证候，仲景是在告诉我们辨证时不能忽视，必须善于透过局部现象而掌握其病机实质。实际探讨《伤寒论》辩证法更应该从这些方面入手，懂得全部证候群与部分证候的关系，才能算掌握了辩证法的内涵，不然光靠证候群俱备，那样就不能如实地反映病机的全貌，势必把一部分非典型证候误诊误治了。

（二）抓主要矛盾，兼顾次要矛盾——谈主证、次证、兼证的关系

抓主证思想贯通于《伤寒论》全部内容，什么是主证？主证即在全部证候中居于主导地位的证候。根据主证而制定主方，每一方都有与之相适宜的主证，只有掌握主证，才能从错综复杂的证候中，找到反映病机的症结，从而予以恰如其分的治疗。以白虎加人参汤证为例，26 条："服桂枝汤，大汗出后，大烦渴不解，脉洪大者，白虎加人参汤主之。"173 条："伤寒，若吐若下后，七八日不解，热结在里，表里俱热，时时恶风，大渴，舌上干燥而烦，欲饮水数升者，白虎加人参汤主之。"174 条："伤寒无大热，口燥渴，心烦，背微恶寒者，白虎加人参汤主之。"三条都是白虎加人参汤证，一是大烦渴不解，一是大渴欲饮水数升，一是口燥渴，可见热盛伤津烦渴为主证。由于热盛于里，有时表里俱热（173 条），有时身反无大热（174 条），因此掌握了热盛伤津烦渴主证，就不被微恶寒（174 条），时时恶风（173 条）所干扰了。同时也不强调身大热、大汗出、脉洪大俱备了。再如大结胸证为水与热互结，其主证为心下痛按之石硬，或从心下至少腹硬满痛拒按，其余则是次证，只要掌握了腹诊主证，则一举抓住了病之症结。四逆汤证以四肢厥逆下利清谷为主证、理中丸以腹痛吐利为主证等不胜枚举，以方名证实际是建立在主证的基础上。《伤寒论》虽然强调掌握主证，但同时又要照顾次证和兼证，这些问题都浸透在全书内容之中。次证可作为掌握主证的佐证，补充主证的不足。例如，小青龙汤证以表不解心下有水气为病机，主证为发热而咳，次证为喘、渴、呕、哕、下利，在提示主证的同时，也提出了次证，原文以或字概括，或见，或不见，不一定俱见，但见一二证，即可作为帮助掌握主证的佐证，补充主证之不足。再以四逆散证为例，其病乃肝气郁结、气机不利、阳气郁不能布达四肢，以四肢厥逆为主证，其中或咳、或悸、或小便不利、或腹中痛、或泄利下重，所有或见诸症，都属肝气郁结常见症，但非必见症，故作为次证或见或不见，但这些次证，又可作为辅助气郁致厥与其他因素致厥辨证区别的佐证。类似问题甚多，限于篇幅不一一列举，但可以说明次证在辨证中的地位也是不容忽视的。兼证是附于主证而出现的，换言之，凡是在主证的基础上而出现新的证候便是兼证，如中风表虚证兼项背强几几之桂枝加葛根汤证，兼喘之桂枝加朴杏汤证，兼身痛之桂枝新加汤证，兼阳虚漏汗之桂枝加附子汤证等；伤寒表实证兼项背强几几者葛根汤证，兼呕者葛根加半夏汤证，兼内热烦躁者大青龙汤证等，都属兼证。治疗上必须处理好主证与兼证的关系，即在治疗主证的基础上附加治疗兼证的药物。如果只强调主证，置兼证于不顾，则会给治疗带来障碍。合病与并病实际也属于兼证的范畴，如少阳兼太阳之柴胡桂枝汤证，既有发热微恶寒，骨节烦痛之桂枝汤证，又有微呕心下支结之柴胡汤证，故柴桂合用，和解与发表兼施。少阳兼阳明用大柴胡汤；少阳兼水饮内蓄用柴胡桂枝干姜汤等，都是在少阳证基础上，根据附加证候而随证施治的。

（三）透过现象看本质，同中求异——谈类证之鉴别

《伤寒论》全书内容前后连贯，必须用综合分析的方法对比鉴别。例如，三阳经皆发热，太阳病是由于邪在表，出现"发热恶寒"；阳明病是由于热邪在里，出现"发热不恶寒而恶热"；少阳为邪在半表半里，出现"往来寒热"；少阴之发热为阴盛格阳之热，如通脉四逆汤证之里寒外热；麻黄附子细辛汤证为太阳与少阴合病之发热；厥阴病之发热为厥

热胜复，与三阳发热有本质之不同。可见同是发热则有阴阳表里之殊，即使同属阳证发热，而三阳亦各不相同。再如喘证，麻黄汤治表实无汗、肺气失宣之喘；麻杏石甘汤治邪热塞肺、汗出而喘；桂枝加朴杏汤治表邪不解、气逆而喘；大承气汤治腹满便闭、短气、实热内结上攻作喘。同一喘证，通过相互对比分析，则有寒热虚实的差异。其他如恶寒、身痛、渴、下利、心下悸、烦躁等，亦皆具有阴阳表里寒热虚实之不同。由于病机之不同，同一症状其表现亦有差异。以烦躁为例，阳证热证实证之烦躁，如大青龙汤证、白虎汤证、承气汤证、栀子豉汤证等，与阴证虚寒证之烦躁，如干姜附子汤证、茯苓四逆汤证、吴茱萸汤证和少阴阳气欲绝之烦躁，虽同是烦躁，其表现各自有别。热证实证之烦躁，声壮气促，脉滑疾有力，热除烦自解；阴证虚寒之烦躁常躁扰不宁声微气弱，阳气垂危之烦躁则躁烦四逆或烦躁不得卧寐，此为残阳内扰心神，预后多危。由此可知，寒热虚实皆可出现相同症状，除有其他脉证相伴可资鉴别外，临床表现须细心体察，同中察异。因此必须对比分析，才能得出正确结论。《伤寒论》中还有不少条文用"张冠李戴"的方法，作对比鉴别，如不细心剖析则易被忽视。如本为太阳病却冠以阳明病，本是阳明病却冠以少阴病，等等不一而足，如 15 条十枣汤证冠以太阳中风，实际是要和太阳中风鉴别，因其水饮结于胸胁，外证有蒙蒙汗出头痛，类似太阳中风之汗出头痛，但发作有时，心下痞硬满引胁下痛，则可作为鉴别要点，非太阳中风而冠以太阳中风，乃提示对比鉴别之法。瓜蒂散证本来与太阳病风马牛不相及，因其主证有气上冲咽喉不得息，有似桂枝汤之上冲证，因而指出"头不痛项不强"以资鉴别。36 条："太阳与阳明合病，喘而胸满者，不可下，宜麻黄汤。"此条本非阳明病，麻黄汤亦非治阳明病之方，为何提出与阳明合病呢？因阳明病大承气汤证有"腹满而喘"，极易与太阳寒邪外来"胸满而喘"相混，故尔冠以太阳与阳明合病以资鉴别。少阴病急下证与阳明病急下证究竟有什么不同？注家皆不能正确解释，竟称千古疑案。其实皆属热炽津竭之证，故借用大承气汤急下之以泻热存阴，之所以冠以少阴病者，缘其外证与少阴病有相似之处。如 320 条："少阴病，得之二三日，口燥咽干者，急下之，宜大承气汤。"311 条："少阴病，二三日，咽痛者……"313 条："少阴病咽中痛……"三条对比，咽中干与咽中痛极相似，但前者属于实热内结热炽津伤，后者属于少阴邪从热化客于少阴经脉，因而同列入少阴篇，冠以少阴病以作鉴别。321 条："少阴病自利清水，色纯青，心下必痛，口干燥者，急下之，宜大承气汤。"此实热内结，热结旁流，本属阳明腑实证，却冠以少阴病，实是拟与少阴病下利清谷之虚寒证对比鉴别。像以上张冠李戴之条文在全论中颇不罕见，如不对比分析，很难了解其真意。

（四）总结正反两方面经验启迪后人——谈失治误治的变证

《伤寒论》作为一部经典著作，除了记载大量成功的经验外，还记载了一些失治误治的变证，作为正反两方面经验总结以启迪后人。如不当汗而误汗，不当吐而误吐，不当下而误下，或者应汗吐下而未予及时的治疗，皆可酿成变证。全书内容约有 1/3 的篇幅记载了失误变证，如引证了汗后亡阳桂枝加附子汤、茯苓四逆汤证等；因吐下引起眩冒振颤苓桂术甘汤证、真武汤证等；因下后虚之小建中汤、桂枝甘草汤证等；结胸痞硬陷胸汤与泻心汤证；或下利不止桂枝人参汤、葛根黄芩黄连汤证等；因吐后烦满栀子豉汤证；因温针火劫发汗变生诸逆（如惊狂不安）桂枝去芍药加蜀漆龙骨牡蛎救逆汤证等。同时也有辨证不完善，通过用药后逐渐认识，即所谓以药试探性治疗的记载。所有这些内容，作者都一一如实记录作为经验总结，供后人借鉴。众所周知，一种疾病的诊断往往不能一次确定，需要在观察治疗中逐步检验原来的诊断是否正确，使之符合疾病的本来面貌。有的疾病需要几次检查，才能得出正确的结论，这在临床上是屡见不鲜的。我们曾看到过一些古今名医医案，其中多记载成功的经验，固然可贵，但对误治或几经周折之后才得以治愈的经验却记载很少，这是不符合事物的客观规律的。《伤寒论》则不然，既有成功的经验，也有失误的教训，使后人在学习时，如实的接受正反两方面经验，更有益于临证时之借鉴。可以看出仲景在撰写《伤寒论》一书时，这种朴实无华，实事求是的科学态度，是极为难能可贵的，为后人树立了良好的范例。

（五）析方剂配伍特色——谈作用相反药物之运用

《伤寒论》中共有 112 方（除重复和佚方外），方剂的组成概括为汗、吐、下、和、温、补、清、消八法，其遣药组方以药物精炼、疗效卓著为后世所著称，被誉为方剂之祖。组方除了用麻桂汗法、承气下法、柴胡和法、理中四逆温法等外，常针对病机之错综，应用两类药物作用相反或者性质完全对立而组成同一方剂，利用其相反相成的作用，以达到治疗的目的，体现出辩证法的内涵。兹撷择其部分方剂探索如下。

1. 散与敛合用法

散，即发散，具有驱逐外邪的作用；敛，收也，具有收敛固涩的功能。其作用相反，然而有时表虚邪不解，使其微汗，可散与敛合用，如桂枝汤以桂枝为君，辛温而散，解肌发表驱邪于外，芍药酸寒敛阴和营于内，二药合用，散中寓敛，开中有合，使散不伤阴，敛不留邪，表邪解营卫和而愈。正如吴谦所云："桂枝君芍药，是于发散中寓敛汗之意，芍药臣桂枝，是于固表中有微汗之功焉。"再如小青龙汤治表寒里饮证，麻桂解表，半夏、干姜、细辛温肺宣散化饮，辅以五味子、芍药酸以敛阴，并兼制麻桂细姜之辛温燥烈，亦散与敛合用之例，张锡纯谓："肺具阖辟之力，其阖辟之力适均，且机关灵动活泼，则呼吸自顺。"本方干姜、细辛以司肺之辟，五味子以司肺之阖，一开一合即散与敛相反相成之意，所以陈修园谓："小青龙汤中当以此三味为主味，故他药皆可加减，此三味则缺一不可。"乃借其相互对立，相互依赖以理顺开合之功能而奏效。另有四逆散主治阳气内郁不得外达之四肢厥逆，后世以之治胁痛颇效，方中用柴胡、枳实宣通疏散，使阳气外达，芍药、甘草敛阴和营，柔肝止痛，以防阳气外泄，一面使其外达为主，一面又防其外泄为辅，为散与敛、疏与柔，相反相成之又一例证。

2. 寒与温合用法

"寒者热之，热者寒之"，是一般治疗原则，寒与热性质相反，有时可用于一方以奏相成之功，在《伤寒论》中颇不罕见。如半夏泻心汤（包括生姜、甘草二泻心汤），治伤寒心下痞，其中主要药物有半夏、干姜、黄连、黄芩，姜、夏为辛热药，芩、连为苦寒药，辛开与苦降，二者合用而奏相反相成之效。本证以呕与心下痞为主证，其病机乃伤寒表解之后，脾胃素弱，寒热错杂，升降失常，气机痞塞所致，脾寒则清阳不升，胃热则浊阴失降，酿成脾胃不和，本方以干姜、人参、大枣、甘草温脾补脾以助其健运功能，使清阳得升，黄连、黄芩清胃泻热，更用半夏为主药以降逆，胃热清则浊阴下降，辛开苦降，寒温并用，从而使阴阳调脾胃和，升降功能恢复正常，则痞呕诸症自然而除。再以附子泻心汤为例，原文载："心下痞而复恶寒汗出者，本方主之。"本方为治热痞兼阳虚，攻痞用大黄、黄芩、黄连，扶阳用附子，此亦大寒大热合用一方。尤在泾谓："此证邪热有余而正阳不足，设治邪而遗正则恶寒益甚。若补阳而遗热，则痞满益增。"尤氏对本方证分析极为精辟，乃虚实寒热夹杂之证，故必须寒热补泻并投方能切中病机。乌梅丸亦为寒温并用之方，既用椒、桂、姜、附辛温以散寒，又用连、柏苦寒以清热，君乌梅酸收化阴柔敛肝气之亢逆，辅以人参益气，当归养血，寒温并施，刚柔共用，以之灵活化裁，可治诸多寒热错杂之病。本方为厥阴病主方，足厥阴肝经为风木之脏，内寄相火，相火亢盛，疏泄失常，肝热上冲，如风之消物，于是有消渴气上冲心，循经上扰，所以心中疼热，嘈杂似饥，另外由于肝木乘脾，脾家虚寒不能运化，所以不欲食，现本证乃肝热脾寒，除用乌梅为君，酸以化阴、敛以收肝气亢逆外，又必须苦寒清热、辛温散寒以适应寒热错杂之病机。

3. 补与泻合用法

补与泻包括补消兼施，在《伤寒论》中亦不乏应用，如柴胡加龙骨牡蛎汤证，原方由柴胡、黄芩、桂枝、茯苓、半夏、大黄、铅丹、生姜、红枣、牡蛎、龙骨、人参十二味药物组成，治"伤寒误下后胸满烦惊，小便不利，谵语，一身俱重不可转侧"。本证为邪陷少阳，枢机不利，胆胃热邪郁结，又由于误下损伤正气，心气不足，形成虚实互见之变证。方中用柴胡、黄芩以疏少阳邪热而利枢机，大黄泻胃腑实热，人参、大枣、龙骨、牡蛎、铅丹益气补心，宁神镇惊，桂枝、半夏、生姜温阳化痰利湿，散与敛、泻与补、温与清共组一方，可见其相辅相成之妙用。又如桂枝加大黄汤，原文："本太阳病，医反下之，因腹满实痛者，属太阴也，桂枝加芍药汤主之。大实痛者桂枝加大黄汤主之。"桂枝加芍药汤所治之腹满时痛，虽属太阴病，但毕竟与提纲所载之腹满时自痛有别，彼是纯属太阴脾虚为理中丸证，本证为误下损伤脾阳而肝气乘脾证，故用桂枝汤温阳益脾，重用芍药柔肝以制肝气之横逆，为益脾柔肝、培土抑木之方，如兼大实痛，则是脾家有腐秽壅滞，则于方中加大黄以下其瘀滞，此亦补与泻同用之法，病机为虚中夹实，则必补泻兼施以扶正除邪。厚朴半夏生姜甘草人参汤为治腹胀满，消补兼施法，方中人参、甘草补脾而助运化，厚朴宽中消满，半夏、生姜降逆和胃，补与消合用，补而不壅邪，消而无伤正，此消补兼施之妙用也。

4. 刚与柔合用法

刚柔合用亦《伤寒论》用药一大特色，刚柔相济，既无偏燥偏润之弊，而又能发挥相反相成之效。如炙甘草汤之配伍用地黄、麦冬、麻子仁、阿胶以补血育阴润燥，属于柔，又用炙甘草、干姜、桂枝、清酒，温而燥，通阳行血，属于刚，刚柔相济，相对立又相助长，以治血虚脉道不利之心动悸脉结代证，成为千古之名方。小建中汤亦刚柔并用法，方中桂、姜、饴糖，辛甘温助阳，芍药、甘草酸甘化阴，乃刚柔互济、调和阴阳之方。《伤寒论》用以治中虚"心中悸而烦"，《金匮要略》治"虚劳里急，悸衄，腹中痛，梦失精，四肢酸痛，手足烦热，咽干口燥"，盖因阳虚则阴盛，故里急腹中痛，阴虚则不能涵阳，虚阳上泛或外越，故导致手足烦热，咽干口燥，心中悸而衄，阳不摄阴则失精，气血失调不能温濡四肢，是以四肢酸痛，种种见证，皆气血亏损阴阳失调之证。气血之源在于脾胃，然脾与胃一属阴一属阳，故用小建中汤，以桂枝、生姜、红枣、饴糖甘温辛温以扶脾阳，芍药、甘草酸甘化阴以助胃阴，平调脾胃之阴阳，以扶持中气资助气血，此刚柔互用之妙。尤在泾以问答形式阐述本方颇为精辟："或问和阴阳调营卫是矣，而必以建中者何也？曰：中者脾胃也，荣卫生成于水谷，而水谷转输于脾胃，故中气立则荣卫流行而不失其和。又中者四运之轴而阴阳之机也，故中气立则阴阳相循如环无端，而不极于偏，是方甘与辛合而生阳，苦得甘助而生阴，阴阳相生，中气自立，是故求阴阳之和必于中气，求中气之立，必以建中也。"观尤氏之论建中，可知仲景用刚柔相互资助，调和阴阳，诚乃别开生面之法，宜称其为医中之圣也。

八、谈中医现代化

张琪教授收到中国中医科学院曹洪欣院长寄来的《中医现代化发展战略研究报告》，反复看了几遍，感觉很好。课题组做了大量的调查研究工作，提出的中医现代化发展战略思路是值得肯定的，张琪教授完全赞同。张琪教授对中医现代化有一些思路，提出以供参考。

中医现代化是用现代化语言把中医理论体系内涵表达出来，形成现代化学术，让人易懂。张琪教授认为既要不失原意，又要有所升华。既不要用现代医学牵强附会的表达形成不中不西，又要能译成白话文表达。张琪教授认为中医药学是古代自然科学，虽然与哲学有联系，但它绝不是哲学，如阴阳五行虽然来源于周易，但中医学脱离了易经，而是用其作为与人体脏腑相关的工具。阴阳五行、藏象经络相互资生、相互抑制，铸成人体整体恒动观，保持机体相对平衡。所谓"阴平阳秘，精神乃治"，一个脏腑阴阳有了偏胜偏衰则会影响其他脏腑，可谓整体观就是如此，张琪教授认为这是古代辩证法思想，要使其现代化，必须应用现代辩证法思想，才能把它讲清楚。

此外用现代多学科研究中医理论体系，这是国家提出来的，张琪教授认为可与中医本身现代化同步进行，但对中医基础理论研究，提出一点看法。回顾近年一些中医科研机构对肾脾的研究，虽然有了一点成果，但从客观上不尽如人意。杨振宁教授介绍，西方讲究"实用科学"，研究出来的成果对实际无大帮助，此结果值得人深思。张琪教授认为中医理论体系是从实践总结出来的，反过来又指导实践，研究基础理论应该与临床结合，孤立的研究中医理论，是不符合中医学规律的，很难得出满意结果。

还有一个问题值得注意，国家中医药管理局培养优秀中医临床人才举措是正确的，至少可以扭转部分中医不重视中医学术的现状，初步看是有成效的，但仍缺少临床实践，学习经典理论应该与实践结合，才能有大的收获。

以上意见仅供参考。

九、中医阴阳五行整体观

　　人体的生命根基在于命门。命门之所以成为生命根基，是因为真阳中蕴藏着真阴，以阴阳为代表的矛盾双方既统一又斗争，推动机体的变化，构成了生命的源泉和动力。五脏六腑、四肢百骸及每一个细小组织机构，都是建立在阴阳对立统一的基础上的。如明代著名医学家张介宾曰："命门之火谓之元气，命门之水谓之元精，五液充则形体赖而强壮，五气治则营卫赖以和调，此命门之水火，即十二脏之化源。故心赖之则君主以明，肺赖之则治节以行，脾胃赖之济仓廪之富，肝胆赖之资谋略之本，膀胱赖之则三焦气化，大小肠赖之则传导自分。此虽云肾脏之伎巧，而实皆真阴之作用。"真阴没有真阳不能成为真阴，真阳没有真阴也不能成为真阳。"孤阳不生，孤阴不长"。液和气分开来谈，虽说阴主液，阳主气，但从总体上看，二者又是阴阳互根的具体产物。构成人体五脏六腑功能活力的源泉，正是由于命门中水火（真阴真阳）不断地相互争胜而产生的。张介宾曰："阴阳原同一气，火为水之主，水即火之源，水火原不相离也，何以见之？如水为阴，火为阳，象分冰炭，何为同源？盖火性本热，使火中无水，其热必极，热极则亡阴，而万物焦枯矣。水性本寒，使水中无火，其寒必极，寒极则亡阳，而万物寂灭矣。此水火之气，果可呼吸相离乎？其在人身即是元阴元阳，所谓先天之元气也。欲得先天，当思根柢命门，为受生之窍，为水火之家，此即先天之北阙也。"张氏取象比类，阐明人体脏腑功能运动不息的源泉，在于水火（阴阳）两种力量相互斗争和相互依赖的结果。中医一向认为人之所以生，生命之所以能持续，实源于水火之相济，但是水火两种力量，必须在不断地争胜状态下，才会产生运动不息的作用。如果一方有了偏盛偏衰，则消弱了争胜的力量，人体就由生理状态转化为病理状态，甚至一方遭到完全破坏，形成有水无火，有火无水的局面，于是生命也就随之终结。中医判断疾病以阴阳存在为关键，道理即在于此。

　　由于阴阳二者的关系，有对立的一面，有依存的一面，所以在一定的条件下，可以各自向着相反的方向转化，阳可转化为阴，阴可转化为阳。这种转化的条件，决定于人体防御能力的"正"和治病因素的"邪"，两种力量对比的情况。如"阴病见阳脉者生，阳病见阴脉者死"。前者是正盛邪负，对判断疾病预后，有着重要意义。同时亦随着疾病发展的不同阶段而转化。如有始病为阴，渐转为阳；始病为阳，渐转为阴。阴阳消长之机，实即正邪互为胜负的趋向。伤寒三阳转三阴，温病由上、中焦转为下焦，都是由阳转阴的例证。

　　营卫、气血是阴阳的一部分。行于脉内的是营和血，行于脉外的是卫和气（"营行脉中，卫行脉外"）。营中有卫，卫中有营，才能往来相贯，如环无端，使血液有规律的循环不息。因此营卫相协调，乃血液正常运行的动力，关键在于双方存在着相互依赖和相互争胜的关系。气推动血在运行，而气又统御血，血敛气，而血又濡养气。此即"无阳则阴无以生，无阴则阳无以化"的道理。清末医学家唐容川说："人身之气游于血中，而出于血外，故上则出为呼吸，下则出为二便，外则出于皮毛而为汗。其气冲和则气为血之帅，血随之而运行，血为气之守，气得之而静谧。气结则血凝，气虚则血脱，气迫则血走，气不止而血欲止，不可得矣。"临床上治下血不止，用止血药无效，以补气药而血止，是气不摄血之故。治吐血以凉血药无效，以理气药而血即止。都说明了气和血的依存关系。

五行相生相克规律，阐明人体各部分的联系和人体与自然环境的联系，相生相克不是五行之质，而是五行之气。古人用五行的性质反映五脏的功能和脉搏的形态，这种学说是建立在天人相应、取象比类的基础上的。五脏之间保持正常的相互制约关系，无太过，无不及，则出现五脏之平脉。如果有了太过和不及，"气有余则制己所胜，而侮所不胜，其不及则己所不胜，侮而乘之，己所胜，轻而侮之。"便破坏了平时的相互制约关系，出现了病理状态。张介宾说："邪气之来皆有余，故太过……元气之伤惟不足，故不及。"所以每个脏器的病变，都有太过和不及。以脉为例，如肝木亢盛，则脉来强实，弦而有力，不及则脉来不实，弦微无力；心火亢盛，则脉来盛去盛，洪而有力，不及则脉来不盛，去时反盛；肺金亢盛，则脉来浮软而中央坚，两旁虚，不及则脉来浮软而微；肾水太过，其脉来如弹石，不及则脉去如数；脾土太过，则脉来如水之流，不及则坚锐如鸟之喙。脉搏的形态反映五脏的变化，它是建立在五行学说的基础上的，是前人在长期实践中，创造出来的理论，对临床具有实际意义。如临床上常见眩冒、巅疾（高血压一类疾病）绝大多数出现弦脉，其机制属于肝木之气太过，木主生发，为人体气化升多降少之征。又有弦见于右关乃木盛侮土之象，临床上必见胃脘胀满、腹痛等症。这些都说明前人借五行的性质，归纳五脏的生理特性和作用，实是一种创举。

祖国医学的阴阳五行学说体现了人的机体是对立和统一的整体，各个器官都是相互制约和相互联系的。仍以脉为例，脉发源于心脏，却能诊察出全身的疾病，无论正常生理还是反常病理，都可反映于脉，它不单纯是心脏和循环系统的事。人们如果只从心脏和血管的生理观点来分析中医的脉诊，势必把中医的脉诊价值贬低，脉诊的真正精华也将无从得知。因此，只有正确理解阴阳五行整体观，才能真正了解中医这门深奥的科学。

十、谈阴阳五行用于医学并非玄学

此文谨就中国科学院院士何祚庥发表的文章"阴阳五行玄而又玄",提出个人不同的看法,愿与何院士商榷。

张琪教授是一名中医工作者,对《易经》的评价不作任何争辩,谨就"阴阳五行学说"提出不同的看法。考阴阳五行来源于远古时代,以《易经》为具体内容,它本身并不代表玄学或科学,星相巫术利用它作为说理的工具则属玄学迷信,医学利用其作为说理的工具则非玄学而属于自然科学范畴。

医学用阴阳五行和脏腑经络气血营卫将人体构建为一个有机整体。阴阳学说主要使用其不同属性相互之间对立制约、互根互用、消长平衡、相互转化等以阐明脏腑经络的功能活动。五行学说则是古人利用自然界五种不同的物质属性配合五脏,应用相生相克借以阐明脏腑之间相互资助又相互制约的关系,揭示其功能活动达到相对平衡协调的机制。因而阴阳五行学说构建成为中医基础理论纲领的核心,贯穿于中医学生理、病理、诊断、治疗、养生等各个方面,为中医理论与临床思维不可缺少的重要方法,临床的辨证论治、药物的四气五味、天人合一等学说离开阴阳五行则无从谈起。

阴阳学说大到整体,具体到五脏六腑经络细微结构,脏腑分阴阳,如肾阴、肾阳、肝阴、肝阳等;十二经络、奇经八脉皆隶属于阴阳。如《素问·阴阳离合论》谓:"阴阳者,数之可十,推之可百,数之可千,推之可万,万之大不可胜数,然其要一也。""其要一也",就是人体从整体到局部,阴阳互根互用互为消长平衡以促进有机体生命活动。

中医的辨证论治就是根据脏腑之间阴阳偏盛偏衰而给予相应的调节治疗以达到阴阳平衡,所谓"阴平阳秘,精神乃治",但这种平衡是相对的,还可以相互转化,这是我们中医临床经常遇到的。这种理论体系,从现代医学看是不能理解的,可以称为独到的理论体系,"独到"二字是在区别于现代医学。

我们认为中医理论体系是完整的系统的,是古代医学家们通过治疗千千万万人的疾病的临床实践总结出来的,凝聚着中华民族的智慧结晶,历千年而不衰,经得起实践验证,属于自然科学,何院士把它视为"玄中之玄"的玄学,显然是错误的。

何院士的文章中引用《易经》影射到中医学说整体观是笼统思维,没有具体分析就要去辨证等,其实都是望空捕影的说法。中医辨证是非常精细的,如中医"同病异治""异病同治",足以说明中医治病根据人体质不同(偏阴偏阳)出现的证候各异,因而采取的治法不同,并非没有具体分析,在这里属于医学学术问题,因何院士不是医学家,说些外行话对此我们可以理解。但又说什么总体上中医疗效不如西医,中医理论没什么进步等,实际上是为阴阳五行"玄而又玄"找出依据。但是这种依据依然是站不住脚的,张琪教授从医六十余年在中医机构里所看到的病人,大多是经过西医院治疗无效而来就诊的,其中不少病人经过中医治疗有效甚至治愈，但是单凭这一点，不能说中医比西医疗效好，因为还有许许多多的病中医疗效不好，经过西医治疗有效甚至可以治好。应该实事求是，从客观上看中西医各有自己的优势，也各有不足之处，张琪教授认为这样才是求真务实的态度。何院士没经过调查就提出中医疗效不如西医，未免有点武断了吧。

关于理论研究没有进步的问题，还是有点事实。但是这不能归属于中医学术问题。近百年来中医受到歧视排斥，中医学术呈现一蹶不振之势。旧中国有余云岫之流提出废止中医，由于广大中医抗议才未能得逞，新中国建国初期卫生部门又走一些弯路，直到 1953年毛泽东主席对中医工作作出指示，中医才获得了新生。不久又经历了非常的历史时期，刚刚兴起的中医又遇挫折。十一届三中全会后成立了国家中医药管理局，中医又获得了生机发展。但是中央"中西并重"方针并未到位，中医科研医疗机构在人、财、物上仍然十分薄弱。这是当前中医科研滞后一个主要环节。但是就是在这个环境下，中医理论的研究还是有所发展，如藏象、经络、脾、肾的研究；活血化瘀的研究；药物的研究，如青蒿素、双黄连、雷公藤；中医临床如肝病、肾病、脾胃病、风湿病等取得的良好成果。热性病的治疗如乙型脑炎、流行性出血热以及 2003 年惊动全国的非典型肺炎，中医疗效得到了世界卫生组织的认可，现在世界有一百多个国家都对我国的中医药重视起来，这难道不是值得我们中华民族骄傲的吗？

何文又指责抱着《内经》不放的问题，张琪教授认为不是抱着不放，而是抱得不紧，实际上是要把其精华部分继承下来，升华提高发展创新以达到古为今用的目的。而不是泥古不化抱残守缺，中医药学是一个伟大宝库，应该努力发掘加以提高，试问抱着不放不是在发掘吗？中医药学是我国卫生事业的重要组成部分，是中华民族共同的财富。我们希望何院士这样的大科学家给予鼓励支持，我们会不断充实发展完善我国传统医学的理论体系，使我国传统医学与世界医学并列于世界医学之林，更好地为人类健康服务。

十一、谈中医基础理论研究要结合临床
（《健康报》访谈）

（一）中医基础理论研究不应孤立

先从肾谈起。肾具有分清泌浊的作用，主水液代谢。中医与现代医学不同，现代医学认为此种作用是肾脏和膀胱单独完成的，而中医认为此作用与肺、脾、肾三脏及胃、膀胱、三焦相关。肺主通调水道，《内经》云："饮入于胃，游溢精气，上输于脾，脾气散精，上归于肺，通调水道，下输膀胱。"意即水谷精华经胃的吸收到脾，脾主运化，将精微输注到肺，肺朝百脉，再经肺濡养全身，肺气通调下达于膀胱，膀胱与肾相结合，即下达于肾，再通过膀胱的气化作用排出体外。以上任一脏出现问题，即可出现水肿，我们这些年来一直按照这个思路来治疗水肿。现代医学将水肿分为急性期和慢性期，急性期轻者多病位在肺，通过宣肺而消肿，如麻黄杏仁薏苡甘草汤、麻黄加术汤。

辨证要抓哪个脏器为主。若症见腹泻、腹痛、脾胃不和、舌苔滑润，为脾阳不足证。脾主运化，一是运化水谷精微，水谷精微包括蛋白在内；二是运化水湿，若见以上证候则重点在脾，应从脾论治，如茯苓导水汤。若见下肢肿、腰酸、腿冷、畏寒、尿频尿少，则为肾阳虚，用温肾药来治，如真武汤，温肾又温脾，脏腑之间是相合的，肾阳为脾阳之母，还可用肾气丸、右归丸。若二脏合病，最常见的是脾肾同病，要脾肾合治。如参芪地黄汤重用黄芪治疗蛋白尿有效。黄芪入足太阴脾经补脾气，白术补脾但不能补气，太子参、人参都是补脾肺之气的。

以前对脏器的研究也走了一些弯路，比如有些单位研究出肾阳虚和肾阴虚是什么，但与临床结合不了。用现代科学研究中医，方向要找准，因为阴阳不是一种东西，不是一种物质，如果硬要找出一种物质，这样的科研没有实用性，是失败的。

所以中医基础的研究不应孤立研究某一脏器，应结合临床。中医理论是我们的祖先从临床上得出结果的，给病人治疗有效，在有效的基础上再提出理论，理论反过来再指导临床实践。这种理论是反复实践形成的，所以行之有效，经得起考验。中医要提高，还要临床上有疗效，这才是真正的提高。

（二）病证结合不能抛弃中医的病

新时代赋予中医前进和发展的道路，就是西医的病可以补充中医辨证论治的不足。中医辨证论治并不是完美无缺的，而是受到时代的限制。比如张仲景的辨证论治很少讨论舌象，只是看脉，脉证结合，但是面色、舌象如何，很少提到，这不是张仲景的问题，是因为受到了时代的限制。

现代有了西医的诊断也可以开拓中医的视野，既要考虑中医辨证，又要考虑西医辨病。比如肝硬化腹水和肾病综合征腹水，前者是由门脉高压导致的，后者是由肾小球滤过率减少导致的，结合西医的病因，用中药治疗就需要分析。

西医辨病对中医辨证是有帮助的，但是抛开中医的病是个缺欠，因为中医的病与中医的证也是有联系的。如《金匮要略》《伤寒论》里每篇条文讲的都是病，如痰饮病、少阳病。比如腹水见腹皮青筋暴露，中医称臌胀，是肝硬化腹水，而肾炎腹水就没有青筋暴露，古代就有分析，肝硬化腹水称血臌，肾炎腹水就称水肿。所以中医的证和中医的病也有联系，中医病名也是有价值的。

另外，对于西医诊断不明白的病，中医也有很好的疗效。比如有一位病人，腿伸不直，在很多大的西医医院不能确诊，只能暂且认为是神经官能症，后来这位病人到张琪教授处就诊，张琪教授反复琢磨，认为这是中医的拘挛，"两脚拘挛，病在筋"，筋脉拘急不舒，足厥阴肝经络于巅顶，又见头痛，于是张琪教授给他用了芍药甘草汤加舒经活络的药，病人服了几副药之后就能下地行走了。像这样的病，西医诊断不明确，在中医里却有所涉及。

（三）中医现代化是必由之路

中医现代化是必要的。现在影响中医发展的就是从理论上难讲通，不易让人听懂。比如《伤寒论》本来是很朴素的东西，但是其注解就要和阴阳五行联系起来，不易让人理解，尤其是西方人。中医现代化不要弄太玄的东西，但不能西医化，要把中医的道理说明白，使有知识、懂科学的人一听就能理解。

（四）熟悉四诊才能准确辨证

提高辨证论治本领的前提就是四诊要掌握准确。青年医生对中药使用没有老中医熟练，就是因为辨证论治不准确，而辨证论治不准确的原因之一就是四诊不熟，只有四诊熟，然后才能辨证，辨证准才能疗效好。因此，年轻的医生要注重四诊，在这方面苦下工夫。现代仪器检查对中医四诊有帮助，但是代替不了四诊，因为四诊不是像西医那样找出具体病灶，仪器是查不出寒热虚实的。

十二、兼蓄各家，重在精熟

中医学是一门高深的科学，拥有浩如烟海的文献典籍宝库，为医者不应闭门自守，分门论派，而应博览百家，尽汲所长。"历代医家各有千秋，要想学好中医，必须博览历代名著，荟众家之萃，为我所用"，善于吸取各家之长取其精华，弃其所短，融各家学说于一身，指导临床实践。

张琪教授从事中医教学科研和临床工作70余年，认为中医药事业要按照自身规律，发扬优势和特色，而中医成才之关键在于勤奋学习，临床实践，信中而不排西。精读《神农本草经》《内经》《伤寒杂病论》《脾胃论》《医宗金鉴》《血证论》《医学衷中参西录》《温病条辨》等古典医籍，学习古代各家之长，使自己在中医药学系统中具有全面而丰实的知识。

我们运用古方治今病的关键在于"精熟"两字。学习古方必先领会立方原意，洞悉其中精微，才能融会贯通。在具体应用时，又应善于化裁。

脾胃派创始人李东垣的补中益气汤为世所重，而其清暑益气汤却被后世温病家訾为"药物驳杂，有清暑之名，无清暑之实"，王孟英另立一方代之，李氏名方遂被搁置。张琪教授觉得此方最能体现东垣之学术思想，方以补中气，升清阳的补中益气汤为基础，合生脉散以保肺救津，又加苍术、神曲、青皮以燥中焦之湿，黄柏、泽泻泻下泉之火，用意十分精到。当今随着人们生活和饮食结构的改变，劳逸失节伤气，烦劳操持伤阴，酒醴冷饮生湿，甘肥厚腻生热等病机，往往在一个病人身上同时出现，清暑益气汤的加减应用则更为广泛适合。

临床上古方今病能够完全合拍者并不少见，故在应用过程中，有时可适用原方而奏效，有时则须把握病机以成方化裁损益而建功，仲景有"随证治之"的明训，足堪我们玩味。例如，东垣当归六黄汤原为治阴虚有火的盗汗而设，是方有滋阴清热、固表止汗之功，此方实气血阴阳并调，方中甘柔与苦寒相伍，泻火合育阴补气共投，尤其是芩、连、柏三味，既可泻火又能坚阴，丹溪用此三味组方名"大补丸"，可见全方清实火而又滋阴，决非囿于治盗汗一症。张琪教授临床上常用其加减治疗慢性活动性肝炎、肝硬化、慢性肾炎、肾病综合征、慢性肾功能不全、白塞综合征等，常根据阴虚火旺或正虚邪毒弥漫，阳热内盛等不同情况随机化裁，因证加减，发现此方不仅可改善临床症状，而且对改善肝肾功能、纠正某些异常理化指标，均有较好的疗效。

临床学习中应积极吸收古贤各种寒热攻补之法，因人因证而施，治病不能拘于一格。对古今有成就的医家，应尊敬，但不能盲目崇拜。钻研伤寒数十年，尊崇仲景，但不能成为泥执仲景成法的"经方派"；研究温病，张琪教授佩服叶天士，学习他用药轻灵的特点，但不同意叶氏的"柴胡劫肝阴，葛根竭胃汁"之说；对于王孟英，张琪教授不同意王氏偏好寒凉，畏羌、独、芎、防如虎的用药特点。实际上伤寒与温病之间，虽有界限，不可偏执。

临证上张琪教授对肾病、疑难杂症的辨证论治有自己的独到之处，有较好的疗效，在他的《张琪临证经验荟要》《张琪临床经验辑要》《跟名师学临床系列丛书》《张琪肾病医案精选》等著作中有详细记载论述，自创清热利湿解毒饮、山药固下汤、桃黄止血汤、化浊饮、消坚排石汤、坤芍利水汤、新方流气饮、和中消胀饮等治疗疑难病证的经验方。

因此，一个医生要精究方药，历代方书洋洋大观，任我们选用。尤其对那些历经千锤百炼的"名方"，更要倍加用心体察，组方有成法，用方要知常达变，而变化之妙，存乎一心。

十三、谈中医文献整理与研究的重要性
(《中医文献杂志》刊首语)

————————●—————————————————————————————————————■—

　　中医文献为我国古今医学家的学术思想和证治经验的载体,是中华文化的一个组成部分,凡从事中医工作者,必须熟谙中医文献,精通中医理论,结合实践,方能得心应手取得良效,但古今文献浩如烟海,往往使学者无所适从,必须整理研究以达古为今用之目的。国内从事中医刊物文献探讨者缺如,唯有上海《中医文献杂志》是绝无仅有研究文献的专业刊物,旨在整理研究古今中医文献和继承名老中医经验,可谓一枝独秀,深受广大中医的喜爱。张琪教授每期必读,颇受其惠。如我院一名糖尿病肾病病人,高度水肿,大腹臌胀不能转侧,经用中西药治疗均无效,辨证阴水、阳水、寒热虚实均不明显,忽忆及上海中医文献馆整理之《水肿专辑》,其中载有陈士铎《辨证录》治疗臌胀水肿之决水汤,此方重用茯苓二两,车前子一两,王不留行五钱,肉桂三分,赤小豆三钱。分析此方重用茯苓淡渗利水,车前子微寒利水,王不留行通络,小量肉桂温阳以出膀胱之气化,陈氏说明此方"水决而土不崩",因而投用此方。重用茯苓、车前子,服方后小便如涌泉而下,连续服之,臌胀水肿全消,下水 15kg,继续调治,尿蛋白缓解出院。

　　通过以上病例足以说明中医文献整理研究工作的重要性,文献研究与临床研究是密不可分的。希望广大中医尤其是青中年中医同志们,要重视全国唯一的《中医文献杂志》这一精品,以增长学识开拓进取,对继承创新大有裨益。

十四、对马王堆医书的探讨

1973 年于湖南省长沙市马王堆三号汉墓出土了《五十二病方》等十几部医著。就《五十二病方》而言，录有对 52 种病证的治疗方法，其中可辨识的医方 283 首，用药 247 种，病名约 103 个，涉及内、外、妇、儿、五官诸科，是迄今为止我国最早的方书。就出土医书的内容看，尚未涉及五行学说，阴阳思想也涉及甚少，却反映出当时人们在识药治病方面积累的丰富经验，比《内经》记叙要古朴得多。《山海经》中记载药物已达百余种；淳于意在 25 个病例中，除去 10 例死证外，有 13 例使用了药物疗法，可见我国药物的起源和发展并不一定比针灸晚，马王堆医书的问世，恰好说明了这一点。同时也就不难理解其为什么会引起国内外学者们的极大兴趣，甚至有人提出马王堆医书到《难经》的发展过程和中国医学发展过程，理论与实践的变迁关系及变迁缘由，应视为中国医学史中最重要问题。面对这一问题，我们愿不揣浅陋，一陈管见，不当之处，尚望不吝赐教。

（一）关于马王堆医书抄撰时期

据考证，马王堆汉墓中医书的主人大约生活于西汉文景时期。那么，不难理解这些医书只能是文景时期或其以前的著述。有人认为，既是汉墓，医书为何以秦代通行的小篆传抄，而无汉隶墨迹？《五十二病方》后又以不同笔体补入目录中没有的"口噬"治法，内容形式与前病方无异。于是，对这些医书撰于何时便有了争议。

我们认为，单凭小篆医书就断定是秦或秦汉之际的作品，是值得商榷的。众所周知，汉武帝时出现的古今文之争，以董仲舒为代表的古今经学，其今文经都是用汉隶书撰写；与他相对的保持古朴风貌，少有迷信，为一些儒生私家自相传授的古文经学，则是战国文字或秦时小篆撰写的。由此可见汉武帝时尚有秦小篆流行，其以前的文景时期侯门弟子用秦篆抄录医书就不足为奇了。再者，诸汉墓中并非皆埋藏医书，推想该墓主人生前乃喜方者而好古风。

假使出土医书中另有一部汉隶写成的《伤寒杂病论》，我们很容易判定与前 14 部医书是两个时代的著述，因其内容面目不在一个水平上。而 14 部医书，包括《五十二病方》后补部分却均属一个水平。墓主没理由只撰抄秦时医书随葬而不录当时医书。所以，我们认为马王堆医书所载，是反映西汉文景时期的医疗现状。

（二）马王堆医书特征

马王堆医书中对经脉的认识已初见规模。无论是《足臂十一脉灸经》还是《阴阳十一脉灸经》，与《灵枢·经脉》所载的 12 条经脉只有一条之差；但没有说明经脉之间的联系而是孤立存在的；虽注意到经脉循行的趋向性，而未申明经脉的作用，也没有对俞穴的认识。可以推想当时只是在实践中逐渐发现经脉现象的分布和延伸片段，尚未形成联通的经脉系统，也就无法把人体联系成一个有机整体。

《五十二病方》对临床各科的 52 种病证提出近 300 种处理方法，其中外科病占有很大的比例。由于人类对疾病的认识首先是最常遇到的机械外伤性出血、痈疽、蛇咬等，采取的是砭石切割、放血排脓及按摩法，或者是"以桑汁涂之"治虫蛇咬伤、"刑赤蝎以血涂之"治疗的外治法。药物的使用有 240 多种，有单方，有复方。制药、服法也很讲究，如墦哈制蛇蜕治溃、阴干黄牛胆，以及"先食食之""先食饮之""已食饮之""沸而饮之""先莫毋食，且饮药"等。对服药剂量亦有明示其初量，不愈加若干量，最大剂量的限定，等等。可见当时人们在运用药物方面经验之丰富，但尚缺乏较合理的计量标准，普遍以"一束""一折"估量之，再从所用药物中的男子恶、女子布、人泥、头垢、儒颈、死者褖、燔死人头等来看，其经验既有浓重的迷信色彩，又乏卫生观念。指导识病疗疾的思想仍未完全脱出对生殖崇拜的牡牝调配法，故方中常出现"黄雌鸡""雄鸡""牡蝼骨""牝鸟"类用药。从《十问》《天下至道谈》《合阴阳》《杂禁方》《养生方》大量论述中可知，房中术仍不失为当时防病却老的重要手段。

可喜的是，从医书中以阴阳分经脉可看到用阴阳概念说明生命现象的端倪。虽然阴阳还不是具有高度概括的两种相反属性的代表，还没有贯穿到对生命的认识和对疾病的诊治中去，即还未将用阴阳不同属性的药物治疗阴阳失调所致的疾病，进一步升华到阴病治阳，阳病治阴的理论。尽管马王堆医书不可能是当时医书的全部，但我们完全可从中窥知文景时期的医事水平：对经脉现象的认识已由以往的一条发展到十一条和由点到线的延伸；积累了大量药物运用经验和对疾病及预后的识别、疗法；阴阳的概念虽已引入医学，但却未能用五行学说去认识脏腑间的复杂联系，也就无法把阴阳五行的哲理及思维方式演变成为对生命活动的推理工具。尽管其对某一种疾病提出了几十种治法，也只能属于药与病对应的经验积累记录，所以在不少方面缀有"尝试""已经""令"字样，反映了人们认识疾病是经过由实践到理论、由初级向高级的过程，是符合历史发展规律的，为以后我国第一部医学理论专著《内经》的问世奠定了基础，写下医学发展史上辉煌的一页。

（三）中国医学源头的特征

所谓中国医学的源头，标志中医理论体系的确立，并依据这个理论能够解释生命现象，诊别疾病，施以治疗，判断预后，通过实践证明切实可行，且可指导医学的发展。而马王堆出土的医书尚没表现出上述特征，故无源头迹象。

《中国医学大成》说："凡中国医学之源，谓之医经，为治医者必读，故列为第一。"的确，在《内经》之前的医著中，很少见到以"经"立名者。

（四）中医理论形成的条件与标志

一个学科的出现，必须经过一个以实践经验积累到理论产生的过程，理论形成也要通过实践不断地修补完善。此外，不能忽视社会因素对它的催化作用。众所周知，周代已有了疡医、食医、疾医、兽医，他们是由巫分化出来司职医务的人员，其手段不会超过马王堆医书中的砭、灸、靡（摩）、饮药，是缺乏医学理论指导的经验处置法。

学术的发展在于交流，但在我国古代地域相隔，语言不通的情况下是无法实现交流的。也就是说，只有统一才有交流，才有医学的发展。

春秋开始大小一百多次宗族的战争，像莒、郑那样的小国也要准备上千辆兵车。战国时代战争越演越烈，200多年从未间断，有时一次战争就要斩首几万、几十万，人民苦难深重，迫切需要一个安定的社会。

秦始皇统一天下，一改过去的田畴异亩、车涂异轨、律令异法、衣冠异制、言语异声、文字异形等状况，推行共同文字（书同文）、修驰道、通水路、却险阻，促进了文化交流和经济发展。秦朝首尾15年，但他创建的许多制度符合社会发展需要，致使以后两千多年的封建体制都是在秦制基础上演变发展的。秦始皇统一中国成为医学走向统一完善的必要条件，另一方面他又焚书坑儒成为文化的摧残者。实质上，秦的统一，西汉才得到实现和巩固，尤其是西汉前期政治上的统一和社会稳定，人民得到近百年的休养生息，经济更加繁荣，文化也兴盛起来，为医学理论的产生奠定了基础。

阴阳五行学说在秦前已流行，用于推演灾异，百家诸子均受其影响，各派之间都是相互独立的，经董仲舒引申创造阴阳五行化的儒学，得到汉武帝的尊信，成为日常生活的指导，出现历史上政治、军事、文化上的灿烂时期。只有在这样一个民族大融合、文化大交融、医疗经验积累丰富、阴阳五行学说空前盛行的背景下，产生统一医学理论的条件才告成熟。以前类似于《足臂十一脉灸经》《阴阳十一脉灸经》《五十二病方》《养生方》《杂疗方》等独立的经验录可能很多，汉武帝时的学者以盛行的阴阳五行学说把它们整理统一起来，借推求自然灾异，推论生命活动，《内经》就是在这样条件下诞生的，文景两帝与武帝相去不远，马王堆医书中的某些内容在《内经》中清晰可辨，却不够完善。如《阴阳十一脉灸经》内容可在《灵枢·经脉》找到底片，《内经》的问答式体裁与《十问》颇为相似，足见它们的近缘关系。

我们认为《内经》成书于汉武帝晚期，又得到后世的补充，在它以前的医著只是一些孤立的人与疾病斗争片段的经验记录，粗糙而无系统，甚至荒诞离奇（如《胎产书》中介绍欲产男、欲产女的方法），反映的只是人们探求医道的愿望。在鸡犬声相闻，老死不相往来的封闭时代，医学的发展定是十分缓慢的，虽然《阴阳十一脉灸经》已表现出阴阳分类迹象，从耳脉、齿脉、肩脉仍可看到早期部位命名的残余。由某部位发现第一条经脉到阴阳分类不知经过了一个怎样的漫长时期，在统一的社会环境中，也不能一下子产生医学理论，它要有一个交流、汇聚、验知、分析的过程，这个过程在"文景之治"时期发展应是较快的，其不但以阴阳分类经脉，也用于识病，"凡牡之属靡表，凡牝之属靡里，此为阴阳之数，牝牡之里（理）"（《天下至道谈》）。到了汉武帝时期则以盛行的阴阳五行为纲，完整的经脉体系为线，参照旧著，完成了集医学大成之《内经》《黄帝外经》。

（五）结语

马王堆医书见世后，不但使历时千年之争的"七损八益""是动，所生病"等昭然冰释，而且为中国医学理论的形成和理论与实践的演变过程提供了有力佐证。

（1）马王堆医书与《内经》相比，经脉不全又无穴，循行短又互无关联；对生命的认识、病因病机、诊断治疗、摄生、藏象、解剖等，或有或无，远不如《内经》翔实；有关内容可在《内经》中找到其原形。可见，马王堆医书要比《内经》古老而原始，后者是在大量医疗实践积累到一定程度后综合产生的。

（2）多年来关于针灸与中药孰先孰后之争，亦可以从马王堆医书中得出初步终结。砭石、灸法与中药几乎是同时出现，且比针刺法要早。

（3）中医理论体系创立的标志仍是《内经》，它奠定了中医学发展的基础。它是借说明天地万物运动变化规律的阴阳五行学说作为说理工具，故《内经》中记有丰富的天文、地理、气象、物候等内容，并提出人与自然相关的因时、因地、因人制宜，预防为主等先进的防病治病观点。

（4）《内经》的成书年代为汉文、景帝之后，汉成帝之前，其间以汉武帝后期可能性最大。马王堆出土医书明显早于《内经》；文景时名医仓公淳于意受业于公乘阳庆和公孙光得医书《五色诊》《药论》等而未见此书；司马迁于《史记》中列有医书十余部亦无此书，却有《内经》中常引用的《上经》《下经》等。汉武帝时刘向奉召作《七略》，中有《内经》等医经7部；而武帝时为阴阳五行最盛行时期，故如是说。

（5）西汉是中医理论形成和发展的重要时期，丰富的实践经验一旦融入阴阳五行理论中，便产生了质的飞跃，随医学理论诞生了诸多医经要籍，使张仲景的《伤寒杂病论》得以勤求古训，博采众方编撰而成。

十五、对中医教育的四点看法

张琪教授曾接到郝光明先生的来信，信中提出一些中医教育工作存在的问题，现就来信所提的四个问题，将张琪教授的看法提出如下。

第一个问题：信中指出："现在中医院校的许多老师和学生虽然一天到晚都在学习中医学知识，但对中医能否治病没有信心。"这个问题确实存在，而且不是个别现象，而是大多数现象。中医不仅能治病，而且能治一些西医所不能治的病，且有其独特的疗效，它的疗效是在独特理论指导下形成的，因而中医具有独有的学术地位，是不容置疑的。张琪教授从医 60 年一直在临床工作，实事求是地感受到，中西医各有所长，有些病中医治疗效果好，有些病中西医结合治疗效果好。信中谈的中医院校老师和学生对中医能否治病缺乏信心，张琪教授认为原因是多方面的，一是领导的导向，中医院校的领导必须贯彻中央方针，中西并重，突出中医特色；二是理论与实践脱节，据张琪教授所知，大多数中医院校在课堂上讲的是中医知识，而到病房实习却西医化严重，用的西药多于中药，很少用中医辨证论治指导学生。

张琪教授听到不少学生反映讲课的老师多是青年老师，不少人没有临床经验，上课是照教材宣讲，到病房又是西医化，老师很少用中医辨证论治指导示教。这就不难理解为什么老师和学生对中医治病缺乏信心，对中医学术地位有所怀疑。当然也不能一概而论，从建国后中医院校培养出来的新中医，也有部分人对中医专业有较高的造诣，富有临床经验，可惜人数太少，不成比例，远不能适应中医教学研究的要求。

第二个问题：张琪教授认为研究中医不能局限在一个方剂上，对于一个病应从中医的理论到临床。因为中医治病的特点是辨证论治，同病异治，异病同治，具有不同于西医治疗的特色。因为不如此，就不能有好的疗效。关于评估疗效成果，张琪教授认为用现代医学的评估方法是对的，但也存在问题。如慢性肾炎是否治愈要看尿常规检查，萎缩性胃炎要看胃镜。先进科学仪器是现代科学的组成部分，政府对中医的方针是用现代科学整理中医，现代医学是现代科学的组成部分，但是整理不等于代替。博大精深的中医学和现代医学是两种体系，彼此都不能取而代之，只有优势互补，才是唯一的正确方向。如有些疾病西医诊断不明，中医诊断却清楚，这种情况评估疗效就应该按中医评估。

关于实验研究，也是用先进科学方法研究中医学，但是建立模型利用细胞分子学实验研究，这应该从事基础实验的专业人才去做。对于中医本科生、硕士、博士研究生大多数应该在中医学术上提高，特别是临床课题在疗效上提高。目前不少研究生只建立一个动物模型，搞几种指标，觉得实验就万事大吉了，但对提高中医学术水平和临床疗效没有创见，无多大裨益，本来对本专业根底菲薄，3 年又无大的收获，回到临床上对病人难于应付，难怪有些专家说"博士不博"。多年来张琪教授带了 30 余名博士、硕士研究生，方法是随

114

张琪教授侍诊，结合病人口头传授耳濡目染，日久就学到一些临床经验，十几年来出现了一些有精湛理论、富有临床经验的新一代名中医。张琪教授的经验是中医带研究生用师承制的方法较好，但其中也有干扰，如根据主管要求必须做动物实验，否则不能允许论文答辩，一名研究生要求实验，首先建立动物模型，各项先进指标不论经费足不足，先把大量精力花费在动物实验上，毕业后临床用不上，浪费人力物力，这也是困扰中医研究生的问题。归根结底还是导向问题。

第三个问题："现在大多数中医院都西化了"，这确是事实，在西化了的下面应该加上一句，都萎缩不振了，其原因就是没有中医特色。中医院必须对某些病疗效高于西医，得到广大病人的认同，自然才会有强大的生命力，医院会越办越好；否则一概用西药治疗，跟西医院没差别，不能突出中医学特色，自然萎缩不振。

第四个问题：张琪教授认为中医传统教育师承制的方法，符合中医学的特点，在高等院校应该聘访有经验的中年、老年中医临床辅导，理论结合实践。国家中医药管理局在全国举办了三期名师带高徒的创举，取得了较好的效果，培养出一批富有临床经验的新中医，但是辐射面太小，杯水车薪，远远不能满足人民的需要，建议在高等院校内补上这门课，全国一盘棋，请进来走出去，使学生在临床实践上有所收获，逐步扭转重西轻中这一不利局面。最后一句话，关键在于自上而下的各级领导能否认识到中医教育存在的这一严重问题，提出哪些解决方案，不然的话，前途堪忧！！！

十六、再谈新世纪中医药学发展和人才培养问题

伴随着跨世纪中医药学发展的需要，中医药界必须培养和造就一大批对本专业具备深邃的学术理论造诣、有过硬的诊疗技能和研究能力的人才队伍，才能充分发挥中医药学特色，适应新世纪发展的要求，承担起振兴和发展中医药的重任。但怎样才能具备上述本领呢？张琪教授从事中医工作已半个多世纪，从亲身经历谈谈个人的看法。

（一）博大精深，文献是根本

中医药学是一个伟大宝库，是取之不尽，用之不竭的瑰宝，必须树立热爱本专业的思想和顽强的敬业精神，才能执著地追求、探索。中医学同任何一门科学一样，没有顽强的拼搏进取精神，要想有所建树是不可能的。中医学历代文献浩如烟海，浸透着历代医学家与疾病斗争的心血结晶，从历史唯物论观点看，先贤们各有所长。如东汉张仲景被称为医中之圣，其《伤寒论》《金匮要略》开辨证论治之先河；唐代孙思邈被后世医家尊为"药王"；《备急千金要方》勤求博采，搜罗宏富，其论而有据，方切实用；至金元，四大家各有所长；明清以来，名医辈出，如张介宾之《景岳全书》，被誉为温补派的代表；李时珍之《本草纲目》，集药物之大成；喻嘉言作《医门法律》，议病议方。温病学派叶天士、吴鞠通、王孟英、吴又可等，晚清民国时期中西医汇通派王清任、唐宗海、恽铁樵、张锡纯等，都在一定程度上对中医药学的发展做出了巨大贡献！中医文献汗牛充栋，难免使后学者有望洋兴叹、望而生畏之感。但是中医药学理论之精髓、历代名家临证经验之结晶，尽皆在斯，欲成就一代名医、大医者，莫不学海泛舟，"咬定青山不放松"，才能在实践中触类旁通，然而读书的方法要博而精，既要通读，又要采其所长弃其所短。学无止境，博大精深的中医药必定是干到老，学到老，才能成为新世纪的一代名医。

（二）学以致用，临证启新知

除了深入阅读书籍文献之外，更重要的是印证于临床实践，如果只是埋头于文献，不结合临床实践，那就成了"本本"先生了。读书的目的，是为了提高临床疗效，而通过临床疗效的体验，才能真正尝到读书的乐趣。中医的阴阳五行、藏象经络、生理病理等基础理论，都是前人在治病过程中加以探索和总结出来的，并非面壁虚构，只有通过临床疗效的不断提高，才能证实其理论，发展其理论。这一点，我们从事中医临床多年的老中医深有体会，如治疗肝炎肝硬化等疾病，用"见肝之病，当先实脾"的理论指导，健脾理脾以

柔其肝，常收到良好疗效；治疗肾病综合征腹水，依据《内经》"诸湿肿满，皆属于脾""脾主运行水湿"等理论从脾论治，也往往收到小便通利、腹水消除的效果。曾治一肾病综合征病人，高度水肿，大腹胀满，用泼尼松、呋塞米等药无效，入本院求治。尿常规显示：尿蛋白（+++），血浆白蛋白低。血脂高，大腹水肿不能平卧，无汗，五心烦热，小便24小时仅200ml左右，舌苔白厚腻，脉沉滑。辨证属于脾湿不能运化，胃热气逆，湿热中阻，清浊混淆，以致水湿停聚之证。投以中满分消丸（改为汤剂）加槟榔20g，连服14剂。尿量一昼夜增加到3000ml，水肿胀满全消，尿蛋白（++），继以益气补脾胃之剂，服药50余剂，尿蛋白（±），血浆白蛋白恢复正常而出院，远期疗效巩固。1998年3月，曾治一公姓妇女，60岁，经某医院确诊为肝硬化失代偿期，腹水，来本院门诊求治。病人神疲乏力，面色及巩膜黄染，形体消瘦，腹胀满（中等腹水），恶心不欲食，小便色深黄，大便溏泄，每日2～4次，低热，体温37.8℃，舌质红，苔白，脉濡数。彩超显示：肝弥漫性病变，脾厚4.8cm，有中等腹水。谷丙转氨酶445U/L，白蛋白20g/L，球蛋白30g/L，总蛋白50g/L，总胆红素251μmol/L，直接胆红素173μmol/L。辨证：湿热蕴蓄，湿盛于热，脾为湿困，运化受阻。治法：化湿理脾，清热解毒退黄。处方：砂仁15g，白豆蔻15g，苍术15g，石菖蒲15g，茵陈15g，藿香15g，大腹皮15g，黄连10g，板蓝根20g，神曲15g，芦根30g，甘草15g。先服7剂，食纳稍好，乏力稍轻，泄泻减少，仍腹大便溏，小便黄，低热不退，口干口苦，改用温脾利湿清热法，以李东垣中满分消丸加味治疗，处方：白术20g，茯苓20g，泽泻15g，黄连10g，猪苓15g，干姜10g，大腹皮15g，白豆蔻15g，砂仁15g，厚朴15g，茵陈25g，桂枝10g，板蓝根20g，大青叶15g，甘草15g。连服上方18剂。腹胀大减，仅有少量腹水，小便增多，大便每日1～2次，成形不溏，食欲好转，全身较有力，面色及巩膜黄染亦明显消退，舌苔转薄，脉象缓和，低热消退，体温36.5℃左右，谷丙转氨酶104U/L，总胆红素154μmol/L，直接胆红素81μmol/L，B超显示腹水阴性，脾厚3.8cm。即以上方化裁，至8月21日诸症皆除，舌润口和，脉象缓和，谷丙转氨酶14U/L，总蛋白72g/L，总胆红素19μmol/L，肝功能全部恢复正常。1999年10月复诊，远期疗效巩固。本病辨证在于湿热困脾，脾湿运化不灵，水湿与热中阻脾胃，清浊升降失常，治疗抓住脾为湿热所困的病机，以中满分消丸、茵陈五苓散（汤）、甘露消毒丹等方加减化裁，分利湿热，退黄疏郁散结，取得良好疗效。特别值得探讨的是，东垣中满分消丸（汤）合泻心、平胃、四苓、姜朴于一方，根据《内经》"中满者泻之于内"，以辛热散之，苦寒泻之，淡渗利之，上下分消疏利湿热之邪，以利脾胃枢机之功能复常，则胀满自消。张琪教授以此方化裁治愈肾病综合征、肝硬化腹水辨证属脾胃湿热蕴结者，大部分病例均有明显疗效，因而悟出《内经》"诸湿肿满，皆属于脾"之道理，其并非完全指脾虚，诸如脾为湿热所困，运化受阻，亦可出现胀满。东垣主治热胀之中满分消丸、寒胀之中满分消汤，两方皆效。后方乃属脾阳虚不得运化，寒湿胀满，亦多见于慢性肾炎、肾病综合征之重度水肿，辨证准确，用之亦有卓效。再如1999年3月治一16岁男性学生，主诉从1998年11月中旬感冒发热，体温37.5～38.7℃，先用治感冒解热之药，发热不退；经某医院给予头孢、环丙沙星，又用安宫牛黄丸之类，体温一度下降，停药再度上升；后经某医院中医治疗，认为误服凉药使外邪内陷，又用解毒清热药亦无效。经哈尔滨市各大医院检查，均无结果，来寓求诊。体温39.2℃，多汗短气，倦怠乏力，发热近5个月不退，舌质淡，脉数而无力，病孩体质肥胖超重，上楼活动即气短喘息，考虑为过用中西药皆寒凉之品，伤及脾胃，因而胃脘不适，呕恶，体温未降反升，此为脾胃气虚，清阳不升之内伤发热，即东垣所谓之阴火，因而予升阳益胃汤法治疗。处方：黄芪30g，党参20g，白术15g，半夏15g，黄连10g，陈皮15g，茯苓15g，泽泻15g，防风10g，羌活10g，独活10g，柴胡15g，白芍15g，甘草15g，生姜15g，大枣5枚。4月13日复诊，服上方7剂，体温一度下降至37.5℃，后又上升到38.2℃，全身较前有力，此乃正气渐复之佳兆，继服上方9剂。5月3日复诊，体温徐徐下降到37.8℃，后又服5剂，体温下降到36.5℃，诸症随之消除，舌质淡红，脉象缓和，从而痊愈。又治一于姓女病人，23岁，因情志不遂，致失眠多梦，无端喜笑不休，或喜怒骂詈，不避亲疏，经某医院诊断为精神分裂症，曾用氯丙嗪、卡马西平，但渐渐不能入睡，症状逐渐加重，再用上药无效，前来就诊。观其神志呆板，双目失神，动作反常，阵阵喜笑不能自控，语无伦次，舌胖大质紫苔腻。辨证为心气虚、肝气郁滞，痰浊化热，扰于心神。宜以益心气疏肝郁、活血化痰浊法，以柴胡加龙骨牡蛎汤合甘麦大枣汤，加入化痰浊之品。处方：柴胡20g，黄芩15g，半夏20g，大黄10g，生龙骨20g，生牡蛎20g，桃仁20g，青礞石20g，石菖蒲15g，郁金15g，赤芍20g，青皮15g，浮小麦50g，甘草25g，大枣5枚，水煎服。服上方7剂，精神好转，较前入睡容易，睡眠亦较平稳，虽仍有阵阵喜笑，阵阵烦躁，而不能自控，但时间较前缩短，发作次数亦较前减少，舌苔稍薄，脉象滑，继以上方化裁，调治补气阴以宁心，疏气活血，清泻痰热，以条达肝气，旨在使痰热除，气血调畅，心气阴复则神自归舍而安。前后共5次复诊，服药35剂，精神平稳，喜笑、愤怒等完全消除，能不用催眠药平稳入睡。此病案辨证在心与肝，心藏神，主神志，肝主疏泄以辅助心神功能，肝气条达血气和顺，则心神舒畅，病由于心气虚，神志失养，肝气郁，失于条达，气机不畅，化火生痰，扰于心神，则出现一系列精神苦闷及喜怒失常等症状，方从补益心气之虚，条达肝气之郁，清热化痰，两方配合而收满意疗效。

由此可见，中医学理论源于临床实践，临床实践又推动了理论发展，从而再指导实践，在实践中又不断提高发展创新，这是古今一切医家所遵循之路径。中医学是历代医学家同疾病斗争的心血结晶，当代名老中医同样也有不少建树，特别是新中国制定了中医政策后，中医和中西医结合研究更有迅猛的发展，无论是对急性病还是慢性病诊疗规律的认识和疗效都有所突破。如对急腹症、乙型脑炎、出血热、中风等急性病，肝病、肾病、冠心病、痹证和重症肌无力、萎缩性胃炎、再障等慢性病所总结出来的治疗方法，都是在继承前人经验的基础上有所发展和创新，中医学就是遵循这个规律，代代相传，发展起来的。张琪教授认为这是中医的主流，广大青年中医必须坚定不移的遵循这条路走下去。

（三）科技创新，扬己之长铸辉煌

在新世纪科学日新月异发展的今天，中医药除了积极促进自身发展，博采众长，不断前进外，同时要善于吸收先进的科学技术和现代化手段，以丰富和发展自己。采用现代科学技术手段是为了促进中医药的发展，而不是用西医取而代之，当前一切有利于中医发展的先进高科技手段都可以很好地吸收，如诊断方面，先进的仪器、辅助治疗的先进手段等，只要是有助于中医药学的发展，有所创新，都可以为我所用。多年来，中西医结合专家用现代科技手段对中医藏象理论进行了研究，分子生物学研究取得了较大的进展；中药方面（如丹参、青蒿素等）的研究都取得了可喜的成果，这些研究成果既丰富了中医药学理论，又充实了现代医药学。张琪教授认为用传统医药的方法研究中医药和现代科学方法研究中医药，二者相辅相成，是不可分割的。例如，对肝硬化、类风湿关节炎、慢性肾炎、重症肌无力等病的中医药治疗，都能用现代医学诊断指标加以证实，其疗效能以实验室微观指标说明。值得注意的是，部分中青年中医和部分中西医结合的同志只强调用现代科学手段研究中医，而忽视了传统医药的基本功，对中医知之不多，基础不牢，重西轻中，只强调现代科学的一面，忽视另一面，那就不可能有所成就，这也是我们这些老中医所担忧的事，这样下去中医必然失去优势，可能有被淘汰的危险。因此，我们一再呼吁，当前青年中医必须在中医学术上狠下工夫，奠定坚实的基础，同时再学习一些多学科知识，然而前者是基础，如果忽视了，只强调学习现代多学科知识，最后也只能贻误自己，把中医学丢失了，又谈何继承与发展！

十七、发展中医不能丢掉"中医思维"

中医药对人民健康事业是很重要的，尤其有很多疾病，西医诊断不明确，治疗效果不理想，而通过中医辨证治疗，往往能够收到很好的效果。正因如此，多年来一些人在无法否认中医疗效的情况下提出"废医存药"，否定中医理论的论调，更显得无知和荒谬，因为中医诊治疑难病方面的优势恰恰是建立在对人体气血阴阳平衡的调理基础上的，如果脱离了中医理论的指导，自然也就无法正确使用中药。

中医本身就是一个开放的体系，现代科学不能排斥，它们之间也并不矛盾。比如对于肾病来说，在没有现代诊断技术之前，水肿消除，病人状态恢复就是治愈了，现在，我们还要消除病人的尿蛋白，提高血浆白蛋白。在临床中，中医对某些疾病的认识往往能与现代医学产生明确的对应关系。例如，中医认为的血瘀，在现代医学中表现为血液黏稠、血脂高等，用中药活血化瘀治疗之后，病人的血脂也跟着降下来了。此外，现代医学对一些脑神经系统的症状往往无药可用，而中医可以采用补肾的方法治疗，因为肾生髓，而脑为"髓海"。同样，临床证明补肾药可以辅助改善缺钙症状，因中医认为"肾主骨"。

很多年轻的中医博士英语很好，但中医的功底比较薄弱，还有的中医院，看病只靠仪器，连脉都不摸，那还叫什么中医？当代中医应该首先把中医学好，没有深厚的功底，就无法对疑难病做出准确的诊断和治疗，而只有发挥中医在疑难病诊疗上的优势，才能让人信服，才能把中医发扬光大。

队伍人员杂乱是影响中医声誉的一个主要原因。除了一些借中医幌子蒙人的庸医，还有些中医只是继承了祖传的一方一药，对中医理论并没有深刻的理解，应用时自然也往往达不到效果。此外，中医对于学习者的悟性要求也比较高，"医者意也"，中医必须有较强的分析辩证思维，才能做到辨证准，用药精，而这个悟性也来源于中医功底，功底深，思路自然就广。学中医不能有门户之见，必须先博后专。

十八、中医成才之路——张琪教授做客《求真论坛》讲座

应《求真论坛》的邀请，张琪教授为大家讲一讲中医如何成才的问题，因为大家都是新一代的中医，今后中医工作、中医事业的担子就全都在你们的肩上了，怎样走一条正确的道路，找到一个正确的方向是非常重要的。

随着时代进步，疾病谱也发生了改变，但中医药的疗效一样能保证。有很多疾病，世界医学还没有解决，我们能解决，还有独特的疗效，如肝炎、肝硬化，中医中药的治疗效果是相当好的。张琪教授治疗过一例河南周口市的病人，其在北京很多医院治疗了很长时间未见好转，就诊的时候肝功能异常、脾大，张琪教授看过几次之后，病人服中药20余剂，效果非常明显，转氨酶已经恢复正常，只有胆红素略高，特别是觉得全身有力，有精神，走十几里路不觉得劳累，但是胆红素略高，有时候有一点鼻血，张琪教授就叫他用原方加黑栀子，凉血清热，而且可以降低胆红素，病人来电话说肝功能已经完全恢复正常，脾也已经回缩，这说明中医学有独特的优势。

国家中医药管理局号召发挥中医药优势，但怎样才能发挥中医药的优势和特色？发挥中医药优势的前提是要精通中医。要想做到精通，就要不断地学习，必须干到老，学到老。首先必须是基本功扎实，大家往往都着急，其实学习不是一蹴而就的，是一点一滴的，集腋成裘，张琪教授学习的过程也是这样。比如刚开始读《内经》，也背诵了"四气调神大论""生气通天论""阴阳应象大论"之类的，但结果是食而不知其味，比较干涩，后来临床时间长了，反过来再看，就觉得有意思了。所谓欲速则不达，做学问也是这样，涓涓细流，汇成江河，"来不得半点虚假"。

基本功打好了，还要不断地临床，不断地深入钻研，这样下去就一定能成功，一定能够成为一个为人民服务的好医生。学好中医不能单凭教材上的那一点东西，必须自己多看书，多钻研，多思考，多临床，尤其是临床。中医要想提高，离开临床不行，因为只有临床治疗有了结果，反过来才会认清中医理论，认识到中医理论的正确性，同时也会加深对中医学的兴趣和对中医理论的理解。张琪教授开始临床的时候到联合诊所，才三十几岁，另外几位先生都是哈尔滨市著名的医生，所以没有人找张琪教授看病，当时也很着急，后来时间长了，有几例治疗效果好的，就开始有回头病人了，不是说病人全都喜欢找老医生，小医生能治好病他一样会找小医生的，就看你是不是有疗效，光靠广告宣传是不行的，得靠病人替你宣传。

当然还要不断总结，善于总结经验教训。过去张琪教授临床时，治疗效果好的要总结，要记录下来，治疗效果不好的也要写下来，总结一下为什么治不好，如果是因为病情的确很严重，已经没有什么好的治疗办法，那是可以的，但如果本来可以治好而没有治好的，就

说明用药不精，辨证不准，思路不对，这是从失败中接受教训。《伤寒论》中不是也有很多坏病吗？说明张仲景也治疗过不少坏病，他也有很多失败的病例，比如桂枝加附子汤证，"太阳病，发汗，遂漏不止，其人恶风小便难，四肢微急，难以屈伸者，桂枝加附子汤主之。"症状有"汗漏不止""恶风"，是发汗太过造成的坏病，所以才用桂枝加附子汤温阳固表。所以说成功的经验要总结，失败的教训更要总结，总结失败的教训是为了从失败中得到提高。

学习中医的方法还要多看医学期刊，尤其是多看最新发表的文献。比如学习中药学，张琪教授学习中药的时候对《本草纲目》下过工夫，其在《本草纲目》上面做了很多注，比如黄芪那味药下面写着李时珍怎么讲的，李东垣怎么讲的，《神农本草经》怎么讲的，《名医别录》又是怎么讲的，但终究有它的主要作用。看文献是为了明白现代药理，中药的现代药理也应该知道，也可以参考，比如葛根，这味药过去只是用作治疗"项背强几几"，用于解表，柴葛解肌汤用它治疗项强的确非常有效。张琪教授曾经治疗过一个病人，主诉就是脖子硬，怀疑是颈椎病，但X线检查没有发现什么问题，后来询问病史的时候发现，他的发病过程是在外面上厕所时感觉有一阵凉风吹过，这不就是很明白的风寒外感吗？所以用葛根汤，葛根用量一两，2副药就治愈了。服1副药觉得有汗出，脖子也轻松舒服，服第2副药就好了。但这只是传统中药学、本草学上讲的，现代药理研究证明葛根的成分之一，葛根黄酮治疗冠心病、脑供血不全效果非常好，治疗结膜病、眼底病也有较好的疗效，这个就是古代医学没有的了。医学是不断发展的，中医学也一样，不能停留在前人说什么就是什么了，其实中医学历代都有发展，很多老中医都有自己辨证用药的独特体会，这也是创新。

再说说读书，现在书出的不少，但有些书有价值，有的就只是编书，把各种书抄在一起就又出本新的，这样的书就没什么意思，没有自己的真东西，都是别人的，这样的书没有什么价值，只能浪费时间。看书应该由浅入深，选择些好的、有确定疗效的、有经验的人写的来看。比如入门书像汪切庵的《医方集解》，年轻的时候多看一些这样的书是有好处的，要选择内容全面的，各家各派都有的书来看。除了《伤寒论》《金匮要略》是必须学习的以外，像张锡纯的《医学衷中参西录》、程杏轩的《医述》，都比较全面，内科杂病几乎都有了，也有相应的方剂。古代医家是有几大派别的，各派都有理论，所以各派的书都要看一些，像李东垣的《兰室秘藏》，看过之后受益匪浅。曾看过一个发热的病人，在各大医院就诊也没有查出发热的原因，病人一点力气也没有，到张琪处看病的时候三楼都上不去，吁吁作喘，一看即知是虚证，发热是李东垣所说的阴火上冲，是虚火，于是就用补中益气汤，方中用红参、黄芪，3剂药热就开始减退，体温降到38℃左右，病人自觉有力，继续用药14剂，体温降到正常。这就是读李东垣的书的好处，不读李东垣的书，这样的病就不认识。所以要多读书，脑子里信息多，思路就开阔，病是千变万化的，思路越多办法就越多。

张琪教授每天要看一点书，因为有些病还没有治好，还需要不断学习，治不好就要考虑一下原因在哪里，曾治过一个抽动秽语综合征的孩子，开始用柴胡加龙骨牡蛎汤有些效果，抽动、秽语减少了，但是未痊愈。这就需要继续思考。再有像西医学说的自主神经功能紊乱，西医也没有什么好办法，张琪教授遇到过几例，有一例汗出如洗，晚上睡觉把被单都能湿透，西医就诊断自主神经功能紊乱，口服谷维素无效，这样的病人用中药治疗效果就很好，有的用桂枝加龙骨牡蛎汤，有的用玉屏风散，有的用当归六黄汤，根据辨证用药。

总之，中医药学的功底打好了，掌握了中医学的精华，就肯定能成为一代名医，一个优秀的为人民服务的好医生。

十九、医道与人生——张琪教授做客凡草文学社的讲话

张琪教授今天向同学们介绍一下学习中医的方法，怎么能学习好，怎么能学习深入？希望对大家有所帮助。

首先，要热爱专业，矢志不渝。作为中医药大学的学生，要摆正中西医两种医学的主属关系，不然就要走错路。在全国各中医药大学都存在一个问题，有些同学认为中医不如西医好，花费大量精力在学习西医课程上，但与那些西医院校的学生比较，西医水平又相差很远。结果导致中医功底不扎实，难以应付人民群众对中医的需要和要求，人们就会对中医人有看法。这样不仅是对大家本身有影响，对整个中医药事业也有影响。身为中医专业学生，一定首先立志把中医学好，而且要热爱这门学科。

热爱专业，矢志不渝就是张琪教授自己学习中医的经历。在张琪教授那个年代，国民政府实行废除中医案，没有中医院，西医院也没有中医科，整个中医面临取缔，许多人劝张琪教授不要学习中医，但其受家庭的影响，矢志不渝。张琪教授的曾祖父和祖父都是当地的名中医，张琪教授目睹他们治好许多疑难疾病，祖父叮咛张琪教授仔细研读医书，张琪教授17岁开始读《内经》《伤寒论》，但学而不知其味，背而不知其意，不能理解其中的深奥理论和用法的奥妙之处，体会较浅。后来，为了生存来到东北，当时在东北学习中医是不可能的一件事，不少亲朋好友劝张琪教授放弃，但是中医有可靠的临床疗效，扎根于人民群众之中，可解除人民疾苦。人民信仰中医、拥护中医，国民党时期三番五次取消中医，经过中医人的努力，中医不但没有取消，反而日益壮大。当时张琪教授想中医必定有复兴之日。

从客观公正的角度评价，中西医二者各有所长、各有所短。西医有它的优势，诊断比我们先进，治疗也有优势，但是要看到西医也有些病证诊断不明确，中医可以明确诊断并且能采取有效的治疗方法；还有些病西医诊断明确，但没有有效的治疗方法，中医可以治愈疾病或减轻病人痛苦，这样的实例也很多。中医真能解决一些疑难病，确实是西医——即使是高明的西医也无法解决的病证。因此，国家在第一次颁布宪法时将中医和西医同时列入宪法。

这以后国家非常重视中医，再后来提出中西医并重。现在就是中药和西药齐头并进。特别是江泽民主席在政协会议上提出以后，全国中医药大学发展的都很快。人民群众十分信仰中医，信仰中医的主要原因是中医的临床疗效好。传统医药正在不断发展，蒸蒸日上。国家领导人提出：祖国医药是一个伟大的宝库，应努力挖掘加以提高。中医药是我们国家的瑰宝，希望同学们认识到中医中药的宝贵，珍惜爱护它。只有热爱它，才能深入学习、

研究它。日积月累，水到渠成，自然就能成为名医，为人民解除疾苦。

中医学有独特的临床疗效和理论体系。为什么说它"独特"呢？就是因为它与西医理论体系不同。虽然二者都能治好疾病，但疗效有所区别，主要是因为它们有各自不同的理论体系。例如，非典是由 SARS 病毒引起，西医认为消灭 SARS 病毒疾病才可治愈。但是中医辨证非典属温病范畴，按温热病治疗，采用祛湿热的原则，大大降低了死亡率，提高了治愈率，取得非常好的临床疗效。虽然中医不是治 SARS 病毒的，但是疾病治愈了，原因是中医认为人是一个统一的整体，中药对人体具有调节作用，可扶正祛邪。中医治疗疾病从整体出发，不是针对局部疾病治疗用药，局部的疾病要从宏观整体考虑。整体疗效好，局部疗效自然就好，整体也要和局部配合。

介绍一个病例，病人是省森工总局的一位领导。在外地出差时消化道大量出血，经当地医院救治，出血已经控制。回来后在哈市某医院住院治疗，胃大部糜烂，该院中医科用海螵蛸、败酱草等药物治疗糜烂，服药后胃中不适，效果不佳，请张琪教授前去会诊。张琪教授见病人倦怠，精神委靡，纳少，无力。考虑该病人长期劳累过度，脾胃虚损，导致虚弱。"脾胃虚弱，百病由生"，不考虑西医的胃糜烂，采用中医辨证思维。以扶正为治疗大法，采用李东垣的升阳益胃汤治疗，主要药物有黄芪、党参、白术、茯苓、陈皮、防风、柴胡、甘草等。病人坚持服药 1 月余，自觉胃中舒服。效不更方，继续服用，病人精神状态好转，饮食正常，经胃镜检查：糜烂消失，疾病痊愈。后来，病人和该医院的医生询问张琪教授，"哪些药物是专治胃糜烂的？""中药黄芪具有排脓的作用，是黄芪的作用吗？"张琪教授回答说：不是单独哪一味中药的独特作用，是整个复方的综合作用。升阳益胃汤主要治疗内伤脾胃病，本方的主要功效是升清阳、养脾胃之气，虽然没有专治糜烂的药物，但诸药合用正气恢复，糜烂消失。张琪教授举这个病例是想说明我们要热爱中医，热爱专业，我们到 40～50 岁就会有深深的体会。现在就有不少的中青年中医专家，对这一点体会深刻，他们治病效果非常好，病人门庭若市，主要是因为临床疗效好。如果只是虚有名气，病人治疗几次效果不好，以后就不会再来。只要你刻苦钻研，体会深刻，临床效果好，找你的病人就多。

现在国家重视人民的卫生健康，提倡中医中药。原副总理吴仪参加中医中药会议并发表讲话，可以看出国家对中医药非常重视。首先，在于我们如何自力更生，如何发挥我们的作用。我们要办好我们的医院，发挥我们的自身优势，病人才愿意到我们这里就诊。其次，中医与西医不能互相排斥，要取长补短，二者结合。如肾病综合征采用中药加速治疗，一方面可以减少激素的副作用，另一方面可以降低复发率，这与著名的西医肾病专家叶任高总结的结论相同。我们要从病人健康出发，只要对病人有利的方法，我们就采取，不要搞门户之见。但我们必须立足于中医中药，不摒弃中医中药，因为我们是学这门专业的，我们要发挥它的特色，这是你们年轻一代的责任，你们是中医事业的接班人，我们老一辈人寄希望于你们，中医的未来就在你们身上了。

勤奋学习，是成功之本。要想学好就要勤奋，多阅读。既要阅读古代经典文献著作，又要阅读现代书籍。张琪教授自身就是如此，自学《伤寒论》，并从中尝到了甜头。张琪教授在不到 20 岁时，遇到一种高热病，那时西医并不像现在这么发达，抗生素类药物很少。张琪教授看书、有兴趣，胆子也大。见病人高热、口渴、特喜冷饮、脉洪大，为《伤寒论》白虎汤证。张琪教授用白虎人参汤，给病人服用了 3 副药，高热就退了，生石膏非常便宜，人参略贵，也没有花太多的钱。这次的诊疗经历，使张琪教授对《伤寒论》有重新认识，对其非常有兴趣。还有一次，张琪教授回河北老家，那时其 20 多岁。有一位病人患头痛病，头痛难忍撞墙，在北京某医院诊断为神经性头痛。后来到张琪教授家求诊，张琪教授见其面色发青、发白，为阴暗色，脉沉，手冰凉，辨证为吴茱萸汤证，属厥阴头痛。张琪教授用吴茱萸、党参、生姜、大枣四味药。病人不信，说生姜、大枣他常用，吴茱萸他没有，怀疑是否能有效，张琪教授建议他回去试试。吃了几副药头痛减轻，连续服了几副药就好了。

20 世纪 40 年代霍乱流行，死的人很多，大多数是日本人，而中国人死的很少，原因是中国人自服中药。中医药效果很好，张琪教授治疗几例霍乱病，主要用四逆汤、白通四逆汤、四逆汤加白通人尿猪胆汁汤，这都是《伤寒论》的有效方剂。因为熟读《伤寒论》，见到病人的临床症状，认知该病证，就知道用此类方药，用药后效如桴鼓。人尿都用小孩的新鲜童尿，用开水煮开再加胆汁、干姜、附子、葱白，用后就见效。干姜、人参、附子——"四逆汤"，现在用得不多，有这样的疾病多数由西医进行抢救，发挥不了中药的作用。张琪教授个人认为，用中药治疗比用西药治疗更经济，疗效很好。

通过这些临床实践，张琪教授对《伤寒论》更感兴趣。就更深入研究《伤寒论》，并准备写一本《伤寒论》注解，后又看到单纯注解《伤寒论》的书籍太多，觉得单纯注解《伤寒论》意义不大，注解百篇不如临床实践一次，缺乏实用性。应写一本对何病有效，有实用价值、对后世有用的书。张琪教授是一个实用主义者，不主张写过多的书，版本、注本是文献学专家研究的范畴，我们搞临床的应把重点放在学习原文，把意思说清楚。例如，什么是厥阴头痛，厥阴头痛都能出现什么症状，怎么辨证，我们需要这些最精华的内容。让学生学习之后知道如何辨证，如何认证，这是最主要的。

你们学习应先从《伤寒论》开始，张仲景的 112 方，并不像书上说的那样，就现在而言范围太小，随着时代的发展，这些方剂的主治适用范围在不断扩大，由于用药有效而宝贵，才不断使用《金匮要略》和《伤寒论》的方剂。《伤寒论》的方剂适用范围非常广，其他古代医家的书也是如此。把《伤寒论》学好，尤其是方药的配伍，再结合本草。学习本草，最好的是《本草纲目》。《本草从新》和《本草备要》比较简单，初学者可以学习，一学就会，之后再深入研究《本草纲目》。

清代的书籍，张琪教授认为张锡纯的书也是最好的，要经常读《医学衷中参西录》。张锡纯熟读《内经》《难经》等经典著作，对古医典有深刻的理解，他分析的医理很对。他引用经典的东西很多，以《伤寒论》为例，他自己注解《伤寒论》，并研制出很多独到的中药方剂，比如说"活络效灵丹"，只有当归、丹参、乳香、没药等几味药，临床非常有效。"升陷汤"，主要有黄芪、升麻、柴胡、桔梗、枳壳等几味药，临床效果非常好。有一种大气下陷的病证：胸痛，憋闷得喘不上来气，甚至于晕厥。张琪教授遇到过这样的病例。有一女患，望诊面色苍白，脉弱，胸中憋气，晕厥数次，心电图正常，西医检查未发现异常。这就是西医的短处，没发现客观指标就无法确诊。但病人憋气，晕厥，感觉不舒服等症状持续不消失。这类病人，花了不少钱还检查不出病，对没有病自己为何不舒服很不理解。张琪教授当时辨证为大气下陷证。张锡纯依据《内经》说："上气不足，脑为之苦满，头为之倾，目为之眩。"这个气到脑子冲不上去，就是现在说供血不全的意思。"目为之眩"就是眼睛看东西不清楚。这个病人用益气升陷之升陷汤，连续治疗几次痊愈。通过这个临床病例，张琪教授的经验是先多读点书，再临床。张琪教授个人就是多读书，多临床，多总结，这是学习的"三多"过程。

王清任曾多次去北京、奉天等地刑场观察尸体，亲自解剖，自立新说。虽然当时的条件十分简陋，结论也十分粗糙，但他的这种敬业精神是可贵的，无人能比的。他的几部著作虽然很薄，但临床非常实用，作用特别大，活血诸方为不少病人解决临床疾苦。曾有一个 10 岁小孩，症见呃逆不能自止，声音沙哑，不能上学。上海和北京一些医院做 CT 检查脑部无病变，但病人的症状确实是客观存在。张琪教授想起了癫狂梦醒汤。其考虑病位在肝，《内经》上说，肝喜条达恶抑郁，肝在志为怒。人体气机重在舒调，抑郁长久而蓄积爆发，爆发后而发病。所以，用癫狂梦醒汤治疗，重用桃仁 25g。1 周后症状减轻，家属非常高兴。后来据他爷爷说，是因孩子在学校犯了点错误，老师让他写检查，多次不合格而得的病。这个病例非常有希望治愈。中医药对这类的疾病擅长，这是中医的特色，西医的不足。西医只有发现器质性的病变才能治疗。张琪教授讲解这些病例的目的是鼓励同学们好好学习，认真勤奋地学习。先学习现在的教材，学好基础后再学课外的读物。有了学校的基础知识，再学其他知识容易理解和接受。将来把基础与临床结合，就会有很好的临床疗效。举的例子就是很基础的，并不是这个方剂治疗这个病，而是辨证准确。

学中医首先要学会辨证，只有辨证准确，用药得当才能看好病，这是靠勤奋获得的。勤奋学习是成功之母。张琪教授随年龄的增长虽精力不足，但仍坚持看书，有选择有目的地阅读。白天出诊看病，临床实践，有疑难问题就查书。既阅读中医书籍，又要查阅最新西医学文献资料。中医是宏观，西医是微观；中医是整体，西医是局部，二者结合起来取长补短。同学们是 21 世纪的人才，与张琪教授那个年代有区别，现今中医的发展也与张琪教授那个年代不同，张琪教授希望同学们能够中医和西医都学习。

中医学的书汗牛充栋、浩如烟海。"书山有路勤为径"，读书要有路，以勤奋为径；"学海无涯苦作舟"，在知识的海洋中，无岸可及，这就要能吃苦，苦读书，多读书。给病人治不好病，就要动脑子，动脑就要吃苦。《内经》有"行乐致福"。不动脑，任何一种学问都做不好。"思之知之，思之不知而求之"。总之，最终要有一个结果。再有是"学无止境"，医学的发展日新月异，新的东西不断出现，毕业以后走到临床或从事教学，还要不断学习。活到老，学到老，才能有提高，才能有发展。

二十、调摄自我，健康生活——张琪教授谈养生（2009 年）

张琪教授当年 88 岁，鬓发虽已花白，但满口牙齿齐整无损，虽说不上耳聪目明，倒也耳不背来目也无大碍。平日里读书、学习、看病、会诊、指导研究生、参加行业有关学术活动、应邀做些相关的专题讲座，日子过得很充实，但其总觉得还有许多工作要做，从内心里并不感觉自己老。人逐渐衰老这符合自然规律，谁都不可抗拒，只要科学对待，泰然处之，大可不必放在心上。常有人问张琪教授，有何养生之术与秘诀。起初，这样的提问常使其蓦然，答曰没有，无人相信。想起世间常有故弄玄虚之人的"祖传秘方"之说，张琪教授这种回答倒真有被人误解为"秘而不宣"之嫌。问的多了，其转而细想之，虽说无秘诀，倒有一些自己的做法和体会。

（一）调摄精神，乐观豁达

调摄精神最主要的是快乐，张琪教授的快乐主要源于中医事业。张琪教授是一个从旧中国过来的人，少年即蒙家教，矢志岐黄之术，随祖父习医。在旧中国，中医在政治上是受歧视的。新中国成立后，尤其是改革开放以来，党的"中西医并重"政策使中医事业有了飞跃的发展，老中医受到党和人民的尊重和厚爱，有幸欣逢盛世，真是如鱼得水，从心里感觉非常快乐。张琪教授一生最大的乐趣莫过于投身于祖国的医学事业中，看到所施治的病人转归痊愈，看到所指导的研究生和年轻医生在学业、科研与临床上的进取和突出成就，将已近七十年的从医经验毫无保留地传授于人、济世利民，这其中的愉悦无与伦比。心中喜悦，心里踏实，觉也睡得香甜。

由于热爱而快乐。几十年来，张琪教授从未间断过科研、教学与临床工作。不少人赞其思维敏捷、精力充沛。张琪教授体会或许与其多年来勤于用脑并合理调适有关。每逢出诊，门诊疑难病人一个接一个，连续诊治一坐就是四五个小时，每个病例均要仔细地辨证，同时还要结合病例有针对性地给随诊的研究生进行讲解。一个半天结束，也会觉得疲劳，但张琪教授会设法使自己很快地恢复。办法就是倒头休息，睡上一觉，然后看看电视娱乐节目，尤其是欣赏一段名家京剧片段，让自己换一个脑筋，彻底放松。通过这样的调整，疲劳很快便恢复过来。空闲时间，张琪教授经常读一些古典医籍或医学杂志，以充实自己，经常是每次阅读均有收获，很有乐趣。总之，要勤于用脑，劳逸适度，有劳有逸，这是调整大脑的最好方法。

语云"不如意事常八九"，在日常生活和工作中，常会遇到不如意的事和令人忧虑的事，这会使身心受到不利的影响，遇到这种情况要学会自觉地调整自己，从思想上解放自己，淡然处之，不为一点忧虑事就耿耿于怀。于同志、朋友、学生、病人，要做到以宽厚仁爱之心处之。张琪教授的几部医学专著和临床医案之书相继面世之后，不少同行赞叹其将数十年经验毫无保留倾囊相授，真是仁者之心。张琪教授认为："医乃仁术，济世利民之事，是我们老中医义不容辞的职责。其实，限于我自己的水平，只不过沧海之一粟罢了，虽然微不足道，但是，这样做既是传授了他人，自己也感到欣慰，仍然能从中获得喜悦。"空余时间，张琪教授最喜好的就是看书，除了看中医药书籍外，有关历史的书也喜欢，像《东周列国志》《三国演义》等，央视的《百家讲坛》也是其非常喜欢收看的节目，这些爱好对保持心理健康也是一种有益的帮助。中医认为，七情致病，《内经》对这方面有丰富的论述，后世历代医家也均有精辟的阐发。

总之，注意自我调整，保持精神愉悦和心理平衡，对身体健康是至关重要的。

（二）合理饮食，数年如一

张琪教授对饮食没有什么讲究，从青年时期就无缘烟酒，食饮有节，早、午、晚三餐有序，饭量也基本定量，以吃七八分饱为宜，不多食也不吃零食，荤素搭配，以素为主，有时也略吃点鱼类肉类，喜欢多吃点蔬菜。有饮茶的习惯，且数十年不变。从事祖国医学工作的人，服膺《内经》"食饮有节"和"五谷为养，五果为助，五畜为益，五菜为充"的论述，这是说粮菜肉果是人类日常生活不可缺的，应合理搭配应用，以使人获得合理营养，气血调和，百病不生。偏食则可致人气血阴阳平衡失调，有碍身体健康。

《内经》谓："饮食自倍，肠胃乃伤。"节食可以减轻肠胃负担，可以益寿延年。张琪教授则认为节食要合理、有道，这方面不可走入误区。节食要有序，要有一个尺度，要因人而异。有的人饭量大，有的人饭量小，总以七八分饱为宜。不可过分限食，饥饿太甚，损伤脾胃，易生他种疾病。观察现今不少青年女性，因减肥而采用饥饿疗法，出现脾胃病者不少，甚而导致贫血和营养不良。张琪教授的经验是饮食要合理搭配，譬如新鲜蔬菜虽然对人体有益，但主食相对太少，也会导致脾胃病。有的人脾胃素有虚寒证，一进水果蔬菜就感到胃痛、消化不良、腹泻。张琪教授的经验是：食饮有节，食量八分，食物多样，主副不偏。除饮食外，张琪教授还习惯在饭后一小时左右喝点茶水，这一习惯保持有数十年之久。茶叶可助消化、降血脂，又可清头明目，平日多饮一点水可降血脂，通利小便预防尿路感染。近些年，张琪教授还经常在上班之前喝点咖啡，可消除疲劳，保持精力充沛。

（三）适度运动，康身健体

"生命在于运动"，这是世人所公认的，张琪教授在体育运动方面比较随意。在五十岁前，因工作太忙，几乎无时间参加活动。20世纪60年代时，工作不忙，有了时间，清晨到公园参加民间"三浴功"锻炼。"三浴功"是民间流传很久的一项良好的富有成效的体育锻炼活动。"三浴"即光浴、气浴、风浴。每天清晨沐浴着阳光，迎着扑面的微风，呼吸着新鲜的空气，进行有节奏的全身锻炼。它既能调和气血，充耳明目，又能锻炼四肢关节和各个内脏器官。张琪教授保持这项运动十余年，直到六十五岁因搬家而中断。继而在新住宅附近参加老年迪斯科运动，伴随着音乐节奏全身活动，全身出汗，身体感到轻松，对身体大有裨益。近几年，尤其是冬季，气温低下，冰多路滑，张琪教授就在室内有意识坚持行走半小时，全身汗出，也感到十分舒适。《十叟长寿歌》云"服动自动手""安步当车久""太极朝朝走"，劳其筋骨，坚持走路，能够促进新陈代谢，提高机体抵抗力。《内经》中《灵枢·经脉》谓："人始生，先成精，精成而脑髓生，骨为干，脉为营，筋为刚，肉为墙，皮肤坚而毛发长，谷入于胃，脉道以通，气血乃行。"老年人随着年龄的增长，四肢肌肉力量逐渐减弱，而经常运动，可使肌肉纤维变粗而坚韧有力，血管变丰富，血液循环及新陈代谢得到改善，增强动作的耐力、速度、灵活性、准确性。肌肉附着于骨骼，经常运动可以改善骨骼的血液循环及代谢，使骨外层的密度增厚，骨质更加坚固，延缓骨质疏松、脱钙及老化过程，从而提高骨骼系统抗折断、弯曲等能力。张琪教授 88 岁时，骨骼系统无恙，走起路来也有劲，这与经常保持运动有关。但老年人锻炼不可过度，更不宜剧烈。要有一定尺度，循序渐进，尤其是有心血管和脑血管病的人，更要注意不可过度活动。

以上是张琪教授数十年健康生活的一点体会。每个人的情况不同，健康的养生办法，应该是从自己的实际情况出发，遵循科学规律，有意识地调摄自己，善待自己，善待他人，快乐地工作与生活，健康就应该属于我们。

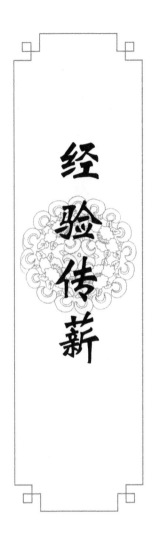

经验传薪

一、专病论治

（一）肾系病证

1. 肾小球肾炎水肿辨治六法

（1）风水初起，急用加味麻辛附子汤

急性肾小球肾炎、慢性肾小球肾炎急性发作，或肾病综合征发病时临床多以水肿为主要症状，水肿常从头面部开始，至周身浮肿，伴有咳嗽、喘息、畏寒，周身肢节酸痛等肺卫之证，辨证为肺气不宣，水湿不得下行而溢于肌表，形成风水之证。然此类病人临床常伴有面色㿠白、小便不利等肾阳虚、开阖失司、水气内停之证。治疗当以宣肺清热温肾利水法，方用麻辛附子桂甘姜枣汤加味。处方：麻黄 15g、附子 10g、生石膏 50g、苍术 20g、细辛 7g、桂枝 15g、鲜姜 15g、大枣 5 枚。

方中以麻黄、细辛、鲜姜辛温宣肺为主，因多夹有热邪故用石膏以清热，桂枝、苍术、大枣温脾除湿，附子温肾助阳为辅，诸药配合，水湿除而愈。如高度水肿不得卧时，可于方中加入葶苈子、冬瓜皮、西瓜皮等以助其利水之功效；如水肿经治缓解而又遇感染，伴有扁桃体肿大充血，水肿加重者，为邪热侵肺，宜加入麦冬、黄芩、山豆根、知母等清咽利肺之品。

水肿的治疗宜从肺、脾、肾入手，辨证必须抓住以何脏为主，何脏为辅，用药方能分清主次。风水水湿不得下行，关键在肺，也与脾肾有关，故本方是以治肺为主，脾肾为辅，宣肺利水为首选，温脾肾辅之，相辅相成，故能取效。

病案 1　张某，女，19 岁。2001 年 1 月 4 日初诊。

肾病综合征病史 2 年余，水肿反复发作，近日因感冒水肿又复发，尿蛋白（+++）～（++++），周身肢节酸痛，恶寒发热，咳嗽，小便不利，头面水肿，舌苔白，脉沉滑，此为风寒犯肺、肺气不宣、脾肾阳虚之证，治以宣肺解表温阳利水之剂。处方：麻黄 15g、细辛 5g、附子 15g、苍术 15g、杏仁 15g、生石膏 50g、生姜 15g、大枣 5 枚、玉米须 50g，水煎，日二次服。

服药 3 剂，尿量增多，24 小时尿量从 150ml 增加至 2000ml，水肿消退，咳嗽、恶寒、发热、肢节痛均除，后用加味清心莲子饮治疗 2 个月，尿蛋白由（++++）降至（±），继续以张琪教授研制的院内制剂清心莲子丸巩固治疗 4 个月，随访尿蛋白（-），无明显症状，体力增强，远期疗效巩固。

（2）阳虚阴水，真武参麦合用

肾病综合征、慢性肾小球肾炎以水肿为主证，周身水肿，腰以下肿甚，按之凹陷，不易恢复，或水肿时重时轻，反复不愈，尿少腰痛，畏寒肢冷，神倦，脘腹肿满，便溏，面色㿠白，舌体胖嫩，舌质淡，苔白滑，脉沉细；或伴口唇发绀，面色晦暗，舌质紫有瘀斑，脉沉涩。辨证为脾肾阳虚夹有血瘀之证，由于脾肾阳虚，无力温运水湿形成水肿，谓为"阴水"。治疗当以温肾健脾、利水活血之剂，方用真武汤与参麦饮加味。处方：附子（先煎）25g、茯苓30g、白术25g、白芍25g、干晒参15g、麦冬15g、五味子15g、益母草30g、红花15g、桃仁15g、生姜15g、甘草15g。

方中附子为温助肾阳之品；干晒参、白术、茯苓、甘草益气健脾；白芍、五味子、麦冬敛阴滋阴，附子、干晒参、白术均为温热燥药，故用敛阴滋阴之剂相辅顾护阴液，防其热燥耗阴；高度水肿循环受阻，用益母草活血利水；桃仁、红花活血散瘀，与温阳药合用以改善血行及肢体末端循环。

本方除适用于慢性肾炎之水肿外，也适用于充血性心衰之水肿，辨证有脾肾阳虚证候，亦涉及心阳衰微，必须用附子温肾阳；干姜、干晒参、白术、茯苓益气温脾利水；益母草、桃仁、红花活血利水，活跃全身功能。附子具有回阳救逆、温补脾肾、散寒止痛功能，主治亡阳厥逆，表现为形寒肢冷，腹胀便溏，小便不利，四肢不温，水肿，甚则四肢厥冷，脉微或沉伏，通过附子的回阳作用，改善血液循环功能，从而消除水肿，恢复肾脏功能，此外亦可治疗心功能不全所致之水肿。但附子有毒不宜生用，其有效成分为乌头碱，宜久煎，据药理实验，煮沸时间愈久，毒性会大大减弱，其回阳救逆强心作用不减，一般先煮1小时，再入他药为佳。

病案2 申某，男，14岁。2001年4月6日初诊。

患肾病综合征3年，曾用泼尼松治疗病情缓解，本年2月份因感冒疾病复发，经治疗感冒已愈，但全身水肿不消，腹胀满，小便不利，手足厥冷，畏寒，下肢尤甚，面色㿠白，大便溏，尿蛋白（+++），血浆总蛋白46g/L、白蛋白26g/L、球蛋白20g/L，舌紫，苔滑润，舌体胖嫩，脉沉，辨证为脾肾阳虚夹有瘀血之阴水，宜温补脾肾活血利水法。处方：附子片（先煎）20g、白术20g、茯苓25g、白芍15g、党参15g、生姜10g、益母草30g、红花15g、桃仁15g、泽泻20g、甘草15g，水煎，日二次服。

连服上药14剂，24小时尿量由200ml增加至2500ml，浮肿消退，继以升阳益胃汤等药调治2个月，尿蛋白由（+++）减少至（±），血浆总蛋白60g/L，白蛋白36g/L，球蛋白24g/L，舌质红润，脉象沉而有力，从而症状缓解出院。

（3）水气交阻，新方流气行水

慢性肾小球肾炎及肾病综合征大腹膨胀，四肢肿胀，面目虚浮，两胁作痛，小便不利，大便秘结，呕吐少食，口苦咽干，舌苔白厚腻或稍黄，脉象滑而有力。辨证为气滞水蓄证。水气同病，气滞则水积，水积则气郁，气与水互结，阻碍三焦不得运行，故致大腹膨满，四肢肿胀；气不下行则两胁作痛；木气侮土，脾失健运，故见脘腹胀满，小便不利，大便不通等。方用《太平惠民和剂局方》木香流气饮衍化。处方：干晒参15g、白术20g、茯苓20g、甘草10g、陈皮15g、半夏15g、公丁香10g、广木香7g、枳实15g、川朴15g、槟榔15g、香附15g、草果仁10g、青皮15g、大黄10g、肉桂7g。

方中六君子汤健脾胃除痰湿，丁香、肉桂、草果仁温振脾阳，枳实、川朴、槟榔、香附、青皮、木香疏郁理气以醒脾，大黄清泻胃热以利湿浊。方中药味虽多，然配伍严谨，用此方治疗肾病高度腹水常获捷效，服药后尿量增多，腹膨满随之宽松，直至消除，尿蛋白亦常随水肿之消退而减少。全方功用可概括为强健脾胃，温振脾阳，疏肝理气，泻热利湿。

病案 3 陈某，女，55 岁。1999 年 10 月 12 日初诊。

肾病综合征病史 3 个月，肢体及四肢肿胀，腹膨大胀满，胸满胁胀，口苦咽干，气逆不能平卧，小便不利，尿量少，大便不爽，舌苔厚腻，脉弦滑，曾用呋塞米及中药五苓散类无效。据上述脉证当属气滞水蓄、湿浊壅滞、脾运失职，以新方流气饮疏郁理气、健脾和胃，辅以泻热利湿法治疗。服药 3 剂，腹中肠鸣矢气甚多，尿量亦增多，继服 4 剂，气体下行，尿量增至一昼夜 2000ml，原方加泽泻 20g，猪苓 20g，继服 7 剂，24 小时尿量增至 3000ml 以上，腹胀全消，全身水肿亦消，尿蛋白（++）～（+++）。继用升阳益胃汤、清心莲子饮调治 4 个月，尿蛋白（±）～（+）出院。

（4）三焦水热，选用疏凿清利

慢性肾小球肾炎及肾病综合征，症见周身浮肿，头面肿甚，喘息口渴，口干咽干，小便不利，大便秘结，脘腹胀满，舌质红，舌苔白厚，脉象沉数或沉滑有力，辨证为水热壅结三焦之证。《素问·灵兰秘典论》曰："三焦者，决渎之官，水道出焉。"三焦功能通调，则水液分布代谢正常，反之感受外邪，饮食内伤，气滞不调，则三焦水湿与热邪郁滞不得输布，出现周身上下表里水肿。此方可使水邪从表里内外上下分消，则水邪自然再无留滞余地。处方：羌活 10g、秦艽 15g、槟榔 20g、商陆 15g、椒目 15g、大腹皮 15g、海藻 30g、茯苓皮 15g、泽泻 10g、赤小豆 30g、生姜皮 15g、二丑各（砸碎）30g。

本方为发表泻下利尿复合组成的方剂，羌活、秦艽发汗解表，开鬼门使水从汗解，大腹皮、生姜皮、茯苓皮辛散淡渗消皮肤之水，商陆、槟榔破坚攻积从大便排出，椒目、赤小豆、泽泻利水道使水从小便而出。发汗利小便通大便，表里上下分消其水，犹如疏江凿河分除泛滥之水，故名疏凿饮子。另加海藻、二丑以软坚散结攻逐水饮，以之治大腹水肿其效甚佳。

病案 4 于某，男，47 岁，干部。1998 年 8 月 12 日初诊。

肾病综合征病史 1 年余，周身水肿，腹膨大，小便不利，尿色黄，大便秘，口舌干燥，舌苔厚腻，脉沉滑数，尿蛋白（+++），曾用泼尼松及呋塞米等无明显效果，血浆蛋白及血脂均正常。辨证为水热壅结于三焦之证，水邪不得分布壅郁化热，宜予加味疏凿饮子上下内外分消治之。处方：槟榔 20g、商陆 15g、茯苓皮 15g、大腹皮 15g、川椒 15g、赤小豆 30g、秦艽 15g、羌活 15g、玉米须 50g、西瓜皮 25g、二丑各 30g、海藻 30g，水煎，日二次服。

服药 7 剂，尿量增加，24 小时达 1500ml，继以上方服之，连服 10 剂，24 小时尿量增至 3000ml，以上方加黄芪 30g，连服 14 剂，水肿消退，尿蛋白（++），继以清利湿热、益气健脾之剂治疗 3 个月，尿蛋白转阴，病愈出院。

（5）湿热中阻，中满分消首选

急慢性肾小球肾炎及肾病综合征周身乏力水肿，以腹水为重者，症见腹部膨满，腹水明显，小便不利，大便秘结，五心烦热，恶心呕吐，胃脘胀满，口干，食纳减少；舌质红苔白厚腻，舌体胖大，脉弦滑或弦数；大量蛋白尿，血浆白蛋白低，高血脂，或肌酐、尿素氮高。

本证的病机为脾气虚不能升清而湿浊中阻，胃气滞不能降浊而热瘀，形成虚中夹瘀，湿热中阻之证。

方用东垣中满分消丸衍化，配伍严谨，药味虽多而不滥，体现了东垣治脾胃用分消法之特色。处方：黄芩 15g、草果仁 15g、川连 15g、槟榔 15g、半夏 15g、干姜 10g、陈皮 15g、姜黄 15g、茯苓 15g、干晒参 10g、白术 10g、猪苓 15g、泽泻 15g、知母 15g。

病案 5　付某，男，33 岁。2001 年 11 月 14 日初诊。

患肾病综合征 3 年余，水肿屡消屡作，尿蛋白（＋）～（＋＋），近 2 个月因感冒水肿加重，腹膨大，高度腹水，尿量一昼夜 100ml 左右，曾用呋塞米等尿量稍增，但停药尿量仍少，五心烦热，恶心呕吐，口干舌燥，腹胀难忍，舌苔白腻，脉象弦滑。辨证为脾湿胃热，升降失常，湿热中阻，气滞水停，宜予健脾清胃热、除湿利水分消法。处方：泽泻 25g、猪苓 20g、茯苓 20g、白术 20g、干晒参 15g、干姜 10g、黄芩 10g、川连 10g、槟榔 20g、姜黄 15g、砂仁 15g、川朴 20g、枳实 15g、半夏 15g、知母 15g、甘草 10g，水煎，日二次服。

服上方 7 剂，24 小时尿量增加至 3000ml，恶心呕吐消失，腹部宽松，守方继服 7 剂，24 小时尿量继续增至 3500～4000ml，腹胀全消，食纳好转，经治半年仅尿蛋白（±），余症悉除。

（6）上热下寒，瓜蒌、瞿麦清肺健脾温肾

肾小球肾炎或肾病综合征出现水肿，小便不利，口干渴咽痛，或胃脘灼热，舌红苔燥，形寒肢冷，四肢困重，头昏沉，大便不实，腰膝酸痛，膝多沉重，此时辨证为肺脾肾功能失调、肺热脾虚肾寒、上热下寒、寒热交错之证。肺为水之上源，若肺热则失于清肃下行，一方面出现咽干口渴舌赤少津，另一方面出现小便不利形成水肿；脾主运化水湿，为人体水液代谢之枢纽，若脾虚则运化功能受阻以使水湿不得运行而停蓄；肾司开阖，若肾阳虚则畏寒肢冷开阖失司小便不利。综上三脏寒热交错为病机之症结。处方：天花粉 20g、瞿麦 20g、附子 15g、山药 20g、泽泻 20g、茯苓 15g、麦冬 20g、知母 15g、桂枝 15g、黄芪 15g、甘草 10g。方用天花粉、知母、麦冬以清肺，肺热清则清肃下行；黄芪、山药、茯苓、泽泻益气健脾利湿，脾气健则运化功能复常，则水湿得以正常分布自无停蓄为患；附子、桂枝温肾阳，肾阳充则恢复其开阖功能。

病案 6　呼某，女，50 岁。1999 年 10 月初诊。

该病人患肾病综合征，经用泼尼松、雷公藤多苷及中药益气补肾清热等皆无效，来门诊求治。症见眼睑及双下肢浮肿不消，口干咽痛，下午低热 37.8℃左右，尿少腰痛，畏寒面㿠，舌燥质红，脉沉滑。尿蛋白（＋＋＋）～（＋＋＋＋），红细胞 5～7 个/HP，血浆总蛋白 62g/L，白蛋白 28g/L，球蛋白 34g/L，胆固醇、甘油三酯均高于正常值，诊断为肾病综合征,此病人曾系统用过泼尼松、环磷酰胺等药疗效不明显,为难治性肾病综合征。据其脉证分析,辨证为肺热脾虚肾寒证,投以本方加山豆根20g、重楼30g,服药14剂,体温转为36.7℃,尿量增多,24小时达2000ml左右,浮肿明显减轻,尿蛋白(++)~(+++)。继服14剂,浮肿消退,口干咽痛大减,尿蛋白(+)~(++)。以此方化裁继服50余剂,诸症皆除,尿蛋白(-)~(±),血浆蛋白正常,从而缓解。

病案7 张某,48岁。

肾病综合征病史半年余,尿蛋白(+++)~(++++),红细胞5~7个/HP,血肌酐259μmol/L,尿素氮105mmol/L。周身水肿,小便不利,口干咽痛,胸中烦热,手心热,腰痛畏寒、少腹痛喜按,大便溏,舌质红少津,脉滑。曾用泼尼松、环磷酰胺及中药补脾肾药皆效果不显,辨证为肺胃热、脾肾虚寒、上热下寒、寒热错杂证,于本方加白术20g、炮姜15g,服药14剂复诊,口干及下腹痛、大便溏均好转,唯尿常规示蛋白(+++),红细胞0~1个/HP。嘱继服药,症状明显减轻,周身有力,舌见润,五心烦热亦轻。嘱继续服药。前后60剂,尿蛋白三次检查皆阴性,红细胞(-),血肌酐150μmol/L,尿素氮9.56mmol/L。此后病人坚持服药以本方化裁,治疗6个月尿蛋白(-)~(±),血肌酐及尿素氮皆下降至正常值,痊愈上班,随诊5年余未复发。

2. 肾小球肾炎蛋白尿辨治四法

(1)气阴两虚,清心莲子清补

肾小球肾炎以蛋白尿为主,不伴高血压及肾功能异常,或肾病综合征水肿消退后,尿化验以蛋白尿为主,血浆白蛋白低,临床表现周身乏力,腰酸腰痛,面浮㿠白,头晕心悸,无水肿或有轻度水肿,手足心热,口干咽干,舌质红或舌尖红苔白,脉象滑或兼有数象者。中医辨证为气阴两虚,兼夹湿热之证,方用清心莲子饮加味。处方:黄芪50g、党参30g、地骨皮20g、麦冬20g、茯苓20g、柴胡15g、黄芩15g、车前子20g、石莲子15g、甘草15g、白花蛇舌草30g、益母草30g,水煎服。

肾小球肾炎初起多属气虚阳虚,日久迁延则转而伤阴,"阳损及阴"形成气阴两伤,治疗一方面要顾及气虚,另一方面要顾及阴虚,本方黄芪、党参皆为治气虚之药,地骨皮、麦冬、石莲子、黄芩、柴胡皆为滋阴清热之品。《太平惠民和剂局方》谓"本方治小便白浊,夜梦走泄,遗沥涩痛,便赤如血,男子五淋气不收敛,阳浮于外,五心烦热";又谓"常服清心养神,秘精补虚"等。用于治疗肾小球肾炎之蛋白尿取其益气滋阴、清热秘精之效。张琪教授认为本方虽然治疗气阴两虚,然从方中药量可知侧重于气虚,因黄芪、党参,用量较重(30~50g),在辨证时以气虚为主者适宜用之。治疗肾小球肾炎,本方服用一个阶段后,有的病人出现咽干口干,食纳减少,舌尖赤,阴伤之现象已露端倪,此时可加滋阴清热之品,减少参、芪补气用量,否则坚持原方不变,多出现阴虚症状加重,尿蛋白又复增,临床不少类似情况出现,极应引起注意。伴有血尿者,可加入二蓟、藕节、蒲黄等。凡用本方治疗有效者,尿蛋白消失或明显减少,血浆白蛋白提高,血清胆固醇及甘油三酯下降,病者面色红润,体重增加,脉象转有力,食欲转佳,获得缓解。本方主药为黄芪,据现代药理实验研究证明:黄芪能显著减少尿中蛋白含量,病理组观察也证明黄芪组病变减轻。并认为黄芪这种消除蛋白尿，降低尿素氮、血肌酐，对肾炎的阻抑作用，与黄芪增加代谢、改善全身营养状态有关。本方的应用除对尿蛋白有一定疗效外，在改善体质状态、增强体力方面也有明显疗效。除本方外尚有升阳益胃汤、保元汤，方中均重用黄芪，对肾炎的蛋白尿皆有一定效果。但黄芪用量须大方能有效，常用量为40～100g。

病案1 郑某，男，42岁。2000年5月26日初诊。

10年前曾患肾小球肾炎，经治疗已愈，2000年2月感冒发热咽痛，扁桃体肿大，尿常规示尿蛋白（+++），隐血（+++），经某医院诊断为慢性肾小球肾炎，用青霉素等治疗发热已退，咽痛好转，但尿常规示蛋白（+++），隐血（+++），颗粒管型5～7个/HP，又用雷公藤多苷治疗2个月，尿蛋白仍（+++），隐血（++）～（+++），来门诊求治。血压正常，双下肢浮肿，腰酸，周身乏力，尿色黄赤，手心发热，咽充血，舌苔白，舌质红，脉象稍数。辨证为气阴两虚夹有湿热，以本方加瞿麦20g、萹蓄20g、金银花30g、二蓟各30g、白茅根30g，水煎，日二次服。

连服上方14剂，尿常规示蛋白（++）、隐血（+），后连续3次复诊，共服上方21剂，尿蛋白（-）、隐血（-），全身较有力，腰痛消失，病人住黑龙江省尚志市，回当地后继以上方加减服药60剂，随访3个月未见复发，近期疗效尚好。

病案2 林某，男，37岁。2000年6月10日初诊。

慢性肾小球肾炎病史1年余，经当地医院用雷公藤多苷及中药治疗效果不明显。来诊时尿蛋白（+++），隐血（+），血肌酐225μmol/L，尿素氮11.5mmol/L，二氧化碳结合力20mmol/L，倦怠乏力，腰酸腿软，手足心热，稍有恶心，无明显浮肿，舌质紫，苔厚，血压160/100mmHg。诊断为慢性肾小球肾炎，慢性肾功能不全，氮质血症期，辨证为气阴两虚夹有血瘀，用本方加桃仁15g、丹参20g、葛根20g、生地20g、大黄7g，水煎，日二次服，同时服用降压药物。

经3个月治疗服上方60余剂，尿蛋白、隐血转阴，血肌酐75μmol/L，尿素氮7.8mmol/L，后经数次检查，肾功能及尿沉渣均无异常从而缓解。

（2）脾胃虚弱，活用升阳益胃

肾小球肾炎或肾病综合征水肿消退后，脾胃虚弱，清阳不升，湿邪留恋，症见体重倦怠，面色萎黄，饮食无味，口苦而干，肠鸣便溏，尿少，大量蛋白尿，血浆蛋白低，舌质淡，苔薄黄，脉弱。方用升阳益胃汤加减。处方：黄芪30g、党参20g、白术15g、柴胡15g、黄连10g、半夏15g、陈皮15g、茯苓15g、泽泻15g、防风10g、羌活10g、独活10g、白芍15g、生姜15g、大枣3枚、甘草10g。

该方党参、黄芪、白术、茯苓与防风、羌活、独活、柴胡合用，补中有散，发中有收，具有补气健脾胃、升阳除湿之效。国内有关单位报道，用祛风药治疗肾炎蛋白尿有效，张琪教授认为风药必须与补脾胃药合用方能取效，取其胜湿升清阳之功，以利脾之运化，脾运健则湿邪除而精微固，尿蛋白随之消除。

病案3 刘某，男，23岁。2001年2月12日初诊。

2个月前因水肿发病，在当地医院检查诊为"肾病综合征"，用泼尼松治疗20余天，水肿消退，但尿蛋白仍（+++），血浆白蛋白 21g/L，为求进一步治疗来张琪教授门诊。病人面色㿠白无华，体重倦怠，饮食无味，大便溏薄，腹胀尿少，舌质淡，苔薄白，脉细弱。辨证为脾胃虚弱、湿邪留恋之证。拟方：黄芪 40g、党参 20g、白术 15g、茯苓 15g、黄连 10g、半夏 15g、陈皮 15g、防风 15g、泽泻 15g、羌活 15g、独活 15g、柴胡 15g、白芍 15g、生姜 15g、大枣 5 枚，水煎，日二次服。

连服上方 14 剂，病人尿量增多，腹胀明显减轻，大便转正常，食欲增加。继以上方加减服药 14 剂，体力明显增加，化验尿蛋白（±）～（+），血浆白蛋白 28g/L。病情好转，带药出院，1 个月后复查尿蛋白转阴，血浆白蛋白恢复正常，病获痊愈。

（3）肾气不固，参芪地黄摄精

肾小球肾炎蛋白尿、血尿日久不消失，病人表现腰痛腰酸，倦怠乏力，头晕耳鸣，夜尿频多，尿清长，或遗精滑泄，舌质淡红，舌体胖，脉沉或无力。辨证属肾气不足，固摄失司，精微外泄。方用参芪地黄汤加味。处方：熟地 20g、山萸肉 15g、山药 20g、茯苓 20g、泽泻 15g、牡丹皮 15g、肉桂 7g、附子 7g、黄芪 30g、党参 20g、菟丝子 20g、金樱子 20g。方中熟地、山萸肉补益肾阴而摄精气，黄芪、党参补气健脾，山药、茯苓、泽泻健脾渗湿，牡丹皮清虚热，肉桂、附子补命门真火而引火归原，再加金樱子以固摄精气，菟丝子以填肾精。

病案 4 于某，女，48 岁。2000 年 8 月 30 日初诊。

慢性肾小球肾炎病史 4 年余，尿蛋白（+）～（+++），时轻时重，本年 8 月份化验肾功能，发现血肌酐 179μmol/L，尿素氮 9.1mmol/L，尿蛋白（++），血压 140/90mmHg。病人精神紧张，故来张琪教授门诊就诊。病人自诉腰痛腰酸，倦怠乏力，夜尿 2～3 次，尿色清长，时有头晕，大便溏，脉沉，舌淡胖有齿痕，苔薄白。辨证为脾肾两虚、固摄失司、精微外泄之证。以前方加减调补 2 个月，腰痛腰酸均好转，周身有力，夜尿 1～2 次，大便正常，尿蛋白（-）～（±），肾功能检查各项指标恢复正常范围，血压基本稳定，改为口服本院制剂清心莲子丸巩固治疗。2002 年 3 月复诊复查，尿蛋白（±），血压 130/80mmHg，血肌酐 106μmol/L，尿素氮 6.6mmol/L，精神体力均较好，已上班工作 1 年余。

（4）湿毒内蕴，利湿解毒为先

肾小球肾炎日久，水肿消退或无水肿，或轻度水肿，蛋白仍持续不消失，症见腰酸腰痛，周身困重，尿浑浊或尿黄赤，咽痛口苦口干，舌质红，苔白腻，脉滑数，辨证为湿热毒邪蕴结下焦，精微外泄所致蛋白尿。方用自拟利湿解毒饮，处方：土茯苓 50g、萆薢 20g、白花蛇舌草 30g、萹蓄 20g、淡竹叶 15g、山药 20g、薏苡仁 20g、滑石 20g、通草 10g、白茅根 25g、益母草 30g、金樱子 15g。

本方功效清热利湿解毒，用于湿热毒邪蕴结下焦，精微外泄所致蛋白尿。慢性肾炎日久多夹湿热，湿热不除则蛋白尿不易消除，在应用清利湿热药时，要注意防止苦寒伤脾，本方皆淡渗利湿之品，务使清热不碍脾，利湿不伤阴，以轻灵淡渗取效。金樱子为固涩之品，在清热利湿药中加入一味固涩之品有通中寓塞之义。如病久气虚者亦可于方中加入黄芪 30g、党参 20g，扶正与祛邪同时并举；咽痛者可加山豆根 20g、重楼 30g、玄参 15g、麦冬 15g。临床观察，有些肾炎病人蛋白尿长期不消，用健脾补肾法难以取效，而由于反复感染，临证中出现一派湿热证候，用此方后蛋白尿往往可以消失。但是辨别湿热证，应从热与湿之比重分析，此方对湿重于热者较佳，如热重于湿，可用加味八正散治疗。总之，慢性肾炎多因脾、肺、肾功能失调，水液代谢障碍，湿浊内留，郁而化热，故许多学者认为湿热贯穿于慢性肾病病程的始终是有一定道理的。

病案 5　张某，女，52 岁。2001 年 11 月 2 日初诊。

于 2001 年 10 月感冒后发现尿浑浊，有泡沫，在当地医院尿常规示尿蛋白（++），红细胞 20～30 个/HP，用抗生素及中药治疗一月余，病人自觉周身酸重，腰酸腰痛，尿黄浑浊，咽痛口干，来张琪教授门诊求治。查舌质红，舌体胖，苔白腻，脉滑，尿常规示尿蛋白（++），红细胞 10～15 个/HP，肾功能、血脂、肝功能均正常。西医诊断：隐匿性肾小球肾炎，中医诊断为湿热毒邪蕴结下焦。处方：土茯苓 50g、萆薢 20g、白花蛇舌草 30g、萹蓄 20g、淡竹叶 15g、薏苡仁 20g、滑石 20g、白茅根 30g、益母草 30g、山豆根 20g、玄参 15g、麦冬 15g、甘草 15g，水煎，日二次服。

服方 7 剂，尿黄浊明显好转，周身觉轻松，唯仍腰酸，咽干。继以前方 7 剂，尿转淡黄色，咽痛口干均减轻，乏力、腰酸明显，尿蛋白（+），红细胞 5～7 个/HP，脉沉，舌体胖，苔薄白。辨证湿热之邪已去，脾肾两虚症状明显，继以补脾肾、清热利湿之剂治疗月余，尿蛋白转为（±），红细胞 3～5 个/HP，继以前法调治 1 个月而愈。

3. 肾小球肾炎血尿辨治五法

（1）血尿急发，加味八正散清热利水以蠲除

急性肾小球肾炎、过敏性紫癜性肾炎、IgA 肾病等因感染而出现湿热蕴结证候，症见尿血鲜红，或尿黄赤，尿常规检测以大量红细胞为主，伴咽干口燥，五心烦热，口舌生疮，咽痛，或伴眼睑、颜面及双下肢水肿，腰酸痛，脉滑数，舌质红，苔白干，方用加味八正散治疗。处方：白花蛇舌草 50g、大黄 7.5g、生地 20g、萹蓄 15g、瞿麦 15g、车前子 15g、小蓟 50g、甘草 10g。

本方还适用于泌尿系感染属湿热蕴结下焦者，症见小便短涩，涓滴而下，小便色赤，或黄赤，腰痛小腹胀，或下坠，尿检白细胞量多，脓细胞，肉眼血尿，或镜下血尿，属中医热淋、血淋等证。车前子、萹蓄、瞿麦皆具有清热利水通淋之作用；生地、小蓟清热凉血止血；邪热侵入肾与膀胱，伤及血络则出现血尿，热邪蕴结则白细胞增多，可于方中加入清热解毒之白花蛇舌草、金银花、蒲公英等。大黄为苦寒泻下药，在本方中取其清热解毒、开瘀利水通淋之效，宜小量，一般用量 5～10g，多用则泻下，少量用时开瘀通淋止痛，对小便涩痛具有卓效，故为方中不可缺少之药。

病案 1　王某，男，18 岁。1994 年 6 月 8 日初诊。

病人于 10 余天前感冒，发热咽痛，2 天前出现肉眼血尿，尿血鲜红，如洗肉水样，伴咽痛咽干，口唇疱疹，心烦身热，腰酸腰痛，小腹不适，尿蛋白（+++），红细胞充满，肾功能、肝功能、血脂均正常，血常规示白细胞 $1.11×10^9$/L，咽充血，两侧扁桃体 Ⅱ 度肿大，舌质红，脉滑数。诊断：急性肾小球肾炎，中医辨证为下焦湿热证。以前方加金银花 30g、连翘 30g、白茅根 30g，水煎，日二次服。

服前方 3 剂，肉眼血尿消失，尿转黄赤，咽痛及身热均减轻，尿蛋白（++），红细胞 50 个/HP 以上，继服上方 7 剂，除仍腰酸腰痛外，余症基本消失，舌质仍红，脉滑无数象，尿蛋白（±），红细胞 30~40 个/HP。改为清热凉血之剂治疗 2 周后，尿蛋白消失，红细胞 5~10 个/HP，继以益气养阴、清热利湿之剂调理月余，尿转正常，诸症消失。随访半年，已病愈上学。

（2）瘀热结于下焦，桃黄止血汤效佳

急性肾小球肾炎、过敏性紫癜性肾炎、IgA 肾病等临床见尿血色紫，或尿如酱油色，或镜下血尿，排尿涩痛不畅，小腹胀满，腰痛，便秘，手足心热，或兼咽痛，扁桃体红肿，舌暗红或舌尖红少津，苔白燥，脉滑数有力，辨证多为热壅下焦，瘀热结滞，血不归经，方用自拟桃黄止血汤。处方：大黄 7.5g、桃仁 20g、小蓟 30g、白茅根 30g、生地 20g、侧柏叶 20g、山栀子 10g、蒲黄 15g、桂枝 10g。

本方主药为桃仁、大黄，桃仁活血润燥，大黄泻热结，二药配伍泻热开结，热除则血止。此方乃根据桃核承气汤意，除大黄、桃仁泻热逐瘀外，桂枝温通以防寒凝，小蓟、侧柏叶、白茅根、生地、山栀子诸药凉血清热止血，合而为清热止血之有效方剂。

本方还适用于急性泌尿系感染，身热，小便涩痛灼热，尿急尿频，小腹胀满，大便秘，肉眼血尿，色鲜红，或兼夹有血块，或镜下血尿者。

病案 2　庞某，男，10 岁。1991 年 7 月 17 日初诊。

2 个月前发现尿色异常，尿浑浊，尿色赤，在当地医院尿常规示尿蛋白（++），红细胞充满，疑诊"急性肾小球肾炎"，用青霉素治疗半个月余，尿中红细胞有时 15~20 个/HP，有时则充满。来诊时尿色黄赤，小腹满闷不舒，大便秘结，手足心热，舌质红苔白少津，脉滑数。辨证为瘀热阻于下焦之尿血证，以泻热逐瘀、凉血止血法治疗，处方：桃仁 15g、大黄 5g、生地 20g、牡丹皮 15g、赤芍 15g、贯众 20g、黄芩 10g、茜草 20g、生甘草 10g、地榆炭 20g，水煎服，每日 1 剂。

7 月 23 日二诊　服上方 6 剂，尿常规示红细胞 10~15 个/HP，尿蛋白（+），尿色转淡，大便通畅，每日 1 次，小腹满闷症状减轻，仍有手足心热，舌质红苔白，脉滑稍数。上方继服 6 剂。

7 月 27 日三诊　尿常规示红细胞 4~8 个/HP，尿蛋白（-），除手心热外，余无明显症状，仍以前方加藕节 20g、侧柏叶 15g。

7 月 31 日四诊　尿常规示红细胞 1~3 个/HP，尿蛋白（-），舌尖红，苔白少津，改用益气养阴清热法以巩固疗效。连服 10 余剂，诸症消失，尿检皆阴性而告愈。随访半年病情稳定未复发。

（3）气阴两虚，用益气养阴摄血合剂

慢性肾小球肾炎以血尿为主者，IgA 肾病反复出现血尿迁延不愈，过敏性紫癜性肾炎以血尿为主者，辨证重点在于血尿迁延不愈，周身乏力，气短心悸，腰酸膝软，咽干口燥，手足心热，舌淡，脉沉数或细数无力者，属气阴两虚之证，用自拟益气养阴摄血合剂，处方：侧柏炭 20g、大黄炭 10g、阿胶 15g、蒲黄炭 15g、生地 25g、熟地 25g、黄芪 30g、党参 20g、血余炭 15g、地榆炭 20g、小蓟 30g，水煎服。

方中用黄芪以补气，二地、阿胶滋阴益气以固摄，诸炭止血标本兼顾，此时见血止血则难使血止，必以补气滋阴从本论治，方能达到固摄止血之效。当然诸炭类止血相辅相成亦不可忽视，中药方剂之配伍，有主有辅，君臣佐使，非单味药可以解决，张琪教授以此方治疗血尿日久不愈常可获良效。

病案 3 杜某，女，12 岁，学生。

病孩在某医院儿科住院，据其父代述发病 1 年余，起始腹痛便血、吐血，腹胀满，经治疗血止，随后出现肉眼血尿，经用激素及止血药，已无肉眼血尿，但镜下血尿满视野，医院诊断为过敏性紫癜性肾炎，但镜下血尿反复出现不止，面色白，眼睑浮肿，腰痛乏力，尿沉渣示红细胞满视野，尿蛋白（++），脉弦滑，舌淡红，曾用清热止血中药及雷公藤多苷片效果不明显，顽固血尿不止，考虑血尿日久伤阴耗气，气阴两虚，不能固摄。当为此病之本，邪热扰血为标，当标本兼顾，以益气滋阴固摄为主，辅以清热止血之剂。黄芪 30g、党参 25g、熟地 25g、阿胶（冲烊化）15g、生地 20g、大黄炭 10g、侧柏炭 20g、蒲黄炭 15g、白茅根 50g、小蓟 30g、旱莲草 20g，水煎，日二次服。

本方服 6 剂后血尿明显减轻，继续服用，中间又有 2 次尿红细胞满视野，嘱其坚持服药治疗 3 个月，尿中红细胞 2～3 个/HP 或转阴后随访已痊愈。

（4）阴虚内热，知柏地黄加味主治

慢性肾炎血尿、蛋白尿日久不愈，IgA 肾病、过敏性紫癜性肾炎血尿反复出现，症见腰痛，手足心热，神疲乏力，腰膝酸软，气短心悸，头晕耳鸣，尿黄赤，舌红少苔，脉细数或沉数，辨证属阴虚内热，气虚固摄无力，用知柏地黄汤加参芪等以补肾滋阴益气固摄。处方：熟地 20g、山萸肉 15g、山药 15g、茯苓 15g、牡丹皮 15g、泽泻 15g、知母 10g、黄柏 10g、龟板 20g、地骨皮 15g、女贞子 20g、旱莲草 15g、黄芪 20g、党参 30g、甘草 15g，水煎服。

方中以知柏地黄汤加参、芪为主，前者滋肾阴降相火，后者益气固摄，蛋白尿属于水谷之精微，补肾益气固摄既可治阴虚火旺之血尿，又可治气虚不摄之蛋白尿，具双重作用，加龟板与知母、黄柏配伍，尤能增强滋阴降火之功，对于阴虚火旺、肾失封藏之血尿尤为适宜；女贞子、旱莲草为二至丸，与地骨皮皆为滋阴降火之品，组于一方其效弥彰。

病案 4 蒋某，女，53 岁，工人。1999 年 6 月 17 日初诊。

患慢性肾炎 1 年余，尿蛋白（++）～（+++），红细胞满视野，隐血（+++），曾用雷公藤多苷片及清热止血药治疗效果不理想，经介绍求治于张琪教授，症见全身乏力，短气，腰酸痛，下肢无力，后臀部酸痛，脉沉细稍数，舌质红，辨证为肾阴虚、气虚无力固摄之证，宜益气补肾阴固摄法。处方：熟地 20g、山萸肉 15g、山药 15g、牡丹皮 15g、泽泻 15g、知母 15g、黄柏 15g、黄芪 30g、党参 30g、龟板 20g、血余炭 15g、地骨皮 15g、女贞子 20g、旱莲草 20g、侧柏炭 20g，水煎，日二次服。

自本年 6 月 17 日初诊至 7 月 20 日，共服 28 剂，全身有力，腰酸膝软俱大减，尿检红细胞 2～3 个/HP，隐血（-），尿蛋白（±），脉沉滑，舌转润，从而缓解。

（5）阴亏火动迫血妄行，滋阴凉血辅以收敛

慢性肾小球肾炎、慢性肾盂肾炎以血尿为主者，或慢性前列腺炎、乳糜尿等，症见头昏腰酸，倦怠乏力，五心烦热，或尿色乳白浑浊，尿涩痛时作时止，肉眼血尿或镜下血尿，

舌红苔白少津，脉细数。辨证属肾阴亏耗，相火妄动，血不能循经而外溢。溺血有精孔尿道之别，精孔之血其来自近者出自膀胱，远者来自肾、精道之血必自精宫（精囊）血海而出，多因房劳以致阴虚火动营血妄行。溺孔之血属于泌尿系疾病，精孔之血似属于前列腺、精囊、子宫等疾病。但凡属肾阴亏耗相火妄动者皆可用此方，收异病同治之效。处方：生熟地各 20g、生山药 20g、阿胶 15g、白芍 15g、龙骨 20g、牡蛎 20g、海螵蛸 20g、茜草 20g、白头翁 15g、金樱子 15g、龟板 20g，水煎服。

二地、阿胶、龟板、生山药滋补肾阴，白芍养血敛阴，白头翁清热凉血、味苦而涩凉血中兼有固涩之功，海螵蛸味涩收敛止血，茜草性寒凉血止血，金樱子、龙骨、牡蛎收敛固涩。全方作用以滋阴补肾为主，辅以清热止血收敛固涩之品，适用于上述病血尿日久不止之证，用之多能收效。

病案 5　吴某，女，36 岁。1999 年 12 月 1 日初诊。

乳糜尿 3 年，小便浑浊如米泔水，夹有黏稠血丝，有时尿道涩痛久治不愈反复发作，近半年加重，出现尿蛋白（+++），隐血（+++），同时倦怠烦热，头昏腰酸，舌质红苔白腻，脉细数。几次检查尿蛋白（++）～（+++），红细胞满视野。此属肾阴亏损，阴虚内热，精血不能固摄，于前方加大小蓟各 20g，服 15 剂，尿色转清，尿常规示蛋白（++），红细胞 10～15 个/HP，再以上方加仙鹤草 30g，服药 25 剂，尿蛋白（+），红细胞 1～2 个/HP，继以上方调治而愈。

本例诊断慢性肾小球肾炎兼乳糜尿，辨证为肾阴亏损，湿热夹血下注失于固摄，用本方滋阴补肾固摄，清热凉血化湿浊而取效。方从张锡纯理血汤化裁，原方治血淋及溺血证之属于热者，用之慢性肾炎乳糜血尿颇效。

4. IgA 肾病证治体会

（1）清热凉血化瘀法

清热凉血化瘀法主治 IgA 肾病，发热咽痛或咽部红赤，扁桃体肿大，五心烦热，大便秘结或黏滞不爽，肉眼血尿或镜下血尿，尿蛋白（+）～（++）或（-），舌尖红，薄苔少津，脉滑数有力。此属邪热内壅，损伤血络，迫血妄行外溢，治宜清热解毒凉血化瘀法。

清热解毒饮：生地 20g、玄参 15g、黄芩 15g、焦栀子 10g、桃仁 15g、大黄 5g、金银花 30g、连翘 20g、白茅根 30g、小蓟 30g、侧柏叶 20g、甘草 10g。

生地、玄参滋阴、清咽利膈，金银花、连翘、焦栀子、黄芩清热解毒。本病属邪热损伤血络，邪热甚则耗伤阴液，故多兼咽痛（慢性咽炎），方用生地、玄参滋阴清热利咽，侧柏叶、白茅根、小蓟清热凉血止血。此病日久多夹血瘀，故用大黄、桃仁活血开瘀。全方滋阴利咽，清热解毒，凉血止血，活血开瘀，四法合用相辅相成，用于 IgA 肾病辨证属于此型者多能取效。

病案 1　李某，女，19 岁，学生。2001 年 12 月 15 日初诊。

病人系某大学学生，据述参加学校义务劳动后，感冒发热恶寒，体温 38.7℃，随之出现肉眼血尿伴有全身酸痛、头痛、咽痛。因 2 年前曾患过血尿经张琪教授治愈，遂来张琪教授门诊求治。此间曾用青霉素治疗，肉眼血尿消失，镜下红细胞 50 个/HP 以上，蛋白(＋)，舌尖红，脉象滑数。给予清热止血之品治疗反复不效，动员其做病理检查，经哈尔滨市某医院病理检查，结果示 IgA 肾病（系膜增生型）。根据上述脉证分析，当以清热解毒、活血化瘀法治疗。处方：生地 20g、玄参 15g、焦栀子 15g、黄芩 15g、金银花 30g、连翘 20g、桃仁 15g、大黄 5g、白茅根 30g、小蓟 30g、侧柏叶 20g、牡丹皮 15g、甘草 15g。

服药 7 剂后咽痛、全身酸痛明显减轻，尿蛋白（±），红细胞 30～40 个/HP，隐血（＋＋＋），舌尖仍红赤，脉滑，大便尚可，小便色深黄。经 4 次复诊服药 40 余剂，有时镜下血尿明显好转，红细胞 4～5 个/HP，但不久又出现 30～40 个/HP 起伏不定，腹稍不适，大便每日 1 次，不溏，原方加地锦草 30g、荠菜 20g，又经 2 个月治疗服药 30 余剂，红细胞 2～5 个/HP，嘱暂停药观察。2002 年 8 月复查尿常规红细胞阴性，疗效巩固，病情从而缓解。

（2）滋阴收敛止血法

滋阴收敛止血法治血尿日久不愈，五心烦热，腰膝酸痛，或尿道痛，肉眼血尿或镜下血尿，尿色黄赤，舌质红，苔薄白，脉小稍数或沉细。多见于病程久耗伤肾阴。肾司二便，失于固摄兼夹内热瘀滞。宜滋肾阴收敛固脱，辅以清热化滞法。

加味理血汤：生龙骨 20g、生牡蛎 20g、海螵蛸 20g、茜草 20g、阿胶 15g、山药 20g、生白芍 15g、焦栀子 10g、牡丹皮 15g、知母 10g、黄柏 10g、白头翁 15g、甘草 15g。

龙骨、牡蛎、茜草、海螵蛸既固摄尿血，又有化滞作用（张锡纯之经验），山药、阿胶补血益阴，白芍酸寒敛阴，白头翁性寒凉而清肾脏之热且味苦而涩有收敛作用，加牡丹皮、焦栀子、知母、黄柏以助其清热化瘀之力，全方补虚、育阴、固脱、清热化瘀，适用于 IgA 肾病血尿反复不愈，病程日久耗伤阴血，而又兼有瘀滞者。

病案 2 陈某，女，35 岁，机关公务员。2003 年 8 月 2 日初诊。

病人镜下血尿反复出现 3 年余，轻则红细胞 20～30 个/HP，重则 50 个/HP 以上，历经中西药治疗不愈，经北京某医院肾活检诊断为 IgA 肾病（轻度系膜增生型），现镜下红细胞 30～40 个/HP，腰痛乏力，舌淡红，脉沉滑。辨证属肾阴亏耗失于封藏，相火迫血外溢，兼夹瘀滞，为虚中夹瘀证。宜以补肾固脱为主，辅以清热化滞法。处方：熟地 25g、山药 30g、阿胶（冲烊化）15g、龙骨 20g、牡蛎 20g、海螵蛸 20g、茜草 20g、知母 15g、黄柏 15g、白芍 15g、牡丹皮 15g、白头翁 15g、焦栀子 10g、甘草 15g。

近 2 个月治疗服药 50 余剂。初服 14 剂，镜下红细胞 3～5 个/HP，继服又出现 20～30 个/HP，但较前减少，嘱继服原方。又服 14 剂，红细胞 15～20 个/HP，咽部稍痛，扁桃体红赤，加重楼 30g、金荞麦 30g，继服 14 剂，咽痛愈，镜下红细胞 1～3 个/HP，嘱暂停药。后经 2 次尿常规示红细胞 0～2 个/HP、1～2 个/HP，从而缓解。2004 年 2 月 15 日，尿检阴性，动员其再做肾脏病理检查，病人不同意，未知病理结果。

按语： 本方从《医学衷中参西录》理血汤加味，张锡纯引《神农本草经》谓："龙骨善开癥瘕，牡蛎善消鼠瘘，是二药为收涩之品，而兼具开通之力。"海螵蛸、茜草亦开通收涩之力具备，四药汇集成对血尿日久，既滑脱而有瘀滞者，收敛与开通具备，实为他药所不及。张琪教授通过观察大量肾小球肾炎血尿病人，从病机分析既滑脱不止，而兼有瘀滞者，此方甚效，原方用山药、阿胶以滋补肾阴；白头翁以清肾脏之热；白芍利小便而兼敛阴清热。张氏立此方谓治"血淋及尿血,大便下血证之由于热者"。张琪教授治疗肾病血尿在本方基础上加焦栀子、牡丹皮、知母、黄柏以助其清热之力,如审病者体虚腰痛,可加用熟地、山萸肉、女贞子等以助其补肾之功。

(3)益气阴清热止血法

益气阴清热止血法治 IgA 肾病血尿,腰酸气短,倦怠乏力,五心烦热,口干苔白,舌质红,脉细数或沉弱,此属气阴两虚,邪热伤营,血失统摄,溢于脉外,以致血尿顽固不止。治宜益气养阴止血。处方:黄芪 30~40g、党参 20g、麦冬 15~20g、玄参 15g、石莲子 20g、地骨皮 15g、车前子 15g、赤茯苓 15g、柴胡 15g、生地 20g、白茅根 30g、小蓟 30g、滑石 15g、甘草 15g。

本方为益气养阴汤,方用黄芪、党参补气为主,因气为血之统,凡气虚不统之血尿,必须用参、芪益气以统帅血之妄行外溢;血尿日久多耗伤阴液,用生地、玄参、麦冬以清热滋阴,且生地更具有凉血止血之功;石莲子清热固涩,滑石、赤茯苓、车前子淡渗清利湿热,白茅根、小蓟凉血止血。诸药相辅相成配伍,以治气阴两虚、湿热损伤血络之血尿可取良效。

病案 3　姜某,男,27 岁,工人。2002 年 5 月 15 日初诊。

病人患肾炎 2 年余,尿蛋白(++)~(+++)、红细胞 30~50 个/HP 持续不消失,经某医院肾穿刺病理检查,诊断为 IgA 肾病(中度系膜增生型),曾用雷公藤多苷片,泼尼松治疗半年余,效果不理想,遂来门诊就诊。尿常规示蛋白(++)~(+++),定量为 24 小时尿蛋白 2.2g,红细胞为 30~50 个/HP,腰酸痛,气短乏力,五心烦热,眼睑轻度浮肿,舌淡红,苔白腻,脉象细数,小便深黄多泡沫。综上分析,当为气阴两虚夹有湿热,前者为本,后者为标,治以益气养阴以固本,清热利湿以除邪。处方:黄芪 30g、党参 20g、麦冬 15g、玄参 15g、石莲子 15g、赤茯苓 15g、石韦 15g、车前子 15g、地骨皮 15g、柴胡 15g、甘草 15g。

6月8日二诊　服上方 20 剂,病人自觉全身有力,腰酸痛明显减轻,气短亦明显好转,尿常规 2 次检查示蛋白(+)~(++),红细胞 20~30 个/HP,舌苔转薄,脉沉细不数,此属气阴渐复、湿热渐除之兆,仍用上方加山萸肉 15g、女贞子 20g、旱莲草 20g。嘱继服药,每周检查 1 次尿常规。其后 4 次复诊,服药 80 余剂,近 4 个月治疗,服药未间断,后 2 次检查示蛋白(±)、红细胞 2~3 个/HP。嘱暂停药观察,防感冒,勿过劳。2003 年 2 月复诊,诸症皆除,尿检数次皆转阴,从而缓解。但未做病理复检。

(4)补肾阴降火益气法

补肾阴降火益气法主治 IgA 肾病血尿、蛋白尿病程日久,病人腰酸腿软,手足心热,体倦乏力,气短心悸,头晕耳鸣,咽干口燥,舌红少苔或无苔,脉沉数。属肾阴亏耗相火妄动,血不安谧下溢,同时又兼气虚失于固摄,精微下注,补肾益气固摄,既可治阴虚内热之血尿,又可治气虚不摄之蛋白尿,二者在病理上有内在联系,因此补肾益气具有双重功效。

加味地黄汤:熟地 25g、山萸肉 15g、山药 15g、茯苓 15g、牡丹皮 15g、泽泻 15g、知母 15g、黄柏 10g、龟板 20g、女贞子 20g、旱莲草 15g、黄芪 30g、党参 20g、地骨皮 15g、甘草 15g。

知柏地黄汤为治肾阴亏耗，相火妄动血不安谧尿血之有效方剂，加龟板、女贞子、旱莲草、地骨皮以滋肾阴降火，相辅相成力专效宏；同时又用黄芪、党参以益气固摄，气为血之帅，气行则血行，气虚则血失统摄，故须用黄芪、党参以补脾肺之气。张琪教授经验重用黄芪以治脾肺气虚不摄之血尿、蛋白尿皆有良效，但必须辨证属于脾肺气虚者方可取效。本方则与滋补肾阴药合用，双层次治疗。临床观察服药后病人体力增强，腰酸腿软均明显好转，随之血尿、蛋白尿均减少，继服药不变则可收功。

病案 4 范某，男，35 岁，工人。2003 年 8 月 10 日初诊。

病人镜下血尿 1 年余治疗无效，经哈市某医院肾穿刺病理检查诊断为 IgA 肾病（局灶性节段性增生型）。镜下红细胞 30～50 个/HP，有时 20～30 个/HP 反复不消失，尿蛋白（+）～（++），咽痛，全身乏力，手足心热、头昏、脱发、下肢软无力，舌红无苔，脉细稍数，血压 130/80mmHg，此属肾阴虚兼气虚。阴虚则相火妄动迫血下溢，气虚失统则精微不固，宜补肾阴降火兼益气固摄法。处方：熟地 25g、山萸肉 20g、山药 20g、茯苓 15g、牡丹皮 15g、泽泻 15g、知母 15g、黄柏 15g、龟板 20g、女贞子 20g、旱莲草 20g、侧柏叶 20g、血余炭 15g、黄芪 30g、党参 20g。

经治 3 个月，服药 70 余剂。服 14 剂尿蛋白即转阴，红细胞有时好转在 10～15 个/HP，有时 30～40 个/HP，期间有时出现咽部红肿痛，加重楼、金荞麦、山豆根、玄参、生地、麦冬等，基本方不变，最后 1 个月经 4 次检查，尿中红细胞 2～3 个/HP 或 3～5 个/HP，腰痛、下肢软无力等症均消失，自觉全身有力，精力充沛，舌淡红苔薄，脉沉滑，嘱停药观察。2004 年 3 月复诊，在某院经数次检查尿常规均正常，未做病理复检。

（5）益气补肾收敛固脱法

益气补肾收敛固脱法适用于慢性肾小球肾炎，或 IgA 肾病大量血尿日久不止，病人出现全身乏力，腰酸腿软，神疲气弱，舌淡润，脉沉弱，或沉细无力一派虚证，血尿则属滑脱不止，或肉眼血尿或镜下大量血尿反复出现，久治不愈。

病机一属气虚不摄，一属肾虚失于封藏，滑脱不止，用本法治疗疗效多良好，曾有报道对肾病血尿禁用收敛之剂以防血凝，此不无道理，但据张琪教授临床经验，此类血尿中医辨证属于滑脱不止，必须涩以固脱，同时配以补肾益气之品，方能达到血止之效。拟以益气补肾固摄合剂。处方：黄芪 30g、太子参 20g、石莲子 15g、乌梅炭 15g、金樱子 15g、熟地 25g、山萸肉 20g、龟板 20g、五倍子 15g、孩儿茶 15g、赤石脂 15g、龙骨 20g、牡蛎 20g、茜草 15g、地骨皮 15g、甘草 15g。

方中黄芪、太子参益气，血尿日久耗伤肾阴以致肾失封藏，用熟地、山萸肉、龟板滋补肾阴，地骨皮、石莲子滋阴清热，龙骨、牡蛎具收敛之功，辅以五倍子、金樱子、乌梅炭、孩儿茶、赤石脂，皆具有收敛固涩止血之功效，故对于此类血尿有良好疗效。

病案 5 魏某，男，39 岁，工人。2002 年 5 月 18 日初诊。

病人自述从 2001 年 3 月患慢性肾炎，尿常规示蛋白（+++），红细胞充满，历经中西药治疗效果不明显，后经肾穿刺病理检查为 IgA 肾病（中度系膜增生型），曾用泼尼松、雷公藤多苷片治疗，尿蛋白（+），血尿无好转，镜下红细胞 50 个/HP 以上，有时减少至 20～30 个/HP，不久又增多，一年余反复出现；腰痛乏力，两下肢酸软，血压 130/80mmHg，舌淡，脉沉弱。先用加味地黄汤治疗，尿蛋白（-），血尿无好转，红细胞仍在 30～50 个/HP，改用益气补肾收敛法治疗。处方：黄芪 30g、党参 20g、熟地 25g、龟板 20g、女贞子 20g、金樱子 15g、乌梅炭 15g、龙骨 20g、牡蛎 20g、孩儿茶 15g、赤石脂 15g、五倍子 10g、茜草 20g、甘草 15g、石莲子 15g。

6 月 5 日二诊　服药 14 剂，血尿明显好转，红细胞 10～20 个/HP，继用原方，第 3 次复诊红细胞 20～30 个/HP，但较近 1 年来减少，嘱继服原方。经 3 个月治疗服药 80 余剂，镜下 3 次检查示红细胞 2～3 个/HP 或 3～5 个/HP，腰痛腿软、全身乏力诸症皆除，嘱停药观察。2003 年复诊尿常规转阴，仍未做病理复查。

按语：此病例曾用加味地黄汤未效，后改用此方在益气补肾的基础上加收敛止血之品而获效，可见凡血尿日久不止，收敛固涩止血之法应考虑应用。

5. 过敏性紫癜性肾炎辨治体会

过敏性紫癜性肾炎是多发于小儿的一种继发性肾小球疾病。现代医学认为属毛细血管变态反应性疾病，因其病因及发病机制尚不完全明确，且部分病例预后较差及单纯西药疗效不理想，因此从祖国医学中寻求有效的治疗途径已引起充分重视。根据本病以紫癜、血尿、浮肿等为主要临床表现，当属中医"肌衄""尿血""水肿"等疾病范畴。张琪教授在诊治大量过敏性紫癜性肾炎过程中，根据其证候表现及病机演变特点，设立三步论治法，并注重药物的配伍选择，取得了满意的疗效。张琪教授还指出：三步论治法是过敏性紫癜性肾炎的基本治法，但应针对具体病情，灵活应用。如某些病例在病变过程中常出现关节疼痛、腹痛甚，甚至便血等症状，可在治疗大法前提下，酌加适当药物，若关节痛加怀牛膝、赤芍、地龙、寄生等，腹痛重用白芍、甘草等，皆可明显提高疗效。有些病人久服激素而出现明显副作用，可配伍解毒活血之品。病久不愈而仅以镜下血尿为主者，不应妄用峻剂，免徒伤正气，使病情复发。在本病的后期，多出现气虚或脾肾不足证候，宜根据辨证用益气补脾兼收摄止血之标本兼顾法。但要注意补而勿凝，即益气摄血或止血药中酌加少量活血之品，往往可提高疗效。

（1）毒热蕴结，迫血妄行为其发病之关键

感受毒热之邪，或热蓄日久，蕴结成毒，毒热迫血妄行，损伤脉络，血溢于脉外，渗于肌肤，发为紫斑；毒热循经下侵于肾，损伤脉络，而为溺血，《内经》谓"胞热移于膀胱，则癃，溺血"，故毒热迫血妄行是引起过敏性紫癜性肾炎的主要原因。其表现为肌肤突起红色紫斑，分布稠密，痛痒不显，舌红绛，脉滑数等症状。治疗当以清热解毒、凉血止血为法。常用水牛角、大青叶、板蓝根、生地、牡丹皮、黄芩、赤芍、小蓟等药物。因热蕴下焦，每与湿邪搏结，致湿热蕴结于下，故常加白花蛇舌草、萹蓄、白茅根、瞿麦等清利湿热以止血。此类病人初起紫斑甚者，当重在清热解毒；若尿血重者，当重在清利湿热毒邪以止血。若兼有风邪表证者，以紫斑瘙痒，肢节痛，遇风甚，鲜红成片而突发为特点，可酌加荆芥、防风、牛蒡子、升麻等疏风解毒之品，然用量不宜大，防化燥伤阴。

病案 1　王某，男，14 岁。2001 年 3 月 6 日初诊。

半月前，无明显诱因双下肢出现紫癜，并伴有腹痛，尿常规示红细胞充满，蛋白（++）。

在哈尔滨市某医院住院，被诊断为过敏性紫癜性肾炎。经激素等药物治疗，紫癜、腹痛缓解，但尿化验未见减轻。来张琪教授门诊求治。尿常规示蛋白（++），红细胞50个/HP以上，白细胞2～4个/HP。全身乏力，手足心热，汗出，小便黄赤，舌红，苔干，脉象滑数。辨证为毒热蕴结于血络，迫血妄行外溢。治以清热解毒、凉血止血法。处方：生地20g、牡丹皮15g、黄芩10g、白花蛇舌草30g、藕节25g、侧柏叶20g、小蓟40g、白茅根50g、甘草10g，水煎服。

3月13日二诊　服上方7剂，尿检红细胞10～15个/HP，尿蛋白（+），仍手心热，舌红、脉滑数。前方加蒲公英30g，紫花地丁30g。

3月27日四诊　服药14剂，无明显症状，尿检红细胞8～10个/HP，蛋白（-），舌尖红，脉滑。热邪已减，但血络受损未复，加炭类药以修复损伤之血络。处方：生地20g、牡丹皮10g、黄芩10g、白花蛇舌草50g、侧柏叶20g、小蓟30g、白茅根50g、大黄炭10g、血余炭10g、地榆炭15g、生甘草10g，水煎服。

4月4日五诊　服上方7剂，诸症悉减，尿常规示红细胞3～4个/HP，蛋白（-），苔白脉滑。病情渐趋稳定，加黄芪30g调治，继服20余剂。随访偶有尿红细胞1～2个/HP。

（2）血热内瘀，脉络损伤为其病理之机转

过敏性紫癜性肾炎几经治疗，往往毒邪渐去，而血热搏结。或用药不当，致血热内瘀，舍于肾与膀胱，迫血妄行，损伤脉络而尿血。此时病人往往紫癜时隐时现，但尿血（肉眼血尿、或镜下血尿）持续不解。因此治疗当以清热利湿、活血止血法。常用大黄、桃仁、白花蛇舌草、小蓟、白茅根、焦栀子、茜草、侧柏叶、蒲黄、生地、赤芍等药物，特别是大黄、桃仁泻热活血止血，必不可少。临床上，凡属紫癜肾正气未衰者，张琪教授喜用大黄与桃仁配伍，确有泻热开瘀止血之效，尤其是对屡用激素而有瘀热之象者，首选大黄、桃仁，常收到满意效果。但临证中有许多病例初期血热征象明显，经用清热凉血药物治疗后，热象渐退，此时用药切忌过于苦寒，张琪教授常在凉血止血药中酌加参、芪等益气之品，清补兼施，可明显提高疗效。

病案2　吴某，女，10岁。2002年4月2日初诊。

1年前曾发现下肢及胸背紫癜，未进行尿液检查，经中西药治疗，紫癜消失。1周前，又出现下肢紫癜，并伴有腹痛，尿化验蛋白（++），红细胞50个/HP以上，舌红，脉滑有力。以清热凉血法施治，处方：桃仁15g、大黄5g、生地20g、牡丹皮15g、蒲黄15g、茜草20g、侧柏叶20g、大蓟30g、白茅根30g、黄芩10g、焦栀子10g、白芍30g、甘草15g。服上方加减30余剂，症状消失，尿检转阴，复查偶见尿红细胞少许。

病案3　贾某，女，7岁。1984年3月14日初诊。

患病半年余，初起下肢出现紫癜，继则出现尿血，经北京某医院诊断为过敏性紫癜性肾炎，治疗效果不显。现尿蛋白（+++），红细胞充满，手足心热，尿黄赤，舌红，脉滑数。处方：白花蛇舌草30g、白茅根30g、小蓟30g、生地20g、酒黄芩10g、牡丹皮15g、赤芍10g、蒲公英30g、侧柏叶15g、贯众20g、甘草15g，水煎服。

4月15日二诊　服上方20剂，尿常规示蛋白（++），红细胞5个/HP，诸症减轻，舌边稍红，脉滑。处方：黄芪30g、白花蛇舌草50g、贯众20g、白茅根50g、蒲黄15g、侧柏叶 15g、酒黄芩 15g、益母草 30g、牡丹皮 15g、藕节 20g、生地 15g、甘草 15g，水煎服。

6月5日三诊　服上方 20 剂，尿常规示蛋白（±）～（＋），红细胞 1～2 个/HP，苔白腻，脉滑。守法以上方略有加减服药 50 余剂，尿检阴性，诸症除而告愈。

（3）气血不足，脾肾亏虚为其病势之转归

过敏性紫癜性肾炎日久不愈，或失治误治，往往耗伤气血，损及脾肾，而成热邪未去，正气已伤之虚实夹杂之候。邪热滞留，脾肾亏虚，精微不固，而致尿中红细胞、蛋白日久不消，并伴有倦怠乏力、腰膝酸软、舌淡嫩或苔少、脉细弱等症状。此时切不可妄自攻邪，免再伤正气，当明辨气血亏虚的程度，分清耗损之脏腑。采用健脾益肾、补气养血之法，或以扶正祛邪共施之剂，并酌加收涩止血之品。张琪教授常以六味地黄丸、知柏地黄丸加龟板、阿胶，或圣愈汤等化裁，并与自制之四味止血汤（龙骨、牡蛎、海螵蛸、茜草）合用，效果较佳。

病案 4　任某，男，13 岁。1984 年 6 月 26 日初诊。

患过敏性紫癜性肾炎 3 个月余，经中西药治疗效果不显。现尿常规示蛋白（＋），红细胞 30～40 个/HP，手心热，尿黄赤，舌尖红，苔白，脉滑有力，证属湿热蕴结，伤及血络，宜泻热凉血止血法。处方：大黄 7.5g、桃仁 15g、牡丹皮 15g、茜草 20g、小蓟 30g、白茅根 50g、藕节 20g、阿胶（烊化）10g、生地 15g、侧柏叶 15g、甘草 10g，水煎服。

7月2日二诊　服上方 6 剂，略有腹泻，日 3 次，手心热，脉滑。尿常规示红细胞 2～3 个/HP，蛋白（＋），前方大黄改为大黄炭 5g，加白花蛇舌草 30g。

7月30日三诊　服上方 18 剂，尿常规示蛋白（－），红细胞 4～5 个/HP，略腰酸乏力，舌淡红润，脉缓。以益气补肾，凉血止血法治疗。处方：黄芪 30g、党参 20g、枸杞子 15g、熟地 20g、大黄炭 5g、侧柏叶 20g、白茅根 50g、小蓟 30g、白花蛇舌草 30g、阿胶（烊化）10g、甘草 10g，服药 12 剂，诸症消失，尿常规示无异常而痊愈。

按语：本例病人初以清热凉血法而见效，然后用少量大黄即出现腹泻，说明脾气有亏虚之象。故后加党参、黄芪益脾气，熟地、枸杞子滋肾阴，增强收摄精微之力，药后果然起效而愈。

6. 慢性肾衰竭诊治经验

慢性肾衰竭（以下简称慢性肾衰）以血中毒素潴留，电解质及酸碱平衡紊乱为特征，临床呈现中毒、贫血、高血压等一系列症状，属祖国医学"癃闭""关格""水肿""虚劳""呕吐""眩晕""腰痛"等病范畴。目前现代医学的治疗方法主要有：营养疗法、药物疗法、血液净化疗法及肾移植等，尤其近年来血液净化疗法和肾移植使慢性肾衰的治疗有了很大进展，但费用高昂，经济负担较重，绝大部分病人仍需内科治疗。慢性肾衰早、中期向晚期尿毒症发展阶段是该病治疗的关键时期，研究如何延缓慢性肾衰进展，改善症状，具有十分重要的普遍意义。张琪教授在慢性肾衰早、中期，运用中医辨证论治方法治疗，可使病人病情长期稳定，对延缓慢性肾衰进展取得较好疗效，现将其治疗经验作如下简要介绍。

（1）病机强调正虚邪实、虚实夹杂

慢性肾衰多由慢性肾病日久发展而来，在慢性肾病阶段，虽然临床表现特点不尽相同，但就其疾病演变过程分析，与肺、脾、肾功能失调，三焦气化失司密切相关，尤其脾肾虚损是慢性肾病的病机关键。因此，张琪教授认为，从慢性肾病发展至慢性肾衰，脾肾两虚贯穿其始终。诸如慢性肾衰病人临床上所出现的腰痛膝软、乏力贫血等均由脾虚肾虚日久所致，此为慢性肾衰之本虚。脾虚运化失司，水湿内停，肾虚气化不利，浊不得泄，升清降浊功能紊乱，湿浊内蕴，日久必化为浊毒，湿浊毒邪内蕴日久致血络瘀阻为患，临床出现脘闷纳呆、食少呕恶、少寐烦热、舌苔垢腻或舌紫瘀斑等症，此为本病之邪实。张琪教授尤其强调，慢性肾病发展至慢性肾衰阶段，大多已有湿浊郁久化毒，湿毒入血，血络瘀阻的病理改变。这些病理改变虽然源于正虚，但其留滞停蓄，又会进一步加重正气的耗损，使慢性肾衰恶化。综上，脾肾两虚、湿毒内蕴、血络瘀阻、正虚邪实、虚实夹杂为慢性肾衰病机演变的基本特征。这种特征决定了慢性肾衰病势缠绵，证候多变，难以速愈。因此，临床要明辨虚实轻重缓急，抓主要矛盾以恰当施治。

（2）论治当抓主要矛盾，分别虚实缓急

任何疾病的发展变化都是有一定规律的，慢性肾衰虽为虚实夹杂之重证，但在病情发展变化的不同阶段，其虚实的变化亦有一定规律，掌握其规律，适时抓住主要矛盾而确定恰当的治法，对治疗该病至关重要。现代医学根据内生肌酐清除率（Ccr）及血肌酐（Scr）值，将慢性肾衰分为四期，即肾功能不全代偿期（Ccr 50～80ml/min，Scr 133～177μmol/L）、肾功能不全失代偿期（Ccr 49～20ml/min，Scr 178～442μmol/L）、肾衰竭期（Ccr 19～10ml/min，Scr 443～707μmol/L）、尿毒症期（Ccr＜10ml/min，Scr＞707μmol/L）。张琪教授在临床辨治慢性肾衰基本上是根据以上慢性肾衰发展的不同阶段的主证确定治则治法而遣方用药。

1）在肾功能不全代偿期，临床上无明显慢性肾衰湿浊毒邪留滞的症状，可能仅表现为腰酸腰痛、乏力倦怠、夜尿频多、畏寒肢冷及原发性肾病（如高血压、水肿等）。此期一般是以扶正治本为其原则，以补脾益肾为主，再结合他证兼以利湿消肿、活血化瘀等。此期重在恢复正气，扶正祛邪，使肾功能得以恢复，常用脾肾双补方治疗。处方：黄芪30g、党参20g、白术20g、当归20g、远志15g、何首乌20g、五味子15g、熟地20g、菟丝子20g、女贞子20g、山萸肉20g、淫羊藿15g、仙茅15g、枸杞子20g、丹参15g、山楂15g、益母草30g、山药20g，水煎服。

方中党参、黄芪、白术、山药健脾益气；何首乌、淫羊藿、仙茅、菟丝子温补肾阳而不燥；枸杞子、山萸肉、熟地、五味子滋助肾阴与参、术合用既不妨碍脾之运化功能，且与温补肾阳相伍，使阴阳调济以助肾气，而恢复肾之功能，助化源益气补血。慢性肾衰其病本在于脾肾两虚，此方为固本之药，妙在又加入丹参、当归、益母草、山楂活血之品，使其改善肾之血流量，补消合用，其效颇佳。

此方亦适应于慢性肾功能不全失代偿期，病人正气已虚而无明显湿浊、瘀血、毒邪等表现者，应用此方从调整机体阴阳平衡入手，增强机体抗病能力，从而使残存的肾脏功能得到保护，以延缓慢性肾衰病情的进展。

张琪教授认为脾与肾关系甚为密切，是先天与后天相互滋生，相互促进的关系，脾肾必须保持协调。"肾如薪火，脾如鼎釜"，脾的运化功能，必得肾阳的温煦蒸化才能化生气血精微，而肾精必须依赖脾运化精微滋养，才能不致匮绝，如此各自维持着正常生理功能，保证机体充满生机和活力。许学士谓："补肾不如补脾。"孙思邈谓："补脾不如补肾。"乃各执一偏见，二者合起来则较为全面。

1997 年以来，张琪教授所在科室即开始了此方延缓慢性肾衰进展的临床及实验研究，通过对 65 例早、中期慢性肾衰病人的随机、对照、前瞻性临床观察表明，此方可以明显改善慢性肾衰病人的临床症状，降低血肌肝、尿素氮及血清可溶性白细胞介素Ⅱ受体的浓度，促进血浆一氧化氮的合成。治疗总有效率为 85.29%，明显优于对照组（尿毒清组），同时能纠正脂质代谢紊乱，改善贫血状态。动物实验结果也表明，此方药可以改善腺嘌呤所致慢性肾衰大鼠氮质血症，降低血浆内皮素、血管紧张素Ⅱ含量及提高一氧化氮的含量。证明了此方为延缓早、中期慢性肾衰进展的有效方药。该项研究获 2001 年度黑龙江省科技进步二等奖。

此类型病证切忌用大黄苦寒泻下以伤脾，一见肾衰竭，认为大黄为降肌酐、尿素氮之要药，而不知其苦寒伤脾，愈用愈促使病情恶化，偾事者甚多，宜引起重视。大黄清解血分热毒，使血中氮质潴留得以改善，《神农本草经》谓："大黄味苦寒，主下瘀血血闭，可治癥瘕积聚，留饮宿食，荡涤肠胃，推陈致新，通利水谷，调中化食，安和五脏。"可以理解为大黄具有调解新陈代谢作用，既能促进营养物质的消化吸收，又能促进体内代谢废物的排泄。慢性肾衰，由于肺、脾、肾功能失调，膀胱气化失司，湿浊不得下泻通利，酝酿成痰，血瘀化热，使原有痰瘀水湿更加严重，因此本病中晚期症情复杂，寒热夹杂，虚实并见，若能正确掌握大黄的剂量和用药方法及合理的配伍，可达到祛瘀安正的目的。

病案 1　吴某，男，39 岁，工人。1998 年 12 月 25 日初诊。

病人患慢性肾小球肾炎，慢性肾衰，氮质血症，尿蛋白（++）～（+++），颗粒管型 1～3 个/HP，隐血（+），血肌酐 445μmol/L，尿素氮 27.9mmol/L，血红蛋白 70g/L，血压 170/95mmHg，面色㿠白，肢体轻度浮肿，脘腹胀，不思饮食，大便 4～5 日一行，舌淡胖，腰痛膝软，畏寒，夜尿频多，脉沉弱，辨证为脾肾阳虚，湿邪不化，耗伤气血，宜温补脾肾以助化源，少佐活血化湿浊之品。处方：黄芪 30g、党参 20g、白术 20g、当归 20g、何首乌 20g、菟丝子 20g、补骨脂 15g、女贞子 20g、山萸肉 20g、淫羊藿 15g、生山药 20g、炮姜 20g、白豆蔻 15g、肉桂 7g、丹参 15g、红花 15g、益母草 30g，水煎服。

以上方加减治疗 6 个月，大便日一行成形，全身有力，食欲增进，脘腹胀满俱除，腰仍稍痛，但较治疗前大减，已无畏寒现象，脉沉滑舌润，尿蛋白（+），血肌酐 230μmol/L，尿素氮 8.5mmol/L，精神体力俱如常人，已上班。

2）在慢性肾功能不全失代偿期及肾衰竭期，体内毒素物质潴留增多，临床以脾肾两虚，阴阳俱伤，湿毒贮留，虚实夹杂出现者居多，临床呈现面色萎黄或苍白，头眩，倦怠乏力，气短懒言，唇淡舌淡，腰膝酸软，腹胀呕恶，口中秽味，或舌淡紫苔厚，脉沉滑或沉缓等。治应补泻兼施，正邪兼顾，必以补脾肾，泻湿浊，解毒活血法，补与泻熔于一炉，使扶正不留邪，祛邪不伤正。方用扶正化浊活血汤，临床收到较好疗效。处方：人参 15g、白术 15g、茯苓 15g、菟丝子 20g、熟地 20g、淫羊藿 15g、黄连 10g、大黄 7g、草果仁 10g、半夏 15g、桃仁 15g、红花 15g、丹参 20g、赤芍 15g、甘草 15g，水煎服。

方中以人参、白术、茯苓、甘草合用取四君子汤益气健脾之意，助气血生化之源；菟丝子、熟地补肾益精养血；大黄、黄连合草果仁、半夏解毒泻热化浊；桃仁、红花、丹参、赤芍活血化瘀，补与泻熔于一炉，使补得消则补而不滞，消得补则泻浊益彰。此类病人在临床常见，故此法在临床极为常用。

1991～1993 年，张琪教授科曾对补脾肾、泻湿浊、解毒活血法治疗慢性肾衰进行了临床观察及基础实验研究，证实了本方的疗效及疗效机制，获省科技进步奖。在此基础上研制院内制剂肾衰颗粒，被广泛应用于临床，收到了较为满意的疗效。

病案 2 张某，男，46 岁，干部。1996 年 12 月 21 日入院。

慢性肾小球肾炎，慢性肾衰，尿毒症期，血肌酐 756μmol/L，尿素氮 38.9mmol/L，血红蛋白 80g/L，尿蛋白（+）～（++），隐血（+）。面色㿠白头昏，心烦恶心，倦怠乏力，腰酸膝软，大便秘结，口中氨味，舌质淡，苔厚腻，脉沉滑，辨证为脾肾两虚，湿浊贮留，以补脾肾、泻湿浊、活血解毒法。处方：红参 15g、白术 15g、茯苓 15g、甘草 15g、菟丝子 20g、熟地 20g、黄连 10g、大黄 7g、草果仁 10g、半夏 15g、桃仁 15g、红花 15g、丹参 20g、赤芍 15g，水煎服。

以上方加减治疗 6 个月，血肌酐下降至 300μmol/L 左右，诸症俱除，上班工作，2 年来一直坚持服药，直至 1999 年 6 月检查血肌酐 210μmol/L，尿素氮 8.5mmol/L，血红蛋白 110g/L，血压 130/80mmHg，精神体力均好，病情获得缓解。

3）进入尿毒症期

A. 化浊泻热法：湿邪蕴结日久则化热，或体内脾胃素热与湿相互蕴结则脾胃运化受阻，形成湿热痰浊中阻，此时须化湿浊与苦寒泻热合用，临床多见呕恶，脘腹胀满不欲饮食，口气秽味，大便秘结或不爽，或兼肢体虚肿，舌苔厚腻稍黄少津，脉弦滑等，方用化浊饮。处方：醋炙大黄 10g、黄芩 10g、黄连 10g、草果仁 15g、藿香 15g、苍术 10g、紫苏 10g、陈皮 10g、半夏 15g、生姜 15g、茵陈 15g、甘草 10g，水煎服。

本方用醋炙大黄、黄连、黄芩苦寒泻热，藿香、草果仁、苍术等芳香辛香开散，驱除湿邪，两类药熔于一炉相互调济，既不致苦寒伤胃，又无辛燥耗阴之弊，使湿浊毒热之邪得以蠲除。辨证应注意湿热之邪孰轻孰重，如便秘、口臭、舌苔厚腻应重用茵陈、黄连、黄芩、大黄。芩、连合用除心下痞满，有利于脾胃之运化。但如湿邪偏重，则重用化湿浊之草果仁、半夏、苍术、藿香等。

关于大黄，现代药理研究：一是其攻下泻毒导滞作用，能使一部分氮质从肠道清除；二是有活血化瘀作用，能改善肾衰竭病人的高凝、高黏状态；三是还能通过利尿发挥作用；四是含有许多人体必需氨基酸；五是能抑制系膜细胞及肾小管上皮细胞增生；六是能减轻肾脏受损后的代偿性肥大，抑制残余肾的高代谢状态；七是能纠正肾衰竭时的脂质紊乱。

值得注意的是大黄虽为治疗慢性肾功能不全之有效药物，但必须结合辨证，属湿热毒邪蕴结成痰热瘀血者，方为适宜，在临床上用之才能有良效，使大便保持每日 1～2 次，不可使之过度，以期既能排出肠内毒素、清洁肠道，又可清解血分热毒，使邪有出路，而且通过泻下能减轻肾间质水肿，并常与活血祛瘀、芳化湿浊之品共用，收效较好。但脾胃寒湿者，大便溏，虽有湿浊内阻，亦不可用大黄，用之加重脾阳虚衰，化源匮乏，促使病情恶化，极应注意。

草果仁亦为本方要药，在辛开湿浊药中当属首选药物，该药辛温、燥烈，善除脾胃之寒湿。慢性肾衰氮质潴留湿毒内蕴，非此辛温燥烈之品不能除，然湿瘀化热又必须伍以大黄、黄连以泻热开痞。

病案 3 赫某，男，65 岁，退休干部。1997 年 4 月 10 日就诊。

慢性肾小球肾炎病史 5 年余，近半年来，出现食欲减退，有时恶心，口中氨味，胃脘胀满，大便秘结，检查示血肌酐 475μmol/L，尿素氮 25.4mmol/L，二氧化碳结合力 20.5mmol/L，尿常规示蛋白（＋）～（＋＋），血红蛋白 100g/L，诊断慢性肾小球肾炎，慢性肾衰，氮质血症期，来门诊求治。如上述症状，舌苔厚腻，干黄少津，脉弦滑，血压 150/97mmHg，辨证为湿邪化热犯胃上逆，宜化湿浊苦寒泻热法。处方：醋炙大黄 10g、黄芩 10g、黄连 10g、草果仁 15g、藿香 15g、苍术 10g、紫苏 10g、陈皮 15g、半夏 15g、生姜 15g、茵陈 15g、甘草 10g，水煎服。

服上方 10 剂，呕恶、脘胀等均除，大便日行 1～2 次，成形不溏，继以此方化裁，连续服药 3 个月，血肌酐及尿素氮明显下降，至本年 9 月 3 日复检血肌酐 200μmol/L，尿素氮 10mmol/L，血红蛋白 110g/L，血压 130/84mmHg，食欲增，精神尤好，全身有力，舌苔转薄，脉弦，病情稳定，迄今远期疗效巩固。

B. 活血解毒法：湿热毒邪入侵血分，以血络瘀阻为主，症见头痛少寐，五心烦热，搅闹不宁，恶心呕吐，舌紫少苔或舌有瘀斑，舌下静脉紫暗，面色青晦不泽，脉弦或弦数等，符合慢性肾衰，症见高凝高黏状态，表现为血瘀见证，宜清热解毒活血化瘀治疗，用加味活血解毒汤。处方：连翘 20g、桃仁 15g、红花 15g、当归 15g、枳壳 15g、葛根 20g、赤芍 15g、生地 20g、牡丹皮 15g、丹参 20g、柴胡 20g、甘草 15g、大黄 7g，水煎服。

本方用桃仁、红花、赤芍、生地活血散瘀，凉血清热，慢性肾衰的高凝还必须用大黄、丹参、葛根，葛根黄酮不仅活血扩张血管，同时有解毒作用，瘀血既是肾衰竭的病理产物，同时又是一个致病因素，长期作用于机体，使病机复杂化，迁延难愈。大量病理试验证明，毛细血管内皮细胞增生，血小板聚集，纤维蛋白渗出，最后新月体形成均与瘀血有关，使用活血药确能改善肾实质内的瘀滞，延缓病情发展，改善血液供应，抑制间质纤维化，延缓肾衰竭的进展，甚至可以中止肾脏病变。

慢性肾衰多由肾病日久，由气及血，肾络痹阻致瘀，亦可因如唐容川所谓离经之血不散成瘀，初起常由蛋白尿、血尿不愈，逐渐出现肾功能恶化而无明显的征象，有的发病之初就可见到皮肤瘀点或瘀斑，舌体青紫，面色苍黑，肌肤甲错，脉象涩、紧、沉迟等，必须用活血化瘀法治疗。张琪教授体会，在诸多活血化瘀方剂中，以加味活血解毒汤效果最佳。

但必须注意到有时缺乏典型的"血瘀"症状及舌脉等体征外候，但肌体仍存在血液流变学异常，肾脏血流动力学改变及肾内微循环障碍等血瘀征。瘀的结果系肾小管上皮细胞和间质血管内皮细胞的增殖，胶原分泌的增加引起肾小管萎缩、间质增生及纤维化发生，导致肾功能的进一步恶化。

病案 4 潘某，男，53 岁，干部。1998 年 2 月就诊。

近 3 个月来恶心不欲食，胃脘不适，经某医院按胃病治疗无效，进一步检查，血肌酐 449μmol/L，尿素氮 24mmol/L，二氧化碳结合力 19mmol/L，尿常规示蛋白（＋），红细胞 3～5 个/HP，血红蛋白 87g/L，诊断：慢性肾小球肾炎，慢性肾衰，氮质血症期。病人面色不泽，头昏心烦，手足心热，便秘，周身乏力，恶心厌食，舌质紫暗，脉象弦数，辨证为湿热毒邪入侵血分，血络瘀阻，宜活血解毒泻热法，处方：连翘 20g、桃仁 15g、红花 15g、当归 15g、枳壳 15g、葛根 20g、赤芍 15g、生地 20g、牡丹皮 15g、丹参 20g、柴胡 10g、甘草 15g、大黄 10g，水煎服。

经 1 个月治疗，血肌酐明显下降，诸症减轻。本年 9 月检查血肌酐 170μmol/L，尿素氮 9.0mmol/L，二氧化碳结合力 25mmol/L，血红蛋白 100g/L，尿蛋白（+），脉缓，舌红润薄苔。病人一直上班工作，1999 年 3 月复查血肌酐、尿素氮均在正常范围，病情缓解。张琪教授临床观察对本病的治疗不论用芳化湿浊或清热解毒，甚至补肝肾、益脾胃、补气血等辅以活血祛瘀，确有良好疗效。

（3）调理脾胃，以促进自身功能的恢复

脾胃居中焦，为人体气机升降之枢纽。脾主运化，主运化水湿并主输布水谷精微而升清阳。脾胃受损，升降失常，一则清气不升，精微不能归藏而下泄，出现尿蛋白；一则水液泛滥而为肿。湿浊内停，阻滞中焦则食少纳呆、腹胀痞满、恶心呕吐等；随着脾肾虚损日久，气血失于化生，则可见面色苍白无华等贫血症状。因此脾胃功能失调常伴随慢性肾衰的整个病程。

张琪教授认为，在慢性肾衰的治疗过程中，通过调理脾胃使胃纳脾运的功能得以恢复，可以后天补先天，促进脾肾功能的恢复，而且脾胃功能正常，可使气血生化有源，使贫血状况得以改善，同时脾胃健也能够更充分地发挥药效，为慢性肾衰的治疗提供重要保证，另外，通过和胃降浊使尿素氮、肌酐得以下降，病人恶心呕吐等临床症状缓解，为进一步治疗提供时机。因此，张琪教授在慢性肾衰的治疗中，应用调理脾胃法比较广泛。

三个常用方剂：

1）加味甘露饮：生地 15g、熟地 15g、茵陈 15g、黄芩 10g、枳壳 15g、枇杷叶 15g、石斛 15g、天冬 15g、麦冬 15g、沙参 15g、天花粉 15g、芦根 20g、麦芽 20g、佛手 10g，水煎服。二地、石斛、二冬滋养脾胃之阴；阴亏又由热耗，用黄芩、茵陈清热，所谓清热存阴；枇杷叶降逆气；枳壳行气和胃；天花粉润肺生津；麦芽、佛手开胃醒脾，与甘寒药合用防其滋腻有碍脾之运化。

2）中满分消饮：白术、人参、炙甘草、猪苓、姜黄、茯苓、干姜、砂仁、泽泻、陈皮、知母、黄芩、黄连、半夏、枳实、厚朴，水煎服。黄连、黄芩苦寒清热除痞，干姜、砂仁温脾胃，助运化除湿，白术、人参、甘草、茯苓益气健脾，厚朴、枳实、姜黄开郁理气散满，半夏、陈皮和胃降逆，猪苓、泽泻、茯苓利水，知母清肺以利水之上源。本方依据《内经》中满者泻之于内，以辛热散之，以苦泻之，淡渗利水，使上、下分消其湿，融泻心、平胃、四苓、姜朴于一方，分消疏利脾胃之枢机，湿热除，升降和调，则胀满自可蠲除。此法治慢性肾小球肾炎表现水肿腹胀满，口干苦，恶心，小便不利，血肌酐及尿素氮明显升高，肾功能不全者有较好的疗效。

3）归芍六君子汤：人参 15g、白术 20g、茯苓 15g、甘草 10g、半夏 15g、陈皮 10g、白芍 15g、当归 15g，水煎服。慢性肾衰虽属脾胃虚弱，部分病人为脾胃阳虚者可用六君子汤，但临床观察属脾胃阴阳俱虚者较多，以发病日久阳损及阴，此时用温补刚燥之药重伤其阴，往往格拒不受，出现诸如五心烦热、头痛、咽干、鼻衄、齿衄等症，此时若用甘寒益阴之品则阴柔滋腻，有碍阳气之布化，影响脾之运化功能出现腹胀满，便溏呕逆诸症加重，因此刚柔之药皆不可用，唯气味中和之六君子汤补益脾胃、滋助化源、益气血最为适宜。但此方人参甘温，白术苦温，半夏偏干燥，虽配以茯苓之淡渗，陈皮及甘草甘平，仍嫌其燥，且重于补气，略于补血，故加入当归、白芍二药，当归为补血要药，且能润燥，白芍酸苦微寒，敛阴养血，柔肝理脾，二药一则可以调济六君子汤偏温燥，二则柔肝有助脾胃之运化，三则补血与补气并重，用于肾性贫血颇为有效。

病案 5　张某，男，50 岁，干部。1990 年 6 月 10 日初诊。

以恶心吐口水，尿少浮肿病，化验检查发现尿蛋白（+++），红细胞 10～15 个/HP，血肌酐 517μmol/L，尿素氮 32.4mmol/L，血红蛋白 90g/L，诊断为慢性肾小球肾炎、慢性肾衰，氮质血症。病人面色萎黄无华，恶心呕吐，胃脘灼热，口干口渴，尿少浮肿，舌干少津，脉虚数，血压 180/110mmHg。辨证为脾胃阴虚，湿热内蕴。宜清胃热，滋阴利湿热法。处方：生地 15g、熟地 15g、茵陈 15g、黄芩 10g、枳壳 15g、枇杷叶 15g、石斛 15g、二冬各 15g、沙参 15g、天花粉 15g、芦根 15g、瞿麦 20g、萹蓄 20g，水煎，日二次服。

服上方 14 剂，胃脘灼热大减，尿量增多，已不呕恶，能进食，继以上方化裁调治 1 年余，尿蛋白（+），红细胞（-），血肌酐 252μmol/L，尿素氮 13.5mmol/L，二氧化碳结合力 25.4mmol/L，血红蛋白 110g/L，血压 140/100mmHg，能坚持上班，疗效巩固。

此病人特征为脾胃阴虚，在治疗过程中，以滋阴润燥利湿热贯穿始终，中间随症加入砂仁、麦芽、陈皮、苍术醒脾快胃之剂，使之刚柔相济不致损伤脾阳，从而获得显效。脾主运化，然脾阴亏耗，不能为胃行其津液，亦可使运化受阻，慢性肾衰有一部分病人出现脾胃阴亏，湿热不得动行之证，用此方后有较好疗效，如呕恶消失，食欲见佳，精神体力遂之好转，肾功能亦随之改善。

病案 6　王某，女，47 岁，干部。1993 年 8 月 13 日初诊。

该病人慢性肾炎病史 5 年余，经治疗病情稳定，近半年自感周身乏力，厌食，时有恶心，头昏头痛，心烦，来门诊求治。面色㿠白，眼睑浮肿，腰酸唇淡，大便溏，日 2～4 次，舌淡滑润，尿常规示蛋白（++），检查血肌酐 445μmol/L，尿素氮 21mmol/L，二氧化碳结合力 21mmol/L，血红蛋白 80g/L，血压 140/90mmHg。辨证为脾胃气虚、湿邪上逆，以益气健脾化湿法。处方：红参 20g、白术 15g、茯苓 15g、半夏 20g、陈皮 15g、白芍 20g、当归 15g、砂仁 15g、草果仁 15g、公丁香 5g。

服上方 10 剂，诸症俱减，每日食 3～4 两，精神转佳，体力稍强，唯仍腰酸乏力，继以益气健脾补肾之剂。上方加熟地 20g、枸杞子 20g、菟丝子 15g、女贞子 15g、淫羊藿 15g，连服上方 45 剂，诸症俱除，病情稳定，复查血肌酐 252μmol/L，尿素氮 9.0mmol/L，尿常规示蛋白（+），后以补脾肾活血方配制丸药服之。

1999 年 3 月检查血肌酐 179μmol/L，尿素氮 8.0mmol/L，血红蛋白 115g/L，精神体力饮食俱佳，一直上班工作。

（4）治疗中的几点体会

1）慢性肾功能不全病机以脾肾两虚为本，湿浊氮质潴留为标，二者互相影响。治疗攻邪则伤正，扶正又留邪，且病程漫长，正虚邪实，寒热夹杂，非一方一药所能治，根据张琪教授经验，当分标本缓急，急则治标，缓则治本，更应扶正与祛邪组方合用，使扶正不留邪，祛邪不伤正，为治疗本病的有效治法。

2）大黄清解血分热毒，使血中氮质潴留得以改善，《神农本草经》曰："大黄味苦寒，主下瘀血血闭，可治癥瘕积聚，留饮宿食，荡涤肠胃，推陈致新，通利水谷，调中化食，安和五脏。"可以理解为大黄具有促进新陈代谢的作用，既能促进营养物质的吸收，又能促进体内代谢废物的排泄。慢性肾衰，由于肺、脾、肾功能失调，膀胱气化失司，湿浊不得下泻通利，酝酿成痰，血瘀化热，使原有痰瘀水湿更加严重，因此本病中晚期症情复杂，寒热夹杂，虚实并见，若能正确掌握大黄的剂量和用药方法及合理的配伍，可达到祛瘀安正的目的。

3）慢性肾衰以脾肾两虚为本，在治疗中应当注意补脾胃助肾气，临证观察有的病人泄泻大便溏，大便2～3次/日或3～5次/日，乃属脾气虚肾阳衰微，苦寒克伐之药切不可用，尤其大黄更应禁用，用后则脾肾阳气伤亡愈甚，病必加重，所见甚多，对此类病者常用温补脾肾药，稍佐消导药以补配消，治疗常收效满意。

4）凡病人不贫血或贫血不甚，血压不高，进食尚好，体质不弱，脉象平缓，虽然肌酐、尿素氮偏高，一般治疗易于取效，预后亦较好，从中医角度认为此类病人脾肾虚而不甚，痰浊氮质潴留，通过泻浊活血化瘀易于排出。

5）慢性肾衰常见肌肤甲错、干燥、粗而不润，瘙痒之有白痕为本病常见症状之一，治宜养血活血润燥祛风，常用解毒活血汤加白鲜皮、蝉蜕、荆芥之类，所谓"治风先治血，血行风自灭"多能取效。

6）脾肾两虚多属脾肾阳虚，如面色㿠白，形寒肢冷，腰膝酸冷，腹胀便溏，夜尿多，肢体浮肿，舌质淡，舌体胖大有齿痕，脉沉迟，治宜温脾补肾法。如真武汤加淫羊藿、仙茅、巴戟天、肉桂、附子等。日久阳损及阴，出现阴阳两虚者，如精神委靡，畏寒肢冷，手足心热，头晕眼花，腰膝酸软，纳呆便溏，小便黄赤，舌质淡有齿痕，宜阴阳双补。以地黄饮子加味，调济肾中之阴阳使之平衡，不致偏颇，正如张景岳所云："善补阳者，必于阴中求阳，则阳得阴助而生化无穷；善补阴者，必于阳中求阴，则阴得阳生而泉源不竭。"补肾阳与滋肾阴，当根据临床表现孰轻孰重，适当调整比例，以平为期。张琪教授治疗慢性肾衰仿此法与健脾益气药合用，对恢复肾功能或延缓病势之发展颇为有效。

7）慢性肾衰多伴有高凝血症，高凝高黏血症成为慢性肾衰加速发展危险因素之一，与中医之瘀血相符，因此活血祛瘀常为治疗本病的重要治则，其中以王清任的解毒活血汤加味（如大黄、丹参等）疗效较佳。而活血解毒之药又可与补脾补肾益气之药合用，对改善肾功能、延缓病势之发展具有良好疗效。有的病例（氮质血症）经解毒活血药治疗，肌酐、尿素氮可以下降至正常值范围。可见活血化瘀为本病的重要治则之一，可以贯穿治疗之始终。

8）活血化瘀与通腑降浊法配合运用，对慢性肾衰体质尚可者效果较佳，常用丹参、桃仁、当归、红花、川芎、草果仁和大黄、苍术、半夏合用，使大便通畅，肾功能才能有所改善。现代药理实验认为活血化瘀药物除能改善循环外，尚有调整免疫功能，松弛肾血管平滑肌，抗炎及抗凝作用。临床观察通腑泻浊药其效亦佳，即"去菀陈莝"之法，使毒邪瘀浊从大便排泄而出，保持肠内清洁，通过"开后窍以利前阴"减轻肾脏负担，与活血化瘀之品合用，对慢性肾衰恢复肾功能，延缓肾功能衰竭进展有良好疗效。

9）本病除口服药外亦可与外用灌肠方合用治疗以达到从肠道排出毒素的作用，常用验方：生大黄 15g、牡蛎 30g、丹参 20g、附子 15g、益母草 30g，药物煎浓取汁，灌肠 100～150ml，每日 2 次，药后应保留 2 小时以上为佳。方中大黄泻下逐瘀可防止肠道毒素吸收，促进毒物的排出，抑制蛋白的分解及尿素、肌酐的合成，使尿素等含氮废物合成减少，提高血清必需氨基酸水平，还可抑制肾高代谢状态和纠正钙、磷代谢异常；牡蛎（主要含碳酸钙约占 90%以上），可提高肠道渗透压使毒物和水分易于排泄，对肾衰竭病人有提高血钙降低血磷效用；丹参活血化瘀，有增加肾血流量，改善内生肌酐清除率，降低尿素氮、血肌酐，并有利尿作用；益母草活血利尿，对慢性肾衰少尿等病人有良好作用；附子温阳补肾能改善提高肾功能，与大黄寒温并用，温化湿浊起到改善肾功能作用。全方共达温肾阳、泄湿毒、活血化瘀之作用，对于慢性肾衰浊毒内扰者，可通过结肠透析而达到排毒目的。

7. 清热解毒活血泻浊法救治急性肾衰竭验案

病案　曲某，女，9 岁，学生。1994 年 10 月 10 日初诊。

患儿 10 余天前感冒发热，在当地用抗生素治疗，体温下降，但出现肉眼血尿，周身浮肿，尿少，精神委靡，遂转哈市某西医院儿科住院。经检查诊断"急进性肾小球肾炎，急性肾衰竭"，建议透析治疗。经人介绍转入我院肾内科住院治疗。来院时病人已少尿 3 天，24 小时尿量 200～300ml，肉眼血尿，周身浮肿，恶心呕吐，大便质稀，呈柏油状，体温 37.4℃，精神委靡，目不欲睁，鼻衄少许，肾功能检查血肌酐 521.2μmol/L，尿素氮 23.07mmol/L，脉滑数，舌质紫少津。按急性肾衰竭给予西药对症治疗，同时按热毒蕴于血分，损伤及肾辨证，多以清热解毒、活血化瘀法治疗。处方：大黄 10g、桃仁 20g、连翘 20g、葛根 20g、赤芍 20g、生地 20g、红花 15g、当归 20g、柴胡 15g、丹参 20g、牡丹皮 15g、甘草 15g、藕节 20g、焦栀子 15g、黄连 10g，水煎，日二次服。

服药 2 剂，患儿体温转为正常，恶心呕吐明显减轻，肉眼血尿消失，尿量增加，24 小时达 800～1000ml，继服 3 剂，患儿恶心呕吐止，24 小时尿量 1500ml，已能进食，大便呈黄色，精神转好。经用上方调治 20 余天，复查：血肌酐 110.6μmol/L，尿素氮 6.8mmol/L，大便日二次，食欲正常，尿量由开始少尿转为多尿，尿量最高曾达 3000ml/24h，持续 2 天，后尿量转为正常，唯尿常规检测，尿蛋白（±）～（＋），红细胞 20～30 个/HP，改用清热凉血止血之剂，治疗 2 个月，镜下血尿转阴，痊愈出院。远期随访 2 年，疗效巩固。

按语：本案经西医诊断为急进性肾小球肾炎，急性肾衰竭，势甚危笃，以浮肿少尿、肉眼血尿、呕吐为主证，脉象滑数，舌紫少津，辨证为热毒蕴于血分，损伤及肾，进一步发展则为尿毒症，可危及生命，急以清热解毒，活血泻浊法加凉血止血之品，以截断其病势之发展，收到良好疗效，并经清热凉血止血之剂调治而获得完全缓解，远期随访 2 年，已上学读书，身体恢复如常人。

8. 劳淋的辨证论治

劳淋是以小便频数涩痛、遇劳即发、缠绵难愈为特征的一种反复发作性疾病。现代医学慢性肾盂肾炎、慢性膀胱炎、前列腺炎、尿道综合征等，均属于本病的范畴。本病特点为反复发作，缠绵不愈，抗生素虽可取效，但复发率亦高，远期疗效多不理想，对健康危害较大。因此，探讨中医药治疗本病的方法，具有重要意义。本节重点探讨劳淋的病变机制及辨证论治规律。

（1）病变机制探讨

有关淋证的记载，首见于《内经》，有"淋""淋溲""淋闷"等名称。但未做详细分类。汉代华信所著《中藏经》中根据临床表现特点不同将淋证分为八种，明确提出"劳淋"病名，认为其属一种全身疾患，"五脏不通，六腑不和，三焦痞涩，营卫耗失"皆可致病。隋代巢元方谓："劳淋者，谓劳伤肾气而生热成淋也，其状尿留茎中，数起不出。引小腹痛，小便不利，劳倦即发也。"提出了劳淋的发病机制、证候表现及劳倦即发的特点。并强调其病机关键是"肾虚膀胱热"（《诸病源候论·诸淋病候》）。后世医家多宗此说，并在其基础上又有发展。如明代李中梓《医宗必读·淋证》认为劳淋有脾劳与肾劳之分。清代顾靖远在《顾松园医镜》一书中，将劳淋分为肾劳、脾劳、心劳三类证候。近现代医家张锡纯在《医学衷中参西录》中对劳淋的分类、病因、病机等描述更为详细，对劳淋的认识更加深刻，为后人深入研究奠定了基础。

张琪教授通过临床观察认为劳淋的特点是本虚标实、虚实夹杂，病邪常易起伏而致病情反复发作、缠绵难愈。其病机复杂，需结合脏腑辨证，揭示本病病机变化之规律并指导临证。从病因来讲，劳淋属于内外相感的全身性疾病。淋之初多由湿热毒邪蕴结下焦，致膀胱气化不利；若治不得法，或病重药轻，显症虽除，余邪未尽，停蓄下焦，日久则暗耗气阴，转为劳淋。此时脏腑阴阳气血功能失调和机体防御功能减弱，更易因感冒、遇劳、情志不遂等因素而发。因此，本病是本虚于内，虚实夹杂的疾病，正胜则邪退，邪退则安，邪胜则病复加，正邪相争，则病情反复。

根据劳淋的病机特点，临证应分为三期论治，即急发期、转化期和恢复期。

（2）分期分型论治

1）急发期：膀胱湿热在此期表现最为突出，治疗应以祛邪为主。根据病人表现特点及病因病机不同，又分为五种证型。

A. 膀胱湿热

主证　小便频数，点滴而下，尿道灼热刺痛，急迫不爽，尿色黄赤，或见发热，舌质红，舌苔白，脉弦数或滑数。

病机　邪热客于膀胱，气化失司，水道不利，湿热蕴蓄。

治则　清热利湿，通淋。

方药　木通 15g、车前子 15g、萹蓄 15g、瞿麦 15g、大黄 5g、滑石 15g、甘草 10g。水煎服。

B. 少阳外感，膀胱湿热

主证　小便频数，点滴而下，尿道灼热刺痛，急迫不爽，尿色黄赤，伴恶寒发热，口暗咽干，恶心呕吐，舌苔白腻，脉弦数。

病机　湿热之邪客于膀胱，气化失司，水道不利，兼外感之邪不解。

治则　疏解外邪、利水通淋。

方药　柴胡 20g、黄芩 15g、半夏 15g、生石膏 50g、瞿麦 20g、萹蓄 20g、石韦 15g、木通 15g、车前子 20g、大黄 5g、甘草 10g。水煎服。

C. 肝郁气滞, 膀胱湿热

主证　小便滞涩, 淋沥不畅, 尿有余沥, 脐腹满闷或小腹坠胀, 甚则胀痛难忍, 舌苔白, 脉沉弦。

病机　肝郁不畅, 阻于下焦, 湿热蕴蓄。

治则　疏肝理气, 利水通淋。

方药　乌药 20g、沉香 10g、冬葵子 20g、青皮 15g、石韦 20g、滑石 20g、木香 10g、王不留行 20g。水煎服。

D. 肝胆郁热, 膀胱湿热

主证　小便涩痛, 灼热不爽, 尿色黄赤, 心烦易怒, 口苦纳呆, 或兼胁痛, 舌质红, 舌苔白少津, 脉弦数或弦滑。

病机　肝胆邪热蕴结, 膀胱湿热蕴蓄, 气化失司。

治则　清化肝胆, 利水通淋。

方药　龙胆草 15g、茯苓 15g、生地 20g、车前子 15g、山栀子 15g、柴胡 15g、木通 15g、泽泻 15g、甘草 10g。水煎服。

E. 阳明腑实, 膀胱湿热

主证　小便涩痛, 尿色黄赤, 五心烦热, 或潮热, 大便秘结, 舌质红, 脉滑数。

病机　阳明腑实内结, 膀胱湿热蕴蓄, 气化不利。

治则　泻热通腑, 利水通淋。

方药　大黄 10g、枳实 15g、厚朴 15g、瞿麦 20g、萹蓄 20g、滑石 20g、木通 15g、车前子 15g、甘草 10g。水煎服。

2) 转化期: 本期虚实夹杂, 是劳淋的主要阶段。此期正气耗伤而导致湿热之邪留滞, 是劳淋缠绵难愈的主要原因。临床正气耗伤有气阴两虚、肾阴虚、肾阳虚、肾阴阳两虚及气滞血瘀等不同情况, 均以其性质、程度决定攻补方法, 总的原则是扶正祛邪。

A. 气阴两虚, 膀胱湿热

主证　病程迁延, 小便涩痛频急较轻, 尿有余沥, 遇感冒、劳累、房室等加重, 倦怠乏力, 口干舌燥, 舌尖红, 舌苔薄白少津, 脉沉弱。

病机　气虚无力下达, 影响膀胱之气化, 淋久伤阴, 气阴两虚, 湿热之邪蕴结膀胱。

治则　益气养阴、解毒、清热利湿。

方药　黄芪 30g、党参 20g、石莲子 15g、茯苓 15g、麦冬 15g、车前子 15g、柴胡 15g、地骨皮 15g、蒲公英 50g、白花蛇舌草 50g、白茅根 30g、甘草 10g。水煎服。

B. 肾阳虚衰, 膀胱湿热

主证　病程迁延, 小便频数, 尿道涩痛或不适, 腰痛膝冷, 畏寒, 男子阴囊湿冷, 女子白带量多清稀, 尿色黄, 舌苔白, 脉沉。

病机　肾阳不足, 膀胱湿热内蕴, 肾与膀胱相表里, 寒热互结, 缠绵不愈。

治则　温补肾阳, 解毒, 清热利湿。

方药　附子 10g、肉桂 10g、小茴香 15g、补骨脂 10g、贯众 30g、萹蓄 20g、瞿麦 20g、蒲公英 50g、紫花地丁 30g、马齿苋 30g、白花蛇舌草 50g、黄芩 10g、甘草 10g。水煎服。

C. 肾阴不足, 膀胱湿热

主证　病程迁延, 小便涩痛, 灼热不甚, 尿急尿频, 腰酸痛, 五心烦热, 口干咽干,舌红无苔或少苔，脉细数或虚数。

病机 肾阴不足，虚热内焚，与膀胱湿热合邪。

治则 滋补肾阴，清热利湿。

方药 知母 15g、黄柏 10g、生地 20g、龟板 10g、玄参 15g、萹蓄 15g、瞿麦 15g、木通 15g、枸杞子 20g、山茱萸 15g、牡丹皮 10g、土茯苓 30g、肉桂 5g。水煎服。

D. 肾阴阳两虚，膀胱湿热

主证 病情迁延，尿频尿急，尿道不适，尿色黄，腰酸痛，两腿软，全身乏力，舌质淡，脉沉。

病机 肾阴阳两虚，膀胱湿热下注，气化失常。

治则 补肾滋阴助阳，清利湿热。

方药 熟地 30g、山茱萸 20g、枸杞子 20g、山药 20g、菟丝子 20g、附子 10g、肉桂 10g、白花蛇舌草 50g、马齿苋 30g、蒲公英 50g、金银花 30g、木通 15g、车前子 15g、石韦 15g、甘草 10g。水煎服。

E. 气滞血瘀，膀胱湿热

主证 病程迁延，舌质紫或舌边紫，小便频数，尿色黄，脐下满闷或疼痛，脉沉。

病机 患病日久，血失流畅，脉络瘀阻，膀胱气化不利。

治则 活血疏郁，清利湿热。

方药 桃仁 15g、红花 15g、丹参 20g、当归 15g、石韦 15g、木通 15g、乌药 15g、牛膝 15g、金钱草 30g、川楝子 20g、琥珀末（冲）5g。水煎服。

3）恢复期：此期为邪去正复之调理阶段，病人出现一派虚象，故治以扶正固本，增强机体抗御病邪能力。临床分为二型，即肾阳不足、膀胱气化失司型及脾虚气陷、膀胱失约型。

A. 肾阳不足，膀胱气化失司

主证 小便频数，尿色清，尿有余沥，腰痛，四肢倦怠，舌质淡润，脉沉迟。

病机 肾司二便，肾阳虚膀胱不得其温，气化失司。

治则 温补肾阳，气化固涩。

方药 熟地 20g、山茱萸 20g、山药 20g、益智仁 15g、桑螵蛸 15g、补骨脂 15g、龙骨 20g、牡蛎 20g、甘草 10g。水煎服。

B. 脾虚气陷，膀胱失约

主证 尿液不尽，点滴而出，小便坠胀，迫注肛门，少气言，精神倦怠，舌苔白，脉弱无力。

病机 脾虚气陷，无力下及州都，膀胱失约。

治则 补中益气升阳。

方药 黄芪 30g、党参 20g、升麻 10g、白术 15g、柴胡 15g、甘草 10g、当归 15g、陈皮 15g、麦冬 15g、五味子 10g。水煎服。

（3）病案举例

病案 1 **杨某，女，50 岁，干部。1987 年 11 月 19 日初诊。**

10 余年前曾患尿频、尿急、尿痛，发热，腰痛，当时诊为"肾盂肾炎"，用抗生素治愈。以后每年均有 1～2 次复发，用抗生素治疗症状可缓解。近半年来发作频繁，约 1 个月发作 1 次，20 天前无明显诱因又上症复发，用呋喃妥因、吡哌酸治疗症状无好转。现症腰痛、尿频、尿道灼热感、倦怠乏力、口干不欲饮、手足心热、舌质淡红、脉细无力。尿常规检查示蛋白（－），白细胞 50 个/HP 以上，中段尿细菌培养：细菌数＞10^5/ml。诊断：慢性肾盂肾炎、劳淋。辨证分析：湿热之邪蕴结下焦，日久则暗耗气阴，气阴两虚故见倦怠乏力，手足心热，口干不欲饮，舌质淡红，脉细数无力等；膀胱湿热未尽，气化不利故见尿频、尿道灼热等症。治则：益气养阴，清利膀胱湿热。处方：黄芪 30g、党参 20g、石莲子 15g、茯苓 15g、麦冬 15g、车前子 15g、地骨皮 15g、瞿麦 20g、萹蓄 20g、蒲公英 30g、白花蛇舌草 50g、甘草 10g。水煎服，每日 1 剂。

11 月 26 日二诊 服前方 6 剂，尿频及尿道灼热感均减轻。药已对症，继续服前方治疗。

12 月 4 日三诊 除腰酸乏力外，其他症状均消失，舌质淡红，苔薄白。尿检白细胞 10～20 个/HP，中段尿细菌培养转阴。继续服前方 20 剂。

12 月 25 日四诊 尿检白细胞 1～3 个/HP，中段尿细菌培养仍为阴性。尿频、尿急、尿痛症状未再出现，腰酸、乏力症状减轻。嘱其继服前方 10 剂，以巩固疗效，半年后复查，疾病未有复发，尿常规及细菌培养均为阴性。

按语： 本案劳淋，属转化期气阴两虚、膀胱湿热证，本证型临床最为常见。张琪教授在临床曾辨证论治观察劳淋 326 例，其中此型 266 例，占 81.6%。分析其原因可能有三：一是湿热毒邪日久容易耗气伤阴；二是治不得法，如清利太过，苦寒伤中，脾气亏虚；三则由于失治病久不愈，热羁伤阴，湿邪困脾耗气。气阴两虚，湿热留恋，更易致劳淋反复发作。方中黄芪、党参、茯苓、甘草补脾益气，合麦冬、地骨皮、石莲子养阴而清心火，增白花蛇舌草、瞿麦、萹蓄、车前子等清利下焦湿热，解毒通络，共奏益气养阴、清利湿热之功效。扶正祛邪，恰中病机，不仅近期疗效好，远期疗效亦较为理想。

病案 2 高某，女，37 岁，干部。1987 年 12 月 23 日初诊。

10 年前曾患尿路感染，以后偶有发作，近 1 年发作次数增多。4 个月前因劳累、着凉而出现尿频、尿急、尿痛、小腹坠痛、腰痛，用头孢氨苄及吉他霉素治疗缓解。2 周前上症复发，反复不愈。现症腰痛腰酸、小腹坠胀冷痛、尿频、尿急、尿痛、手足及双下肢浮肿、畏寒乏力、舌苔白滑、脉沉弱。尿常规示蛋白（＋），白细胞 0～2 个/HP，中段尿细菌培养细菌数＞10^4/ml。诊断：慢性肾盂肾炎、劳淋。辨证分析：此属肾阳虚衰，膀胱湿热证。久病湿热久羁伤阴，阴损及阳，或过用苦寒克伐之品，肾阳日亏，膀胱气化不利而见尿频、小腹冷痛；阳虚生外寒故见畏寒；阳气不能温运水湿，泛溢肌肤，则见手足及双下肢浮肿；尿急、尿痛仍为膀胱湿热未尽之证。治则：温补肾阳，清热利湿。处方：熟地 20g、山茱萸 15g、肉桂 10g、附子 10g、茴香 10g、补骨脂 10g、泽泻 15g、黄柏 15g、瞿麦 20g、萹蓄 20g、蒲公英 30g、白花蛇舌草 30g、甘草 10g，水煎服。服前方 10 剂，尿频尿急尿痛症状消失，腰痛及小腹坠痛仍较明显，手足及双下肢仍有轻度浮肿。于前方减白花蛇舌草、黄柏，加乌药 15g、杜仲 15g，继续服药 12 剂，小腹坠痛不明显，仅稍有小腹胀，腰痛减轻，尿量较多，浮肿消失，舌苔薄白，脉沉滑。

1988 年 1 月 22 日复查尿常规，蛋白（－），白细胞 0～1 个/HP，中段尿细菌培养阴性。

嘱其继服前方 10～20 剂，以巩固疗效。随访半年未复发。

病案 3　杨某，女，35 岁，工人。1986 年 10 月 30 日初诊。

尿路感染病史 2 年余。近 1 年每 2～3 个月复发 1 次，每次持续 20 天左右。服呋喃妥因及静脉滴注青霉素无明显效果。每次发作多与劳累及外感有关，现症腰酸腰痛，尿频短涩，尿道微有灼热，尿黄，倦怠乏力，五心烦热，口干咽干，舌质红，苔薄白，脉细数。尿常规检查：蛋白（＋），红细胞 8～10 个/HP，白细胞 5～7 个/HP。中段尿细菌培养细菌数＞10^4/ml。诊断：尿路感染，劳淋。辨证分析：此属肾阴不足、膀胱湿热证。湿热久蕴，或妄施渗利，损及肾阴，膀胱气化失司，故尿频而短涩；阴虚生内热，虚火内炽，则手足心热，口干咽干；尿道灼热、尿色黄、舌质红、脉细数等，均为肾阴虚夹有湿热之征。治则：滋补肾阴，清利湿热。处方：知母 15g、黄柏 15g、泽泻 15g、生地 20g、龟板 10g、熟地 20g、山茱萸 15g、泽泻 15g、枸杞 20g、萹蓄 20g、瞿麦 15g、木通 15g、甘草 10g。水煎服，每日 1 剂。

11 月 16 日二诊　服前方 12 剂，尿频短涩及尿道灼热症状消失，尿色转淡黄，腰痛、乏力、五心烦热及口干咽干症状俱减轻，唯少寐多梦，舌质仍红，舌苔薄白，脉细弦。前方加枣仁 20g，水煎服，每日 1 剂。

11 月 30 日三诊　服前方 10 剂，五心烦热及口干咽干症状已不明显，轻度腰痛，仍有乏力，夜已能入寐，曾有 1 次过劳稍觉尿道不适，但休息后很快消失。尿常规：蛋白（±），红细胞 2～5 个/HP，白细胞 0～2 个/HP。舌质淡红，脉细。嘱其守方继服 10 剂。

12 月 14 日复查尿常规蛋白（－），红细胞 0～1 个/HP，白细胞 1～2 个/HP。中段尿细菌培养细菌数＜104/ml，病人除稍觉腰酸乏力外，无其他不适，嘱停药观察，半年后随访，尿常规阴性，尿细菌培养阴性，临床治愈。

病案 4　任某，女，30 岁。1988 年 3 月 14 日初诊。

1984 年因尿急、尿痛就诊，诊为尿路感染，用抗生素治疗半月缓解。1987 年 7 月上述症状复发，用庆大霉素及呋喃妥因治疗缓解，但之后反复发作 4 次，用氨苄西林及吡哌酸治疗效果不明显。现症腰痛，尿少尿黄，尿频尿痛，小腹胀痛下坠感，畏寒肢冷，自汗，口干不欲饮，五心烦热，舌质淡红，脉沉。中段尿细菌培养细菌数＞10^5/ml。诊断：慢性肾盂肾炎，劳淋。辨证分析：此属肾阴阳两虚，膀胱湿热证。腰痛畏寒、小腹坠胀痛、自汗均为肾阳不足，失于温煦所致；五心烦热、口干尿黄等为肾阴不足夹有湿热之征。治则补肾滋阴助阳，清利湿热法。处方：熟地 20g、山茱萸 20g、枸杞子 20g、山药 20g、附子 10g、肉桂 10g、白花蛇舌草 50g、蒲公英 30g、木通 15g、车前子 15g、瞿麦 20g、萹蓄 20g、甘草 10g，水煎服。

3 月 28 日二诊　服前方 12 剂，尿频尿痛症状减轻，畏寒肢冷好转，腰痛及小腹胀痛较明显，考虑病人患病较久，阴阳俱不足，病难速愈，嘱其继服原方。

4 月 18 日三诊　近日感冒，尿频尿痛症状加重，周身不适，小腹下坠痛，尿色黄赤，口苦口干，舌苔白稍腻，脉数。尿常规：蛋白（＋＋），红细胞 40～50 个/HP，白细胞充满。考虑病人合并外感而致淋证加重，改为疏解外邪、利水通淋之剂。处方：柴胡 20g、黄芩 15g、半夏 15g、大黄 5g、瞿麦 20g、萹蓄 20g、木通 15g、车前子 15g、甘草 10g，水煎服。

4月25日四诊 服药3剂，尿频尿痛及周身不适症状俱减轻，继服3剂，前症基本消失，现觉周身乏力，腰膝酸软，小腹坠胀，尿道不适，手足发热，口干不欲饮，舌苔白，脉沉无力。尿常规：蛋白（++），红细胞5～10个/HP，白细胞6～8个/HP。外邪已去，不可继用苦寒清利，改用补肾滋阴助阳、清利湿热之剂。处方：熟地25g、山茱萸15g、枸杞子20g、山药20g、泽泻20g、附子7.5g、肉桂10g、木通20g、车前子15g、瞿麦20g、萹蓄20g、白花蛇舌草50g、甘草10g，水煎服。

以上方加减调治1个月，5月28日复查尿常规：蛋白（+），红细胞1～2个/HP，白细胞1～2个/HP。中段尿细菌培养细菌数＜10⁴/ml。病人自诉仅觉腰酸，劳累后小腹稍胀，偶有乏力，余症均已消失。随访半年未复发，仅尿检蛋白（±），其余均正常，临床治愈。

9. 前列腺增生证治

前列腺增生又称前列腺肥大，以排尿困难为主要临床特征，为男性老年常见疾病之一，近年来张琪教授对本病治疗颇多，在改善排尿困难等症方面疗效颇佳。

考本病相当于中医癃闭证，张琪教授认为本病多因肾阳势微，肾气虚衰，湿浊痰瘀滞结不化，阻塞水道，小便不利，同时由于肾阳不足，气化功能失调，不能下达州都，而致小便不利，轻则涓滴不利为癃，重则点滴全无为闭，可知肾阳及肾元虚为致病之本，痰浊血瘀为致病之标，属本虚标实证。

中医认为人体活动生、长、壮、老与肾气的盛衰密切相关，肾中的阴阳化合而产生肾气，人至老年肾气匮乏，肾元亏虚，肾与膀胱相表里，膀胱气化不利，痰浊瘀血内生。现代医学认为本病与性激素分泌有关，男性老年人睾丸发生萎缩，体内性激素平衡失调，激素分泌量下降，其中雄激素下降尤为明显，分泌性激素的器官亦萎缩，性器官调节激素发生病变，前列腺是受累的主要组织，可导致纤维增生肥大。以上所述与中医谓本病由老年肾气衰为发病之根的理论不谋而合，肾气为阴阳化合而成，本病以肾阳虚衰为多见，由于肾阳虚衰下焦虚寒，致气凝血瘀、痰湿互结不化，久而成积阻塞水道，酿而为癃闭。张琪教授自拟补肾温通饮方如下：熟地20g、山萸肉15g、茯苓15g、泽泻15g、附子10g、肉桂10g、知母10g、黄柏10g、川椒10g、茴香15g、橘核15g、大黄7g、桃仁15g、瞿麦15g、萹蓄15g，水煎，日二次服。本方用八味肾气汤原方补肾温阳助气化；茴香、川椒、橘核温通阳气，辛开行气开窍；知母、黄柏滋肾阴，合肉桂为通关丸，以防无阴则阳无以化，有通关利水之效；萹蓄、瞿麦清热利水通淋，因癃闭膀胱尿潴留，尿液兼夹湿热，故须以清热利水；辅佐桃仁、大黄化瘀血痰浊、消坚化积。全方消补寒温并用，扶正祛邪，标本兼顾，用于本病多效。

病案1 陆某，男，72岁，退休工人。1999年3月16日初诊。

素有前列腺增生，小便涓滴不下，一昼夜小便100ml左右，尿道涩痛，小腹胀满难忍，在某院住院。终日用导尿管导尿，始能排出500～800ml，痛胀满稍减，不导尿则小便不下。张琪教授应邀会诊，症状同前，脉象沉滑，舌质红薄苔。尿常规检查示白细胞30～40个/HP，诊断前列腺增生并尿路感染。根据病证分析，属于高龄肾气虚气化失司、湿热蕴蓄、本虚标实之证，当以补肾气滋肾助阳清利湿热法治疗。处方：熟地20g、山萸肉20g、山药15g、茯苓 15g、牡丹皮 15g、泽泻 20g、肉桂 10g、知母 15g、黄柏 10g、附子 10g、瞿麦 20g、萹蓄 20g、大黄 7g、桃仁 15g、凤尾草 20g、三棱 10g、甘草 10g、车前子 20g，水煎，日二次服。

服上方 7 剂，小便渐通，不用导尿管能自行排尿，但量仍不多，仅能排出 500～700ml，病人小腹胀满感觉舒松，精神好转，据上述病情用药经过，药已对症，嘱继服上方 7 剂后，尿量明显增多，24 小时达 1000～1500ml，继续调治而愈。

病案 2 谌某，男，73 岁，离休干部。1999 年 1 月 13 日初诊。

素有前列腺增生，小便频数无度，曾用非那雄胺治疗症状减轻不明显，近 1 个月来小便不通，小腹胀满难忍，在某医院住院用导尿管始能排出，因年高体弱，不能手术，故求中医治疗。除上述症状外，大便秘，2～3 日一行，滞涩不爽，小便涩痛不下，脉象沉，舌苔白干，宜补肾温阳清利湿热法。处方：熟地 20g、山萸肉 15g、山药 15g、茯苓 15g、牡丹皮 15g、泽泻 15g、肉桂 10g、附子 10g、知母 15g、黄柏 15g、车前子 20g、瞿麦 20g、萹蓄 20g、桃仁 15g、大黄 10g、甘草 15g，水煎，日二次服。

1 月 30 日二诊 服药 10 剂，小便能自行排出，但仍缓慢，须等待，夜间睡眠中有遗尿，大便能日行一次，但仍不爽，脉弦滑，舌淡红白苔，下肢有轻度浮肿，宜上方加固摄之品。处方：熟地 20g、山萸肉 15g、山药 20g、茯苓 15g、牡丹皮 15g、泽泻 15g、肉桂 10g、附子 10g、益智仁 20g、桑螵蛸 20g、补骨脂 15g、瞿麦 20g、车前子 20g、知母 15g、川柏 15g、石韦 15g、大黄 7g、茴香 15g，水煎，日二次服。

2 月 7 日三诊 服上方 7 剂，小便通畅，未见有等待现象出现，大便日一次，但仍便秘，尿频好转，次数减少，仍有遗尿，右脚踝下轻度肿，脉弦滑，舌淡红，以上方增减。处方：熟地 20g、山萸肉 20g、山药 20g、茯苓 15g、牡丹皮 15g、泽泻 20g、肉桂 10g、附子 10g、龙骨 20g、桑螵蛸 20g、益智仁 20g、覆盆子 20g、补骨脂 15g、大黄 10g、知母 15g、黄柏 15g、车前子 20g、石韦 15g、甘草 15g，水煎，日二次服。

2 月 27 日四诊 服药 15 剂，小便通利，已无缓慢现象，夜间已无遗尿，大便通畅，日行一次，病人精神大好，自感全身较前有力，继以上方调治而愈。

以上 2 例病案均应用补肾温通饮化裁治疗而取效。治疗原则以补肾气为主，化瘀清利湿热为辅，标本兼治。谌某病例小便通利后则出现遗尿，夜间不敢入睡，常因睡中而遗尿不禁，乃因肾气虚不固所致，肾与膀胱相表里，肾虚膀胱不约而遗尿不禁，故用桑螵蛸、龙骨、益智仁、覆盆子以固摄，但膀胱气化不利，仍有余尿不尽，故又用车前子、石韦、瞿麦以通利，固摄与通利，相互拮抗，相辅相成，故能取得良好疗效。

方中大黄应用颇为重要，临床观察，患小便频、遗尿之本病，大便多秘结，湿热蕴结，痰瘀阻滞，大黄性味苦寒，涤瘀结通腑泻浊，大便得通畅则小便频随之减少，小便不畅亦伴随而爽，盖因通后窍以利前阴之故，但大黄用量亦必须注意病者之体质禀赋，量小则难达到药效，量大又恐泻下过度，药过病所，张琪教授常用量为 7～15g。

10. 尿路结石的治疗经验

尿路结石属中医学中的"砂淋""石淋病"，其病多因湿热久蕴煎熬尿液，结为砂石，阻塞尿路所致，故排尿艰涩而中断。尿路阻塞，气血瘀滞故腰腹绞痛。砂石损伤脉络，故尿血。治疗此病用清热利湿、涤石通淋法有一定效果。其机制是通过药物的利尿作用，增加尿流量，促进输尿管蠕动，有利于结石排出。但据临床观察，这一治法的作用有一定限度。对结石停留于上尿路，特别是肾盏较高部位，体积较大者则效果不显。尤应重视的是，凡结石停留必使气血阻遏，而结石排出又必赖气血之宣通以推动。基于以上理论，张琪教授除用清利湿热之剂外，常伍以行气活血、软坚化积之品。一方面使气血畅通，另一方面使结石溶解，效果较好。不少病例结石年久固结不下，经用此法治疗，结石可以排出。有的病例出现结石溶解现象，化成小块随小便排出。自拟消坚排石汤。处方：金钱草50～75g、三棱15g、莪术15g、鸡内金15g、丹参20g、赤芍15g、红花15g、牡丹皮15g、瞿麦20g、萹蓄20g、滑石20g、车前子15g、桃仁15g。水煎服。

金钱草为治疗尿路结石之首选药。此药始见于《本草纲目拾遗》谓"性微寒，祛风，治湿热""治脑漏，白浊，热淋，玉茎肿痛"，并未记载治砂石淋，近代始发现其有清热解毒、利尿排石、活血散瘀之作用，故本方以之为主药；三棱、莪术、鸡内金破积软坚行气；赤芍、牡丹皮、丹参、桃仁、红花活血祛瘀，散痛消肿；再配以萹蓄、瞿麦、滑石、车前子清热利湿。上药相互协同，故能奏溶石排石之效。张琪教授以此方治疗本病颇多，效果较为满意。如结石体积大难以排出，可加入山甲（代）、皂刺以助其散结消坚之作用。如病程久肾气虚者可辅以补肾之剂，熟地、枸杞、山茱萸、菟丝子等。肾阳不足者可加肉桂、附子、茴香等，兼气虚者配以黄芪、党参以益气。曾治一肾结石病人，经用一般排石药物治疗无效。后发现病人面色萎黄，短气易倦等气虚现象，乃于排石饮中加入黄芪30g、党参20g，服药30剂，结石随小便排出，此扶正与祛邪兼顾之意。

病案1　林某，男，48岁，干部。1978年5月29日初诊。

自1977年冬，左侧肾区绞痛，发作痛甚剧，经X线摄片未显影，疑为栓塞。本年连续发作数次，沈阳某医院疑结石，来哈求治，小便黄，舌苔白，脉沉。处方：金钱草50g、萹蓄20g、瞿麦20g、桃仁15g、赤芍20g、三棱15g、丹参20g、车前子15g、木通15g、莪术15g、牡丹皮15g、甘草10g。

服上方6剂，小便增多，尿出秫米大结石2块，痛大减。又经用上方6剂，小便排出泥砂样浑浊物，小便增多，疼痛未发作。于6月26日来本院住院治疗，连用上方10剂，又排出结石1块如小豆粒大，尖端已酥，可能系药物所溶。排尿前小腹胀腰酸，结石排出后，症状即消失。又继服上方，连日来小便又排出泥砂样物质甚多。后小便转清，疼痛未作，停药而愈。

病案2　李某，男，54岁，干部。1977年6月10日初诊。

素健康，于本年6月初开会时突然右腰牵扯下腹右侧剧痛，难以忍受。阵发性疼痛每次约持续20分钟，排尿困难。当时检查小便红细胞满视野。经哈某医院摄影，右肾盂区2.0mm×3.5mm结石阴影，诊断：右肾盂结石。病人不同意手术，来张琪教授门诊治疗。舌淡红，苔薄，脉象沉滑。辨证为湿热蕴积灼炼尿液，凝结成石，宜用清热利湿消坚排石法。处方：金钱草75g，萹蓄、瞿麦、石韦、滑石、赤芍各20g，三棱、莪术、生内金各15g，桃仁、牡丹皮、红花各15g。水煎服。

7月20日复诊　连服上方35剂，突于上周肾区绞痛发作，小便排出砂石小块数枚，疼痛消失。本周又摄影一次，阴影消失，嘱停药观察，11 月 7 日又复诊一次，迄今再未发。

病案 3 宋某，男，32 岁，工人。1981 年 2 月 16 日初诊。

体胖素健康，2 个多月以来，腰部酸痛未介意，突然于 2 月 14 日双侧肾区绞痛。发作时汗出不止，未做肾盂造影，小便色如浓茶，舌红，苔腻，脉滑实。疑其肾及输尿管结石，投以消坚排石汤。处方：金钱草 50g、丹参 15g、三棱 15g、莪术 15g、萹蓄 20g、瞿麦 20g、赤芍 15g、牡丹皮 15g、桃仁 15g、甘草 10g，水煎服。

3 月 21 日二诊　未服药前做肾盂造影未显影，但绞痛频繁发作，服药 2 剂痛即缓解，至 4 剂，随小便排出如秫米大结石 2 块。继服上方，连续排出如火柴头大结石 20 余块，双侧肾区痛完全消失，但腰两侧仍酸软，小便色黄。自述从罹此病后，性欲减退，阳事不举。考虑此为湿热蕴于肝经，前阴为肝经之所聚，当属肝肾阴亏，湿热下注之证，宜补肝肾清热利湿之剂。处方：菟丝子 20g、枸杞 20g、熟地 30g、山茱萸 15g、胆草 10g、牡丹皮 15g、柴胡 15g、金钱草 30g、黄芩 10g、生甘草 10g。

4 月 10 日三诊　服上方 6 剂，性欲及阳事皆恢复如常，病告愈。

病案 4　孙某，男，23 岁，学生。1981 年 7 月 15 日初诊。

该人在北京上学，突于 6 月 10 日左侧腰部剧痛，经某医院摄影肾盂部有结石 1 块，用中药 20 余剂，结石未下，来哈就医，除小便黄外，无其他见症。处方：金钱草 50g、三棱 15g、莪术 15g、丹参 20g、瞿麦 20g、萹蓄 20g、赤芍 15g、鸡内金 15g、红花 15g、牡丹皮 15g、甘草 10g，水煎服。

连用上方 30 剂，排出结石 1 块，如小豆粒大，表面光滑，从此而愈。

11. 温肾固涩清热解毒治疗膀胱肿瘤术后小便频数证

病案　高某，女，63 岁，退休干部。1994 年 4 月 3 日初诊。

1989 年曾患膀胱恶性肿瘤，经某医院手术切除，一般状况良好，本年 3 月经复查发现膀胱肿物又复发，当即 2 次手术切除，术后出现尿频数无度，一昼夜数十次，小腹及尿道疼痛如刀割样，伴尿灼热、肛门下坠，经用头孢类及多种抗炎药效果不明显。CT 检查膀胱壁肥厚，余无异常，但仍半小时即须排尿，尿道灼热痛如刀割，痛苦异常，经介绍来求张琪教授诊治。如上述症状，病人小腹胀满拒按，大便稍燥，舌质红苔白，脉滑数。尿常规示白细胞（+++），蛋白（+），红细胞（+）。综合证脉辨证为肾阳虚，膀胱气化不固，邪热蕴结不除，为正虚邪恋之证，治宜温肾固摄合清热解毒，正邪兼顾。处方：益智仁 20g、桑螵蛸 20g、补骨脂 15g、茴香 15g、桂枝 15g、山药 20g、黄芪 30g、大黄 10g、石韦 20g、白花蛇舌草 30g、蒲公英 50g、败酱草 30g、桃仁 15g、甘草 15g，水煎，日二次服。

5 月 9 日二诊　服上方 7 剂，尿次数明显减少，昼夜 24 小时减到 20 余次，尿灼热痛亦大减，大便通畅，仍有下坠感。遵上方化裁：益智仁 25g、桑螵蛸 15g、补骨脂 15g、覆盆子 20g、橘核 15g、小茴香 15g、肉桂 10g、黄芪 30g、山药 20g、败酱草 30g、白花蛇舌草 30g、蒲公英 30g、贯众 20g、石韦 15g、仙鹤草 30g、甘草 15g，水煎，日二次服。

5月16日三诊　服上方7剂，排尿次数已减少至昼夜10～12次，尿灼热及尿痛已基本消失，尿常规红细胞3～5个/HP，白细胞8～10个/HP，其余转阴。复查CT膀胱壁肥厚，嘱继服上方不变。连续服药20剂，至6月6日复诊，尿频已愈，昼间3～4次，夜间1～2次，已恢复如平时，唯小腹仍时有针刺痛，多在排尿时发作。考虑系仍有邪热兼手术后血瘀所致，宜按前法加入活血化瘀之品，处方：当归、丹参、乳香、没药、蒲公英、金银花、连翘、败酱草、大黄、黄芪、甘草、赤芍、白花蛇舌草、益智仁、补骨脂、桑螵蛸、附子，水煎，日二次服。

上方服到8月22日，诸症尽消除，唯少腹仍时有隐痛，结合CT检查，膀胱壁肥厚，于上方去温肾固摄之益智仁、补骨脂、桑螵蛸、附子，加入皂刺10g、山甲珠（代）15g、地鳖虫10g，以增强活血消坚之功，又继服20余剂。

本年11月经某院CT检查示膀胱壁已恢复正常，症状消除，尿检全阴，完全治愈。

按语： 本病例罹于膀胱恶性肿瘤术后，尿频致无度不能禁，小腹灼热彻及尿道痛，如刀割针刺样，曾给予多种抗生素无明显效果，尿检大量白细胞，舌白苔，舌质红，脉象滑数。脉证分析病人年龄较高，经二次手术，膀胱气化受损不固，不约而遗溺不禁，膀胱上连肾系与肾相表里，而膀胱之气化必赖肾中元阳之温煦，尿频无度当属元阳不足，膀胱气化失于固摄。《内经》谓："膀胱者，州都之官，津液藏焉，气化则能出矣。"气化不固，则出现尿频数、遗尿诸症。另小腹及尿道灼热痛，则属邪热蕴结于膀胱及尿道，舌质红，苔白，脉象数，尿常规检查白细胞满野等，均可证明由邪热蕴结所致。

综上分析，本病例一方面由于肾阳虚膀胱气化不固，一方面邪热蕴结，正虚邪实，寒热夹杂，因而可以理解用大量抗炎药及多种抗生素不效之因。所用方药一面用温肾固摄助膀胱气化以扶正，另一面用清热解毒之剂以除邪，温清并用，正邪兼顾，药味虽多，条理井然，后因膀胱壁肥厚，病人小腹有不适之感，又辨病加消坚之品如山甲珠（代）、皂刺、地鳖虫收效明显。后经CT检查膀胱壁已恢复正常，从而痊愈，远期追踪一直情况良好。

12. 谈小便频数证治

小便频数临证所见甚多，除泌尿系感染外，多属肾阳不足。症见精神疲倦，手足厥冷，畏寒腰酸，小便清，舌淡脉沉，或兼下肢浮肿，宜用益智仁、补骨脂、肉桂、附子、桑螵蛸温阳固摄之品或八味肾气丸、缩泉丸之类。如1993年7月15日治一赵某，男，78岁，小便频数不爽，夜间时遗尿，头昏健忘，下肢浮肿，静脉曲张，经CT检查脑萎缩，前列腺增生，下肢静脉曲张，脉象左右沉无力，舌淡。根据上述脉证辨证，为肾阴阳两虚兼下肢络阻，宜八味肾气丸、通关丸加通络消肿之剂治之。处方：熟地20g、山萸黄15g、山药15g、茯苓15g、牡丹皮15g、泽泻15g、肉桂10g、附子10g、益智仁15g、知母10g、黄柏10g、赤芍15g、红花15g、丹参15g、牛膝10g、苍术15g、薏苡仁30g、甘草10g。8月31日复诊服上方20剂，小便频大好，排尿亦通畅，下肢肿全消，静脉色转润，曲张亦明显见轻，继宜上方化裁加鸡血藤20g，继服20剂，小便日行3～5次，下肢静脉曲张亦明显好转。先后共服40剂，收到良好疗效。

另用宣肺温肾阳固摄法治小便频数或遗尿不禁取效，用麻黄附子细辛汤与桑螵蛸散联合用之，麻黄直入足太阳膀胱及手太阴肺经，以宣通阳气；附子温助肾阳，壮命火，肾阳衰非附子不足以温助肾阳，肺气不宣非麻黄不足以宣肺气，肺为水之上源，外合皮毛，功能宣发肃降、通调水道，如寒邪外束、肺气失宣、水液不得敷布、下注膀胱故小便频数，麻黄、附子一宣通肺气，一温阳散寒，肺肾合治再加用固摄之桑螵蛸散，故小便频可愈。

如曾治一少妇，小便频数夜间尤甚，一夜 10 余次，色清，尿检全阴，肾功能亦正常，服补肾温阳益气固涩之品皆无效。来门诊求治，除尿频数外，周身疼痛，腰脊背紧束感，畏寒，舌白脉浮，结合前法无效，分析为外邪束表，太阳经脉不利。膀胱与肾为表里，肾阳势微，膀胱气化失司故小便频数，宜宣肺温肾阳佐以固摄法。麻黄 10g、细辛 5g、附子片 15g、桑螵蛸 20g、益智仁 20g、龙骨 20g、牡蛎 20g、甘草 10g。服上方 6 剂，尿频大减，夜间减为 3 次，全身舒适，畏寒亦减，继用上方调治 10 余剂而愈。

还有属于寒热交错之小便频数者，膀胱与肾相表里，膀胱热郁，肾经寒湿，尿频而少腹痛，睾丸寒冷，腰酸痛，妇女则多带下，小便黄灼热，尿急痛等，用大黄附子汤一方面温肾阳祛寒湿，一方面清泻膀胱热邪，收效颇佳。处方：大黄 7g、附子 10g、益智仁 15g、橘核 20g、小茴香 15g、瞿麦 15g、甘草 10g。妙在大黄与附子合用，温清并举。此方除治小便频数外，亦治前列腺炎、外疝等，凡符合上述寒热交错病机者皆有效。

如曾在门诊治一青年，小便频数，夜间 10 余次，不能入睡，腰酸痛，少腹寒，畏冷；小便色赤，有灼热感，前列腺液检查示白细胞（+），诊断前列腺炎，诸治乏效，予上方服 3 剂，尿频大减，继服 6 剂，腰痛，少腹冷等亦明显减轻，小便夜间减为 2 次，继续调治而愈。

另一类大便秘而小便频者，《金匮要略》谓："溲数则便坚。"小便愈数则大便愈坚，大便愈坚则水不留肠中以濡润而下趋膀胱，临证观察凡此类病人，小便频数，频频登厕，不能自控，化验尿并无异常，而大便秘结，数日不行。二便一结一频相互影响，此类病人多见舌干苔燥、手足心热、脉滑或沉实等。当今随着人民生活之提高，食膏粱厚味致胃肠积热者甚多，服大黄后大便通调则胃热除，小便频亦随之而减，近来不少报道大黄有延缓衰老之效，所谓欲长生肠中清，乃针对胃肠热便秘立论，若脾胃虚弱则决不可用。曾治一关某，男，79 岁，大便秘，1 周 1 行，而小便频数无度，不饮水舌燥脉滑。嘱其以大黄 2.5g，泡水饮之，日 3～4 次，连用 1 个月，大便日 1 行，小便次数大减，日 4～5 次，精神旺盛，食欲进，体力恢复，诸症消除而愈。

除肾阳虚尿频外，亦有肾阴虚而尿频者，临床表现夜间少寐、小便频数，此类乃属心肾不变，心主火，肾主水，心火下煦于肾，肾水上济于心，心肾相交，坎离相济，何病之有？若心肾阴亏无以制约虚阳亢奋，则不寐尿频，此类病人多见脉象虚数，舌红口干，小便频数，入夜尤甚。曾治一钱某，女，24 岁，小便频数，一夜间频频登厕不能入睡，汤水不敢下咽，凡温阳固摄诸治罔效，诊其舌红无苔，口干少津，辨证乃属肾阴亏耗，心肾失交，遂以滋补心肾阴液，以潜阳收敛固摄之品。处方：当归 15g、生地 20g、天冬 15g、玄参 15g、柏子仁 20g、炒枣仁 20g、红参 15g、丹参 15g、龙骨 20g、牡蛎 20g、女贞子 15g、枸杞子 15g、桑螵蛸 15g、益智仁 15g、甘草 10g。服上方 12 剂，尿频大减，夜间仅 2 次，睡眠亦好转，舌红润。继服上方以巩固疗效，随访而愈。

13. 尿崩症验案一则

病案　张某，男，33 岁，农民，吉林省榆树市人。2001 年 1 月 5 日初诊。

口渴引饮，饮水多而口渴不解，口干唇干，小便量多色清，24 小时 5000～6000ml，体重减轻，畏寒肢冷，倦怠乏力，病人主诉即盛夏伏天亦感寒冷，经某院确诊为"尿崩症"，经治无效，来门诊求治于张琪教授。观其体质消瘦，面色不泽，舌苔白少津，脉象沉弱。中医诊断为肾消，辨证为肾阳虚，阴阳失衡不能固摄，津不能施化升腾，肺胃阴亏失于濡养，气阴不足之证。治法宜补肾阳为主，辅以助肾阴以固下，益气滋养肺胃之阴，上下兼顾法。处方：熟地 30g、山萸肉 20g、山药 30g、益智仁 20g、覆盆子 20g、桑螵蛸 20g、龙骨 20g、牡蛎 20g、龟板 20g、补骨脂 20g、肉桂 10g、玄参 15g、知母 15g、天花粉 20g、葛根 15g、黄芪 30g、党参 20g、甘草 15g，水煎，日二次服。

2 月 21 日二诊　服上方 14 剂，口渴减，饮水减少，但尿量仍 5000～6000ml 不减，恶寒稍减。继服上方。

3 月 28 日～4 月 18 日服上方 28 剂，口渴已止，饮水昼夜 3000～4000ml，尿量稍减昼夜 5000ml 左右，无明显改善，但畏寒稍好，全身稍感有力，精神较好，继以上方化裁。处方：熟地 30g、山萸肉 20g、山药 20g、桑螵蛸 30g、覆盆子 30g、益智仁 25g、补骨脂 20g、龙骨 30g、茯苓 20g、肉桂 10g、附子 10g、巴戟天 15g、天花粉 20g、黄连 10g、知母 15g、麦冬 15g、葛根 15g、黄芪 40g、党参 20g、生地 20g、玄参 20g、龟板 20g、黄柏 15g、甘草 15g，水煎，日二次服。

6 月 6 日三诊　已停服西药，口渴已止，饮水量一昼夜约 3000ml，面色转润，精神较前好转，体力稍增，唯尿量仍多，24 小时仍 5000ml 左右。改用猪肾为汤煎药，处方：乌梅 20g、五味子 15g、麦冬 20g、沙参 15g、天花粉 15g、附子 20g、桂枝 15g、桑螵蛸 20g、益智仁 15g、补骨脂 20g、覆盆子 30g、菟丝子 20g、龙骨 30g、山萸肉 20g、熟地 20g、龟板 20g、淫羊藿 15g、黄连 10g、黄芪 50g、党参 20g、甘草 15g，猪肾 1 个，煎汤去沫，煎药。

6 月 26 日四诊　尿量明显减少，24 小时约为 3000ml，尿色转淡黄，体重增加 1kg，周身较前有力，舌润口和，脉象沉滑。嘱继服上方若干剂以资巩固。

9 月 5 日五诊　此间 8 月 1 日曾复诊，均以上方化裁，以猪肾为汤煎药。现尿量 24 小时 3000ml，尿淡黄，周身有力，已不畏寒，脉沉稍滑，舌润口和。自诉精神体力一如常人，病获缓解。

按语：尿崩症可概括在中医消渴病范畴之中，以狂渴引饮、多尿为特征，且较消渴多尿较重，中医书籍称为"饮一溲二"，小便量多于饮水量，小便色清，尿比重低，现代医学认为，由于下丘脑–神经垂体损害而致抗利尿激素减少，肾脏的浓缩功能出现障碍，因而引起多尿。

本病例辨证属肺热伤津，肾虚不摄，肺热则口渴引饮，肾气虚失于固摄则小便多，二者相互资助，肺为火刑，失于清肃，不能下滋于肾，肾气虚，无以化津上济于肺，于是出现口渴引饮、饮一溲一或饮一溲二、肢体消瘦、全身乏力等症。治疗上则清肺热以生津止渴，下则补肾气以固封藏，麦冬、沙参、天花粉、知母、生地清肺热，而肺热又由心火刑金，故用黄连以清心保肺，肺热清则口渴止。熟地、山茱萸、龟板滋补肾阴，巴戟天、覆盆子、肉桂、附子、补骨脂温肾阳，使阴阳协调，桑螵蛸、益智仁、龙骨、牡蛎收敛固摄，复用黄芪、党参、甘草以益气健脾，共同发挥补肾固摄之效，肾气乃固，肾得封藏，则尿量减少。此病人经前阶段治疗后，口渴引饮明显减轻，但排尿量无明显减少，仍在5000ml左右。6月6日之后改用猪肾为汤煎药，尿量明显减少，乃取猪肾煎汤直入肾经，引诸药直达病所之故，仿《千金》猪肾荠汤用猪肾取汁之意义。

14. 阳痿病治疗一得

阳痿一名阴痿，即男性阴茎不能勃起，或举而不坚，往往伴有早泄、遗精等症。此病与肝肾阳明三经有关。肾藏精，为作强之官，《诸病源候论》谓："肾开窍于阴，若劳伤于肾，肾虚不能荣于阴器，故萎弱也。"肝脉络于阴器，薛立斋曰："阴茎属肝之经络，盖肝者木也，如木得湛露则森立，遇酷暑则萎悴。"张景岳谓："凡思虑、焦劳、忧郁太过者，多致阳痿。盖阴阳总宗筋之会，会于气街，而阳明为之长，此宗筋为精血之孔道，而精血实宗筋之化源。"由此可知，此病前人皆责之肝肾阳明三经，但属肾阳虚、命火不振、精气清冷者多，属阴虚者少，属湿热者则尤为少。属肾阳衰微者，张琪教授用补肾壮阳丸颇效。处方：熟地50g、山茱萸25g、山药25g、茯苓20g、泽泻20g、牡丹皮20g、菟丝子25g、肉桂20g、附子20g、狗肾1具、鹿鞭25g、淫羊藿20g、红参25g、仙茅20g、枸杞子20g、知母20g、盐柏20g、肉苁蓉20g、巴戟天20g，研粉炼蜜为丸，每丸重15g，每日2次，每次服1丸，白水送下。

病案1　冯某，男，34岁，技术员。1962年4月19日初诊。

结婚7年无子，腰酸无力，下元寒冷，阳事不举，因之夫妇感情日疏。经某医院检查，谓精子成活率为20%，难望生育。病者深以为虑，求治于张琪教授。察其色脉无异常。因思《金匮要略·血痹虚劳病脉证并治》谓："阴寒精自出，酸削不能行。"《诸病源候论·虚劳病诸候》谓："七伤者，一曰阴寒，二曰阴萎，三曰里急，四曰精连连、五曰精少、阴下湿，六曰精清，七曰小便苦数、临事不卒。"所谓阴痿精寒早泄，实乃肾元亏损，命火不振所致。宜以温补肾阳法施治，与上方连服2剂（丸药），未及两月阳事勃起，后如期顺产一男婴。

病案2　刘某，男，45岁，现役军人。1978年3月15日初诊。

阳痿3年余，阴囊寒冷潮湿，无性生活要求，精力不振，嗜睡。自述得之于战争时涉水而逐渐下元冷湿，阳事不起，脉沉迟弱。此属肾阳衰微不能作强当无疑义。先予补肾壮阳之汤剂，连服10剂，精力稍好，但仍阳事不振，随后给予补肾壮阳丸药方。服药一料后病人来复诊，自述药后性生活有明显改善，又在上方加驴肾一具，又服药二料，阳事恢复正常，诸症悉愈。

张琪教授以此方治疗阳痿属于命门火衰者颇多，大都有效。方中除了补肾阳助命火之药外，又配用一些滋肾阴之药。因"阴根于阳、阳根于阴"善补阳者必于阴中求阳，则阳得阴助而生化无穷；善补阴者，必于阳中求阴，则阴得阳升而泉源不竭。在助肾阳时必辅以滋肾阴之剂，即火中取水之义也。

此病除命门火衰阳痿不起者外，亦有肝肾阴亏、湿热素盛以致宗筋弛纵而痿者。此类阳痿用温补药不仅无效，反而会使病情加剧。治此类阳痿，张琪教授常用知柏地黄汤以滋肝肾之阴，复加胆草、二妙丸等以清肝经之湿热颇效。曾治一王某，素嗜酒体丰，突于近日患坐骨神经痛，求治于张琪教授。脉浮缓苔白腻，知为湿热伤于筋脉，用药后坐骨神经痛大减，然续发阳痿证。张琪教授初以温补肾阳药 20 剂丝毫无效，后恍悟此为湿热下注伤于宗筋所致，遂以三妙散加胆草、当归、柴胡、黄芩连服药 4 剂，阳事勃起，调治而愈。东垣以龙胆泻肝汤治前阴热痒，臊臭。薛立斋以龙胆泻肝汤治肝经湿热之阳痿。本证确因于湿热所致，故不得妄投温补。但据张琪教授之经验，湿热亦多合并肝肾阴虚，纯湿热者则极少见，必具火证火脉方可用之。

病案 3　刘某，男，50 岁，干部。1981 年 2 月 7 日初诊。

素康健，半年来阳痿不举，性欲减退，曾服海马三肾丸、参茸丸等温补肾阳之剂，无效。求诊于张琪教授，见其面色红润，仅有腰酸，余无他症，脉象滑而有力，当属肾阴不足、湿热下注、宗筋弛纵之证，宜滋补肝肾之阴、清热利湿法。处方：熟地 30g、山茱萸15g、茯苓 15g、牡丹皮 15g、泽泻 15g、山药 20g、知母 15g、黄柏 15g、胆草 10g、女贞子 20g、菟丝子 20g、枸杞子 20g、仙茅 15g、淫羊藿 15g。水煎服，每日 2 次。

3 月 21 日两次复诊，第一次复诊服药 10 剂，有小效，有性欲要求，阳事稍振。第二次又服上方 10 剂，阳事勃起，尤以清晨为明显，嘱继用上方 10 剂，如期复诊已基本恢复正常。

（二）肺系病证

1. 外感缠绵不愈或体虚外感宜扶正祛邪

凡感冒日久不愈，或经常感冒不解，大多属于正气虚弱，不能抵御外邪。李东垣之补中益气汤为治气虚外感之有效方。凡属气虚表虚不固，外邪留而不除，当用黄芪、人参益气固表，再加解表祛邪之治法无不收效。如果经常感冒则因正气虚不能抗拒外邪，气候稍有变化即不适应而外感，则必须以扶正为主。《内经》谓："正气存内，邪不可干；邪之所凑，其气必虚。"辨证属气短乏力，四肢倦怠，不耐过劳，脉弱或虚大无力。张琪教授用补中益气汤、升阳益胃汤、益气固表与祛风解表药合用，气旺则邪自解，解表药宜小量，黄芪可用较大量。张琪教授治不少病例，经常感冒，经用药 10～15 剂，全身感有力，倦怠消除，精神状态明显改善，脉象亦较有力。后改用保元汤，黄芪、党参、甘草煎一小杯，每日服两次，亦收到同样疗效。1984 年 5 月某公司由洛杉矶请来一美籍华侨梁高级工程师讲学，此人来哈市即感冒，来门诊就诊，自述在洛杉矶气候不寒，但一年之内有半年感冒，遂之用药即愈，但终不能解决，甚为苦恼，张琪教授按气虚表虚治疗，西洋参 10g、黄芪20g、甘草 5g，煎煮一小杯，每日 2 次服之。病人服此药半年后觉全身有力，再未感冒。

张琪教授在门诊病房治疗慢性肾炎病人，大多用黄芪 30g、太子参或党参 15～20g，合用其他药，不少病人服药后体力增强，腰膝有力，自述在服药前常感冒不断，从服药后不再感冒，可见黄芪、党参补气固表，具有增强机体防御功能之功效。

此外尚有属于阴虚者，劳倦伤阴，或阴虚体质，阴精亏耗，易外感不解，憎寒发热，肢节酸痛，舌红苔薄兼大便秘不通，口干、脉虚数，不耐苦寒药，用黄芩、黄连、大黄即腹痛，大便不除，此类病人属于气阴两虚，外邪逗留不除。老年人有心脑血管疾病、糖尿病者多属气阴两虚，经常感冒，一遇感冒即加重，张琪教授对此类病人所见甚多，对此类病，用自拟方补阴益气汤，处方：党参 15g、熟地 25g、生地 20g、当归 20g、玉竹 15g、陈皮 15g、柴胡 10g、葛根 10g、甘草 10g、升麻 5g。

方以熟地、生地为君补肾滋阴、清热生津；当归养血补血与生熟地合用，均属补阴润燥之品；党参益气，玉竹补阴，二药配伍，有益气养阴之功；柴胡、葛根、升麻升阳解表；陈皮和中，防补阴有碍脾胃。此方治劳倦伤阴，阴津亏耗外感不解者甚效。张琪教授治此类病甚多，凡阴虚外感不解，屡愈屡效。审其舌红少津可加麦冬、石斛尤佳，连服此方后，体力增强，外感不解可随之痊愈。如便秘可加麻子仁、郁李仁，阴虚内热体质多易外感，此方用之甚效。

2. 外感兼痰浊须用加味柴达饮

临床常遇发热日久不退者，经系统检查皆无结果，只能以发热待查处之，凡中西药治疗（如抗生素及中药解表清里之剂）皆无效，张琪教授临证观察，不少属外感兼痰者。此类病人如何辨识，大多见舌苔白腻或厚腻满布，舌质绛，脉象滑或滑数，胸脘痞满，发热稍有畏寒，休作有时，此外邪由表入里，谓由膜原入内，或内邪（伏邪）由膜原达外，邪气居于半表半里。吴又可治疫邪初犯膜原，制达原饮治之，俞根初制柴胡达原饮，疏达膜原气机，开痰浊泻郁火，气机开痰浊除，则邪从膜原外透，诸症自除。然原方偏于燥，适用于湿重于热者，张琪教授观察多属热重于湿或湿热并重，如舌苔厚腻少津，舌边赤绛，脉滑数，原方则不甚适合。张琪教授制加味柴达饮，柴胡 20g、黄芩 15g、半夏 15g、草果仁 15g、槟榔 15g、厚朴 10g、枳壳 10g、生石膏 70g、金银花 30g、甘草 10g。此方之特点为重用石膏、金银花清热解毒。凡外感之邪不解，湿浊内蕴，多日久化热，必须于化痰利气之品中加入清热之剂，方能使邪解病愈。

1995 年 2 月 15 日门诊治一病人单某，女，35 岁。发热 2 年，每至冬季即发作加重，体温达 40℃。2 年来历经系统检查未确诊，然发热始终不解，夏秋轻，体温 38℃左右，入冬即重，因热日久不解，身体稍弱，形体消瘦，舌淡红少津，脉小数，食纳尚可。病人家住尚志市慕名来哈求诊，因思发热旷日持久不解，西医系统检查不能确诊，发热之前先恶寒，随之壮热而恶寒减，此属伏邪为病，黑龙江地处祖国东北边陲，气候寒冷，外感寒邪后，未即发作，邪气不能外透，先用麻二桂一汤原方服 6 剂后，体温略有下降，最高 39.2℃，持续时间略有缩短，舌苔白腻。此邪外达之兆，继服上方 6 剂，则无甚好转。考虑为邪伏膜原夹痰浊化热，只用辛温发表不能透邪外出，改用加味柴达饮，以清热化痰透邪外出，服 7 剂热有明显下降，体温 38～38.7℃，持续时间亦明显缩短，从下午 3 时至 7 时即退，舌苔厚腻，脉滑。此伏邪外出之佳兆，继服上方不变，使邪气徐徐透净，又服 12 剂，体温 36.5℃，舌苔化薄，脉缓，从而痊愈。远期追踪未复发。

1997 年 4 月治一王某，女，24 岁，发热 20 余日不退，在某医院住院检查未确诊，来门诊治疗，据述病起于感冒后，发烧体温39℃，脉数舌苔腻，此为外邪夹痰浊化热，予加味柴达饮连服6剂，热退，诸症霍然而愈。

凡邪气留连气分日久持续不解，多因兼夹或湿聚或痰阻，或食滞，气机阻滞，正气被束缚，不能发挥正常的抗争功能，张琪教授服膺戴麟郊氏"五兼十夹"之论和王孟英"疏瀹气机，邪自松达，随汗泄而愈"之治法。曾遇一人发热2月余不解，在各医院未能确诊，体温高达40℃，舌白苔，脉数，张琪教授用加味柴达饮服3剂热未退，自述胃脘痞满，气上逆，恶心，随之发热即发作，午后加剧，脉滑数，因思此属外邪夹痰热结于胃腑，气机阻遏不得外泄，病邪有所依附而留着难去，予半夏泻心汤加瓜蒌仁、枳壳，服3剂，胃脘豁然舒畅，痞满呕逆除，随之汗出而热退。

3. 发热的治法与用药经验

发热是临床上一个常见症状，可以发生在许多疾病的过程中。从病因而论，临床上可归纳为外感发热与内伤发热两大类。一般来说，外感发热者，多见高热，病程较短，内伤发热者多见低热，病势缠绵。外感发热的病因不外乎风、寒、暑、湿、燥、火六淫之邪侵袭机体，正气与之抗争而发。就病机而论，外感发热多为实证，或为表证，或为表寒里热证，或为里热内炽等。从病位而言，外感发热初期，多在太阳经，随着病程迁延，外邪或深入于少阳、阳明而见阳明经证、腑证、少阳半表半里证等，并可出现三阳合病、二阳合病等，另有发热缠绵、难解难清者，多为伏邪为病。饮食劳倦、七情内伤、房劳过度、久病伤正等造成机体内阴阳失调是内伤发热的常见病因，临床常见气虚发热和阴虚发热两种。其病位多责之脾、肾。阴虚发热多以肾阴不足为主，而兼损他脏；气虚发热多因脾虚气陷所致。临床对于发热的辨证，虽可参考热之高低、病程之长短来鉴别，但亦不尽然。如外感伏邪所致低热缠绵不愈者，临床状似阴虚内伤发热，因此必须结合舌、脉、证认真辨识。尤其二者还可互相转化，外感发热日久伤正者，邪虽除而正未复，可由外感而转为内伤，而内伤发热者，因正气内虚，诱邪外袭，正虚邪恋，可虚实夹杂，故治疗又非纯虚纯实之所宜。张琪教授临证常遇到发热证，皆历经各种抗生素或其他中西药治疗无效而来就诊，经辨证治疗而获痊愈。

（1）发热常用退热八法

张琪教授在长期临床实践中，基于对发热病因病机特点的认识，运用辨证论治的方法，取得了很好的疗效。因为这类疾病是以发热为主证，病人也以发热不退为主诉而就诊，所以热退正安便成为重要的疗效判定标准。张琪教授临床治疗发热，常用退热方法可基本归纳为以下8种：即解表法、清热法、泻热法、解毒法、透邪法、化浊法、益气法、养阴法等。

1）解表法：本法适用于外感高热初起阶段，症见发热、肢体疼痛、苔白脉浮者。故解表也多用辛凉之银翘散，加用桂枝、白芍以解肌和营血。又因临床所见发热，纯表证者少，故解表法也多和他法结合运用。如太阳表邪不解，外邪入里化热而致太阳、少阳二阳合病，或太阳、少阳、阳明三阳合病。因此，张琪教授常将解表法与透邪法、清热法结合，药用金银花、连翘、桂枝、芍药、柴胡、黄芩、生石膏、甘草等，共奏疏达解表、内清邪热之功。

病案1　李某，男，16岁。2000年5月8日初诊。

病人外感后高热不退，体温39℃，在哈市某西医院住院，用青霉素及头孢曲松治疗，体温仍不下降，求治于张琪教授。病人发热恶寒明显，肢体疼痛，食少纳呆，呕恶，舌尖红苔白，脉数。根据脉证当属太阳、少阳二经合病。乃由太阳表邪未解，邪已入里。治疗当以解表法与透邪法合用，用银翘散合小柴胡汤加味治疗。处方：金银花20g、连翘25g、柴胡20g、黄芩15g、半夏15g、党参20g、白芍15g、桂枝15g、生姜15g、大枣3枚、甘草15g，水煎服，每日1剂。

服上方3剂，周身有汗出，发热畏寒明显减轻，肢节疼痛减轻，食欲好转，体温已降至37.5℃左右，精神体力均好转。嘱其继服3剂后，体温转正常，前述诸症均消失，已出院上学。

2）清热法：本法适用于外邪已入里化热，邪热内炽，症见高热不退，口渴溲赤，脉洪数者。张琪教授多用白虎汤加减来清解阳明气分之大热，方中重用生石膏，每剂少则50g，多则可用至200g。

但是，这类热病由于邪热内炽，必然在耗气伤津，因此多兼见气虚津亏之象。所以临床应用以生石膏为主的清热法时，要根据具体情况酌情配合益气法、养阴法。尤其应根据"壮火食气"之理，重视清热之时伍以益气。因气能化阴，益气又可生津，故可一箭双雕，所以张琪教授在重用生石膏清解大热之时，常常并用人参或党参。

此外，热炽阳明又有与少阳合病者。此时因少阳枢机不利，若单用清热法，则热既不可外透，也不易内清，故又宜与和解少阳之柴胡法并用，以使少阳转枢，气机通利，生石膏外达内清之功方显。

病案2　姜某，女，55岁，医师。1996年5月19日初诊。

发热20余日不退，上午较轻，下午重，高热达39.5～40℃，全身肢节痛，头痛，红细胞沉降率（简称血沉）50～70mm/min，其余皆阴性，经用多种抗生素治疗效果不显，来中医门诊治疗。除上述症状外，舌苔白干无津，中间及根部黄，脉象洪数。此为外感温邪入于气分不解，邪不能外透，故发热持续不退，全身肢节痛，宜清气分热透邪法。处方：生石膏70g、柴胡20g、黄芩15g、葛根20g、连翘20g、金银花50g、天花粉20g、玄参20g、栀子15g、甘草15g，水煎，日三次服。

5月24日复诊　服药5剂，体温即下降至37.3℃，又续服2剂，体温下降至36.4℃，周身不断汗出从而痊愈。

按语： 本案辨证依据舌苔白干无津及舌中间黄，脉洪数，为温邪入于气分，亦符合阳明经证。因未入腑，未出现腹胀便闭、神昏谵语等症，故以清气分热邪为主，重用生石膏，辅以栀、芩、银、翘以清热解毒，天花粉、玄参生津。叶天士谓："到气才可清气，入营犹可透热转气。"故以清为重，尤必须解肌透邪外出，方中柴胡、葛根为解肌良药，生石膏、银、翘既清热，又有解肌作用，服药后微汗出，邪随之外解，发热退，身痛亦随之蠲除而愈。

3）泻热法：本法适用于邪热入里，热结成实，症见高热神昏，腹满便秘或热结旁流，舌苔黄燥，脉沉实者。张琪教授多用承气汤泻热攻结，急下存阴。《伤寒论》之三承气汤，均为寒下泻热之剂。三方力量虽有轻重之别，但方中皆用大黄，可见大黄为本法之主药。正如吴又可《温疫论》所言："三承气功效俱在大黄，余皆治标之品也。"本证的本质是邪热内结而致燥屎，并非燥屎而致邪热，故治疗重点在于荡涤邪热，并非一般润燥通便剂之所能为的。本证多为高热重危之候，因邪热伤阴动液之故，并见阴伤津亏之象。此时若不峻下邪热，则阴液不能复，故急下即可存阴，正如釜底抽薪胜于扬汤止沸。张琪教授在应用泻热法退热时，不仅师仲景三承气之法，还继承了温病学派的经验，根据病机之变化，灵活运用宣白承气、牛黄承气、增液承气、导赤承气、调胃承气等法。

本法在临床上运用的适应证不难辨识，但对高热神昏兼见腹泻者，则需认真鉴别是否为"热结旁流"，只要认准是证，便可力排众议，不失时机地大胆攻泻，以救其危。如张琪教授早年曾治一肠伤寒病人，高热神昏 10 余日，虽腹泻多次，但泻下污水奇臭难闻，腹硬拒按，舌苔黄燥，脉沉实，辨证为阳明腑实，热结旁流，断然投以大承气"通因通用"，药后燥屎下，热退神清。再如张琪教授曾救治脑出血病人，高热神昏，大便秘结，腹满拒按等，均以承气汤类以荡涤邪热，使病人转危为安。

4）解毒法：本法适用于热邪炽盛，化火成毒，症见高热不退、面目红赤、斑疹肿痛、舌红脉数者。本证临床多见于某些急性感染性疾病。张琪教授临床常使用苦寒之剂以清热解毒，如黄连解毒汤之类。但张琪教授在临床单用苦寒解毒清热时不多。张琪教授认为，发热由外邪所致者，治疗时应使邪有出路，切忌过用苦寒而使其遏伏于内；况且味苦性燥而伤阴，性寒属阴而伤阳，过用之则易伤脾胃后天之本，以致邪未祛而正先损。故本法多配合其他退热法用之。为避免苦寒之弊，张琪教授在临床慎用苦寒清热解毒，更喜欢使用蒲公英、金银花、连翘、白花蛇舌草、板蓝根、大青叶等性平解毒之品。

5）透邪法：本法适用于邪伏于内，不得透达，症见久热不退、汗出不彻、肢体酸楚、苔白脉弦者。此因邪伏少阳、枢机不利、失于疏达、邪热不得宣透之故。张琪教授临床对本证常用《伤寒论》柴胡桂枝汤加减化裁。本方由柴胡、桂枝、黄芩、人参、甘草、半夏、芍药、大枣、生姜九味药组成。实际上是小柴胡汤与桂枝汤之合方。方中以小柴胡汤和解少阳，转利枢机，使气分透达，内伏之邪可得以宣泄；桂枝汤则调和营卫，解肌祛邪，使内伏之邪借柴胡疏达之力而外透。柴、桂合用，进一步加强了柴胡疏解透邪之作用。张琪教授临床常用生石膏，此既可佐制柴、桂之温燥，又可奏内清外解之效，尤其见热盛苔黄者，更宜重用。

邪伏少阳，常见外邪入里但表未解，或邪热弥漫气分而少阳阻滞者，因此多为合病、并病。故本法临床运用，常根据具体病情配合解表、清热等法。若夹有痰浊者，则又应与化浊法相互结合运用。由此可见，本法是治疗外邪所致发热最常用的有效方法，是张琪教授多年积累的宝贵经验。

病案 3　沈某，男，38 岁。1992 年 8 月 28 日初诊。

发热 40 余天，体温持续在 38.5～39.8℃。病人素体健康，1991 年 7 月 14 日自觉周身不适，至夜间则发热，自以为感冒用解热药汗出热退，但旋即恶寒复发热，如此反复。经各医院系统检查无阳性所见，病人高热仍不退而来我院门诊求治。现症恶寒发热，肢节酸痛，周身汗出，口苦咽干，干呕不欲食，便秘尿黄，舌苔白少津脉象数。综上分析，病属外邪未解，邪热内炽，枢机不利，三阳合病，治宜疏邪解表、调和营卫、内清邪热法。处方：柴胡 25g、桂枝 20g、白芍 20g、甘草 15g、半夏 15g、黄芩 15g、生石膏（砸碎）100g、金银花 30g、连翘 20g、党参 20g、生姜 15g、大枣 3 枚，水煎服，每日 1 剂。

服上方 4 剂，体温下降至 36.9℃，恶寒肢节酸痛、自汗、口苦等症俱除，大便通畅，周身舒适，精神转佳，脉象虽滑但不数，舌苔白稍润。此外邪解、里热除之佳兆，为防其余邪复燃，再依前方生石膏改为 50g，继服 3 剂，药后发热未作，体温 36.2～36.5℃，全身症状俱除，唯觉两下肢无力，周身稍觉乏力，舌质淡红，苔薄脉弱。此大病之后气阴两虚之兆，以益气养阴之剂以善后，从而痊愈。

按语：本案为外感寒邪日久不解，郁于腠理而不行疏达，里热炽盛于内而不得外泄，为太阳、阳明、少阳三阳合病，以柴胡桂枝汤疏达外邪，使邪从外解，党参扶正祛邪，用桂枝汤和营卫解肌，内热炽盛尤必须重用生石膏清解里热；金银花、连翘清热解毒以助生石膏清热之功，现代医学认为本病多属病毒感染，故用金银花、连翘以清解病毒，此辨证与辨病同用之妙。

6）化浊法：本法适用于湿邪痰浊内阻气分，邪热不得宣泄，症见发热缠绵，定时而作或寒热如疟，脘闷纳呆，苔腻脉滑者，可用《温疫论》达原饮加减（常山、厚朴、槟榔、草果仁、黄芩、知母、石菖蒲、青皮、甘草）逐湿化浊、疏达泄热，痰湿除则气结疏，内伏之邪热得以宣泄，故热退身安。

少阳主枢，居半表半里，少阳枢机转利，则上下内外之气机通达。故张琪教授认为，湿邪痰浊内阻气分，关键是影响少阳之枢机，而少阳枢机不利，气分阻滞，不仅不利于逐湿化浊，反能助湿生痰。因此化浊逐湿之时，不应忘记和解少阳之枢机。所以张琪教授临床对这类病证，常用《重订通俗伤寒论》柴胡达原饮加减化裁，将化浊法和透邪法结合起来应用，其效更佳。即将化浊、透邪二法结合，用柴胡桂枝汤疏解透达；常山、草果仁、半夏、桂枝等祛湿化浊行气；加生石膏以清热。因药中肯綮，故收显效。

病案 4 王某，男，21 岁。1987 年 3 月 1 日初诊。

反复高热 8 个月。病人于 1986 年以右季肋痛入某医院，经检查确诊为先天性胆管囊肿，同年 6 月 1 日手术治疗。术后出现发热，体温高达 40℃，经用抗生素热退。间隔 10 余日又高热，复用抗生素，持续 1 周热退。嗣后每间隔 2 周左右必发热，体温 39.5～40℃，持续 3～5 天，发作时用解热药，汗出热即退，有时不服药，热亦能退。经数家医院系统检查皆未能确诊，一直迁延不愈，遂来我院门诊求治。据云本年 1 月至 2 月末 2 个月期间共发热 4 次，体温均高达 40℃，发热之间先有脊背发凉恶寒，随后约 1 小时即发热，微有恶心，头昏痛，周身肢节酸楚乏力，观其形体消瘦，舌质红苔薄，脉象弦而有力。据脉证分析，当属伏邪为病，伏邪郁于少阳，欲达不能达，病位在太、少两经，治疗宜透邪外出，用柴胡桂枝汤合银翘散化裁。处方：柴胡 25g、桂枝 15g、黄芩 15g、半夏 15g、党参 20g、白芍 15g、金银花 50g、连翘 30g、荆芥 10g、薄荷 10g、青蒿 25g、甘草 10g、生姜 15g、大枣 3 枚，水煎服，每日 1 剂。

服药 10 剂，自诉距前次发热 15 天，即本月 13 日发热 1 次，从中午开始体温升高，最高达 38.8℃，至晚 7 时热即退，舌苔白较厚，脉象浮滑。病人虽仍发热，但体温已有下降趋势，发热持续时间明显缩短，舌苔白厚及脉见浮象，均说明伏邪已部分外透。仍宗前方加减。处方：柴胡 25g、桂枝 15g、黄芩 15g、白芍 20g、党参 20g、甘草 10g、金银花

30g、连翘 30g、青蒿 25g、常山 15g、半夏 15g、草果仁 10g、生姜 15g、大枣 3 枚，水煎服，每日 1 剂。

服上方 19 剂，此间于 3 月 20 日下午晚 19 时又觉身热，体温 37.0～38.2℃，至零点周身汗出，体温 36℃。周身酸楚乏力及头昏痛症状已消失，舌苔白腻，脉滑。此为伏邪大部分外达佳兆，仍宗前方化裁，继服以除余邪。处方：柴胡 25g、桂枝 15g、黄芩 15g、半夏 15g、白芍 15g、党参 20g、金银花 30g、连翘 30g、青蒿 20g、常山 15g、草果仁 10g、厚朴 10g、生姜 15g、大枣 3 枚，水煎服，每日 1 剂。

服上方 20 剂，自 4 月 11 日发热退后已 40 余日未发热。病人饮食增加，精神好转，体重增加 2kg，舌润薄苔，脉缓。嘱停药观察。半年后随访，病人停服中药一直未发热，病已痊愈。

按语：伏邪为病，人多忽视。本案之周期性发热即正邪相争的表现，伏邪郁于少阳，欲达不能达，正气欲祛邪外出而不能出。在发热之前脊背先有恶寒，脊背者太阳经脉循行之部位，太阳为人身之表，外邪自表入里，必先经过太阳，伏邪自里达表乃后达太阳路径，故恶寒发热乃邪欲外透而不能透之兆。故用小柴胡汤扶正托邪外出，重用柴胡疏达透泄，使伏邪外出，党参扶助正气，辅用青蒿助柴胡透邪热外出；用桂枝汤和营卫解肌祛邪；外邪内郁化热，故用银翘散辛凉透表。药后见舌苔厚、白腻，乃伏邪外达佳兆，但防其痰湿胶着有碍邪气外达，故用草果仁、常山、半夏化痰浊以利枢机。但内伏之邪非同外邪，非一朝所能透解，本案经服药 50 剂，邪始透尽痊愈。前人谓如抽丝剥茧，层层相续，信不诬也。

7）益气法：本法适用于脾虚气陷，阴火上乘，症见低热缠绵，过劳则甚，神疲乏力，气短懒言，舌淡脉虚无力者。此证即李东垣《脾胃论》所谓："火与元气不两立，一胜则一负。脾胃气虚，则下流于肾，阴火得以乘其土位。"因此临床可用以黄芪为主的升阳益胃汤、补中益气汤之类，升阳益气，甘温除热。

张琪教授在运用益气法退热时，特别审慎。因为气虚发热也多为低热缠绵，午后热甚，与邪伏阴分，阴虚发热极度易混淆，因此必须详察舌脉，了解治疗用药经过，以免误用甘温而碍邪助热。但脾胃为后天之本，气血生化之源，气虚发热可兼血虚，而见心脾两虚证，此时可于益气法中酌加养血清热药；若兼见阴虚者，可酌加养阴清热药。

益气法除单独用于气虚发热证外，张琪教授也常与他法配合，广泛运用于其他发热证。因"寒伤形、热伤气"（《素问·阴阳应象大论》），所以不论何因所致高热不退或低热缠绵，邪热皆可伤气，故病人多有气虚兼证，或有气虚倾向，所以在使用诸退热法时，常配伍甘草、人参（党参）、黄芪等，以益气化阴、扶正祛邪。

8）养阴法：本法适用于阴分不足，余邪内伏，症见低热缠绵，夜热早凉，热退无汗，舌红脉细数者。这类发热，临床多见于急性感染性疾病愈后，高热已退，理化检查等虽亦正常，但长期遗留有低热症状，久治不愈。

张琪教授认为这种发热，是由于急性热病后期，阴分已被邪热所伤，虽然大邪已祛，但由正虚而余邪内伏阴分不解所致。卫气夜行于阴分，与余邪相争则发低热；日行于阳分，正邪分离则热退身凉；邪不达表则热退无汗。故张琪教授选用《温病条辨·下焦》青蒿鳖甲汤（青蒿、鳖甲、细生地、知母、牡丹皮）化裁，以养阴退热。《温病条辨》云："热自阴分而来，非上中焦之阳热也。邪气深伏阴分，混处气血之中，不能纯用养阴，又非壮火，更不得任用苦燥。"故本方不仅以鳖甲、生地、知母、牡丹皮养阴清热，更具有特点是与透邪结合用之，以青蒿清透热邪。但青蒿不能独入阴分，必有鳖甲领之入也；而鳖甲亦不能独出阴分，必有青蒿领之出也。二药配伍巧妙，故张琪教授用之对阴虚伏热病人，具有良好的退热作用。

因热病的特点是邪热最易伤阴，故张琪教授临床也常将养阴法配合应用于其他退热法中，根据具体情况，酌加知母、生地、白芍等养阴护阴之品。

病案 5 刘某，男，79 岁。1991 年 8 月 23 日初诊。

低热 1 个月，1991 年 2 月份发现食物噎塞，确诊为食管癌，3 月中旬在北京某医院手术切除，术后情况良好。7 月中旬出现胸痛，发热，经检查有胸腔积液，疑为"结核"，抽胸腔积液 2 次，胸腔积液大部分消除，但低热不退，体温一般在 37.3～38℃，自汗甚多，夜间尤甚，衣被浸湿，口服利福平等抗结核药不效，请张琪教授会诊。症状如前述，右侧胸痛，心烦不欲食，手足心热，汗出较多，精神不振，周身衰惫，短气懒言，面色苍白无华，舌质红苔白少津，脉虚数，辨证为气阴两虚，卫外不固之发热。拟以养阴益气、清热固表法治疗，用青蒿鳖甲汤加益气清热之品。处方：炙鳖甲 20g、青蒿 15g、生地 15g、知母 15g、牡丹皮 15g、地骨皮 15g、西洋参（另包单煎）15g、黄芪 20g、龙骨 20g、牡蛎 20g、柴胡 15g、甘草 10g，水煎服，每日 1 剂。

9 月 1 日复诊　服前方 6 剂，近 4 天体温均在 36.5℃左右，出汗已止，胸痛明显减轻，精神体力稍好转，但食纳不佳，脉沉稍有力，舌苔转润。继以上方加石斛 15g、枇杷叶 15g，至 9 月 27 日病人 2 次复诊，均以上方加减服药 20 剂，体温一直平稳，胸痛消失，体力恢复，面色好转，食欲转佳。近日准备去北京复查而停药。

按语：本案发热，据其低热缠绵，夜间尤甚，五心烦热，舌红苔干，脉虚数等辨证为阴虚发热。但因其患病于术后，加之已 79 岁高龄，阴虚同时伴有明显的气虚症状，如自汗乏力、气短懒言等。治疗以青蒿鳖甲汤加味主治而愈。方中鳖甲、生地、知母、牡丹皮养阴清热，青蒿、柴胡清透邪热，西洋参、黄芪益气，再辅以龙骨、牡蛎敛汗，诸药配伍，养阴益气，清热固表，恰中病机，故收效明显。临床此类发热亦较多见，尤其某些感染性疾病愈后，高热已退，理化检查等虽亦正常，但长期遗留有低热症状，久治不愈，乃由正虚而余邪内伏、阴分不解所致。临床应结合舌脉细细辨证，方能药中肯綮而收显效。

（2）发热用药特点谈

张琪教授治疗发热经常使用生石膏、柴胡、常山等药，其用法不仅师前贤之经验，而且在长期的临床实践中，也形成了自己的特点。

张琪教授认为，石膏为治疗急性热病的有效药物，但须生用，更需大剂量方效（常用量为 50～200g）。生石膏性凉而散，有透表解肌之力，为清阳明实热之圣药，其退热之功，直胜过犀角、羚羊角等名贵之品。张琪教授临床体会，风热病见洪滑脉象，唇红、舌红、苔白稍粗涩，口略渴而恶寒不甚重者，即可放胆应用生石膏，不必拘泥于阳明经证之具备与否，也不必拘泥于温病学家的热在气分之说。若有轻微恶寒、恶风表证，也不必顾忌，可酌加解表药；若有出血发斑等热入营血之证，也可酌加清热凉血药。

透邪法是张琪教授临床治疗发热最常用的基本方法，透邪的关键是柴胡的使用。世人多有"柴胡性燥劫阴"之说，因此在治疗热病时常避之不用。而张琪教授治疗发热时，使用次数最多者莫如柴胡。张琪教授认为柴胡具有疏解肝胆、畅利三焦的作用，为枢机之剂。三焦气机不畅，升降出入之机始阻，伏邪不得宣泄透达，才致发热不退、热势缠绵。治疗时清热祛邪固不可无，"而伐树寻根，终必求其致病之因，以拔其本，则谓非柴胡之力不可也"。张琪教授认为柴胡虽疏解邪气，能开气分之结，但不能清气分之热，故伍黄芩协之以清热，热甚者加用生石膏。张琪教授使用以柴胡为主药的小柴胡汤加减化裁治疗发热，凡临床表现发热恶寒，苔白脉浮数，恶心欲吐者，皆可用之，不必局限于往来寒热者。张琪教授重用柴胡，剂量一般皆在20g以上，通过大量病例观察，不仅未见劫阴助热之弊，且屡用屡效，足见柴胡为退热之良药。

桂枝也是张琪教授治发热常用之药物。桂枝辛温，能解肌发表，与白芍配伍且能调和营卫，以此为主组成的桂枝汤，为《伤寒论》治太阳病中风的主方。《伤寒论》虽有"桂枝下咽，阳盛则毙"之禁，但张琪教授在临床并未囿于此说，治疗热邪已入里内伏少阳时，与柴胡配伍，共奏疏解透达之功；与生石膏配伍，则无辛温助热之虑，因此常获微汗出而愈之效。尤其对发热有肢节烦痛者，柴、桂合用其效尤佳。若夹有痰浊湿邪者，桂枝用之更宜。因为痰浊湿邪属阴，非阳不化，故用桂枝温阳行气，以助祛湿化浊、豁痰散结。因同时伍用清热之剂，故大可不必担心"阳盛则毙"。

常山为截疟之要药，因北方疟疾不常见，故临床使用常山者很少。但张琪教授认为，前人所谓之"疟"，既指现代医学之疟疾，也概括着一切定时发作之寒热。"无痰不作疟"，常山能化痰辟秽、除胸中之痰结，劫痰截疟之力峻猛，故常以草果、槟榔、青皮等与之配伍，用于久热不退，定时发作，苔腻脉滑，证属痰热内伏者。常山虽为有毒之品，性悍暴而能损真气，世人多惧之为蝎虎，但只要胆大心细，辨是证即用是药，不仅未见其毒副作用，且每每奏效，屡起沉疴。

张琪教授用药，不仅重视其配伍和适应证，并且十分强调服药方法。对高热不退，热势不减者，采用大剂量频服法，以制伏鸱张之热邪。这时常一日数剂，4～6小时服药1次，服药后随时观察病情之变化，以定进退。张琪教授认为，临床治疗高热时，理法方药虽正确，但服药之热不退者，常因药轻病重，或不能集重兵连续攻击以挫顽敌锐气，所以主张使用频服法。但频服法应用也应适可而止，不可过用。邪热锐气已挫，热势得减，即可改用常法，以免伤正。

此外，张琪教授在治疗发热时还常用定时给药法。如邪伏膜原，寒热如疟定时而发，故根据其发作规律而用"上工"之策，"不治已病治未病"之法，在发作前服药，以使正邪未合之时即攻之，祛邪而不伤正。此乃《素问》"先其发时如食顷而刺之"治疟法之活用。

总之，张琪教授对发热的辨证论治，在理、法、方、药各方面，除师承前贤有所发挥外，还在长期临床实践的经验积累中，形成了自身的风格，应当认真的研究和继承发扬，这本身就是对中医学术发展之推进。

4. 治高热精粹

张琪教授治疗内科各种顽固性高热有良好疗效，现将其临床经验以及典型医案整理如下，以飨同道。

（1）气血阴阳，周密辨证

临床求治于中医的高热病人，大多为西医常规治疗无效的顽固性高热，其中有很大一部分为急危重症病人，以及疑难杂症病人。张琪教授认为高热一般以实热为多，也可见于本虚标实之热。有表里之分，寒多热少和有无恶寒之别，以及卫气营血和太阳、少阳、阳明等深浅之不同，又有夹湿、夹暑之差异。若病在卫分，则表现为微恶寒而发热，伴有口渴，汗出，脉浮数，此时往往为邪犯太阳，病人大多为各种病毒感染，应用抗生素无效者。若邪入于里，病在气分或邪犯于阳明，则表现为壮热不寒，口大渴，脉洪大而数；若热结于腑，则出现燥结满坚，舌苔黄燥，多见于各种急性传染病，或各种急腹症不适于手术者。若夹暑或夹湿病人，则表现为口多不渴，舌苔白厚腻或黄厚腻，多见于各种传染病发生于夏季或阴雨季者，若邪入于营分，则高热入夜为甚，兼见谵语神昏，斑疹隐隐；邪入于血分，则出现昏迷抽搐，斑疹显露以及兼见各种出血，如鼻衄、齿衄、便血、吐血、呕血等，多见于各种血液病、皮肤病，以及各种传染病。

内科高热的辨证要点，主要是辨外感内伤、区别虚实、辨别热型和区分寒热真假四个方面。高热的主要热型有壮热、潮热和寒热往来。反复发热往往提示有严重感染，寒热往来类似于西医所说的间歇热。在寒极或热极之际，有时会出现真寒假热或真热假寒，在临证时须认真加以辨别，真寒假热的辨别要点是，身虽热却喜加衣被，口虽渴却喜热饮，脉虽数却沉取应指无力；真热假寒的辨别要点是，身虽凉却拒加衣被，口渴却喜冷饮，胸腹灼热，脉滑数沉取应指有力。

由于求治于中医的高热病人一般均为经过西医多方治疗无效的顽固疑难病人，有的甚至正在重症监护病房（ICU）住院，经过一系列透析、插管、引流等抢救措施之后，症状往往变得并不典型，大多表现为几组证候交织在一起，一些急危重症更是病情错综复杂变证百出，而中医辨证目前应用的还是传统上的望闻问切，这就给中医治疗造成了相当大的难度，张琪教授认为这时候一定要认清中医的优势所在，并注意中西医相结合，争取做到优势互补，以取得最满意疗效，在具体辨证上，要时刻注意舌诊脉象，尤其以舌诊为主要辨证依据，而对于其他个别具体症状，应有所取舍，具体灵活掌握。《重订通俗伤寒论》中载章虚谷："观舌质可验其正之阴阳虚实，审苔垢即知其邪之寒热浅深。"《伤寒指掌》谓："病之经络、脏腑、营卫、气血、表里、阴阳、寒热、虚实。毕形于舌。"张琪教授提出，在急性热病之中，多有内热壅盛或湿热阻滞等诸多变化，单凭脉诊往往难于辨别，而舌诊则较为准确，故历代温病学家都强调舌诊。

（2）擅用峻药，截断病势

高热为临床急症，"急则治其标"，退热为第一要务。以大剂量峻剂迎头痛击，截断其病热发展，方可取效。如对于温病卫气营血辨证，张琪教授主张，卫分证为疾病发展的初始阶段，病情一般较为轻浅，证候也较为单一，正气耗伤不多，治疗较为容易，为治疗的最佳时机，这时如果治疗不当或病重药轻，就可以导致邪气进一步深入，而逐步出现气分证、营分证及血分证，病邪一旦深入到气血脏腑，则证候错综复杂，变证百出，病势危重，险象环生，加之正邪交争日久，正气耗伤严重，治疗则颇为棘手，所以张琪教授强调病在卫分时就应该及早用生石膏解肌清热，或用生大黄通腑泻热，同时配以大剂量清热解毒药辛凉解表，防患于未然，阻断其进一步发展恶化。

对于生石膏的应用，张琪教授认为生石膏性凉而能散，解肌清热，除烦止渴，清中宣透，为退热之圣药，无论外感内伤用之皆获良效。对于热病壮热不退，表里俱热，谵语神昏，心烦发狂，热毒壅盛，发斑发疹，肺热喘急，中暑自汗，口舌生疮等，其退热效果远胜过犀角、羚羊角及其他诸药。凡热病见洪滑脉象，唇红，舌红，苔白稍粗涩，口略渴而恶寒不甚重者，即可放胆应用生石膏，不必拘泥阳明经证之必备与否，也不必拘泥于温病学家的热在气分之说。若有轻微恶寒，恶风表证，也可酌加解表药；若有出血发斑等热入营血症状出现，可酌加清热凉血药。因生石膏为金石之品，性辛甘大寒而无毒，辛能解肌，甘能缓热，大寒而兼辛甘，故能除大热，张琪教授在对生石膏的用量上取法《医学衷中参西录》："用生石膏以治外感实热，轻证亦必至两许；若实热炽盛，又恒重用至四五两。"治疗高热，生石膏用量至少为50g，最多曾用至200g。

张琪教授在应用大剂量峻烈之药的同时，始终不忘保护胃气，对于高热的治疗，主张尽量多用甘寒之品，如金银花、连翘、蒲公英、地丁、紫草、败酱草之类；而对于苦寒败胃的黄芩、黄柏、苦参之类则尽量少用或不用；生大黄、生石膏也要适量而止，同时加大甘草剂量用15~25g。因目前中药剂型仍以口服为主，所以保护胃气，尤为重要，否则胃气一衰而百药难进，会进一步加大治疗的难度，预后也受到不良影响。

（3）专方专治，衷中参西

张琪教授强调辨证与辨病相结合，与西医不同的是，中医治疗高热并非简单的应用清热解毒之品，而是审证求因，辨证治疗。如伏邪引起的发热，目前临床最常见的伏邪为病，大多是内科重症感染后期或外科手术之后感染长期控制不好，或外科病保守治疗病情基本控制后余热未清者。发热往往呈周期性发作，体温38.5℃以上，应用抗生素略有好转，但停药后几天内必复发。也有病人对临床应用抗生素不敏感，病情缠绵迁延。这时中医辨证往往为邪在少阳，张琪教授认为少阳即为小阳也，其阳气少，抗邪能力不及太阳、阳明；少阳正虚不及三阴，邪盛不及太阳、阳明二阳。感染后期余热未清，同时正气耗伤，无力彻底祛邪外出，郁阻于半表半里之间，欲达不能，正邪交争，邪气胜则不发热，正气胜则发热明显。根据具体病情的不同，选用小柴胡汤类方。若病在太阳、少阳两经，则治以柴胡桂枝汤加减和解之；若正气不虚，而里热燥结气滞较重，则治以大柴胡汤加减，兼泻里实；若表里俱病，虚实共见，则用柴胡加龙骨牡蛎汤加减，兼泻热安神。

张琪教授应用小柴胡汤加生石膏治疗各种外感高热不退，屡用屡验。柴胡和解退热，对外感发热有泻热透表之功，为退六经邪热之要药，量大则泻，量少则升，柴胡剂量必须大于党参，如果与党参、甘草等量，则不能退热。生石膏用量一般为50~75g，病情严重者4~6小时服药1次。用党参是为了补益正气，加强其祛邪外出之力，现代药理也证明，益气扶正药能够激活人体网状内皮系统的吞噬活性，改变机体应激的防御能力。柴胡经现代药理证实，具有明显的解热、抗炎、抗菌、抗病毒作用；能够保肝利胆降血脂；同时还具有镇静、镇痛和镇咳作用。

对发热的治疗，张琪教授使用次数最多的是柴胡，世人多有"柴胡性燥劫阴"之说，张琪教授却认为柴胡可疏解肝胆，畅利三焦，为利枢机之药。三焦气机不畅，升降出入之机受阻，伏邪不得宣透外达，才使发热不退，热势缠绵。治疗发热时清热祛邪固不可少，"而伐树寻根，终究其致病之因，以拔其本，则谓非柴胡之力不可也"。柴胡虽疏解肝气，能开气分之结，但不能清气分之热，故配伍黄芩协之以清热，高热加生石膏。张琪教授用柴胡量较大，一般皆在20g以上，不仅未见劫阴助热之弊，反而屡用屡效，实为退热良药。

（4）典型病案

病案　刘某，男，16 岁。1998 年 9 月 15 日初诊。

自幼体质较差，于 1998 年 7 月 23 日，无明显诱因出现气短，心悸，乏力，就诊于某医院，发现右肺大量胸腔积液，经检查诊断为结核胸膜炎合并感染，转入结核病院治疗。经常规抗结核、抗菌、抗病毒、对症及支持治疗，胸腔积液基本消失，但持续 26 天高热不退，晨起一般 38℃左右，午后逐渐上升至 40℃以上，甚至有数次达到 42℃，应用西医常规退热，体温可一度降至 38.5℃左右，2 小时后又升至 40℃以上，曾用激素降温，效不显，求治于张琪教授。

初诊正值下午，病人神疲倦怠，颜面红赤，体温 40.3℃，咳痰黏稠，色黄不易咳出。口渴喜冷饮，舌干红，苔薄白而干，脉细数无力。中医诊为肺痨与外感交互为患，辨证为邪热炽盛，气阴两虚。正气不足，邪热入里化热，郁而不解，耗伤肺阴，气阴两虚，邪热炽盛。故治以清热泻火、益气养阴润肺。处方：西洋参 15g、生石膏（碎）200g、柴胡 20g、青蒿 25g、生地 20g、麦冬 20g、玄参 20g、沙参 20g、黄芩 15g、鱼腥草 50g、金银花 30g、桑白皮 15g、桔梗 15g、甘草 15g。水煎，每日 1 剂，早晚温服。

病人服药 1 剂后，午后体温降至 38.6℃，再服 3 剂，晨起体温基本正常，午后体温 38℃以下。又服 3 剂后，全天体温基本正常，午后有时体温达到 37.2℃，不用解热药，可自行降至正常。咳嗽咳痰明显减轻，仅咳少量白痰，易于咳出，舌苔白干而少津，脉虚数。此时邪热已除十之八九，肺痨反复发作缠绵难愈，故在治疗上，应除恶务尽，于前方中加入枇杷叶 15g。服药 10 剂，症状基本消失。遂去生石膏，以上方益气养阴润肺，加减化裁，又服月余，痊愈出院，随访至今，状态良好。

5. 温病证治

（1）概说

温病是感受四时不同温热病邪所引起的多种急性热病的总称，包括现代医学中多种急性传染病和感染性疾病。由于四时气候变化不同，所产生的病邪有异，故发生的病证又各具特点，因此温病也就有着很多类型。如风温、春温、暑温、湿温、伏暑、秋燥、冬温、温毒、温疫等。尽管类型很多，但就其性质而论，可归纳为"温热"与"湿热"两大类别。属温热者如风温、春温、暑温、秋燥、冬温等；属湿热者如湿温、伏暑等。

1）温热病：温热性疾病有以下共同特点：风温、冬温等为冬春两季温病，皆由风热病邪所引起，春季温暖多风，冬季应寒反暖的气候最易酿成风热病。主要特征为有明显的季节性又有发病迅速的特点。暑温是夏季的常见温病，其形成与酷暑炎热有关，在夏季黄梅时节又多带有湿邪。燥热是秋季某些温病的致病主因，在秋季温暖而干燥的气候条件下，易患本病，称为秋燥。它们共同的特点为阳邪致病，一般发病急速，初起即可见热象偏重，燥热伤津证候，如发热、口渴、自汗等。《温病条辨》谓："温病初起脉不缓不紧而动数，或两寸独大，尺肤热，头痛，微恶风寒，身热自汗口渴或不渴而咳，午后热甚者，名曰温病。"此条一方面叙述了温病初起的主要脉证，又与太阳中风、伤寒两证做了鉴别。

温病与伤寒虽同属外感疾病，初起均见表证，二者有相似之处，又有差异之点。在病因方面，温病是感温热之邪，温为阳邪，耗伤阴津；伤寒是感风寒之邪，寒为阴邪易伤阳气。在病机方面，温病属热邪为病，表证短暂，传变迅速；寒为阴凝之邪，初起留恋在表，然后化热入里，演变较慢。温病初起，发热重而恶寒轻，多伴有口渴，苔虽白而欠润，舌边尖红，脉浮数等；伤寒初起，虽亦有发热恶寒，但多热轻寒重，且兼身痛无汗，脉象浮紧，舌苔白润而舌质淡，二者不难鉴别。

2）湿热病：湿热（湿温）性疾病有以下共同特点。

长夏（农历六月）、夏末秋初季节多见阴雨连绵，空气中湿气弥漫，湿热之邪与人体脾胃之湿交阻酝酿发病。其特点是病势缠绵，病程较长。临证有两类，一是感受夏令湿热之气以表湿为主；一是人体里湿素重或饮食不节，脾湿不运，复感外邪，表里合邪而以里湿为主。

临床表现为初起身热不扬，身重酸痛，胃脘痞满，面色淡黄，小便黄，苔腻，脉濡或濡数。《温病条辨》谓："头痛恶寒，身重头痛，舌白不渴，脉弦细而濡，面色淡黄，胸闷不饥，午后身热，状若阴虚，病难速已，名曰湿温。"此为湿温初起的主要脉证，并指出湿温与温热、伤寒、暑温的鉴别要点。暑温虽发生在夏末初秋季节，但暑温偏于热盛，治以清暑，《金匮要略》谓之"暍"。忆昔年张琪教授在农村巡回医疗，夏季气候酷暑，农民中暑者颇多，身大热昏不知人，脉洪大，舌燥，用大剂白虎加人参汤，一剂知二剂已。湿温初起为湿邪在表，偏重于湿，治以芳化，三仁汤、薏苡竹叶散"芳化淡渗"为最效之方，待湿除热化之后，再用清热法治疗。湿热病兼脘闷肠鸣可选用五加减正气散治疗。张琪教授常用：草果仁10g、紫苏10g、茵陈15g、半夏10g、白蔻仁10g、黄连5g、芦根26g、滑石15g、大腹皮15g。定名为茵陈腹皮饮。对一般所谓常见的胃肠型感冒，身热头痛，脘闷，呕恶，肠鸣，大便不实，用此方效如桴鼓。

（2）温病的辨证论治

1）卫分证与气分证：外感温邪表证，必犯卫分，肺主皮毛，首当其冲。故温病初起，出现发热咳嗽，咽痛，头痛，微恶风寒，口干微渴，无汗或少汗，脉浮数，苔薄白，舌边尖赤等症。

温邪入于卫分，卫气奋而抗邪，正邪相争，故发热恶寒。由于温为阳邪，所以多发热重而恶寒轻，热邪上犯清阳故头痛，邪气入肺，气机不宣，故咳嗽咽痛，热邪伤津，故口渴，卫气开合失司，则无汗或少汗。脉象浮数，舌尖赤，苔白等均是温邪在表之候。

卫分证属八纲辨证表证，亦属三焦辨证的上焦肺经证候。常见于热性病前驱期，以及感染性疾病的初期阶段。多见于冬春季节，如流行性感冒、上呼吸道感染、急性咽峡炎、扁桃体肿、肺炎，某些传染病如麻疹、猩红热的初期。

温邪在卫在表，治疗以透汗为法则，《温热论》谓"在卫汗之可也"，但透表宜辛凉不宜辛温，常用的方剂为桑菊饮、银翘散，二方均为辛凉解表之剂，张琪教授常师二方之意变通用之。

病案1　李某，女，3岁。1984年3月11日初诊。

发热7天，住某院儿科病房，白细胞18.7×10^9/L，中性粒细胞0.4，淋巴细胞0.2，体温39.7℃，听诊两肺上叶水泡音，诊断病毒性肺炎。住院后用青霉素、链霉素、头孢类热不下。会诊时，高热无汗，神昏，咳嗽喘促，尿黄口渴，舌边赤，苔白干，脉浮数。辨证为风温犯肺，肺气郁闭。宜辛凉解表，宣肺透卫。处方：金银花 15g、连翘 10g、杏仁 10g、桑叶 10g、甘菊 10g、桔梗 10g、牛蒡子 5g、薄荷 5g、芦根 30g、前胡 5g、甘草 3g，水煎，频频饮之。

药后得微汗，身热稍轻，咳嗽有痰，舌苔薄，脉滑数，表闭已开，里热尚未除，宜清解分利。处方：金银花 15g、黄芩 5g、连翘 10g、前胡 5g、天花粉 10g、橘红 5g、枇杷叶 10g、桑叶 10g、桑白皮 5g。水煎饮之。药后汗畅出，身热退，诸症皆除。

按语： "风邪上受，首先犯肺"，故用辛凉清轻之剂，宣肺以散上受之风，透卫以解在表之热，治此类证以清灵为佳，切忌过用寒凉之剂以遏制邪气不得外达。但如热邪炽盛耗伤阴液则须重用生石膏。《温病条辨》有辛凉轻剂，辛凉平剂，辛凉重剂之分，乃针对病邪之轻重而立方，既防止药过病所，又不宜杯水车薪达不到治疗目的。

哈尔滨有关单位研制出双黄连注射液，药物组成为金银花、连翘、黄芩乃从银翘散衍化而成，用双黄连注射液滴注对病毒性肺炎、细菌性肺炎、感染性疾病等疗效极佳。许多用抗生素无效的病毒性高热用此药常收到满意疗效。于现在哈市各医院应用颇广泛，此为剂型改革一大成功，其源于中药又高于中药，值得赞赏。但须掌握辨证，并非凡病毒性疾病皆效。必属风温风热者用之方效。尤以黑龙江省，地处祖国东北边疆，气候寒凉，属风寒者甚多，同是病毒性感染性疾病，必须用辛温发表之剂方效。因而必须注意寒与温的鉴别。

风寒初起在表犯肺，临床表现：恶寒发热，寒重热轻，咳嗽喘促，舌白润，不燥不渴。张琪教授治小儿肺炎有时遇到风寒犯肺者，用辛温宣肺之剂疗效颇佳。

病案 2　王某，男，6 岁。1991 年 12 月 25 日初诊。

发病 1 个月余，咳嗽喘促，喉中痰鸣音，呼吸中有笛声，右肺上叶听诊有水泡音，舌苔白滑，脉象滑，不发热，白细胞 $11.9 \times 10^9/L$，中性粒细胞 0.67，淋巴细胞 0.30，X 线胸透右肺上野可见片状阴影，诊断为病毒性肺炎，经治无效，曾用头孢及青链霉素无效，后用双黄连注射液滴入一个疗程亦无效。来门诊求治，据上脉证综合分析为风寒犯肺，肺气不宜，气机上逆。宜辛温宣肺气、和胃化痰之剂。处方：柴胡 15g、桔梗 15g、荆芥 10g、紫苏 15g、薄荷 15g、半夏 10g、杏仁 15g、黄芩 10g、瓜蒌仁 15g、紫菀 15g、牛蒡子 15g、川贝母 10g、甘草 10g。水煎服，每日 2 次。

1992 年 1 月 5 日复诊　服 6 剂咳嗽大减，痰鸣音亦减，继用上方治疗而愈。

张琪教授以本方化裁治疗小儿上呼吸道感染及肺炎属风寒犯肺者甚多，大多有效，如喘促较甚者可加麻黄，胸满者加枳壳，如属外寒内饮者可用射干麻黄汤化裁，此方据杏苏饮与小柴胡汤二方化裁，定名为柴苏饮，治此类呼吸道疾患颇效。

张琪教授所治疗之病毒性肺炎大多经西医治疗无效，辨证多属风寒犯肺，按辛温解表宣肺法治疗。如稍兼内热可用麻杏石甘汤，表寒里饮可用小青龙汤或射干麻黄汤，如金沸草散、止咳散等皆可选用，但如属风温则不可用，必须辨证方能无误。

A. 暑湿在卫分证

主证　发热恶寒，无汗头痛，身重脘痞，心烦口渴，舌尖赤或边赤，苔腻，脉象濡数，兼头晕，口不知味，不思饮食，大便溏。

本证为长夏季节，伤暑邪夹有寒湿，暑邪为寒湿所遏，阻于卫、气分所致。寒邪束于表，卫气被遏，故发热恶寒，头痛无汗，暑邪遏于里则心烦口渴、舌红、脉数，湿阻气分故身重脘痞、脉濡苔腻。本证为暑、湿、寒三气兼感，卫、气同病，与一般邪气在表的单纯卫分证有所不同。

夏季暑气当令，气候炎热，一旦人体正气不足则暑邪易乘虚袭人而发生本病，更由于夏季湿气亦盛，暑湿之邪易于结合为病，同时在炎热季节人们常易贪凉当寒饮冷，所以受暑后往往复感寒邪而成暑病兼寒邪束表之证。治宜解表清暑，以辛散透表、清暑利湿为法，代表方剂如新加香薷饮（香薷、金银花、扁豆花、厚朴、连翘）。古方有四味香薷饮（香薷、厚朴、扁豆、黄连）冷服。

病案 3　赵某，男，57 岁。1980 年 8 月 5 日初诊。

病者 7 月中旬来黑龙江工作，发热，遂于哈尔滨某医院住院，经用抗生素等药热不下，邀张琪教授会诊。发热 2 周不退，上午无热，下午 2 时开始低热，逐渐上升，最高 39.1～39.5℃；夜半热始退，在发热前微恶寒，继之则消失，头痛身重无汗，小便黄，便溏、每日 2 次，脘痞满闷，食纳减少，舌尖赤，苔腻，脉濡数。西医诊断：病毒性感冒。辨证：此为暑湿夹寒邪阻于卫分证，卫气被遏所以发热，恶寒而身重，脾湿失运故脘闷便溏，治宜清暑解表、理脾化湿。处方：香薷 15g、扁豆 15g、厚朴 15g、黄连 10g、砂仁 7.5g、藿香 15g、滑石 15g、淡竹叶 10g、甘草 10g。水煎服。

8 月 4 日复诊　服药 3 剂，全身汗出，体温下降至 35.7℃，连续 2 日下午体温未上升，食纳好转，口知有味，舌苔转薄，脉沉，脘闷腹泻皆转轻浅，继续调治而愈。

B. 暑湿伤气分证

主证　时在长夏，气短自汗，四肢倦怠，面色苍白，精神不振，眼不欲睁，身热心烦，口渴恶食，肢体酸痛，小便赤短，大便溏，脉虚，苔白稍腻。

本证为暑湿伤于气分，涉及脾肺，暑湿伤脾故肢倦大便溏，暑热伤肺故气促心烦、自汗口渴目赤；暑湿伤脾，脾失运化故脘胀恶食，正虚邪盛，宜益气健脾、清热除湿，代表方为清暑益气汤：黄芪、人参、白术、当归、麦冬、五味子、青皮、陈皮、神曲、黄柏、葛根、苍术、升麻、泽泻、生姜、大枣，水煎服。

昔年张琪教授在农村巡回医疗，时值夏季，暑湿炎蒸，农民多患此病，就诊者特征为气短乏力，面色萎黄不泽，四肢困倦，肢体沉重，懒言恶食，大便溏薄，舌苔白腻，脉象多见沉缓，张琪教授用此方治之，一剂知，二剂已，随手奏效。此方以清暑益气命名，补中气、升清阳、除湿邪、清热保肺坚阴，配伍苍术、白术、泽泻等上下分消其湿邪；青陈皮、神曲消食利气，使补而勿壅；麦冬、五味子合人参、黄芪保肺清热以益气阴，湿除热清气阴复则诸症自愈。

以上所举皆暑湿之邪伤于卫分，赵某病例以祛邪为主用新加香薷饮使邪去则正安。清暑益气汤证类为暑邪伤气，气虚不能御邪，方以益气为主，利湿清热为辅，虽同为伤暑，审其正邪盛衰之不同，治法则同中有异。

伤暑有纯属热邪而不夹湿者，《金匮要略》谓之暍："太阳中热者，暍是也。汗出恶寒，身热而渴，白虎加人参汤主之。"

昔年张琪教授在黑龙江省兰西县农村巡回医疗，治一邱某，男，30 岁，农民，在田间夏锄，突然昏迷，其家人抬至卫生院求治，壮热，体温 40℃，面赤，唇干舌焦，大渴大汗，心烦气促，头痛，脉象洪大有力，此属暑湿伤于气分，热炽津伤，壮火食气，以清热益气生津法治之。处方：生石膏（砸碎）200g、党参25g、知母20g、粳米25g、甘草10g。病人连服2剂，热退，体温降至35.8℃，脉象转缓，诸症随之消失而愈。此类则纯热不夹湿邪，热炽伤津耗气，宜白虎加人参汤治之，投之立愈。

C. 燥邪在卫分证

主证 发热微恶寒，少汗伴有皮肤红，鼻干燥，咽喉干疼，干咳少痰，舌红欠润，苔薄白，脉浮数。此证好发于初秋燥热季节，常见于上呼吸道感染、急性咽峡炎等病。

燥邪易伤津液，使与肺卫相关的组织器官出现"燥象"，所谓"燥胜则干"。这是燥邪的特有征象。治疗用辛凉宣肺、润燥生津法，代表方剂用桑杏汤：桑叶、杏仁、沙参、象贝、香豉、栀子、梨皮。

若燥热入里，伤津液较重，症见发热干咳，可用沙参麦门冬汤：沙参、麦冬、玉竹、天花粉、扁豆、桑叶、甘草。燥热伤肺可用清燥救肺汤治疗。

病案4 孙某，女，57岁。1980年7月10日初诊。

近3个月来喉中干涩，如有异物，鼻干眼干口干，食纳不佳，身体日见消瘦，舌质红，苔白燥，脉滑略数，经某医院五官科、内科检查诊断为咽炎，中西药物治疗无好转。此属燥邪伤于肺卫气分证，宜润燥滋阴法治疗。处方：麦冬20g、生地15g、沙参15g、枇杷叶15g、石斛15g、天花粉15g、桑叶15g、甘草10g。水煎服，每日2次。

7月25日复诊 连续服药6剂，病减大半，喉中异物感消失，舌苔转薄润，食欲略增，再以上方化裁治疗而愈。

病案5 高某，女，25岁。1980年7月20日初诊。

某校应届毕业生，在校期间感觉喉中干涩如棉絮，影响睡眠及食欲，分配工作后更加重，经治疗无效，来门诊诊治。舌红，苔白少津，脉象滑，辨证为燥邪伤肺，宜润燥清肺法：沙参20g、麦冬15g、天花粉15g、石斛15g、知母15g、桑叶15g、川贝10g、生地15g、桔梗10g、甘草10g，水煎服，每日2次。

8月17日复诊 服上方6剂，喉中干涩如棉絮状大减，舌白，苔稍润，脉滑中稍带缓象，继以上方调治而愈。

按语： 以上两案为燥邪伤肺卫之证，用清肺润燥法而愈。《金匮要略》记载，"火逆上气咽喉不利，止逆下气麦门冬汤主之"，亦此类证，此方从沙参麦门冬汤衍化，此病切忌苦寒化燥之品。

张琪教授治肺感染日久不愈，辨证属燥热伤肺，用清肺润燥法治之多能治愈。如曾治王姓学生，男，16岁，发热、咳嗽时痰带血，经X线胸透右肺下野片状阴影，诊断为：一是支气管扩张；二是肺感染。但用抗生素及止血药效不显。形体消瘦，精神不支，倦怠乏力，食纳减，胸痛咳痰带血，有时大口咯血，舌红苔薄，脉象弦滑，辨证为燥热伤肺，肝火亢盛，灼伤血络，宜清肺润燥平肝凉血法。处方：生地20g、麦冬20g、沙参20g、玄参15g、白茅根50g、百合20g、藕节20g、甘草15g、桔梗15g、郁金15g。水煎服。

10月20日用上方7剂，胸部舒畅，痰减少未咯血，精神转佳，再以肃肺平肝化痰宁络之品加瓜蒌15g、枇杷叶15g、白茅根30g，继服6剂，血止痰清而安。

《医门法律》清燥救肺汤治诸气膹郁，诸痿喘呕。喻氏谓："诸气膹郁之属于肺者，属于肺之燥也，而古今治气郁之方，用辛香行气绝无一方治肺之燥者。"是则清肺润燥肺气得清则自下行，诸气膹郁自可解除。张琪教授经验：肺感染日久不愈，多是肺阴耗伤，正气不足，以养阴润燥往往可以治愈，清热解毒苦寒之剂，不唯不效，反化燥伤阴，促使病情加重，可不慎欤。

2）中焦证（邪热入里证）：温热之邪入于中焦属于八纲的里热实证，临床表现以发热高而不恶寒、口渴、苔黄为特征，本证包括范围甚广，凡邪不在表而传于里，涉及内脏器官甚多，如肺、胃肠、胆等，因此可分为肺热证、胃热证、肠腑燥实证、胆热证等。

A. 肺热证

主证 发热不恶寒，咳嗽气喘，痰稠黏或黄稠，亦有见脓痰或铁锈色痰者，口渴舌红，苔黄燥，脉象滑数，可见于急性气管炎、肺炎及肺脓疡病的某一阶段。

热邪灼肺，蒸酿痰浊壅阻，宣降失司，则咳嗽气喘，咯痰黄稠，若灼伤肺络，痰血相混则色如铁锈，如热蒸肺叶腐败成脓则有脓样痰咯出。

大叶性肺炎痰热壅肺，宜清热宣肺化痰，宜加味麻杏石甘汤，石膏用量必须大于麻黄10倍，疗效才能显著。咳脓痰多属肺脓疡，张琪教授用清肺消痈汤甚效。处方：鱼腥草50g、桔梗15g、桑白皮15g、黄芩15g、芦根50g、川贝母15g、金银花30g、连翘30g、蒲公英30g、瓜蒌20g、薏仁30g、百合20g，水煎服，每日2次。

加味麻杏石甘汤：麻黄10g、杏仁15g、生石膏50g、甘草10g、鱼腥草30g、川贝母15g、黄芩15g、桔梗15g、射干15g，水煎服。

咯血加茜草根15g、白茅根30g、侧柏叶15g；大便秘加大黄10g；痰浊壅塞气道喘促加葶苈子（布包）15g、瓜蒌仁15g。本方重在清肺泻热，麻黄、杏仁宣开肺气；石膏清热；甘草解毒；麻黄辛温，原属发汗解表之品，但与石膏相伍，则其作用不在发汗解表，而着重于宣肺泻热。对急性支气管炎、肺炎，凡属邪热与痰浊阻于肺经，肺气郁闷者皆为适宜。

病案 6 孙某，男，7 岁。1978 年 11 月 5 日初诊。

起初发热恶寒继则壮热无汗，体温 39.7℃，经哈市某医院检查右肺可闻及湿啰音，X线显示右肺高密度阴影，白细胞总数 19.1×10⁹/L，中性粒细胞 0.75。诊断：大叶肺炎后继发脓胸，经用青霉素、链霉素、红霉素等抗生素治疗 15 天未见明显好转，体温下午有时达 40.3℃。来中医求治，患儿烦乱，额赤，呼吸急促，鼻煽，两肋牵动，咳声嘶哑，痰稠黏不易咯出，舌尖赤，苔燥，脉数。辨证为寒邪入肺蕴而化热，气逆不降，宜宣肺清热、降气定喘之剂。处方：麻黄7.5g、生石膏75g、杏仁15g、甘草7.5g、葶苈子（布包）15g、桔梗10g、枳壳10g、黄芩15g，水煎服，每日2次。

二诊 服药 3 剂汗出热退，痰易咯出，鼻煽等症俱减弱，再宜上方加麦冬10g、沙参10g以滋养肺阴。

三诊 咳喘大减无鼻煽，体温 36.5℃，脉滑，舌转润，继续调治而愈。

按语： 本案符合《医宗金鉴》喘证门"马脾风"，寒邪客肺，寒化为热，闭于肺经，故出现上述证候，初用麻杏石甘汤合葶苈大枣泻肺汤，宣肺清热，降气定喘，继加入麦冬、沙参滋润肺阴调治而愈。

石膏为清肺胃热之要药，本案为 7 岁之儿童，用石膏 75g 取得了卓越疗效，可见必须大剂量方能有效。但胃肠素弱大便溏者则必须慎用。曾遇肠弱大便溏病人用后泄泻益甚，外邪不解致邪气内陷促使病情恶化者。曾遇一例粟粒性肺结核病人，继发感染，发热不退，痰稠黏不易咯出，曾以抗结核药与抗生素联合应用，皆失败。某院曾用中药清热解毒剂大剂生石膏不仅无效而大便溏泻、每日数行，无奈将气管切开。邀张琪教授会诊，因思大便溏泻不宜再用清热重剂，观其痰稠如脓样，发热不退，继以《备急千金要方》苇茎汤合甘桔汤加鱼腥草、金银花、川贝母连服 6 剂，热渐降，体温 37.5℃，痰变稀薄，继用上方化裁调治，连服 20 余剂热退而安。因思温病学家谓"上焦如羽非轻不举"，可见轻灵之剂亦可治大病，药贵对症，那种以轻灵而弃之，不免带有某种片面性。

B. 胃热证

主证 壮热不恶寒，汗多口渴，喜冷饮，气促舌红，苔黄燥，脉象洪大而数。肺炎、伤寒、脑炎、流行性出血热、斑疹伤寒及其他感染性疾病的极期高热阶段皆可出现。

热邪入里，内传阳明胃经，正邪相争，里热炽盛，故高热恶寒；热邪蒸腾，腠理开泄则汗多；热蒸液亏，故呼吸增大加快而渴饮，气粗，脉象洪大，舌苔黄燥，常用代表方剂为白虎汤、白虎加人参汤等。

C. 肠腑燥实证

主证 高热，午后尤为明显，大便秘结或纯利稀水，肛门灼热（热结旁流）；脐腹胀满痛拒按，甚则伴有烦躁神昏谵语，舌红，苔黄燥或灰黑带有芒刺，脉象沉实而数，可见于热性病及败血症等极期的某一阶段。

本证乃邪热进入肠腑与积滞相结，燥屎结于肠腑，传导失司，则便秘或热结旁流；腑气壅塞则腹满胀痛，压痛拒按；燥热内燔，腾于外则发热日晡尤甚；上扰神明则见烦躁昏谵等症。宜用大承气汤攻下实热法治疗。

D. 胆热证

主证 寒战发热如疟状，热多寒少，口苦而渴，咽干，脘胁局限疼痛，拒按，呕恶，舌红苔白，脉弦或弦数。此类证候可见于疟疾、胆道感染、急性胆囊炎、急性胰腺炎及外感半表半里之少阳证。

邪热郁于胆经，少阳枢机不利，故寒热往来如疟，胆火上炎则口苦而渴且伴咽干。脘胁局限疼痛拒按，为实热阻滞少阳经所致。胆热犯胃、胃气上逆则呕恶，邪居少阳脉多弦，舌红苔白；邪化热则脉见弦数，舌白少津。代表方剂为小柴胡汤、大柴胡汤、蒿芩清胆汤。

张琪教授治外感发热不退每用柴胡、生石膏、半夏、草果仁而收效。外邪日久则化热，必柴胡与石膏合用，一疏解外邪，一清里热。外邪日久不解则多夹痰湿，用半夏、草果仁化痰湿开郁以除其兼夹之邪则热退。

病案 7 张某，男，22 岁，工人。1991 年 6 月 12 日初诊。

发热 4 日不退，体温下午高达 39.5～40℃，通身疲倦无汗，略有恶寒，舌苔白少津，舌质红，脉象数而有力。病人在某医院住院 1 个月余，经系统检查无结果，用过各种抗生素而热不退，于是来中医求治。据上列脉证分析属外邪入里化热不得外出，因而发热缠绵不解，宜疏外邪清里热化痰浊法。处方：柴胡 25g、桂枝 15g、黄芩 15g、生石膏 100g、甘草 15g、草果仁 15g、半夏 15g、金银花 80g、连翘 25g、生姜 15g、大枣 5 枚。水煎，隔 5 小时服药 1 次。

6 月 15 日二诊　连服药 3 剂发热已退，体温 36.8℃，全身无力自汗出，不欲食，舌苔白较前厚，此里邪外达所致，脉象滑，宜前方辅以益气清热之剂。处方：黄连 15g、黄芩 15g、半夏 15g、柴胡 15g、党参 15g、桂枝 15g、草果仁 15g、金银花 30g、连翘 20g、生石膏（砸碎）70g、生姜 10g、大枣 3 枚。水煎服，每日 2 次。

6 月 20 日三诊　病人服上方 3 剂未发热，体温 35.8～36.7℃，食欲佳，脉象滑，舌白薄润，嘱停药观察，随访已痊愈。

3）营分证与血分证：营分、血分多由气分证传变而来，也可由外邪乘虚直接侵入营血而成。临床表现有发热夜甚，口干不甚渴饮，斑疹隐现，烦躁神昏，舌红绛，脉象细数等。其中以神志改变及舌质红绛为热邪入营的主要依据。热入营血和热闭心包证，是营血证两个主要证候类型。多出现于感染性或传染性疾病的极期或后期，代表方剂清营汤、犀角地黄汤、安宫牛黄丸等。

以热闭心包证为例。

主证　神昏谵语甚或昏聩不语，灼热肢厥，舌红绛，脉象细数。多见于各型脑炎、脑膜炎及大叶肺炎等病的极期，伴有中毒性脑病时。

热邪内陷，则窍机闭阻，因而出现神昏谵语等神志障碍。灼热肢厥，乃热邪内陷阳气被郁所致，舌红绛、脉细数系心营热盛之征。本证从现代医学观点来看，乃病变侵犯大脑，使中枢神经处于中毒麻痹状态，为中毒性脑病的典型表现。代表方药为安宫牛黄丸、至宝丹、紫雪丹等。

安宫牛黄丸、紫雪丹、至宝丹皆适用邪热入于心包、高热神昏谵语之证，其中安宫牛黄丸方中用黄芩、黄连、栀子苦寒清热解毒；牛黄、犀角（代）凉血清营；麝香、冰片芳香开窍；雄黄解毒辟秽；朱砂、珍珠安神潜阳镇痉。具有清热解毒、芳香化浊、开窍逐秽、镇痉安神之功，适用于多种急性热病、脑病引起的昏迷、抽搐、痉厥之证。

紫雪丹重用生石膏、寒水石甘寒清热；磁石平肝息风；玄参、升麻、犀角（代）、羚羊角（代）清热凉血解毒；麝香、朱砂开窍宁神；朴硝、牙硝软坚通便；木香、沉香、丁香调畅气机。综合其功用，清热解毒、镇潜息风、开窍宁神通便，治高热引起之昏迷痉厥为宜。

至宝丹重用冰片、麝香开窍；玳瑁、琥珀、朱砂安神镇痉；少佐犀角（代）、牛黄、雄黄凉血解毒。通闭开窍之功较优，清热解毒之功略逊。

以上 3 药皆属辛凉开窍之剂。辛凉开窍其作用主要是清泻心包邪热，化痰宣窍，促使神志清醒，用于热邪内闭心包神昏谵语或昏聩不语、舌謇肢厥、舌质绛等症。此外尚有豁痰开窍法，其作用在于清化痰浊湿热宣窍醒神，主治湿热郁蒸，酿痰蒙蔽清窍，神识昏蒙，时明时昧，身热不高，舌红而苔黄腻等。菖蒲郁金汤、苏合香丸亦佳。

病案 8　苏某，女，24 岁，护士。1990 年 8 月 15 日初诊。

病毒性脑炎，入某院体温 39.5～39.8℃，深度昏迷，伴有呕吐项强，烦躁不安，头汗，四肢阵发抽搐，呼吸喘促，两目对光反射迟钝，瞳孔散大，角膜红，舌苔黄燥质赤，脉滑数。辨证为热毒蒙蔽心包，肝风夹热扇动，急以清热开窍平肝息风法。处方：金银花 30g、连翘 25g、大青叶 20g、山栀子 15g、黄连 15g、郁金 15g、菖蒲 15g、大黄 10g、甘草 10g。

水煎服，每日 1 剂。

安宫牛黄丸两粒，每日 2 次，与汤药同时鼻饲，停用激素与抗生素。

服上方 2 剂后大便得通，3 次下污浊奇臭，神识转清，抽搐止。前方去大黄加生赭石 30g、生地 20g，继服安宫牛黄丸。

连 3 次复诊，服药 9 剂，安宫牛黄丸 30 粒。病人神志完全恢复正常，发热退，体温 36.3℃而愈。

病案 9　李某，男，37 岁，干部。

面目遍身发黄，神识不清 3 日，阵狂躁，发热，体温 38.5℃，下午较重，腹胀满，尿深黄，大便不爽，肝触及，舌质红，苔腻，黄疸指数 50U，谷丙转氨酶 500U，脉象弦数，此属肝胆郁结，湿热蕴蓄，陷于心包，宜清热化湿，疏肝利胆，辛凉开窍。处方：茵陈（后下）50g、山栀子 20g、大黄 10g、郁金 15g、菖蒲 15g、枳壳 15g、厚朴 15g、蒲公英 30g、茯苓 15g、甘草 15g、柴胡 15g、赤芍 15g，水煎服。安宫牛黄丸，每次服 2 粒，每日服 2 次。

服药 2 剂大便通利，次如败酱样，神识转清，发热渐降，体温 37.8℃，去大黄加败酱草 30g，继续服安宫牛黄丸，经 2 个月调治，肝功能基本恢复正常而出院。

安宫牛黄丸对脑出血昏迷亦有较好的疗效，病人昏迷，牙关紧闭可用鼻饲法，亦可灌肠用。

另有周氏回生丹一方：五倍子 60g，檀香、木香、沉香、丁香各 9g，甘草 15g，千金子霜 30g，大戟 45g，山慈菇 45g，神曲 150g，麝香 9g，雄黄 9g，冰片 0.9g，朱砂 18g。糊丸或水丸，每服成人 1.5g。治中暑或受寒或饮食不节，呕吐泄泻，腹中绞痛。

张琪教授青年时用此药治疗极重之胃肠型感冒，呕吐泄泻；小儿饮食不节，腹痛发热等症。用此药以朱砂为衣如小豆粒大，每服成人 10～20 粒，小儿酌减，效果甚佳。张琪教授在青年时屡用之以治时疫昏谵吐利，用之多效。曾治一小儿麻疹不透，昏睡吐泻，用此药后，吐泻止，疹全透出，患儿苏醒从而痊愈。可见此方具解毒除秽芳香开窍之功。

6. 从肾以治咽痛

足少阴之脉循喉咙通舌本，故《伤寒论》将咽痛列入少阴篇。但喉痛有寒热虚实之别，属于热证实证，人皆知之，固不待言。属于虚证、寒证则多易忽略，实际于临证中并非罕见，先贤赵养葵谓："少阴之火，直如飞马，逆冲而上，到此咽喉紧锁处，郁结而不得舒，故或肿或痛也。"赵氏所谓少阴之火，乃阴虚内热，盖由肾水不足，相火无制而上炎，其证多表现为口干面赤，痰涎上涌，脉见虚数，可用左归饮或麦味地黄丸之类，滋肾水以制阳光。亦有格阳之喉痹，此为元阳亏损，无根之火上客于咽喉，多因房劳无度，上热下寒，兼见腰膝酸软，倦怠乏力，脉象沉微，或弦滑无力，可用八味肾气丸、镇阴煎，补肾摄纳，引火归原。

病案　程某，男，47 岁，干部。1984 年 8 月 19 日初诊。

咽痛 1 年余，咽峡部有溃疡灶，旧愈新生，不断出现，经年不愈，吞咽及发音皆痛，历经咽喉专科治疗及服中药清咽解毒之剂，皆未收效，来门诊求治。诊其脉浮软无力，两尺尤弱，咽峡部赤烂，舌淡红，口和多涎，身倦，下肢乏力。脉证合参，当属肾元不足，龙火上燔，格阳喉痹证。宜补肾引火归原法。处方：熟地 40g、山萸黄 20g、山药 20g、泽泻 15g、茯苓 15g、牡丹皮 15g、肉桂 7g、附子 7g、牛膝 15g、甘草 10g，水煎，冷服 6 剂，咽痛减轻，咽部溃疡灶周围似见收敛，继服药 10 剂，溃疡面愈合，未见有新的溃疡灶出现，自述为 1 年来罕见之现象，脉象浮而有缓象，口涎减少，继用上方加枸杞子 20g，服药 20 剂，咽未痛，未见有溃疡灶出现，全身有力，脉象左右弦缓，此肾元复、龙火敛之兆，继服 10 剂，诸症皆愈，遂停药。远期观察未见复发。

此案即张介宾所谓之格阳喉痹，其病机为"火不归原"，无根之火客于咽喉。其脉浮而无力，两尺弱，身倦乏力，结合以前服寒凉药无效，因而辨证为虚火上扰之喉痹。张氏谓此证本为伤阴而起，又服苦寒之属，以致寒盛于下而格阳于上，使病情更为加剧，因予八味肾气汤合镇阴煎冷服，以补肾摄纳，引火归原而安。

7. 咳嗽外感内伤辨

咳嗽是临床常见病证，多见于急慢性支气管炎、肺气肿、上呼吸道感染、肺炎等呼吸系统疾病。中医学将其分为外感及内伤两类，外感咳嗽多为六淫邪气外侵所致，内伤咳嗽则由脏腑虚实寒热所致。

（1）外感咳嗽，宣肺祛邪当分清寒热

外感咳嗽多为六淫邪气外袭，肺合皮毛，外邪侵袭，首先犯肺，肺气不宣，清肃失常而致咳嗽上气。外邪有风温、风寒二类，前者宜用辛凉宣肺，后者宜用辛温宣肺。辛凉用桑菊饮或银翘、黄芩，系从银翘散衍化改变剂型而成，疗效颇著，在国内享有一定声誉，但此药对风热外感咳嗽较为适宜，对风寒咳嗽则疗效不佳。风寒咳嗽必以辛温宣肺，如麻黄、杏仁、紫苏等，如三拗汤之类，如兼喘者，麻黄为必用之药，麻黄发表宣肺透邪之功非他药所能及。麻黄辛温虽于风热者不宜，但与石膏合用，石膏剂量加大，则辛温之性又可化为辛凉，对风热咳嗽则有卓效，如麻杏石甘汤治疗上呼吸道感染、肺炎甚效，张琪教授常以此方加川贝、鱼腥草、黄芩、金银花，治疗上呼吸道感染及肺炎，尤以小儿肺炎屡获良效，但石膏之剂量须大于麻黄 10 倍方佳，此方取名加味麻杏石甘汤，其方组成如下：麻黄 10g、杏仁 15g、生石膏 50～100g、鱼腥草 30g、牛蒡子 15g、黄芩 10g、川贝母 10g、金银花 30g、桔梗 10g、甘草 10g。如见舌红少津，为肺阴亏耗，宜于方中加沙参、麦冬、玉竹、生地。石膏为质重之药，似与轻清宣透相悖，吴鞠通谓"表不解者不可与也……"。但张琪教授根据临床经验，认为石膏与麻黄合用，不仅不会遏制邪气外出，反而有解肌透表之功，尤其肺热甚者非此药不能收功，服药后汗出涔涔邪解，发热随之而退，屡屡收效。1994 年曾治 1 例极危重肺结核并发感染，重用石膏 200g，连续用之使病人转危为安，石膏剂量可随病人年龄体质不同而变更。

表寒里饮之咳嗽，痰呈泡沫清稀，甚则气喘不得卧。外有表证，发热恶寒，肢体酸楚，舌白润，脉浮滑等，多见于慢性支气管炎、肺气肿病人复感外邪，小青龙汤解表化饮止咳为最佳首选方药，药后得汗而诸症缓解。前贤张锡纯盛赞此方，张氏用此方独有会心，谓服小青龙汤后喘证复发不巩固者，正气不敛也；立从龙汤，用生龙骨、生牡蛎敛正气，半夏、苏子降气定喘以防复发。

慢性气管炎、肺气肿属痰饮病，小青龙汤治表寒里饮证可获得缓解，如属新感则可以痊愈，如属痰饮宿疾喘证则不易根治，多遇寒即发。张琪教授治疗此类病多用补肾之药以巩固之，肾中元阴元阳为气之根，张景岳有金水六君煎，用熟地、当归与二陈配伍，治肺肾虚寒、水泛为痰之咳嗽喘急，张琪教授根据其意用小青龙汤治疗痰饮喘咳、呕逆、小便不利时，加熟地、肉苁蓉、淫羊藿、枸杞子以助肾中元阴元阳，如恶寒手足逆冷、小便清频，加附子、肉桂常取得良好疗效。但本方用量宜小为适合，若用量大如细辛、干姜、麻黄、桂枝等辛热之品易化热伤阴。张琪教授常用以下剂量加补肾之品，命名加味小青龙汤，麻黄10g、细辛5g、干姜5g、半夏10g、五味子10g、白芍10g、桂枝10g、甘草10g、熟地25g、淫羊藿15g、枸杞子15g、肉苁蓉10g。曾治一男患，孟某，67岁，素有慢性支气管炎，肺气肿。入冬后感冒发作，喉中痰鸣音甚剧，咳嗽气喘不能平卧，发热，曾用青霉素、头孢静脉滴注，发热退，但仍咳嗽，气喘不能平卧，呈端坐呼吸，痰呈泡沫状，听诊两肺中下叶湿啰音，舌润苔白，脉滑。请张琪教授会诊。根据上述脉证诊为肺肾虚寒痰饮证，用加味小青龙汤温寒化饮加补肾摄纳，连服6剂，咳嗽有明显好转，夜间已能平卧，但后半夜仍气喘咳嗽，喉中有痰鸣音，用射干麻黄汤加熟地、山茱萸、淫羊藿、核桃捣碎，水煎服。继服10剂，痰鸣音及两肺啰音均消除而缓解。嘱其继服补肾之药以增强肾气调治，远期追踪2年均未发作，体力增强，从而痊愈。

本方除治疗慢性支气管炎、肺气肿外，亦治肺炎、肺感染等，肺炎及肺感染属热者居多，如痰稠黏不易咳出，痰鸣音甚多，《金匮要略》谓"喉中水鸡声"，舌体胖大少津，可用本方加生石膏等清肺热，温清并用，但生石膏剂量宜大方能取效，张琪教授治疗此类病人，凡遇外寒里饮夹热致肺失宣降之证，用此方必能收效。亦有无内热者，舌润苔滑，咳嗽喘息，喉中痰声辘辘，两肺啰音甚多，用小青龙汤与射干麻黄汤两方化裁，命名加味射干麻黄汤，麻黄10g、射干10g、干姜10g、细辛5g、半夏10g、紫菀15g、款冬花10g、苏子10g、生姜10g、五味子10g、桂枝10g。张琪教授以此方治疗小儿病毒性肺炎见上述证候，辨证属肺脾寒饮者，具有卓效，所以不能一见肺炎即投寒凉清热之剂，曾见不少因过服寒凉之剂而转为脾肺虚寒者，咳嗽气喘、腹胀便溏，由轻转重，甚至转危，极应注意。曾治王某，男，9岁，1994年10月22日初诊。病孩素体肥胖，近日感冒，发热10余日不退，咳嗽，喘憋，经某医院用解热药及头孢热不退，咳嗽气喘加重，痰清稀泡沫状，呼吸痰鸣如水鸡声，两肺听诊有湿啰音，西医诊断为病毒性肺炎。曾用安宫牛黄丸口服、双黄连注射剂静脉滴注，热仍不退，体温38.5℃左右，舌润苔滑，脉数，稍久则指下无力，辨证为外感风寒，痰湿蕴肺，气闭不宣，予加味射干麻黄汤以辛温解表、宣肺化饮。射干10g、麻黄10g、细辛5g、生姜10g、五味子10g、款冬花10g、紫菀10g、半夏10g、桂枝7g、白前5g、甘草5g，水煎，日二次服。服药2剂，汗出热退，体温37.2℃，咳嗽气喘及喉中痰鸣音俱大减，唯舌尖红，口中干，此辛温有化热之象，宜上方加黄芩5g、麦冬10g。继服3剂，体温36.7℃，咳嗽喘息基本消除，喉中尚有少许痰鸣音，继续调治而愈。

张琪教授认为，对病毒性肺炎及肺感染一类疾病，必须分清风寒与风温表证，更应辨识里热或里寒，切忌一遇病毒类疾病即投金银花、连翘、桑叶、芦根、大青叶等所谓抗病毒之药，或安宫牛黄丸辛凉之剂，或黄芩、黄连、石膏清热之药。果系风热肺热，寒药辛凉解表、清热，固当应用。若系风寒闭阻，肺气不宣，滥用安宫牛黄丸、羚羊角、黄芩、黄连、石膏之类，必促使病情加重。此类肺炎临床表现除咳嗽气喘痰声辘辘外，亦有发热恶寒表证，见痰清稀泡沫、面色青、手足凉、腹胀便溏等候，发热为表邪不解所致，并非里热，用加味射干麻黄汤辛温宣肺解表、和胃化痰，药后汗出发热即退，喘咳亦随之而除。

另有咳嗽日久不愈，痰稠，口干咽干，胸闷，食纳不佳，舌尖红苔薄白少津，X 线检查两肺常无所见者，此为外感风寒客于肺中，日久不解，化热伤阴，此时宣肺解表已不能解，清肺止咳亦难收功，乃正虚邪恋，张琪教授常用小柴胡汤加味和解宣透，原方加杏仁、薄荷、紫苏、荆芥以助其宣散之功，再用北沙参、川贝母、知母、麦冬清金润肺，宣不伤正，润不留邪，对由外邪不解、耗伤阴液之咳嗽，多能治愈。处方：柴胡 15g、半夏 15g、黄芩 15g、党参 15g、甘草 10g、荆芥 10g、紫苏 10g、杏仁 15g、薄荷 10g、麦冬 15g、川贝母 15g、沙参 15g、知母 10g、生姜 10g、大枣 3 枚。此病亦常见病程短或新感，只有外邪袭肺，无化热伤阴证候，可不用沙参、麦冬、党参，只用宣肺祛邪即可，若兼喘可加麻黄，泻肺止喘即愈。

（2）内伤咳嗽，补虚应辨识脏腑

《内经》谓："五脏六腑皆令人咳。"内伤咳嗽以脏腑辨证为主，治内伤咳嗽应遵循这一原则，以脏腑辨证为纲，虚实寒热为目，现分列于下。

1）肺咳：张琪教授认为，肺咳有寒热虚实之分，肺虚寒则咳痰清稀，气短乏力，面白畏冷，舌润苔滑，用苓甘五味姜汤加人参，或用甘草干姜汤加五味子、罂粟壳颇效，亦可用《伤寒论》桂枝加厚朴杏子汤。此类咳嗽多见于肺气肿及慢性支气管炎病人，平素痰多气喘，入冬即发作，辨证要点必须无里热证方可用之。

肺热证多为痰热壅肺，临证表现咳嗽声高，痰稠黏或黄，身热面赤，胸满气促，口干苦，舌红苔腻，脉滑数。治以清肺化痰，张琪教授喜用清肺汤。处方：麦冬 15g、天冬 15g、川贝母 15g、知母 15g、黄芩 15g、桑白皮 10g、瓜蒌 20g、清半夏 10g、杏仁 15g、五爪红 10g、生草 10g、枳壳 10g、桔梗 10g。另有清金降气汤治肺热咳嗽，气喘不得卧，身热，痰稠黏，舌红少津，脉滑数者。处方：枇杷叶 15g、葶苈子 20g、桑白皮 15g、杏仁 15g、黄芩 15g、瓜蒌仁 15g、麦冬 15g、川贝母 15g、紫菀 20g、玄参 15g、生地 15g、枳壳 15g、鱼腥草 30g、桔梗 15g、甘草 10g。方中用葶苈子、枳壳、桑白皮、桔梗利气降气，与清肺化痰之药合用，相互协同，其效益彰。1993 年治一吴姓老人，65 岁，患肺部感染，身热，咳嗽痰稠黏不易咳出，气喘不得卧，端坐呼吸，用头孢静脉滴注热退，但咳嗽不得卧不缓解，邀张琪教授会诊，投以清肺化痰降气汤，连服 3 剂，咳喘大减已能平卧，继续调治而愈，可见此方之效。

肺之气阴两虚证，《医宗金鉴》载有人参清肺汤，处方：人参、炙甘草、知母、阿胶、地骨皮、桑白皮、杏仁、罂粟壳、乌梅。方中人参、炙甘草补肺气之虚，知母、阿胶、地骨皮滋肺阴，桑白皮、杏仁利肺气，罂粟壳、乌梅敛肺气，以滋补收敛为主，辅以利肺气，用于肺虚久咳喘息效果甚佳，方名清肺实为补肺，用以治疗肺气肿、慢性支气管炎、支气管扩张咯血、肺结核属肺气阴虚久嗽者皆效。

有属肺阴亏耗咳嗽者，多咳痰黏稠带血，或干咳无痰，手足心热，或潮热盗汗，舌红少津，脉细数或虚数等，治以滋阴润肺法，如百合固金汤类。此型咳嗽多见于肺结核，亦有反复肺感染经用抗炎药可暂愈，旋又复发，此属肺阴虚不胜外邪，必以滋阴润肺，少佐清宣之剂，使正胜邪祛则愈。孙某，45 岁，咳嗽发热，经检查诊为支气管周围感染，用中西药对症治疗一时有效，但反复感染发热不退，体瘦，舌红少津少苔，脉虚数。按肺阴不足、正不胜邪辨证，拟养阴润肺之剂。处方：沙参 20g、麦冬 20g、生地 15g、川贝母 10g、枇杷叶 15g、马兜铃 15g、石斛 5g、太子参 15g、桑叶 15g、菊花 15g、桔梗 10g、金银花 20g、甘草 10g。服 6 剂热退，咳喘亦随之而平，继以养阴益气之剂治之，从而痊愈。

2）肝咳：即肝火犯肺、木火刑金证。主证为气逆呛咳，干咳少痰带血，胁痛咳引加剧，目干赤，面色青，遇怒则加重，舌边赤苔燥，脉弦或弦数，治宜泻肝保肺、清热宁金，多见于肺结核、支气管扩张或感染等病，张琪教授用泻白散加味主之。处方：桑白皮 15g、地骨皮 10g、郁金 10g、柴胡 15g、白芍 15g、瓜蒌 20g、黄芩 10g、降香 10g、麦冬 15g、甘草 10g。如咳血不止加三七 5g，研末与汤药同时服之，如气上逆咳血加生赭石 30g。

1990 年 5 月治一李姓妇女，37 岁，患支气管扩张并发感染，发热咳嗽，咳血量甚多，在某医院住院，经用抗生素治疗发热退，咳嗽减轻，但咳血不止，该医院给予云南白药等止血药无效，邀张琪教授会诊，咳痰稠黏，大量咳血不止，咳则引胁痛、气上逆，随之即咳血，色鲜红，脉弦数，舌尖红苔薄燥。此属肝气郁滞，邪热内蕴，迫血上溢。气不平则血难谧，用上方加生赭石（研末）30g、焦山栀 15g、汉三七粉 10g。分 2 次冲服。服药 3 剂，咳血大减，胁痛气上逆减轻。但仍未平。继用上方不变服之，连服 7 剂，咳嗽大减，咳血止，胁痛气上逆诸症平，继续调治而安。

本案除泻肝保肺清热宁金外，妙在用生赭石以镇肝气之上逆，张琪教授治咳血吐血症，皆喜用理气之药相配伍，气与血相互依存，气不得调畅则血不归经而妄行，此案有胁痛气上冲等候，不难辨识，属肝气郁而不舒，亢逆上冲，因而血不能止，必须肝肺同治，尤以治肝为主，方能收效。方中之降香、郁金、柴胡、白芍皆疏肝利气之品，与清热保肺之品相伍，故能适合木火刑金之病机。

3）脾咳：属痰饮病范畴，其病机为脾虚失运，痰饮内生，上贮于肺，所谓"脾为生痰之源，肺为贮痰之器"。症见咳嗽痰多白色易于咳出，喉中痰声辘辘，脘闷呕恶，晨起较甚，间或纳呆便溏腹胀，舌苔厚腻，脉缓或濡，或有轻度浮肿。张琪教授对此病审其无里热证，喜用张锡纯理饮汤，处方：白术 12g、干姜 15g、桂枝 6g、炙甘草 6g、茯苓 6g、生杭白芍 6g、橘红 4.5g、川厚朴 4.5g。《医学衷中参西录》载此方："治因心肺阳虚，致脾湿不升，胃郁不降，饮食不能运化精微变为饮邪，停于胃口为满闷，溢于膈上为短气，渍满肺窍为喘促，滞腻咽喉为咳吐黏涎，甚或阴霾布满上焦，心肺之阳不能舒畅，转郁而作热，或阴气逼阳外出为身热，迫阳气上浮为耳聋，然必诊其脉，确乎弦迟细弱者，方能投以此汤。"张氏此论甚为精湛，理饮汤系苓桂术甘汤加味而成，组方配伍严谨，疗效甚佳，张琪教授用此方治疗肺气肿、慢性支气管炎等属痰饮病范畴，无里热证者皆有良好疗效。张琪教授认为，应用此方辨证应注意以下几个要点：咳喘短气，胸满；痰涎多而清稀咳吐不爽；头眩耳鸣，烦躁身热；脉象弦迟细弱，或浮大无力，舌苔白滑或厚腻。其中咳喘短气、胸满为主证，烦躁身热则属假热，乃饮邪逼阳气外出之假象，间或有之，当从舌脉辨识，不可误作热证投以寒凉之剂，此证候在痰饮宿疾之肺气肿、肺心病个别病人中常见，但却非主证。

此外有脾湿生痰，日久化热，痰热互结之证；或见于痰饮复感外邪，痰热壅肺。症见喘咳气憋，痰稠黏不易咳出，脉滑，舌苔腻而少津，此为痰热蕴蓄上干于肺，肺失清肃所致，多见于慢性支气管炎、肺气肿感染之证，为常见之症，张琪教授用加味清气化痰汤治之疗效颇佳。处方：胆南星 10g、半夏 15g、橘红 15g、杏仁 10g、枳实 10g、瓜蒌仁 15g、黄芩 10g、茯苓 10g、鱼腥草 20g、麦冬 15g、桑白皮 15g、甘草 10g。此方用二陈加胆南星以化痰；用黄芩、鱼腥草、麦冬、桑白皮以清肺热；另用杏仁、枳实、瓜蒌仁利气，配伍合理，用之气顺热清痰消则诸症可除。

4）心咳：《素问·咳论》谓："心咳之状，咳则心痛，喉中介介如梗状。"病机多属心气不足，心阳衰微，心阳心气虚，血运受阻，咳嗽无力声低，痰出不易，或咯出痰中夹有粉红色血液，气喘憋闷不得卧，胸痛，唇紫发绀，尿少浮肿，脉涩或结代，多见于肺心病心衰，治疗用加味真武汤。处方：附子 15g、茯苓 20g、白术 15g、白芍 15g、生姜 15g、五味子 15g、人参 15g、麦冬 10g、桃仁 15g、红花 10g、丹参 15g、葶苈子 15g。若并发感染，可于上方加鱼腥草、金银花、蒲公英、桑白皮等清热解毒之品，温清并用，正邪兼顾，多能收效。张琪教授治一郝姓男患，67 岁，在某院住院。肺心病心衰，咳嗽气喘不能平卧，端坐呼吸，畏寒肢冷，胸闷气憋，痰清稀无力咳出，尿少，双下肢浮肿，唇紫发绀，舌紫润，脉沉涩时有结象。曾用强心利尿药有小效，但症状缓解不明显，邀张琪教授会诊，辨证为心气与心阳衰微血运受阻，以益气温阳为主，辅以活血之剂，予上方服 6 剂。二诊诸症减轻能平卧，连续用此方调治，经 3 次复诊共服 20 余剂，病情缓解。出院后，又来门诊调治月余而安。

5）肾咳："肺为气之主，肾为气之根"，肾为肺之主，主纳气，与肺共司呼吸，如肾气虚失于摄纳则出现咳而兼喘，以喘为主，痰清稀，咳而遗尿，腰酸膝软，呼多吸少，浅表呼吸，舌淡胖，苔白滑，脉细弱，或浮大空豁，临床观察多见于支气管哮喘、肺心病，治当补肾纳气，用张锡纯之参赭镇气汤加熟地、枸杞子、山茱萸、五味子以补肾摄纳，甚为有效。如属肾气虚，寒饮射肺，肾不纳气，喘息咳嗽，痰清稀，呼吸痰鸣音明显者，张琪教授常用肺肾合治法，上则温肺化饮，下则补肾摄纳，疗效颇著。

1992 年治一 28 岁哮喘病人，患支气管哮喘 3 年余，入冬必发气喘，胸闷气憋，痰声辘辘，腰酸，小便量多，咳剧则遗尿，久治无效来门诊求治，舌滑润，体瘠瘦，脉沉弱。张琪教授用射干麻黄汤与都气丸肺肾合治，服药 10 余剂后，痰鸣音减少，气喘减轻，连续服 70 剂，体力增强，哮喘缓解。1993 年与 1994 年冬季哮喘均未发作，体重增加 5kg，远期疗效巩固。又 1994 年 10 月治一王某男患，11 岁，素有支气管哮喘，稍遇风寒或烟气即发作，发作时喘息不得卧，伴有咳嗽、咳痰，发作重时用氨茶碱类可暂缓解，其后又复发作，而且发作次数逐渐频繁，不能根除。张琪教授以肾虚不纳，无力抵御外邪，肺有寒饮辨证，拟补肾温肺化饮法，用射干麻黄汤温化寒饮、都气丸补肾纳气，二方化裁处方：麻黄 7g、射干 10g、紫菀 15g、款冬花 15g、川贝母 15g、半夏 10g、苏子 10g、桑白皮 10g、熟地 20g、山茱萸 15g、山药 10g、茯苓 15g、牡丹皮 10g、泽泻 10g、枸杞子 15g、女贞子 15g、五味子 10g。连续复诊 4 次，服药 20 余剂，哮喘已控制，自觉全身有力，听诊哮鸣音消失，遂上学，随诊半年未复发。

《素问·咳论》谓："五脏六腑皆令人咳，非独肺也。"实际是对咳嗽的临床不同表现的一种分类方法，体现了脏腑间互相联系的整体现，最后又指出虽然五脏六腑皆令人咳，莫不"聚于胃，关于肺"，是对咳嗽病理机制总的概括。张琪教授临床对内伤咳嗽多按脏腑分类方法辨证，但又不为之所拘泥，总还宜根据临证进退之。

8. 和胃清痰汤治顽咳

临证观察有一部分急慢性支气管炎、肺气肿继发感染者，经用止咳祛痰之中西药及大量抗生素治疗无效。临床表现咳逆上气，痰稠黏不易咳出，胸闷腹满，呕逆纳呆，便秘或大便黏滞不爽，手足蒸热，汗出，舌苔厚腻少津，脉滑有力或右脉独盛，此由胃腑积热、痰浊蕴蓄上扰于肺，肺失清肃所致。治疗宜用泻热和胃、化痰降气之法。"气有余便是火"，热得清泻则胃和痰自消，而见咳止咳，必不能愈。和胃清痰汤处方如下：黄芩 10g、麦冬 15g、瓜蒌 20g、大黄 10g、莱菔子 10g、杏仁 15g、半夏 15g、黄连 10g、紫菀 15g、芦根 25g，水煎，日二次服。

此类咳嗽多见外邪日久化热，或因过食膏粱厚味，酒湿辛辣内蕴，积而化热，痰浊内生。服药后大便通利，往往咳即由重转轻，由轻而愈。肺与大肠相表里，泻大肠则咳止，亦釜底抽薪之法。如 1994 年 12 月遇一 50 岁女患，患肺感染 3 个月余，经用中西药治疗，尤其用头孢发热退，咳嗽减轻，但不久又复发咳嗽，痰稠色黄，胸闷气短，夜不得卧，难以入眠，两肺痰鸣音不消失，大便黏滞不爽，舌苔白中心稍黄。自诉初发病用抗生素有效，复发时再用则效不显。根据以上脉证，辨证属胃腑热炽，肺为邪热所扰，宜用和胃清痰汤加葶苈子 20g。服 6 剂，咳嗽明显减轻，痰清稀易咳出，大便已行，黏秽奇臭，夜能平卧，两肺痰鸣音消失，继服前方调治而愈。此类咳嗽除药物治疗外，尚须注意饮食调养，宜进清淡之品，禁用醇酒厚味，以杜其蕴热生痰之源。

9. 咳喘证治拾零

咳喘为常见病之一，尤以儿童为多，病机多由外邪侵袭，肺失宣降，清肃下行失常所致。肺居五脏之上为华盖，主治节喜清虚不欲窒碍，一旦为外邪所侵，则肺气胀满发为咳喘等证。临床观察此类病证由外邪侵袭致肺热者居多，治宜辛凉宣肺、清热止咳，可随手奏效，方如麻杏石甘汤、桑杏汤之类。但本证亦可由风寒犯肺、肺失宣降，或过用寒凉壅遏肺气，损伤脾胃阳气所致。"脾为生痰之源，肺为贮痰之器"，脾失健运聚湿成痰，湿痰上泛阻碍呼吸，因而形成咳喘。此类病证宜温肺理脾化饮，忌用寒凉。张琪教授常用射干麻黄汤增减以取效。原方见《金匮要略·肺痿肺痈咳嗽上气病脉证并治》曰："咳而上气喉中水鸡声，射干麻黄汤主之。"此方有祛寒化饮，温肺止咳之功，用于寒邪夹饮之咳喘颇效。张琪教授曾见治疗咳喘患儿者不辨寒热投予寒凉之剂，致使轻症转重，重症转危者甚多，仅举病案数例，以资借鉴。

病案 1 赵某，男，11 个月。1970 年 4 月 10 日初诊。

患儿本年 2 月患感冒，继而发热，咳嗽，喘息。经某医院诊断为病毒性肺炎。住院 2 个月余，曾用多种抗生素，无显效。现仍发热，体温 38℃左右，咳嗽，痰多清稀有泡沫，喉中痰鸣如水鸡声，两肺听诊有湿啰音。面色青暗，舌润，大便溏薄，完谷不化，脉数无力，指纹青透气关。此为痰湿内蕴、外感风寒、肺气不宣之证。宜辛温宣肺、化痰理饮之法治疗。处方：射干 5g、麻黄 3.5g、细辛 2.5g、生姜 5g、款冬花 5g、紫菀 5g、五味子 1.5g、清半夏 4g、桂枝 5g、甘草 2.5g，水煎 50ml，分 3 次服。

4月13日二诊 用上方2剂，周身微汗，发热退，体温36.8℃，咳嗽，喘息均减轻，喉中痰鸣亦明显减轻，两肺水泡音较前减少，便溏明显好转，唯舌稍红。为防其化热伤阴，故于宣肺化饮剂中少佐清热之品。处方：柴胡5g、半夏4g、黄芩5g、生姜5g、细辛2.5g、薄荷4g、紫菀5g、麦冬5g、杏仁5g、五味子2.5g、牛蒡子5g、甘草5g。水煎50ml，分2次服。

4月16日三诊 服用前方2剂，咳嗽，喘息，喉中痰鸣音大减，两肺水泡音消失，面色转红润，口唇淡红，指纹已无青紫。舌正红，脉稍有数象。此为外寒解，里饮化，但仍未根除，继续以前方主治。

4月19日四诊 继续服前方2剂后，上述症状基本消失，嘱其停药观察。

5月20日五诊 患儿已恢复健康。

按语：此例病毒性肺炎，据脉证诊为内饮外寒，用射干麻黄汤以发散风寒、温化寒饮。服药2剂，肺气得宣，诸症减轻，唯舌稍红，防止辛温化热，故二诊改用小柴胡汤加减，宣肺化饮，并加入麦冬滋液生津。三诊诸症消失，继续治疗而康复。

本例患儿发于暮春，黑龙江省地处东北边疆，此时余寒未尽。患儿身热面青，喉中痰鸣如水鸡声，大便溏，舌润，痰清稀等，皆肺气不宣，脾湿不运，内饮兼外寒之证，故用辛温解表、宣肺化饮之射干麻黄汤一服而取效。

病案2 刘某，女，9个月。1976年2月25日会诊。

病儿发热喘咳入大庆市某医院治疗，经用抗生素等药，热仍不退。10余天来体温一直在38.5～39.5℃波动。病情无转机，因而转入哈市某医院。住院检查摘要：体温38.6℃，脉搏160次/分，左肺叩诊有浊音。听诊：左肺有湿啰音。实验室检查：白细胞11.0×10^9/L，中性粒细胞0.68，淋巴细胞0.32。胸部X线透视可见右肺下野呈片状阴影。诊断为病毒性肺炎，经用抗生素效果不明显，邀张琪教授会诊。

患儿发热无汗，喘憋膈动，呼吸困难，咯痰不利，喉中痰鸣甚明显，口周围色青，面青唇淡，手脚发凉，腹胀便溏，每日5～6次，指纹青紫透命关，精神委靡，眼不欲睁，时而烦躁，舌白不燥。此属风寒闭阻、内蕴痰湿、肺气不宣之证。宜辛温宣肺、和胃化痰之法以治之。处方：麻黄4g、白前5g、细辛3.5g、生姜2.5g、五味子3.5g、苏子2.5g、射干5g、半夏5g、紫菀2.5g、麦冬5g、甘草3.5g，水煎频服。

2月27日二诊 连服3剂，全身微汗，体温降至37.8℃，口唇及面青已退，面色转润，咳喘大减，吐出痰涎甚多，大便日4～5次，稠黏，脉搏100次/分。精神转佳，有时在床上玩耍，手足转温，能喝稀粥半小碗，舌苔已退。此外邪已透，肺气开，痰湿化，继用前方增减以散余邪。处方：麻黄4g、五味子3.5g、白前5g、细辛2.5g、射干5g、苏子2.5g、半夏5g、橘红5g、沙参5g、麦冬5g、生姜2.5g、甘草2.5g、紫菀5g，水煎，频饮之。

3月1日三诊 继用前方3剂，喘咳已平，体温下降至36.5℃，痰鸣音消失，两肺听诊啰音亦消失，大便每日2～3次。脉滑不数，舌苔已退，于本月2日出院。

按语：本例为病毒性肺炎，发热持续不退，喘咳气憋甚重，一般易作温病，喜用寒凉之剂，如安宫牛黄丸等。但面青唇淡，舌白不燥，手脚凉，腹胀，便溏，指纹青透命关，可知非温热伤肺，乃风寒犯肺，肺气不宣，以致喘憋气促。若误投寒凉，会使邪气壅遏，促使病情恶化，宜辛温宣肺、和胃化痰之法，使外邪解、里饮化，则诸症自愈。

病案 3　宇某，男，1 岁。1975 年 3 月 17 日初诊。

患儿 3 月初以发热喘咳而入某医院儿科病房住院。实验室检查：白细胞 17.0×10⁹/L，中性粒细胞 0.70。X 线胸片：两肺下野可见斑片状阴影，左下侧较重。听诊：两肺可闻及湿啰音，左肺下侧较明显，呼吸音减弱。体温 39.2℃，咳喘，烦躁，呛奶，呕吐，咽部痰鸣。诊断为支气管肺炎。先用青霉素、链霉素效果不明显，后做抗生素敏感试验，以卡那霉素治疗后，体温下降到 37.2～37.5℃，咳嗽、喘憋等症皆减轻。但 1 周后又反复，体温虽未上升，咳嗽、喘又加重，两肺下野啰音不减，再用卡那霉素无效。动员出院，请中医治疗。曾用安宫牛黄丸等皆无效。

3 月 17 日经张琪教授初诊。咳嗽、喘、气憋、痰稀薄，喉部痰鸣音甚重，流鼻水，手脚阵热，颈部以上有汗，全身无汗，大便色绿、每日 2 次，体温 37.5℃。听诊：两肺下野有湿啰音，左下侧较重。舌滑白苔，口唇润，指纹青透气关，脉数无力。属外寒里饮、肺气不宣之证。宜辛温解表、温化痰饮之法。处方：麻黄 3g、射干 4g、紫菀 5g、款冬花 5g、半夏 3.5g、细辛 2.5g、五味子 2.5g、前胡 4g、牛蒡子 5g、桔梗 5g、生姜 1 片，水煎，频饮之。

3 月 20 日二诊　用前方 2 剂后，全身微汗，咳嗽、喘憋大减，已不流鼻水，喉部痰鸣音明显减轻，体温 37.1℃。听诊：两肺下野湿啰音减少。不愿吮乳，大便正常。舌润有薄苔，脉数无力。此表邪解，寒饮化，但胃稍热，以致纳呆腹胀，继宜前方稍加清胃利气之剂。处方：麻黄 3g、射干 5g、半夏 5g、紫菀 5g、款冬花 5g、五味子 2.5g、前胡 5g、桔梗 5g、细辛 2.5g、牛蒡子 5g、麦冬 5g、川贝母 5g、生姜 1 片，水煎，频饮之。

3 月 25 日三诊　服上方 2 剂，咳嗽大减，已不喘憋，喉中痰鸣音极轻微，全身仍有微汗，吮乳好转，腹已不胀，舌苔薄稍干。听诊：肺左下野啰音明显减少，颊部有少许水痘，指纹转红。体温 37.4℃，身有微汗，脉数。此表邪解，寒饮已化，前症大好，但颊部出少许水疱，体温不下，为邪热内蕴欲出水痘之兆，宜辛凉宣化除饮中兼清热解毒之法。处方：桑叶 5g、杏仁 5g、桔梗 5g、前胡 5g、川贝母 5g、麦冬 5g、半夏 5g、紫菀 7.5g、牛蒡子 5g、金银花 10g、橘红 5g、甘草 2.5g，水煎，频饮之。

4 月 5 日四诊　用前方 2 剂，发热已退，体温 36.5℃，水痘已愈，咳喘已基本消除。听诊：两肺啰音消失。患儿精神恢复，吮奶正常，病已痊愈。

按语：本案从舌润和痰稀，喉中痰鸣，鼻流清水等辨证属于表邪不解，寒饮射肺，宜予射干麻黄汤以解表宣肺、温化寒饮，连用 4 剂，表证解，里饮化，但周身微热不退，舌少干，颊部有少许水疱，为毒热内蕴欲出水痘之兆，改用辛凉宣化、清热解毒之法而愈。

此外尚有咳喘长时间不愈，咽干口燥，身热不解，听诊水泡音满布，甚至经年累月反复感冒，迁延不愈，用大量抗生素罔效。此属肺阴亏耗，正虚邪恋，多见舌红绛少津，脉数；宜滋阴润肺扶正治疗则诸症自除，水泡音亦随之消失，切忌用苦寒化燥伤阴之剂。如治一李姓病人，60 岁，反复感冒半年余迁延不愈，听诊两肺上野水泡音甚多，经胸透两肺上野炎症不吸收，曾用大剂量抗生素无寸效，求治于张琪教授，见其舌光红、无苔、脉滑而带数象，此属肺阴不足失其清肃下行之常，宜滋阴润肺之剂，予沙参麦门冬汤加减治疗。服药 6 剂咳喘大减，舌微见薄苔，听诊水泡音消失大半，乃肺阴渐复之佳兆，继宜前方连服 5 剂，诸症悉除，水泡音亦随之消失，从此而愈。

病案 4　王某，16 岁。

发热咳喘 3 个月，迁延不愈，咳痰色黄带血。经 X 线胸透右肺下叶片状阴影，诊断为大叶肺炎，并支气管扩张，经用抗生素及止血剂效不显，来我院门诊，诊察所见体瘦神疲纳减，胸痛咳痰带血，有时大口咯血、色鲜红，舌光红，薄苔少津，脉弦略数，此属燥热伤肺、肝火亢盛、木火刑金、灼伤血络之证，宜清肺润燥平肝凉血法。处方：生地 20g、麦冬 20g、沙参 20g、玄参 15g、白茅根 50g、百合 20g、藕节 20g、桔梗 15g、甘草 10g、郁金 15g，水煎服。

用上方 7 剂，血止痰减胸舒，精神转佳，再以肃肺平肝化痰宁络之剂，前方加瓜蒌 15g、芦根 50g、枇杷叶 15g。血止痰消诸症向愈。《医门法律》有清燥救肺汤，治诸气膹郁，诸痿喘呕。喻昌谓："诸气膹郁之属于肺者，属于肺之燥也。而古今治气郁之方，用辛香行气绝无一方治肺之燥者。"清肺润燥，肺气得肃则气自下行，诸气膹郁自可解除。此喻氏之创见。张琪教授从实践中体会：凡肺感染日久不愈，多属肺阴亏耗，正气不足，此时无论中药清热解毒，西药之抗生素皆不能收效，或收效甚微；原因只着眼于除邪而忽视扶正之故耳。治疗此症，喻氏之清燥救肺汤，吴氏之沙参麦门冬汤皆可选用。

病案 5　徐某，男，13 个月。1977 年 8 月 10 日会诊。

患儿在哈市某医院住院，发热 2 个月时起时伏，经用抗生素（如红霉素等）热虽一时下降，但不久又上升，体温一直稽留在 38.2~39.4℃，咳喘甚剧，听诊双侧肺上野细小水泡音甚多，心率 140 次/分，血常规示白细胞 13.2×10^9/L，中性粒细胞 0.48，淋巴细胞 0.60，诊断为病毒性肺炎。中医诊察：发热喘满膈动，咳嗽气促，烦躁不安，唇焦齿燥，手脚灼热，口渴，舌绛少津，大便干，小便黄，脉疾如釜沸，形体消瘦已极，目紧闭，奄奄一息，势甚危笃。综合脉证分析，此系发热日久肺阴亏耗。肺主气，气阴二虚不能宣化，痰热壅结失其清肃下行之顺，于是以上诸症丛生，然病势垂危，阴竭防厥脱出现，急当益气滋阴，润肺化痰以资挽救。处方：红参 15g、麦冬 10g、五味子 2.5g、玉竹 5g、沙参 10g、川贝母 10g、橘红 5g、桑叶 5g、甘草 2.5g、瓜蒌 5g，水煎，频频饮之。

8 月 13 日二诊　服药 1 剂热稍减，体温 38℃，咳喘稍轻；继服 2 剂，体温 37.4℃，咳喘气憋俱大减，已不烦躁，能吮乳，精神转佳，脉数已减，心率 100 次/分，舌红有津，听诊：水泡音减少，继以前方增减图之，连服 4 剂喘咳基本消失，体温 36.5℃，心率 90 次/分，白细胞 9.0×10^9/L，中性粒细胞 0.55，淋巴细胞 0.44，停药观察 1 周，痊愈出院。

按语： 本案为重症病毒性肺炎，迁延日久，液耗气脱，抗生素未能奏效，用生脉饮合沙参麦门冬汤益气滋阴润肺，连服 4 剂即使患儿化险为夷。沙参麦门冬汤见《温病条辨》，原方沙参、玉竹、生甘草、冬桑叶、麦冬、生扁豆、天花粉，治"燥伤肺胃阴分，或热或咳者"，与此案证合拍故用之而效。张琪教授治肺感染甚多，凡经中医治疗绝大多数是用过抗生素无效者，此案为重症之例，亦有轻者症状不明显，唯听诊肺部水泡音不消失，见舌红脉滑，按肺阴不足施治亦同样有效。于此可见必须掌握中医辨证论治，且不可一见感染不分寒热、不辨虚实即投清热解毒之剂，致使轻者重，重者危，可不慎哉。

10. 喘证治疗一得

喘证分虚实两类，虚则属于肾，实则属于肺，或因风寒外袭，或因痰热内壅，或因水饮蕴蓄，自有方书可查，只要辨证准确，治疗多能获效。张琪教授临床观察此病多见肺实肾虚，虚实夹杂证候，治疗颇为棘手，必须肺肾虚实兼顾方能取效。如属风寒之邪袭肺，肺气不宣，肾气虚不纳，上实下虚而喘，宜用麻黄、细辛、款冬花与熟地、山茱萸、枸杞子、女贞子、五味子配伍合用；兼肺热者加黄芩、沙参、桑皮、鱼腥草等，或麻杏石甘汤与都气丸合用亦可。亦有肺阳虚寒饮不化，肾阳虚腰酸痛、尿频、下肢肿者，常用小青龙汤与八味肾气丸温肾助阳取效甚佳。1992年治一青年，哮喘每至冬季即加重，一连3年经中西药治疗均无显效，发作时喘息抬肩、面目虚浮、畏寒肢冷、小便频、舌白苔、脉沉弱，用八味地黄汤，温肾助阳纳气，合麻黄、细辛、干姜、五味子、款冬花、紫菀、苏子宣肺化饮止咳，上下兼顾，连服70余剂，全身有力，已无畏寒诸症，基本不喘，偶有过劳，仍小有发作，后按此方配制丸药嘱其坚持久服。1993年冬季仅发作1次甚轻，1994年入冬至春季未发作1次，身体健壮，体重增加4kg，竟获康复。

特别值得提出的是，有属痰热壅肺、肺气不宣、肾阳虚、不纳气作喘者，此类喘证辨证难度较大，虚实寒热夹杂，相互影响。辨证中当注意痰热壅肺多表现喘息、口干舌燥、痰稠黏不易咯出、舌尖赤苔白少津、脉虚数等。肾阳虚则表现腰酸畏寒、下肢软无力、小便频或大便不实，男子多阴囊湿冷，妇女多白带清稀、少腹寒凉、月经愆期等，但往往不能典型俱备，抓住主证即可。治疗宜清宣肺热、化痰利气，如黄芩、杏仁、麦冬、瓜蒌仁、紫菀、芦根、枳壳、桔梗等，亦可加入少量麻黄以助宣肺之力，热盛者加入石膏、鱼腥草、桑白皮等，温肾阳可用肉苁蓉、补骨脂、淫羊藿、核桃仁、鹿角胶等，肉桂、附子宜用小量，避免大辛大热劫伤肺阴，张琪教授用上法治疗肺气肿兼感染喘息不能卧甚效，大便秘、舌苔黄厚，宜加入大黄以通腑泻热。

11. 肺燥证治

病案 刘某，女，53岁，编辑。1997年3月25日初诊。

发病半年余，初起以胸闷气短发病，两肺有干啰音，西医诊断肺感染，用环丙沙星及头孢类抗生素治疗，症状无明显好转，时轻时重，反复不愈。来诊时气喘，胸腔干涩，满闷，气憋，仍有干啰音，舌苔白少津，脉象数有力，诊断为肺燥，以清肺润燥之法治疗。处方：沙参20g、麦冬15g、生地15g、芦根30g、玄参15g、五味子15g、枳壳15g、苏子15g、枇杷叶15g、生石膏50g、杏仁15g、甘草15g，水煎，日二次服。

4月1日二诊 服上方7剂，气喘大减，胸部干涩好转，满闷亦明显减轻，胸觉舒畅，自述为半年来未有之象。鼻干有疖肿，仍时有气喘，呼吸喉中有轻微哮鸣音，舌苔转薄，脉滑。继以清肺润燥之法治疗。处方：桑叶15g、沙参20g、枇杷叶15g、生石膏50g、麦冬20g、杏仁15g、甘草15g、玄参20g、生地15g、桔梗15g、川贝母15g、天花粉15g、苏子15g、枳壳15g、芦根30g，水煎，日二次服。

4月10日三诊 服上方7剂，胸满及气喘俱除，仍喉干稍有干咳，继以上方化裁。麦冬15g、知母15g、川贝母15g、沙参20g、玄参15g、杏仁15g、桑叶15g、菊花15g、天花粉 15g、牛蒡子 15g、生石膏 50g、芦根 30g、枳壳 15g、生地 15g、甘草 15g，水煎，日二次服。

4月17日四诊　服药诸症俱除，听诊啰音消失，脉稍有缓象，舌红薄苔，继以上方调治，以善后。

按语： 本案西医诊断为肺感染，经西药治疗未效，迁延半年余不愈，不能正常工作，亦曾用过清热解毒之中药亦无效。病人以胸中干涩、气喘为主证，脉数有力，舌白少津，喻嘉言谓《内经》"诸气膹郁之属于肺者，属于肺之燥也"，病者胸满气喘，舌干脉数当属肺燥一证，因仿清燥救肺汤之意，清肺润燥治疗而愈。

（三）心系病证

1. 心病辨治要法

心在生理上为君主之官，主血脉而藏神，为五脏六腑之主，开窍于舌，其华在面。血液的运行有赖于心气的推动，神气的旺盛又以心血为物质基础。属心的病证主要表现为血行及神志的异常，涉及范围较广。以下主要介绍张琪教授对冠状动脉粥样硬化性心脏病（简称冠心病）、病毒性心肌炎、心律失常等，临床以胸痹、心痛、心悸、怔忡为主要表现的心系疾病的辨证治疗经验。

张琪教授认为，胸痹、心痛、心悸、怔忡等病证的辨证，大体可分为虚实两类。虚指心之气血阴阳不足，实则多指气滞、血瘀、痰浊等为患，然虚实之间亦常兼夹互见，病机复杂，其治法宜随机应变。

（1）虚证辨治当分气血阴阳

1）气虚证：气为一身之主，《灵枢·邪客》谓："宗气积于胸中，出于喉咙，以贯心脉而行呼吸焉。"说明宗气积于胸中，有走息道、司呼吸、贯心脉、行血气的功能。心肺居于胸中，宗气为心、肺之源泉，由于宗气贯心脉，心血才能运行不息，所谓气为血帅，气行则血行。反之如气虚无力推动血液运行，则可形成胸痹心痛。张琪教授经验：气虚为主的胸痹心痛在临证中颇不罕见，其主要证候为气短乏力，怔忡自汗，胸闷或疼痛（此痛多为隐痛，活动后则加重），舌淡，脉象虚或沉弱等体征。治疗用人参、黄芪，以补气为主，自拟益气活血汤。处方：人参 15～20g、黄芪 30g、甘草 15g、川芎 15g、当归 15g、茯苓 15g、麦冬 15g、五味子 15g、石菖蒲 15g、远志 15g、丹参 15g、桂枝 10g、三七末（分二次冲服）10g。

方用人参、黄芪益气为主；川芎、当归、丹参养血行血；五味子、麦冬与人参为生脉饮，补益心气养阴；桂枝与甘草合用助心阳，补益心气心阴，养心阳，使阴阳相济；茯苓、石菖蒲、远志养心宁神；三七具有活血之效，合丹参、川芎行血通络与补气养心之药配伍，可奏补中有通，补而勿壅之功效。此方治冠心病心绞痛以气虚为主者具良效，张琪教授屡用以收功。所治病例简介如下。

病案1　田某，男，55岁，退休。2001年3月初诊。

患冠心病心绞痛2年，病人自述不能活动，上楼即心绞痛发作，卧床休息发作轻，来门诊求治，心电图示供血不全明显，病人气短乏力，胸憋闷痛，活动则心绞痛发作频繁，曾用多种西药治疗无效，用中药活血化瘀之剂亦未见效，诊其脉沉弱，舌淡，结合证脉分析，此属宗气虚无力推动心血运行，而胸痹心痛，投以此方，初服 7 剂，胸憋闷痛短气明显减轻，经服此方 20 剂后，病人来门诊喜形于色，自述从服此方 10 剂后，心绞痛未发作，短气大减，全身有力，精神改观，复查心电图，供血不全亦有改善，嘱其再服若干剂以巩固疗效。后此人回山东未能远期观察。

病案 2　徐某，男，57 岁。1999 年 12 月初诊。

病人经某医院诊断"冠心病心绞痛"，曾用中西药治疗不效，经介绍求治于张琪教授，见其面色青暗，胸闷痛而气短，发作频繁，心悸怔忡，活动则增重，舌淡，边缘稍紫，脉象沉弱。综合证脉辨证当属气虚血虚，血脉不充，心失所养而痛，治疗投以本方，连服 30 余剂，全身有力，胸痛气短心悸等症均除，脉象亦有力。

2001 年 5 月复诊：自述从服此方后心绞痛一直未发作，心电图检查已基本正常而愈。

2）气阴两虚证：心气虚，心阴不足，气阴两虚，一方无力推动营血之运行，一方又不能达到营养濡润功能，因而产生胸痹心痛、心悸、心烦肢麻等症。叶天士谓"营血不足，症见胸隐时痛时止，不饥，脉弦，治宜养营和胃"，又谓"风火内燃，营阴受劫，症见心痛彻背，胸胁皆胀，牙宣，遗精色苍，脉小数，治宜柔解息风缓急，用生地阿胶方（生地、阿胶、牡蛎、玄参、丹参、白芍、小麦）"。叶氏所谓之热炽伤阴之胸痛，临床所见甚多，除冠心病外，尤多见于心肌炎一类病。辨证特点：胸闷痛，气憋，心烦，手足心热，心悸烦热，口干，舌红少苔或暗红有薄苔，脉象细数或弦数，张琪教授治疗用自拟方，益气滋阴饮。处方：西洋参 15g、麦冬 15g、五味子 15g、生地 20g、玄参 15g、牡丹皮 15g、玉竹 20g、川楝子 10g、丹参 15g。

方中西洋参、五味子、麦冬、生地、玄参、玉竹益气滋阴，丹参、牡丹皮、川楝子行气活血通络，使其补中有通，以补为主，以通为辅，以达相辅相成之效。

病案 3　宋某，女，11 岁。2001 年 5 月初诊。

病人经某医院确诊"病毒性心肌炎"，据其母述此女因感冒发热后出现心律不齐，短气胸痛，疲倦不堪，经各大医院治疗无效，又服中药补剂皆无效，来门诊求治。见其舌红，脉细数，五心烦热，短气心悸，辨证此属热邪伤营耗气，宜益气滋阴养营通络。处方：生地 10g、西洋参 10g、麦冬 10g、五味子 10g、玉竹 10g、玄参 10g、牡丹皮 10g、白芍 10g、甘草 10g、川楝子 5g、葛根 5g，水煎，日二次服。

服此方后，胸痛，五心烦热俱减轻，继以此方增减调治，服药 30 剂而愈。

3）阴阳两虚证：心阳不振，鼓动无力，心阴亏虚，濡润营养失职，形成阴阳两虚证，表现为气短心悸，自汗，精神委靡，口干不欲饮，脉弱或结代，多见于冠心病、心肌炎、心律失常等。治疗当振奋心阳，滋养心阴，阴阳互助为治则，代表方剂为炙甘草汤。该方以炙甘草为主，调中益气；人参、桂枝、生姜、清酒益气助心阳以通脉络；生地、麦冬、阿胶滋养心之阴液，阴阳互根，"阳无阴则无以生，阴无阳则无以化"，故温助心阳与滋养心阴相伍，且桂枝、姜、枣调和营卫，清酒通利脉道，配伍精当，用方得法，多奏佳效。张琪教授用此方治疗心肌炎、冠心病、心律失常，或加玉竹、丹参助滋阴活血通络之力，审其气虚者加黄芪，如其阴虚较明显者，重用生地、麦冬、阿胶，加玄参、玉竹等，如阳虚较著者，重用桂枝、生姜，有时也稍加黑附子以温肾助心阳，多能取得良好疗效，拟用炙甘草汤。处方：炙甘草 20g、生地 15g、西洋参 15g、桂枝 10g、干姜 10g、麦冬 15g、阿胶 15g、麻仁 10g、丹参 15g、大枣 5 枚，清酒煎，日二次服。

病案 4　倪某，男，53 岁，干部。1997 年 5 月 15 日初诊。

病人在林业系统担当某刊物编辑工作，自述因工作过劳昼夜不得休息，遂之气短、心悸怔忡，经某医院检查，心动超声及心电系统检查诊为冠心病、心房颤动、阵发性心动过速（心率 140～150 次/分），经治无显效来中医就诊，心悸怔忡不已，气短，手足凉，畏寒，舌质淡红，苔白，脉象促结代俱见，辨证此属心阴阳俱虚证，宜炙甘草汤化裁治疗。处方：炙甘草 25g、红参 15g、生地 20g、麦冬 15g、五味子 15g、桂枝 15g、干姜 10g、阿胶 15g、玉竹 20g、龟板 20g、丹参 15g、大枣 5 枚，水煎，日二次服。

6 月 2 日二诊　服上方 14 剂，心动过速大减，心率为 110～120 次/分，心房颤动次数亦减，近 1 周内发生 1 次，且发作亦减轻，脉象尚见结代，但亦少，舌仍红，手足转温，继以上方调治，病人亦要求原方不动。

7 月 3 日三诊　又服上方 21 剂，病人自感全身有力，心悸气短亦除，心房颤动两周未出现，脉象未见结代，较前有力，因天气正热，病人要求以此方配制丸药长期服用以巩固疗效，后经追踪此病人一直未复发，照常工作，嘱其避免过劳。

按语：此病人心率快、舌红、心悸一系列心阴虚证，手足厥，畏寒，属心阴阳两虚，心阴虚较甚，阳虚较轻，故而加重滋补心阴和肾阴，如玉竹、龟板、五味子等，方中之红参补心气，炙甘草与桂枝合伍为桂枝甘草汤扶心阳，方用补气扶阳与滋阴相伍，阴阳互补，又加丹参以行血，以期达到补而勿壅之效果，原方用清酒，张琪教授用此方未用酒，因心动过速，酒尤能助心阳加速心率，故未用之。

（2）虚实夹杂证，辨治当审度证候虚实通补兼施

1）气虚血瘀证：益气养心汤适用于以气虚为主，无明显血瘀证者，如辨证气虚血瘀明显则前方不尽适宜。由于气血相互倚依，气旺则血行，气虚则血滞，《灵枢·刺节真邪》谓："宗气不下，脉中之血，凝而留止。"喻昌谓："人身五脏六腑，大经小络，昼夜循环不息，必赖胸中大气，斡旋其间。"故凡气虚日久，必影响血之运行，致气血不畅，酿成气虚血瘀。张琪教授诊治有关心脏病，认为多由气虚血运阻滞所致，因而治疗此类心脏病及心律不齐等，用补气活血法治疗有较好疗效，拟用益气活血汤。处方：黄芪 30g、红参 15g、麦冬 15g、五味子 15g、赤芍 15g、红花 15g、丹参 20g、柴胡 15g、川芎 15g、生地 20g、桃仁 15g、枳壳 15g、桔梗 15g、当归 15g、甘草 15g。

黄芪、红参、麦冬与五味子为益心气、滋阴首选药，血府逐瘀汤加丹参为治疗血脉痹阻有效之方剂。心主血脉，赖大气斡旋，气虚而无力统帅血之运行，因而形成气虚血瘀同病，治疗一面需补气之虚，一面又需活血化瘀，故二者合用以达气旺血通、气行血活之效。

病案 5　谷某，女，68 岁。2001 年 5 月 3 日初诊。

素有陈旧性心肌梗死，一向病情稳定，近因过劳，阵发性心前区痛，气短心悸，全身无力，曾用治疗冠心病多种药，有小效，病人恐惧心肌梗死再发，来中医就诊，脉象虚数，

舌质紫干少津，辨证为气阴两虚、血脉瘀滞，宜益气养阴、活血通络为法。处方：红参 15g、黄芪 30g、麦冬 20g、五味子 15g、丹参 20g、赤芍 15g、红花 10g、柴胡 15g、川芎 15g、生地 20g、桃仁 15g、枳壳 15g、桔梗 15g、当归 15g、甘草 10g，水煎，日二次服。

经 3 次复诊，服药 21 剂，气短心悸明显好转，心绞痛亦未发作，精神体力均较前大好，心电图示病情稳定。张琪教授经验：有关气虚血瘀之冠心病治疗较多，用此方大多有效，纯用活血药初服有效，久则不仅无效，反而气短乏力加剧，所见甚多，极应注意。

2）气阴虚血瘀证：气虚、阴虚、血瘀涉及心、肺、肾三脏，肺主气，肾纳气，心与肾相互制约，气阴亏耗日久，穷必及肾，阴亏阳浮，坎离失调，则心悸怔忡，心动过速兼夹血行瘀阻，经脉不得流畅，于是心房颤动、心律失常等不断出现，但属于阴虚阳气浮越者，则心动过速；属于阳虚阴盛者，则心动过缓，治疗当别阴阳，庶可无误。气阴虚血瘀，临床表现：胸痛气短乏力，腰痛，头晕耳鸣，五心烦热，心悸怔忡，舌红少津，脉虚数，治以益气活血、滋补肾阴之法，拟用益气活血滋阴合剂。处方：黄芪 30g、太子参 20g、麦冬 20g、五味子 15g、生地 20g、当归 15g、川芎 15g、丹参 20g、红花 15g、柴胡 15g、赤芍 15g、桃仁 15g、枳壳 15g、女贞子 20g、玉竹 15g、龟板 20g、枸杞子 20g、甘草 15g。

病案6 王某，男，65 岁，退休干部。2001 年 4 月 1 日初诊。

病人心悸怔忡气短，频发室性早搏三联律、二联律，心动过速最快每分钟 160 次，经某医院诊断甲亢性心脏病、心动过速、心律失常，曾用抗心律失常药物及倍他乐克，心率稍减，达 120 次/分，但频发早搏不减，求治于中医。病人面容憔悴，精神不振，疲惫不堪，入夜则心悸动不宁，夜难入睡，舌薄苔，边缘紫，脉象虚数，证脉分析，此属心气虚阴虚夹有血瘀之候，以益心气养阴活血法。处方：黄芪 50g、党参 20g、麦冬 20g、五味子 15g、生地 20g、桃仁 15g、红花 15g、枸杞子 20g、当归 20g、枳壳 15g、川芎 15g、柴胡 15g、丹参 20g、夏枯草 30g、玉竹 20g、首乌 20g、甘草 15g，水煎，日二次服。

4 月 17 日二诊　服上方 15 剂，心率稍慢，每分钟 100～110 次，早搏大减，脉未见促代间歇，全身较前稍有力，心律不齐亦减轻，但仍全身疲倦，体力不支，腰酸腿软无力，手足心热，此属肾阴亏耗，继以上方加滋补肾阴之品。处方：黄芪 50g、党参 20g、麦冬 20g、五味子 15g、川芎 15g、丹参 20g、红花 20g、柴胡 20g、赤芍 15g、当归 20g、生地 20g、桃仁 15g、枳壳 15g、枸杞子 20g、女贞子 20g、首乌 20g、玉竹 20g、龟板 20g，水煎，日二次服。

6 月 5 日三诊　服上方 30 剂，心率 80 次/分左右，早搏未出现，自感全身有力，腰膝酸软减轻，怔忡已除，经检查 T$_3$、T$_4$ 已恢复正常而愈，嘱继服此方若干剂以巩固疗效。

按语：本案西医诊断为甲亢性心脏病，出现心动过速，频发早搏三联律、二联律，心率可达 160 次/分，经用倍他乐克心率下降至 120 次/分，但早搏不减，夜不能寐，病人十分痛苦，面容憔悴，表情淡漠，呈现气短不能续，心悸怔忡，舌质紫，苔白，脉象虚数，病人以心律不齐威胁最大，通过辨证与辨病结合，属气阴两虚夹有血瘀。第一方以益气活血法治疗，经过服药 15 剂，早搏明显减少，只是阵发，心率亦稍缓，全身稍有力，夜能入睡。二诊考虑脉象虚数，气阴两亏，气之根在肾，阴虚阳无所附，故心悸动，脉虚数，加入枸杞、女贞子、玉竹、龟板以补肾阴摄纳。6 月 5 日三诊服后方 30 剂，早搏完全消失，心动过速明显减慢，且血清 T$_3$、T$_4$ 亦恢复正常水平，组方从益气阴、补肾摄纳、活血化瘀三方面治疗取得良好疗效。重用黄芪治疗甲亢之属于气虚者甚效，本例病人用后，不仅症状好转，T_3、T_4亦随之恢复正常，可见中医辨证论治之特色。

3）气虚阳虚血瘀证：肺为气之主，肾为气之根，心主血脉，心与肺气血相互依存，心病一方面与气虚血瘀有关，又与肾阳势微，元气不能上达有关，临床表现心悸，胸憋闷或胸痛，气短不能续，动则气乏声嘶，懒言神倦，口唇发绀，腰背酸痛，耳鸣，头昏眩，小便频，尿有余沥，舌淡，质紫暗，脉沉迟微弱，治疗以补气活血，又须温补肾阳以纳气归原，拟有益气温阳活血合剂。处方：红参15g、黄芪25g、川芎15g、丹参15g、当归15g、桃仁15g、红花15g、枳壳10g、柴胡10g、肉桂15g、附子10g、生姜10g、麦冬15g、五味子15g，水煎，日二次服。

病案7　申某，女，63岁，某大学教授。1997年10月1日初诊。

病人在沈阳某大学任教，1年前患冠心病、三度房室传导阻滞，经当地医院安起搏器一直维持良好，近2个月因家务事繁冗加之工作过劳，出现心律不齐而频发室性早搏及心房颤动，并曾发生晕厥2次，经当地中西药治疗无显效，由其子陪同乘车来哈到张琪教授门诊就诊。现症头昏眩，心悸短气，心前区憋闷，诊其舌质紫暗苔白滑，脉象迟而涩，血压90/55mmHg，辨证为心气虚，肾阳虚不能上达，血运受阻，治疗以补益心气，温肾阳活血法。处方：红参15g、黄芪25g、川芎15g、丹参20g、当归20g、桃仁15g、红花15g、枳壳15g、柴胡15g、赤芍15g、附子10g、桂枝15g、干姜15g、麦冬15g、五味子15g、甘草15g，水煎，日二次服。

11月3日二诊　服上方20剂，头晕大减，心悸短气均明显减轻，自感全身有力，自从用中药后，仅发生心房颤动2次，时间甚短即逝，早搏完全消失，亦未出现晕厥，能坚持上班工作。近日因稍过劳下肢有轻度浮肿，故由沈阳来哈复诊，诊其脉象缓，无结代，舌质仍稍紫，前方黄芪改为30g、附子15g，另加泽泻15g、猪苓15g。

1998年5月10日来电话述其连续用上方30剂，头晕心悸短气均大好，体力较前增强，精神大好，仍继续留校工作，来信不断称赞中药之效。

按语：此病人三度房室传导阻滞，经当地医院以起搏器代用，一切情况良好，因家务及工作过劳出现心律不齐（缓慢型），频发室性早搏及心房颤动，并出现2次晕厥（阿-斯综合征），经中西药治疗效不显，来哈就诊，据脉证分析为心气虚、肾阳势微、血运阻滞，以补益心肺气之红参、黄芪，温肾阳之附子、桂枝，活血之川芎、丹参、当归、红花等治疗，以柴胡、枳壳疏郁行气，使气行血行，佐以五味子、麦冬以滋敛阴液，防助阳伤阴，经治疗有明显疗效，获得缓解。

以上两案，皆心律不齐，频发早搏，前案为心动过速，脉象虚数，舌紫而苔干，属肾阴亏耗，阳气浮越，故以益气滋补肾阴，辅以活血；后案脉迟结涩，舌紫苔白滑，乃属肾阳虚不能上达，故用益气温肾阳，辅以活血，益气活血相同，滋阴温阳则异，体现同病异治之特色。

4）气虚胸阳痹证：胸中为阳气所司，心居胸中，胸阳即心阳，若阳气充沛，喻昌所谓"离照当空"，阴邪得阳气之施化，则水津四布，灌溉于周身，气血运行调达无阻，若阳气不振，则痰湿留滞，影响气血之运行，心之脉络瘀阻，因而产生冠心病一系列症状。主证为胸前痛，或连后背，短气，舌体胖嫩，苔白腻，脉象沉滑或短促，宜益气通阳宣痹法，拟用加味瓜蒌薤白汤。处方：瓜蒌 20g、薤白 20g、桂枝 15g、半夏 15g、郁金 10g、茯苓 15g、人参 15g。

本方以瓜蒌、薤白二药为主，瓜蒌开胸涤痰，薤白辛温散胸膈结气，二药具有开胸宣痹通阳作用；半夏、茯苓化痰；桂枝辛温，温通和营；郁金开郁理气。然本病之根源为心气不足，故加人参以补气，通补兼施，使痹开阳气通，心气振则诸病自除。

临床观察冠心病此证型较多见，本方疗效显著，伴随胸痹心痛症状缓解，部分病例心电图亦随之明显改善。人参，《本草纲目》谓其有补气宁神、养心益智等作用。据张琪教授经验，此证型有时用瓜蒌薤白汤疼痛不能控制，加用人参后，疼痛即缓解。冠心病以心虚为本，人参补气养心，为治本之药，尤与黄芪合用其效更佳。

病案 8　王某，女，54 岁，助产士。1999 年 5 月 15 日初诊。

素患冠心病，经用西药治疗病情稳定，近来因家中不如意事而发作，胸闷气憋，心绞痛发作频繁，夜间加剧，不能入睡，全身衰弱，气短，心电图 V$_5$ 导联 ST 段下移，Ⅱ、Ⅲ 导联 T 波倒置，曾用诸多西药，如注射用环磷腺苷等均无明显效果。中医就诊，舌象边缘紫，苔白腻，脉象沉短促，辨证为心气虚，心阳不振，痰湿痹阻，宜加味瓜蒌薤白汤治之。处方：人参 15g、黄芪 30g、瓜蒌 20g、薤白 20g、半夏 15g、桂枝 15g、石菖蒲 15g、郁金 10g、茯苓 15g、五味子 15g、丹参 20g、甘草 15g，水煎，日二次服。

5 月 24 日二诊　服药 7 剂，心绞痛大减，发作较少，痛亦轻，3 天来未发作，夜间仍胸闷气憋，活动后偶尔有诱发现象，全身较前有力，脉象左右沉，效不更方，继服上方治之。

6 月 5 日三诊　心绞痛 10 余天未发作，全身有力，精神恢复正常，但胸中仍有不适现象，脉象沉有力，舌苔转薄，经查心电图 V$_5$ 导联 ST 段已恢复，Ⅱ、Ⅲ 导联 T 波倒置转低平，嘱其继服前方以巩固。

按语：本案冠心病、心绞痛发作频繁，为不稳定型，诸治周效，根据其舌苔白腻，脉象沉短弱，全身极度衰弱，虽属胸阳为痰湿痹阻，仍以气虚为主，故加人参、黄芪以补气，通与补兼用之，故收到良效。

5）阴虚阳亢证：多见于心肝同病，肝郁化热，心阴亏耗，阴虚阳亢化热生风，除心痛胸憋闷之外，同时伴有烦躁易怒，头昏眩或痛胀，目干涩耳鸣，肢麻或手足震颤，舌红绛，苔薄燥，脉弦数或弦滑等，宜滋阴潜阳平肝清热法，拟用滋阴潜阳汤。处方：钩藤 20g、决明子 20g、怀牛膝 15g、黄芩 15g、菊花 15g、玄参 20g、生地 20g、玉竹 20g、生牡蛎 20g、生代赭石 30g、珍珠母 30g、白芍 20g、甘草 15g。

本方生地、玄参、玉竹滋阴养阴，代赭石、珍珠母、生牡蛎潜阳，白芍、黄芩、决明子平肝泻热，钩藤、菊花清头目息风，怀牛膝引热下行，为治疗阴虚阳亢之有效方剂。

此证型多见于高血压合并冠心病，不少病人用降血压药使血压下降，但症状不除或仅头昏胀轻减，而心悸不宁、五心烦热、胸痛不减，用此方热除，胸痛减，诸症消除，血压亦随之下降，但辨证必须阴虚阳亢者方效。

病案 9　张某，男，48 岁。1999 年 8 月 15 日初诊。

患高血压、冠心病，血压 180/110mmHg，头胀痛，五心烦热，胸闷短气，舌红，苔白干，脉弦数，口服降血压药非洛地平缓释片，每日早晨吃一片，血压即可下降，但头胀痛、心烦、心悸少眠、手足热不减，求治于张琪教授。据上脉证辨为肝阳上亢，心阴亏耗，投以此方，连服 20 余剂，血压稳定在 150/90mmHg，头昏胀痛、心烦热俱除，从而缓解。

（3）实证辨治当分血瘀痰阻

1）心血瘀阻证：心主血脉，血行不畅，日久则酿成心血瘀阻，主要症状有心悸胸闷、心前区憋闷或刺痛，痛引肩背，重则痛不可忍，唇甲青紫，舌暗红或有瘀斑，脉涩等。此因瘀血内阻、心脉气机不畅所致，宜活血化瘀、通络宣痹法，张琪教授喜用加味血府逐瘀汤治疗。处方：当归 15g、生地 15g、桃仁 15g、红花 15g、枳壳 15g、赤芍 15g、川芎 15g、柴胡 15g、桔梗 10g、牡丹皮 15g、怀牛膝 15g、丹参 15g、甘草 10g。王清任立此方治血府血瘀，从脏腑探索，当属心、肝二脏，以心生血，肝藏血，尤以足厥阴肝之经脉络于胸胁，喜条达恶抑郁，条达则气血通畅，抑郁则气血郁滞。本方为治肝血瘀滞之良方，加入牡丹皮、丹参其效尤佳。如曾治一妇女，43 岁，心悸胸闷，心烦难忍，午后尤甚不能忍受，在某院住院，疑诊冠心病，但心电图无典型心肌缺血改变。诊其脉弦，舌质紫，五心烦热，辨证为肝血瘀阻、郁热扰心，投本方 4 剂，五心烦热大减，心悸胸闷均减轻，继以此方调治半月而愈。再如治李某，女，41 岁，患冠心病 3 年余，现胸闷憋气，时有剧烈刺痛，痛引肩背，并有阵发性胸中窒闷，难以忍受之感，心电图呈冠状动脉供血不足。曾用双嘧达莫、瓜蒌薤白汤等稍有缓解，但屡次复发，舌质紫暗，苔白，脉沉迟，自诉每于生气或劳累时发病。辨证属心血瘀阻，气机不畅，治以活血化瘀法，投前方加薤白、桂枝以通心阳，服药 6 剂后，胸闷大减，诸症明显减轻。守法用上方略有加减，连服药 40 余剂，心电图恢复正常，诸症消失而病情稳定，随访半年，一直未复发。

肺心病多合并感染，痰热蕴蓄气逆，导致血行瘀滞，酿成痰瘀阻塞为患，临床表现胸闷气喘，咳嗽痰稠黏不易咳出，常出现心衰症状，口唇青紫，舌紫暗，肝大等。此时单用清热化痰，效多不显，应用本方，活血疏郁、清肺化痰，疗效较佳。活血化瘀可调整心血运行功能及降低血液黏度，改善和促进血液循环，增加肺血流量和心肌供血，故用于肺心病、心衰有良好疗效。本方亦可用于治疗脑动脉硬化、腔隙性脑梗死、高脂血症，临床见头昏健忘、心烦易怒等属气滞血瘀者。如治张某，男，53 岁，西医诊断为脑动脉硬化，高脂血症，曾静脉滴注曲克芦丁及胞磷胆碱等，用后头胀更甚，心烦。延中医治疗，见其形体较胖，外观健康，面色红润，主诉头昏头胀，健忘嗜睡，脑 CT 诊为轻度脑萎缩。观其舌下静脉青紫，脉沉滑有力，血压正常。投以本方加菊花 15g、草决明 15g、沙蒺藜 15g、桑叶 15g。连服 10 剂，头昏明显减轻。继以上方治疗半月，头已不昏，心烦消失，精神转佳，诸症消失，追访半年未复发。

2）气滞痰湿阻络证：心与脾为母子关系，心气虚则影响脾之运化，脾与胃相表里，脾胃功能失调则痰湿内生，胃气不和而上逆，痰湿与气逆交织，影响络脉之通畅，形成冠心病又一证型。《金匮要略》曰："胸痹，胸中气塞，短气，茯苓杏仁甘草汤主之，橘枳姜汤亦主之。"橘皮、枳实、生姜、茯苓、杏仁皆为和胃化痰下气之药，以之治疗此类冠心病当为适宜。本证与胸阳痹阻病机同中有异，胸阳痹阻在心肺，如"胸痹之病，喘息咳唾，胸背痛，短气，寸口脉沉而迟，关上小紧数"喘息咳唾，胸背痛乃肺痹、心痹之证，本证则由心涉及脾胃，其临床表现特征多伴有消化道症状，如恶心吐逆，心绞痛发作时气憋欲吐，伴有气上逆攻冲，舌体胖大，苔白腻，体质多肥胖，多痰，头晕，心悸等，宜和胃化痰、通络法治疗，拟用加味温胆汤。处方：半夏 20g、陈皮 15g、茯苓 20g、甘草 15g、竹茹 15g、枳实 15g、石菖蒲 15g、生姜 15g、郁金 10g、杏仁 15g。

本方特点是心胃同治，温胆汤具有和胃化痰、降逆气和中之作用，郁金、石菖蒲开郁通络，杏仁利肺降气，生姜温中。如见舌质红、手足心热等阴虚证，可加入石斛、五味子、麦冬等滋养胃阴之品；如见畏寒、手足冷、便溏等脾阳虚证，可加入白术、肉桂等健脾温中之品。

冠心病此证型，临床颇不罕见，极易与胃病相混，基层医院误诊为胃病者颇多，遇到这种情况，必须详加诊察，首先要考虑做心电图，以排除心绞痛，以免误诊误治。

病案 10　吴某，59 岁，男，干部。1999 年 11 月 2 日初诊。

经某医院确诊冠心病，胸闷短气，发作时则心窝部气憋，攻冲作痛，呕恶。曾在外地某医院治疗无效，来哈经确诊冠心病后给予硝苯地平、单硝酸异山梨酯等，效不显，来中医就诊，除上述症外，食纳极差，食量稍多则心窝部胀痛，呕恶，舌苔白腻，脉象沉缓，辨证为气郁痰湿阻滞，宜疏郁化痰通络法。处方：半夏 20g、陈皮 15g、茯苓 15g、石菖蒲 15g、郁金 10g、枳实 15g、甘草 10g、党参 15g、香附 15g、川芎 15g、苍术 15g、神曲 15g、竹茹 15g、黄连 10g、生姜 10g，水煎，日二次服。

11 月 16 日二诊　服药 14 剂，胃脘胀痛大减，气逆上冲明显减弱，次数减少，自感胸中宽畅舒适，嘱继服此方。

12 月 3 日三诊　上述症状基本消失，舌苔薄润，脉象缓，心电图复查供血不全已明显好转，但 T 波略低平，较前缓解。

张琪教授临床观察，冠心病其病因病机与饮食、醇酒厚味失节、脾胃损伤有关。脾胃失调，运化功能失司，气逆津液不能敷布，聚而生痰，痰浊瘀阻，随气升降，在肺则咳，在胃则呕，阻碍清阳则头眩，在心则悸动，在背则冷，在胁则胀等。前人认为善治痰者，不治痰而治气，气行则一身津液随气顺，则痰自消也。当然控制饮食，饮食有节更为重要。本方温胆汤加顺气之药意即在此。如症见连连呕呃、胸满胁胀、心悸等，皆是气滞痰郁作祟，本方中枳实、竹茹、陈皮、石菖蒲、郁金、香附皆疏郁理气之治，半夏辛温化痰，茯苓养心淡渗除湿，甘草和中，生姜温中降逆，稍佐党参益气以防伤正，诸药配伍为治气郁痰湿阻络之有效方剂。

2. 神志病从心肝辨治

心主神志，故神志之病多责于心。神志病可分为虚实两大类，发病又常与其他脏腑相关，尤其与肝、胆相关者多见，虚实寒热亦多相互错杂出现。仅将张琪教授运用心肝辨证治疗神志病的经验，总结如下。

（1）心胆气虚证，治以补心气益肝胆

心主神志，胆主决断，《素问·灵兰秘典论》谓："心者，君主之官，神明出焉。"又谓："胆者，中正之官，决断出焉。"精神、意识、思维活动总属于心，判断事物，做出决断又取决于胆，说明心和胆在精神情志活动上的密切关系。若心胆气虚，则神志出现异常，如不寐、噩梦纷纭、惊惕不安、气短倦怠、舌质淡、脉沉细等，以补心气为主，辅以益肝胆、宁神益志之品，多能取效和治愈。张琪教授常用加味珍珠母汤治疗。处方：人参 15g、珍珠母 20g、当归 15g、白芍 15g、生龙骨 20g、酸枣仁 20g、柏子仁 15g、五味子 15g、茯神 15g、生代赭石 20g。

张琪教授用此方治疗此类病颇效。原方谓治肝虚邪袭，卧则魂不安而惊悸，实际是心气虚，肝血亏耗，卧则血不能归而惊悸，本方人参益心气，当归、白芍补血柔肝，珍珠母、生代赭石、生龙骨镇潜摄纳，酸枣仁、柏子仁、茯神养心安神，心与肝胆同治，其效甚佳。

病案 1 段某，女，19 岁，学生。2000 年 11 月 12 日初诊。

因学习紧张，智力较差，成绩不佳，精神抑郁，心情苦闷，日久遂得此病，睡眠不实，多梦易醒，噩梦纷扰，惊恐心悸，幻觉如有异物状，久治不愈而辍学，求治于张琪教授。此属心胆气虚，肝血亏耗，魂不得藏，故夜噩梦，如见异物而惊醒。宜养心益肝胆法。处方：珍珠母 30g、龙骨 20g、石菖蒲 15g、酸枣仁 20g、远志 15g、生地 15g、当归 20g、党参 20g、白芍 15g、生代赭石 30g、柏子仁 20g、川芎 15g、龟板 20g、甘草 15g，水煎，日二次服。

连服此方 28 剂，能入睡，梦大减，幻觉消失，无惊悸恐惧感，精神愉快，诸症均愈而恢复入校学习。远期复诊，疗效巩固。

（2）心气虚肝郁证，治以疏泄肝胆养心宁神

心藏神，主血脉，肝喜条达，主疏泄。肝的疏泄条达正常，则气血和顺，血脉通调，运行无阻，心神舒畅，说明心与肝之功能相互关联，反之肝的疏泄功能失常，则气机失调而郁滞，临床表现抑郁不乐，多疑善怒，心烦不宁，心悸怔忡，胸闷胁胀，或胁肋痛等。病机为肝气郁，心气虚，肝主疏泄，在志为怒，肝气郁而不达，则心烦易怒，胸满胁肋痛，善太息，抑郁不乐。肝以阴为体，阳为用，肝郁则易化火伤阴，出现口苦，咽干，心烦不宁。心藏神，心气虚，则神气浮越，重则神不守舍，出现惊悸、不寐等证。二脏一是肝气郁，一是心气虚，虚与实夹杂，为神志病多见之证，张琪教授以柴胡龙骨牡蛎汤化裁，治疗此类病，常随手奏效。

该方用柴胡、黄芩、大黄以疏泄肝胆郁热，又用人参、大枣、龙骨、牡蛎以补心气敛神、镇惊，复用桂枝、半夏、生姜以温阳化痰利湿，虚实寒热兼顾，配伍严谨，切中病机，令人叹服。

病案 2 孙某，男，44 岁，某公司经理。2000 年 5 月 6 日初诊。

1 年余睡眠不佳，噩梦纷扰，头昏胀，终日惊悸不宁，心烦焦虑，口干苦，舌红少苔，脉弦数，辨证属心气虚、肝胆郁热，宜疏泄肝胆、养心宁神。处方：柴胡 20g、龙骨 20g、牡蛎 20g、半夏 15g、黄芩 10g、大黄 7g、太子参 20g、生地 20g、麦冬 15g、柏子仁 20g、石菖蒲 15g、炒枣仁 20g、桂枝 10g、茯神 20g、远志 15g、首乌藤 30g、甘草 15g，水煎，日二次服。

6 月 11 日二诊　服药 21 剂，睡眠明显好转，焦虑惊悸均大好，继以上方增减治疗。处方：柴胡 20g、龙骨 20g、牡蛎 20g、半夏 15g、黄芩 10g、生地 20g、麦冬 15g、柏子仁 20g、远志 15g、石菖蒲 15g、太子参 20g、桂枝 10g、枣仁 20g、珍珠母 30g、首乌藤 30g、甘草 15g、大黄 7g，水煎，日二次服。

7月1日三诊　继服上方14剂，睡眠好转，精神大好，恐惧感消除，体力增强，脉象缓，舌转淡红，苔薄润，继以上方调治而愈。

按语：此病人患病1年余，精神抑郁，心情苦闷，心烦焦虑，惊悸不宁，夜梦纷扰，不能工作，心气虚，肝胆郁热，用柴胡龙骨牡蛎汤酌加养心安神之品，前后共服40余剂而愈，后正常上班，精神状态一直良好。

病案3　王某，男，44岁，某企业干部。1998年8月27日初诊。

该病人在公司担任领导，终日操劳不得休息，日久遂罹此病，心悸怔忡不宁，自感心似在胸中悬荡，不能落体，烦乱难忍，恐惧感，睡眠不实，多梦，胸满气短，自汗出，舌苔白干，舌质紫，脉象数有力，心率120次/分，曾经京哈各医院系统检查，心脏无异常，经治疗不效，来门诊治疗。

辨证为肝气郁不疏，化热伤阴，心气虚，神气浮越，治宜疏肝气之郁，补心气之虚，滋阴宁神镇潜。处方：柴胡15g、半夏15g、黄芩15g、龙骨20g、牡蛎20g、大黄7.5g、桂枝15g、人参15g、生地15g、麦冬15g、五味子15g、茯神20g、石菖蒲15g、远志15g、珍珠母30g、生代赭石30g、炒枣仁20g、甘草15g，水煎，日二次服。

9月4日二诊　服上方7剂，心悬荡大好，心悸亦减，精神稍好，仍睡眠不实多梦，头额出汗，稍遇事紧张则加重，脉象数而渐缓，上方加龟板20g，继服7剂复诊：心悸大减，悬荡感已除，未再出现，精神体力均较前增强，汗亦减少，睡眠好转，仍多梦，但仍不能适应内外环境，稍遇不顺心事，即心怯紧张，心悸汗出。

10月23日三诊　继服上方21剂，前症基本消除，唯仍怕事纷扰，每日晚6～7时出现心悸怔忡，约数分钟即逝，"心为君主之官"，考虑此乃心气虚未全复之故，当在原方基础上加重补心气之品。处方：甘草30g、小麦30g、大枣5枚、龙骨20g、牡蛎20g、珍珠母30g、代赭石30g、茯神20g、远志15g、石菖蒲15g、炒枣仁20g、柏子仁20g、首乌藤30g、五味子15g、人参15g、桂枝15g、柴胡15g、大黄7.5g、黄连10g，水煎，日二次服。

11月6日四诊　又服上方15剂，诸症皆未出现，精神好，全身有力，睡眠7小时，梦已减少，恐惧感已无，能适应一般事务，已上班，脉象缓，舌转淡红，遂痊愈。

按语：本案以心悸怔忡、心悬心荡、惊悸不寐为主证，不能工作，曾经在某医院住院系统检查无结果，诊为"植物神经功能紊乱"，经治无效，来中医治疗，辨证病位在心、肝二经，心之气阴亏耗，则心悸怔忡，神无所依；肝气郁而不达，失于疏泄，则魂不得藏，卧则不寐，多梦纷纭，心肝俱为牡脏，营阴亏耗，阳气浮越，不得潜藏，故呈现胸中悬荡、惊悸不宁、神无所主等候。舌质红，苔白少津，脉象数，结合上述症状，乃属心气阴亏耗、肝郁化热上亢之证，二者一虚一实交织，故曾用多种中西药皆未对症，治疗以疏泄肝气之亢逆，益心气养阴，镇摄以宁神，补与泻、散与敛相反相成，经过治疗而痊愈。

二方加入甘麦大枣汤以增补心气之功，原方治"妇人脏躁，悲伤欲哭，数欠伸"。张琪教授曾用于治疗心气虚之失眠颇效，功能养心安神，和中缓急，药虽平淡而确有卓效。

（3）心肝郁热证，治以清肝泻火养心安神

除上述心气虚、肝气实证治外，尚有心与肝郁热证。心藏神，肝在志为怒，心火盛，肝气郁热，出现心中炽热失眠，心悸怔忡不宁，肝火燔灼，常见目赤颧赤，痉厥狂躁，多怒烦躁不寐等，张景岳谓"肝火多见于郁怒伤肝，气逆动火，炽热胁痛"等，种种见症不胜枚举。心为肝之子，心肝火盛，相互肆虐，既要清肝火，又要泻心，所谓实则泻其子，张琪教授曾治一极重之神经强迫症。

病案4 李某，女，65岁，退休干部。1998年11月16日初诊。

2年前患神经强迫症经张琪教授治愈，本年9月因暴怒犯病，曾自用张琪教授前方20余剂不效。家住外地，与其家人来哈就医，症状表情淡漠，苦闷状，情绪不稳，悲观失望，惊悸失眠，服艾司唑仑4片，始能蒙眬入睡3~4小时，多梦幻想，终日痛苦，不能自拔，自感病已陷入绝境，无痊愈之望，对治疗失去信心。张琪教授开始以安神养心之剂，二次复诊，又以温胆汤加味主治均无效，后去深圳疗养，去广州就医均无效，本次又来哈求治。观其神志呆板，沉默不语，面色暗无光泽，舌红，苔白燥，脉象弦滑，重按有力，询其大便秘结不通，小便黄赤。综合分析，得之于暴怒，不得发泄，精神恍惚，此乃五志过极，肝郁化火，津液遇热酿成痰浊，扰于心神，《赤水玄珠》所谓"火郁""木郁"，不宁则郁，郁则不达，予疏畅气机，清泻肝火，涤痰安神法治疗。处方：川芎15g、苍术15g、香附20g、郁金15g、黄连15g、黄芩15g、大黄10g、栀子15g、生地20g、玄参15g、麦冬20g、石菖蒲15g、远志15g、炒枣仁20g、胆南星15g、竹茹15g、橘红15g、半夏15g、茯苓15g、甘草15g，水煎，日二次服。

11月24日二诊　服药7剂，大便日行1~2次，下黏秽便，色污奇臭，睡眠明显好转，精神苦闷大减，来诊时面露笑容，情绪有一定程度稳定，多疑幻想亦有好转，病人对治疗有了信心，自感有痊愈之望。继以上方化裁调治。处方：黄连15g、黄芩15g、大黄10g、栀子15g、礞石20g、沉香10g、郁金15g、柴胡15g、石菖蒲15g、胆南星15g、远志15g、半夏15g、香附15g、生地20g、麦冬20g、玄参20g、炒枣仁20g、百合20g、白芍20g、茯神15g，水煎，日二次服。

12月10日三诊　服上方7剂，大便日1次，大便污秽转黄，精神苦闷及心烦不宁、悲观、恐惧、多疑、幻想皆顿除，精神一如常人，舌红转浅，脉象亦转缓，嘱继服上方以巩固。

1999年1月7日四诊　诸症皆愈，未再复发，一如常人，嘱其戒怒，保持心态乐观，迄今一直很好。

按语： 张琪教授治此类病，辨证多见肝气郁、心气虚证，喜用柴胡加龙牡汤、甘麦大枣汤、百合地黄汤等方配合化裁，应用疗效甚佳。本案病人亦曾用过20余剂，未见好转。在总结前法无效的基础上，考虑仍属辨证未能中肯。审证求因，病人得之暴怒，肝郁化火伤阴，见舌红少苔，大便秘，小便赤，脉象弦滑实，则属热邪内郁不得外泄，津液遇热化成痰浊，气郁、痰浊、热邪交织，郁而不得外达，扰于心神，故表现以上一系列症状，治疗以大黄、黄连、黄芩、栀子苦寒泻心火，香附、柴胡、郁金、沉香疏散气郁，胆南星、半夏、礞石、石菖蒲化痰浊开窍，远志、枣仁、茯神养心安神，热炽伤阴复用生地、麦冬、玄参、百合、白芍以滋养阴液，针对病机组方从四方面入手，药味繁多，但配伍严谨，服药后大便畅通，下污秽黏液便甚多，遂之心情舒畅、烦躁不宁等症顿除而愈。

（4）心气阴两虚痰瘀互结证，治以养心疏肝活血化痰

心气阴两虚，肝气血郁滞，痰浊郁火内扰心神，则神明受阻，气血不能通调，出现神

志异常，前人分为癫、狂、痫三病，又谓"重阳则狂，重阴则癫"，阴阳乃相对而言，癫证决非阴证，如《灵枢·癫狂》论："癫始生，先不乐，头重痛，貌举目赤，甚作极，已而烦心。"目赤烦心，头重痛，皆非阴证。癫证特征为精神抑郁，表情淡漠，沉默痴呆，语无伦次，静而少动；狂证躁扰不宁，打骂，动而多怒，精神亢奋等。故癫证并非阴证，张琪教授临床观察癫证多由心气虚，肝气实，痰浊瘀血，火热扰于心神所致。

病案 5　于某，女，23 岁，工人。1998 年 5 月 15 日初诊。

病因情志不遂，日久不解，遂致失眠，阵喜笑不休，阵又发怒不能控制。在哈市专科医院诊断为精神分裂症，用氯丙嗪、卡马西平收到一定的催眠效果，但日久又不能入睡，症状逐渐加重，医院用前药加大剂量亦无效，家属甚为忧虑，由其父携同来门诊就医，除其父代述以上症状外，观其神志呆板，苦闷表情，默默不语，舌体胖大，质紫暗有瘀斑，苔白腻，脉象滑有力。辨证为心气虚，肝气郁血瘀，痰浊扰于神明，治宜养心疏肝、活血化痰浊法。处方：小麦 20g、甘草 25g、大枣 5 枚、百合 20g、生地 20g、枣仁 30g、香附 20g、青皮 15g、柴胡 15g、半夏 20g、陈皮 15g、苏子 25g、赤芍 20g、胆南星 15g、郁金 15g、石菖蒲 15g、大黄 10g，水煎，日二次服。

6 月 8 日至 6 月 22 日二、三次复诊　共服上方 28 剂，睡眠明显改善，能入睡，一夜 8 小时，但有时多梦，心烦不宁，阵无端喜笑及愤怒近 2 周未出现，精神状态稳定，现头昏，记忆力差，舌苔薄，质稍紫，瘀斑已无，嘱继服用上方不变，以求进一步巩固疗效。

7 月 8 日四诊　继服上方 14 剂，睡眠佳，不用催眠药能入睡，一夜 7~8 小时，精神稳定，自述一切症状均消失，家属为求巩固，又来复诊。

按语：本例西医诊断为精神分裂症，中医属于癫证，如思维障碍，情感淡漠，无端自笑与愤怒不能控制，伴失眠多梦，烦躁不宁等，用西药氯丙嗪、卡马西平初服有效，继则无效，据其证脉分析为心、肝二经，心气虚，肝气血郁滞，痰热内扰，治疗补气以宁心，疏气活血，清泄痰热，以条达肝气之郁，旨则使痰热除，气血调畅，心气复，肝气疏，则神自归舍而安。

《内经》谓"心藏神""神有余则笑不休"，张琪教授体会，神有余，系指邪气盛，即痰浊瘀血类，扰于神明，非生理之正常有余。本病例之阵笑不休，乃为痰浊扰于心神，阵愤怒不能自控，为肝郁气血不能调畅。二者内涵相互影响，脏腑相关，不能孤立看待。

病案 6　刘某，男，19 岁，学生。1997 年 7 月 3 日初诊。

病人家住黑龙江省佳木斯市，系高三毕业生，成绩优良，曾获黑龙江省高中化学奥林匹克竞赛第二名，荣获全国竞赛三等奖，被天津南开大学免试录取，因未获初衷（入清华大学），郁闷忧思过度，不幸罹患神志异常症，经哈市专科医院诊断为"神经强迫症"，多处求医，服中西药均未见效，本人及家长十分忧虑，经介绍来门诊求治。

病人神情呆滞，思维混乱，偏执甚重，不能自拔，沉默不语，表情淡漠，苦闷、失落感明显，对入学失去信心，舌苔白厚，脉弦滑。审证求因，病得之于所欲未遂，思虑过度伤心脾，心脾气虚，肝气失于条达，气滞血瘀，为虚中夹瘀之证。治疗一方面疏气活血、化痰开窍，一方面益气阴、养心脾。处方：川芎 15g、苍术 15g、焦栀子 15g、神曲 15g、香附 20g、郁金 20g、石菖蒲 15g、半夏 15g、桃仁 30g、柴胡 20g、苏子 15g、甘草 25g、小麦 50g、红枣 10 枚、百合 30g、生地 20g，水煎，日二次服。

8 月 6 日二诊　服上方 7 剂，自觉症状稍有减轻，上述症状均存在，但皆稍轻，表情呆板稍好，尤以对话条理化有明显好转，仍用前方加胆南星 15g 治之。

8 月 13 日三诊　继服上方 7 剂，心烦乱、偏执、悲观失落感均大见好转，面带笑容，自感 9 月 1 日可以报到上学，有了信心。再以上方化裁：石菖蒲 15g、郁金 15g、桃仁 30g、赤芍 20g、半夏 20g、胆南星 15g、栀子 15g、香附 20g、苏子 20g、柴胡 20g、生地 20g、百合 30g、甘草 30g、小麦 50g、大枣 10 枚，水煎，日二次服。

服上方 7 剂，病人自述诸症趋于消除，仍有轻微思维混乱，病人对入学有了信心，于本年 9 月 1 日携带 1 个月药（经本院煎好密封）在学校服之，以冀根除，病人在学校曾二次来信谓上述症状基本消除，据述开始几天上课不能投入，经过几天后渐能适应正常学习进度。

1998 年 7 月 22 日暑假来哈复诊，据称学习已适应，且成绩较好，病已痊愈。

按语： 本病例中医诊断为郁证，西医诊断为强迫症，得之于所欲未遂，忧虑成疾。病因病机为：首先忧思过度伤心脾，心脾气阴两虚；其次肝气失于条达，气机不畅导致气滞痰郁血瘀，为虚中夹瘀之证，治疗一面疏气活血化痰，以条达肝气之郁，一面又须补养心脾，宁神益志，前者用癫狂梦醒汤、越鞠丸化裁，后者用甘麦大枣汤、百合地黄汤以益心脾气阴，胆南星、石菖蒲、郁金开窍化痰，药物组成，针对病机有的放矢，药味多，配伍严谨不滥，为大方复方之特点。仅 3 次复诊，服药 20 余剂，强迫偏执诸症大见好转，从而树立了学习的信心，能按期入学，在学校继续服药，直至痊愈，可见中医药治疗之效。

（5）心火亢盛痰热内扰证，治以泻热化痰开郁通窍

心火亢盛，痰火内扰神明，多见于狂证，由于痰热闭塞心窍，呈现精神亢奋，躁狂不宁，骂詈不避亲疏，甚至登高而歌，弃衣而走，其力倍于平时，脉象多见滑实有力，舌苔燥或薄黄。治宜泻热化痰开郁法。

病案 7　张某，女，38 岁，工人。1996 年 4 月 12 日初诊。

因与丈夫口角，惊吓气愤中致精神失常，语无伦次，骂人毁物，通宵不寐，欲出外奔走，手足心热，头额痛，大便秘数日不行，小便赤，舌苔白厚少津，脉弦滑数，经哈市专科医院诊为精神分裂症，经治效不显，来中医就诊。证脉分析为气郁生痰，志极动火，痰热内结，扰于神明，神不归舍，遂致狂证。宜泻热化痰，开郁通窍法。处方：青礞石 25g、大黄 25g、黄芩 15g、沉香 15g、广木香 10g、石菖蒲 15g、郁金 15g、半夏 20g、槟榔 20g、玄明粉（另行冲服）15g，水煎，日二次服。

4 月 15 日二诊　4 月 12 日当夜服 1 剂，次日晨腹泻 2 次，所下稠黏，粪便奇臭，小便色黄，病人意识稍转清，似稳定；继续给药 3 剂后，病人泻下数次，所下皆黏秽便，污黑转黄，病人意识转清醒，语言恢复正常，唯有胃脘不适，纳差，全身乏力，欲睡，舌苔薄白，脉沉滑，继以和胃化痰调治而愈。

按语： 本病例属于狂证，西医诊为精神分裂症，中医诊为狂证，系因五志过极，痰火壅盛，蒙闭心窍，神不守舍，见精神亢奋，狂躁不安，打骂不避亲疏，以阳盛为特征，所谓"重阳则狂"。《素问·至真要大论》谓"诸躁狂越，皆属于火"。张琪教授临床观察此证甚多，其狂躁怒骂，力倍于平时，曾遇一狂证病人乘出租车来门诊途中，竟把车用力搞

毁，另外还有一病人逾垣上屋，竟把板棚捣毁，可见其力强大超越平时。张琪教授治疗此证喜用礞石滚痰丸方增味，加玄明粉，协同大黄以泻壅结之热，青礞石为逐顽痰之要药，以除顽痰著称，沉香、木香疏气开郁，石菖蒲、郁金、槟榔开窍豁痰，诸药合用，具有泻热逐痰、开郁通窍之功，故用于狂病属痰热扰于神明者有较好疗效。

3. 不寐证治

不寐是常见病之一，属神志病范畴，顽固性不眠缠绵岁月，严重危害身心健康。本病临床分虚、实两类，虚则多属心肾两虚或心脾两虚，气血亏耗；实则多属阳亢实热或血瘀及痰浊内扰等。张琪教授在长期临床实践中，对本病治验较多，现将其诊治体会介绍如下。

《灵枢·寒热病》谓："阴跷阳跷，阴阳相交，阳入阴，交于目锐眦，阳气盛则瞋目，阴气盛则瞑目。"阴阳相交即阴阳保持相对平衡，阳气入于阴便成睡寐，阳气出于阴便成觉醒。《灵枢·邪客》谓："卫气昼行于阳，夜行于阴……行于阳不得入于阴，行于阳则阳气盛……不得入于阴，阴虚故目不瞑。补其不足，泻其有余，调其虚实以通其道而去其邪……阴阳已通，其卧立至。"以上两段经文精辟地阐明了不寐的病机，并指出了治疗法则。如何使其阳入阴，阴阳相交，水火既济，方为治疗本病的准则，即属阳盛灼阴而阳不入阴者，则须泻火以滋水，即《灵枢》所谓的补其不足，泻其有余，调其虚实之意。张琪教授生平恪守此旨治疗不寐甚多，只要辨证准确，大多有效。《伤寒论》少阴篇有黄连阿胶汤证，原文谓："少阴病，得之二三日以上，心中烦，不得卧，黄连阿胶汤主之。"即属心火亢盛，肾水不足，心肾水火不交，阳不入阴之证。方用芩连以直折心火，阿胶以滋肾育阴，芍药酸敛化阴，鸡子黄养心血，使心肾交和，水升火降。正如柯韵伯所谓："是以扶阴泻阳之方，而变为滋阴和阳之剂也。"临证观察本证表现以心烦不寐、口燥咽痛、舌红少苔、脉细数等为主证。1985年9月15日治一张姓男患，32岁，心烦少寐1年余，近2个月来因事务繁扰病情加重，常彻夜不能入睡，心烦难忍，经用各种催眠药皆不效。现其面容疲惫不堪，两目少神，手足心热，舌光红无苔，脉象滑数。辨证属心火亢盛、肾水不足、心肾不交，治宜清心火、滋肾水，辅以潜阳宁神之剂。处方：黄芩15g、黄连10g、阿胶（冲烊化）15g、白芍15g、生地20g、玄参20g、生赭石30g、珍珠母30g、五味子15g、酸枣仁20g、首乌藤30g、甘草10g、鸡子黄（冲）1个。水煎服。9月22日至9月29日两次来哈复诊，共服上方12剂，心烦大减，能入睡6小时，精神好转，脉象数中带有缓象，舌有薄苔质仍红。此心火渐复之佳兆。继用上方6剂，10月6日复诊，睡眠继续好转，能入睡6~7小时，心烦等症已除，面色转润，脉象缓，舌质正红转润苔薄。嘱其继服上方若干剂以善后。

不寐属心肾两虚、气血亏耗、神志不宁者，临床较多见，张琪教授常用十四友丸化裁治疗甚效，方为：熟地、人参、茯苓、茯神、酸枣仁、柏子仁、紫石英、龙齿、辰砂、当归、黄芪、远志、阿胶、肉桂。其组方特点除补肾养心安神外，有紫石英、龙齿镇肝潜阳配合甚妙。其他如磁石、代赭石、珍珠母、牡蛎等皆可选用，此类药与补肾养心安神之品相伍，寓补于潜。使阳气得以潜藏，往往疗效卓著。人参有"补五脏，安精神，定魂魄，止惊悸，开心益智"之功，此药临床应用确有疗效，野山参不易得，即培植之人参效果亦可，如曾用于神经衰弱之病人，单用人参煎汤每日2次服约二钱，连用两周精力较前充沛，睡眠良好，食欲旺盛。归脾丸、定志丸、十四友丸等皆用人参，但必须属于脾气虚者方可用之，若阳亢实热之不寐，不仅不效，反而会使病情加剧，必须辨证用药，才不会蹈"实实"之误。

《金匮要略》之百合地黄汤用以治疗百合病，张琪教授常以此方重用生地与甘麦大枣汤合用，治疗不寐属心阴虚者，症见神志不宁、心烦不寐、怔忡、自汗、舌红、脉细数等。若原方加龙骨、牡蛎以潜阳，疗效亦佳，若夹痰浊，则用滋阴清热、潜阳化痰浊之法，如大便秘者可于方中加大黄，大便通利则睡眠随之好转，张琪教授曾用此法治愈极顽固之不寐证甚多。如1986年3月28日，一女性王某（47岁）就诊，病人心惊不眠1年余，常彻夜不能入眠，心烦多怒，自汗，手足灼热，大便秘结，经用安神镇静之药皆未收效，脉弦数，舌红有薄苔。辨证为劳心过度，心火亢盛，肾水不能上济，因热生痰，痰气凌心，是以心悸不寐。治以清心火滋肾阴潜阳化痰浊之剂。处方：生地25g、玄参20g、麦冬20g、大黄10g、黄连10g、黄芩15g、半夏15g、酸枣仁25g、代赭石30g、茯苓20g。水煎服。连服12剂，夜能安卧，大便通畅，后去大黄，大便又秘而复不寐，夜间烦躁多汗，随又加入大黄，服后大便通利而睡眠随之又转好。可见大便通畅与否与此病关系极为密切，但生地等滋阴潜阳作用仍为主要，乃相辅相成之效。

《金匮要略》有酸枣仁汤治"虚劳虚烦不得眠"。其着眼在虚烦，针对因痰郁、热结所致之烦不得眠而设，虚烦因肝虚血失所藏，盖卧则血归于肝，血不藏则烦不得卧，以酸枣仁为主补肝养血，佐以茯苓、甘草安神宁心，川芎解郁，知母清热，凡久病体虚不寐，服此方效如桴鼓。酸枣仁味酸为补肝之圣药，治胆虚不眠，肝与胆相表里，凡肝胆虚不眠者，可用此方化裁治疗。兼寒者可加桂心，桂心为温肾之良药，《韩氏医通》有交泰丸。张琪教授认为，用酸枣仁汤时，酸枣仁须重用至八钱或一两，量小则效亦小。

有胃腑实热而不得眠者，以阳明为水谷之海，实热内结则气逆下降，奔迫而上，所以不得卧。《素问·逆调论》谓："胃不和则卧不安。"不安即反复不宁之谓，临证中见有不寐者每至傍晚欲出外奔走不能安卧，脉象滑实，舌干口燥，多伴有腹满便秘、五心烦热等症，此由胃家实热、阳明气逆所致。阳明之气以下行为顺，若实热内结则胃气上逆不和而不得安卧。张琪教授常用调胃承气汤或大承气汤以下其实热，大便通利，实热除则胃气和而能安然入睡。观小儿有夜间扬手掷足，五心烦热不能安睡，乃胃肠积热所致，予一捻金类，大便通利即随之而愈，其病机与成人相同，此即泻其有余以下通其道，而去其邪之法。

此外，尚有属于痰热内扰而致不寐者，则宜用滚痰丸治之。如治一妇女产后10余日不寐，烦躁不宁，诸治罔效，用氯丙嗪只能蒙眬2小时，察其舌苔干厚，脉象滑而有力，体素丰腴。审证求因得之于难产，又与其爱人生气，恐惧与愤怒情志之变，结合脉证分析为气郁生痰动火，痰热胶结，内扰心神，以致烦躁不寐，遂予滚痰丸变为汤剂。处方：大黄10g、黄芩15g、沉香15g、青礞石25g。水煎服。服药2剂大便稍利，夜间稍静，小有躁动，继而用滚痰丸，大黄加至15g合导痰汤，服3剂，大便通畅，夜能熟寐5小时，继以和胃安神之剂而愈。丹溪认为，痰迷心膈，可使人惊悸怔忡不寐。此病或因思虑过度，或因惊，心胆虚怯，神不守舍，舍空为痰气所扰，以致惊悸怔忡不寐。噩梦自汗，短气心悸，诸症丛生。胆属少阳为心之母，母虚子亦虚。陈士铎《辨证录》曰："脏腑之气皆取决于胆，胆气一虚，而脏腑之气皆无所遵从，而心尤无主。"当心胆同治，虚为本痰为标，虚实夹杂，张琪教授喜用十味温胆汤治疗，半夏、枳实、陈皮、茯苓、酸枣仁、远志、五味子、熟地、人参、甘草、生姜、大枣。此方一方面益心胆，一方面除痰气，屡用屡效。或加菖蒲、郁金以开窍，有热者加黄连以清热，如苔黄腻大便秘则须加大黄以泻热通便。用药如用兵，必须审病机之变化随证施治，方能克敌制胜。

《医林改错》血府逐瘀汤条下有"治夜不能睡，用安神养血药治之不效者，此方若神"。张琪教授体会，临证见舌光紫或有瘀斑，口唇紫，心烦胸胁满，短气不寐，脉象弦或弦滑等，病性多属血瘀，病位则在于心肝，因"心藏脉，脉舍神，脉为血府""肝藏血，血舍魂""人卧则血归于肝"。心与肝为子母关系，神与魂都属于思维意识活动，若情志怫郁愤怒，则气血瘀阻，魂不得藏，于是怔忡不寐、梦游梦语等症而生矣。张琪教授临证用此方甚多，只要属于血瘀者无不收效。曾治一钱姓妇女，40岁，因与爱人不和，情志怫郁日久遂致不寐，时彻夜不眠，心烦易怒，头胀昏，舌边缘有瘀斑，脉象弦，曾服安神宁心之剂百余剂毫无效果。按以上脉证分析，属心肝气血瘀阻，神不得藏，故夜不能安卧，投此方连服6剂，睡眠渐次好转，可入睡5～6小时，梦亦减少，继以安神养心之剂调治而愈。用此方活血化瘀须注意不可过剂，过用常有由瘀转虚之变。亦治一妇女在某医院住院，诊断为隐性冠心病，病人自觉烦闷，发作时难以忍受，有灭绝之感，按冠心病用药无效。张琪教授察其舌紫光无苔，脉象弦滑，辨证为肝血瘀阻，用血府逐瘀汤原方6剂，发作时间缩短，烦闷程度明显减轻，嘱继用此方3剂后复诊。岂知病人喜药对症竟连续服之，服10剂后胸闷虽除，但觉心中颤抖恐惧不眠，故来求诊。此即《内经》谓："心中憺憺，恐人将捕之。"乃由肝血瘀转为肝血虚之候，随以养血补肝之药，连服6剂而愈。通过此病例，可见活血化瘀与攻伐之药相同，过用则犯"虚虚"之误。

4. 补肾养心化瘀治疗老年期血管性痴呆验案

病案1　唐某，男，69岁，某机关离休干部。1997年1月17日初诊。

该病人曾担任某机关领导，自1990年离休后精神逐渐抑郁，情绪低落，沉默少言，近3年来记忆力明显下降，每夜入睡困难，经CT检查小脑明显萎缩，有腔隙性脑梗死数处，曾用脑蛋白水解物及扩张脑血管药物皆无明显疗效，求治于张琪教授。除上述症状外，见其面容呆板，双目少神，表情苦闷，沉默寡语，入夜烦躁不宁，舌质紫，无苔，脉弦。经某医院神经内科诊断：①脑血管性痴呆；②脑萎缩；③腔隙性脑梗死。辨证：心肾两虚夹痰浊瘀血，痹阻脑络，脑髓失充，为虚中夹瘀之证，治以补肾健脑养心为主，辅以活血通络之品。处方：熟地20g、山萸肉15g、麦冬15g、五味子15g、石菖蒲15g、石斛15g、远志15g、肉苁蓉15g、巴戟天15g、肉桂5g、附子5g、龟板20g、龙骨20g、枸杞子20g、酸枣仁20g、水蛭5g、丹参15g、甘草10g，水煎，日一剂，早、晚温服。

2月1日二诊　服药14剂后，睡眠好转，能入睡5小时，烦躁、精神苦闷亦稍好，体力较先增加，舌脉同前，继以上方，加桃仁15g、赤芍15g、南星15g，嘱其再服20剂复诊。

3月10日三诊　前方连服30剂，自觉体力增加，两腿有力，情绪大有好转，仍觉烦躁，但程度明显减轻，睡眠仍在5～6小时，自述以前曾用过多种中西药，均未收到如此效果。以上方加女贞子、五味子、淫羊藿配制成丸药，长期服用，以巩固疗效。

11月15日四诊　服丸药近9个月，全身轻劲有力，头脑清楚，无眩晕，情绪愉快，烦恼消除。每夜能入睡6小时以上，记忆力有所好转，但仍有健忘现象，面容改观，无呆板现象，经CT检查，脑萎缩无发展，脑室较前缩小，有好转，仍有腔隙性脑梗死，但已减少，舌苔润，脉滑而有力，随访3年余，一切如正常人。

病案2　王某，男，78岁，退休教师。1999年2月24日初诊。

素体健康，近1年来情志有些异常，有时头脑清晰，语言正常，有时行为异常，语无伦次，右半身无力，双手颤抖，步履缓慢不稳，嗜睡，小便频，时有自遗，不能控制，脉弦而缓，血压147/79mmHg，舌质淡紫，苔白腻。脑CT检查：小脑萎缩、腔隙性脑梗死。辨证：肾精亏损，心气虚，痰浊瘀血阻滞，脑失所养，灵机失用。治法：补肾健脑养心，佐以活血化痰之品。处方：熟地20g、山萸肉20g、石斛15g、麦冬15g、五味子15g、石菖蒲15g、远志15g、龙骨20g、龟板20g、巴戟天10g、肉苁蓉15g、益智仁15g、桃仁15g、红花15g、丹参20g、水蛭10g、肉桂5g、附子5g、南星15g，水煎，日1剂，早、晚温服。

3月2日二诊　服药7剂，自觉两腿较前有力，能自动起坐，起步行走亦有好转，精神状态明显好转，神志清晰时间增多，仍有语无伦次，但时间减少，仍小便频，左手颤抖，大便秘，脉弦，舌质紫，舌苔转薄，继以上方化裁。处方：龙骨20g、龟板20g、巴戟天10g、肉苁蓉10g、麻仁20g、郁李仁15g、附子5g、熟地25g、山萸肉15g、石斛20g、麦冬15g、五味子15g、石菖蒲15g、肉桂5g、远志15g、益智仁20g、补骨脂15g、水蛭10g、丹参20g、桃仁15g、南星15g，水煎，日1剂，早、晚温服。

4月16日三诊　服上方14剂，病情大好，双腿较前明显有力，上下楼行动自如，神志清晰，近日未出现语无伦次现象，小便频好转，左手颤抖大减，大便每日2次，有1次稍干，继服前方。

4月30日四诊　再服药14剂，诸症进一步好转，两腿有力，神志清楚，小便次数明显减少，左手微有颤抖，大便每日1次，病情获得缓解，嘱其继服前方若干剂，以巩固疗效。

病案3　吕某，男，72岁，退休干部。1999年9月3日初诊。

病人为离休干部，一向身体健康，根据其家属代述，半年来性格有些改变，行为举动出现异常，健忘突出，外出行步不稳，不敢迈大步，必须经家人陪伴，否则忘记自己家门，情绪烦躁易怒，时有骂人，神志时明时昧，语言错乱、无伦次，夜间不能入睡，时有吵闹现象，小便频，表情淡漠，呆板，沉默少言，血压140/80mmHg，舌质红而少苔，脉象弦滑。经某医院CT检查，小脑萎缩，有数处腔隙性脑梗死。诊断：①血管性痴呆；②脑萎缩；③腔隙性脑梗死。历经中西医多方治疗效果不明显，来张琪教授处求治。辨证：病位在脑，证属肾精亏耗，心气虚无以上荣，脑失所养，夹有痰浊瘀血，阻塞不通，治以补肾养心活血化瘀。处方：熟地20g、山萸肉25g、麦冬15g、五味子15g、石菖蒲15g、石斛15g、远志15g、肉苁蓉15g、巴戟天15g、肉桂7g、附子7g、龟板20g、生龙骨20g、桃仁15g、赤芍20g、牡丹皮15g、天南星10g，水煎，日1剂，早、晚温服。

9月23日二诊　服上方15剂，精神及行为异常明显好转，睡眠较好，夜间未出现吵闹及骂人现象，步履亦有好转，神志有时清晰，对话如常人，有时则不清晰，如将其女儿叫大姐等，服药前后神态有所好转，舌有薄苔，脉象仍弦，于前方加水蛭15g、郁金15g。

11月23日三诊　服上方21剂，用药后情况如下：①能够入睡5～6小时，神志转佳，清晰时间较前明显增加，不清晰时间明显减少；②行走状态明显好转，能上3层楼，但仍慌张不稳，迈小步；③言语错乱，仍有发作，但程度已明显减轻；④服药前头发斑白，服药后转为乌黑，为罕见现象。现在小便仍频，大便稍溏，以上方加减。处方：熟地20g、山萸肉25g、石斛15g、麦冬15g、五味子15g、石菖蒲15g、远志15g、生龙骨25g、龟板20g、肉苁蓉15g、巴戟天15g、桃仁15g、丹参15g、水蛭10g、肉桂10g、附子10g、桑螵蛸15g、甘草15g，水煎，日1剂，早、晚温服。

12月25日四诊　服上方20剂，症状进一步好转，夜间睡眠较好，未出现烦扰现象，神志基本清楚，面容改观，已不呆板，小便频明显减轻，头发生长较多，乌黑如青年。据其家属讲，偶尔尚有语言错乱，舌苔薄，脉象缓，嘱续服上方20剂，再来复诊。

至2000年2月15日，又3次复诊，以上方加减服60剂，神志已恢复正常，睡眠好，精神愉快，面有笑容，言语对话如常人，双腿行走亦大好，但仍不稳。本年5月经CT复查脑萎缩无进展，腔隙性脑梗死较前减少。病人从1999年9月，服中药至今，病情大有好转，目前除外出须家人照顾外，一般生活均能自理，可见补肾养心化瘀法对此病有较好的疗效。

按语： 脑萎缩、血管性痴呆的主要症状之一为健忘，记忆力明显下降，老年人伴随年龄增长，记忆力下降是正常的自然规律。据有关资料统计，有记忆力减退的老年人约占全部老年人的50%。现代医学认为记忆力下降迅速，多为脑萎缩、血管性痴呆的先兆，进一步则智能减退、语言障碍、人格改变等，重则变得语无伦次、呼叫怒骂、不认亲疏、生活不能自理等。

脑萎缩病名从中医学探索，曾见于《医林改错》中"脑气虚""脑缩小"。王氏认为"灵机记性不在于心，在脑""小儿无记性者脑髓未满，高年无记性者脑髓渐空"，这和现代医学脑的软化萎缩，记忆力明显下降，进而可发生痴呆，意义相同，但中医学认为，首先脑与肾有直接关系，脑为髓海，脑之功能在于脑髓，而髓的化生又根源于肾，肾藏精生髓，为水火之宅，肾中阴阳调和而化生精髓，故治疗此病当以补肾为首务。其次为心，心主神明，为君主之官，《灵枢·邪客》："心者五脏六腑之大主也，精神之所舍也。"故心气虚，心血亏耗，神明失舍而出现一系列神志行为异常状态，故治疗除上述补肾健脑外，养心血安神益智亦须相辅为用，心与肾经络相通，心肾相交，相互资助为治疗本病的主要环节。

上述心肾两虚为发病之本，由于心肾亏虚，气血运行不充，虚而致瘀，痰浊瘀血，病理产物阻滞脑络，髓海失养，神志灵机失用，虚中夹瘀，虚为本，瘀为标，为老年血管性痴呆的病因病机所在，方用地黄饮子与枕中丹以补肾气养心，二方合用为补肾健脑养心益智之有效良方。方中之石菖蒲、远志合用，除养心开窍之外，又有豁痰之功效，再加天南星除痰，水蛭、丹参、桃仁活血化瘀，痰瘀除则络通，标本兼顾，以治本为主，治标为辅，为本病之治疗大法。

以上三个病例，病案1，唐某，以健忘记忆力明显下降、少眠为主证，情绪低落，对一切事物性趣索然，诸治无效，CT检查脑萎缩（脑室明显扩大），腔隙性脑梗死，诊断为老年血管性痴呆，中医四诊面容呆板，少神，沉默寡言，但意识清楚，无语言障碍，只是情绪不振，忧心忡忡，舌尖稍紫，少津，脉弦，方用地黄饮子和《备急千金要方》枕中丹补肾健脑养心，服药后自感全身有力，睡眠好转，精神状态亦有好转，经服汤剂3个月后，诸症皆除，自述与平时正常无异。后以此方配成丸药，坚持服药，一切症状均愈。随访3年余，经CT检查脑室较前有明显缩小，梗死灶仍有，但明显减少。

病案2，王某，经脑CT检查为脑萎缩，有脑梗死灶，经某医院神经内科诊断为血管性痴呆，脑梗死，临床表现近1年来神志有些异常，有时头脑清晰，语言正常，有时则语无伦次，不认亲疏，右半身颤抖，行动不稳，嗜睡，小便频，时自遗失控，脉弦而缓，血压147/79mmHg。经服药治疗半年余，亦明显好转，病人神志清楚，语无伦次已不出现，双腿有力，小便频，已明显好转，现左手仍有些颤抖，已大为减轻，此病人未经远期追踪观察。

病案3，吕某，较前二者病情尤重，行为异常，记忆力下降突出，外出忘记返回自己家门，神志时明时昧，有时打骂其家人，夜间不能入睡，小便频，行走不能迈大步，慌张不稳，表情淡漠，经CT检查为小脑萎缩，有数个梗死灶，西医诊断血管性痴呆，脑萎缩，服药21剂，有明显疗效，能入睡5～6小时，神志转佳，清楚时间增多，言语不清、语无伦次仍有发作，但较用药前明显减少，双腿行走有明显进步，可上3层楼，于方中加入桑螵蛸以温肾固涩。1999年12月25日复诊又继服20剂，睡眠好，神志基本清楚，仅偶有语言不正常，小便频亦大好，头发乌黑，生长较多，宛如青年，舌苔薄，脉象缓，嘱继服前方，半年内又3次复诊，继用前方，神志已恢复正常，两腿行走已好转，但仍不稳，其余皆恢复正常。2000年5月经CT复查，脑萎缩无发展，仍有梗死灶，但已减少。

（四）脾胃系病证

1. 胃病治疗十法

胃病包括许多疾病，如胃炎、溃疡病、胃癌、胃黏膜脱垂、胃神经官能症、十二指肠壅积症及憩室等，可见于中医学胃痛、胀满、吐酸、嘈杂、呃逆、呕吐等。

胃为六腑之一，足阳明胃经络于脾，与脾互为表里。脾和胃为"仓廪之官"，胃主受纳，脾主运化；胃主降，脾主升。脾与胃一升一降，一纳一化，共同完成饮食物的消化吸收过程，故脾胃常合称为"后天之本"。

《内经》谓足阳明胃经，多气多血，为水谷之海，秉冲和之气。壮则气行，弱则着而为病，或偏寒、偏热，或肝木相乘。因之水谷不消，便可出现或满、或胀、或食不下、或呕吐、或吞酸、或大便难、或泻利等症。《类证治裁》把心胃痛分为九种：即饮心痛、食心痛、寒心痛、火心痛、气心痛、血心痛、悸心痛、虫心痛、疰心痛，以上实际包括多种消化道疾病。前人所谓"胃"，有时是指胃这一脏器而言，有时则是指消化道而言。如"胃家实"的"胃家"是指胃和肠，"脾家实腐秽去"的"脾家"，则指消化功能。"壮则气行"指气血充盈功能健全，故不受病。如气弱则功能低下，偏寒偏热，饮食不节，有害胃肠之功能则着而成病。如水谷不消，食积，停饮，或肝气横逆犯胃等皆可发生胃病，于是出现脘腹胀满、疼痛、呕吐、嗳气、纳减，甚则胸膈咽嗌阻塞不通，食饮不下。如属食滞中阻者，则脘腹胀满，口臭嗳腐，大便不爽等；如属脾胃虚寒者，则胃脘隐痛，喜热喜按，泛吐清水；如属脾胃虚弱则食入难化，大便不实，面黄脉濡；胃热者，胃脘灼痛，嘈杂易饥，口渴便秘；若胃阴不足，则见干呕不食、舌红少苔等。其中痊心痛为中恶气心痛，多见神昏卒倒，昏聩等症；虫心痛者，面白唇红或唇之上下有白斑点，或口吐白沫，饥时更甚；饮心痛者干呕吐涎或咳或噎，甚则摇之作声；虚痛者，心悸怔忡，以手按之则痛止；瘀血作痛者，痛有定处，若刀锥之刺等。《灵枢·厥病》又有真心痛之记载："真心痛，手足青至节，心痛甚，且发夕死，夕发旦死。"此为急性心肌梗死发作时的临床表现，录之以提示与胃痛鉴别。但通过临床观察，除了急性心肌梗死（真心痛）外，冠心病心绞痛亦有放射至胃脘部位疼痛者，甚至有少数病例，只局限于胃脘部疼痛，饱餐后加重，容易与胃痛混淆，须进行心电图等检查，以防误诊。"虫心痛"与胆道蛔虫病、肠蛔虫症的症状相符。《伤寒论》记载："蛔厥者，其人当吐蛔……蛔上入膈，故烦，须臾复止，得食而呕，又烦者，蛔闻食臭出，其人常自吐蛔。"《金匮要略》记载："蛔虫之为病，令人吐涎，心痛，发作有时，毒药不止，甘草粉蜜汤主之。"这些描绘与胆道蛔虫病十分相似。可知虫心痛可能为此类病。其他皆概括在消化系统疾病之内，范围较为广泛。以张琪教授临床治疗较多效果较好的如溃疡病、胃炎、胃神经官能症等病例为依据，对胃病的治法作一概括的阐述。其他如胃癌等病，因治疗不多，疗效又不明显，故从略。

（1）疏肝和胃法

此法适用于肝气犯胃（脾）。肝主疏泄，具有升发疏泄的作用。肝气条达能舒畅全身气机。如精神抑郁，悲哀恼怒，郁伤肝气，肝气郁结，横逆犯胃，导致消化功能紊乱。主要证候有头眩易怒，胃脘胀满牵掣胁肋，游走窜痛，嗳气，呃逆，泛酸，食入胀甚，饮食减少，亦有大便泄泻、苔白脉弦等。处方：柴胡15g、白芍40g、枳实15g、川楝子30g、香附15g、陈皮15g、甘草10g、白术15g。水煎服，每日2次。

方中柴胡疏肝散结，枳实宽中下气，枳实与柴胡同用可以调理气机，消除胀满。白芍敛阴柔肝，甘草缓肝之急，"肝苦急，急食甘以缓之"，白芍与甘草合用，可以调理肝脾。肝脾得和，气机流畅，挛急可缓。凡疏肝之药，不宜温燥，因肝为刚脏，即《内经》所谓"将军之官"。怒伤肝，肝郁化火，阳易亢，阴易亏。但滋阴药又碍脾，脾为牝脏喜温恶湿，肝气犯胃，每多化热伤阴，故用白芍以柔肝抑肝，平肝之阳以益肝之阴。肝气平则脾不受侮，《本草纲目》所谓"土中泻术"即指此而言。川楝子，"苦微寒清肝火，治热厥、心痛疝痛、虫积腹痛"，为疏肝理气要药，且性微寒，肝气亢盛化热者，用之尤为适宜。张琪教授治疗少腹疝痛（似一物凸起攻冲作痛）每剂用此药30～40g尝随手奏效。本草言其有小毒，有杀虫作用，用量不宜大。但据临床观察，治肝气犯胃及少腹疝痛，量小则效果不显，且每剂用至30～40g并未发现有任何副作用。香附、陈皮疏肝和胃。白术健脾胃，合之为治疗肝胃不和之有效方剂。

（2）疏肝泻热法

本法适用于肝郁热结之证。肝与胆相表里，内藏相火。肝气郁结，则相火炽盛，耗伤胃阴，使胃气失和。主要证候为胃脘胀痛，胁痛灼热，口苦咽干，心烦易怒，吞酸呕吐，便秘尿赤，舌质红，苔白干，多见于胃炎、溃疡病、胆囊炎、胆石症、胰腺炎、十二指肠壅积症等。处方：柴胡15g、大黄10g、枳实15g、黄芩15g、半夏15g、白芍30g、生姜15g、大枣5枚。水煎服，每日2次。

本方为《伤寒论》之大柴胡汤。治少阳热邪未解，阳明里热壅盛，症见往来寒热，胸闷呕恶，郁郁微烦，心下痞硬，下利不畅，脉弦有力。临床运用治疗肝胆邪热犯胃见上述脉证者皆有卓效。方中柴胡疏郁，枳实理气，白芍平肝，生姜降逆止呕。黄芩、大黄清热泻热，相互配伍，共同发挥疏郁泻热的作用。辨证要领为肝郁邪热内结，脉象滑数或弦数，舌质赤苔白燥，此乃热郁伤津之候。肝在志为怒，肝郁则心烦易怒。《伤寒论》谓"心下急郁郁微烦"是也，肝失条达，气机塞逆，则胀痛。由于肝胃郁热，故在治疗上不能只用疏肝药物，必须与清热泻热之大黄、黄芩配合，则肝气疏邪热清诸症自愈。治一病人李某，女，50 岁，脘腹胀满，食入即吐，粒米不存已 2 周余，经中西药治疗无效，于 1979 年 10 月 18 日来门诊求治。察其舌苔白而燥，脉象弦滑带数，在某医院经胃镜检查未见异常，诊断为神经性呕吐。从证脉舌分析，为肝郁化热犯胃，胃气上逆，宜疏肝泻热和胃法。给予本方 3 剂，大便通呕吐止，继以疏肝理脾之剂调理而愈。

（3）柔肝滋胃法

肝体阴而用阳，阴亏则阳亢。胃属阳明，喜湿恶燥。如肝胃之阴虚，则阳气亢逆，导致肝气横逆，胃气失和。二者又相互影响，正如叶天士所说："厥阴之气上干，阳明之气失降。"可见二者的阳气偏亢是不可分割的。

主要证候：胸胁满闷，胃脘灼热痛，食纳减少，口干咽干，嘈杂，手足烦热，心悸少寐，消瘦，大便干，尿黄，舌光红无苔，脉细数或弦细。多见于胃炎、胃窦炎、胃及十二指肠溃疡、慢性肝炎、胃神经官能症等。处方：生地 20g、麦冬 20g、沙参 15g、石斛 15g、川楝子 20g、白芍 20g、香橼 15g、茵陈 15g、牡丹皮 15g、枳壳 15g，水煎服。

本方用以治疗肝胃阴虚所致的肝气横逆胃气不和之证。方内药物，白芍、川楝子柔肝疏肝；生地、麦冬、沙参、石斛滋养胃阴；香橼、枳壳疏达气机，俾其"凉而毋凝"，不致滋腻害胃。此方立法遣药以甘寒滋阴为主，阴分复则肝胃自和。辨证要点以舌光红、脉弦数或细数为主，再结合胃脘灼热痛，口干苦，嘈杂，纳少等症，自然不会有误。凡阴虚见症，除列举的证候外，必有一系列的阴虚证候，如心烦、手足热、头痛等。当然在同一病人身上，此类证候往往不能完全俱备，临证诊断中但见一二证便是，不必悉具。

本证论述为肝胃阴虚，亦有偏重于胃阴虚或偏重于肝阴虚者。前者则胃的症状较多，如纳减不食，身体消瘦，舌如锦纹光红无苔，而无胁肋胀满之肝证，宜于方中去川楝子、白芍。

曾治一例病人，食纳减少每日只能吃 100g，身体日瘦，经某医院 X 线摄影食管有憩室，其余无异常，但病人食纳日减体力不支来张琪教授门诊。见其舌光绛，无苔，脉象弦细，辨证为胃阴亏耗，投以本方去川楝子、白芍，连服 30 剂。舌转为淡红有薄苔，饮食恢复正常。凡不欲食属于胃阴虚，见舌绛赤无苔者，此方屡用屡效。

（4）建中温脾法

中为中焦，主要功能为辅助脾胃，主腐熟水谷，泌糟粕，蒸津液，化精微，是血液生化的来源。中焦阳衰脾胃虚寒则运化失职。阳虚不能温煦，导致脘腹挛缩痛，喜暖喜按，畏寒，四肢不温，脘痛发作有似牵拉样，泛清水，口润便溏，舌淡苔白滑，脉象沉迟或弦缓。可见于慢性胃炎、胃及十二指肠溃疡、胃肠功能紊乱及胃肠痉挛等。处方：黄芪 30g、桂枝 20g、白芍 40g、甘草 15g、生姜 25g、大枣 8 枚、白术 15g。

本方即黄芪建中汤加白术。黄芪益气；桂枝、生姜温中驱寒；白芍、甘草、大枣缓中止痛；白术健脾，合之为治中气不足脾胃虚寒之有效方剂。方中重用白芍，因其有柔肝止痛缓解痉挛之作用。本证特征为脘腹挛缩痛，此挛缩盖因"虚寒"而成。姜、桂温中除寒，芪、术补虚，草、枣和中，又必重用白芍以缓解痉挛而止痛。本方治胃、十二指肠溃疡属于虚寒者，具有卓效。

《金匮要略》以本方治虚劳腹痛，相当于贫血性腹痛，谓之"虚劳里急"。张琪教授曾治一例进行性贫血腹痛，喜暖喜按，经某医院检查未确诊，血红蛋白从120g/L下降到70g/L。投予本方连续用12剂，腹痛止，血红蛋白逐渐上升，继续用本方而治愈。

本方去黄芪、白术为桂枝加芍药汤，《伤寒论》用以治太阴病腹满时痛者，实际乃胃肠虚寒痉挛而痛。如腹满痛，兼大便燥结，则为实热内结，虚中夹实之证，宜用本方加大黄，如桂枝加大黄汤。张琪教授曾治一病人王某，农民，夏月远行又贪吃生冷，突然呕吐腹痛难忍，大便不通，无矢气，以急诊来哈求治。经某医院外科检查疑诊为肠套叠，但未定。邀张琪教授会诊。诊其脉现沉滑，腹拒按，尿赤，大便不通，舌苔燥，为肠胃素热，夏月远行过劳，又贪吃生冷，寒热积滞，给予本方1剂，呕吐止，腹痛减，继用1剂，大便通下燥屎若干，腹痛随之而愈。注家皆谓本方治太阳病误下，邪陷太阴，表证未罢，腹满实痛，乃随文衍义之语。其实本方并不限于表证不解，桂枝亦并非单用其解表，同生姜合用以温中化寒，大黄泻下，乃寒温并用之意。

（5）益气健脾养胃法

脾司运化，主升清。人体发育所需的营养，依赖脾胃之气吸收水谷精微来供给，"谷入于胃，洒陈于六腑而气至，和调于五脏而血生"，故曰后天之本在脾。如脾虚则运化功能低下，而食物的消化、吸收、输布功能失职，因而出现胃脘胀满隐隐作痛，饱闷泛吐清水，痰多，气短乏力，消化不良，泄泻，面白无华，四肢不温，舌淡，脉虚或沉迟。多见于慢性胃炎、溃疡病、胃扩张等。处方：党参20g、白术20g、茯苓15g、甘草10g、半夏15g、陈皮15g、木香7.5g、砂仁10g、公丁香10g，水煎服，每日2次。

本方即六君子汤加味。甘温益气，健脾强胃，除湿化痰，适用于各种原因引起的胃肠功能减弱，消化不良等症。方内党参甘温，扶脾胃益中气为主药；白术苦温，健脾燥湿，助运化；茯苓淡渗健脾除湿为佐；甘草和中为使；半夏、陈皮理气化痰；木香、丁香、砂仁芳香除湿和胃。合而为剂，用治胃肠功能减退疾病有良效。除治疗胃病外，亦治慢性肾炎（属于脾胃虚弱者）。曾治一例慢性肾炎，胃脘胀满消化不良，辨证为脾胃虚弱，运化失职。但用药偏热则手足发热，胃脘胀满不减；用药偏凉则胀满腹泻。后考虑六君子汤不寒不热，气味中和，投以本方胀满大减。经用本方（去丁香）治疗，胀满除，消化功能恢复，尿蛋白亦随之渐减，连续治疗而缓解。本方对部分氮质血症疗效亦好。曾治一例氮质血症，呕吐不食，面㿠舌淡，苔白，脉弱。血红蛋白55g/L，尿素氮70mg，用六君子汤，其中党参易以红参，又加黄连10g，连服30剂，呕吐止，食欲增进，血红蛋白上升到80g/L，尿素氮下降到40mg。经治疗而缓解。可见本方具有补脾胃助运化之功，不可轻而视之。脾胃气虚则运化力弱，不能更好地化生精微，气血来源不足，故见面色㿠白、呕吐不食、脉弱等症。本方亦可用于治疗老年性慢性气管炎属于脾肺气虚而见咳嗽痰多清稀、气短等症。由此可见本方不应局限于治疗胃肠系统疾病，凡切合病机者皆可用之。

（6）消食和胃法

消食和胃法适用于食积停滞，脘腹胀满恶食暖腐，腹痛或泄泻等症。食滞的形成，多因饮食失节，脾失健运，胃失和降，变生伤食痞满下利等疾病。食滞虽与脾虚有关，但其主要矛盾为食滞，通过消除食滞则胃气得和，所以称为消食和胃法，亦有祛邪存正之意。若脾胃不虚可以用此法；如脾胃虚弱，又当配以健脾胃药，消补兼施。积滞不甚而虚象较甚者投药可以补多于消；虚象不甚而积滞较甚者，用药宜消多于补，临床上应视病情的变化灵活化裁。通常脾胃不虚仅食滞胃不和者可用下方。处方：神曲 20g、麦芽 30g、焦山楂 15g、莱菔子 15g、陈皮 15g、鸡内金 20g、焦槟榔 15g、甘草 10g，水煎服，每日 2 次。

神曲、焦山楂、麦芽、槟榔、鸡内金、莱菔子化食导滞，陈皮和胃理气，合之以治疗食积。胃脘痞痛，如食郁化热，身热面赤，夜睡不安，舌苔厚腻，脉象滑数或沉滑有力，可加大黄 10g；热偏盛，口干苦，胃脘灼热，亦可加黄芩 15g、龙胆草 10g。

《内经》谓"饮食自倍，肠胃乃伤"。饮食不节，恣啖酒肉油腻面食之类，损伤脾胃，脾运失常，影响肠胃的运化功能，以致饮食停滞于中，而为伤食之证，出现满病、嗳腐厌食、腹中饱胀等症。属于食积胃脘痛者，适用于本方。如兼腹泻，大便完谷不化可于方内加入健脾止泻之剂，如山药、白术、茯苓、扁豆之类，消补兼施。

（7）清胃温脾法

清胃温脾法适用于寒热互结之胃脘痛。临床表现为胃脘胀痛灼热，吞酸，嘈杂嗳气，肠鸣呕吐，大便秘或黏滞不爽，舌边红，苔白，脉弦或弦滑。脾喜燥恶湿，胃喜润恶燥。脾主升清，胃主降浊；脾主运化，胃主受纳。一升一降，阴阳相济，共同完成消化之功能。如脾寒则湿聚而清阳不升，胃热则浊邪失于和降，湿热蕴结而成为痛、胀、呕逆、吞酸嘈杂等症。多见于胃及十二指肠溃疡、慢性胃炎、胃肠神经官能症等。处方：黄芩 10g、黄连 7.5g、大黄 5g、丁香 7.5g、半夏 15g、吴茱萸 7.5g、干姜 7.5g、甘草 15g。水煎服，每日 2 次。

本方为寒温并用法，芩、连清胃热，大黄泻热，胃清则气降而下行，丁香、吴茱萸、干姜以温脾，脾气得温则恢复运化而升清，清升浊降则痛胀呕逆自除，更加半夏降逆，甘草和中，方从大黄黄连泻心汤及半夏泻心汤衍化而成。溃疡病多见此类型，吞酸嘈杂痛，用此方后湿热除，诸症随之而解，溃疡面亦多愈合。可随症加减，吞酸者加海螵蛸、煅牡蛎，胀甚可加金铃子、川朴等。附病例如下。

病案 1　杜某，男，47 岁，干部。1978 年 10 月 15 日初诊。

在某医院经胃纤维镜检查：胃小弯部 3cm×3cm 溃疡，黏膜水肿，大弯糜烂。胃脘痛，饥饿时痛甚，夜间痛醒 2 次，食后稍缓解，吞酸烧心，口干，大便秘，舌苔薄白，脉弦中带滑象。诊断：十二指肠球部溃疡。辨证为脾湿胃热、湿热中阻。宜以清胃热为主，佐以温脾之法。处方：半夏 15g、黄连 10g、黄芩 15g、干姜 7.5g、大黄 7.5g、海螵蛸 20g、甘草 15g、槟榔 20g，水煎服，每日 2 次。

10 月 22 日二诊　服上方 6 剂。胃脘痛减轻，大便稍稀，每日 1 次。胃脘仍不舒，夜间仍痛，舌质红，苔白，脉弦中带滑。处方：甘草 20g、海螵蛸 20g、煅牡蛎 20g、黄连 10g、吴茱萸 7.5g、槟榔 15g、黄芩 15g、金铃子 20g，水煎服，每日 2 次。

10 月 29 日三诊　服上方 6 剂，夜间已不痛，能安睡，晨起仍稍痛，口干，舌红，苔薄，宜前方佐以养胃阴之剂。处方：甘草 20g、海螵蛸 20g、煅牡蛎 20g、麦冬 15g、石斛 20g、沙参 15g、陈皮 15g、金铃子 20g、黄连 10g、丁香 7.5g、吴茱萸 7.5g、半夏 15g。水煎服。

11 月 5 日四诊　服上方 6 剂，胃已不痛，吞酸烧心俱消除。大便正常，每日 1 次，脉滑，舌红润，薄苔。宗上方稍事加减，继用 10 余剂。经胃纤维镜复查溃疡愈合，大弯糜烂已不存在，病已告痊愈。

（8）活血通络法

久痛入络，胃络瘀阻，血行不畅，胃脘刺痛，痛有定处，拒按，食后较甚或吐血便黑，舌质紫暗或有瘀斑，脉沉。处方：当归 15g、生地 20g、牡丹皮 15g、桃仁 15g、赤芍 15g、红花 15g、枳壳 15g、柴胡 15g、川芎 15g、丹参 15g。水煎服，每日 2 次。

本方有活血通络、和胃止痛之作用。血瘀有形故痛如针刺，定处不移。血瘀日久，络脉损伤则吐血便黑。舌紫脉沉，为血行不畅之征。本方即血府逐瘀汤加减，活血通络止痛。如吐血便血，可加三七面冲服，兼胃热阴亏者，酌加石斛、麦冬、沙参等。如兼胃脘胀满可加疏气行气之品，如郁金、香附、木香等。凡血瘀之证，重者多表现舌紫暗有瘀斑，轻者则无表现，往往用其他治法无效，改用活血通络法收效颇捷。

病案 2　张某，男，45 岁，干部。1979 年 8 月 10 日初诊。

胃脘灼热如沸水烫，剧痛，发作时难忍，得食稍缓解。胃纤维镜检查胃大弯广泛糜烂，黏膜红肿充血。脉弦滑，舌质红，白苔，初以疏肝和胃清热之剂，开始有效，继续用药则无效，后投以本方加蒲公英 50g、金银花 50g、甘草 20g，用后痛大减。连用药 10 余剂，胃脘痛全消失。经胃纤维镜复查，胃黏膜红肿充血全消失，糜烂面积缩小2/3，继用前方以善其后。

（9）疏气温中法

疏气温中法适用于气郁中寒之胃脘痛。临床表现胃脘胀满痛，胁下胀满，喜暖怕凉，呕恶吐逆，泛酸多吐清水涎沫及不消化食物残渣，或便溏清稀，舌淡苔白滑、脉弦迟或沉迟。本症为寒邪内犯厥阴肝经，肝失条达，寒邪夹气侵犯脾胃，脾胃失和，故出现胀满呕逆，泛吐清水及涎沫等，治疗宜温肝疏郁以散寒邪。

《内经》谓："肝为刚脏，体阴而用阳。"故多热证实证，但这是肝病的一般性，也有表现虚证寒证的，为肝病的特殊性。肝主疏泄，性喜条达，肝气郁而化热，为热证实证。肝气虚寒浊阴上逆亦郁而不疏，内犯脾胃，故腹胀呕逆，面黄不泽，苔白腻等。《伤寒论》吴茱萸汤以温肝降浊；《医醇剩义》青阳汤治肝胀以疏肝散寒，皆为治肝寒之法。此类肝胃痛并不罕见，临床上不可忽略。处方：吴茱萸 10g、干姜 10g、肉桂 10g、元胡 10g、广木香 7.5g、紫苏 15g、乌药 15g、醋香附 15g、青皮 15g、甘草 10g、白术 15g、茯苓 15g。水煎服，日二次服。

本方具有疏郁、温中散寒的功效。寒气攻冲、脘腹胀满郁闷作痛、呕吐等症较为适宜。方中药物皆为理气疏郁、温中止痛之剂，辨证以胀满攻冲及舌脉为依据。本类型与肝郁化热伤阴者不同。彼证忌用香燥，本证则必用香燥。二者有寒热之不同。临床观察多见于肥厚性胃炎及胃肠神经官能症等。

病案 3　许某，女，22 岁，兵团战士，1973 年 1 月 10 日初诊。

胃脘及胁腹部胀满痛，呕逆吐清涎，喜暖畏寒，脉沉迟，舌淡滑润。X 线：①肥厚性胃炎；②胃下垂五横指。辨证：厥阴寒邪犯胃，气郁不疏，中阳失运，宜以温中疏郁散寒法治疗。处方：吴茱萸 10g、公丁香 10g、干姜 10g、沉香 10g、广木香 7.5g、紫苏 15g、白术 15g、香附 15g、元胡 15g、乌药 15g、陈皮 15g。水煎服，日二次服。连服药 10 剂，胀满痛俱消失，诸症痊愈。

（10）和中安蛔法

和中安蛔法适用于脾胃不和，上热下寒的蛔厥证。临床表现：上腹痛、恶心呕吐、口苦或吐蛔虫，上腹痛常为阵发性剧烈钻顶痛，捧腹曲膝，辗转不安，或呻吟不止，手足厥冷，发作过后一如常人。此病即胆道蛔虫病。此外脾胃不和，寒热交错，亦可使人脘痛胀满，恶心呕吐，口苦，咽干，腹胀痛，泻利，舌白黏腻，脉弦缓或沉迟，多见于慢性胃肠炎、结肠炎一类疾病，皆适用此法治疗。处方：乌梅 20g、附子 7.5g、党参 15g、桂枝 10g、干姜 7.5g、川椒 7.5g、细辛 5g、黄柏 10g、黄连 7.5g、槟榔 20g，水煎服，每日 2 次。

本方即乌梅丸原方，略有增减。方中用黄连、黄柏，苦寒清热，乌梅酸敛生津，附子、干姜、川椒、细辛、桂枝辛温，以温中驱寒，因而治疗胃热肠寒的蛔厥证及慢性胃炎、肠炎等症。蛔虫喜温而恶寒，肠寒则不利于蛔虫生长，故移行于胃或钻入胆道，胃受虫扰，则烦闷呕吐，甚或呕出蛔虫；肠寒虫动，则腹痛时作，甚则四肢厥冷。亦可痛处有肿块聚起，上下往来活动。面色㿠白或黄白相兼或有虫斑。消瘦呕吐清水或蛔虫等，多见于肠道蛔虫病，即虫心痛一类。治以驱虫为主，宜本方加苦楝皮 50g。

2. 食亦证治

食亦谓病人能食易饥而瘦，首见于《素问·气厥论》："大肠移热于胃，善食而瘦，谓之食亦。"《黄帝内经注评》曰："胃移热于胆，亦作食亦，亦，作息惰解，虽善食反消瘦，而倦怠无力，叫做食亦。"此症盖因胆胃热，故消谷易饥，与中消病机相同。谢利恒谓"脾虚故食物入腹即移易而过不能充泽肌肤也"（《中医大辞典·食亦条》）。张琪教授临床治疗此症除因胃热而清胃治疗取效外，认为亦有属于脾气虚者，因此举治此病二例如下。

病案 1 娄某，女，55 岁，机关干部。2001 年 6 月 18 日初诊。

体素健康，无任何疾病，于近半年饥饿感甚重，食后 1 小时即饥饿难忍，必须进食，全身倦怠乏力，四肢酸软，口干苦，胃脘嘈杂，身体消瘦，近半年体重下降 10kg，舌苔白少津，舌质红，脉弦数。经某医院系统检查血糖及基础代谢均正常，未能确诊，来中医就诊，据上证脉诊断为食亦。辨证为胃中邪热耗伤阴液，宜清胃热，滋阴液治疗。处方：生熟地各 20g、黄芩 15g、麦冬 20g、石斛 20g、黄连 10g、枳壳 15g、沙参 20g、天花粉 15g、枇杷叶 15g、茵陈 15g、陈皮 15g、甘草 15g，水煎，日二次服。

6 月 25 日二诊 服上方 7 剂，饥饿感明显减轻，胃脘嘈杂亦好转，进食 2 小时后仍有饥饿，守上方继服。

7 月 10 日三诊 服上方 14 剂，饥饿感进一步好转，现进食后隔 3 小时，仍稍有饥饿感，胃中已无嘈杂，全身较有力，面色转润，舌苔已化，舌质转淡红。大便日一行，但胃脘稍有痞满感，此乃甘寒药有碍脾之运化所致。处方：生地 15g、麦冬 15g、石斛 15g、陈皮 15g、砂仁 10g、鸡内金 15g、黄连 10g、黄芩 10g、茵陈 10g、紫苏 15g、神曲 15g、甘草 10g，水煎，日二次服。

7月17日四诊 服上方7剂，胃脘痞满已除，饥饿感亦消失，全身有力，精神大好，嘱停药观察。

按语： 此案名食亦，类似消渴病中消，从多食易饥，口苦咽干，胃中嘈杂，舌质红，苔白燥，脉弦数一系列证脉分析，辨证为胃热炽伤阴，消谷易饥，其病机与中消同，前贤张子和谓："火能消物……人之心肾为君火，三焦、胆为相火，得其平则烹炼饮食，糟粕去焉。不得其平，则燔灼脏腑而津液耗焉。"亢则为害，甚于中为肠胃之消，故多食易饥，治疗当以清胃热为主，然热炽伤阴，故又当伍以滋养阴液并重，方中之黄连、黄芩、茵陈苦寒清胃热与肝胆之热，二地、麦冬、石斛、沙参皆滋补胃阴之品，枇杷叶降逆气，枳壳、陈皮和中理气以防寒凉壅滞。服药21剂后，消谷等症基本消除，唯胃脘痞满，故易方予滋阴清胃热减量，加入温中行气之砂仁、鸡内金、紫苏、神曲以醒脾和胃，药后诸症蠲除而愈。

病案2 汪某，女，50岁，干部。2001年8月5日初诊。

病人素体健康，近2个月来突患饥饿嗜食症，病人自述食后似未入胃，移易而过，于是胃中空虚饥饿，似腹中空馁，2小时必须进食物，否则难耐，烦躁心悸，全身乏力，面色不荣，经某医院系统检查血糖及基础代谢均正常，经治无效，来中医就诊，除上述症状外，伴有舌润、口和，脉象沉弱，二便正常。诊断为食亦，辨证为脾胃气虚，中宫虚馁，求食以资励，宜黄芪建中汤加味治之。处方：黄芪50g、桂枝15g、白芍30g、生姜15g、大枣5枚、龙骨20g、牡蛎20g、甘草25g、小麦30g、石斛15g，水煎，日二次服。

8月12日二诊 服药7剂，心中悸烦、饥饿感较前减轻，继以上方不变治之。

8月19日三诊 服药7剂，诸症大减，心中悸烦虚馁感大为减轻，饥饿感明显减轻，食后3~4小时始有饥饿感，唯大便日2~3次，稍有不消化便，脉象滑而有力，舌苔白，面色转润泽。处方：黄芪50g、桂枝15g、白芍30g、甘草25g、小麦30g、大枣5枚、生姜15g、白术20g、茯苓20g、山药20g，水煎，日二次服。

服上方7剂后复诊，诸症皆除，饥饿感已恢复正常，大便日一行，全身有力，精神愉快，嘱停药观察。随访2个月，病已痊愈。

按语： 本病例为脾胃气虚之食亦，沈金鳌解释食亦时说："亦者易也。饮食移易而过，不生肌肉也，治与中消同。"此病人自述食物入腹中自觉未入胃中，从旁处而过，胃中空虚无物，于是饥饿难忍，与沈氏所谓饮食移易而过，极为相同。但前人论食亦皆责之于胃热消谷易饥，与中消病机相同。治疗宜清热或泻热，如前娄某病例即属于胃热，经清热养胃阴治疗而愈。本病例无舌红苔干、口干苦、胃脘嘈杂、脉弦数等脾胃热证候，而出现中虚气馁，心中悸烦，舌润口和，脉象虚弱等一系列脾气虚证候，故用黄芪建中汤与甘麦大枣汤加入龙骨、牡蛎治疗，服药后心中悸烦、怔忡及饥饿感均大减，继而消除。8月19日复诊时诸症基本消除，唯大便溏，日行2~3次，伴不消化便，故去龙骨、牡蛎，加白术、茯苓、山药以健脾助消化而愈。

前贤张锡纯认为："中消多食，犹饥者，多系脾胃蕴有实热，然间或有中气不足者，此系胸中大气下陷，中气亦随之下陷。所致脾胃蕴热，有实热者，当用调胃承气汤下之……如其人饮食甚勤，一时不食即心中怔忡，且脉象微弱者……宜升补气分之药，而佐以收涩之品与健脾补胃之品。"

张琪教授用黄芪建中汤即针对中宫虚馁而来，而中宫虚馁常兼脾胃阴阳失调，如心悸烦躁不安，亦为病例特征，故黄芪建中汤除重用黄芪益气外，小建中汤之白芍、甘草以滋阴和营，桂枝、生姜、大枣以助阳调卫，使阴阳营卫和谐，则悸烦及饥饿诸症俱除矣，佐以龙骨、牡蛎以收敛，小麦与甘草、大枣为甘麦大枣汤，以补益心气，与张锡纯用升陷汤益气升阳治法尚不相同。

3. 益气养阴镇逆治疗膈症

膈症初期常表现为吞咽时胸骨下部有梗阻噎塞灼热之感，继而出现吞咽困难，噎塞不下行，反流呕吐，可间歇反复发作，病人异常痛苦，有时病人咯出少量痰涎，食物稍能下移，大便多秘结如羊矢状，可通过内镜检查是否有癌肿或贲门失弛缓症，如属前者当按癌肿治疗。张琪教授对贲门失弛缓症有一定经验，此病为食管神经肌肉功能障碍所引起的食管下端括约肌不能弛缓、食管张力和蠕动减低及食管扩张的一种病。临床除上述临床表现外，可见舌红少津，由于吞咽困难，体重下降，脉细弱等，辨证属气阴两亏、津液不足。气虚无以斡旋，贲门弛张节律失常，阴亏液伤，饮食入口难于下行，大便燥结。张锡纯《医学衷中参西录》谓此病乃"中气衰惫，不能撑悬于内，则贲门缩小，以致幽门、小肠、大肠皆为之紧缩。……胃气不能息息下降，而冲气转因胃气不降，而乘虚上干，致痰涎亦随逆气上并，以壅塞贲门。此时贲门已缩如藕孔，又加逆气痰涎以壅塞其间，又焉能受饮食以下达乎？"张氏此论颇为精湛，张琪教授对本病观察，除张氏所论中气衰惫、冲气上干、痰涎壅塞外，阴亏津伤亦为本病之重要病机，参考张氏之参赭培气汤、东垣之通幽汤制订一方，名为益气滋阴镇逆汤，处方：石斛20g、北沙参20g、生熟地各15g、当归20g、太子参30g（或人参15g）、生代赭石30g、清半夏15g、枳实15g、郁李仁20g、佛手15g、知母15g、桃仁15g、麦冬15g、甘草10g。方用人参以补中气，扶助脾胃之功能，斡旋贲门失常之节律；代赭石镇冲气之上逆，参、赭合用补中有降；当归、石斛、沙参、麦冬、生熟地滋补阴液；郁李仁、桃仁润燥通幽；半夏、佛手、枳实降逆化痰疏郁理气。合之具有益气养阴、镇逆疏郁之功，用于本病效果颇佳。

如一妇女，50岁。患膈症食难下咽，梗阻噎塞不下行，时反胃吐出，进流食稍好，但亦不通畅。经医院检查排除食管癌。诊断贲门失弛缓症，治疗不效病人十分痛苦，自述因与丈夫不和，精神忧郁日久，初觉食下不顺，继则噎塞梗阻，每日只能进100g主食，大便秘结，舌红，脉沉，小有数象。投以上方嘱徐徐进药少量服之，连续用之以防吐出，初服药吐出约一半，继续服后吐出少量药，连服1剂半，觉通顺未吐，能进少量食物。前方加大黄7g，服后大便通，进食稍有梗阻，原方连续服之而愈。后以此方治愈多例此类病人。

4. 滋阴补肾以治肠结便秘

肠结便秘属实者居多，属虚者亦非鲜见，倘辨证不清攻下误投，必致虚虚之弊。肾司二便，肾阴亏耗，则出现肠结便秘，尤多见于老年人，肠中津液不足者。陈士铎在《石室秘录》中谓："肾水不足则大肠细小，水不足以润之，故肠细而干涸，肠即细小，则饮食入胃不能下行，必反而上吐。"陈氏立生阴开结汤滋补其阴，"使阴生而火息，阴旺则肠宽"，方用熟地60g，玄参、当归各30g，生地、牛膝、麦冬、山茱萸、肉苁蓉各15g。一连数剂，肠结可开，粪即不如羊屎矣，张琪教授宗其意治疗便秘属肾阴亏者颇效。

病案 王某，女，57 岁，干部。1985 年 8 月 16 日初诊。

大便秘结 2 年余，须用酚酞及甘油栓始能排便，否则数日不行，腹胀满，口干臭，凡清热开郁泻下之剂，服药大便即通，药停即便闭如初，食纳日减，体日羸瘦，脉象沉滑，舌质红苔燥。辨证为肾阴不足，肠失濡润，以致无水舟停，宜大补肾阴，滋燥润肠法。处方：生地 30g、熟地 20g、麦冬 20g、玄参 20g、杞子 20g、肉苁蓉 20g、当归 20g、知母 15g、玉竹 20g，6 剂。服药后矢气频频，大便日 1～2 次，始如羊屎状，继而奇臭，量较多，腹胀随之全消，食纳增加，继服上方 10 剂，大便每日能保持 1 次，腹部舒适，食纳佳，从而痊愈。

本案即属肾阴亏耗，肠失濡润之便秘，切忌苦寒攻下之剂，以重伤其阴，生熟地为必用之品，屡用之以奏效，然必量稍大方能收功。

（五）肝胆系病证

1. 慢性肝炎及肝炎后肝硬化的辨证论治

慢性肝炎包括慢性迁延性肝炎及慢性活动性肝炎，肝炎后肝硬化则是由慢性肝炎发展而来，其中大部分是由于乙型肝炎所引起。临床以倦怠乏力、腹胀便溏、食少呕恶、胁痛，或面色晦暗、胁下癥块等为主证，至肝硬化腹水阶段则表现为腹胀大、尿少、消瘦等症。应属中医学"胁痛""积聚""癥瘕""臌胀"范畴。

（1）病因病机

慢性肝炎及肝炎后肝硬化（以下简称慢性肝病），就其疾病演变过程分析，与肝、脾、肾三脏功能失调密切相关，尤其肝郁及脾虚贯穿于慢性肝病始终。肝主疏泄、调畅气机，若肝气郁结、气机不畅则出现胸胁胀满或疼痛诸症。脾主运化，人体消化系统功能主要与脾关系密切，脾的运化功能有赖于肝之疏泄助其运化，若肝气不畅则脾运不健，肝郁日久，横逆乘脾，可导致脾气虚而致消化系统功能紊乱出现腹胀便溏、食少呕恶等。可见肝郁、脾虚在本病发病中的重要意义。在疾病转化过程中，常出现湿热中阻诸证，乃由脾失运化、肝郁化热所致，另有部分病人是由急性肝炎转化而来，急性肝炎的发病多因湿热疫邪外袭于肝脏，邪气内蕴伤及脾胃，湿性暗腻，缠绵不去，日久阻于中焦。脾为湿热所困，升降失调，肝气失于条达，乘其所不胜，因而出现脘腹胀满、呕恶厌油食、胁痛或胀满、口苦、尿黄、大便黏秽不爽等一系列肝郁脾虚、湿热中阻证候，多见于慢性活动性肝炎，肝功能有改变者。木郁土虚，湿热内阻，日久气血不畅造成瘀血内阻而出现脾大、脾功能亢进，胁痛，羸瘦，面色黧黑晦暗，体力不支，齿龈出血，鼻衄等，亦即肝硬化期。慢性肝病病机涉及肾，乃因肝体阴而用阳，肝肾同源，气血生化之源不足，后期耗损及阴而致肝肾阴亏出现体力衰惫、五心烦热、心悸气短、腰酸膝软，或兼遗精、舌红少苔、脉细数等症。

总之，慢性肝病从慢性肝炎到肝硬化，甚至肝硬化腹水阶段，是疾病逐渐加重的不同时期，虽然其基本病机特点为肝郁脾虚，但在疾病发展过程中，尤其发展至肝硬化腹水阶段，常常是肝郁脾虚、肝肾阴亏、气滞血瘀、湿热蕴蓄等诸证互见，病机错综复杂。

（2）辨证论治

慢性肝病各个阶段病机特点虽然不尽相同，但总体治疗原则不外柔肝疏肝、健脾除湿清热，部分病人辅以补肾之法。同时，根据各阶段证候特点之不同而遵循辨证论治的原则处理。

张琪教授治疗慢性肝炎多以柔肝疏肝健脾为主。自拟一方命名为"慢肝复康汤"，处方：柴胡15~20g、白芍20~30g、枳实15g、甘草15g、白术15g、茯苓20g。本方乃祖方四逆散加茯苓、白术而成。其中柴胡为疏肝之圣药，用之以条达肝气；白芍养血柔肝缓中止痛，柴、芍合用，一疏一柔，疏而不燥，柔而不滞；枳实行气；甘草和中缓中。诸药配合，药力专而奏效捷。肝以阴为体，以阳为用，内藏相火最忌香燥战伐以耗伤肝阴，但养肝又切忌甘寒滋腻（如生熟地、玉竹等以助湿）有碍脾胃之运化，故重用白芍敛阴养血以益肝之体，一般用量在30g左右。加茯苓、白术者，以健运脾气，诸药配伍，用于肝旺脾虚之慢性迁延性肝炎及慢性活动性肝炎有良好疗效。

若病人有其他兼夹证候同时出现，则本方的增减颇为重要，根据辨证采取相应的兼治法在上方基础上加减用药。若脾虚较重，乏力明显，伴气短懒言者，可加党参、黄芪，重者可加人参或西洋参；若湿热中阻，脘腹胀满、呕恶，加茵陈、黄连、黄芩、砂仁、藿香；对乙型肝炎表面抗原及e抗原阳性者，还可辨病加板蓝根、大青叶、白花蛇舌草、蒲公英等；若脾虚清阳不升，出现以泄泻明显者，除加重茯苓、白术用量外，可加扁豆、山药健脾，辅以葛根、防风、升麻以升清阳；若湿浊上泛、胃气上逆、恶心呕吐明显者，加半夏、陈皮、生姜、砂仁；若气滞湿浊较重，腹胀满明显者，加厚朴、木香、槟榔；若有肝阴不足者，常表现胁下拘急痛、头晕头痛、心烦等症，乃阴血不足，阴不制阳，虚热内生所致，宜养阴血、柔肝清热，除重用白芍外，还可加枸杞子、女贞子、牡丹皮、当归等；若兼肾阴虚则酌加添精益肾之品，如山茱萸、首乌、龟板、女贞子等；若瘀血内阻，胁肋刺痛胀痛者加丹参、桃仁、赤芍、当归以活血通络；若瘀血较重，阻于经络，症见胁下癥块、面色晦暗或面色黧黑、舌质紫暗或有瘀点、瘀斑者，可加三棱、莪术、内金、炙鳖甲、土鳖虫等。

病案 战某，男，22岁，学生。1992年4月2日初诊。

1年前因肝区痛，乏力纳呆而发现肝炎，经治疗症状好转，但谷丙转氨酶持续在60~80U/L，乙肝表面抗原及e抗原阳性，现症右胁肋痛，倦怠乏力，食少纳呆，时有恶心，泄泻，面色萎黄无华，唇红舌红，舌苔白。B超示：肝脏轻度肿大。诊断慢性活动性乙型肝炎，按肝郁脾虚辨证，投慢肝复康汤加味。处方：柴胡20g、白芍30g、枳实15g、甘草15g、白术20g、茯苓15g、红参15g、半夏15g、陈皮15g、牡丹皮15g、板蓝根30g、大青叶15g、白花蛇舌草30g、生姜15g、大枣3枚，水煎服，1日1剂。服药7剂，右季肋痛明显减轻，倦怠乏力好转，食纳转佳。继以上方化裁连服50剂，诸症消失，化验谷丙转氨酶正常，乙肝表面抗原及e抗原连检2次均为阴性而告愈。

张琪教授用此方治疗慢性肝炎病案较多，一般对消除临床症状，改善肝功能疗效显著，对消除乙肝抗原则须坚持服药，长期治疗。

对于肝炎后肝硬化，表现脾大、腹胀满、胁肋胀痛、食少纳差、面色黧黑或晦暗等，张琪教授常采用消补兼施与清热解毒相配伍，获效良好。如自拟"软肝化癥煎"，药物组成：柴胡、白芍、青皮、郁金、牡丹皮、人参、白术、茯苓、黄芪、山茱萸、枸杞子、炙鳖甲、茵陈、虎杖、黄连、蒲公英。方中补药用参、芪益气，苓、术健脾，白芍养肝，山茱萸、枸杞子补肾；消法中重用炙鳖甲软坚散结，辅以青皮、郁金、牡丹皮、柴胡疏气活血化瘀。《金匮要略》鳖甲煎丸，君用鳖甲治疗久疟、疟母，疟母乃指久疟不愈胁下结成痞块，实即脾大，鳖甲既有软坚散结之功，又有滋阴清热之作用，脾大型肝硬化多出现五心烦热、舌红、脉细数等阴虚证候，故以鳖甲为首选药，辅以柴胡、青皮等行气活血之品，再与益气健脾、柔肝补肾药为伍合用，消补兼施，以达到"补而勿壅、消而勿伤"之作用。除此之外，在肝硬化辨证时又多见其有邪热内蕴证候，如口苦咽干、五心烦热、尿黄赤、巩膜黄染等，故在拟方中加用一些清热解毒之品，如茵陈、虎杖、黄连、栀子、蒲公英、大青叶、牡丹皮等。

此方药味虽多，但配伍严谨，张琪教授多年来治疗本病，总结其病理机制乃正虚邪实，正虚即肝虚、脾虚、肾虚，邪实即气滞、破血、痰浊、蓄水、湿热毒邪内蕴，正与邪相互交织，错综复杂，非一方一药所能奏效，尤其来请医治者多是经用各种药物治疗不效，其难度之大可想而知，所以张琪教授治疗本病多用大方复方，无论对恢复肝功能、消除脾大、软肝护肝，还是改善体征、消除腹水等皆有良好效果。如1994年初治一王姓病人，脾大性肝硬化，脾大平脐，面色黧黑、体质瘠瘦、虚羸，气短乏力，手足心热，齿龈出血，鼻衄，食纳少，脘腹胀，无腹水，大便日一行，小便色黄，肝掌，蜘蛛痣，肝功能有明显改变，血小板 $30×10^9$/L，白细胞 $1.2×10^9$/L，红细胞 $2.5×10^{12}$/L。按上法施治处方：红参15g、黄芪30g、炙鳖甲30g、白芍25g、柴胡15g、郁金10g、佛手15g、白术20g、茯苓20g、砂仁10g、枳实15g、山茱萸15g、枸杞子15g、女贞子20g、虎杖15g、黄连10g、牡丹皮15g、焦栀子15g、茵陈30g、甘草10g，水煎，每日1剂服。以上方化裁连续服药80余剂；脾已回缩至正常，B超示脾厚3.8cm，血小板 $130×10^9$/L，红细胞 $3.5×10^{12}$/L，白细胞 $3×10^9$/L。肝功能除黄疸指数稍高外，余皆恢复正常，已上班年余，远期观察疗效巩固。本案益气柔肝，予消坚疏郁、清热利湿法，再配合温脾和胃法，多种治法熔于一炉，刚柔相济，相互拮抗又相互协同，故能久服无弊，取得良好疗效。

从慢性肝炎发展到肝硬化腹水阶段，已属肝功能失代偿期，中医学谓之"单腹胀""臌胀"。腹水程度临床当分小量、中量、大量，治疗应观察病人体质之强弱，在辨证论治原则指导下，审其轻重缓急，权衡利弊而拟方遣药。

张琪教授治疗肝硬化腹水，在小量或中等量腹水时，若病人表现面色萎黄，腹部胀满，大便次数多，量少或便清，尿少，手足不温，舌苔白腻或舌质淡，脉弦细等，多按脾虚气滞水停辨证，治疗用"加味茯苓导水汤"健脾行气利水。处方：白术25g、茯苓30g、猪苓20g、泽泻20g、广木香10g、木瓜15g、槟榔20g、砂仁10g、紫苏15g、陈皮15g、枳壳15g、党参20g、甘草10g，水煎服，每日1剂。本方中四苓散利水，槟榔、紫苏、枳壳等利气，气行则水行，尤其重用参、术、苓益气健脾助其运化，对脾虚气滞水蓄，此方甚效。如见手足寒或畏寒肢冷，可加附子、桂枝以助脾肾阳气。如1994年1月治一冯某病人，肝炎后肝硬化腹水（中等量），症见腹胀满、尿少、大便稍溏薄，不欲食，脾于肋下3横指，肝功能改变明显，血浆总蛋白低，白球比例倒置，总胆红素高，谷丙转氨酶、谷草转氨酶高，巩膜轻度黄染，脉沉弦，舌淡紫，苔腻。给予上方服药15剂，尿量增多，一昼夜2500~3000ml，腹水全消，腹胀满消除。

后继以软肝消坚、益气血、健脾之剂调治 5 个月，肝功能全部恢复正常，脾回缩至正常。

若大量腹水，胀满甚者，一般健脾行气利水之剂毫无效果，此时宜用峻剂攻下。然峻剂攻下，易损伤正气，且水下后一时腹膨胀宽松，药后旋又水聚而腹胀如故，临床确有此种情况，但大量腹水，腹膨胀难忍，此时若不用峻剂攻下则水无出路，病情有急转直下之势，因此只要辨证病人尚未出现形脱便血昏迷，尚在可攻之时，应当机立断，抓住有利时机，果断使用峻剂攻水以消除其胀满。张琪教授临床常用舟车丸改为汤剂，甘遂、大戟、芫花用醋炙为佳，醋炙不伤胃，减少刺激，三药为主攻逐脘腹之水；大黄、牵牛子荡涤泻下为辅，用量可根据病人体质强弱及蓄水轻重而定。临证观察用峻下逐水后排出大量水样便，继之小便亦通利增多，此时继用茯苓导水汤之类健脾利水行气，尿量继续增加，腹水遂之消除。此方原则是应用于肝硬化腹水属实证者，但腹水日久多虚实夹杂，亦可用此方与健脾益气药相伍，攻补兼施，多能获效。

如自拟"藻朴合剂"乃治肝硬化腹水攻补兼施之方，处方：海藻 40g、厚朴 30g、黑白丑各 30g、木香 15g、槟榔 20g、生姜 25g、人参 15g、白术 20g、茯苓 30g、知母 20g、天花粉 20g，水煎服。方中海藻为治疗腹水的有效药物，《本草纲目》记载其治大腹水肿，有软坚散结之作用，但治疗本症用量宜大，一般用 25～50g 为佳。黑白丑苦寒有毒，有泻下作用，逐水消肿，为治肝硬化腹水有效药物，配合厚朴、槟榔、木香行气利水，诸药合用，相辅相成。但肝硬化腹水病人体质日耗，气血不足，一味攻下则正气不支，故须掌握消补兼施之大法，正邪兼顾方能取效，于方中加人参、茯苓、白术益气健脾。此外，肝硬化腹水多出现肝阴亏耗、阴虚内热证候，如舌红绛、五心烦热等，故方中加知母、天花粉，亦可加白芍以敛阴，防止燥热更伤阴液。诸药合用，共成逐水行气、益气养阴之剂。

肝硬化腹水，无论其腹水量多少，临床均有以湿热中阻表现为主者，症见腹部胀满、恶心不欲食、口苦口干、尿少色黄、大便清而黏秽、五心烦热、头昏、舌质红、苔黄腻、脉滑等，辨证属肝郁脾虚胃热、水蓄热结之证。遇此类病人，张琪教授多用东垣中满分消丸方治疗。处方：黄芩 15g、黄连 15g、砂仁 10g、枳实 15g、厚朴 15g、半夏 15g、陈皮 15g、知母 15g、泽泻 15g、干姜 10g、姜黄 15g、党参 15g、白术 15g、茯苓 15g、猪苓 15g、甘草 15g。本方依据《内经》"中满者泻之于内，宜以辛热散之，以苦泻之，淡渗利水，使上下分消其湿"而立方，方中既有黄芩、黄连苦寒清热，又有干姜、厚朴、砂仁之辛开，乃辛开苦降合用之方，半夏、陈皮和胃化湿，共奏清化湿热、利水行气、健脾和胃之功，利脾胃之枢机，湿热得除，升降和调，则腹水胀满诸症蠲除。如 1992 年治疗孔某，男，24 岁。肝炎后肝硬化失代偿期，高度腹水，腹部膨隆，肝缩小，脾大肋下 3 横指，巩膜黄染，脘腹胀满不能食，大便不爽，尿少色黄赤，体羸瘦不支，面色黧黑，口干，舌质红舌苔白。谷丙转氨酶轻度升高，白蛋白 17g/L，球蛋白 35g/L；血小板 35×10^9/L，白细胞 2×10^9/L。食管钡餐造影示食管下端静脉曲张。按肝郁脾湿胃热、水蓄热结辨证，予上方加茵陈 30g，水煎服，每日 1 剂。初服 6 剂，尿量稍增多，腹部略宽松，于前方加槟榔 20g、二丑各 20g，继服，尿量明显增多，服至 24 剂，一昼夜尿量 2500～3000ml，继以上方化裁，共服药 50 剂，腹水全消，后以软肝化癥煎续服 30 余剂调治，肝功能恢复正常，脾脏回缩，除觉轻度乏力外，余症不显。远期疗效巩固。

2. 从虚实辨治眩晕

眩晕是指以头晕目眩为主证的一种疾病。眩是眼目视物昏花不清，晕是头晕旋转，二者常同时并见，故统称眩晕。

眩晕轻者闭目即止，重者如坐舟车，旋转不宁，站立不稳，可伴恶心呕吐，甚则昏倒等症状。包括现代医学的梅尼埃病、迷路炎、椎基底动脉供血不足、神经官能症、高血压脑病、低血压病等。

参考文献并结合临床实践，张琪教授一般分为风阳内动、肝血不足、肾精亏损、气血亏虚、痰浊上泛、气血瘀阻六类，大体分虚、实两类，如肝血不足，肾精亏损，气血亏虚统属虚类；风阳内动，痰浊上泛，气血瘀阻则属实类。然亦有虚实夹杂，如肾精不足兼痰浊上扰，气血亏虚兼风阳上亢，要在于医者善于辨证，正确地掌握病机，细辨轻重缓急而施治之。

（1）风阳内动虚实分，清火滋潜宜细斟

《素问·至真要大论》谓："诸风掉眩，皆属于肝。"肝为风木之脏，凡阳气亢盛化火上炎，或阴血亏虚不能涵阳，阳气亢逆，皆可出现头晕目眩，肢体动摇振颤等症，统称风阳内动。但可分虚、实二类，虚则属于阴虚阳亢，肾阴不足而致肝阳亢逆；实则为肝郁化热生风而致肝火上炎。

肝火上炎与肝阳亢逆二者证候不同，病机有别，但二者又相互联系，相互影响，有时相互夹杂。肝火亢盛易耗伤肝阴，肝阴亏耗常夹肝火亢盛。因此，在辨证中应注意二者标本虚实，或偏于清肝泻火，或偏于滋阴潜阳，虚实兼顾，补泻兼施，应随证施治。

1）肝火上炎

临床表现 头昏胀痛，口苦目赤或目糊多眵，耳鸣耳聋，急躁易怒，面赤升火，舌红苔黄燥，脉弦数。

多因恼怒情志过极而发作，其来也暴，发作即眩晕欲倒，呕恶，面部潮红，口苦咽干等。

病机 肝郁化火，火热上冲之眩晕症，风火上冒巅顶故眩晕，情志过极或暴怒激动肝火，故发病急骤，出现面红目赤、心烦易怒、口苦咽干、舌燥、脉弦数等一系列肝热上冲证候。

治法 以平肝清热息风为主，清肝热之药如山栀、黄芩、龙胆草、羚羊角、青黛之类皆可选用。平肝息风如菊花、桑叶、钩藤、生赭石、生牡蛎、珍珠母等，如便秘可用酒炒大黄以泻热平肝。此类多夹风邪所谓风火相煽，张琪教授临床用泻青丸化裁其效甚佳。处方：龙胆草15g、黑山栀15g、大黄7.5g（酒炒）、羌活10g、防风10g、川芎15g、当归15g，水煎服。

方中龙胆草、栀子、大黄以泻热平肝，羌活、防风、川芎上行巅顶以遂其条达之性，当归养血而润肝燥，一泄一散一补共用为治肝经郁热之妙方。

肝络风火相煽，上攻于脑，气血逆于高巅，除清热息风外，亦常用镇摄潜阳之品，如代赭石、磁石、珍珠母、龙骨、牡蛎、铁落等。《金匮要略》之风引汤、《医学衷中参西录》镇肝熄风汤等皆为有效之方。根据病情多滋阴镇摄潜阳合用。

凡见上述脉证无论是脑动脉硬化供血不全或高血压、梅尼埃病等皆可用之。清热平肝与镇潜摄纳合用大多有效。

病案 1

一妇女患梅尼埃病，头目眩晕欲倒如坐舟车，发作时呕吐不止，诸治罔效，延张琪教授诊治，脉弦而数，舌红苔燥，面颊赤，眼稍红，辨证为肝火上炎，宜平肝清热镇摄息风法，拟清眩汤。处方：龙胆草 15g、黑山栀 10g、黄芩 15g、柴胡 15g、生地 20g、玄参 20g、生赭石 30g、生牡蛎 20g、生龙骨 20g、珍珠母 30g、生草 15g、当归 15g，水煎，日二次服。连服 6 剂眩晕大减，继续调治而愈。

肝火上炎之眩晕，肝阴亦多亏耗，归、芍、地黄、玄参之类补肝阴润肝燥须与清肝火之药相伍，本案用生地、玄参、当归与龙胆草、山栀、黄芩即为此意。

病案 2 邹某，男，48 岁，干部。1998 年 12 月 6 日初诊。

半月以来，连续晕厥 2 次，发作时头眩晕如坐舟车，头不敢转动，眼不敢睁，呕恶欲吐，发作后头眩晕较轻，颈项强不敢转动，行步需人搀扶，不能阅书报，一阅即头昏，手足心热，心烦易怒，小便黄，血压 170/110mmHg，脉象弦中略数，舌质红，苔白少津。眼底有动脉硬化，脑 CT 检查有腔隙性梗死灶，诊断：①脑梗死；②高血压 Ⅱ 期。

辨证为肝阴亏耗，肝火上炎之证，宜滋阴清热潜阳平肝法。处方：胆草 10g、生地 20g、甘菊 15g、白芍 20g、玄参 20g、怀牛膝 15g、生赭石 25g、生牡蛎 20g、钩藤 15g、夏枯草 20g、甘草 10g，水煎服。

12 月 10 日二诊 用上方 3 剂，眩晕大减，头项敢转动，不需人搀扶能步行，血压 140/90mmHg，但睡眠多梦仍昏眩，五心烦热，舌质红，苔转薄，脉象弦滑略数，继以上方增减主之。处方：生赭石 30g、珍珠母 25g、玄参 20g、白芍 20g、生山药 25g、怀牛膝 20g、钩藤 20g、甘菊 15g、胆草 10g，水煎服。

12 月 23 日三诊 连服上方 12 剂眩晕基本消失，行步脚有根不打晃，五心烦热大减，但夜间仍有少眠，项部不适，脉象弦中见缓，舌转润，继用上方化裁。处方：生地 20g、酸枣仁 20g、当归 20g、茯苓 20g、远志 15g、首乌藤 30g、生牡蛎 20g、生龙骨 20g、生赭石 20g、珍珠母 25g、麦冬 15g、五味子 10g、柏子仁 15g、甘草 10g，水煎服。

1999 年 1 月 7 日四诊 连服上方 10 剂，除颈项不适外，诸症皆消失，一切恢复正常，血压 140/80mmHg，病人家住外地，要求离哈，遂于原方加葛根 20g，嘱其服上方若干剂以善后。随访此病人病情稳定，已上班工作。

按语：本案脑梗死，高血压 Ⅱ 期，临床表现眩晕较重，用西药扩张血管等药未见收效，辨证根据脉象弦劲带数、舌赤苔白、五心烦热、小便黄等，认为属于肝阴亏耗、肝火上炎证，治以清热平肝滋阴潜阳之品，二诊仅用药 3 剂眩晕即大减，能独立步行，不需人搀扶，继续原方调治而收功，且远期疗效一直巩固，但系外地病人，未经系统复查为美中之不足。

2）肝阳亢逆

临床表现 眩晕呕恶、心悸、心烦、心悬、头胀而鸣，或头脑空痛，目涩目糊，口干，少寐多梦，手足烦热，肢麻重则颤动，脉象弦细或细数，舌红绛少苔。病机为肝阴不足，肝阳上亢，或肾阴亏耗，不能涵养肝木，以致肝阳亢逆，上扰清窍，发为眩晕，头胀而鸣，或头脑空痛。阳亢动风，故肢麻颤动，目涩目糊、口干、少寐多梦、手足心热、舌红少苔，皆为阴亏阳亢、虚火内扰之象。治法宜滋肾柔肝、育阴潜阳之品，如生熟地、玄参、龟板、女贞子、枸杞子、白芍、钩藤、菊花、桑叶之类。张琪教授治此类眩晕拟有育阴潜阳汤颇效。组方如下：珍珠母30g、生白芍20g、生地20g、龟板20g、炒枣仁20g、玄参15g、何首乌15g、当归15g、甘草10g。如心悸少寐可加朱砂面1~2g，琥珀面3g，二药冲服与汤药同时服；肢体麻木加桑枝、钩藤、潼蒺藜、地龙等；如兼抽搐加全蝎5g、蜈蚣1条。

肾为肝之母，"乙癸同源"，肾阴充，上涵肝木，则肝阴亦充；反之肾阴不充则肝阴亦匮乏。肝者体阴而用阳，肝阳易升易动。若肾水不足则肝阳失涵而上浮，故亢逆为病，此肝阳上亢之病机也。图治之法，欲潜其阳必先滋其阴，使阴得育则阳自潜也。

肝火上炎证与阴虚阳亢证，常合并出现，本虚标实，虚实夹杂，往往难以截然分割，在辨证中审度，如肝火上炎证偏重，治法以泻肝火为主，育阴潜阳为辅；如阴虚证偏多，肝火实证次之，则应以育阴潜阳为主，泻肝火辅之；二者处于均衡者，则泻肝火育阴潜阳平均用之，视二者偏重而用药。

肝喜条达，郁则为肝气，发则为肝火。"木郁达之"，如前症兼胸满胁痛太息，脘闷纳呆等肝气郁滞证，宜加入疏肝之品，如柴胡、郁金、白芍、川楝子、青皮等，肝为刚脏，郁则易化火，用疏肝药时，切忌刚燥辛伐之品，防助热伤阴。

如见眩晕欲仆，肢体麻，振颤手足抽搐蠕动，语言不利，步履蹒跚，舌红少苔，脉象弦细为肝风内动，多为中风先兆，偏于热者可用羚羊钩藤汤，以育阴平肝息风，如脉弦劲，头眩痛，血压高者宜用镇肝熄风汤，龙骨、牡蛎、代赭石、怀牛膝、天冬、白芍、川楝子、茵陈、生麦芽。

羚羊钩藤汤见于《通俗伤寒论》，以羚羊角、钩藤、桑叶、菊花息风定痉为君，以川贝、茯神化痰为臣，佐以芍药、甘草、生地、竹茹酸甘化阴，滋养血液以缓肝急，为凉肝息风增液舒筋之要方。用治肝风内动头晕胀痛耳鸣，心悸，手足躁扰瘛疭等证甚效。

如有上盛下虚征兆，腰酸腿软，舌颤肢麻酸软无力，脉象弦大不任重按或脉来沉细等，为肝肾亏损精气不能上荣，乃风痱先兆，宜补肝肾培下元为主，宜地黄饮子（详见肾精亏损条）。

（2）肝血不足多夹热，补肝汤养血热亦清

临床表现　面色黧黑，形体消瘦，头痛（或眉棱骨痛）眩晕，目干涩，耳鸣，心烦易怒，夜寐易惊多梦，肢体麻木，爪甲不荣，掌心热，妇女月经量少或经闭，舌干，脉细数或弦数。

病机　心主血，肝藏血，血虚而热，则心肝失养，表现为心烦易怒；血虚不能上荣于脑故晕眩；"目受血而能视"，营血亏耗不荣于目，故眼干涩，视物模糊；血虚不荣于筋，故肢体麻木；肝主筋，爪为筋之余，肝血虚，筋失荣则爪甲枯；肝藏魂，血虚热不足以安魂，故夜寐多梦，种种见证皆肝血虚热所致。

治法　以养肝血，清热法治之，可少加风药以上达巅，张琪教授常用补肝汤加黑栀、苍耳、芥穗治之，处方：当归20g、川芎20g、生地20g、白芍15g、酸枣仁15g、木瓜15g、麦冬15g、甘草10g、黑栀10g、苍耳子15g、芥穗10g、郁李仁10g。

四物汤为养血和血之通方，肝藏血，本方实乃肝家之药，足厥阴之脉络于巅，肝血虚不能上荣，故眩晕，用四物汤养血行血，加酸枣仁、木瓜酸以补肝；麦冬清热滋阴；郁李仁润燥；黑栀清热；苍耳子、芥穗引药上行以达巅；于此类眩晕有良效。

病案 3 关某，女，37 岁。

患眩晕数年，发作则头目眩晕不已，眼不敢睁，过后则头顶悠悠作痛，观其体瘦，面色黧黑，目干涩，心烦多怒，夜间多梦纷扰，脉弦稍数，辨证为肝血虚而兼热之证，治以养肝血清热，少佐风药以引药达巅顶。处方：当归 15g、川芎 15g、白芍 20g、生地 20g、苍耳子 15g、焦栀 10g、郁李仁 10g、白芷 10g、酸枣仁 20g、木瓜 10g、芥穗 10g，水煎，日二次服。

服上方 12 剂头目清晰，为数年罕见，眩晕未作，继以此方服 6 剂，从而痊愈。

虞抟在《医学正传》中曰："人黑瘦而作眩者，治宜滋阴降火为要，而常抑肝之剂。"黑瘦人多阴虚内热，亦即肝血虚弱体质，其眩晕多属血虚不荣虚火上炎，故必予滋阴清热抑肝之品。本方用四物汤为补肝养血之剂；酸枣仁、木瓜酸以抑肝；焦栀清热凉血；郁李仁润燥；苍耳子、白芷、芥穗上行巅顶祛风。诸药合用疗效颇佳。

秦景明在《症因脉治》中谓："五心常热，夜多盗汗，睡卧不宁，头面火升，则眼花旋转，火气下降则旋晕亦止，不比外感之常晕不休，不比痰火之暴发暴作，此血虚眩晕之症也。"又谓："血虚眩晕之脉，脉多细涩，细而不数，血虚无热，细而带数，血虚有热……两尺细数肾阴枯竭。"可知血虚有热与血虚无热以脉可以鉴别。盖血虚有热之眩晕，"多因恼怒伤肝，肝血内动而煎熬血室，此阴血内耗血海干枯而为眩晕之症矣。"因而在治疗中不能用助阳补气刚燥之品，如心血不足，血虚有火，左寸细数者，天王补心丹合安神丸主之；肝血不足有热，右关脉细数者，知柏四物汤主之。

四物汤治血虚营弱，一切血病眩晕当以此为主，临床观察此方确为治疗血虚眩晕之良方，肝血虚热之人易招外风，多夹风邪则眩晕加重，宜四物汤加天麻、苍耳子、白芷、细辛之类，用之颇效，兼热者加玄参、知柏、黑栀之类。

（3）肾精亏虚阳不足，调补阴阳须权衡

《素问·六节藏象论》谓："肾者主蛰，封藏之本，精之处也。"肾藏精生髓，有充养骨骼，滋生脑髓的作用，故骨脑的生长发育与其功能的活动，取决于"肾气"的盛衰，而肾寄命门之火为元阴元阳所藏，称水火之脏，故肾的盛衰又源于肾中元阴元阳化合产生之肾气，阴阳之偏盛偏衰皆可导致肾气不足，肾气不足乃眩晕之主因。《灵枢·海论》谓："髓海不足则脑转耳鸣，胫酸眩冒。"因此肾精亏损之眩晕可分为肾阴虚、肾阳虚、阴阳两虚三个方面。

临床表现

1）肾阴虚：眩晕耳鸣，目昏，腰膝疲软无力，形体消瘦，五心烦热，健忘遗精，精神委靡，足跟痛，舌质红，脉象弦细或细数。

2）肾阳虚：眩晕耳鸣，面色无华，腰膝酸软，四肢不温，畏寒尿频或便溏，尿清自汗，阳痿遗精，舌淡胖嫩，脉象沉弱。

3）阴阳两虚：在辨阴阳两虚标准中，必须具备阴阳两虚之主证，如阴虚之五心烦热，头面升火烘热，舌红，脉细数；阳虚之畏寒肢冷，舌淡胖嫩，夜尿多，大便溏，脉沉弱等。其中见一二主证即或作为阴阳两虚之依据，不一定具备。

病机 肾阴为一身阴液之本，有滋润形体脏腑，充养脑髓骨骼之功能，若肾阴亏损，形体脏腑失其滋养，则精血骨髓日益不足，脑髓匮乏，故眩晕耳鸣健忘，腰膝酸软；或阴津不能上注于目，故目视昏花；阴虚阳亢，虚火上升，故咽干口燥，五心烦热或颧赤盗汗；虚火扰于精室故遗精，妇女则经行量少甚或经闭；虚火扰血室亦可致崩漏。

肾阳为一身之本，有温煦形体，蒸化水液，促进生殖发育等功能，肾阳虚衰不能温煦形体，振奋精神，故形寒肢冷，精神委靡；脑髓失充，故眩晕耳鸣；腰为肾之府，肾阳不足则腰膝酸软遗精，脉来沉细，舌淡胖嫩，苔滑等。

阴阳两虚：由于阴阳互根，阳虚日久常损及阴，阴虚日久亦常损及阳，而出现阴阳两虚。

治法 肾阴虚者，宜用左归丸壮水之主，方中熟地、枸杞子、山茱萸滋补肝肾之阴，使水旺以制火；茯苓、山药、甘草健脾胃以运化精微，共奏补阴精益肾健脑之功。六味地黄丸亦为治疗此病之有效方，所谓"蒂固则真水闭藏，根摇则上虚眩仆""滋苗者必灌其根"。

肾阳虚者宜用右归丸和八味丸。①右归丸：熟地、山萸、山药、枸杞子、菟丝子、附子、肉桂、当归。本方以甘温填补肾精。熟地为君，辅以枸杞子、菟丝子、山茱萸、山药滋补肝肾之阴，尤以增加鹿角胶等血肉有情之品，益增添精之功。并用附子、肉桂取其温升动阳之妙以调整阴阳之偏，即以填补肾精为基础。汪蕴谷《杂症会心录》曰："盖禀厚则真火归藏，脏亏则气逆上奔，此阴虚之晕也。"②八味丸：如房室过度，肾与督脉皆虚不能纳气归源，逆气奔上而眩晕者，宜八味地黄汤加沉香或黑锡丹。张教授治此类眩晕常用八味地黄汤加磁石、代赭石、珍珠母以镇潜摄纳而收效，取磁石、代赭石与桂、附同用，镇降温摄于一方，单用磁石、代赭石等只能是镇潜，必须与附子同用，方能达到温镇摄纳之功。本方实乃治肾中阴阳两虚之证，并非纯肾阳虚证，由于阴阳互根，阳虚者必损及阴，多为阴阳两虚证。古方八味地黄丸、地黄饮子等皆阴阳俱补之方，用于脑供血不全属于肾阴阳两虚者，二方获效，尤以地黄饮子效果佳。张琪教授于临床中用之颇多。有的病人眩晕行路摇摆，服此方若干剂后眩晕顿除，步履稳健如常，有意想不到之效。用以治疗脑血栓形成风痱辨证属肾阴阳两虚者亦颇效。汪昂解释谓："火归水中，水生木，盖用桂附干地黄山萸等，补肾药中引火归元，水火既济而内风自熄。"

病案4 魏某，男，52岁，某公司经理。

在工作中突然晕厥2～3分钟，后苏醒。经医院CT检查为小脑部有腔隙性梗死灶3个。住院治疗经用曲克芦丁等药疗2个疗程无明显好转，头仍昏晕，耳鸣目花不能阅书报，精神疲倦，腰酸，舌淡，脉沉弱，辨证为肾阴阳二虚，用地黄饮子加味主之。处方：熟地30g、山萸15g、石斛15g、麦冬15g、五味15g、远志15g、菖蒲15g、肉苁蓉15g、巴戟天15g、肉桂7g、附子7g、磁石20g、珍珠20g、甘草10g，水煎服。

服上方10剂，头眩晕大减，耳鸣目眩亦明显减轻，继用上方加枸杞子15g，连续服40剂，诸症消失，后按此方配以补肾丸药连续服月余，复查脑CT示梗死灶只余1个而且缩小，嘱继服丸药以巩固之。由此案可见必须掌握辨证论治，不能囿于脑梗死用活血化瘀法一途治之。

病案 5 沈某，男，42 岁，干部。

头晕微痛 1 年余，经某医院诊断脑供血不全，日常不能操劳，遇劳即眩晕而痛，后经治疗无显效，来门诊求治。头眩晕微痛，腰酸肢软，五心烦热，不能阅书报，稍过劳头即晕痛，自述与爱人性交后即眩晕加重，舌尖红，苔白少津，脉象沉细微数，证脉合参为肾阴亏损脑髓失养，宜大剂六味地黄汤加味治疗。处方：熟地 50g、山萸 20g、山药 15g、茯苓 15g、牡丹皮 15g、泽泻 15g、龟板 20g、女贞子 20g、菟丝子 15g、枸杞子 20g、五味子 15g、肉桂 5g，水煎服。

按语：此病人经 4 次复诊，服药 28 剂，头晕痛、腰酸诸症皆除，脉象沉而有力，舌润，精力亦复，从而恢复工作。

陈士铎谓："此病得之于肾劳，无肾水以润肝，则肝木之气燥，木中龙雷之火时时冲击一身，而上升于巅顶，故头痛而且晕也，治法宜大补其肾中之水，而少益以补火之品，使水足以制火，而火可归源，自然下引而入于肾宫。"此案以六味地黄汤为主药，尤以重用熟地 50g，少佐肉桂 5g，即此意也。

（4）气血亏虚脑失荣，补气养血方有异

人体气血流行全身，是脏腑经络等一切组织器官进行生理活动的物质基础。《难经》谓："气主煦之，血主濡之。"是对气血功能的高度概括。若先天素质屡弱，气血不足；或久病大病耗伤气血；或失血虚而不复；或中焦脾胃虚弱不能生化气血；或因劳役过度，气血下陷。以上诸因素皆可使气血不足，不能上荣，脑失所养发生眩晕。《灵枢·口问》曰："上气不足，脑为之不满，耳为之苦鸣，头为之苦倾，目为之眩。"其病机属于此类眩晕，谓之虚眩。

临床表现 头昏晕，心悸怔忡，少寐多梦，健忘，食少便溏，倦怠乏力或见崩漏便血，舌淡，脉细弱等。气虚不能摄血，气血不能上荣，因而发生以眩晕为主的一系列证候。治以补心脾益气血法，归脾汤主之。

有属于中气不足清阳不升者，临证表现为头晕目眩，视物不清，耳鸣耳聋，面白少神，困倦乏力，食不知味，纳减便溏，舌淡嫩，苔白，脉虚弱或大无力，宜益气升阳法，补中益气汤、益气聪明汤之类主之。

益气聪明汤为参芪与升葛、蔓荆子、黄柏、白芍合用，治中气不足清阳不升之头痛眩晕、耳鸣耳聋、内障目昏。清阳之气不能上升，故目昏而耳聋。本方有益气升阳、清上焦风热之作用，故用于此类眩晕多效。

病案 6 卢某，女，32 岁，设计员。1991 年 12 月 6 日初诊。

头眩晕 2 年余不能工作，用西药无效，来中医门诊求治。头眩晕，耳鸣目花，视物不清，气短乏力，倦怠少眠，面白无华，不能工作 2 年余，脉沉细，舌淡，辨证为气虚清阳不升，以益气聪明汤加味主之。处方：红参（另包）15g、黄芪 30g、白术 20g、升麻 15g、葛根 15g、黄柏 15g、白芍 15g、天麻 15g、五味子 15g、甘草 10g、蔓荆子 15g，水煎服。服药 11 剂，头眩晕耳鸣、全身无力、气短俱大减，面色转润，舌边红，脉沉较有力，仍睡眠不佳多梦。上方加炒枣仁 20g、远志 15g、菖蒲 15g，水煎服。

继服上方 6 剂，诸症皆除，睡眠亦佳，从而上班工作。益气聪明汤治疗此类眩晕甚多，用辄效。其辨证要点为眩晕气短，倦怠面白，脉细弱舌淡。

血虚眩晕者临床表现：眩晕，面色无华，心悸怔忡，神疲乏力，形体瘦怯，唇舌爪甲色淡无华，或目干涩，视物昏花，脉细弱舌淡等，此属血虚不能上荣所致，宜人参养荣汤、八珍汤之类（与前肝血虚热合参），前者为血虚兼热，此则为血虚无热，但用补血即可。

（5）痰浊饮邪皆为患，化痰蠲饮法不同

多因痰湿体质，恣食肥甘，饮食不节，或劳倦伤脾，或因误治汗、吐、下损伤脾阳，脾主运化水湿精微，脾阳受损运化失司，聚湿成痰上犯清窍，发生眩晕。此类属于痰湿，如《伤寒论》之苓桂术甘汤证、《金匮要略》之泽泻汤证皆是，另有痰热而致头眩，朱丹溪谓"无痰不作眩"，此类乃气郁而生，"气郁生痰，志极动火"，津液遇热则煎熬成痰为痰热，与痰饮虽同属痰证范畴，但其病机却同中有异。

1）痰饮上泛，清阳蔽阻

临床表现 胸闷，恶心呕吐，膈下辘辘有声，眩悸不止，头重额痛，多寐，四肢倦怠，舌苔白腻滑润，脉象濡或沉缓。

病机 多因饮食不节，脾虚不能运化，聚湿成痰，蒙蔽清阳，因而头眩心悸，头重身重；湿阻中焦，气机不利，故胸闷恶心；脾主四肢，脾阳不振则四肢倦怠，少食多寐，苔白滑或腻，脉象濡缓。

治法 和胃化痰，宜二陈汤或温胆汤，燥湿化痰理气温中。

如曾治一妇女，眩晕耳鸣不能起床，目视物旋转不敢睁，胃脘搅闹恶心吐，西医诊断梅尼埃病，舌苔白腻，脉濡滑。投以半夏20g、陈皮15g、苍术15g、甘草10g、竹茹15g、石菖蒲15g、茯苓20g，服3剂眩晕大减，继以本方化裁服10剂而愈。

如痰饮夹外风者，眩晕呕兼自汗，项强畏风，脉象浮，宜二陈汤加祛风之品。常用清晕化痰汤（即二陈汤）加防风、羌活、川芎、细辛、白芷、天南星、黄芩。临床此类病人多痰湿体质，体肥胖，头晕项强自汗，四肢重，畏风，脉浮缓，舌白腻，用本方化痰湿和胃祛风颇为有效。

如脾虚不能运化，痰湿内生，目胀，腹满，便溏，倦怠短气，头眩晕者，宜六君汤益气健脾祛痰。

如水饮上逆，眩晕，呕吐频繁，吐清水涎沫，舌苔白，薄而腻，脉象沉或濡滑，宜小半夏汤降逆化饮和胃。

有属脾胃阳虚水停心下，水气上逆隔阻清阳者，临床表现为心下逆满，悸动，气上冲胸，起则头目昏眩，或见小便少，脉象沉紧，舌胖嫩苔白腻，宜苓桂术甘汤治之。

病案7 王某，女，41岁，工人。1996年5月11日初诊。

自述近1周来，连续晕厥2次，发作前心中悸动不宁，旋即手足厥冷，昏不知人，移时即醒，现在症状：心中悸动不安，手足厥冷，头眩晕，气少懒言，有不能支撑之势，脉象左右沉细，舌胖嫩，血压120/70mmHg。经某医院诊断为神经官能症，经用安定剂及中药安神养心一类药物，悸动不减，此属心阳势微、水气上凌之证，宜温心阳健脾化饮法。处方：茯苓40g、桂枝25g、白术20g、甘草15g、泽泻15g、生姜15g、党参15g、大枣5枚，水煎服。

5月15日二诊 服药4剂，心悸动大减，手足转温，晕厥未发，头晕亦轻，精神转佳，此阳气渐复水气渐化之佳兆，再以前方治疗。

5 月 22 日三诊　又服上方 6 剂，心中悸动等皆愈，手足转温，全身有力，头无昏眩，脉沉，舌体转正常而安。

有水饮停于心下，清阳受阻，浊阴上冒，出现头目昏眩，发作时欲倒，舌滑润胖大，脉沉弱或沉紧，宜用泽泻汤补脾利水除饮法治之。

有属脾胃虚弱，痰湿内生，头眩烦闷，恶心吐逆，身重，四肢厥冷不能安卧者，此为"痰厥"，宜半夏天麻白术汤，方中半夏燥湿降逆化痰；天麻升清降浊定风除眩，二药为治风痰眩晕之主药，参、芪补气健脾，恢复脾胃功能，干姜温中逐寒，橘皮、神曲、麦芽和胃消食，茯苓、泽泻、黄柏泻热利湿，为治痰厥头痛眩晕之良方。张琪教授以此方治疗风痰眩晕及头痛验案甚多。

病案 8　王某，女，62 岁，退休干部。1991 年 6 月 28 日初诊。

既往有眩晕史，已 4～5 年，中间几经治疗，一段时间好转，近年来眩晕加重，经某院系统检查诊为脑供血不全，曾用低分子右旋糖酐、曲克芦丁等药无明显效果，来中医治疗，体质不胖，面色白，头终日昏沉不清，阵眩晕较甚，手心热，脉象弦滑，舌淡红苔薄，初按肾虚施治，用杞菊地黄丸合二至丸，服 6 剂睡眠稍好，眩晕未减，仍阵发性发作，发作时静卧闭目稍缓解，全身沉重，稍有恶心，观其面色晦暗，阵烦闷，舌淡红，略有腻苔，脉象弦，恍悟此属脾胃虚弱，痰湿中阻，清阳不升之证，宜半夏天麻白术汤治疗。处方：半夏 20g、天麻 15g、白术 15g、党参 15g、茯苓 15g、橘红 15g、黄柏 15g、黄芪 15g、干姜 7g、神曲 15g、苍术 15g、麦芽 20g、泽泻 20g、甘草 10g，水煎服。8 月 7 日复诊服上方 6 剂，头痛眩晕俱大轻，身重恶心已消除，精神好转，面色转润，舌淡脉沉，继用上方连服 12 剂，眩晕已除，头目清，病人自述为近年罕见之现象，精神、食欲、睡眠均正常。

按语： 本案为脾胃内伤，痰湿上逆之眩晕，辨证以身重恶心烦闷、头眩眼黑、四肢厥逆为特征，本案未见四肢厥逆，不甚典型，但身重，眼不欲睁，恶心烦闷，舌苔小腻，面色不泽，脉弦，可以排除肝阳上亢及风火阳证，为脾胃内伤，痰湿上逆，清阳受阻所致，用半夏天麻白术汤。重用半夏除痰；参、芪、术、苓、泽益气健脾利湿；橘红、神曲、麦芽消食调气利脾胃之枢机；天麻定风治眩晕，干姜温脾散寒，黄柏苦寒泻火以反佐之。药味虽繁但配伍严谨，此东垣匠心独具，故药到病除。东垣原治痰厥头痛，张琪教授除治痰厥头痛有效外，用之于脾胃内伤痰湿上逆之眩晕亦有良效，本案即其中一例。

2）痰热上犯而清阳受阻

痰郁化火，痰挟热上冲，见口苦尿赤，心烦恶心欲吐，头目眩晕，胀痛，舌苔黄腻，脉象弦滑，宜化痰泻热，用温胆汤加黄连、黄芩，呕吐重者加半夏、代赭石以降逆止呕。

热痰内结，眩晕耳鸣，心烦懊侬，胸满膈热，口干喜冷，大便秘结，小便赤热，或咽噎不利，黏痰似胶，咯之不出，咽之不下，脉滑实，宜泻热化痰，滚痰丸主之。

病案 9　姜某，女，39 岁，工人。1983 年 1 月 12 日初诊。

体肥胖，痰湿素盛，本月 6 日突然眩晕甚剧，如坐舟车，目不敢睁，睁眼则眩晕难忍，恶心欲吐，不敢动转，耳鸣欲聋，脉象左右弦滑有力，舌苔白腻，口唇赤，血压 120/70mmHg，经某医院诊断：梅尼埃病，辨证为痰热上冲，胃失和降，以温胆汤加苦寒之品以清热降逆和胃。处方：半夏15g、陈皮15g、茯苓20g、甘草10g、竹茹15g、枳实15g、川连10g、胆草10g、甘菊15g、钩藤15g，水煎，日二次服。

1月14日二诊　服上方3剂，眩晕大减，恶心减轻，已能行走，病人步行1500米就诊，舌苔渐薄，脉象弦滑中带缓象，此痰化热清，胃气下降之兆，唯舌尖赤，为阴分不足，宜前方加滋阴之品。处方：半夏15g、陈皮15g、茯苓20g、甘草10g、竹茹15g、枳实15g、黄连10g、黄芩15g、麦冬15g、生地20g、钩藤15g，水煎服。继服本方6剂，症状全除，病人素有此病常发作，经用本方治疗后1年未发作，从而痊愈。

（6）气血瘀阻眩晕，宜通窍活血法

头部外伤重力打击，脑部气血瘀阻，循行障碍，亦有情志抑郁或恚怒伤肝，肝气郁滞，气机不利，血瘀气滞，眩晕头痛。临床表现：多有外伤史，头痛眩晕，心悸不宁，胸闷气短，健忘，精神疲倦，面色青暗，舌质暗有瘀斑或舌紫等。头为诸阳之会，气血流经之所，外伤后气血瘀阻，故见头痛眩晕，血行瘀滞气机不利，不能奉养于心，故心悸不宁，血瘀上行受阻，清窍失养故健忘，面色青暗舌紫，各种见症皆由气血瘀阻所致。治法活血通络，宜用血府逐瘀汤加山甲（代）、三七，如口干舌燥有热者加天花粉、知母、牡丹皮等清热生津之品。如外伤头晕痛，舌暗或有瘀斑者，宜用活络效灵丹加川芎、桃仁、红花、地龙行血活血止痛之剂。如眩晕甚者可加珍珠母、生赭石等镇肝潜阳之品。外伤头眩晕痛、大便秘者，可用复克活血汤（行血化瘀泻热通便法）治之。

凡外伤眩晕，除用活血化瘀法外亦可与潜阳平肝法合用，相互协同，疗效较佳。

病案10　于某，男，43岁，工人。1986年7月24日初诊。

病人从外地来哈就医，自述2个月前住房倒塌，头部被砸，当时昏迷不醒，经医院抢救后清醒，头昏眩晕，说话吃力，一句话不能连贯，有似口吃，行走步态不稳，摇摆，如同酒醉状，经诊断为脑外伤综合征。历经中西医治疗无明显效果，脉象弦，舌紫苔薄，结合病史，考虑属脑外伤后血瘀所致，以活血祛瘀法治疗。处方：当归20g、生地20g、红花15g、桃仁15g、柴胡15g、赤芍15g、怀牛膝20g、牡丹皮15g、郁金10g、菖蒲15g、葛根20g、甘菊15g、川芎15g，水煎，日二次服。

8月8日二诊　服上方4剂有明显好转，说一句话基本能连贯下来，但仍吃力、慢，头眩晕好转，行步摇摆亦明显改善但仍不太稳，食不知味，脉弦，以前方增减治疗。前方加土鳖虫5g。

9月4日三诊　连续服上方10剂，眩晕大减，说话完全恢复正常，下肢步行亦大好转，无摇摆打晃现象，精神及食欲皆好，但腿软下肢无力，前方加黄芪40g、地龙15g，继服10剂而愈。

按语：本案结合病史，缘外伤后昏眩，语言吃力，行步摇摆，辨证与辨病结合为外伤瘀血，用血府逐瘀汤加减取得了满意的效果。方内加葛根，现代药理实验示葛根黄酮有改善脑循环的作用；加菖蒲、郁金以开窍行气，气行则血行，经三诊共服药30剂诸症基本痊愈，唯两腿软，仿补阳还五汤意在上方加入黄芪、地龙以图之，终获痊愈。

（六）气血津液系病证

1. 糖尿病治疗经验

糖尿病相当于中医学之消渴，又名消瘅、膈消等，宋元以后称为三消，以多饮、多食、多尿为特征。如《证治准绳》云："渴而多饮为上消；消谷善饥为中消；渴而便数有膏为下消。"实际上，这三种主要症状多合并出现，很难截然分开。

中医学认为本病的发生与素体肾阴亏虚有关。有因饮食不节，多食酒辣肥腻、煎炸之物，即所谓膏粱炮炙、酒酪潼乳，以致酿生内热，蕴结化燥，耗伤阴液，不能滋养肺肾而发为消渴者；有因精神因素喜怒耗神过度，气郁化火，消炼津液，以致阴亏阳亢而成消渴者。这同临床观察经过治疗的病人，因精神刺激或创伤而导致糖尿病突然加重的例子是一致的。

病理变化多责之于阴虚和燥热两个方面，并且互为因果。前人谓人身有君火和相火，"得其平则烹烁饮食，糟粕去焉"。由于热灼肺津而多饮，热郁脾胃而多食，虚火在肾而多尿。如病延日久，往往由阴虚而发展至气虚，表现为气阴两伤，病后期，还可出现肾阳虚证。亦有在病的初期就同时兼有气虚者。久病未愈阴虚燥热内结更甚，可以并发肺痨、痈疽、目盲（视网膜病变）及动脉硬化等。

《证治准绳》谓："心火甚于上为膈膜之消；甚于中为肠胃之消；甚于下为膏液之消；甚于外为肌肉之消。"该书以消为特征，对本病的描绘尤为具体。《中国医学大字典》谓本病"若小便有甜气及浮如猪脂烛泪者，此谷气与肾气并竭，均属不治"。又谓本病"尤宜戒饮酒、戒房劳、戒厚味，庶可挽回，否则纵有良方，亦难见效"。指出小便有甜气及浮如猪脂烛泪，则是大量葡萄糖随尿排出，为糖尿病严重之候。三多一少症状明显，病人由于能量不足，可引起酮血症和酮尿症，重者可出现酸中毒，即酮中毒性昏迷，为糖尿病的严重阶段。

糖尿病的治疗，除药物治疗外，应重视精神疗法即减少忧虑，鼓励病人树立乐观主义精神，战胜疾病。同时也要调整饮食，适当限制每日进食总量和碳水化合物的进食量，有利于病情好转。这点与中医学戒烦劳减轻精神负担，戒酒及饮食厚味以减少热量的认识是一致的。

中医学认为本病病理是阴虚燥热，治疗方法以养阴生津润燥清热为主，久病气阴两伤，则宜益气滋阴，如补肾阴，泻心火，润肺燥，甚至还可泻肠胃之实热，以济津液之衰。心移热于肺，传为膈消，舌赤燥裂，大渴引饮，少食，大便正常，小便清利，为燥热在上焦，宜用清热润燥的白虎加人参汤治之。石膏之用量每剂药均以 30g 以上为宜，少则效果不显。本方用后对于口渴引饮等症，疗效卓著，但消除尿糖及降低血糖的疗效则不甚理想。此方适用于阳明热炽伤津之消渴。燥热伤于脾胃为中消，亦称"消中""胃消"，症见多食善饥，形体消瘦，小便频多，大便坚硬，治宜以清胃泻火为主，兼以滋阴润燥，方用黄连猪肚丸、调胃承气汤等。下消为口渴饮水不绝，消瘦而溺有脂液，所谓"饮一溲一"，为阴损及阳，阴阳两虚，宜八味肾气丸补肾中之阴阳。

临床观察有不少病人，有的已经过中西药物治疗，已不具备"三多"症状，一是属于轻型糖尿病，二是经过治疗三消症状已消除，血糖尿糖不减，甚至血糖高，尿糖（+++），而无临床体征者，只是在体检中发现血糖、尿糖之异常。但通过中医诊察，还可发现疲倦乏力，口干，腰脊下肢酸软，舌红苔燥，脉弦滑等属于气阴两伤，或肺肾阴虚证候者，宜用益气滋阴补肾润肺之剂治疗，多能取效。张琪教授拟益气滋阴饮用之颇效。处方：黄芪50g、人参15g（或党参30g）、玉竹20g、生地25g、山药25g、枸杞子20g、天冬20g、菟丝子15g、女贞子15g、玄参20g，水煎服。

本方用人参、黄芪以益气，玉竹、生地、枸杞子、菟丝子、女贞、玄参以补肾滋阴。人参：益气，补五脏，生津止渴；黄芪：《名医别录》谓："补丈夫虚损，五劳羸瘦，止渴……益气利阴气。"二药合用有益气补五劳虚损、生津止渴之功。玉竹：又名葳蕤，性味甘平，补中益气止消渴润心肺，《神农本草经》谓："久服……好颜色润泽，轻身不老。"生地凉血生血补肾水。山药、枸杞子、女贞子、菟丝子补肝肾、生精益气。玄参滋阴清热。诸药合用具有补肝肾、滋阴润燥、生津止渴之功，与人参、黄芪共组一方，治疗糖尿病之属于气阴不足者，颇为适宜。通过大量病例的观察，用药后病人体力增强，疲劳逐渐消除，多饮多尿症亦随之消失，确为治疗本病之良方。伴随症状之消退，病人之血糖尿糖亦逐渐下降。

本方人参、黄芪益气为不可缺少之药，其他补肾滋阴之药亦可扩大范围，如熟地、覆盆子、麦冬、天花粉、牡丹皮。根据施今墨治血糖尿糖之经验，苍术与玄参、黄芪与葛根亦常选用。多尿不愈常于本方中加入附子、肉桂等药以温助肾中阳气，俾"阳生阴长""阴平阳秘"，则诸症自愈。中药对改善消渴症状、增强体力及减轻并发症的症状皆具有较好疗效，对降低血糖尿糖亦有一定作用，但降糖的效果不如胰岛素及其他降糖药迅速。但西药降糖药效果多不能巩固，停药则血糖尿糖复上升。中药降糖虽慢，但一般效果比较巩固，因此张琪教授在临床对顽固难治及重型糖尿病常采用中西药结合的治法。先将西药降糖药与中药合用，待病人血糖恢复正常，尿糖转阴后，再递减西药用量，最后只用中药继续治疗以巩固疗效，直至完全缓解。

有些病例用中药治疗疗效明显（包括改善症状及降血糖），不必使用西药。临床证明，这样的病例疗效都比较巩固。中西药合用，必须有针对性按步骤用，防止滥用。西药滥用往往会贻误病情。曾遇一例病人，血糖 25mmol/L，尿糖（+++），用格列本脲后血糖降至15mmol/L、尿糖（+）。病人以为疗效明显，未介意，骤停用药，血糖及尿糖又恢复原状。复用西药降糖药，效果不显，又改用中药益气滋阴饮，血糖尿糖又下降。病人旋又停用中药，血糖尿糖复又上升，再用中西药效皆不显。中西药滥用，治不彻底而停药，机体对药物产生了抗药性，所以再用效果则不明显。医生应帮助病人了解本病的知识，如饮食控制方法，在轻型、中型时既要控制饮食，又要加强体育锻炼等。病人应该按医生的要求服药以控制血糖尿糖，不要滥用药物，特别应该注意的是，一经用药就要用到彻底治愈，不要半途而废。

病案 1 李某，男，48 岁，干部。1982 年 6 月 10 日初诊。

平素未发现有任何病，近 2 个月来感疲乏倦怠、口干渴饮水多，在某医院检查，血糖20mmol/L、尿糖（+++），口渴咽干、全身乏力、舌尖赤苔薄干、脉弦。辨证：气阴两亏。治宜益气滋阴。处方：生黄芪 30g、党参 30g、玉竹 20g、生山药 20g、天花粉 15g、枸杞子 15g、菟丝子 15g、知母 15g、玄参 20g、天冬 20g、葛根 15g。水煎服，每日 2 次。

6 月 17 日二诊　服药 7 剂，症状明显减轻，全身较前有力，口不甚渴，小便不多，尿糖（++），舌脉同前。继用前方。

6月30日三诊　服药12剂，症状进一步好转，血糖17mmol/L、尿糖（+）～（++），脉弦舌转润。继用前方。

7月15日四诊　服前方14剂，血糖14mmol/L、尿糖（+），舌润口和。继用前方。

8月10日五诊　服前方20剂，血糖14mmol/L、尿糖（−）～（+），脉小有弦象，舌润。嘱其继续控制饮食，定期检查。

病案2　徐某，男，55岁，干部。1980年6月30日初诊。

平素健康，于本年2月感头昏、咽干，经哈市某医院检查，血糖28mmol/L、尿糖（+++），诊断为糖尿病。用降糖片、玉泉丸，咽干见好，但血糖、尿糖不减。6月20日检查血糖23mmol/L、尿糖（+++）。无明显症状，尿不多，口不渴，头略昏，手稍颤，限制饮食，每日3餐，每餐100g，体重下降10kg，舌尖赤薄苔，脉弦。辨证：气阴两亏。治宜益气滋阴。处方：黄芪30g、玉竹20g、生山药30g、天冬20g、菟丝子20g、生地30g、枸杞子20g、知母15g、牡丹皮15g、苍术15g、玄参20g、葛根15g。水煎服，每日2次。

7月23日二诊　服上方14剂，自觉全身有力，口不干，脉沉小有弦象、舌尖赤苔白。尿糖（+），血糖未查，已收效，宜前方增减治疗。处方：黄芪30g、玉竹20g、生山药30g、天冬20g、菟丝子20g、生地30g、枸杞子20g、知母15g、牡丹皮15g、苍术15g、玄参20g、葛根15g、天花粉15g、沙参15g。

10月5日三诊　服上方70剂，一直上班工作，血糖连3次检查为14.0～14.6mmol/L、尿糖由（+）降至（−），脉象滑，舌正，无明显症状。宗前方继续服用，以巩固疗效。

病案3　关某，男，56岁。1981年2月18日初诊。

罹糖尿病3年，经中西医治疗，效不明显，西药用盐酸苯乙双胍、D860。尿糖（+++）、血糖29mmol/L。现症状：口渴干苦，无饥饿感，全身乏力，两腿膝以下酸软，小便多2～3小时一次，大便干，脉滑有力，舌红苔干。辨证：气阴两虚、燥热伤津。治宜益气滋阴、清热生津。处方：生地80g、玄参25g、天冬20g、当归20g、天花粉20g、党参20g、生石膏50g、生山药20g、沙参20g、玉竹20g、石斛15g、生黄芪30g，水煎服，每日2次。

2月28日二诊　服上方10剂，口干渴减轻，全身较有力，尿量亦减，舌转润，脉滑。宜益气滋阴法。处方：生黄芪50g、党参30g、天冬20g、玉竹20g、山药30g、天花粉15g、枸杞子20g、菟丝子20g、女贞子20g、生地20g、葛根15g，水煎服，每日2次。

3月31日三诊　服上方20剂，血糖18mmol/L、尿糖（++），全身较前有力，尿减，口渴已减，舌润苔滑，脉滑。处方：生黄芪50g、党参20g、天冬20g、枸杞子20g、菟丝子20g、女贞子20g、玉竹20g、山药30g、葛根15g、天花粉15g、生地20g。水煎服，每日2次。

4月16日四诊　服上方10剂，尿糖（+）～（++），腰稍酸痛、口渴及多尿俱愈。脉沉滑，舌紫苔干。处方：前方加玄参20g、知母15g。

4月27日至5月10日两次复查尿糖（−），血糖13～15mmol/L，继用前方以巩固疗效，随访此病人，至今一直未复发。

病案 4 陈某，男，54 岁，干部。于 1982 年 3 月 28 日入院。

病人烦渴多饮，消食善饥，小便频数，全身乏力，多汗，舌质红而干，苔薄白，脉弦滑。并伴有轻度肾功能损伤，尿素氮 28.2mmol/L，血肌酐 132μmol/L，内生肌酐清除率 56ml/min，血压 170/120mmHg，尿糖（+++），血糖 24mmol/L，尿酮体（++）。辨证：气阴两虚。施用益气滋阴药物治之。处方：生黄芪 35g、红参 15g、天冬 20g、葛根 15g、山药 25g、菟丝子 25g、玉竹 20g、天花粉 15g、知母 15g、生地 20g、茯苓 15g、苍术 15g、玄参 20g，水煎服，每日 2 次。

嘱其控制饮食，经用上方 20 剂，自觉症状好转，全身觉有力，三多症状明显减轻，尿糖（+），血糖 15mmol/L，尿酮体（+）。又继服上方 20 剂，三多症状消失，尿糖、血糖、尿酮体皆转阴性。肾功能恢复，血压 110/80mmHg。病人要求边治疗边工作，又继服上方 20 剂，经随访病情一直稳定，精神良好，尿糖、血糖、尿酮均阴性，肾功能、血压均正常。

2. 再生障碍性贫血证治

再生障碍性贫血（简称再障）是由骨髓造血功能衰竭引起的严重血液病，以进行性贫血、出血、感染及全血细胞减少为特征，分为急性、慢性两型。前者尤属严重，为常见病之一，迄今尚无理想的治疗方法，近年来中西医相结合，以中医药为主，完全缓解率有明显的提高。现将张琪教授对本病的证治体会叙述如下。

本病属于中医学的"虚劳""虚损""血证"门内。《金匮要略·血痹虚劳病脉证并治》记载之脉证，如"脉大""极虚""浮""虚弱微细""浮弱涩""虚沉弦"等，为本病常见之脉。"面色薄""白""短气里急""悸阻""手足烦热""四肢酸疼""盗汗"等又为本病常见之证候。《灵枢·决气》谓："血脱者色白，夭然不泽，其脉空虚，此其候也。"为本病严重贫血之外候。

近代医学谓血液生成来源于红骨髓，中医学则谓与肾有密切关系。肾主骨，生髓。《素问·平人气象论》谓"肾藏骨髓之气也"。肾藏精，髓藏于骨中，滋养骨髓，精与血同源，肾精充足则血生化有源，反之肾精匮乏，则血生化受阻。因此可以理解先天精血之来源在于肾。但先天之精血必须依靠后天饮食精微的滋养，后天精血的来源在于脾胃。《灵枢·决气》说："中焦受气取汁，变化而赤是谓血。"说明后天精血源于脾胃，但后天饮食的精微又必须由先天肾中元阴元阳蒸化，二者相互资助，相辅相成才能维持其生命活动。血液在全身的输布，则依靠心与肺二脏。《素问·经脉别论》谓："食气入胃，浊气归心，淫精于脉，脉气流经，经气归于肺，肺朝百脉，输精于皮毛。"指出了当饮食入胃以后，经过胃的腐熟和初步消化，然后由脾吸收，化成精华物质，再由脾输送到心肺，其水谷精微轻清的部分由肺输送到皮毛经脉朝会百脉。其浓浊的部分行于心，注于血脉，输注到全身，灌溉脏腑。血液贮藏在于肝。《灵枢·本神》谓"肝藏血"，《素问·五脏生成》中说"人卧血归于肝"。可以理解当人们在活动时，血液随着气而运行周身，休息或睡眠时，全身各处不需要较多的血液供给，故血液大部藏于肝，所以肝在人体为藏血的脏器。

由此可见，血液先天生成在于肾，后天之来源在于脾，输布营养的功能在于心与肺，贮藏于肝。五脏之间既有严格的分工，又有紧密的配合，血液的生化过程与五脏都有关系，充分体现了中医学藏象学说的整体性。

（1）病因病机

1）劳倦内伤，饮食失调，营养失源，运化功能失常不能生血，心失所养，而致心脾气血两亏。

2）烦劳过度，房事不节，精血亏损，或失血过多，肾阳亏耗，肝失濡养，相火偏亢，不能潜藏，阴无所附，易迫血妄行，属肝肾阴亏，或气阴两亏。

3）素体虚羸，禀赋薄弱，肾中无阳不能化生阴血精髓，无以温煦脾阳，脾失健运形成脾肾阳虚；或病程久，阳损及阴，而致阴阳两虚。

（2）辨证施治

1）心脾两虚、气血双亏型

主证　头晕目眩，语声无力，心悸怔忡，气短不续，四肢无力，饮食无味，面色苍白，唇色爪甲淡，脉虚软，或沉迟无力，舌淡滑润。

常见鼻衄，或皮肤紫癜。妇女可见月经量多，持续时间长，或月经量少色淡，甚则闭经。

心脾亏虚，气血不能上荣，故头晕目眩，面色苍白，唇淡舌淡；心血不足则心悸气短；脾虚不能健运，则饮食乏味；生化之源不足，血少气虚，故四肢无力，脉见虚软；脾虚气不摄血则有鼻衄、齿衄，或皮肤出血，及妇女月经过多等症；血亏冲任失荣，故经少色淡，甚则闭经。

治法　健脾养心，益气补血。

处方　归脾汤加减。

黄芪 50g、党参 40g、白术 15g、茯苓 20g、当归 20g、远志 15g、枣仁 15g、龙眼肉 20g、首乌 25g、菟丝子 15g、甘草 10g。水煎服，每日 2 次。

方中黄芪、党参、白术甘温补益脾气，远志、龙眼肉、茯苓、枣仁、首乌补血养心，根据情况也可加阿胶、熟地以滋阴补血。

病案 1　**王某，男，农民。1972 年 8 月 17 日外院会诊。**

病人在某医院住院，诊断为再生障碍性贫血，经治疗不效，邀往会诊。血红蛋白 25g/L，红细胞 $1.8×10^{12}$/L，白细胞 $2.9×10^9$/L，血小板 $50×10^9$/L。骨髓检查：符合再生障碍性贫血。中医诊察：面色苍白，口唇舌淡白，爪甲淡，气短不续，心悸怔忡，头眩视物不清，腹胀便溏、每日 1~2 次，全身气力不支，脉沉弱而数，每周须输血 500ml，否则不能支持。据脉证分析，当属心脾阳虚、气血双亏之证。"心生血""脾统血"，阳气虚则不能生，宜甘温益气以扶心脾之阳为主，辅以酸甘之品以益阴。处方：黄芪 45g、党参 40g、白术 15g、茯苓 20g、当归 25g、枣仁 20g、龙眼肉 15g、远志 15g、首乌 25g、菟丝子 20g、甘草 10g。水煎服，每日 2 次。

治疗经过：自 1972 年 8 月 17 日投上方治疗，开始每周仍需输血一次 500ml。服药至 1972 年 12 月，不须输血即能支持，症状皆明显好转，腹胀便溏已愈，面色转润，心悸睡眠皆好转，全身较前有力，脉沉，舌淡红。血红蛋白 85g/L，红细胞 $2.6×10^{12}$/L，白细胞 $3.1×10^9$/L，血小板 $48×10^9$/L。用上方无大增减，到 1973 年 3 月血红蛋白上升至 120g/L，红细胞 $4.0×10^{12}$/L，白细胞 $5.0×10^9$/L，血小板 $90×10^9$/L，症状全消失，脉舌皆恢复如常人而出院。

病案 2 张某，男，30 岁，干部。1975 年 3 月 16 日初诊。

1 年来自觉全身乏力，头昏，心悸。经某医院血常规检查：血红蛋白 75g/L，红细胞 2.5×10^{12}/L，白细胞 6.0×10^9/L，血小板 50×10^9/L。骨髓检查：红系统生成极度减低，骨髓有核细胞生成减低。诊断：慢性再生障碍性贫血。曾用中西药治疗效果不显，来张琪教授门诊治疗。中医诊察：面色苍白，口唇及齿龈淡，舌淡润，结膜苍白，头昏，气短，心悸，全身乏力，无出血，未发热，脉象沉弱。辨证为心脾两虚，气血不足。治宜补心脾，益气血。处方：黄芪 50g、党参 30g、白术 15g、茯苓 20g、远志 15g、当归 20g、熟地 20g、川芎 15g、五味子 10g、甘草 10g。水煎服，每日 2 次。

4 月 6 日至 5 月 9 日两次复诊　连续服 18 剂，症状明显好转，全身有力，心悸气短大好，面色转润有光泽，口唇及牙龈皆转红，脉象沉有力，此气血见复之佳兆（4 月 21 日血常规检查：血红蛋白 90g/L，红细胞 3.04×10^{12}/L，白细胞 5.8×10^9/L，血小板 99×10^9/L）。于前方加入补肾之剂，脾肾合治。处方：黄芪 50g、党参 30g、白术 15g、当归 20g、茯苓 20g、远志 15g、五味子 10g、川芎 15g、甘草 10g、熟地 25g、玉竹 20g、菟丝子 20g、首乌 20g。水煎服，每日 2 次。

5 月 22 日复诊　服上方 6 剂，症状进一步好转，脉沉滑，舌转红润。血常规检查：血红蛋白 100g/L，红细胞 3.2×10^{12}/L，白细胞 5.4×10^9/L，血小板 135×10^9/L。

5 月 26 日至 6 月 27 日两次复诊　继用上方 18 剂，已无明显症状，6 月 14 日血常规检查：血红蛋白 120g/L，白细胞 5.2×10^9/L，红细胞 3.84×10^{12}/L，血小板 130×10^9/L。6 月 23 日检查：血红蛋白 130g/L，红细胞 4.16×10^{12}/L，白细胞 5.1×10^9/L，血小板计数 105×10^9/L。

8 月 7 日随访，病人又服上方 10 剂，一直病情稳定，已上班。

以上两病案再生障碍性贫血，属心脾阳虚、气血双亏型，症见五心烦热、身热、脉象弦大芤数等辨证为阴虚阳浮之证，亦见脉沉弱，手足冷，腹胀便溏，心悸气短等心脾阳气虚证候。两案在补心脾的基础上皆增入补肾之剂。从辨证上看并无肾虚证候，然而中医学认为肾主骨、生髓、藏精，精血同源，故加补肾之剂，以促进血液之生成。观察结果示加入补肾剂后，血常规明显改善，病情改观迅捷，奏效理想，此乃脾肾同补相得益彰之妙。

2）肝肾阴亏、血虚血热型

主证　头晕目眩，气乏，心悸不宁，五心烦热，目赤耳鸣，视物不清，唇淡，面色苍白，爪甲淡，齿龈或皮肤有出血点，发热，遗精，口舌干燥，脉虚数、细数或浮大芤。

肝藏血、肾生髓藏精，阴亏阳浮则精与血不得潜藏故出血或遗精；肾阴亏，肝阳亢故头晕目赤耳鸣。"肝开窍于目""目受血而能视"，血亏不能上荣，故目眩视物不清。阴虚阳亢，血虚而热，故五心烦热，身热，口舌干燥，脉虚数或浮大芤。

治法　滋补肝肾，清热凉血。

处方　滋阴凉血汤（自拟方）。

生熟地 50g、何首乌 50g、枸杞子 30g、天冬 20g、当归 25g、白芍 30g、牡丹皮 15g、玄参 25g、金银花 30g、玉竹 20g、地骨皮 15g、黄芩 15g、甘草 10g。水煎服，每日 2 次。

本方以滋补肝肾之阴的药物为首选，如熟地、生地、枸杞子、何首乌、玉竹等，其次选用养血清热、凉血之品，如当归、白芍、地骨皮、牡丹皮、金银花、黄芩等，合之为治疗阴虚血热型再生障碍性贫血之有效方剂。有时可于方中加入人参或党参以益气，尤为有效。

病案 3 周某，男，25 岁。1972 年 10 月 14 日会诊。

1 年来，自觉头昏心悸，全身乏力，口干，牙龈出血。于某医院住院，经血常规及骨髓象检查，符合再生障碍性贫血。入院后曾用中西药治疗，无明显效果，每周需输血 500ml 以维持。10 月 14 日邀往会诊。诊察：面色苍白无华，口唇牙龈淡白，舌淡少津，心悸怔忡，气短乏力，稍活动即加重，心烦口干苦，不欲食，身热，时发热（体温 38℃左右），手足热，鼻时衄血，脉象芤数。血常规检查：血红蛋白 50g/L，红细胞 $1.7×10^{12}$/L，白细胞 $1.0×10^9$/L，血小板计数 $30×10^9$/L。骨髓检查：呈中度受抑制改变。辨证：为肝肾阴虚、血分虚热之证。治宜滋补肝肾，养血清热。处方：熟地 25g、生地 25g、首乌 30g、枸杞子 25g、菟丝子 25g、玉竹 25g、当归 30g、白芍 50g、党参 30g、牡丹皮 15g、地骨皮 15g、金银花 50g、黄芩 15g、甘草 10g，水煎服，每日 2 次。

11 月 1 日二诊　服前方 10 剂，全身气力见增，心悸见宁，身热及手足发热减轻，近来未发热，面色稍有红润，舌稍红，半月内输血一次 300ml，脉象虚数，略有芤。血常规检查：血红蛋白 70g/L，红细胞 $2.5×10^{12}$/L，白细胞 $2.2×10^9$/L，血小板计数 $50×10^9$/L。

11 月 19 日三诊　又用上方 20 剂，中间未输血，面色红润，心悸已宁，鼻未衄，手足发热减轻，舌红润，脉象略数。

12 月 10 日血常规检查：血红蛋白 120g/L，红细胞 $4.5×10^{12}$/L，白细胞 $4.4×10^9$/L，血小板 $70×10^9$/L。骨显像检查：增生良好。续服上方 10 剂观察。随访病人一直很好，病情缓解而出院。

病案 4 杨某，男，14 岁，学生。1971 年 9 月 5 日初诊。

病人来哈市投亲治病，经某医院确诊为再生障碍性贫血。血常规检查：血红蛋白 30g/L，红细胞 $1.2×10^{12}$/L，白细胞 $1.5×10^9$/L，血小板 $20×10^9$/L。骨髓检查：符合再生障碍性贫血。用中西药治疗无效，来张琪教授门诊治疗。中医诊察：面色苍白无华，口干舌淡少津，气乏心悸不宁，头昏目干，视物不清，心烦手足热，鼻衄齿陋，脉象虚芤而数。辨证为肝肾阴亏、阳失所附、血虚血热之证。治宜滋补肝肾之阴，补血凉血。处方：首乌 25g、生地 40g、枸杞子 20g、山药 50g、玉竹 25g、当归 20g、白芍 30g、牡丹皮 15g、玄参 20g、麦冬 15g、茅根 50g、金银花 50g、黄芩 15g，水煎服，每日 2 次。

治疗经过：以本方增减服药 40 余剂，血红蛋白上升到 130g/L，红细胞 $4.4×10^{12}$/L，白细胞 $5.0×10^9$/L，血小板 $60×10^9$/L。病人面色红润，全身有力，五心烦热消除，鼻及齿龈未出血，口唇红润，舌转红，脉滑有力。嘱其继服上方，以巩固疗效。

1974 年 3 月来哈复诊：无临床症状。上学 2 年余，一直无异常。血常规检查：血红蛋白 120g/L，红细胞 $4.8×10^{12}$/L，白细胞 $6.0×10^9$/L，血小板 $70×10^9$/L。除血小板外，余皆恢复正常。

1977 年来哈复查，已上班工作 2 年余。血常规检查：红细胞 $4.5×10^{12}$/L，白细胞 $7.0×10^9$/L，血小板 $100×10^9$/L，无任何症状，完全恢复正常。

以上两病案再生障碍性贫血属于肝肾阴虚型，除与心脾阳虚型及肾阳虚的贫血有共同证候外，还具有阴虚阳充、阳不潜藏之独有特征。如脉之浮大芤数，症之心烦、手足热、身热、舌干口燥、出血等。治疗必以滋阴潜阳为主，尤以滋补肾阴为首务。其次为肝虚血热、血不潜藏，又宜辅之以补肝阴、养血凉血之品。通过 50 例之临床观察，再生障碍性贫血属此类型较多，用此方效果较佳。

3）肾阳衰微、血亏气弱型

主证 面色苍白，神疲气弱，畏寒肢冷，腰腿酸软，心悸面浮，少气懒言，食入纳差，头昏目眩，皮下出血，鼻衄齿衄。

治法 宜补肾助阳，添精益髓。

处方 大菟丝子丸。

菟丝子、鹿茸、石龙芮、肉桂、附子、泽泻各 50g，熟地、牛膝、山茱萸、杜仲、茯苓、肉苁蓉、续断、石斛、防风、补骨脂、荜茇、巴戟天、茴香各 30g，川芎、五味子、桑螵蛸、覆盆子、沉香各 25g。共研细面炼蜜丸 10g 重，每日早、晚各服 1 丸。

本方为《太平惠民和剂局方》原方，主治肾气虚损、五劳七伤、腰膝酸痛、面色黧黑、目眩耳鸣、怔忡气短、时有盗汗、小便频数等。再生障碍性贫血属于"虚损""虚劳"等范畴，原方所列主治证候，如"面色黧黑、目眩耳鸣、怔忡气短"，皆为贫血之证候。此方以补肾中元阳为主，辅以滋肾阴之品，为"阴阳互根""阳生阴长"之故。张介宾认为："命门居两肾之中，谓肾两者，坎外之偶也；命门一者，坎中之奇也。一以统两，两以包一，是命门总主乎两肾，而两肾皆属于命门。故命门者，为水火之府，为阴阳之宅，为精气之海，为死生之窦。"又曰："命门为元气之根，五脏之阴气非此不能滋，五脏之阳气非此不能发。"可见命门对人体生命的重要性。

大菟丝子丸除用菟丝子以平补肝肾外，亦以鹿茸、附子、肉桂等温肾阳补命门之火为主，然阳生于阴，故又用熟地、山茱萸等以滋助肾阴，俾阴阳互济，火生于水，才能达到"阳生阴长"之目的。其他药物大部分为温肾助阳之品，故本方适用于肾阳衰微之再生障碍性贫血及其他各类贫血。阴亏阳虚之鉴别当于脉候中求之，《金匮要略·血痹虚劳病脉证并治》曰："男子脉大为劳，脉极虚亦为劳。"前者为阴亏阳无所附而脉大，后者为阳虚无以生阴血而脉极虚，可为辨别此证之纲领。《素问·平人气象论》曰："安卧脉盛谓之脱血。"王冰注："卧久伤气，气伤则脉诊应微，今脉盛而不微，则血去而气无所主乃尔。"所谓脉盛即脉数急而大鼓也。急性再生障碍性贫血多见此脉，急性白血病发热不退亦常见此脉，此血脱气无所附之脉候。

病案 5 刘某，男，23 岁。入院日期 1966 年 3 月 29 日。

1965 年 3 月，自觉全身倦怠无力，渐渐面色苍白，时常胃脘不舒，饮食减少，眼花视物模糊。1966 年 1 月开始鼻衄，淡红血色，两眼视物不清加重，至 2 月 24 日晨右眼黑影明显，视物更模糊。26 日黑影加大，甚至失明。经某医院检查为"贫血性眼结膜炎"，经查血及骨髓，诊断为"再生障碍性贫血"。周身皮肤有出血点，胸背及下肢均显，尤以下肢为著。走路 10 分钟心跳加速。曾用可的松（可的松醋酸酶）、青霉素治疗，后又用丙酸睾酮注射及乳氢酸治疗 1 周后鼻衄止。经介绍到张琪教授处治疗。中医诊查：头昏心悸，周身无力，目眩，视物不清，面色苍白，爪甲淡，口中和，二便调，食纳佳，舌淡白嫩无苔，自汗，周身皮肤有出血点，四肢厥冷，睾丸潮湿，脉虚数。曾用过养心汤、归脾汤、八珍汤等无显效，每周必须输血，否则不能支持。入院当时血常规：血红蛋白 45g/L，红细胞 $1.48×10^{12}$/L，白细胞 $8.5×10^9$/L，血小板 $22×10^9$/L。

3月28日入院当时给予归脾汤、十四味建中汤等小有效，血红蛋白维持在 70g/L 左右，但仍需输血。后考虑病人四肢厥冷，舌淡白嫩，阴囊潮湿，脉虚，乃属肾阳虚之证，方宗大菟丝子丸加减，以补肾阳法治疗。处方：菟丝子25g、泽泻15g、肉桂7.5g、附子7.5g、石斛10g、熟地25g、茯苓20g、牛膝15g、续断15g、山茱萸20g、肉苁蓉20g、补骨脂15g、巴戟天20g、沉香5g、五味子10g、川芎10g、人参15g、麦冬15g、知母15g、甘草7.5g、当归20g，水煎服，每日2次。

治疗经过：从4月11日至1968年3月28日连续用上方，中间无大增减，心悸气短、怔忡、头昏、目暗诸症俱消失。面色红润，舌质、爪甲活润，脉象滑而有力，服用大菟丝子丸的血常规变化见表1。

表1 服用大菟丝子丸的血常规变化

时间	血红蛋白（g/L）	红细胞（$×10^{12}$/L）	白细胞（$×10^9$/L）	血小板（$×10^9$/L）
1967年5月	68	1.89	1.9	26
1967年6月7日	76		4.05	34
1967年10月10日	90	2.97	2.8	40
1967年11月6日	100		5.0	48
1967年12月19日	130	4.39	4.1	52
1968年2月	150	5.14	5.6	58
1968年3月28日	150	5.0	4.2	84

从表1观察，用大菟丝子丸方后，血常规有明显改善。因鹿茸价格昂贵，石斛无药方内未用，亦同样取得较好的效果。

还有一例再生障碍性贫血，孙某，血红蛋白 30g/L，经用本方治疗 4 个月，血红蛋白上升至 85g/L。但必须掌握辨证论治之原则，如属阴虚病人用此药，不但无效，反而出现口干舌燥，出血加重，血液恶化，切须注意。张琪教授常用原方配制丸药亦效，但较汤剂力小而慢，配制丸药，则鹿茸必不可缺。

（3）几个注意的问题

1）输血问题：本病进行性贫血，血常规急趋下降，血红蛋白至 30～40g/L 以下，心悸气短，势不能支。此时用药物补血，不论任何灵丹妙药，血不能骤生，必须输新鲜血液可以取得一时的缓解。此时再投以药物补血，在用药后输血日期延长，直至不输血，血常规亦逐渐上升改观，即可停止输血，依靠药物以收全功。由此可以体现中西医结合治疗的优越性。

2）感染问题：本病由于粒细胞缺乏及机体防御能力降低，常易并发感染，以皮肤、口腔、上呼吸道为多见，严重时可发生肺炎、败血症。感染为本病一大难关，易导致病情恶化。中医抗感染的方法为扶正祛邪兼顾。扶正的药物，张琪教授常用地骨皮饮加味。其方即四物汤加牡丹皮、地骨皮，再加首乌、玉竹。此方张琪教授屡用于粒细胞减少症及白血病、再生障碍性贫血之反复发热不退，甚效。祛邪用清热解毒药物，如金银花、连翘、蒲公英、紫花地丁、白花蛇舌草、重楼、黄芩、黄连、生石膏、犀牛角（代）等皆可选用。

3）出血问题：本病出血主要由血小板减少所致，常见皮肤黏膜出血点及瘀斑，其他部位如齿龈出血、鼻衄、月经过多、便血、尿血、眼底或颅内出血，后者常为致死原因之一。

中医治疗应依据辨证，如属心脾气虚，气不摄血宜归脾汤之类。如属血热迫血妄行，离经外溢等宜凉血地黄汤之类。除此之外，宜口服云南白药、花蕊石散等止血。后者出自《十药神书》，以花蕊石火煅为末，每服 10g，用醋水调服，用于本病出血颇效。凉血地黄汤方出自《医宗金鉴》，即当归、生地、甘草、黄连、枸杞子、玄参、黄芩，具有清心、凉血、止血之作用。用于血热妄行之出血为宜。还有鼻衄如泉涌不止，属龙雷之火上奔者，清热凉血不能奏效，可用八味肾气丸补肾引火归原，加新鲜童便滋阴降火以止血。张琪教授用此方治愈数例顽固性鼻衄病人。此外中医有效止血方法甚多，可以选用，但必须认识到再生障碍性出血较一般出血严重，不宜控制，出血又加重贫血，促使病情恶化，成为恶性循环，应积极采取有效措施，使其及时得以控制。

3. 从"阴斑"论治过敏性紫癜

过敏性紫癜是侵犯皮肤或其他脏器的毛细血管及小动脉的一种过敏性血管炎。本病属中医学"血证""发斑""葡萄疫""肌衄"等范畴。古人将发斑或紫癜类疾病分为阴斑和阳斑两大类。有的病人紫斑连续不断成大片状外出于皮肤，甚至影响肾脏，出现血尿、蛋白尿，有些病例亦可导致肾功能不全。

此病大多数医家从阳斑论治，中医药多用清热凉血祛风之剂。如属于热者，症见五心烦热，舌赤，脉象数，属血热夹风邪迫血妄行外溢，用加味凉血地黄汤治疗有较好疗效。但是有的紫癜经久不愈，连续不断外出不止，色淡，舌润不燥，脉象沉无力不数，无热象，只有乏力或腹泻倦怠，或心悸怔忡，用清热凉血不仅无效反而加剧，考虑此属阴斑。阴斑，系肌肤表面出现的一种浅红色或淡紫色斑块，病位多在脾肾，辨证多为虚证、寒证。张琪教授常从脾气虚或正气虚夹有湿热毒邪角度辨证，用归脾汤及人参败毒散加减治疗，常获良效。

（1）脾气虚

"阴斑"之名，首见于元代朱震亨《丹溪心法·斑疹》，其曰："阴证发斑……此无根失守之火，聚于胸中，上独熏肺，传于皮肤，而为斑点。"亦载其治法云："只宜温中调胃，加以茴香、芍药，或以大建中之类，其火自下，斑自消退，可谓治本而不治标也。"心主血，脾统血。心脾气虚，则血失主持和统摄。于是血溢于脉外，溢于皮肤，故皮肤出现大小不等的青紫色斑块，此起彼伏，缠绵不止。属心脾两虚者，多见心悸短气，或少寐倦怠，或便溏，舌淡脉弱等，紫癜每于劳累或过度思虑后发作，量少色淡。张琪教授用归脾汤，重用黄芪以益气固表治疗往往有效，用后紫癜减少，继续用之紫癜不复出，病人全身有力，诸症悉除。

病案 1　王某，女，26 岁，未婚，大庆市人。2008 年 1 月 8 日就诊。

病人在大庆市某企业工作，半年前偶然下肢及腹部出现紫色斑块，经医院检查诊断为过敏性紫癜，拟用激素治疗，病人不肯接受，继服中药清热凉血之剂亦无效，来门诊就诊。双大腿内侧大片紫色斑块不痒，全身乏力，睡眠不佳，舌淡红，脉沉弱，综合分析，当属心脾两虚，治以补益心脾，复其统血功能，归脾汤主之。处方：黄芪 30g、党参 20g、白术 20g、茯神 15g、当归 15g、远志 15g、龙眼肉 15g、酸枣仁 20g、木香 8g、甘草 15g、生姜 3 片、大枣 3 枚。

2 月 2 日复诊　服药 14 例，紫癜明显减少，全身有力，睡眠亦好，嘱其继服 14 剂，经两次复诊已痊愈，紫斑未出且全身有力。

按语： 本案病人除皮肤紫癜外，并见乏力、舌淡、脉弱等脾气虚弱之候，脾不健则血不生，脾血不生则心无所用，睡眠亦不佳。血不归脾则妄行，血溢脉外，而见紫癜。《医贯》云："凡治血证，前后调理，须按三经用药。心主血，脾裹血，肝藏血，归脾汤一方，三经之方也。"《血证论》谓："脾土生于火，故归脾汤导心火以生脾，总使脾气充足，能摄血而不渗也。"方中参、术、黄芪、甘草甘温补脾；心者脾之母也，茯神、远志、酸枣仁、龙眼肉之甘温酸苦补心；当归滋阴而养血；木香行气而悦脾，既行血中之滞，又助参、芪而补气。气壮则能摄血，血自归经，而诸症悉除矣。

（2）正气虚夹有湿热毒邪

紫癜日久不愈，或失治误治，而致湿热毒邪久羁，耗伤正气，而成湿热毒邪未去，正气已伤之虚实夹杂之候。湿热毒邪滞留，正气亏虚，气不摄血，导致紫癜反复出现，正虚精微不固，还可致尿中红细胞、蛋白日久不消。临床多见反复发作的少量紫癜，色不鲜红，体虚乏力，舌淡红脉沉，尿中持续出现蛋白、红细胞等。此时切不可妄自攻邪，免再伤正气，当予以扶正祛邪共施之剂，扶正以祛邪。张琪教授用人参败毒散治疗取得佳效，用后紫癜减少及至消失，尿化验正常。

病案 2　某女，14 岁，学生。2008 年 5 月 18 日就诊。

双下肢如针尖大小紫癜伴口腔溃疡反复发作，尿隐血阳性，全身乏力，之前用中药方皆清热凉血之剂，久治不愈。初诊时见其形体较弱，口腔溃疡，脉象沉不数，无热症，辨证此为风湿毒邪，正虚体弱，邪不能外出，宜人参败毒散加味主之。处方：太子参 15g、茯苓 15g、枳壳 15g、桔梗 15g、柴胡 15g、前胡 15g、羌活 15g、独活 15g、川芎 15g、甘草 15g、薄荷 10g、生姜 3 片、蒲公英 20g。

服此方 14 剂，未有新出紫癜，口腔溃疡大轻，尿隐血转阴，继用此方治疗痊愈。

按语： 本案病人病久伤正，加之久用苦寒伐正之品，使正气更伤，不能祛邪外出；风湿毒邪滞留，湿毒蕴蒸，脾胃积火，而致口腔溃疡；体弱、脉沉皆为虚象，此为虚中夹实之证。人参败毒散原方谓："治风寒头痛，憎寒壮热，项强睛暗，鼻塞声重，风痰咳嗽，及时气疫疠，岚瘴鬼疟，或声如蛙鸣，赤眼口疮，湿毒流注，脚肿腮肿，喉痹毒痢，诸疮斑疹。"有益气解表、散风祛湿之功。方中以太子参补正祛邪；羌活走表，以散游邪；独活行里，以宣伏邪，祛风以除湿；柴胡、桔梗散热升清；枳壳、前胡消痰降气，川芎芳香以行血中之气；茯苓淡渗以利气中之湿；生姜辟秽祛邪。方中太子参为要药。《寓意草》谓："虚弱之体，必用人参三、五、七分，入表药中，少助元气，以为驱邪之主，使邪气得药，一涌而去。"因人参性偏燥，而太子参有益气养阴之功，尤适于年老体弱者，故改用太子参。酌加蒲公英以清热解毒，全方扶正匡邪，疏导经络，表散邪滞。若尿红细胞久不消失者，可酌加收涩止血之品，如龙骨、牡蛎、小蓟、侧柏叶等。若兼见腰酸膝软、脉细软等肾阴虚症状，可酌加补肾之熟地、枸杞子等滋肾阴之品，以增强收摄精微之力。

4. 白血病及血小板减少性紫癜治验

张琪教授平生治疗急性粒型及急性淋巴型白血病较多,在治疗中观察对发热、出血、贫血等方面有一定疗效,可缓解病情,延长生命,但长期观察鲜有治愈者,可见此病确为难治之证。

另外,还有一些治疗血小板减少性紫癜的经验,疗效尚佳,附之以供参阅。现代医学把此病分为原发性和继发性两类,所治大多属前者,用清热凉血法疗效多满意。仅将其病案数例附于后,其病理机制及立方遣药可从病案中体现,此处不再赘述。

病案1 任某,女,10岁。1976年1月15日初诊。

得病1年余,反复发热不退,肝脾皆能触及。曾去京、沪等地诊治,确诊为红白血病,用中西药治疗无效。血常规检查:血红蛋白60g/L,红细胞2.5×10^{12}/L,白细胞1.8×10^9/L,血小板70×10^9/L,网织细胞7%,幼粒细胞10%,1月8日至1月16日3次血片分类均同意红白血病诊断。1月8日:粒系中性晚幼细胞2%,杆状核细胞2%,分叶核细胞53%,淋巴细胞38%,单核细胞5%。1月11日:单核细胞2%,淋巴28%,中性粒细胞48.5%,晚幼粒细胞1%,中幼粒细胞0.5%,晚幼红细胞20%,原粒细胞偶见,早幼红细胞偶见,中幼红细胞偶见。1月16日:单核细胞4%,淋巴细胞16%,嗜酸细胞1%,晚幼红细胞1%,杆状细胞1%,中性粒细胞76%,晚幼粒细胞1%,原粒细胞偶见,晚幼红细胞呈双核及多核。

中医四诊:反复发热,隔1~2日或3~4日不等,体温在38~39℃,常持续数日不退。病人面色㿠白,心悸气短,手心热,食欲不振,牙龈出血,时鼻衄,贫血状态日益加重,爪甲淡白,唇舌皆淡,脉虚数。

纵观脉证,病延年余,反得发热不解,心悸气短,脉来虚数,乃属虚劳之范畴。又兼牙龈出血,时时鼻衄,为肝脾血热不得潜藏所致。肾为肝之母,乙癸同源,肾藏精,肝藏血,肾阴亏,精枯血耗,虚阳外越,此虚劳发热之源也。病久发热,肝脾肿大,则与疟母同理。拟滋补肝肾以生精补血,清热凉血以退热止血,软坚散结,以消肝脾,合而图之。处方:何首乌25g、金银花40g、生地30g、白芍20g、当归20g、菟丝子25g、麦冬15g、牡丹皮15g、炙鳖甲25g、丹参20g,水煎服。

1976年7月1日复诊 患儿连续服上方50剂,半年来一直未发热,亦未衄血,体力增强,饮食增加,面色红润,肝脾已不能触及。血常规:血红蛋白120g/L,红细胞4.5×10^{12}/L,白细胞15×10^9/L,血小板110×10^9/L,组织细胞20%,幼粒细胞不见。

1976年8月18日血常规综合报告(根据红白血病诊断标准):①成熟粒细胞在正常范围;②血红蛋白正常;③血小板同上次增高到90×10^9/L以上;④血常规改善持续1个月以上。

根据血常规及临床体征确定病情完全缓解(因故未做骨髓象检查)。以上血液检查持续1年以上,均在正常范围,病人无异常体征,证明完全缓解。病大瘥,仍以前方增减。处方:何首乌25g、金银花40g、地骨皮15g、玄参20g、生地30g、白芍20g、当归20g、菟丝子25g、麦冬15g、牡丹皮15g、炙鳖甲25g、丹参20g、枸杞子20g、甘草15g,水煎服。

11月15日患儿家长来哈,病人继用上方,未再发热,血常规正常。

1982年6月16日复诊 间隔六年半,病人病情稳定,发热及衄血均未出现,血常规一直正常，患儿已上初中读书。因新染乙型肝炎来哈就医，经某医院确诊为急性乙型肝炎。虽加新病，肝脾仍未触及，血常规仍近正常：血红蛋白 95g/L，白细胞 $8×10^9$/L，血小板 $90×10^9$/L，未出现幼稚细胞，可见其疗效是巩固的。

按语： 本例经京、沪各大医院确诊为红白血病，以反复发热进行性贫血为特征。辨证为肝肾阴亏血虚发热，用滋补肝肾凉血清热之剂治疗，服药后血常规明显上升，发热已退，全身状态好转，经继服前药 40 余剂，不仅发热未作而血常规亦恢复接近正常，随访病情稳定。

虚证发热亦自有别，如属气虚发热者当用甘温除热法，补中益气汤之类；阴亏阳旺发热者，宜壮水之主以制阳光，大补阴丸、六味地黄丸之类；如肝阴亏血虚发热者则应宜地骨皮饮以凉补之，使血有所藏而火自安也。肾为肝之母，乙癸同源，精亏血耗，阳无所附而外越，故发热无休止，本案即属此类。张琪教授认为，急性白血病、急性再生障碍性贫血及其他贫血之发热，其病机皆不越此范畴，因此常用地骨皮饮以凉血补血，俾血得潜藏而热自退，再加滋补肝肾之品（如熟地、枸杞子、女贞子、玉竹、首乌等）生精益髓以固本，合并感染又须加金银花、连翘、山豆根、重楼、蒲公英等清热解毒以治标。

西药长春新碱、环磷酰胺等可抑制幼稚细胞之增长，但用后血常规迅速下降，病人体力不支，张琪教授常用地骨皮饮加人参及补肾之品，有些病例用后血常规上升，体力增强，可收一时之效。

病案 2 徐某，女，35 岁，教师。1977 年 9 月 8 日初诊。

罹病 2 年，血小板 $70×10^9$/L 左右，牙龈出血，两下肢常有云片状斑色紫。心烦、头昏、全身乏力，手足心热，舌尖赤，苔灰薄，脉弦滑。证属肝虚血热、迫血妄行。宜养血营肝、清热止血。处方：当归 20g、白芍 30g、牡丹皮 15g、生地 30g、地骨皮 15g、黄芩 15g、侧柏叶 20g、白茅根 30g、甘草 5g，水煎服，每日 2 次。

10 月 5 日二诊　服上方 9 剂，出血已止，两下肢紫癜已退，心烦、头昏皆除，手足心热减轻，自觉全身有力。实验室检查：血小板 $93×10^9$/L，脉象弦，舌尖赤。继宜前方增减。处方：当归 20g、白芍 30g、川芎 15g、生地 30g、牡丹皮 15g、地骨皮 15g、焦栀子 10g、黄芩 10g、侧柏叶 20g、甘草 10g、玄参 15g。水煎服，每日 2 次。

10 月 20 日三诊　服上方 6 剂，皮下未见紫癜，牙龈未再出血，全身有力，心烦头昏，手足热已退。实验室检查：血小板 $115×10^9$/L。脉弦，舌薄苔。肝虚血热皆得平复，病遂愈。

病案 3 奚某，女，35 岁，护士。1975 年 1 月 21 日初诊。

罹血小板减少性紫癜已 3 年，经治疗不见好转，血小板（30～50）$×10^9$/L，出凝血时间延长。两下肢有紫癜成片状，月经量较多，持续时间 7～10 天，头昏，全身乏力，食纳不佳，心烦，手足心热，经前神疲乏力，犹如大病之后，月经色紫有块。舌尖赤，脉沉滑。综合脉证为阴虚内热，热迫血行，溢于脉外，宜养阴清热、凉血止血。处方：白茅根 50g、牡丹皮 15g、生地 30g、当归 20g、侧柏叶 20g、白芍 30g、小蓟 30g、五味子 15g、山药 25g、党参 20g，水煎服，每日 2 次。

2 月 15 日二诊　服上方 10 剂，血小板上升至 $120×10^9$/L，下肢紫癜已退，自觉症状大减。本月月经周期正常，经量减少，全身较前有力，五心烦热亦减轻。舌尖红，脉象沉滑。继前方加减治之。处方：当归20g、白芍30g、生地30g、牡丹皮15g、地骨皮20g、侧柏叶20g、小蓟30g、甘草10g、白茅根50g、五味子15g、黄芩15g，水煎服，每日2次。

3月2日三诊　服上方10剂，自觉症状消失。2月27日月经来潮，量不多，色转红，全身有力，五心烦热已除，舌尖赤，脉象弦滑。此热清血止，以前方再进善后。

5. 大补肾元以治虚劳早衰

《内经》谓："肾者，主蛰封藏之本。"其内寓元阴元阳，故为先天之本。肾病虚损虽有阴虚阳虚之别，但阴阳互根，久病常易相互累及，即"阳损及阴，阴损及阳"，转而变为阴阳虚，乃肾病虚损常见之候，故治虚损及慢性消耗性疾病等，必须注意阴阳两伤，治疗须滋阴扶阳兼顾，既可促进生化之机，又避免互伤之弊。张介宾有"阴中求阳，阳中求阴"之论，其意盖在于此，缘滋阴之品，其性多柔润滋腻，常影响脾胃之运化，易导致胀满腹泻；扶肾阳之品，其性则辛温燥热，易伤阴液。故古人之制方，有于补肾阴药中加用助阳之品，如肾气丸、地黄饮子等；也有于助肾阳药中加入滋肾阴之品，如大菟丝子丸、姜、桂、附、鹿茸与地黄等补肾阴药合用，意在从阴引阳，阳复阴生，以助化源之机，务使滋阴不碍阳，助阳不伤阴，故宜于虚劳久病阴阳两虚者。但阴阳两虚辨证时注意其偏胜，如阴虚偏胜者，应侧重于滋阴，少加助阳之剂；阳虚偏胜者则宜重在助阳，少加滋阴之品，力避只注意一面，而忽视另一面，方能达到补偏救弊之目的。

病案　郑某，男，47岁，干部。1981年10月15日初诊。

病人素体弱，近半年头眩，少寐，常梦与女子交，阳痿，时遗精，精力不支，腰酸腿软，下肢冷，发落早衰，性欲减退，健忘，气短，自汗，经某医院诊断为"脑动脉硬化供血不全，神经衰弱"。来门诊求治，脉象左右沉迟无力，舌淡。辨证为肾阴阳两虚，封藏失职，精髓匮乏。宜大补肾元，固精益髓法。处方：熟地100g、山茱萸50g、山药50g、菟丝子30g、枸杞子30g、淫羊藿30g、仙茅30g、鹿角胶30g、人参50g、附子30g、肉桂30g、冬虫夏草20g、巴戟天20g、肉苁蓉20g、天冬20g、蛤蚧1对、龙骨30g、牡蛎30g、酸枣仁50g、甘草30g、黄芪100g，共为细末，炼蜜为丸，10g重，每次服1丸，日服2次。

1981年12月、1982年3月、7月3次复诊，服上方3料，阳痿、梦遗诸症皆愈，全身及腰膝有力，睡眠恢复正常，自汗消失，体力基本恢复，脉象沉而有力，已上班工作，远期随访，疗效巩固。

本案即属阴阳两虚证，而偏于阳虚，故方中亦侧重于补肾阳，而辅以熟地、山茱萸、枸杞子、天冬等滋阴之品，药仅3料，积年沉疴，竟获康复，可见阴阳并补之妙。近年来，张琪教授常以此法治疗男性性功能减退、阳痿早泄、性欲低下等症，疗效甚佳。

6. 治疗自汗盗汗经验

自汗盗汗方书区分：睡则汗出，醒则汗止谓之盗汗，属阴虚火旺；醒则汗出，睡则汗止属阳虚气虚。张琪教授临证观察，凡汗出不知之病人，无他病引起，不论昼夜均汗出，应从舌脉证鉴别。阴虚者多见五心烦热，舌质红苔白少津，或舌尖赤，口干唇红，脉见数象，或小有数等候。此类证候，乃属阴虚，从脏腑辨证属心火旺。阳加阴为之汗，汗为心之液，汗出过多可见心悸怔忡不寐，用加味当归六黄汤，在当归六黄汤中加龙骨、牡蛎、白芍、麻黄根、甘草，用之甚效。

加味当归六黄汤：当归 20g、黄芪 30g、黄连 15g、黄芩 10g、黄柏 15g、生地 20g、熟地 20g、龙骨 20g、牡蛎 20g、白芍 15g、麻黄根 10g、甘草 15g。

此方为手足少阴证，汗为心之液，心主血藏神，神志急则动火，液为火扰则汗自出。方中黄连、黄芩清心火，黄柏清相火；生地、熟地滋补肾阴，以制约心火之妄动；重用黄芪以固表，更用龙骨、牡蛎、白芍、甘草以加强固表止汗之功。

总观此方组成，一是滋补肾阴；二是清心火、相火，使心肾相交；三是重用黄芪以固表，龙骨、牡蛎以收敛固表，与黄芪配伍，增强固表之功能，白芍、甘草敛阴止汗。辨证当注意舌脉，有热者方可用，不论自汗盗汗均可用之，张琪教授用此方治脉证阴虚有热者，心火旺者有良效。

病案 1 齐某，女，66 岁。2006 年 5 月 10 日初诊。

素患糖尿病，经用胰岛素血糖维持尚可，唯近半年来自汗出不止，夜间汗出如洗，内衣被俱湿，甚为痛苦，经服中西药多方治疗均无效。来门诊求治，见其面颊稍赤，手足心热，汗出后有微冷，舌质红苔白干少津，脉象数，此属肾阴亏耗，心火盛，表虚不固，宜用滋补肾阴、清心火、益气收敛固表之剂治疗。处方：当归 15g、生地 25g、熟地 20g、黄连 15g、黄芩 10g、黄柏 10g、黄芪 30g、龙骨 20g、牡蛎 20g、白芍 15g、甘草 15g。

5 月 20 日复诊　初服上方 7 剂，汗出减少，但仍夜间汗出，继服 7 剂，汗大减，手足热亦轻，夜能入睡，又服 7 剂汗全止，手足已无热，能安然入睡，舌转正红，脉滑已无数象，从而痊愈。

病案 2 汪某，女，46 岁，工人。2009 年 3 月 19 日初诊。

素睡眠不佳，精神疲倦，无其他病苦，近 1 个月来，因事务及家务繁忙，突然汗出，昼夜汗出不止，不能入睡，心烦焦虑。经某医院检查，诊断为自主神经功能紊乱，治疗无明显效果。病人主诉对汗出不止不见好转甚为苦恼，见其面容抑郁，语言无力，短气，舌尖红白薄苔无津，脉象滑数，手心热，头昏眩。综合分析，此属肾阴虚心火旺，气虚表虚不固之证，宜滋阴补肾，清心火，益气固表，敛摄安神法治疗。处方：黄芪 30g、当归 20g、黄连 15g、黄芩 10g、黄柏 10g、生地 20g、熟地 20g、山萸肉 15g、麻黄根 15g、龙骨 20g、牡蛎 20g、酸枣仁 20g、柏子仁 20g、茯神 15g、五味子 15g、甘草 15g、白芍 10g。

4 月 5 日二诊　病人喜形于色，自述服药后汗止大半，虽夜间仍汗出已大减，能入睡，心烦、手心热俱减轻，继以前方治疗。

4 月 20 日三诊　继服上方 14 剂，自汗已痊愈，睡眠亦佳，能入睡 6 小时，舌润口和、脉滑不数，嘱继服 14 剂以巩固疗效，从而痊愈。

自汗属于阳虚表虚不固者，症见畏寒肢冷、肢节拘急不适、手足厥冷，望诊见面色㿠白，身蜷缩，舌润口和，脉象多见沉迟或沉细无力。此类汗出，张琪教授用桂枝加附子汤伍以龙骨、牡蛎甚效。

桂枝加附子龙牡汤：桂枝 15g、白芍 15g、甘草 15g、生姜 15g、大枣 5 枚、附子 15g、龙骨 20g、牡蛎 20g。

桂枝加附子汤见《伤寒论》治太阳中风之自汗不止证，汗为心之液，心液需心阳、肾阳之蒸化，阴阳相济以濡润肌腠，过汗亡阳阴液亦随之俱伤，故《伤寒论》原方谓："太阳病，发汗，遂漏不止，其人恶风，小便难，四肢微急，难以屈伸者，桂枝加附子汤主之。"本方用桂枝汤调和营卫，解肌固表。汗出不止、阴虚不固，加附子以温阳，附子辛温大热、通行经脉，温经固表止汗，为阳虚自汗之要药，张琪教授用之甚多。凡阳虚自汗，非此药不能止，于方中加龙骨、牡蛎以收敛固表其效尤佳。若汗出过多较重者，有出现虚脱征兆者，可加人参、黄芪、山萸肉以益气补肾防脱，张琪教授屡用之有良效。

病案 3　阚某，女，34 岁，讲师。2005 年 7 月 10 日初诊。

近 5 个月来自汗不止，恶寒甚重，全身及手足厥冷，时值盛夏亦须着装厚服，身体素健康，经医院检查未见异常，诊断为自主神经功能紊乱，但经中西药治疗均无效，自述曾用过黄芪一两亦未见效。在诊室见其汗出不止，衣衫俱湿，面色㿠白，手厥冷，舌滑嫩，脉象沉，自述患之于感冒。经服中西药解表之剂不愈而致。

综上发病经过及证脉分析，初为外邪侵袭，营卫不和。汗出过多，阳气虚弱，表虚不固，汗出身冷，5 个月来不愈，不能工作，甚为痛苦，以调和营卫，加温阳之法治疗。处方：桂枝 20g、白芍 15g、甘草 15g、生姜 15g、大枣 3 枚、附子 15g、龙骨 15g、牡蛎 15g。

7 月 24 日二诊　服上方 10 剂，汗出明显减少，全身未见汗出，胸部以上仍汗出，但已减轻，全身感轻松，为数月未有之现象，恶寒怕冷亦大轻减，手足转温，舌润，脉象较有力，继用上方不变以冀收全功。

8 月 12 日三诊　服上方 7 剂。全身汗出已愈，畏寒仍有，但已减，舌稍干，脉沉有力。病人要求再服上方数剂，防其再发。但见其舌稍干，助阳过剂伤阴，宜前方附子减用 10g，加麦冬 10g、五味子 10g 以滋阴调治。后此人来门诊荐他人就医，自述诸症俱除，体力精神均大好，已上班工作。

病案 4　王某，女，39 岁。2003 年 3 月 16 日初诊。

时值初春，哈尔滨气候寒冷在零下 10℃左右，病人突然夜间睡眠中汗出，连日汗出如洗不止，衣衾俱湿，月余不愈，患有 2 型糖尿病，用胰岛素维持尚可。其妹为某医院医师，经检查除血糖用胰岛素治疗维持在 6.0～7.5mmol/L 之外，余无他恙。病人体质消瘦，汗出不止，恶寒手足厥冷，面㿠，形体有蜷缩状态，恶寒乏力倦怠、气短，舌润苔白滑，脉象沉弱。处方：桂枝 15g、白芍 15g、甘草 15g、生姜 15g、附子 15g、龙骨 20g、牡蛎 20g、山萸萸 15g。

服此方 14 剂汗止大半，继用 28 剂，汗止恶寒除，全身有力而愈。

按语：此类病人张琪教授见之较多，中医谓之汗证，当从证脉分辨阳虚阴虚，不必以昼夜睡与醒、汗出与止辨别，凡见恶寒汗出，手足厥，脉沉舌润，周身肢节畏凉酸楚，皆属阴虚表不固，用此方皆可随手奏效。

7. 温培脾肾、镇潜摄纳以治冲气上冲水饮上泛证

"先天之本在肾，后天之本在脾"，二者为机体生机之动力，尤以脾肾之阳气对人体具

有十分重要的作用,《素问·生气天真论》谓:"阳气者,若天与日,失其所则折寿而不彰,故天运当以日光明。"肾如薪火,脾如鼎釜,脾的运化功能必得肾阳的温煦蒸化,才能化生精微;而肾精必须依赖脾运化精微的滋养,才能不致匮绝,如此生生不息维持着正常的生理功能,保证机体充满生机的活力。反之,脾肾阳虚失去温煦滋养作用,则一系列阴寒之证丛生,如肾虚水泛证等。张琪教授临证观察,有脾肾阳虚、冲气上冲、水饮上泛证。单用真武汤不效,必用温培脾肾、镇潜摄纳法方能收效。

1994年3月7日门诊治一邵某,男,30岁,干部。面㿠白,体瘠瘦,四肢乏力,形寒肢冷,少腹凉,脘有气从小腹上冲、咯逆吐泡沫状液体,头眩晕,畏寒,时遗精,脉沉弱,舌白滑。先用乌梅丸改汤加枳朴服6剂,全身稍有力,但仍气上冲,咯逆吐泡沫状液不减,静则稍安,活动加重,头眩晕不能久视,健忘多梦,性交后疲惫难堪,脉象沉无力,舌白润。此属命火势微,肾精亏不固,脾土虚运化无力,水饮上泛兼冲气上逆证。宜温培脾肾、镇潜摄纳法。处方:茯苓30g、桂枝20g、白术20g、附子15g、干姜10g、红参15g、吴茱萸10g、半夏15g、龙骨20g、牡蛎20g、代赭石30g、沉香10g、甘草15g,水煎,日2次服。3月28日复诊,用上方10剂,少腹有温暖感气上冲,吐泡沫状液减轻,精神好,全身较前有力,畏寒仍有但亦减,头眩亦好转,然仍不能久视,不耐劳,性交后腰酸疲乏难堪,阴囊湿冷,脉沉弱,舌白苔,此脾肾阳气渐复,但肾精匮乏,宜前方加补肾固精之品。处方:茯苓30g、桂枝20g、白术20g、甘草15g、红参15g、附子15g、五味子15g、吴茱萸10g、半夏15g、熟地20g、山茱萸15g、菟丝子15g、胡芦巴15g、龙骨20g、牡蛎20g、代赭石30g。10月28日病人来哈复诊,自述服上方30剂,全身有力、精神大好,上冲吐涎沫畏寒等俱除,饮食睡眠俱佳,性生活亦恢复如常,从而痊愈。

按语:本案除温肾健脾化饮之外,兼见逆气上冲,后者属于冲脉为病,冲脉起于气冲穴,与足少阴肾经相并,挟脐旁上行至胸中,为十二经气血聚会之要冲,由于肾阳衰微失于回摄,故表现为气上冲心。本方用代赭石、龙骨、牡蛎与培补脾肾配伍,一则补肾摄纳,一则镇冲潜阳,故冲气上逆能随之奏效。泸上名医徐小圃治儿科"上盛下虚证",用清上温下法,附子温下,黄连清上,龙骨、磁石潜阳,菟丝子、覆盆子等温肾。张琪教授则师其意,代赭石与附子诸补肾药合用,乃引龙入海之意。再有本案二方加用熟地、山茱萸、菟丝子补肾阴之品,以病者时遗精,性交后疲惫不支则系肾精亦亏乏,在助肾阳时又必须滋补肾阴,俾阳生阴长相互协调以助其生机。可见拟方遣药贵在辨证准确,有针对性,方能达到治愈之目的。

(七)肢体经络系病证

1. 痛风治疗体会

痛风发病原因有以下三种:①由于嘌呤代谢紊乱引起体内尿酸积聚;②由于肾脏排泄尿酸减少而引起高尿酸血症;③因食入过量富含嘌呤的食物(动物内脏、鱼、瘦肉、豆类等)而致。近代医家多认为本病属于祖国传统医学"痹证"范畴。张琪教授考证,以朱丹溪所论之痛风较为确切。考痛风之病名始于丹溪,他在《格致余论》论述本病多因血热感寒、湿痰浊血、流注为病。所举三病案:"一老人,性急作劳两腿痛甚;一妇,性急味厚病痛风数月；一少年，患痫，服涩药效，致痛风。"性急则生热，味厚则多生痰湿，应引起注意的是，饮食厚味致病与当代医学多食嘌呤、高蛋白食物为致病原因不谋而合，可见丹溪所论之痛风已概括痛风肾病在内，所用代表方（如二妙散、上中下痛风方）治疗较符合病情。但对本病的治疗，首应注意尿酸的排出。现代医学认为，人体产生的尿酸的排出，1/3 由肠黏膜细胞分泌入肠腔，经细菌分解破坏而生成氨，随粪便排出，每天由肠道排出的尿酸约 200mg，另外 2/3 经肾脏随尿排出。中医所谓的湿热痰浊当属此类，治疗用黄柏、苍术、防己、苦参清热利湿，尤必须使用淡渗利湿之品，如土茯苓、泽泻、萆薢、猪苓等，二者合用可加强湿浊从小便排出之功，此外活血通络、舒筋止痛亦不可少，佐以小量炙川乌以辛温镇痛更为有效。亦有疼痛顽固不除者，可用虫类药搜剔活络止痛。

病案 1　王某，男，47 岁，某工厂厂长。1997 年 8 月 16 日初诊。

病者自述去某地开会，会后游览，突然右足蹬趾小关节红赤肿痛剧烈，不能起步，经当地医院检查血尿酸 800μmol/L，伴发热，诊断为痛风，给予秋水仙碱，痛减轻，但血尿酸不降，回哈后来门诊治疗。病人体质肥胖，平素嗜酒喜食肉鱼肥甘之物。观其右蹬趾仍稍红肿，经用秋水仙碱，剧痛已缓解，但仍痛，可以起步，局部稍红肿木僵，活动稍多即痛甚，舌苔腻，脉象滑有力，辨证为湿热浊邪蕴于血络下注于足，宜清热除湿活络之品治疗。处方：黄柏 15g、苍术 15g、防己 20g、牛膝 15g、萆薢 20g、苦参 15g、红花 15g、桃仁 15g、川芎 15g、全蝎 10g、泽泻 15g、猪苓 15g、土茯苓 30g、炙川乌 10g、甘草 15g、穿山甲（代）10g，水煎，日二次服。

治疗经过　自 1997 年 8 月 18 日至同年 12 月 10 日，共服上方（中间稍有化裁）100 剂，初服药后足趾关节痛减轻，继服药逐渐痛减，红肿消除，以至活动自如，在哈市医院查血尿酸两次皆 412μmol/L 左右，已经恢复正常。在治疗过程中病人未休息，曾去外地开会 3 次，但用药未中断，检查均正常，遂停药观察，嘱其戒饮酒，少食动物内脏等含嘌呤食物，迄今 3 年经检查血尿酸未见增高，远期疗效巩固。

病案 2　白某，男，47 岁，某企业领导人。1999 年 2 月 15 日初诊。

病人现住新加坡，在我省伊春经营木材，平素嗜酒及肥甘食物，于 1998 年 12 月突然右足踝关节红肿，灼热，痛不可忍，经哈市某医院检查，血尿酸 750μmol/L，诊断为痛风，给予秋水仙碱等药，痛稍缓解，但仍僵木痛，活动受限，血尿酸经两次检查均在 700μmol/L 左右，经介绍来门诊求治。观其局部，仍红赤灼热疼痛，活动受限，步行稍多即痛，舌苔腻脉象弦滑，小有数象。辨证为湿热下注、热盛于湿，宜清热利湿、消肿止痛法治疗。处方：生地 20g、黄柏 15g、金银花 30g、连翘 20g、防己 15g、苍术 15g、薏苡仁 30g、萆薢 20g、川牛膝 15g、地龙 15g、川芎 15g、赤芍 20g、全蝎 10g、土茯苓 30g、苦参 15g、甘草 15g、红花 15g、穿山甲（代）10g，水煎，日二次服。

3 月 2 日二诊　服上方 14 剂，局部红肿痛明显减轻，但仍僵木痛，起步行走较甚，上方加土鳖虫 5g、蜈蚣 2 条以活络祛瘀。

3 月 14 日三诊　服上方 12 剂，局部顽麻僵木痛进一步减轻，经用上方不变，连续三次复诊，共服药 60 剂，僵木麻疼痛均消除，二次检查血尿酸均在 300μmol/L 左右，完全缓解。该人曾回新加坡二次，返哈后三次检查，血尿酸皆正常，迄今未发，远期疗效巩固。

病案 3　武某，男，44 岁，某机关干部。**1999 年 9 月 15 日初诊。**

发病半年余，左足蹞趾关节连踝关节燉赤肿痛，发作甚剧，夜间较甚，经哈市医院检查血尿酸 530μmol/L，诊断为痛风，曾用保泰松、秋水仙碱，一时有效，药停后仍痛不除，来门诊求治。观其局部红棕色，蹞趾关节、踝关节肿痛，活动受限，脉象滑有力，舌质紫暗。辨证为湿热痹阻经络关节，以清热利湿、活血通络之品治疗。处方：黄柏 15g、防己 15g、薏苡仁 20g、萆薢 20g、苍术 15g、青风藤 30g、伸筋草 30g、牛膝 15g、知母 15g、木通 15g、土茯苓 30g、全蝎 10g、土鳖虫 10g、山龙 25g、秦艽 15g、威灵仙 15g、桃仁 15g、红花 15g，水煎，日二次服。

9 月 22 日二诊　服药 7 剂，疼痛减轻，嘱其继服上方 14 剂。

10 月 7 日三诊　疼痛进一步减轻，仍小有痛，局部关节僵硬，皮肤棕色，腹部稍不适，有轻度腹泻，去知母、木通，加白术、砂仁各 15g。

12 月 20 日四诊　此间数次复诊，均以上方加减共服药 60 余剂，疼痛麻木僵硬完全消除，舌转红润，脉缓，血尿酸检查 330μmol/L，从而痊愈。

体会如下：

1）痛风病名首见于朱丹溪《格致余论》，该书中痛风门所描述之症状如"痛有常处""痛处赤肿灼热，或浑身壮热"等，其病机则为饮食厚味、外感寒邪、湿热痰浊壅滞，气血为之痹阻等，除包括风湿性关节炎、类风湿关节炎外，还包括痛风肾病在内。《格致余论》所举之三病案如性急作劳、饮食厚味、两腿痛甚等当属痛风肾病。故治疗针对上述病机以淡渗利湿、苦寒清热、活血舒筋通络为大法。

2）辨证按湿热痰浊瘀血痹阻，治疗似着眼于局部趾踝关节肿痛，但经清热利湿活血通络治疗，局部肿痛消除，检测血尿酸下降至正常，而且远期疗效巩固，可见中医辨证论治从整体出发，标本兼治之优越性，是中医治疗本病的一大特色。

3）根据张琪教授多年来治疗本病经验，以淡渗利湿、苦寒清热、活血舒筋通络三法合用组方，相互协同，切合病机，具有良好疗效。淡渗利湿之药，首推土茯苓，该药淡渗利湿解毒为治疗湿痹要药，湿邪着于筋骨，筋脉拘急不柔，疼痛拘挛不能舒展，该药淡渗利湿，湿邪除则筋骨舒，《本草纲目》谓其"强筋骨、利关节，治拘挛骨痛"。张琪教授体会本药非直接能强筋骨，以湿邪除则筋骨不复拘挛而随之强健。但须重用，张琪教授常用 30～50g 以收效。萆薢除分清化浊外，还有除湿利关节治疗湿痹之作用，《本草正义》谓其"能流通脉络而利筋骨"。张琪教授用以治痛风湿邪着于筋骨见拘急沉重、疼痛者，每有良效。泽泻、猪苓均为利水湿之有效药物，通过利水以利尿酸之排出。苦寒清热之药，首选为黄柏，清热燥湿善除下焦湿热，与苍术合用为二妙散，一温一寒，清热燥湿，消肿止痛；其次为苦参、防己，苦参燥湿清热，利尿消肿，张仲景之当归贝母苦参丸、李东垣之当归拈痛汤皆用以清除湿热，张琪教授用之治痛风取其清热除湿消肿止痛之功，其效甚佳；防己苦寒利水，清热止痛，《本草求真》谓其"泻下焦湿热及疗风水要药"，张琪教授认为凡肾病风水及湿热水肿，皆可运用此药，取其祛风清热、利湿之效。活血舒筋通络之品，首选桃仁、红花、川芎，以活血行血，若顽痹麻木僵硬又必须用虫类药以搜邪通络，如全蝎、地鳖虫、蜈蚣、穿山甲（代）等皆可选用，张琪教授经验加用小量炙川乌反佐之，止痛效果尤佳，此外舒筋通络之品（如青风藤、秦艽、伸筋草）亦可酌情选用。

总之，以上三法配伍用，并可随病情化裁应用，必能达到良好疗效，且远期疗效巩固。

2. 痹证辨治心得

痹者闭也，气血凝涩不行之意。痹证临床以关节、肌肉、筋骨疼痛为主证，或兼感酸麻重着，甚则肢体肿胀、屈伸不利。现代医学的风湿性关节炎、类风湿关节炎、坐骨神经痛、神经根炎及某些结缔组织病等，在其病程中均可出现上述的临床表现，可按痹证辨证治疗。本文从五个方面介绍张琪教授临床辨治痹证的经验。

（1）发病多由正虚邪恋，治疗勿忘扶正祛邪

由于素体虚弱，气血不足，腠理空疏，或既病之后，无力祛邪排出，故外邪易于入侵，风寒湿热之邪，得以深入体内，留连于筋骨血脉。《素问·痹论》谓："风寒湿三气杂至，合而为痹也。""合而为痹"，言内外相合而形成痹证，即风寒湿邪外袭，与营卫相合而成。林珮琴谓："诸痹……良由营卫先虚，正气为邪所阻，不得宣行，因而留滞，气血凝涩，久而成痹。"因此，合与不合，取决于营卫气血是否调和，张琪教授认为风寒湿等外邪侵袭是痹证发病的外在条件；正气虚弱，人体内部功能失调是痹证发病的内在根据，即所谓"正气存内，邪不可干"。正气虚弱是由多方面造成的，如先天禀赋不足、后天失养、饮食劳倦、七情太过、久病伤正等。

因此，张琪教授治疗痹证尤其重视扶正祛邪这一治疗原则，如独活寄生汤、黄芪桂枝五物汤为临床常用治痹之方。前者用于肝肾两亏，气血不足，外为风寒湿邪侵袭而成，尤其对于产后腰膝冷痛、肢体酸痛、麻木无力等，常用独活寄生汤加减治疗。用此方扶正为主，祛邪为辅，用之屡效。而黄芪桂枝五物汤，原方主治为血痹病，治疗中常加桃仁、红花、牛膝以益气和营为主，活血通络为辅，治疗气虚外邪侵袭效果尤佳。关于黄芪用量，张琪教授常用至 75g 以上，因"气为血之帅，气行则血行"，故重用补气，气旺血行，方能取效。

即使风寒湿热痰瘀之邪较盛，治疗中应用祛风除湿或散寒化瘀通络等祛邪宣通法的同时，张琪教授亦视病者的体质情况，或病程长短、邪正虚实，而适量配伍人参、黄芪、当归、白芍或熟地、狗脊、续断、牛膝等益气养血、调补肝肾之品以扶正。如对素体阴亏血热或病久伤阴之痹证，常将养阴清热法与祛风除湿法并用，养阴善用当归、白芍、生地、熟地等。

在痹证的恢复期，痹的症状（如肢体及关节疼痛、酸楚、麻木、重着、活动障碍）已基本消失，张琪教授常以调理气血之法善后，意在扶正以祛邪。对顽痹关节变形僵直者，张琪教授应用活血通络，或虫类透骨搜风等药的同时，也常配伍补肝肾养血之品。足见其重视正虚在痹证发病中的重要作用，而扶正贯穿在治疗的始终。

病案 1　王某，女，35 岁。1999 年 3 月 31 日初诊。

人工流产后 2 个月，双上肢酸楚，胀痛，两手指关节疼痛，活动后加重，周身无力，腰痛，舌质淡红，苔薄白，脉沉。辨证为肝肾不足，气血亏虚，络脉痹阻，以益气血、补肝肾、和营祛风通络为法。处方：当归 20g、白芍 20g、熟地 20g、川芎 15g、独活 15g、秦艽 15g、防风 10g、细辛 5g、桂枝 15g、杜仲 15g、牛膝 15g、党参 20g、甘草 15g、鸡

血藤 30g、丹参 20g、黄芪 25g。

4月15日二诊 病人服上方15剂，手指关节及双上肢疼痛均明显减轻。继以益气养血、和营祛风通络法治疗。处方：当归 20g、川芎 15g、白芍 20g、熟地 20g、独活 15g、桑寄生 20g、桂枝 15g、秦艽 15g、防风 15g、细辛 5g、茯苓 15g、党参 20g、杜仲 15g、黄芪 30g、续断 15g、鸡血藤 30g、丹参 15g、甘草 15g。

4月30日三诊 服上方14剂，病人关节疼痛已消失，周身仍稍觉乏力，已正常上班工作。

按语：张琪教授认为，痹证发病多由正虚邪袭，治疗勿忘扶正祛邪。正如《严氏济生方》谓："皆因体虚，腠理空疏，受风湿气而成痹也。"治产后风寒湿邪侵袭者，当以扶正为主，祛邪为辅，多用独活寄生汤、黄芪桂枝五物汤；治气虚络阻而致痹证，黄芪用量多在30～75g，"气为血之帅，气行则血行"，故必重用补气，方能取效。

（2）痹多夹湿，治疗重视除湿通络

历代医家多认为风、寒、湿、热之邪是引起痹证的外在因素，但张琪教授临证中发现，四气中湿邪致痹最为多见。多因冒雨涉水，居处潮湿，或素体湿盛。湿性黏滞缠绵，酸痛重着，湿留关节则肿胀，苔白腻，脉濡。辨证要点在于肢体重着疼痛，麻木难以转侧，皮下结节，肢节肿胀，痹痛缠绵，舌苔白腻。另外湿邪的产生除由腠理空疏感于外湿外，亦可从内而生，与脾之运化有关，所以多兼胸闷、食少、纳呆、腹胀、大便溏、舌淡苔腻、脉濡缓等脾虚湿困症状。因此张琪教授治疗此类痹证，重视除湿通络，如用防风、羌活、桂枝、麻黄等祛风胜湿；用萆薢、薏苡仁、防己、茯苓轻宣淡渗除湿，使经气宣通；用泽泻、茯苓、茵陈、猪苓、苦参、黄柏清利湿热；用白术、茯苓健脾除湿。

（3）热痹多见，临床酌用清热通络

痹证确以寒证为多，但临床观察热痹也较多见。其病因为风寒湿邪外侵，内蕴化热，"邪郁病久，风化为火，寒化为热，湿化为痰"，亦为热痹。或素体阴血亏虚，虚热内蕴，外感风寒湿邪，致湿热闭阻经络而致。而张琪教授临床数十年观察到，此种痹证之热候，相当多病人常表现于舌脉上。病人外在症状与风寒湿痹无异，而舌苔燥，舌质红，脉沉滑，或数，或尿赤便燥，可作为痹证有热的依据。张琪教授善用生石膏与祛风湿药、养血行血药合用，以解肌清热。如大秦艽汤的应用：大秦艽汤内可养血清热，外能祛除风湿。方中石膏解肌清热，与祛风湿药合用，对风热或风湿夹热一类痹证确有良效；邪热内蕴，易耗阴伤血故用白芍、生地、当归、川芎以养血行血润燥，所谓"治风先治血，血行风自灭"，与祛风湿之秦艽、独活、防风等药配伍，可奏疏风养血清热之效。

热邪与湿热相合而为湿热痹，其临床特点除关节红肿疼痛麻木外，多见尿黄赤，舌苔白腻或黄腻，脉滑或脉缓有力等。辨证必须掌握如上之要领，方能准确。张琪教授治疗此病常用清热除湿之品，如防己、薏苡仁、萆薢、黄柏、苍术、穿山龙、地龙、知母等。

临床还有一类痹证，关节肌肉疼痛，关节肿胀，缠绵不愈，甚则变形；或见皮下结节红斑，颜色紫暗或肢节疼痛如锥刺。此乃湿、热、痰、瘀交织，壅滞经络关节，气血流行不畅所致，治疗非单一祛风寒湿法所能奏效，必须清化痰瘀、除湿清热，使痰瘀得去，湿热得清，气血周流，经络宣通。张琪教授临床常用朱丹溪之痛风方治疗，方中黄柏、苍术清热除湿，桃仁、红花活血化瘀，天南星、威灵仙逐痰通痹，防己、羌活疏风胜湿，诸药配伍，疏散风湿，开发腠理，化痰通络，清热散结，活血祛瘀，面面俱到，上中下通治，用于此类痹证颇效。其中天南星具有祛痰通络祛风之功，辛开走动，专疏经络，《开宝本草》谓："主中风，除痰麻痹……散血。"可见本品虽侧重于治痰祛风，但尚有散血活血之功。威灵仙"消痰水，破坚积"，疏通痹阻之经络，畅行凝滞之气血，与清热除湿及活血之品配伍，则奏效更佳，对某些极重之痹证也常收效。

病案2　彭某，男，23岁。2001年12月12日初诊。

病程2个月余，经西医院检查诊为"强直性脊柱炎"。就诊时主诉：颈部疼痛，难以转侧，伴背痛，腰痛，踝关节肿痛，舌质暗红，苔白腻，脉滑数。处方：黄柏10g、苍术10g、天南星15g、防己15g、桂枝15g、威灵仙10g、桃仁15g、红花15g、龙胆草10g、羌活10g、白芷10g、川芎15g、乌梢蛇15g、土鳖虫10g、地龙15g、穿山甲（代）10g、僵蚕10g、蜈蚣1条、山茱萸15g、枸杞子15g、熟地20g、甘草15g，淫羊藿15g，水煎，日二次服。

2002年1月5日复诊　服药7剂，将西药止痛药停服后，颈部疼痛有所缓解，但仍有疼痛，踝关节肿痛明显，舌质红，苔薄黄，脉滑数。仍以前法治疗。处方：生地15g、知母15g、川芎15g、黄柏15g、苍术15g、牛膝15g、石斛20g、秦艽15g、当归20g、地龙15g、乌梢蛇15g、僵蚕15g、穿山甲（代）10g、全蝎10g、玄参15g、羌活15g、红花30g、生石膏50g、威灵仙15g、甘草15g。后以此方酌加狗脊15g、白芍15g、枸杞子20g，连服58剂，颈部疼痛明显缓解，能自由活动。

病案3　张某，女，38岁。2001年8月1日初诊。

类风湿关节炎，近期复发。就诊时，周身关节热痛，以膝关节为著，测体温37~37.6℃，舌紫暗，苔白或白腻，脉弦数。辨证为湿、热、痰、瘀交织，壅滞经络关节，气血流行不畅，以上中下通用痛风方加减治疗。处方：苍术15g、黄柏15g、桂枝15g、防己20g、威灵仙15g、桃仁15g、红花15g、龙胆草10g、羌活15g、白芷15g、川芎15g、神曲15g、青风藤30g、地龙15g、雷公藤30g、知母15g、牛膝15g、丹参20g、甘草15g，水煎，日二次服。

以此方调治半年，调治期间病人关节疼痛加重，屈伸不利时，曾加蜈蚣2条、土鳖虫10g、乌梢蛇15g、山龙30g、穿山甲（代）10g、全蝎10g、白芍20g、炙川乌10~15g，关节痛好转明显；病人伴有乏力倦怠，曾加黄芪30g、党参20g、杞果20g等。至2002年春节过后，病人关节疼痛已不明显，屈伸自如，已上班工作。

按语：此类痹证，关节肌肉疼痛肿胀，缠绵不愈，反复发作，甚则变形，或见皮下结节红斑，颜色紫暗或肢节疼痛如锥刺，此乃湿、痰、瘀、热交织壅滞经络关节，气血流行不畅所致。治疗非单一祛风寒湿所能奏效，必须清化痰瘀，逐湿祛痰，使痰瘀去，湿热得清，气血周流，经络则宣通。张琪教授常用痛风方治疗，以黄柏、苍术、龙胆草清热除湿，桃仁、红花活血化瘀，天南星、威灵仙逐痰通痹，防己、羌活、白芷疏风胜湿，酌加青风藤、地龙、雷公藤通络止痛，川芎、神曲行气祛瘀。诸药配伍，疏散风湿，化痰通络，清利湿热，活血祛瘀，上中下通用，疗效颇佳。尤以加用诸虫类药后，关节痛及屈伸不利明显大减，连续服药竟而痊除。

（4）久病多瘀，用药必须活血通络

王清任《医林改错》提出痹为瘀血致病说，创立身痛逐瘀汤；叶天士对于痹久不愈者，有"久病入络"之说，倡用活血化瘀及虫类药物搜剔宣通经脉。这些理论和经验至今仍在指导临床实践。张琪教授认为，痹证日久大多夹有血瘀证，因痹证以疼痛为其主要表现，其病机乃为气血阻闭不通，不通则痛。经脉气血长期不通畅，往往形成血瘀，瘀阻络脉，更加重了痹阻，使疼痛诸症加重，甚至骨节变形，活动受限，临床可见肢节疼痛如锥刺，舌质紫暗等，因此治疗必用活血通络之药，才能见功。临床常用王清任身痛逐瘀汤加减治疗，应用本方时除对有瘀血征可辨外，有些病例用祛风寒湿等常法治之无效，又无肝肾虚候者以此方加减往往收效。其他各型痹证兼有瘀血症者，均可加入活血化瘀通络之品。如对寒湿痹证夹有瘀血者，常用乌头汤与活络效灵丹同用，止痛效果明显，令血活络通、寒湿得去而收效。再如湿热、痰瘀相兼致痹证，常用的痛风方中即有桃仁、红花、川芎等活血之品。另外在痹证辨证治疗方药中加一、二味通络活血之品，可增加透达宣通之功，提高其疗效。

病案 4 王某，女，30 岁。2000 年 12 月 10 日初诊。

因工作环境潮湿而致手指关节疼痛，膝关节痛且肢体沉重不适 2 年。肢软无力，畏寒，舌质紫，苔白脉沉，曾服数十剂中药治疗不效。辨证为寒湿痹阻，瘀血内停。处方：牛膝 15g、地龙 15g、羌活 15g、秦艽 15g、香附 15g、当归 20g、川芎 15g、炙川乌 10g、黄芪 30g、桃仁 15g、红花 15g、麻黄 10g、杜仲 15g、独活 15g、赤芍 15g、甘草 15g。服前方 10 剂，手指关节及膝关节疼痛有所缓解，但仍畏寒，舌质紫。继以前方加桂枝 10g，此方连服 27 剂，病人上述症状均减轻，时值隆冬季节，病人关节痛未再发作。

病案 5 张某，女，29 岁。2001 年 8 月 1 日初诊。

风湿病病史 6 年，近日加重，周身关节疼痛，以膝关节为重，并于近期出现风湿结节，疼痛较重，腰痛，活动受限，晨起手指关节胀痛，舌质暗红，苔薄白，脉沉。辨证为风寒湿痹夹瘀血之证，以身痛逐瘀汤加减治疗。处方：牛膝 15g、地龙 15g、羌活 15g、秦艽 15g、香附 20g、当归 20g、川芎 15g、丹参 20g、桃仁 15g、红花 15g、青风藤 30g、鸡血藤 30g、山龙 30g、赤芍 15g、皂刺 10g、穿山甲（代）15g、黄芪 30g、炙川乌 10g、独活 15g、甘草 15g。

8 月 28 日二诊　以此方加减服用 21 剂，诸症减轻，风湿结节消失。因病人同时患有下肢静脉曲张，上方酌加王不留行 20g、水蛭 10g、刘寄奴 20g 等。

9 月 15 日三诊　继服 14 剂，关节疼痛及腰痛症状消失，活动自如，仅遇阴雨天稍觉关节酸痛，病获缓解。

按语： 张琪教授认为"痹久多夹瘀"，临床常用身痛逐瘀汤加减，以活血化瘀为主。并根据脉证，肿胀、痛甚、舌淡脉沉者，酌加炙川乌；有风湿结节酌加皂刺、穿山甲（代）；必用羌活、秦艽、独活祛风胜湿之品，共奏祛风除湿散寒、活血通络散结之效，是张琪教授常用的经验方药。

（5）善用虫类药，旨在透骨通络疗变形

对于痹证日久，关节变形僵直，手指足趾关节呈梭形肿大，疼痛如锥刺，不能屈伸，甚则功能丧失者，常采用虫类搜剔之药治疗。此类痹证多由病邪壅滞不去，深入关节筋骨，痼结根深，难以驱除。张琪教授善用虫类药物透骨搜风，通经络止痛。其中白花蛇透骨搜风，通经络，《本草经疏》谓其"性走窜，亦善行而无处不到，故能引诸风药至病所，自脏腑而达皮毛也"，即言其搜剔风邪之力；全蝎、蜈蚣祛风通络止痛；穿山甲（代）散瘀通经络；土鳖虫活血散瘀止痛。数种虫类药配合，有较强的透骨搜风、通络止痛作用。然此类病证多病程长，气血亏耗，肝肾亏损，为此在搜剔风寒湿邪基础上，加当归、白芍、熟地、淫羊藿以补肝肾益气血、营筋骨利关节，体现了扶正祛邪的治疗原则。

病案 6 王某，男，21 岁，学生。2001 年 9 月 29 日初诊。

病人系哈尔滨某大学在校学生，患腰骶部痛，不能久坐，坐 2 小时以上即痛难以忍受，经某医院放射线摄片，确诊强直性脊柱炎，转来中医门诊求治，病者体质消瘦，自述腰骶部痛，僵硬不能久坐，颈部亦僵，活动受限，舌紫少苔，脉象滑，辨证为肝肾素虚，血络瘀阻，宜补肝肾、强筋骨、活络化瘀法治疗。处方：丹参 20g、当归 20g、乳香 10g、没药 10g、全蝎 10g、爵床 20g、桃仁 15g、红花 15g、乌梢蛇 15g、穿山甲（代）15g、土鳖虫 10g、蜈蚣 2 条、地龙 15g、牛膝 15g、熟地 20g、狗脊 20g、山茱萸 20g、桑寄生 20g、炙川乌 10g，水煎，日二次服。

10 月 13 日二诊 服药 2 周后，自觉腰骶部僵硬见轻，痛亦减，稍能延长坐时，但仍僵痛，舌紫脉滑。处方：丹参 20g、当归 20g、土鳖虫 10g、穿山甲（代）15g、柴胡 15g、天花粉 15g、乌梢蛇 15g、地龙 15g、爵床 20g、全蝎 10g、桃仁 15g、红花 15g、山茱萸 20g、熟地 20g、枸杞子 20g、狗脊 15g、牛膝 15g、甘草 15g、防风 15g、羌活 15g、秦艽 15g，水煎，日二次服。

11 月 3 日三诊 服 14 剂，腰骶僵痛明显减轻，颈部僵亦明显好转，舌有薄苔，脉象沉滑有力，继以上方化裁。处方：当归 20g、天花粉 15g、柴胡 15g、骨碎补 15g、土鳖虫 10g、穿山甲（代）15g、丹参 20g、爵床 20g、地龙 15g、全蝎 10g、桃仁 20g、红花 15g、乌梢蛇 15g、山茱萸 20g、熟地 20g、杜仲 15g、狗脊 20g、桑寄生 20g、防风 15g、羌活 15g、秦艽 15g、川芎 15g、甘草 15g，水煎，日二次服。

11 月 17 日至 12 月 16 日又 2 次复诊 服药 4 周。服药过程中，腰骶部僵硬痛逐渐减轻，能持续久坐 4～5 小时，稍痛，全身有力，现颈部僵不敢后仰，脉象较前有力，继以上方化裁治疗。处方：葛根 20g、丹参 20g、赤芍 15g、桃仁 15g、红花 15g、川芎 15g、全蝎 10g、蜈蚣 2 条、僵蚕 15g、乌梢蛇 15g、穿山甲（代）15g、地龙 15g、骨碎补 15g、柴胡 15g、天花粉 15g、当归 20g、熟地 20g、山茱萸 20g、狗脊 20g、杜仲 15g、巴戟天 15g、秦艽 15g、防风 15g，水煎，日二次服。

2002 年 1 月 13 日至 3 月 9 日 2 次复诊 病人仍继服上方，腰骶部已无痛，能久坐，无不适感，颈部亦活动自如，全身有力，精神转佳，能坚持上课，从而获得近期治愈。

按语：张琪教授认为本病病位在于督脉与肝肾，病机则属督脉不充，肝肾亏损，筋骨失于濡养，外为风寒湿邪侵袭，经络痹阻所致。《难经》谓："督脉者，起于下极之俞，并于脊里，上至风府，入属于脑。"下极为人体躯干最下部，下极之俞即前后阴之间的会阴穴，也即督脉的循行部位，从会阴部上行至于脑部，可见人体脊柱属于督脉。又谓："督脉之为病，脊强而厥。"督脉行身之背，任脉行身之前，任、督二脉又统于肾之部位，此外，《素问·宣明五气》谓 "肝主筋"，肝藏血濡筋，筋之所以能司身之运动，主要赖于肝血的濡养。综上所论，可以认为强直性脊柱炎病位在于督脉及肝肾，其病机则为肝肾亏耗，督脉不充，筋骨失于濡养，外为风邪侵袭，经络痹阻，属于中医学"骨痹"范畴，治疗必须补肝肾之精血，充督脉以扶正，活络透骨搜风以除邪，尤必须用虫类药搜剔。本病例之治疗，即宗上述病因病机采取辨证与辨病治疗而取得良好疗效。

3. 顽痹续谈

顽痹包括类风湿关节炎及部分久治不愈之风湿痛、坐骨神经痛等病。类风湿关节炎属于结缔组织疾病，治疗较困难，根据其临床表现特征，相当于中医学"历节风"，其痛彻骨如虎之啮，故又名"白虎历节"。《金匮要略·中风历节病脉证并治》曰："营气不通，卫不独行，营卫俱微，三焦无所御，四属断绝，身体羸瘦。独足肿大，黄汗出，胫冷。假令发热，便为历节也。"

这段描述与类风湿关节炎极为相似，前段从营卫不通到四属断绝，阐述其病理机制。林亿注《伤寒论》曰："四属者谓皮、肉、脂、髓。"由于营卫不通，气血无以营养濡润而导致四属断绝。后段身体羸瘦，独足肿大，则系描述其病候体征。用桂枝附子汤、白术附子汤、乌头汤治疗寒湿历节；用白虎加桂枝汤治疗偏热历节；桂枝加芍药知母汤治疗寒热夹杂历节。

张琪教授认为，上述诸方用于病机单纯者，只要辨证准确就会取得显著疗效，然而此病重者多呈现虚实寒热夹杂，难用一法取效。虚则属于肝肾亏损、气血不足，以肝主筋，肾主骨，气血虚弱，免疫功能低下；实则为风寒湿邪外袭，日久郁而化热，蕴蓄成痰，风寒湿热痰交阻，营卫气血受阻不通，故疼痛难忍。此种情况远非一般祛风除寒湿之品所能奏效，张琪教授认为须用虫类药治之，颇有效验，盖虫类药有透骨搜风之功能，远非草木之品所及，其中如乌梢蛇、白花蛇、全蝎、蜈蚣、穿山甲（代）效力较大。但此类历节多日久气血亏耗、肝肾亏损，关节受累变形，为此在搜剔风寒湿邪的同时，必用补肾益气血之品，扶正祛邪兼顾，方能取效。除上药品外，如偏热者可用生石膏、大黄、黄柏，偏寒者用川乌、桂枝，寒热互见可寒热药兼施，并要辅佐以活血通络之品，相辅相成，正邪虚实寒热兼顾，方能切合病机。

病案 李某，女，38 岁。1993 年 12 月 7 日初诊。

手指关节肿痛变形 3 年，伴颈肩及双下肢关节疼痛 3 个月余。3 年前以游走性手指关节肿胀疼痛发病，逐渐双手指关节均肿痛，伴晨间关节僵硬，指关节轻度变形，肌肉酸痛，低热乏力，类风湿因子阳性，在哈市某医院诊为类风湿关节炎。近 3 年来一直未间断抗风湿及服中药治疗，症状时轻时重。近 3 个月因着凉后双手指关节肿胀加重，伴疼痛较剧，颈部及肩关节双下肢关节亦出现疼痛，入夜加重，服阿司匹林效果不明显。现症双手指关节肿痛变形，颈肩及膝踝关节疼痛，手足凉，月经 2 个月未至，心悸乏力，舌边紫苔白，脉沉细。西医诊断：类风湿关节炎；中医诊断：顽痹。中医辨证为寒湿阻络、正虚邪恋。治宜散寒除湿、祛风通络兼以养血益气法。处方：炙川乌 15g、桂枝 15g、青风藤 30g、鸡血藤 30g、防己 20g、秦艽 15g、独活 15g、地龙 15g、全蝎 5g、土鳖虫 5g、红花 15g、白芍 20g、当归 20g、黄芪 25g、甘草 15g，水煎服，每日 1 剂。

12 月 21 日二诊、12 月 31 日三诊、1994 年 1 月 7 日四诊，均以上方稍有出入主治，各症均减轻，手指关节肿胀基本消失，各关节疼痛减轻。但因临近春节，病人用冷水打扫卫生。至 1 月 14 日五诊时，指关节又有肿胀，以右手为重，膝踝关节疼痛加重，手冷畏寒，舌淡红苔薄白，脉沉细。此为遇冷而病情反复，继以前方加淫羊藿 15g、威灵仙 15g，加强温阳散寒、祛风通络之作用。

1 月 21 日六诊　手指关节肿胀减轻，膝踝关节疼痛已不明显，仅活动时稍觉不适。仍觉畏寒喜暖，活动后轻度乏力心悸，舌质淡红，苔薄，脉沉稍滑。嘱守前方继服。至 3 月 11 日七诊时，除站立较久觉足跟痛外，余症均已不明显，病情得到控制。脉沉，舌质淡红。于前方减虫类搜剔之品，增加补肾养血之力。继服 10 余剂，病人觉精神、体力均恢复如常，遂停药。随访半年，病情稳定。

4. 中风论治与用药经验

中风，是指以情志不遂、饮食不节、劳倦过度、风邪外侵等因素为病因，以脏腑阴阳失调、气机逆乱、痰浊瘀血阻滞等病理变化为机转，以突然昏仆、口眼㖞斜、语言不利、半身不遂为主要临床表现的疾病。现代医学中的各种脑血管疾病及部分其他神经内科疾病多属此病范畴。张琪教授在数十年临床工作中，救治中风病例甚多，积累了丰富的经验，现介绍一些在辨证论治及用药方面的经验。

（1）论病因内风为主，究病机瘀血为要

对于中风的病因，历代医学家众论纷纭，其说不一。但归纳起来，不外两类，一是"正虚邪中"，从外风立论，即所谓"真中风"，此为唐宋以前，多数医家所推崇。如《灵枢·刺节真邪论》曰："虚邪偏客于身半，其入深，内居荣卫，营卫稍衰，则真气去，邪气独留，发为偏枯。"即属此论。二是以"内风"立论，即认为中风是由人体内在因素所导致，因此又称为类中。此为宋以后多数医家所主张。如刘河间"主火"，李东垣"主气虚"，朱丹溪"主痰"等皆属此类，当今医家亦多宗此说。

综览前人所论，结合自己的多年临床观察，张教授认为前两种论点各有偏颇。而以"以内风为主，兼有外风"立论更为全面妥当。本病的发生，主要由情志不调、饮食不节、劳逸失度等因素导致脏腑阴阳失调，气机逆乱而发，但并不能排除"正虚邪中""风邪外袭"而致病的因素。因为从临床所见，确有一部分中风病人，其发病与外中风邪有关，这些人中风后多有六经形证，尤其是用祛外风药而取得良好疗效。所以认为以内风为主，类中居多，或兼有外风者亦属常见。

1）从病因的认识：具体来看，导致中风的病因是多方面的，常见的有以下几种情况。

A. 年迈体衰，脏腑虚损，气血亏虚，是中风发病的基础。临床中风多发生在 40 岁以上人群即是明证。目前虽发病年龄有提前的趋势，但其主流仍为 40 岁以上人群。

B. 情志失调，五志过极，心火暴盛，水亏不能制之，阴虚阳实，热气怫郁而致中风昏冒，卒倒无知。郁怒伤肝，肝阳暴亢，风火相煽，迫血上涌，中风因发。其他如忧思悲恐，皆可导致气机逆乱，而诱发本病。

C. 饮食不节，过食肥甘，酗酒无度，脾胃受损，运化失常，痰浊内生，郁而化热，引动肝风。

D. 劳逸失度，操持过度，形神失养，以致阴血暗耗，虚阳化风；或纵欲伤精，水亏于下，火旺于上，发为本病；或长期缺乏体力劳动，久坐嗜卧，气血运行不畅，亦可诱发中风。

E. 风邪外袭，正气内虚，风邪外袭，血脉挛急，气血不畅；或风邪夹热，入中经脉，耗伤血气，脉络痹阻，亦可发生中风。

2）对病机的认识：中风的病机，亦非单一途径。主要有脏腑阴阳失调、气机逆乱、痰浊壅塞、瘀血内阻等几种机转。

A. 脏腑阴阳失调：如前所述，诸种病因，多可造成脏腑阴阳的偏乖，其中以肝肾阴亏、心火、肝阳上亢最为常见。此外肾中阴阳两亏，虚阳浮越者亦不乏其例。由于虚阳（或心火）上犯，脑之神机失用，故致神昏、偏瘫。叶天士谓："精血衰耗，水不涵木……肝阳偏亢，内风时起。"张山雷亦云"凡此病者……先伤五脏之真阴""阴亏于前，而阳损于后；或阴陷于下，而阳浮于上，以致阴阳相失，精气不交，所以忽而昏愦，卒然仆倒"。皆是此意。

B. 气机逆乱：气为血之帅，气行则血行，气虚无力运行可导致血瘀、气滞、气逆，则血不运行亦可导致血瘀；气郁化火，火盛伤阴，热伤血络随气上逆，夹痰夹火，壅塞清窍，进而可导致中风。

C. 痰浊壅塞：水液失运，聚湿成痰；"气有余便是火"，火灼津为痰，痰浊内蕴，或痰热互结，上犯清窍，阻塞经脉，神识被蒙，肢体不利，发为中风。

D. 瘀血内阻：或因气虚，或因气滞，或因气逆，或因火灼津耗液，或因火伤脉络而血溢，或因风邪痹阻，或因痰浊壅塞，皆可导致瘀血形成，瘀血阻于脑络，气血不通，脑失所荣，神志失用，中风因作。

总之，中风的病机为本虚标实，下虚上盛，虚实错杂。在本为阴阳偏盛，气机逆乱；在标为风火相煽，痰浊壅塞，瘀血内阻。血瘀为其重要的病机。

（2）辨证先明病期、证类与分型

病期、证类、证型的划分：辨治中风，一般先审明疾病病程分期，继之按病情的轻重，以脏腑经络分清证类；再详审疾病的证候，辨析所属证候分型，以便具体施治。

A. 病期：常以3期划分。一是急性期（又称卒中期），病程在半个月以内（个别重者不超过1个月）。二是恢复期（发病半个月至6个月以内）。三是后遗症期（半年以上）。

B. 证类：常以中脏腑与中经络两类划分。传统中风分类多宗仲景以中脏、中腑、中经、中络分类。《金匮要略》谓："邪在于络，肌肤不仁；邪在于经，即重不胜；邪入于腑，即不识人；邪入于脏，舌即难言，口吐涎。"后世在此基础上作了进一步补充，现一般分类按如下条件分析：遍身或一侧手足麻木，或兼有一侧肢体力弱，或兼有口舌喝斜者为中络；以半身不遂，口眼喝斜，舌强言謇或不语，遍身麻木为主证，而无神识昏蒙者为中经；以半身不遂，口眼喝斜，舌强言謇或不语，遍身麻木，神识恍惚或迷蒙为主证者为中腑；以神昏或昏聩，半身不遂，口眼喝斜，舌强言謇或不语者为中脏。张琪教授认为，以中络、中经、中腑、中脏分类，对于判别病情的轻重，有比较积极的意义。但从临床治疗角度，以分中脏腑、中经络两大类（以有无神志障碍为区别）比较简便实用，所以多以两类划分。中脏腑仅见于急性期，而中经络可见于急性期、恢复期及后遗症期。

C. 分型：在证类划分的基础上，必须根据证候的表现，进一步划分证型，以便分型论治。一般划分为10型，其中中脏腑类分3型，即阳闭、阴闭、脱证3型。而中经络类分为肝肾阴亏、风阳上扰，风痰阻窍、脉络瘀阻，血虚内热、风邪外袭，脉络瘀阻、风热外袭，气机壅滞、风邪外袭，阴阳两亏、痰浊上泛，气虚血瘀。前5型多见于急性期或恢复期，而后2型多见于恢复期及后遗症期，但有时亦可见于急性期。关于病期与分型的关系只是大致如此，临证时须根据实际情况灵活掌握，不必拘泥。

（3）中风论治九法

1）涤痰清热，通腑泻浊，祛瘀开窍法：本法适用于中风、中脏腑（多为脑出血），症见猝然昏倒，神志不清，半身不遂，口眼㖞斜，牙关紧闭，两拳握固，大便不通，面红溲赤，烦热气粗，痰声曳锯，发热，血压偏高，舌绛干，苔黄腻，脉弦滑或弦数有力等，辨证属于痰热内阻，腑实不通，清窍闭塞之阳闭证。常用涤热醒神汤（自拟方）加味。处方：半夏、胆南星、橘红、石菖蒲、郁金、黄芩各15g，生地25g，麦冬20g，玄参20g，生大黄15～20g，芒硝15g，水蛭10g，三七10g。抽搐加全蝎5g、蜈蚣1条。

方中半夏、胆南星、橘红化痰，黄芩清热，石菖蒲、郁金开窍，生地、麦冬、玄参滋阴清热，大黄、芒硝通腑泻浊，三七、水蛭活血止血，全蝎、蜈蚣祛风止痉。诸药相伍，共奏化痰清热、通腑泻浊、祛瘀开窍之效。

此外开窍常配合安宫牛黄丸1丸，4～6小时1次鼻饲或灌肠。或配合针刺水沟、十宣（放血），以助醒神开窍。

病案1　刘某，男，46岁。

脑出血昏迷，偏瘫，用西药抢救1周未见明显效果，请张琪教授会诊。诊见病人神昏不语，右半身瘫痪，口眼㖞斜，面赤唇干，胸部烦热，牙关紧闭，喉中痰声曳锯，呼吸气粗，两手紧握，大便7日未行，遗尿，小便赤涩，腹部拒按，发热不退，舌红，苔黄燥，脉滑数有力。辨证为中风、中脏腑属阳闭证，为痰热内阻、腑实不通、清窍闭塞所致。治以清化痰热、通腑泻浊、开窍醒神法，投以涤热醒神汤加味。处方：生大黄10g、半夏15g、橘红15g、麦冬20g、玄参20g、生地25g、黄连10g、黄芩15g、郁金15g、菖蒲15g、菊花（后下）20g、刺蒺藜20g、甘草10g，水煎服（鼻饲）。

服药2剂，身热减，意识稍清，但仍处于嗜睡状态，可对话一二句，烦热大减，牙关已开，大便仍未行，小便已知，舌苔厚而干，脉弦滑有力。此痰热与内结之实热稍减，清窍见利。继以前方加芒硝软坚通便。处方：生大黄15g、芒硝（冲化）15g、橘红15g、枳实15g、黄连10g、黄芩15g、玄参20g、生地20g、麦冬20g、刺蒺藜20g，每日1剂，水煎服。

药进2剂，大便下行3次，量多，坚硬成块，意识逐渐转清，已能对话，烦热亦除，舌鲜红，苔白干，喉中痰声已减，腑实通，痰热得清，清窍已开。继以前方加减再进2剂，神清，语利，但右半身不遂未见明显变化。后改用大秦艽汤加味服药40余剂而基本痊愈。

2）辛温开窍，豁痰醒神法：本法适用于中风入脏腑，症见神志不清，半身不遂，口眼㖞斜，痰声辘辘，静而不烦，四肢不温，面白唇紫，舌苔白腻，辨证属于寒痰郁结，扰于心神，窍络闭阻（阴闭）。常用方：导痰汤加味。处方：清半夏20g、陈皮15g、茯苓20g、甘草10g、枳实15g、竹茹15g、石菖蒲15g、胆南星15g、郁金15g、水蛭10g、泽泻15g。

用导痰汤豁痰开窍，痰除窍开则神志自然苏醒。加入水蛭意在活血通窍，瘀去则神方能清。加泽泻利湿以消除脑水肿，此为辨病用药之意。

临证常配合苏合香丸，辛香透达以助开窍之力，但用量宜大，每次可服 2.5g，药丸 3～4 丸，4～6 小时 1 次，量少则药力不逮。但中病即止，以神清为限。

病案 2 刘某，女，50 岁。

神志昏迷，半身不遂 3 天。病人患风湿性心脏病 20 余年，心房颤动、心功能不全 5 年余。3 天前饭后在洗碗时突然舌强，语言不清，继之右半身瘫痪，并渐至神识不清，经某院检查心界略大，心尖区及二尖瓣区可闻及 3 级以上双期吹风样杂音。心律不齐、心房颤动、口唇发绀、颈静脉怒张，肝大（肋下 1 横指），头部 CT 示左基底核区脑梗死。西医诊断：①脑栓塞；②风湿性心脏病，二尖瓣狭窄，心房颤动，心功能不全。中医诊见：神志不清，呼吸稍促，喉中痰鸣，牙关闭而不紧，双目闭合，手握而不紧，尿便失禁，形体消瘦，面色晦暗，四肢欠温，舌紫暗，苔白腻，脉结代。中医诊为中风，中脏腑，阴闭，由湿痰蒙窍所致。投以导痰汤加味。处方：清半夏 20g、陈皮 25g、茯苓 20g、枳实 15g、郁金 15g、竹茹 15g、胆南星 15g、甘草 15g、石菖蒲 15g、党参 20g，水煎鼻饲。每日 1 剂。并服苏合香丸，每日 2 次，每服 1 丸（水化鼻饲）（汤药与丸剂交替服用）。经服药 3 日，意识渐清，可以对问话作简短回答，但仍嗜睡，语声亦极低弱。查口角㖞斜，伸舌略偏右，右半身瘫，肌力上下肢均为 0 级。舌暗红，苔白稍腻，脉结代。此窍虽开，但病人心气虚衰，痰亦未尽化。遂改以生脉饮加桃仁、丹参，予上方加减再服（停服苏合香丸），服药 2 周，病人精神、体力有增，但半身不遂体征同前。

3）益气阴，回阳救脱法：本法适用于中风，中脏腑，症见神志昏聩、半身不遂、四肢厥冷、手撒遗尿、大汗淋漓、呼吸微弱、脉细数等，辨证属气阴欲绝、阳气欲脱者，此属阴阳离绝之症，诚为危候。

常用方：参附汤加减。处方：红参 15g、麦冬 15g、五味子 15g、附片 10g、生龙骨 50g、生牡蛎 50g。

方中生脉饮益气救阴，附片回阳救逆、强心固脱，生龙牡敛汗固阴。

4）滋阴潜阳，平肝息风法：本法适用于中风，中经络，症见半身不遂，舌强语涩，头痛，面赤，心烦不寐，手足心热，血压高，舌红绛，苔黄或白干，脉弦滑或弦数等，辨证属于阴亏阳亢，心肝两经风火相煽。常用方潜阳平肝汤加减（自拟方）。处方：生地 25g、玄参 25g、酸枣仁 25g、代赭石 30g、珍珠母 30g、黄连 10g、柏子仁 20g、生龙牡各 20g、菊花 15g、夏枯草 25g、怀牛膝 20g。

加减　便秘加大黄 15g；热盛加生石膏 50～100g；痰多加竹沥、胆南星、天竺黄各 15g；心烦不寐加阿胶 15g、鸡子黄（冲）1 个。

方中生地、玄参、阿胶、鸡子黄滋阴，夏枯草、菊花、黄连清心肝之火，代赭石、珍珠母、生龙牡潜阳息风，怀牛膝引血下行，柏子仁、酸枣仁安神，生石膏清泻胃火，大黄通便泻热，竹沥、天竺黄、胆南星清化痰热，诸药合用，具有滋阴潜阳、平肝息风、清心安神之效。

病案 3 薛某，女，44 岁。

脑出血术后，半身不遂，失语 4 个月。病人患高血压多年。2 个月前因情志不遂，突然剧烈头痛，继之半身不遂、神志昏迷。经 CT 诊断为脑出血（左侧内囊区出血，约 40ml），经开颅手术取出血肿，住院治疗近 2 个月，意识转清出院，但仍半身不遂，失语，经常头痛，甚剧，时发抽搐，诊见混合性失语（完全性），右侧上下肢瘫，肌力左上肢 0 级，右下肢 2 级，右侧中枢性面舌瘫，右半身痛觉减退。血压 150/100mmHg，用西药效果不理想而请张教授诊治。诊见病人形盛，面红，口角㖞斜，不能言语，右半身瘫，抽搐有时 1 日 1~2 次，有时几日 1 次，便干，舌红，苔白干，脉弦滑。诊为中风，中经络，肝阴不足，肝阳偏亢，挟痰上扰。治以潜阳平肝汤加减。处方：生地 20g、麦冬 15g、玄参 15g、钩藤 15g、夏枯草 20g、刺蒺藜 15g、牛膝 20g、桃仁 15g、半夏 15g、红花 15g、黄连 10g、僵蚕 15g、生大黄 7.5g，每日 1 剂，水煎服。服药 3 剂头痛减，抽搐亦减轻，每发时间缩短，失语、半身不遂同前。后以此方略为加减，服药月余，失语有改善，可以部分理解问语，可作简短回答，右侧下肢肌力 4 级，右上肢 3 级（近端），可以下地行走。头不痛，抽搐偶发。舌质稍红、苔白、脉沉弦。此风阳渐平，后改以益气养阴、活血息风法，服药 100 余剂，病人语言清晰，可以唱歌（流畅），唯有不全（感觉性失语）。右上下肢肌力达 4 级，但小关节恢复不理想。病情显著好转，可以在室内活动。嘱继以针灸、按摩促进肢体功能恢复。

5）化痰祛风，活血通窍法：本法适用于中风恢复期或后遗症期，症见舌强语謇，或舌强不语，口舌㖞斜，半身不遂，麻木不仁，眩晕，舌质暗红，苔白腻，脉弦滑等，辨证属于风痰阻窍，脉络瘀阻。

常用方《医学心悟》解语汤加减。处方：白附子 15g、石菖蒲 15g、胆南星 15g、远志 15g、天麻 15g、羌活 10g、全蝎 10g、木香 7g、丹参 20g、当归 20g、赤芍 15g、地龙 15g、甘草 10g。

方以解语汤化痰祛风通窍，加当归、赤芍、地龙、丹参等活血通脉，使血活脉通，痰祛窍利，中风自复。

病案 4　王某，男，53 岁，干部。

主述右半身不遂，失语 2 个月余。2 个月前无明显诱因，在工作中突然语言不利，舌强，右半身不遂。当时经某医院 CT 确诊为脑梗死（血栓形成），经用胞磷胆碱等药静脉滴注 1 个月余，肢瘫有所好转。但仍右侧肢体活动无力，行走困难，语言不利，混合性失语。转请张琪教授诊治。诊见病人神情呆滞，面色萎黄，形体适中，语言謇涩，对问话多不能理解，说话仅吐一些单音字，且含混不清。右半身瘫痪，肌力 3 级。舌质淡红，苔白稍腻，脉弦滑，血压不高。诊为中风，中经络，属风痰瘀阻型。治以祛风化痰、活血通络之法。处方：胆南星 15g、丹参 20g、地龙 15g、白附子 15g、木香 7g、石菖蒲 15g、远志 15g、党参 20g、甘草 10g，每日 1 剂，水煎，日二次服。以此方加减，服药 2 个月余，病人表情较前活跃，语言基本清楚，对问话大多能正确理解。右半身不遂显著好转，右上下肢肌力接近 5 级，可自由在室内外活动散步。后改用六味地黄丸、华佗再造丸等巩固疗效。

6）清热养血、疏风通络法：本法适用于中风，中经络，症见半身不遂，口眼㖞斜，舌强语謇，头晕，手足麻木，或肢体拘急，关节酸痛，微恶风寒，苔白少津，脉象浮滑或弦滑等，辨证属血虚内热，风邪外中。方用大秦艽汤加减。处方：秦艽 15g、二活各 20g、防风 10g、川芎 15g、白芷 15g、黄芩 15g、二地各 20g、生石膏 50g、当归 20g、赤芍 15g、苍术 15g、甘草 10g。

方中秦艽、防风、二活、白芷散风邪，当归、川芎、二地、赤芍养血和营，养血与疏风合用，扶正以祛邪。兼内热故用生地、石膏、黄芩清热，苍术除湿，合而为剂，使邪除、血和、筋疏，邪去正复，诸症自可向愈。

病案 5　姜某，女，50 岁。

患脑出血 2 个月余，现右半身瘫，上下肢均不能动，仅足趾可微动，颈强，咽干口燥，自汗恶风，头痛，手足热，舌强语謇，舌红干，脉弦滑有力。血压 180/105mmHg。辨证为血虚内热，风壅经络。治宜养血清热，祛风通络。处方：当归 20g、赤芍 20g、川芎 10g、生地 20g、熟地 20g、秦艽 15g、独活 15g、羌活 15g、防风 10g、白芷 10g、生石膏 50g、黄芩 15g、葛根 25g、生甘草 7.5g，水煎，日二次服。

二诊　服药 10 剂，患肢功能明显恢复，上肢可拿一般轻物，能扶杖行走 20 余步，颈软，头痛减轻，仍口渴、自汗、恶风，舌红稍润，脉弦滑略见缓象，方取前意，酌为加减。处方：生地 20g、熟地 20g、川芎 15g、赤芍 20g、桃仁 15g、葛根 20g、桂枝 20g、羌独活各 10g、防风 15g、白芷 15g、生石膏 40g、茯苓 20g、甘草 10g，水煎服。

三诊　服药 10 剂，患侧肢体功能继续恢复，已能独自行走，舌润，脉弦转缓。此热清、血和、风邪大除，仍以养血疏风之法。处方：当归 20g、赤芍 15g、防风 15g、川芎 15g、羌独活各 10g、二地各 20g、白芷 10g、牛膝 15g、秦艽 15g、甘草 10g，水煎服。

四诊　又继服药 10 余剂，患肢功能基本恢复正常，仅步履稍欠灵活。嘱续服上方数剂，以善后。

7）疏风清热，活血通络法：本法适用于中风，中经络，症见半身不遂，肢体酸软，头晕，口眼㖞斜，舌质紫暗，苔白少津，脉象滑而有力，或兼数等，辨证属风邪挟热入于经络，脉络瘀阻。方用疏风活血饮（自拟方）。处方：钩藤 15g、菊花 15g、独活 15g、黄芩 15g、生石膏 40g、赤芍 20g、全蝎 7.5g、红花 15g、丹参 20g、川芎 15g。

方中钩藤、菊花、生石膏、黄芩、独活、全蝎疏风清热，赤芍、红花、丹参、川芎活血通络息风，此即"治风先治血，血行风自灭"之意。二组药相伍，内活外疏，对风热交织，瘀血内阻之中风甚效。

病案 6　张某，女，39 岁。

因探望病危之母，心情焦急，加之旅途疲劳，突然不能说话，经针灸治疗始能言语。但舌强硬，言语吃力，右上下肢麻木，手难以持重物，难以行走。舌苔白厚而干，脉沉而有力。某院诊断为"脑血管意外"。邀张教授诊治，初诊以清热祛风为主治之，病情有所好转。再诊以活血化瘀祛风清热。处方：川芎 10g、生地 20g、红花 15g、赤芍 20g、地龙 15g、白芷 15g、钩藤 20g、菊花 15g、薄荷 10g、黄芩 15g、生石膏 40g、甘草 10g，水煎服。服药 6 剂，已能流利讲话，右侧肢体麻木消失，活动自如，病告痊愈。

8）调气解郁，活血祛风法：本方法适用于中风，中经络，症见半身不遂，口眼㖞斜，胸胁满闷，善太息，心烦易怒，恶寒，兼有痰喘气逆，舌苔薄白，脉象浮滑或弦滑等，辨证属于气机壅滞，外中风邪，经脉瘀阻。方用乌药顺气汤加减。处方：乌药 15g、川芎 10g、白芷 15g、僵蚕 15g、薄荷 10g、钩藤 20g、菊花 15g、麻黄 7.5g、橘红 15g、枳壳 15g、桔梗 15g、黄芩 15g、甘草 10g。

方中以乌药为主，疏风顺气，配橘红、桔梗调气和中，以川芎、白芷、麻黄、薄荷、钩藤、菊花、僵蚕活血祛风，黄芩清郁热，甘草和诸药，全方合奏调气解郁、活血祛风之效。

病案 7 刘某，女，19 岁。

因汗出受风，头痛，继而右臂不能抬举，活动受限，右腿坐位时瘛疭不已，难以控制，步履艰难，舌强语謇，血压 120/80mmHg，舌体胖大，苔薄白，脉浮滑。脑血管造影不清楚，西医诊断为脑血管畸形，中医辨证为中风，中经络，风胜气壅，经络壅遏，治以顺气祛风通络法。处方：乌药 15g、川芎 10g、白芷 15g、僵蚕 15g、薄荷 10g、钩藤 20g、菊花 15g、麻黄 7.5g、橘红 15g、枳壳 15g、桔梗 15g、甘草 10g、黄芩 15g，水煎服。

二诊 服药 2 剂，上肢抬举略好转，步履稍有蹒跚，瘛疭未止，舌硬稍软，言语稍清，自汗，舌胖苔白，脉浮滑，继以前法。处方：乌药 15g、白芷 5g、川芎 15g、麻黄 7.5g、橘红 15g、防风 15g、防己 15g、赤芍 15g、甘草 10g、黄芩 15g，水煎服。

三诊 服药 6 剂，右腿已无沉重感，瘛止，步履自如，右臂可上举，舌强好转，仅觉右腕无力，脉浮已减。风邪渐除，经脉疏通。继以上方增减：乌药 15g、白芷 15g、川芎 15g、白附子 10g、生石膏 40g、甘草 10g，水煎服。

四诊 服药 3 剂，观察数日，患肢活动自如，语言正常，唯上肢仍觉沉重无力，改以益气疏风通络法治之。处方：生芪 30g、地龙 15g、川芎 15g、防己 20g、防风 15g、麻黄 7.5g、白附子 10g、黄芩 15g、白芷 15g、甘草 10g，水煎服。10 剂后，诸症悉除，随访痊愈。

9）滋阴助阳，化痰通络法：本法适用于中风恢复期或后遗症期，症见舌强语謇，肢体麻木无力，偏瘫不用，口舌㖞斜，饮水呛，口干痰多，舌淡，苔白腻，脉虚弦或沉弱等，辨证属于肾中阴阳两亏，虚阳夹痰上泛之证。方用地黄饮子加味。处方：熟地 30g、山茱萸 20g、石斛 20g、麦冬 15g、巴戟天 15g、枸杞子 20g、石菖蒲 15g、远志 15g、肉桂 7.5g、茯苓 20g、丹参 20g、桃仁 20g。

方中熟地、山茱萸、枸杞子、石斛、麦冬，滋补肾阴为主药，辅以巴戟天、肉桂以助肾阳。阴阳充则真元得以温养。肉桂引火归原，使阳纳于阴。茯苓、远志、石菖蒲化痰开窍，桃仁、丹参活血通脉。诸药相合，以达补肾助阳、化痰通络息风之效。

10）益气活血，通经活络法：本法适用于中风恢复期或后遗症期，症见半身不遂，口眼㖞斜，口角流涎，语言不清，小便频数，全身无力，短气自汗，脉虚或缓弱，舌淡润等；辨证属于气虚血滞、经脉瘀阻。方用补阳还五汤加味。处方：黄芪 100g、川芎 15g、赤芍 15g、当归 15g、地龙 15g、桃仁 15g、红花 15g、丹参 20g。

方中以黄芪为主药，补益正气，当归、川芎、地龙、桃仁、丹参活血，气充血行，瘀去脉通，则中风自复。

病案8 金某，男，85岁。

左半身不遂1个月。睡眠中发病，醒后即见口角流涎，颜面向左侧㖞斜，左侧上下肢瘫痪。意识清，语言如常，血压亦正常。舌尖红无苔，脉象弦滑。西医诊断：脑梗死，中医诊断：中风，中经络，属气阴两虚、经脉瘀阻型。治以益气养阴、活血通经之法。处方：黄芪50g、赤芍15g、川芎15g、当归20g、地龙15g、桃仁15g、红花15g、麦冬15g、石斛15g、沙参15g、甘草7.5g，水煎服。

7月20日二诊 服药6剂，口角已不流涎，左侧上下肢已能活动，但仍不能下地行走，口眼仍㖞斜。大便秘结，舌红无苔。继以前方加润肠之品。处方：黄芪50g、赤芍20g、川芎15g、当归20g、地龙15g、桃仁15g、红花15g、石斛20g、麦冬15g、麻仁20g，水煎，日二次服。

8月18日三诊 服上方20剂，病人已能下地行走，上肢活动能力稍差，但亦可抬举，口眼㖞斜大致恢复正常。大便通畅，舌红，苔薄，脉弦滑。嘱以前方若干剂，以巩固之。

（4）中风用药经验谈

1）开窍醒神药与通腑药的运用：闭脱二证是中风之重证，宜急救之。一般认为闭证宜开窍醒神，阳闭治以凉开，阴闭施以温开；脱证则宜回阳救脱。

中风猝然昏倒，神志不清，初期多为闭证。若救治不及，或用药不当，或邪盛正衰，遂病情加重，转为脱证，而见四肢厥冷，手撒遗尿，大汗淋漓（血压下降，呼吸循环衰竭），病至垂危。故救治闭证乃是能否使中风重症转危为安的关键。

中风闭证虽有阳闭、阴闭之分，但临床以阳闭较多见。古人多以阳热而论中风病机，如刘河间言"心火暴盛"，朱丹溪言"湿痰生热"，叶天士言"肝阳偏亢"等，也说明阳热之闭证多见。救治闭证设治阳闭之化痰清热、通腑泻浊、开窍醒神和治阴闭之辛温豁痰、开窍醒神二法，二法均旨在开窍醒神。一般阳闭多用安宫牛黄丸、至宝丹等辛凉开窍；阴闭多用苏合香丸辛温开窍，但阳闭多为实热郁结、气血上逆，当以泻其实热为主；阴闭多为痰浊闭塞清窍，宜以豁痰为主。临床以阳闭为多见，阳闭者皆大便不通，甚至七八日一行。神志不清乃腑实不通，邪热内扰，心神昏蒙，治当化痰清热、通腑泻浊。方中选大黄为主药，即重在通腑泻浊，配以化痰之品。若大便得行，腑实得通，病人可转危为安。大黄用量可根据病情，以15～25g为宜。若腑实重者，可加芒硝以增泻下之功。阳闭者在现代医学多为脑出血，其病机多因热迫血妄行而外溢，所谓"热伤血络"。大黄清热，尚可止血，因热而致出血者，热除则血自止，若不治热，单用止血之药，则多徒劳无功。可见应用大黄主要在于泻热通腑，腑通热清则血止，从而可以促进神志的恢复。实践还证明，腑气的通畅，有助于气血的敷布，通痹达络，促进半身不遂的改善。临床中一些病人随着神志的恢复，肢体功能亦随之改善或恢复即是证明。

在长期的临床工作中，张琪教授曾抢救大批急性脑出血重危症者，采用此法，多获良效。因病情危重，不必拘于每日服药一剂的常规，可1日2剂，分4次鼻饲，有时下胃管病人反应强烈，恐引起再出血，而改用灌肠（保留），亦获较好效果。

2）活血药的运用：根据辨证，中风可分前述10种证型。其中有几型瘀血征象明显，但有相当数量的中风病人，在中医四诊中瘀血征象并不明显。依据辨证施治的原则，似乎不必用活血化瘀药。但根据辨病施治的原则，无论是缺血性中风还是出血性中风，脉络瘀阻都是其共同的病理变化。因此活血化瘀，就必然成为其共同的治疗原则，所以在辨证用药的同时，多加用活血化瘀药物（据瘀血的程度，用药比例有轻重多少之别）。常用药如桃仁、红花、丹参、赤芍、葛根、地龙、水蛭、三七、土鳖虫等。

值得注意和研究的是，在治疗急性出血性中风时适当选用活血祛瘀药物，如水蛭、三七、桃仁等。这些药不仅不会引起再出血，而且有活血止血、活血祛瘀的理想作用。这是因为颅内出血不像浅表皮肤或七窍出血易于排出体外，出血即为瘀血，瘀血留内必然为患，或瘀停血阻（邻近组织），或瘀停水蓄（脑水肿），或瘀血不去，血不归经，引起再出血。因此虽然是急性出血，仍有必要采用活血祛瘀之法。事实证明这样做并无引起再出血的现象。张琪教授指导学生运用消瘀熄风汤（自拟方）进行了治疗急性脑出血的研究。初步观察 60 余例，对其在改善症状、体征、CT 的变化（出血吸收情况）、血液流变学指标等方面作了系统观察，并与西药常规治疗组对照。初步研究表明，其疗效明显优于对照组。这说明活血祛瘀法治疗急性脑出血有着良好的前景。

病案 9　霍某，女，54 岁。

患脑出血 1 个半小时入院，症见左半身偏瘫（左上下肢肌力均 0 级），麻木，语言不利，伴头痛、呕吐，但意识尚清。经 CT 诊为右脑出血（出血量 5.8ml）。舌红，苔白，脉弦，中医诊为中风、中经络（风阳上扰，脉络瘀阻），投以消瘀熄风汤，配合安宫牛黄丸，1 丸日 2 次服，服药 1 周，左下肢肌力恢复至 3 级。服药 30 天，语言基本流利，面、舌瘫明显减轻；左上肢肌力 3 级，左下肢肌力 4 级，疗效十分显著。

3）滋阴潜阳，平肝息风药的运用：临床观察急性中风（包括恢复期）属肝肾阴亏、肝阳偏亢、肝风内动者最多。可见"诸风掉眩，皆属于肝"，其说是有充分的实践根据的。中风其病在脑，其制在肝，肝肾阴亏宜补，风阳上越宜潜，滋阴常用生地、玄参、麦冬、天冬之类。潜阳常用赭石、怀牛膝、龙牡、磁石、珍珠母等。潜阳药多为介石类，同时具有镇摄躁动之风阳作用。其与全蝎、蜈蚣、僵蚕等祛风药并用，更相得益彰。另外应用滋阴药还常配伍清肝泻火药。因阴亏多与肝火并存。肝为刚脏，其性刚直，稍有不遂，则易化火生热，火盛易伤肝阴，阴伤易致火动，故滋阴同时多伍山栀、枯草、黄芩、蒺藜等清肝药。若热重及胃或有腑实，则又当加石膏、大黄之类。此外心肝密切相关，肝火与心火亦多并存，故治肝同时又多同时治心。潜阳平肝汤配伍一定数量的养阴清心、安神药即属此意。

4）化痰药的运用：中风不仅在中脏腑危重症中常见痰浊（或痰热）壅塞的现象，而且在中经络的病人中亦有相当比例的风痰瘀阻者。因此要十分重视化痰药的应用。如涤痰汤、温胆汤、半夏白术天麻汤、解语丹之类均为临床所常用。应当指出，此痰并非仅限于呼吸道的狭义之痰，而是广义之痰，是指人体内的一种特有的病理产物和致病因素，中医所说的"风痰""顽痰""痰核""痰浊"皆属此类。现代研究认为，其与脂质代谢紊乱、内分泌失调有关。在脑病、心病（中风、神志病、冠心病）发病中其为常见因素。痰浊的特征中医临床主要为形肥、舌胖、苔腻、吐涎、恶心、眩晕、脉弦滑等。因浊有寒热之分，兼风、兼瘀、兼腑实之异，所以用药亦当加以区别。临床体会痰浊和瘀血是孪生兄弟，二者密切相关。痰浊内阻，可导致瘀血内停；瘀血内停，又可诱发痰浊复生。所以张琪教授用药多化痰与活血并用，二者有相辅相成之效。具体药物如前述，不再赘述。

5）关于益气活血药的运用：补阳还五汤是清代王清任创制的治疗中风的名方，验之临床，确有比较好的疗效。张琪教授在中风的恢复期及后遗症期多用此法。其所以应用广泛，疗效显著，因本病多为老年，气虚为本，血瘀为标，血瘀为气虚不能运血所致，故单用活血药难以奏效，必须标本同治，其效方著。益气非黄芪莫属，且用量须大。常用50～100g，在个别的组方用至200g。《证治准绳》谓："卒仆偏枯之证，虽有多因，未有不因真气不周而病者……黄芪助真气者也。"黄芪长期服用，易出现口干咽燥、舌红等症，故即无明显阴虚症状，亦常佐以滋阴清热之品，又黄芪常服多见胸脘痞闷，可加陈皮、枳实等理气之品。一般认为高血压病人忌用黄芪，据临床观察虽血压高，辨证不属于肝阳上亢及风痰有热者，但用无妨。

6）关于补肾助阳药的应用：在本病的恢复期及后遗症期，常用地黄饮子加减治之。《内经》谓："丈夫……五八肾气衰……女子七七……天癸竭。"本病多发于40岁以后，故常有肾气虚衰征象。肾中寓有真阴、真阳。阴阳互根，肾阴亏虚，久必损及肾阳，阴阳两亏，虚阳浮越，中风因发。阴亏火旺，灼津为痰，或阳虚不能化水，聚湿为痰。故肾虚与痰浊亦多并存。采用地黄饮子，补肾与化痰并用，正合此病机。此方之妙在于阴阳并调，用肉桂、附子于补肾阴之中，温补肾阳，引火归原，使虚阳纳于肾中。但用量不宜过大，大则动阴。又不可不用，去之则其效较差。虚、痰皆可致瘀，故又常加少量活血药以化瘀通络。

7）关于祛风剂的运用：祛风剂的使用，金元以后逐渐减少，但并非不用。临床实践表明，确有部分病人其发病与风邪外袭有关。金元以前医家应用祛风剂数百年之久，若均无效果，绝非可能。当代一些医家亦不乏应用祛风剂取效的案例。张琪教授临床应用小续命汤、大秦艽汤等取效的病例为数甚多。因此祛风剂的实用价值是不能否认的。但应用此法，要注意掌握其应用指征。一般来说，一是发病要有外受风邪病史。二是要有六经病证，如恶寒、发热、恶风、自汗、肢体拘急、关节酸痛，或头痛，或肢麻、舌苔薄白、舌边尖红、脉浮弦等（不必悉具）。三是应用本法要注意根据病人气血、虚实、寒热、脏腑气机状态等分别施治。属血虚内热、外受风寒者选用大秦艽汤；属血脉痹阻、风热外袭者选用疏风活络饮；属于气机壅塞、外为风邪所袭者选用乌药顺气汤。三者区别在于：前者祛风与养血合用，补中有散，补而不滞；中者祛风与活血并用，活血以祛风，血行风自灭；后者祛风与调气相伍重在调气，气顺则风邪自除。

5. 头痛辨治举隅

头痛是临床常见病证之一，可见于多种疾病中，本文所论专指以头痛为主证的内伤或外感性疾病。头痛有部位、久暂、轻重之别，有胀、钝、跳、刺、灼等性质之异，因而头痛又有太阳、少阳、阳明等六经以及偏正头痛、头风等名称。

（1）头痛外感内伤，辨治尚须细审病因

头痛的病因复杂，六淫外袭，七情所伤，饮食劳倦，跌仆损伤皆可致病，但概括起来不外外感、内伤两类。头为诸阳之会，凡五脏六腑清阳之气，皆上会于此；外感六淫，上犯巅顶，或寒遏络脉，或热扰清空，或湿蔽清阳，均可致病。因"风为百病之长"，故一般感受外邪，必多挟风，六淫外袭，必风邪为引，或风挟寒邪，阻遏络脉，血郁于内而为头痛；或风挟热邪，侵扰清空，气血逆乱而头痛；或风挟湿邪，蒙蔽清阳，使清阳不升，浊阴不降而为头痛。内伤头痛，考其病因，多与肝、脾、肾三脏有关。因于肝者，一因情志不和，肝失条达，郁而化火，上扰清空，而为头痛；一因木火伤阴，肝失濡养，或肾水不足，水不涵木，以致肝阳偏亢，上扰清空而头痛。因于肾者，多由禀赋不足，或房室不节，肾精亏耗，脑髓空虚而致头痛；或由肾阳衰微、清阳不展所致。因于脾者，多系劳伤过度，或病后体虚，饮食失节等，脾虚而生化无权，气血亏虚，不能上营脑髓而致头痛；或脾失健运，痰浊内生，以致清阳不升，浊阴不降，而发生头痛。此外，跌仆损伤，以及"久病入络"，皆可导致血瘀络阻，而发生头痛。

综上头痛病机，辨治头痛时首先辨别是属外感或属内伤，在此基础上进一步审证求因，审因论治，并结合头痛部位，所属经脉，循经用药。

外感头痛，多起病较急，病程较短，疼痛多剧，无休无止，并常伴外邪犯表症状。其临床表现又常因风寒湿热之偏而各具特点。"因风者恶风，因寒者恶寒，因湿者头重……因火者齿痛，因郁热者心烦，因伏暑者口干"，《类证治裁》这段论述较好地概括了其特点，可作参考。

内伤头痛，其痛反复发作，时轻时重，病程较久，多有脏腑气血失调之症。其症随气虚、血虚、肾虚、肝阳、痰浊、瘀血之异而各具特征。一般来说，气虚脉大，血虚脉芤，肾虚腰膝酸软，肝阳亢者筋惕肢麻，痰浊者头眩恶心，瘀血者痛如锥刺。

分经辨证，对于审因论治及辨经用药有重要意义。大抵太阳经头痛，多在头后部，下连于项；阳明经头痛，多在前额及眉棱骨等处；少阳经头痛，多在头之两侧，并连及耳部；厥阴经头痛，则在巅顶部位，或连于目系。

头痛的治疗：外感头痛，多属实证，治疗以祛邪为主；内伤头痛，多属虚证，治疗以扶正为主。但有时外感与内伤并存，正虚与邪实同在，此时又当根据标本先后，或先祛其实，或先救其虚，或扶正与祛邪兼顾，当因证治宜。

（2）风寒热湿外感证，祛邪施药各不同

1）风寒头痛：症见头痛连及项背，恶风畏寒，常喜裹头，舌质淡，苔薄白，脉浮或浮紧，治以疏风散寒止痛，常以川芎茶调散化裁。方中川芎行血中之气，祛血中之风，上行头目，为风寒头痛之要药；羌活、防风、白芷、细辛辛温散寒，疏风止痛；薄荷清头目；甘草调和诸药；以清茶调下，取茶叶清上而降下之性，以监制诸药过于温燥、升散，使升中有降，共奏疏风邪、止头痛之功。若寒邪侵犯厥阴经脉，引起巅顶疼痛，甚则四肢厥冷，苔白脉弦，治当温散厥阴之寒邪，方用吴茱萸汤，加藁本、川芎、细辛以祛风寒。若寒邪客于少阴经脉，症见足寒气逆，头痛，背冷，脉沉细，治宜温散少阴寒邪，方用麻黄附子细辛汤化裁。

病案 1 王某，女，40 岁，某医院主治医师。1990 年 3 月 27 日初诊。

平素健康，2 个月前突然出现阵发性头痛，剧烈难忍，以头顶为重，下连前额、目眶。发作时手足厥冷，伴见恶心、吐涎。经某大医院头部 CT 检查未见异常，诊为神经性头痛。曾用中西药多方治疗而无效。经人介绍而来诊。见面色晦暗，精神委靡，手足厥冷，舌质淡，苔白润滑，脉沉。辨证为厥阴头痛，为寒邪侵犯肝经，浊阴循经上逆所致。治以温经散寒。处方：吴茱萸 15g、党参 15g、生姜 15g、半夏 15g、大枣 5 枚、白术 15g、陈皮 15g、胡椒（碎）10 粒、藁本 15g，每日 1 剂，水煎服。

服药 1 剂头痛减轻，继服 2 剂，干呕止，面色转润，手足转温，舌质略显红润，但稍干，脉沉。二诊前方去胡椒，继服 3 剂而痊愈。

病案 2 刘某，男，35 岁。1994 年 12 月 16 日初诊。

头痛 3 年余，近 1 年发作频繁，以后头巅顶较重，兼有健忘，失眠多梦，心悸。CT 扫描未见异常。经中西医多方治疗均无疗效。症见面色苍白，手足厥冷，舌淡，脉虚数。证属足厥阴肝经血虚阳虚，以寒邪循经上逆为主，兼有足少阴肾虚证，予吴茱萸汤与当归四逆汤化裁。处方：吴茱萸、红参、白芍、川芎、桂枝、山茱萸、枸杞子、生姜各 15g，当归、熟地各 20g，细辛 5g，甘草 10g，大枣 5 枚，水煎服，每日 1 剂。

12 月 23 日二诊 服上方 7 剂，头痛明显减轻，睡眠安好，噩梦减少，但下午仍稍有头痛不适，手足厥冷减轻，脉稍有力，舌转淡红，继用上方化裁治疗。处方：吴茱萸、当归、白芍、熟地各 20g，红参、桂枝、川芎、山茱萸、枸杞子、炒酸枣仁、茯神、生姜、甘草各 15g，黄芪 25g，细辛 5g，大枣 5 枚。

12 月 30 日三诊 服上方 7 剂，头痛未作，自觉轻松，能从事一般劳动，睡眠佳，手足转温，心悸除，面色转润，舌淡红，脉有力，继服上方。

2000 年 5 月来门诊告知近 5 年头痛未再发作。

按语： 本例西医诊断为血管神经性头痛，曾用中西药治疗无效。根据其发病时手足厥冷，面色苍白，后头巅顶痛甚，舌淡，脉虚数，兼有心悸等症，属厥阴肝经循督脉会于头部巅顶，肝经血虚阳虚，不能上荣而头痛，予吴茱萸汤与当归四逆汤合用以温肝阳，养肝血，辅以熟地、山茱萸、枸杞子滋补肾阴，防刚燥之药伤阴液，前方以温肝为主，辅以滋肾阴之品使阴阳相济，后方加黄芪、炒酸枣仁、茯神益气养血宁神以治心悸、失眠、健忘，服药 40 余剂而愈。

2）风热头痛：症见头痛而胀，甚则头痛如裂，发热恶风，面红目赤，口渴欲饮，便秘溲赤，苔黄，脉浮数。治以祛风清热，以芎芷石膏汤与银翘散化裁。方中石膏清热泻火，菊花、连翘、金银花、薄荷辛凉轻解，川芎、白芷、芥穗祛风止痛。若舌红少津可加石斛、天花粉以生津止渴；便秘者可加大黄以泻热通腑。

病案 3 李某，女，38 岁，干部。1991 年 1 月 29 日初诊。

头部胀痛 1 年余，以前额为重，1 年来时轻时重，反复发作，甚则全头胀痛欲裂，常伴有牙龈肿痛，平素多便秘，现三日一便，便硬。诊见形肥面红，目见血丝，舌红，苔厚而黄，脉见滑象。证属胃热腑实、风热上攻，治以祛风清热，通腑泻热。处方：菊花 15g、薄荷 15g、连翘 15g、川芎 15g、生石膏 50g、生大黄 10g、芒硝（单包烊化冲服）10g、白芷 15g、焦栀 15g、芥穗 15g，每日 1 剂，水煎服。

服上方 1 剂，大便通，头痛减。去芒硝，生大黄改 5g，继服 6 剂，头痛全除，龈肿、目赤全消。嘱停汤剂。平时若见口干、口臭、便秘等症，即用石膏煎水频服。

1992 年 3 月病人来哈公出，据云遵此法，头痛年余一直未发。

3）风湿头痛：症见头痛如裹，肢体困重，纳呆胸闷，小溲不利，大便时溏，苔白腻，脉濡。治以祛风胜湿，方用羌活胜湿汤化裁。方中羌活、独活、防风祛风胜湿，蔓荆子、川芎、藁本散风湿而止痛。恶心呕吐者加半夏、陈皮、竹茹以降逆止呕；胸闷不适加厚朴、紫苏以行气；纳呆加麦芽、神曲以消食化滞；小便不利可加薏仁、竹叶以淡渗利湿。若暑湿外袭，症见头痛而胀，身热心烦，口渴胸闷，治以清暑化湿，用黄连香薷饮加藿香、佩兰、蔓荆子、荷叶之类。

病案4 刘某，男，50岁。1989年7月28日初诊。

1周前在田间作业，时天气炎热，袒胸赤臂而劳，忽然阵雨，身被雨淋，随后发病。头痛而胀，周身酸楚沉重，身热而不畅，胸闷纳呆，口渴不欲饮，大便溏黏，小便短赤，舌苔厚腻微黄，脉濡数。证属暑湿头痛，治以清暑化湿。处方：黄连、香薷、藿香、佩兰、荷叶、蔓荆子、竹叶、厚朴、半夏、竹茹、茯苓、薏仁、滑石、二活各15g，薄荷10g，水煎，日二次服。

服上方3剂头痛大减，热退身轻，纳食有所增加，继服上方3剂，诸症悉除，随后照常下田劳作，病告痊愈。

（3）肝阳上亢头痛，天麻钩藤饮化裁

肝阳头痛，症见头痛目眩，时作筋惕，两侧为重，心烦易怒，口干口苦，或兼胁痛，舌红，苔薄黄，脉弦细而数。治以平肝潜阳，以天麻钩藤饮化裁。

方中石决明重镇潜阳；天麻、钩藤平肝息风；牛膝引热下行；山栀、黄芩泻肝胆之郁火；茯神宁心安神。肝阴不足可加白芍、女贞子、石斛以养阴。若肝火偏胜，症见头痛剧烈，口苦目赤，小溲色黄者，宜用栀子清肝散加减。若头痛由肾阴亏虚、水不涵木所致者，宜用杞菊地黄丸加减。

病案5 朱某，女，42岁，工人。1990年3月18日初诊。

头胀痛1年余，时轻时重，经久不愈，伴耳鸣，目胀，口干，胸闷，心烦，多梦，并且月经10个月未来潮。经某医院诊为血管神经性头痛，功能性闭经。曾用谷维素、地西泮、羊角冲剂等多种药物无明显效果，经人介绍来张琪教授处诊治。现舌质暗红，苔白而干，脉弦。综合脉证属肝火旺，风热上犯，久病入络，兼络脉血瘀。治以清热平肝，兼以祛风活血止痛。处方：生石膏50g、生石决明30g、生赭石30g、怀牛膝15g、生地20g、钩藤15g、川芎15g、白芷15g、生草10g、桃仁15g、芥穗15g，水煎，日二次服。

3月25日二诊 服上方6剂，头痛大减，耳鸣、目胀、心烦等症亦见好转。现仍感口干，手足心热，舌暗红而干，脉弦。此为肝火已降，风热得散，然仍阴津亏乏，络脉血瘀尚存，续予以滋阴清热、活血通络之法。处方：生地20g、玄参20g、麦冬20g、牡丹皮15g、桃仁20g、赤芍20g、天花粉20g、当归20g、红花15g、知母15g、泽兰叶15g、甘草10g、陈皮15g、枳壳15g。

4月16日三诊 病人头痛1周未发，耳鸣、目胀、心烦等症基本消失，五心烦热亦明显减轻。于4月12日已见经血来潮，但来时小腹胀微痛，血中有紫块，舌质转润，苔薄白，脉弦缓，续以上方加郁金15g、桂枝15g。

5月15日四诊 继服上方20余剂。于5月10日月经正常来潮，腹已不痛，色、量属正常，遂停汤剂，嘱服丹栀逍遥丸以善其后。随访半年，病已痊愈。

（4）气血亏虚绵绵痛，顺气和中合四物汤

气血亏虚头痛，症见头痛绵绵，时发时止，劳则加剧，倦怠乏力，面色少华，气短懒言，心悸怔忡，舌质淡，苔薄白，脉虚大无力或沉细。治以益气养血、祛风止痛之法，常以顺气和中汤合四物汤化裁。

方中黄芪、人参、白术等益气健脾；四物汤养血；川芎、细辛、蔓荆子等祛风止痛；陈皮和胃；柴胡、升麻升阳，无热者去黄芩。

病案6 吕某，女，37岁，干部。1990年9月22日初诊。

头眩痛，目空痛5年余，伴见视物不清，气短懒言，心悸，稍事劳作即倦怠难支。现症见形体消瘦，面色萎黄，精神疲惫，舌质淡红，苔薄白，脉弦细。证属肝血不足，风邪外袭，治以益气养血、祛风止痛之法。处方：红参15g、白术15g、生地20g、白芍20g、当归15g、郁李仁15g、茯苓15g、川芎15g、蔓荆子15g、芥穗15g、菊花10g、丹参20g、陈皮15g、甘草10g，每日1剂，水煎服。

以本方加减服药半月，头痛大减，诸症见好转。服药月余，诸症渐除，遂改服人参归脾丸，连服2个月，面色转润，体力大增，一般劳累已可耐受而头痛不发。嘱继服归脾丸1个月，以资巩固。

（5）痰浊头痛多伴眩，半夏白术天麻汤

痰浊头痛，症见头痛昏蒙目眩，胸脘痞闷，纳呆呕恶，舌苔白腻，脉滑或弦滑。治以化痰降逆、祛风止痛之法。方用半夏白术天麻汤加减。

方中半夏、茯苓、陈皮、白术、生姜健脾化痰，降逆止呕；天麻平肝息风，可加白蒺藜、蔓荆子以祛风止痛。若痰湿化热，出现口苦，舌苔黄腻，大便不畅，可去白术，加黄连、竹茹、鲜竹沥以清化痰热。

病案7 许某，女，42岁，干部。1997年7月29日初诊。

病人为机关干部，患头痛2年余，发时剧痛不可忍，经多家医院神经科专家会诊及CT扫描均无结果，遍服中西药无效，曾诊为外伤后遗症（病人有头部外伤史），脑囊虫病及血管神经性头痛等。病人面色晦暗无光泽，自述终日昏沉，身重，目不欲睁，发时呕吐少量痰涎，舌润而胖大，脉沉。综合脉证，辨证属太阴痰厥头痛。此病原由脾胃内伤，东垣谓："头痛如裂，身重如山，恶心烦闷，四肢厥冷，乃湿痰厥逆上犯所致。"然其头痛日久，久痛入络，故予半夏白术天麻汤加活血通络之品治之。处方：天麻15g、半夏15g、白术15g、党参15g、橘红15g、干姜10g、黄柏15g、泽泻15g、茯苓15g、川芎15g、麦芽15g、神曲15g、桃仁15g、丹参20g、全蝎10g、甘草10g，水煎，日二次服。

8月12日二诊　服上方10剂，头未痛，为2年来罕见现象。病人精神愉快，但仍睡眠不足，头额稍有热感，胃脘嘈杂，舌滑润，脉沉缓。考虑服药后头痛好转，但出现头额有热感及脘部嘈杂，属温燥药伤阴，上方去干姜、茯苓、泽泻，加生地、白芍以滋敛阴液。处方：天麻15g、半夏15g、白术15g、太子参15g、橘红15g、干姜10g、黄柏10g、黄连15g、僵蚕15g、全蝎10g、桃仁15g、丹参20g、川芎25g、生地20g、白芍20g、白芷20g、甘草10g，水煎，日二次服。

8月28日三诊　服上方10剂，头痛未作，面色转润，嘈杂、头热之症亦除，唯睡眠欠佳，入睡难且多梦，拟安神养心之剂。处方：当归20g、生地20g、二冬各15g、柏子仁20g、炒枣仁20g、远志15g、丹参20g、玄参15g、茯神15g、太子参15g、龙齿20g、水煎，日二次服。

9月9日四诊　睡眠转佳，头痛未作。嘱服上方若干剂以巩固疗效，随访3年未复发。

按语：本案头痛2年余，发作频繁，多方检查治疗未有结果，其发作时痛不可忍，兼有昏眩身重、呕吐痰涎、面色晦暗、脉沉舌滑等症。辨属痰厥头痛，以半夏白术天麻汤加味主之。方中半夏燥湿化痰，天麻升清降浊以除头眩，其余皆为益气健脾除痰湿之品，然病程2年，久痛入络，痰湿阻滞则血运受阻，故加入川芎、桃仁、全蝎等活血通络之品，药后收效甚捷，10剂头痛即止，但出现头额部热感，胃中嘈杂等化热伤阴之象，故去干姜、茯苓、泽泻等燥热渗利之剂，入白芍、生地以敛阴，黄连清热，三诊开始头痛未发，转用养心安神之剂调治其失眠而获痊愈。

（6）瘀血阻窍多刺痛，通窍活血一类方

瘀血头痛，症见头痛经久不愈，痛处固定不移，如锥如刺，舌有瘀斑，脉弦或细涩，治以活血化瘀止痛，以通窍活血汤化裁。方中麝香香窜开窍；红花、桃仁、赤芍、川芎活血化瘀。若疼痛剧烈可加全蝎、蜈蚣、地龙、土鳖虫等。若属气虚血瘀者则当改用补阳还五汤加减。若属气滞血瘀者用血府逐瘀汤加减。

病案8　韩某，男，58岁，干部。1991年2月13日初诊。

头痛近2年，以后枕部为重，波及两耳。初时较轻，时发时止，后逐渐加重，发作日渐频繁，近半年来疼痛剧烈，后枕部常如锥刺，伴见头昏，肢麻，记忆力减退等症，血压偏高，平时多在150/80mmHg左右。经西医神经内科及头部CT检查，诊为脑动脉硬化，腔隙性脑梗死。曾用右旋糖酐-40，胞磷胆碱，烟酸肌醇片等药缓解。2个月前疼痛再次加剧，再用扩血管，抗凝药物治疗月余不见好转，因请张琪教授会诊。诊见表情痛苦，面色晦暗，形体略胖、肢体活动灵活，舌质暗，在舌两畔见有数块瘀斑，舌苔白，脉弦。综合脉证及CT所见，诊为瘀血头痛。治以活血化瘀止痛之法。处方：生地20g、当归20g、桃仁15g、红花15g、枳壳15g、赤芍15g、柴胡15g、川芎15g、桔梗15g、怀牛膝15g、钩藤15g、地龙15g，水煎，日二次服。

2月20日二诊　服上方6剂，头痛仍时有发作，程度及频次显著改善。病人精神食欲亦好转，舌脉大略同前，续以上方再服。

3月5日三诊　头痛偶尔发作，片刻即逝，舌转红润，瘀斑见退，舌苔白微腻，脉见弦缓，继以前方加黄芪50g续服半月。

3月20日四诊　头痛连日未见发作，头昏亦不显，面色正常，舌斑已不见，精神体力如常人，因工作需要即上班，后略有小反复，复用此方加减服用痊愈。

6. 血虚夹风头痛证治

血虚头痛为头痛常见证型之一，临床表现为头晕痛，连目珠干涩作痛，不能阅书看报，面色青暗，终日昏眩或兼少眠多梦，心烦易怒，舌淡脉弦细等。《内经》谓"久视伤血""目受血而能视""诸风掉眩，皆属于肝""肝藏血"。肝血虚则头昏痛目眩，然此病又多兼外风，肝虚则风邪外犯，缘风气通于肝，多内外相兼致患，张琪教授拟有当归饮治疗此病颇效。处方：当归20g、川芎20g、白芍15g、生地15g、细辛5g、白芷10g、苍耳子15g、芥穗 10g、菊花 15g、蒺藜 10g，水煎服，每日 1 剂。

方义为养血祛风，四物汤补肝养血以上荣，伍以风药祛风，且风药上达巅顶，与补肝养血药合用，内外相召常收效显著，张琪教授常见此类头痛与气象有密切关系，凡遇气象多风则加重，结合时令气候观察，有助于辨证。由此可见《内经》风气通于肝，天人相应学说是十分重要的，为中医独特理论体系的重要组成部分，信不诬也。

关某，男，48 岁，干部，头痛 10 余年，每遇春季则发作较甚。西医诊断：血管神经性头痛。发作则眼不欲睁，神疲倦怠，睡眠多梦，脉沉无力。曾服中西药治疗无显效，张琪教授分析病情，春三月为肝木主气，肝为风脏，肝风与血虚相夹，故发作较频而甚，投以此方四物补肝养血，诸风药以祛风。初诊服 10 剂头晕痛减轻，唯口唇干口稍苦，此属风阳化热，加麦冬 15g、沙参 15g、知母 15g，继服 30 余剂，头已不痛，病人自述为 10 余年未有之现象，远期复诊未见发作。二诊见口苦唇干，加麦冬、沙参等，因祛风药，性燥耗伤阴液，按"风淫于内，治以甘寒"之法，故而获得痊愈。

又治一农村妇女，终日头痛不休，每遇多风气候则加重，不能参加劳动，面色青，夜睡多梦，诸治无效，张琪教授予以此方，服 6 剂，头痛大减，又继服 15 剂头已不痛，但每遇风大气候仍有不适之感，病者以此方甚效，曾转赠他人类似头痛，据称皆效。

7. 脑脊髓病从痿论治心得

脑脊髓病临床表现多种多样，但多以痿软瘫痪，肌肉萎缩为主证，属中医"痿证"范畴，现仅就此类疾病属"痿证"者，探讨其病因病机及治疗规律。

（1）辨证求因，溯本究源

对于脑脊髓病属于痿证者，张琪教授认为其病因病机主要与以下两方面关系密切。

1）肾精亏损，督脉失充：肾主藏精，而精能生髓，髓居于骨中，骨赖髓以充养。髓有骨髓与脊髓之分，脊髓为督脉所行之处，上通于脑，"肾通于脑……精成而后脑髓生。"张锡纯亦谓："脑为髓海乃聚髓处，非生髓之处，究其本源，实乃肾中真阴真阳之气酝酿化合而成……缘督脉上升而灌注于脑。"因此，脑及脊髓的有余或匮乏，其实质乃是肾气盈虚的表现。脑脊髓病，尤其经急救治疗遗留四肢不用，痿软麻木等慢性痼疾，多与肾精亏损、督脉失于充养、髓海不足有关。由于肾精虚少，髓之化源不足，督脉失充，经脉失养，脑髓空虚，而出现肢体不用，痿软无力，腰膝酸软及健忘少寐，耳鸣目眩等症状。

2）宗气亏虚，脑失所荣：宗气是由肺吸入的清气与脾胃运化来的水谷之精气结合而成，聚集于胸中，《灵枢·邪客》谓："宗气积于胸中，出于喉咙，以贯心脉，而行呼吸焉。"张锡纯深得经旨，谓宗气即大气，他以"以贯心脉而行呼吸"之语体会：大气不但为诸气之纲要，并可为周身血脉之纲领。因气为血之帅，血为气之母，气行而血行，相依互倚，气血运行不息，内而脏腑，外而皮毛、筋骨皆得到温养，润泽灌溉，人体的生命活动一刻也离不开气血之正常运行。脑髓的有余与匮乏，除与肾气盈虚有关外，与宗气的盈虚亦密切相关。气旺血充则髓海充足，人之视听等各种功能正常。若宗气亏虚，不能上荣于脑，则精明之府失去气血之充养，而出现肢体痿软、肌肉无力等症。对此，古人亦有认识，如王清任谓："饮食生气血，长肌肉，精汁之清者，化而为髓，由脊骨上行于脑，名曰：脑髓……。脑髓中一时无气不但无灵机，必死一时，一刻无气，必死一刻。"《灵枢·口问》

谓："上气不足，脑为之不满，耳为之苦鸣，头为之苦倾，目为之眩。"

此论之宗气亏虚与前论之肾精亏损密切相关。肾除所藏先天之精外，尚靠后天之精的不断充养，如此肾精方能充足而发挥其正常功能。正如《程杏轩医案》谓："经云：'肾者主水，受五脏六腑之精而藏之'，是精藏于肾，非生于肾也。譬诸钱粮，虽储库中，然非库中自出，须补脾胃化源。"因此，宗气亏虚亦可导致肾精虚少，生髓不足。

（2）治病求本，权宜活变

《素问·阴阳应象大论》谓："治病必求其本。"疾病的产生，总有其根本的原因；随着疾病的发生发展，必有其病机变化的关键；疾病证候虽可多种多样，但亦有其主次之可辨。《内经》谓：治病求本，实即抓住主要矛盾，解决疾病的本质问题。

1）补肾填精，充养督脉

病案 1 一男患，53 岁。1985 年 4 月 20 日初诊。

病人于 1983 年 7 月发病，始觉恶寒发热，继之出现下肢麻木，步履不利，发展致下肢瘫痪，二便潴留，当时入哈市某医院诊断为"急性脊髓炎"，经治疗二便功能恢复正常，下肢运动功能亦有好转。但至今仍遗留有下肢痿软无力，僵硬麻木紧皱沉重感，行走不稳，经常易跌倒，腰酸麻，伴健忘，耳鸣等症。曾用补阳还五汤等益气通络之品，效果不显。查其舌质淡，脉沉弱。本病主要表现在腰膝以下，且用益气之品无效，常伴腰酸耳鸣等，属肾虚无疑，遂投补肾之剂以填精益髓，充养督脉，仿河间地黄饮子化裁。处方：熟地 30g、山萸 15g、锁阳 15g、石斛 15g、枸杞子 20g、麦冬 15g、五味子 10g、肉苁蓉 15g、巴戟天 15g、玉竹 15g、肉桂 7.5g、附子 7.5g、甘草 10g，水煎服。病人 4 月 29 日二诊时服药 20 剂，下肢沉重紧皱感明显减轻，麻木好转，步履较前轻劲有力。肾虚得益，精血渐复，继以前方加减服药 20 剂。于 5 月 20 日三诊时，下肢沉重僵硬及麻木感基本消失，行走已接近正常，仅有时感觉乏力，脉仍沉，但较前有力。继服 20 剂。于 6 月 30 日四诊时，双下肢功能基本恢复正常，仅膝下稍有紧皱感，宜上方加鹿胶（冲）15g，以图巩固。

本案为下肢痿痹，根据其以下肢痿软麻木为主，兼腰膝酸软，健忘耳鸣，脉沉等症，投地黄饮子化裁，药仅 60 剂，病获痊愈。肾藏精，主作强，主骨生髓，肾精不足，督脉失充，故发瘫痪。地黄饮子系河间之方。原方主治风痱症，风痱即身偏不用。刘河间谓："中风瘫痪，非为肝木之风实甚，亦非外中于风，良由将息失宜，心火暴甚，肾水虚衰。……治宜和脏腑，通经络。"河间原意此方治风痱，但地黄饮子立方旨实乃补肾益精，故用此方治脑脊髓病属肾精亏损，督脉失充者往往收效。方中以熟地滋肾之真阴，《本草纲目》谓熟地"填骨髓，长肌肉，生精血，补五脏"，《本草从新》谓本品"利血脉补益真阴"，本品为方中主药，用量常为 20～30g。山萸为补肝肾、涩精气之效药，配伍石斛、枸杞子、玉竹、肉苁蓉、巴戟天、锁阳，以补益肾中真阴真阳。盖肾精化生肾气，是由肾阳蒸化肾阴而产生，肾阴肾阳又都以肾所藏的精气为物质基础，所以肾的精气包含着肾阴与肾阳两个方面。肾中阴阳犹如水火一样内寄于肾，二者相互制约，相互依存。本方之配伍，即取"孤阴不生、独阳不长"之意，补阴补阳之药相互配伍，以达生精填髓之目的。用桂、附者，即取其补肾阴以助肾阳之意。

应用此方之辨证要点为：肢体痿软不用，多以腰膝以下明显，伴腰酸耳鸣、健忘等肾虚表现。

2）大补元气，温养脾肾

病案 2　刘某，男，14 岁。1980 年 5 月 13 日初诊。

病人系早产儿，自幼体弱多病，至六周岁尚不能行走，至七八岁始能倚墙走几步，嗣后虽能走，但步态不稳，易跌倒，两足跟不能着地，行 500 米地需 2 小时。查体：身躯较矮，头型稍大，智力语言皆无异常，两下肢肌肉松弛。西医诊断为小脑发育不全，脑型麻痹。中医辨证属于五迟，五软之证。初诊按肾虚投以地黄饮子加减，服药 30 剂左右，自觉两下肢较前有力，足跟已能着地，蹲立较前灵活，能在 50 分钟内行走 500 米。但继服上方 20 剂，病情无明显变化，疗效停止在原有水平。因思明代薛铠《保婴撮要》谓此症必以脾胃为主，大补脾胃之气有效。盖脾主运化，化生气血，以生精髓，故 6 月 23 日再诊时改用补阳还五汤增味，以黄芪为首选药，辅以活血通络之剂。处方：黄芪 50g、丹参 20g、红花 15g、桃仁 15g、当归 15g、地龙 15g、甘草 10g、牛膝 15g、川芎 15g、赤芍 15g、枸杞子 20g，水煎服。另炙马钱子面 10g，每次服 0.5g，日服二次，与汤剂同服。服药 20 剂，两下肢明显有力，服药时下肢肌肉跳动。服药 30 剂时病人两下肢较前明显有力，足跟已能着地，步态平稳，离拐能行走 3 千米，从此恢复如常人。

本案痿证，采用大补元气法辅以活血通络法后，效果明显。《素问·太阴阳明论》谓："脾病而四肢不用，何也？岐伯曰：四肢皆禀气于胃，而不得至经，必因于脾，乃得禀也。今脾病不能为胃行其津液，四肢不得禀水谷气，气日以衰，脉道不利，筋骨肌肉皆无气以生，故不用焉。"关于治疗，《素问·痿论》中提出"治痿独取阳明"，系指一般采用补益后天为治疗原则。立大补元气之法，实亦遵循《内经》之旨，大气的亏虚与脑髓之有余匮乏密切相关。大补元气，气旺血充则髓海充足，人之各种功能正常。方中黄芪为首选之品，《日华子本草》谓："黄芪助气壮筋骨，长肉补血。"朱丹溪谓："黄芪，补元气。"《医学衷中参西录》谓："黄芪，能补气，兼能升气，善温胸中大气（即宗气）下陷。"可见黄芪补气之力尤著，药量常用至 50～100g。配伍活血通络者，本症因气虚无力推动血液运行，髓海不足，脉道不利，筋骨肌肉失于气血之充养而致肢体不用，故在益气的同时，配伍活血通络药。应用大补元气之辨证要点，除肢体痿软外，肌肉无力，松弛明显，或伴乏力短气等症。有时在应用其他治法不效时，改用此法亦往往收效。

在运用大补元气之法时，张琪教授还常用《医林改错》可保立苏汤，大补元气与温养脾肾同时并用。前已述及其宗气亏虚可致脑失所荣，而脑不但是精髓汇集之处，而且目之所视，耳之所听，口之所言，指之所摄，掌之所握，四肢百骸之功能活动，均依赖大脑的指挥作用。正如《灵枢·海论》所谓："髓海有余，则轻劲多力，自过其度；髓海不足则脑转耳鸣，胫酸眩冒，目无所见，懈怠安卧。"肾与脑髓密切相关，宗气与脑髓亦密切相关，而宗气与肾精亦有相辅相成之关系。此即运用大补元气之法时，另用补肾之品的意义所在。可保立苏汤中以黄芪、党参、白术健脾，山萸、枸杞子、补骨脂、核桃益肾，归芍养血。应用时亦常配伍活血通络之品，乃气虚则血滞之故。

8. 痿证独取阳明小识

《素问·痿论》谓："阳明者，五脏六腑之海，主润宗筋。宗筋主束骨而利机关也。"

痿证病因为热。《素问》以心、肝、脾、肺、肾分为五痿，即筋痿、脉痿、骨痿、肉痿、皮痿，认为肺为五脏之盖，五痿皆因肺热而生，阳明为诸筋之所司，阳明热邪又为本病之关键，故治疗必须独取阳明的大法。

《内经》又谓："六经为川，肠胃为海。"阳明胃为五脏六腑之大源，热邪灼伤宗筋，阴津耗伤，筋脉失养，则可致两足痿弱不用。

此外，除热伤筋脉致痿外，阳明虚亦可致痿。《素问·痿论》谓："故阳明虚则宗筋纵，带脉不引，故足痿不用也。"（注家：带脉与督脉会于宗筋）。可见《内经》致痿独取阳明非专主热，宗筋虚亦可致痿。治疗除养阴清热、濡润宗筋外，亦有益气调和营卫、补肝肾益宗筋等法，总之须辨证施治，不可拘泥一法，方符合治疗本病要旨。痿证包括现代医学诸多病，如重症肌无力及神经功能性等病。张琪教授认为本病除辨证论治外亦可参考现代医学之症施治，有较好的疗效。

病案　王某，女，65 岁。2003 年 3 月 15 日初诊。

自述大便秘结，3 日未行，全身及手足热感，两腿软不能起步半年余，经哈市大医院后又去北京某医院神经科检查均无结果，来中医就诊。见其体瘦，面色稍红有垢样，大便素秘，就诊时已 3 日未行，舌红苔干厚，脉象滑数，由其家属乘车背来诊室，自述手足热，夜间全身烘热难眠，食纳不佳，厌油食，大便 3～5 日一行，如羊矢状，小便深黄，因思此属肺热，阳明热盛伤阴之痿。肺与大肠相表里，手足阳明属胃肠，肺与胃肠热盛耗伤阴液，宗筋不得濡养，故筋脉拘急弛弱无力不能行。因思此病人素体阳盛阴亏，大便三五日一行，粪如羊矢，艰涩难下，此大肠素有积热，必须先下其热，泻热存阴后，再以清热滋阴营筋之法治疗。处方：大黄 15g、枳实 15g、川朴 15g、郁李仁 20g、麻仁 20g。

服药 1 剂后，夜间大便下行甚多，开始坚如石块。后则转为黏液，奇臭难闻，其女来述说大便下泻 3 次，腹胀满大减，燥热亦减轻，能进少量食物，精神甚佳，但两下肢仍酸弱无力，不能站立。嘱停药复诊：见病人神情好转，舌苔转薄，舌质仍红，两下肢酸软无力，活动尚可，但不能伸直之站立，手足心热亦减轻，脉象滑，此属热伤营血，宗筋失于濡养，为之筋痿。宜滋阴清热养血营筋法治疗。处方：生熟地各 25g、当归 20g、白芍 20g、石斛 20g、牛膝 15g、龟板 20g、西洋参 15g、山萸肉 20g、枸杞子 20g、黄柏 15g、知母 15g、萆薢 20g、甘草 20g。

3 月 30 日二诊　服上方 14 剂，自觉全身稍有力，两腿亦稍好，能扶杖站立，但仍不能起步，大筋拘紧不能伸直稍缓解，舌红苔薄，脉象细数，病有转机，效不更方，继服。

5 月 15 日三诊　中间曾来取药二次，服药 50 剂，两下肢明显有力，大腿筋伸缩自如，能步行 10 分钟左右，但行走时间稍长仍感无力，舌转正红，大便日一行，脉象沉小数，继以前方加味以冀收全功。处方：生熟地各 25g、当归 20g、白芍 30g、石斛 20g、龟板 20g、山萸肉 20g、枸杞子 20g、西洋参 15g、黄芪 30g、知母 15g、黄柏 15g、杜仲 20g、萆薢 15g、甘草 20g。

7 月 10 日四诊　服上方 21 剂，全身有力，两腿大好，能步行 20 分钟左右，病人喜形于色，来诊时已不需轮椅，嘱继服若干剂以善后，从而获得痊愈。

按语：此病例，开始辨证属阳明实热证，先以小承气加麻仁、郁李仁泻其实热，服药后便如石块后如羊矢量甚多，可见两腿痿软属阳明热盛耗伤阴津，宗筋失于濡养，两腿痿弱不用，此时若不下其实热内结，补阴津之剂必然格拒不受，此乃"大实有羸状"，须泻其实热，实热内结除后，则以滋肝肾益阴津濡宗筋之品治疗，当归、白芍、生熟地、龟板、石斛、西洋参益肝肾补气血和营卫；知母、黄柏、草薢清热利湿相辅相成，使补而不壅，以利宗筋之舒展。

（八）外科疾病

1. 甲状腺囊肿合并甲亢治验

病案 王某，男，60岁，干部。2001年7月4日初诊。

经某医院诊断甲状腺囊肿合并甲亢。彩超示甲状腺体积增大，被膜饱满，右侧叶囊实性占位 4.00cm×3.40cm×5.49cm，左侧叶 1.88cm×1.92cm×4.31cm，右侧叶 4.00cm×3.40cm×5.49cm，甲状腺功能检查：FT_3 8.4pmol/L，FT_4 4.54pmol/L，TSH 0.002μIU/ml，颈部有瘿瘤，触之软不痛，全身疲倦乏力，心悸自汗，大便溏日2～3次，某医院建议手术治疗，病人不同意，慕名请张琪教授诊治。诊断：瘿瘤、泄泻，辨证为肝气郁结，脾虚失运，宜疏郁软坚散结健脾益气法。处方：海藻30g、昆布30g、夏枯草30g、浙贝母20g、三棱15g、青皮15g、生牡蛎30g、白术20g、茯苓20g、山药20g、太子参20g、首乌20g，水煎，日二次服。

病人连续用上方近50剂。

11月12日复诊 颈部瘿瘤明显见小，大便日1次正常，全身有力，精神体力均恢复正常，面色转润，饮食正常，体重增加5kg，脉象有力。2001年11月8日彩超复查报告：甲状腺左侧叶 1.73cm×1.90cm×4.20cm，右侧叶 3.90cm×2.90cm×5.39cm。甲状腺系列检查：FT_3 3.4pg/ml，FT_4 1.6pg/ml，TSH 1.2μIU/ml，甲状腺体积有所缩小，甲状腺功能均恢复正常，甲亢已愈，但甲状腺囊肿尚未完全消除。

按语：通过此案例治疗，张琪教授认为甲亢不宜用海藻、昆布之说法值得商榷。中医用海藻、昆布等药系取其软坚散结消瘿，《备急千金要方》治瘿有效方皆用海藻，可以认为瘿包括甲状腺肿，也包括甲亢在内，随着瘿之消，甲亢亦随之痊愈。二者既有相分的一面，又有不可分割的一面，因此不能认为海藻可以治甲状腺肿瘤而不能治甲亢。

方中用消补兼施之法，海藻、夏枯草、昆布、三棱、生牡蛎软坚消积散结，白术、茯苓、山药健脾补中，太子参、首乌益气补肾，消与补合用则消坚之力可增强，而不伤正气，补得消药相伍，则补而不壅，此消与补合用之妙。

2. 瘰疬内消饮治疗瘿瘤瘰疬

本方为张琪教授多年来治疗瘰疬（淋巴腺结核）、瘿气（甲状腺硬结、囊肿）之经验方，疗效颇佳。处方：海藻30g、夏枯草30g、炮山甲（代）15g、皂角刺10g、连翘20g、玄参15g、香附15g、青皮15g、柴胡15g、当归20g、川芎15g、牡丹皮15g，水煎，日二次服。

海藻具有消痰软坚散结、疏郁利水之功，凡癥瘕瘿瘤属于痰核气水壅结者用之皆效，可消散于无形。张琪教授将其用于水疝、肠粘连、水肿、项下瘰气等。与他药配伍以之为主药，用之皆效。夏枯草苦辛寒，入肝胆经，功效清肝火、行气散结。瘰瘤、瘰疬为足厥阴肝经气结，化火生痰而成，夏枯草清热散结、疏通气机，则热清痰消，与海藻相互协同其效颇佳。炮山甲（代）穿透之力甚强，与皂角刺、连翘、玄参、青皮、柴胡、香附配伍，消瘰化积疏肝气、活血清热解毒，然散结气开瘀之品有伤肝耗血之弊，故用当归、川芎、牡丹皮，以益肝血养肝阴，正邪兼顾故用之无伤。

病案1 贾某，女，22岁，学生。1994年5月10日初诊。

患淋巴腺结核，经用抗结核药无显效，项下肿核，1年前开始如玉米粒大，逐渐增大如杏核，疼痛、坚硬，皮色无红赤，有低热，体温37.5～37.8℃，盗汗，形体消瘦，脉虚数，舌淡红，经诊断为右侧颌下淋巴腺结核。辨证为肝郁化火，气滞郁结痰核。投以上方加金银花30g、青蒿20g。服7剂后肿块见消，体温略有下降，为37.2～37.5℃，继服上方32剂，肿块全消，体温恢复正常，盗汗止，全身较有力，食欲增，脉缓，从而痊愈。

病案2 傅某，女，40岁，干部。1995年6月8日初诊。

甲状腺囊肿如鸡卵大，触之硬痛，皮色不变，口干咽干，舌红薄苔，脉弦滑。病人畏惧手术来求诊，拟以消痰清热法，瘰瘿内消饮化裁。处方：海藻30g、夏枯草30g、穿山甲（代）15g、连翘20g、金银花30g、青皮15g、天花粉20g、浙贝15g、白芷15g、蒲公英30g、玄参15g、瓜蒌20g、半夏15g、川连10g，水煎，日二次服。

6月15日二诊 服7剂囊肿明显见小见软，全身舒适，咽干亦轻，于原方加皂角刺15g、牡丹皮15g、当归20g、柴胡15g，连服28剂，囊肿全消，从而痊愈。

3. 下肢静脉血栓治验

下肢静脉血栓、下肢静脉炎为临床常见多发病之一，张琪教授用活血通络、清热解毒、除湿消肿法治疗颇效，现举验案二则如下。

病案1 胡某，女，68岁，退休工人。1999年3月18日初诊。

病人在某医院外科病房住院，双下肢静脉血栓，静脉曲张，红肿发热疼痛，不能活动，经用尿激酶、抗生素有一定疗效，但继续治疗效果不明显，下肢仍红肿疼痛，延中医会诊，病人体质尚可，脉象沉数，舌质紫暗，辨证为血络瘀阻，郁而化热，邪热夹湿邪壅滞，宜予活血通络、清热解毒、利湿消肿之剂。处方：王不留行30g、丹参20g、红花20g、穿山甲（代）15g、皂角刺15g、牛膝20g、三七面（另服）10g、土茯苓30g、泽泻20g、蒲公英30g、大蓟30g、鸡血藤30g、金银花30g、黄芪30g、水蛭10g、甘草15g，水煎，日二次服。

治疗经过：病人服此药7剂后，下肢局部红肿明显消退，疼痛减轻，嘱连续服用此方。经服上方21剂，红肿消退，疼痛消失，经静脉造影检查，静脉血栓已消失，血流正常，病获痊愈而出院。随访1年疗效巩固，未复发。

病案 2 肖某，男，62 岁，退休干部。2001 年 7 月 5 日初诊。

病人在某医院住院，双下肢静脉血栓伴静脉炎，双下肢肿痛发热，静脉曲张色紫，右下肢较重不能行走，医院给予尿激酶、蝮蛇抗栓酶、抗生素等，红肿稍有减轻，但仍肿痛发热，继用前药则效不显，来中医求治。见其两下肢静脉曲张，色紫污，疼痛不敢着地，十分痛苦，面色青暗不泽，舌质紫，白苔，脉象沉数。辨证为热邪壅滞、血络瘀阻，宜活血通络、清热解毒。处方：玄参 20g、王不留行 30g、丹参 20g、牛膝 15g、赤芍 15g、大蓟 30g、蒲公英 30g、金银花 30g、皂角刺 15g、穿山甲（代）15g、鸡血藤 25g、水蛭 10g、桃仁 15g、红花 15g、黄芪 30g、甘草 15g、三七面（另服）5g，水煎，日二次服。

服上方 24 剂，下肢肿痛皆除，行动自如，下肢两次静脉造影均恢复正常。

按语： 下肢静脉血栓多由血络瘀阻而致，治疗当以活血通络为主，然临床所见，下肢静脉血栓多伴有红肿热痛等静脉炎症，乃由血络瘀阻，郁久化热而致。因此，治疗除活血通络外，尚须辅以清热解毒之品，疗效更佳。此二案治疗所用方剂中，王不留行、丹参、水蛭、穿山甲（代）、皂角刺、桃仁、红花、三七活血通络，大蓟、蒲公英、金银花、甘草清热解毒，牛膝引诸药下行，辅以黄芪以益气与活血诸药合用而不伤正气，全方以活血通络为主，清热解毒为辅。前案兼有湿邪，故用土茯苓、泽泻以利湿消肿，后案无湿邪，故未用利湿之药。

王不留行善于通利血脉，行而不住，走而不守；丹参活血通络止痛；水蛭逐瘀软坚散结；桃仁、红花活血祛瘀，与皂角刺、穿山甲（代）合用，集中诸药活血通络，软坚散结，发挥其相互协同作用；大蓟不仅凉血止血，而且具有破血散瘀、解毒消痈之功，本方用其与蒲公英、金银花合用以达清热消肿解毒之功；用黄芪以补气，防止活血软坚散结伤正气。此方张琪教授临床应用颇效，曾治愈多人，且远期疗效巩固。

4. 活血解毒饮子治疗静脉炎

活血解毒饮子方药组成：丹参 25g、当归 20g、王不留行 30g、皂角刺 15g、穿山甲（代）15g、红花 15g、蒲公英 30g、金银花 30g、黄芪 30g、甘草 20g、乳香 10g、赤芍 20g、牛膝 20g、地龙 15g，水煎，日二次服。方用金银花、蒲公英、甘草清热解毒，黄芪益气托毒，皂角刺、穿山甲（代）、王不留行、红花、赤芍、地龙通络消肿、活血解毒，当归、牛膝补血活血。全方有补气活血、清热解毒之作用，用以治疗静脉炎有良好疗效。

病案 贾某，男，59 岁，干部。1994 年 1 月 13 日初诊。

自 1993 年 8 月左小腿出现红肿、疼痛，初未引起重视，逐渐加重，血管肿胀疼痛，肤色青紫、灼热。去某医院住院诊断为静脉炎。曾用尿激酶及抗生素等未见明显疗效，且有逐渐发展趋势，除小腿静脉曲张肿痛外，左足趾亦出现肿痛，皮色紫，不能行走，病人甚为恐惧，延中医会诊。如上述症状，舌质正常，苔薄白，不欲食物，夜间由于疼痛不能入睡，脉沉稍有紧象。综上证候，局部灼热肿胀疼痛，皮包青紫，辨证为邪热蕴结于血分，聚而成毒，气血阻隔，不通则痛。宜补气活血、清热解毒法，前方主之。

2 月 22 日二诊 服上方 8 剂，左小腿静脉及左足趾浮肿见消约 30%，皮色转红润，痛及热大减，夜能入睡，食欲好转，但仍不敢下地行步，病人已出院。此药已中病，宜上方加鸡血藤 30g，以增强其活血之力。先后病人共 6 次复诊，服上方 45 剂，小腿肿胀疼痛热基本消退，皮色转为正常，能下地行走，走后小有肿无力，休息后即愈，嘱其徐徐走路，加强下肢锻炼，半年后随诊已痊愈上班。张琪教授以此方治愈静脉炎及早期闭塞性脉管炎多例，均获良好疗效。

如治张某，坐牢 5 年，在牢中室内潮湿寒冷，出现右下肢疼痛，以后逐渐加重，出狱后经某医院确诊为"血栓闭塞性脉管炎"，建议截肢，病人不肯，延张琪教授诊治，右下肢皮色黑紫，疼痛剧烈肿胀，足背肿，右趾表皮红肿光亮，双足凉，脉沉舌质紫。辨证为外受风寒，气滞血涩，郁久化热成毒而致脱疽。以益气活血解毒佐以温通法。前方加桂枝 15g、葱白 10g，服药 10 剂后肿见消，疼痛大减，皮色转润，继以上方化裁，年老体弱增加熟地、山茱萸、人参等，病者体力逐渐增加，下肢肿痛随之改善。服药近百剂，下肢基本无肿痛，皮肤色泽已光润，可扶杖步行。远期追踪 5 年，未见复发，可见此方之效。

（九）妇科疾病

1. 漫谈崩漏证治

崩漏有属肝旺脾虚、血热不藏所致者，多见于青少年妇女，临证表现为经血淋漓不断，色鲜赤或突然下血甚多，五心烦热，舌尖赤，脉弦滑或弦数，兼见头晕胸满、心烦易怒等。张琪教授治疗此类崩漏甚多，因肝藏血，肝热则血不藏而妄行，脾统血，脾虚则血不统摄而下行，肝旺与脾虚交织，单用补脾或清肝皆罔效，必以疏肝清热理脾之剂，方能收功。

张琪教授用加味逍遥散治疗此病颇效。处方：当归 15g、白芍 25g、柴胡 15g、茯苓 15g、白术 15g、薄荷 10g、甘草 10g、牡丹皮 15g、焦栀子 10g、香附 10g、棕榈炭 15g、贯众炭 15g、黄芩炭 15g、生姜 10g，水煎服。方用当归、白芍养血敛阴柔肝，以平肝气之亢。尤重用白芍取其能酸敛益阴、柔肝利脾；肝气旺则伤脾，故用白术、茯苓健脾和中，俾土旺生金以制木，此乃治肝与治脾相互妙用之关系；柴胡、薄荷疏畅肝气以散郁；生姜温胃和中；牡丹皮、栀子清热凉血；上为八味逍遥散原方。张琪教授则变通重用白芍，加香附以疏肝气之郁，棕榈炭性涩以止血，贯众、黄芩皆用炭，取其既清热又涩以止血之性，临床辨证凡属此类崩漏症，用之无不奏效。如陈姓少女，17 岁，学生，月经 1 个月 2 次来潮，量甚多，淋漓不断，色鲜红。经妇科检查为子宫功能性出血，虽治疗效不显，而来门诊求治，自述除月经淋漓不断外，尚手足心热、夜卧少眠、头昏目眩，望其舌尖色赤，脉象弦滑。投用此方 10 剂，服后月经 1 个月 1 次，按期来潮，量亦减少，但经期仍长，10 日左右始无，嘱其继服此方，本年其母来诊喜告其女月经正常，身体健壮，已进大学学习。

另有属肝肾阴亏、相火妄动、冲任不固而致崩漏者，《素问·阴阳别论》曰"阴虚阳搏谓之崩"，此阳搏非实火乃由阴血亏耗、虚火妄动、迫血妄行而血外溢，形成崩漏，常因房帏不慎，失于节制，相火妄动，或素体肾阴亏耗、冲任虚损而致，临证表现为腰骶酸痛、下肢软弱、心悸气短、手足心热、咽干口燥、月经淋漓不断或下血量多色红，脉虚数或浮大无力按之空豁，张琪教授治疗此类崩漏，则用滋补肝肾、清热凉血固摄法。自拟补肾固摄汤。处方：熟地 30g、山萸肉 20g、山药 20g、枸杞子 15g、茯苓 10g、龙骨 20g、牡蛎 20g、白芍 20g、海螵蛸 20g、酒芩 15g、焦栀子 10g、牡丹皮 15g、棕榈炭 20g、茜草 10g，水煎服。方用熟地、山萸肉补肝肾之阴以涵木，白芍敛阴柔肝以和营，龙牡、海螵蛸、茜草、棕榈炭收敛固摄以止血；热不除则血难谧，故佐以牡丹皮清血中伏热，黄芩、栀子清热止血，从而标本兼顾，用于此类崩漏疗效颇著。如 1995 年 5 月治一马姓妇女，48 岁，素有经漏症，于上月突然子宫出血甚多色鲜红，入某院经检查诊断为子宫功能性出血，曾用苯甲酸雌二醇，出血量无明显减少，持续 1 个月不止，该院建议切除子宫以免大出血，病人未接受，而来中医治疗，病人面灼热，腰脊酸痛，两腿痿软，心悸怔忡，五心烦热，月经量多色红，舌红苔薄，脉虚数。此乃肝肾阴亏、冲任不固、血为热扰所致，投以上方加龟板 20g、女贞子 20g。连服 6 剂，月经量大减，腰脊痛下肢软诸症均有好转，又于上方加人参 15g，继服 10 剂血止，继续调治而愈。

2. 带下证治

经、带、胎、产为妇女四大主要疾病，尤以带下更为多见。张琪教授治疗经验以脾虚湿盛，肝郁化热、湿热下注，脾肾虚寒为多见。三者皆与冲、任、带脉有关，多属冲任受损带脉失于约束为病。陈自明说："人有带脉横于腹间如束带状，病生于此故名为带。"但有虚有实，寒热各异。如属虚寒，多因素体肾阳不足，下元亏损，或房事不节，伤及肾气，脾虚失运，寒湿下注，任脉不固，带脉失于约束而成。临证表现白带清冷量多，淋漓不断，形寒肢冷，腰痛如折，少腹冷痛，月经愆期，舌淡苔白脉沉迟，宜益肾温阳汤。处方：菟丝子 15g、肉桂 10g、吴茱萸 10g、山药 30g、补骨脂 15g、附子 15g、巴戟天 15g、芡实 15g、炮姜 10g、黄芪 20g、白芍 15g、甘草 10g，水煎，日二次服。附子、肉桂、补骨脂温助肾阳，吴茱萸、炮姜温脾祛寒湿，芡实、山药健脾祛湿，巴戟天、菟丝子补肾，黄芪益气固摄，白芍、甘草酸敛化阴以防辛热耗阴，合为治脾肾虚寒带脉失约之带下效果甚佳。

1992 年 3 月一姓李妇女，30 岁，由呼兰县来门诊就医，结婚 5 年未怀孕。少腹冷，终日隐隐作痛，白带淋漓不断，清稀，腰痛如折，面白形体消瘦，脉沉迟，舌淡白。此为脾肾虚带脉失约证。用益肾温阳汤，连服 21 剂，复诊 3 次，诸症消失，白带止，月经来潮正常。1992 年 6 月怀孕，至期顺产一男婴。张琪教授以本方随证化裁，治疗此类病人甚多，不胜枚举，咸有良好疗效。

有脾虚湿盛之带下，多见于肥胖人痰湿型体质，临床表现带下绵绵，或如蛋清水样无臭味，头眩，面苍白，四肢倦怠，便溏或有微肿，舌淡苔腻，脉缓等。以傅青主之完带汤疗效为佳，完带汤以白术、山药为君，皆用至 30g，以健脾为主，脾健则湿除，其他人参、白芍、车前子、苍术、甘草、陈皮益气柔肝、燥湿醒脾，佐以柴胡、黑芥穗疏肝达郁开提肝木之气，若属脾虚湿盛、肝郁气弱、带脉失约之带下，用无不效。

一妇女 40 岁，体肥胖终年白带淋漓不断，有时下如清水，腹痛腰酸痛，下肢微肿，月经色淡，经妇科检查诊断为盆腔炎，曾用大剂量抗生素之类不效，张琪教授诊其脉缓舌淡，边有齿痕，辨证为脾虚、湿邪难以运化下注之证，予完带汤加炮姜以温脾阳，连续服 10 剂，白带减，腰腹痛轻，又加龙骨 20g、牡蛎 20g、海螵蛸 15g，以收敛固冲，继服 15

剂，白带已无，月经恢复正常而愈。

再有肝郁化热，脾虚湿盛，湿热下注伤损冲任，带脉失约，酿成湿热带下，浑浊稠黏黄白相兼，有臭味，腹痛，阴道瘙痒，口苦咽干，小便短赤，舌红苔腻，脉弦数，宜用加味逍遥散。处方：当归15g、白芍20g、柴胡15g、茯苓15g、白术15g、龙胆草10g、败酱草20g、苦参10g、薏苡仁15g、黄柏10g、苍术10g、蒲公英25g、甘草15g。逍遥散为治肝旺脾虚之有效方剂，肝旺生热，脾虚湿郁，湿热下注，带脉失约，故用疏肝理脾之逍遥散加龙胆草、苦参、黄柏苦寒清利湿热，薏苡仁、苍术除湿，蒲公英、败酱草解毒，用于湿热或湿毒带下有良好疗效。在治疗过程中亦可稍加吴茱萸、桂枝辛温以反佐之，避免苦寒伤胃，疗效尤佳。

一蒙姓妇女39岁，某机关干部。1992年5月由内蒙古自治区来哈就医，自述婚后15载未妊娠，经妇科检查诊断附件炎、宫颈炎、输卵管阻塞，白带淋漓、色稍黄有臭气，腰痛少腹痛，阴部痛痒，性交有痛感，月经24～25天一潮，五心烦热，舌红苔腻，脉弦数，辨证为肝郁脾虚、湿热蕴蓄、损伤冲任、带脉不固之证。宜加味逍遥散加焦栀子10g、桂枝10g、吴茱萸10g。初服7剂带下减，腹痛亦轻，唯腰痛、阴部痛不减，加杜仲15g、菟丝子15g、生地15g，继续服之逐渐好转，连服35剂诸症消失。回所在市后半年，来信谓已妊娠3个月，后又来函至期顺产一女婴，居家欢喜异常，并盛赞治疗之效。

（十）儿科疾病

理脾镇惊汤治小儿慢脾风

慢脾风为儿科常见病之一，病因多由乳食伤脾，或过用寒凉药物，戕伐脾胃之阳气，致运化失职土败木贼，以致吐泻交作，手足厥冷，眼合不开或天吊，白睛上泛，四肢抽搐无力，大便溏薄，面色萎黄或青暗，指纹青淡，舌淡润，脉沉微等。《福幼新编》用逐寒荡惊汤治疗此症，《医宗金鉴》有缓肝理脾汤亦治此症，张琪教授师二方之意，拟理脾镇惊汤效果甚佳。处方：白术5g、红参5g、茯苓5g、半夏5g、藿香5g、砂仁5g、全蝎3g、葛根3g、扁豆3g、甘草3g、胡椒5粒，水煎，频频饮之。方中胡椒一味砸碎入煎剂为佳，有辛热散寒开窍之功，与诸药协同具温脾胃止吐泻之效，吐泻、抽搐亦随之而止，能进饮食，脱水诸症亦随之恢复，生平张琪教授以本方治疗此病不知凡几，多能转危为安。1994年5月治一马姓孩8个月，病半月余在某院住院，频繁吐泻，手足抽搐，两眼白睛上泛，手足凉，舌少津色淡，指纹青，经输液补充钙剂，无明显好转，家属请为会诊，张琪教授以上方加生姜2片，按上述法嘱其频频饮之，服1剂虽有少量药吐出，大部药已入胃吸收，继服1剂吐泻止，手足转温未抽搐，继续调治而愈。

本方妙在用六君子汤温补脾胃，用胡椒辛开散寒，与半夏、藿香芳香降逆和胃，全蝎平肝息风止搐，如见手足厥逆，昏睡欲脱证候，脉见沉微，可于方中加入附子5g、干姜5g以温阳回厥。

二、治 法 心 路

（一）内科疾病从脾胃论治经验

脾与胃相表里，《内经》谓为仓廪之官，二者在生理上既有合作又有分工，如胃主受纳腐熟，脾主运化水谷精微，脾主升清，胃主降浊，一升一降共同完成饮食物的消化吸收与输布。此外脾胃又为气血生化之源，故称后天之本，《内经》谓："中焦受气取汁变化而赤是谓血。"血液的生成与脾胃有密切关系，同时脾又有统血和主四肢、肌肉等功能。从藏象角度脾胃概括疾病较多，除消化系统外，还包括泌尿、循环、血液等系统的疾病，张琪教授依据脾胃生理病理特点治疗有关上述部分疾病获得较好疗效，积累了丰富的经验，介绍如下。

1. 健脾养胃须辨别阴阳寒热

脾胃虚弱在慢性胃炎、胃及十二指肠溃疡、消化不良等脾胃病中最为常见，治当健脾养胃。但脾胃虚弱者，或寒重，或热盛，或寒热互结。因此，张琪教授认为：健脾养胃，须辨别阴阳寒热。寒重者治当温阳以散寒，热盛者治当养阴以清热，寒热互结者治当分清寒热。

（1）脾胃虚弱证

脾胃虚弱证，临床表现呈胃脘胀满疼痛，消化不良，大便溏，食少纳呆，四肢乏力，短气倦怠，舌润口和，或舌淡苔白润，脉象沉弱等。治疗以益气健脾为主，方用四君子汤、六君子汤等。四君子汤、六君子汤甘温，益气健脾强胃，除湿化痰。张琪教授多用其治疗各种胃肠功能减弱，消化不良等症，方中人参甘温，益气健脾；白术苦温，健脾助运化；茯苓淡渗，健脾除湿；甘草和中；半夏、陈皮理气化痰。消化不良可加神曲、麦芽、鸡内金、焦山楂等；泄泻为主宜用参苓白术散等。

病案 1 **（萎缩性胃炎）李某，女，62 岁。2000 年 6 月初诊。**

1 年来食欲不振，进食后胃脘胀满，空腹则胃脘舒，不能食物，嗳气恶心，经胃镜检查为"萎缩性胃炎"，几经治疗无效，门诊就诊，验其舌白苔腐，脉象沉，结合以上症状，辨证为脾胃虚弱，消化不良，多因饮食失节，脾失健运，胃失和降，因而消化迟滞，宜健脾和胃治疗。处方：太子参 15g、白术 15g、茯苓 15g、神曲 15g、麦芽 30g、山楂 15g、莱菔子 15g、鸡内金 20g、陈皮 15g、紫苏 15g、甘草 15g。

连服此方 20 剂，食欲增进，胃脘胀满消除，大便日一行，诸症痊愈，未做胃镜复查，但体重增加 1.5kg，面色转润，精神体力均有所恢复。

按语： 此方即四君子汤加神曲、麦芽、山楂、鸡内金助消化之剂，意取消补兼施法，治疗取得了好的疗效。

另按： 六君子汤加当归、白芍，命名归芍六君子汤，张琪教授常用此方治疗肾功能不全贫血及其他类贫血有一定疗效，取六君子汤补脾胃气虚，当归、白芍养血柔肝以利脾胃之生化，气血双补，气味中和不燥不柔，相互调济，治疗肾衰竭属脾胃虚弱贫血有一定疗效。

（2）脾胃虚寒证

脾胃虚寒证，临床表现呈脘腹胀满，食少纳呆，或胃脘痛，泛酸，或口吐清涎多唾，舌滑润者。用六君子汤加丁香、砂仁、炮姜以温脾阳，此类脾胃虚寒证常见于慢性胃炎、胃及十二指肠溃疡等病，只要辨证属于虚寒，用之无不收效。

病案2 （十二指肠球部溃疡）郑某，男，25岁，学生。1995年8月15日初诊。

自述胃脘痛1年余，经胃镜检查诊断"十二指肠球部溃疡"，经治效不明显，现在症状，胃脘痛，喜按喜暖，发作时以手按及热水袋熨之痛稍缓解，空腹时较重，食后稍缓解，痛时泛清水，全身乏力，大便溏日1～2次，无隐血，舌滑润，脉象沉迟，此属脾胃虚寒证，宜予健脾胃温中之剂。处方：党参15g、白术20g、茯苓15g、甘草15g、半夏15g、陈皮15g、丁香10g、砂仁15g、干姜10g、紫苏10g。

9月2日复诊 服上方21剂，脘已不痛，未泛清水，大便日一行，成条不溏，食欲增进，全身有力，面色转润，停药观察，2个月后，经胃镜复查，溃疡愈合而痊愈。

病案3 （消化不良）吴某，男，47岁。2001年5月初诊。

胃脘胀满，食少纳呆，大便溏，日1～2次，稍食凉物即胃脘隐痛，检查未见器质性病变，脉象沉，舌苔白滑。由于长期消化不良，食纳减少，体质消瘦，面白体倦乏力，予以六君子汤加丁香10g、砂仁10g、生姜10g，服药后食纳增，胃脘胀满减轻，大便日一行，成条状，连续服药治疗而愈。

按语： 张琪教授认为：健脾胃，温阳不宜过猛，宜从小量开始，如丁香、砂仁、生姜等温阳之品，初用10g即可，如此徐徐收功多能治愈。

另按： 脾胃虚寒证见脘腹胀满痛、呕吐、泄泻或寒邪凝聚，气化失司，腹胀满，呕逆不能饮食，或四肢厥逆，吐涎沫，舌苔白滑，脉象沉紧或沉迟，当用理中丸温脾胃治疗，吴茱萸汤亦为治脾胃虚寒之有效方剂，《伤寒论》曰："有食谷欲呕，属阳明之证。"吴茱萸汤温脾胃散寒湿，为对慢性胃炎、肠炎属虚寒者有效方剂。《金匮要略》之附子粳米汤治"腹中寒气雷鸣切痛，胸胁逆满呕吐"，方用附子、半夏、甘草、大枣、粳米。此方为治疗脾胃虚寒之有效方剂，临床特征腹痛喜按，喜温，肠鸣上逆，胸胁满，呕吐清涎，脉弦缓，舌苔白滑，张琪教授屡用此方而收效。

病案4 许某，女。2001年10月初诊。

腹中雷鸣绞痛上攻，胸胁胀满，呕吐涎沫，舌白苔滑，手足厥冷，不能进食，食后则痛胀益甚，经用中西药治疗1年余，无明显疗效。辨证为脾胃虚寒。处方：附子25g、半夏20g、甘草15g、大枣5枚、粳米25g、生姜20g、砂仁15g。

服药 7 剂腹痛肠鸣大减，连服药 20 余剂痊愈，1 年后来复诊，自述饮食均佳，但仍不敢食凉物，食后即胀，体重增加 3kg，嘱其注意饮食规律，防止暴饮暴食以善后。

按语： 附子与半夏合用，药局投每每提出疑问，以乌头与半夏相反，实际不仅用之无任何副作用，且用之其效更佳，因附子散寒温中，寒气散则阴霾自消，与半夏降气相辅相成，具有他药不可替代疗效。临床观察凡慢性胃炎、溃疡、胃肠痉挛属于虚寒者，此方效如桴鼓。

（3）脾胃阴亏证

脾与胃以膜相连，《内经》谓"脾气不濡，胃气乃厚"，有属素质禀赋阴亏者，有属于热炽伤阴者，呈现脾胃阴虚证，脾与胃相表里，脾胃阴虚，虽有区分，又有联系，临证观察，阴虚多见纳食减少，口干，腹胀，大便秘，如《伤寒论》之脾约证，胃阴虚则多呈现胃脘隐痛，饥不欲食，口干，纳呆，干呕，呃逆，舌红少津，脉细数或胃中嘈杂，五心烦热等，多由胃热伤阴，宜在滋养胃阴之品中稍辅以清热之品。张琪教授治疗脾胃阴虚证，常用如下三方。

1）加味甘露饮（自拟方）：生地 15g、茵陈 15g、枳壳 15g、枇杷叶 15g、石斛 20g、麦冬 15g、黄芩 10g、炒麦芽 20g、鸡内金 15g、百合 15g、白芍 15g、甘草 15g。

此方以滋养胃阴为主，然胃阴亏耗，多由胃热耗伤，故用黄芩、茵陈苦寒清热，白芍、甘草酸甘化阴与石斛、麦冬、生地、百合等滋养胃阴之品相互协同，其效益彰，又加麦芽、鸡内金开胃资助运化，且防甘寒碍脾，为治胃阴不足之良方。

2）地芍止痛饮（自拟方）：生地 20g、丁香 5g、陈皮 15g、枳壳 15g、厚朴 15g、石斛 15g、麦冬 15g、白芍 20g、甘草 15g。

此方治疗胃阴亏耗之胃脘痛颇有效，方用生地滋养胃阴为主，辅以石斛、麦冬增强养胃益阴之功；少佐丁香芳香醒脾胃，使其滋而不腻；白芍、甘草酸甘化阴，缓急止痛；厚朴、枳壳、陈皮理气和胃。全方具有滋阴养胃理气止痛之功，治疗胃炎，胃、十二指肠溃疡，胃脘痛，症见舌红少苔，或无苔，手足心热，脉细或细数等均可用之。

3）益胃汤（叶天士方）：沙参、麦冬、生地、冰糖、炒玉竹各 20g。

治胃阴受损，以生地，麦冬甘寒柔润之品，所谓"阳明燥土得阴自安"（《临证指南医案》），柔润之品使胃气息息下行，通降和胃，亦为治胃阴亏耗之佳方。

病案 5　（萎缩性胃炎） 刘某，男，67 岁。2001 年 3 月 15 日初诊。

胃脘胀满，食后益甚，大便不爽 2 年余，经哈市某医院胃镜检查诊为萎缩性胃炎，经治无明显效果，又去外地治疗无效，来门诊求治，观其体质消瘦，体重 53kg，食欲不佳，食后胃脘胀满，大便不畅，舌红无苔，脉象弦无力，此属胃阴亏耗、气滞不畅、消化功能减弱之症，宜以养胃阴为主，辅以疏郁助消化之品治疗。处方：生地 20g、麦冬 15g、石斛 20g、百合 20g、白芍 15g、陈皮 15g、枳壳 15g、鸡内金 15g、神曲 15g、麦芽 30g、山楂 15g、厚朴 15g、槟榔 15g、甘草 15g。

4 月 10 日二诊　服药 14 剂，胃脘胀满大轻，食欲亦大好，大便通畅，舌红稍润，脉弦，此胃阴渐复，气郁得疏，消化功能亦增，继以上方不变。

4 月 28 日三诊　继服上方 14 剂，胃胀痛已消除，食欲大增，大便通畅，日一行，舌正红，薄苔，脉缓。

5月14日四诊　服上方21剂，饮食大好，食后胃脘一般不感胀满，但食过多则感胀，大便通畅成形，消化功能大好，体重增1kg，精神体力均好，继以上方化裁。处方：生地20g、麦冬15g、石斛20g、百合20g、砂仁15g、陈皮15g、鸡内金15g、神曲15g、麦芽30g、山楂15g、厚朴15g、槟榔15g、乌药15g、紫苏10g、八月札15g、甘草15g。

嘱继用14剂观察，嘱其注意勿过劳。后随诊经胃镜检查已痊愈。

按语：此病人根据舌红无苔少津，大便不爽，口干，体瘦，辨证为胃阴不足，失于濡润，运化迟滞，故食后胀满，当以甘寒，滋养胃阴，然甘寒之药多碍脾之运化，故伍以神曲、麦芽、山楂、鸡内金以助脾运，枳壳、厚朴、槟榔以行气快脾，予清润滋养之中又伍以行气助运化之品，合而收功。此病人曾服中药数十剂，未效，皆宗从滋胃阴，或健脾之剂入手，可见，清补又必须伍以助运化之品为佳，于本案可见一斑。

病案6　（萎缩性胃炎）吴某，女，65岁。2001年3月17日初诊。

病1年余，胃脘胀满，食后益甚，两胁胀，唇干，口干，空腹饥饿，上泛黏沫，从口出，大便秘结不爽，2～3天一行，舌质红少津，薄苔，体消瘦，脉象弦。经胃镜检查诊断为"萎缩性胃炎，胆汁反流"，辨证为胃热伤阴、脾失濡润、肝郁上逆，治法宜清胃热养阴、疏肝开郁。处方：生地15g、百合20g、沙参15g、砂仁15g、石斛15g、麦冬15g、黄连10g、柴胡15g、厚朴15g、青皮15g、瓜蒌仁15g、半夏10g、大黄7g、鸡内金15g、麦芽30g、神曲15g。

4月3日二诊　服上方胃胀满明显减轻，空腹上泛黏沫未出现，大便日一行，但仍秘不爽，食量仍不能多，多则胀满，口仍干，舌红稍润，两胁胀痛减轻，继以上方化裁治疗。处方：生地20g、百合20g、沙参15g、麦冬15g、黄连10g、乌药15g、瓜蒌仁15g、茵陈15g、砂仁15g、厚朴15g、青皮15g、半夏15g、大黄10g、石斛20g、柴胡15g、鸡内金15g、麦芽30g、神曲15g、甘草15g。

4月23日三诊　服上方14剂，胃胀满及反酸均除，大便日一行，通畅，饮食亦佳，每日三餐后无不适，舌薄苔，脉象沉滑，继以上方化裁调治以巩固疗效。本年10月经胃镜复查，萎缩性胃炎转为浅表性胃炎，从而缓解。

按语：此病案与上病案相同，均属脾胃阴虚，但治疗在滋养脾胃阴分的同时，必须兼顾脾之运化，本病案兼有胆囊炎，胆汁反流，故加神曲、麦芽、鸡内金以助运化，又伍以柴胡、青皮、厚朴、乌药、茵陈以疏肝利胆，尤其加入大黄，以泻热通利大便，大便得下，胃气下行，则胆胃症俱随之而除。

（4）脾胃寒热互结证

脾与胃居于中州，脾喜燥而恶湿，喜热而恶寒；胃喜润而恶燥，喜清凉而恶浊热。脾主运化，主升清；胃主受纳，主降浊，二者相互为用，为气机升降之枢纽。居中宫，灌四旁，脾胃气机升降正常，则其他脏腑气机升降亦随之而安，反之各个脏腑气机升降紊乱而诸症蜂起。黄坤载谓："脾升则肾肝亦升，故水木不郁；胃降则心肺亦降，故火金不滞。"说明脾胃气机升降与其他脏腑的气机升降密切相关。仲景之半夏、甘草、生姜三泻心汤，黄芩、黄连与干姜配伍辛开苦降合用治疗脾寒与胃热互结之心下痞，脾寒则清阳不升，胃热则浊阴不降，于是清浊混淆而心下痞满作焉。张琪教授用此方治心下痞满诸症及胃脘痛，属脾胃不和、升降失司，见痛、呕、胀满等疗效甚佳。如对胃炎、胃及十二指肠溃疡，胃肠功能紊乱，见舌红苔白、口干苦、胃脘胀痛泛酸、呕逆者用半夏泻心汤有桴鼓之效，但辨证应注意脾寒胃热轻重之比重，若脾寒甚者，如脘腹遇寒则痛胀加重，或有便溏，可加重干姜用量，亦可酌加丁香、砂仁以温脾祛寒；若胃热偏重，如舌干，口苦臭，胃脘灼热，可加重黄芩、黄连用量，亦可酌加龙胆草，大便秘尤须用大黄以泻热通便。

病案 7　（十二指肠球部溃疡）康某，男，55 岁。1989 年 2 月 18 日初诊。

自述半年来胃脘痛时烧心吞酸，痛如刀割样，有时饥饿痛，得进食稍缓解，大便 2 天一行，较秘，舌苔白少津，质红，脉象弦滑。经胃镜检查诊断：十二指肠球部溃疡，辨证为脾胃不和寒热互结之证，宜甘草泻心汤增味，意即温脾清胃法。处方：甘草 20g、黄连 10g、黄芩 15g、干姜 7.5g、半夏 15g、人参 15g、吴茱萸 5g、丁香 7.5g、大黄 5g。

3 月 1 日二诊　服药 8 剂，胃脘胀痛烧心吞酸俱消除，大便日一行，不秘，自觉胃脘舒适，食欲增进，舌白苔已退，质淡红，脉象沉缓，宗前方增减。处方：甘草 20g、黄连 10g、黄芩 15g、干姜 7.5g、砂仁 15g、人参 15g、陈皮 15g、丁香 5g、枳壳 10g。

3 月 18 日三诊　又服前方 10 剂胃脘未痛，无自觉症状，3 月 10 日经 X 线胃透检查，龛影缩小，嘱继服前方观察。

按语：此病案十二指肠球部溃疡，属于寒热互结，用甘草泻心汤加丁香、吴茱萸以温脾寒；加小量大黄协同黄连、黄芩清泻胃热，寒温并用；甘草缓急止痛。二诊因吞酸便秘已解，故去大黄，加砂仁、陈皮以温脾和胃，枳壳宽中理气，药后病除而愈。张琪教授常用此方治疗胃及十二指肠溃疡、慢性胃炎，凡辨证属寒热互结脾胃不和者，皆可获效。

2. 健脾除满应分清寒胀、热胀

（1）脾胃湿热证

《兰室秘藏》载有中满分消丸，黄连、黄芩、砂仁、厚朴、枳实、半夏、陈皮、泽泻、茯苓、猪苓、干姜、姜黄、人参、白术、知母、甘草，原书谓治中满热胀、臌胀、水肿。此亦寒热互结之证，但其湿热较重，故多用清热利湿之品，方中用黄芩、黄连苦寒除湿；干姜、厚朴、砂仁辛开温脾；参、术、苓、草、泽泻健脾利湿；半夏、陈皮和胃化湿，依据《内经》"中满者泻之于内"，以辛热散之，以苦泻之，淡渗利之，使上下分消其湿而立方，熔泻心、平胃、四苓于一炉，用分消法利脾胃之枢机，湿热得除，升降和调，则腹胀满蠲除。张琪教授也常用此方治肝病腹水，肾炎、肾病综合征腹水及胃肠功能紊乱之气胀热胀，辨证符合脾胃不和、湿热壅结、升降失调者，皆有良效。

病案 1　（肝炎后肝硬化）冯某，男，40 岁。1998 年 7 月 10 日初诊。

本年 7 月 1 日，来哈就诊，腹部膨大，腹围 98cm，高度腹水，腹壁静脉曲张，小便不利，大便日一行，巩膜及躯干黄染。呕恶不欲食，面色黄暗，五心烦热，口唇紫，舌苔厚腻，脉弦滑。白细胞 3.5×10^9/L，血小板 60×10^9/L，血清白蛋白 30g/L，球蛋白 47g/L。谷丙转氨酶 150U/L，谷草转氨酶 170U/L，总胆红素 55μmol/L，直接胆红素 31.5μmol/L。西医诊断：肝炎后肝硬化，失代偿期（腹水）。中医诊断：单腹胀、黄疸，先以茵陈五苓散加味主之。处方：茵陈 50g、白术 30g、泽泻 30g、猪苓 20g、茯苓 40g、桂枝 15g、山栀 20g。

7月17日二诊　服药7剂有小效，小便较前略增，约500ml，腹胀满不减，考虑此为脾胃湿热水邪壅结不行，肝气不得下行，改用中满分消丸为汤剂增味主之。处方：黄芩15g、黄连15g、砂仁15g、厚朴30g、枳实15g、半夏15g、陈皮15g、知母15g、泽泻20g、干姜15g、茯苓30g、猪苓20g、党参20g、白术30g、姜黄15g、茵陈（后下）50g、山栀20g、二丑各20g。

7月24日三诊　服药7剂后，小便增至1500ml，腹部见软疏松，继服上方不变。

8月15日四诊　服上方14剂，小便增多24小时达3000ml，腹部明显见小，胀满大减，有食欲，精神好转，舌苔见退转薄，前方加槟榔30g继服。

9月2日五诊　服上方14剂，小便一昼夜达3500ml，腹水全消，叩诊已无腹水，食欲转佳，精神大好，躯干及巩膜黄染明显见退，烦热亦除，经某医院检查，谷丙转氨酶45U/L，谷草转氨酶55U/L，血清白蛋白上升至45g/L，胆红素37μmol/L，病人面色转润，舌苔薄，质紫，脉弦。脾大4横指。白细胞$4.0×10^9$/L，血小板$60×10^9$/L。医生建议切除脾脏，病人不接受，要求继服中药，继以疏肝健脾、活血柔肝、软坚清热解毒法。处方：柴胡20g、白芍30g、枳实15g、甘草15g、白术20g、茯苓20g、厚朴15g、枳壳15g、砂仁15g、党参20g、茵陈30g、黄连10g、山栀15g、大青叶20g、板蓝根20g、炙鳖甲25g、丹参20g、黄芪20g。

病人服上方70余剂，中间稍有加减，经3次检查，肝功能全部恢复正常，脾大1横指，厚4.7cm。血小板$80×10^9$/L，白细胞$6.0×10^9$/L。后上班，疗效一直巩固。

按语： 此病人前后基本服用二方，前方即中满分消丸加味，从脾胃不和、湿热壅结、水蕴不行治疗分消，清利湿热，平肝气泄腹满，以利脾胃之气机，气机通利则小便畅通，从而使腹水得以消除，肝功能亦随之明显好转，可见本方治脾胃不和、湿热壅结、升降失调（分消法治疗腹水）之效，后方则是张琪教授多年来治疗肝炎、肝硬化之有效方，柔肝理脾，益气软坚，清热解毒，扶正祛邪，熔为一方，药味虽多，但配伍严谨，用之每获佳效，此病人服70余剂，肝功能全部恢复正常，脾大亦明显缩小，从而获得缓解。上班工作，远期疗效亦佳。

病案2　（肾病综合征）张某，女，55岁。1998年10月5日初诊。

病人由黑龙江省海伦市来哈入院，高度腹水，胀满，小便不利，一昼夜300～400ml，口干苦，恶心不能食物，舌质红苔白腻，脉沉滑稍数，尿蛋白（++++），血浆总蛋白38g/L，白蛋白18g/L，血胆固醇10.9mmol/L，甘油三酯2.4mmol/L，诊断：肾病综合征。病人慕名来哈求治，要求中药治疗，在当地曾用呋塞米等利尿剂未效，据上述证脉辨证为脾胃不和、湿热壅结，升降失司，水不得下，予中满分消丸加味。处方：黄芩15g、黄连15g、砂仁15g、厚朴20g、枳实15g、半夏15g、陈皮15g、泽泻25g、知母15g、茯苓30g、猪苓20g、太子参20g、白术20g、姜黄15g、干姜15g、槟榔20g、车前子30g、二丑各25g、甘草15g。

连服上方14剂，小便增多，一昼夜1500～2000ml，腹胀减轻，见柔软，能进少量食物，口干苦、呕恶俱见轻，继用上方不变服之。

11月18日病房查房，继服上方16剂，小便24小时达3500ml以上，浮肿全消，腹胀已除，能进食，精神大好，大便日1～2次，全身感乏力，舌润，脉象沉弱。尿蛋白（++），血浆白蛋白略升，其他无变化。继以益气补肾之剂。处方：红参15g、黄芪30g、熟地20g、山萸肉15g、山药15g、茯苓15g、牡丹皮15g、泽泻15g、石莲子20g、地骨皮15g、枸杞子20g、菟丝子15g、芡实20g、白花蛇舌草30g。

连续服上方30余剂，尿蛋白（±）～（+），血浆白蛋白23g/L，球蛋白22g/L，有明显好转，继以益气补肾健脾之剂服用30余剂，尿蛋白（-）～（±），血浆蛋白恢复至正常值，脉象沉滑舌润而缓解。

按语：本病案肾病综合征，高度腹水，曾用呋塞米等药无明显疗效，辨证按脾湿胃热、湿热壅结治疗，小便通利，浮肿全消，后以益气补肾治疗而缓解。张琪教授治肾病综合征、慢性肾小球肾炎水肿甚多，凡辨证属脾胃湿热壅结，小便不利，用此方皆效。

此外，还有胃肠功能紊乱之脘腹胀满，中医辨证属脾胃湿热、升降失调者用此方亦有佳效，此方乃从仲景泻心汤衍化而来，辛开与苦降，淡渗利湿并用。泻心汤干姜与黄芩、黄连并用只除胃脘胀满，此方则多行气利水之品，故治热胀水肿气胀，李东垣引《内经》"中满泻之于内"，此泻乃指分消之法，与十枣汤、承气类泻实热、逐蓄水不同。

（2）脾胃寒湿证

李东垣有寒胀中满分消汤治中满寒胀寒疝，大小便不通，阴燥，足不收，四肢厥逆，食入反出，下虚中满，腹中寒，心下痞，下焦躁寒沉厥，奔豚不收。组方：川乌、泽泻、黄连、人参、青皮、陈皮、当归、生姜、麻黄、柴胡、干姜、荜澄茄、益智仁、半夏、茯苓、木香、升麻、黄芪、吴茱萸、厚朴、甘草、蔻仁、黄柏。

本方属辛热散寒法，药味多，而配伍严谨，疗效甚佳，张琪教授常用以治疗脾胃寒湿壅滞，运化受阻，风寒水湿停蓄不利之肾炎，肾病综合征，胃肠功能紊乱之腹水胀满，只要辨证属于寒湿阻遏，水湿停聚。服药后小便增多，腹胀满消除，有良好疗效。

方中用人参、黄芪补中气健脾，取其补而兼运；川乌、吴茱萸、荜澄茄、干姜、蔻仁辛热散寒开郁；益智仁既温肾又暖脾两擅其功；青皮、陈皮、厚朴疏肝郁泄满；升麻、柴胡升清阳；茯苓、泽泻利湿浊；麻黄宣发透达以通阳气；半夏降逆化痰浊；黄连、黄柏苦寒反佐，予大剂辛热药中少佐苦寒乃温中有凉，防辛热过剂伤阴。全方以辛热散寒为主，辛热散之，复以淡渗利之，甘温补之，苦温泻之，多方分消其邪，又用参、芪以扶正，正邪兼顾以恢复脾胃运化、升清降浊之功能，可见其配伍之妙，令人叹服。

病案3　（肾病综合征）林某，女，30岁。2001年5月8日初诊。

林某入院时，蛋白（+++），血清白蛋白低，胆固醇及甘油三酯均高，经用西药激素及呋塞米利尿药，腹水不消，其大便和小便不利，腰部腹部俱寒凉，大便不通畅，呕逆清涎，舌白滑，脉沉迟，手足厥冷，面色㿠白，形寒畏冷，综合证脉，当由脾胃寒湿、水湿停蓄不化所致，宜辛热散寒、温脾胃助运化之法。处方：黄芪15g、党参15g、茯苓15g、半夏10g、泽泻15g、川乌15g、厚朴15g、吴茱萸15g、麻黄15g、荜澄茄10g、干姜15g、木香7g、草蔻10g、升麻10g、柴胡10g、青皮10g、黄连10g、黄柏10g、益智仁15g、甘草10g。

初服7剂，小便略增，腹部稍宽松，继服7剂，小便增多至1500ml，原方加槟榔15g

继服 14 剂，小便增至 3000ml 左右，腹胀大减，继续用前方，腹水全消，腹部寒凉感均正常而愈，此病人自用中药后未用西药疗效明显，且远期追踪一直巩固。

按语：脾胃寒湿与脾胃虚寒，虽均有脾胃虚弱，寒湿内停，但二者仍有一定的区别，脾胃寒湿当属寒湿困脾，治应重在散寒除湿，兼顾健脾；脾胃虚寒乃脾虚湿停，治应重在健脾，兼以除湿。本例属脾胃寒湿，故重在散寒除湿，虽用党参、黄芪，但用量较小。

3. 健脾补中，宜斟酌的升举阳气

脾气主升，脾气不足，则中气下陷，临床可见虚劳内伤、气虚发热、泄泻、眩晕、便秘等，多伴有四肢倦怠乏力，不耐过劳，劳则气短喘息，不思饮食，脉沉弱或虚大无力，舌润，亦可见身热心烦、自汗恶寒、头痛口干等，李东垣谓：劳役饮食失节伤脾，清阳不升所致。补中益气汤为代表方，健脾补中，举气升阳。

补中益气汤方中人参、黄芪、白术、甘草甘温益气健脾胃，为治疗脾胃内伤之主药，为了增加脾胃阳气之升腾功能，又用柴胡、升麻升阳之品以助脾胃之气上升，所谓脾气升则阴火降。李东垣之补中益气汤、升阳益胃汤、升阳除湿汤、补脾胃泻阴火升阳汤、益气聪明汤等，皆在参、芪、术、草、大枣甘温补中之品中辅以柴胡、防风、独活、羌活、葛根、蔓荆子等风药，以升腾阳气，补中有升则脾胃气健而邪气除。张琪教授运用益气升阳法治疗东垣所谓之内伤脾胃、中气不足证，脾胃气虚，阴火发热证，脾胃气虚泄泻证，脾胃气虚清阳不升之眩晕、头痛等，均有良好的疗效。

（1）虚劳内伤证

中气禀于脾胃，脾胃属于中宫，饥饱劳役伤于脾胃，脾主四肢，故见短气乏力、肢体倦怠、胸痛发热、脉数无力等一系列脾胃气虚不足之症，治当健脾补中益气。

病案 1 （虚劳内伤证）屈某，男，37 岁。1995 年 10 月 11 日初诊。

自述 1 年来气短乏力，倦怠、胸痛、气短、心烦，肩臂酸沉如负重物，不耐劳动，稍劳即加重，1 年来曾发生晕厥数次，经哈市各医院系统检查，脑 CT、胸透、心电图等，皆未见异常，来门诊求中医治疗。面色白，语言声微无力，舌滑润，其脉沉弱，辨证为劳役伤脾，气虚下陷，宜补益中气，健脾升阳。处方：黄芪 35g、党参 20g、升麻 10g、柴胡 15g、白术 20g、陈皮 15g、当归 15g、五味子 15g、天花粉 10g、甘草 15g。

10 月 29 日二诊　服上方 7 剂，胸已不痛，全身有力，肩背酸痛亦大减轻，病人以为痊愈，又参加劳动，过劳后又胸痛发作，左肩酸痛，少气乏力，胸中热，脉弱舌润。处方：黄芪 50g、升麻 15g、党参 30g、柴胡 15g、白术 15g、天花粉 15g、知母 15g、桔梗 15g、五味子 15g、当归 20g、甘草 15g。

11 月 10 日三诊　服上方 10 剂，胸痛及气短均明显减轻，全身亦较有力，胸内热感亦减，脉象较前有力，嘱继服上方若干剂，避免过劳。

12 月 27 日四诊　服上方 14 剂，诸症皆除，全身有力，肩酸胸痛热均除，饮食增，面色红润，嘱继服 10 剂以巩固疗效，后随访此病人已痊愈，照常参加劳动。

按语：本案属劳倦内伤、中气不足、清阳不升之证。其辨证要点为气短不能上达，胸肩发热，肩酸背酸痛，心悸怔忡，倦怠乏力，脉象缓无力等。补中益气汤增减主之，连服

药 30 余剂而痊愈。

（2）内伤发热证

内伤发热，多由过度疲劳、脾气下陷、阳气不敛藏所致。李东垣《脾胃论》谓"阴火"，《脾胃论》谓："饮食入胃，则气上行，津液与气入于心，贯于肺，充实皮毛，散于百脉，脾禀气于胃，而浇灌四旁，荣养气血者也。今饮食损胃，劳倦伤脾，脾胃虚，则火邪乘之而生大热……"阐明饮食不节伤胃、劳倦过度伤脾、脾胃虚而火邪乘之是发热之原因，故予补中益气汤、升阳益胃汤等补脾胃益气升阳法治疗。

病案 2 （内伤发热证）刘某，男，29 岁。1991 年 8 月 9 日初诊。

病人低热 2 年余，体温 37.5～38℃，全身倦怠乏力，头痛气短，懒言身热，身体消瘦，过劳则短气乏力增重，休息则减轻，体温亦略低，经哈市各医院系统检查均无异常，不能确诊发热之因，来门诊求治。观其体质较弱，脉象沉弱，舌润，口和。综合证脉分析，辨证属内伤脾胃，阳气虚而外越。《内经》谓"阳气者烦劳则张"，于是呈现低热，缠绵不退，宜用补中益气汤加味主之。处方：黄芪 30g、党参 20g、白术 15g、陈皮 10g、柴胡 10g、升麻 10g、防风 10g、当归 15g、白芍 15g、五味子 15g、甘草 15g、生姜 10g、大枣 4 枚。

9 月 1 日二诊　自述服药经过，服上方 7 剂，体温下降到 36.4℃，全身较前明显有力，头痛亦减，精神大好，体温 20 多日连续在 36.4～36.7℃，为 2 年来未有之现象，病人喜出望外，以为已愈，不料连续劳累 1 周后，体温又上升全 37.5℃左右，体倦乏力又出现，故又来复诊。此因脾气虚，阳气浮越，经用前方主治阳气复，过劳后阳气不潜又复外越，嘱病人必须注意休息，防止过劳，仍用前方增减治疗。处方：黄芪 30g、党参 20g、白术 15g、升麻 10g、防风 10g、白芍 20g、大枣 5 枚、甘草 20g、小麦 50g、五味子 15g、陈皮 15g。

9 月 20 日三诊　服上方 7 剂，体温一直稳定在 36.2～36.5℃，全身有力，头亦未痛，精神甚佳，脉象沉有力，嘱连续服上方若干剂，以资巩固，并注意防止过劳。

按语：本案即属于内伤发热，补中益气汤加味治疗，补中益脾胃，升清阳，清阳升、脾胃健则阳气潜，虚热除，后方与甘麦大枣汤合用重用小麦以益心气，心为脾之母，补心气以益脾，增强补脾益气之功，张琪教授常以此方与补中益气汤合用，治疗此类发热而奏效。

病案 3 （内伤发热证）刘某，女，26 岁。2001 年 11 月初诊。

发热 38℃不止，经用头孢及解热之药，一时退后，旋又复起，3 个月来热不除，体温持续在 38℃左右，后经系统检查无结果，来求治。见其面容疲惫，气短懒言，舌淡，脉虚数。询其致病之由，据述担任班主任辅导学生每天 10 余小时，工作过劳，初起发热以为感冒，用复方氨酚烷胺及解热药无效，后又用头孢类，热亦不退，综合证脉分析乃属内伤发热，予补中益气汤治疗。处方：西洋参 15g、黄芪 30g、当归 15g、白术 15g、升麻 15g、柴胡 15g、陈皮 15g、小麦 30g、五味子 15g、麦冬 15g、甘草 15g、生姜 15g、大枣 5 枚。

2001 年 11 月 10 日复诊，连续服药 7 剂，热即消退，嘱继服数剂，以补中益气，防止过劳，随之痊愈，体力恢复，全身有力而愈。

按语：张琪教授临床治疗此类内伤发热较多，大多用此方可愈，亦有舌苔白质红者，为脾气虚，胃有湿热，用升阳益胃汤较此方为佳。

病案 4 （内伤发热证）谭某，男，16 岁。1999 年 3 月 13 日初诊。

病人从 1998 年 10 月中旬感冒发热，体温 37.5～38.7℃，经用头孢类、环丙沙星等抗炎药无效，后用安宫牛黄丸 2 粒，体温一度下降，数日后又上升。经某医诊断谓误服凉药，外邪内陷，又用解表清热等药亦无效，且体温上升达到 39℃，整日发热不退，又去北京某医院系统检查均无结果。回哈请张琪教授会诊治疗，病人除发热外，询其全身酸沉，胃脘不适，恶心脊背酸沉，全身自汗，舌苔白，脉象数。据上述证脉考虑，经服用中西药及西医检查等，张琪教授初步认为，属外邪不解、痰湿内阻之证，仿《通俗伤寒论》柴胡达原饮方治疗。处方：柴胡 25g、半夏 15g、草果仁 15g、厚朴 15g、黄芩 10g、党参 15g、桂枝 15g、青蒿 20g、常山 15g、甘草 15g、生姜 15g、大枣 5 枚。

3 月 30 日二诊　服药 5 剂，发热不退，体温 39.2℃，多汗，短气乏力，脊背酸，舌淡，脉短数，反复考虑，此病发热近 5 个月历经中西药抗炎、解表清热解毒皆无效，西医诊断亦无结果，病孩体质肥胖超重，外形颇似健康，但有短气乏力、自汗、舌淡薄苔、脉象短数一系列脾胃中气不足证候，属李东垣所谓之内伤发热。初病胃脘不适，后服苦寒之安宫牛黄丸及其他清热解毒之品伤脾胃，因而胃脘不适，呕恶，体温反上升。综合辨证为脾气虚，清阳不升，夹有湿热，予升阳益胃汤，以益脾胃补气升阳清热法治之。处方：黄芪 20g、党参 15g、白术 15g、半夏 10g、陈皮 10g、茯苓 10g、泽泻 10g、防风 7g、羌独活各 5g、黄连 15g、柴胡 10g、白芍 10g、甘草 10g、生姜 10g、大枣 3 枚。

4 月 13 日三诊　服上方 7 剂，体温有 2 日下降至 37.5℃，近 2 日又上升至 38.2℃，因思体温起伏，乃属脾胃气虚渐复之佳兆，仍用上方不变，因胃脘稍不适加入砂仁 10g。

5 月 3 日四诊　服上方 14 剂，体温徐徐下降，自 38.2℃下降至 37.8℃，后 5 剂药后，体温下降至 36.5℃，从此即平稳未上升，呕恶、全身乏力、短气诸症随之消除，脉象缓而有力，从而痊愈。

按语：本病案以发热近 5 个月不退，历经中西药、消炎清热解毒养阴等药治疗，均未奏效，且体温有逐渐上升趋向，初诊亦考虑起于外感，兼胃脘不适，恶心，苔白等似属外邪不解，痰湿内伏之证，予柴胡达原饮治疗，连服 5 剂未效，病人家属甚为焦虑，求为设法诊治。思之再三，此病孩 16 岁，体重 75kg，外形颇似健康，但上楼即表现出吁吁作喘、短气自汗、乏力、脉象短数无力、舌淡一系列证候，经心电图检查排除心肌炎等病，辨证当属脾胃虚，中气不足，内伤发热，予升阳益胃汤补脾胃益气升阳法治疗，服药 7 剂，有 2 天体温一度降后又上升至 38.2℃，考虑体温一度下降，复又上升乃脾胃气机欲复而不得复，向愈转机之佳兆，且脾胃中气耗伤旷日持久之发热，绝非迅速可以恢复，效不更方，三诊复用此方治疗，经 2 周共 14 剂，体温徐徐下降至 36.5℃，诸症亦随之消除而告痊愈。

（3）气虚眩晕证

头昏眩，面色㿠白，气短声微，心悸怔忡，甚则耳鸣眼花，视物不清，眩晕欲仆，舌润苔白，脉象沉细或沉弱等，此中气不足、清阳不升之证。此类眩晕，张琪教授常以益气聪明汤加补肾之品治疗，且疗效甚佳。

病案 5 （眩晕）沈某，女，30 岁。1999 年 6 月 4 日初诊。

1998 年，去深圳市工作半年，由于工作紧张过劳，生活节奏加快，饮食不习惯诸因素，突然晕厥，经当地医院治疗苏醒后，头昏眩不已，经一系列检查均未发现异常，但头眩昏不能工作，不能阅书报，阅即加重，回哈市求治于张琪教授，见其面色㿠白，体质消瘦，气短乏力，终日头眩晕不清，耳鸣，曾服中药六味地黄丸稍有力，但眩晕不除，今据上述脉证分析为脾气虚下陷、清阳不升，以益气升阳为主，辅以补肾法治疗。处方：红参 15g、黄芪 30g、蔓荆子 15g、升麻 15g、葛根 15g、黄柏 15g、白芍 15g、甘草 15g、山萸肉 15g、熟地 15g、枸杞子 15g。

服药 7 剂后，眩晕大减，全身较前有力，经以上方调治，连服 21 剂头眩晕全除，全身亦有力，饮食增加，脉象沉滑有力，继续调治而愈。

按语：此方即李东垣益气聪明汤加熟地、山萸肉、枸杞子补肾之剂，以之治疗而愈。

病案 6　李某，女，27 岁。2001 年 11 月 8 日初诊。

头晕眩时痛，全身乏力，不欲饮食，倦怠嗜睡，体消瘦，近 1 个月内曾昏厥 1 次，经某医院检查，血糖血脂均正常，血红蛋白亦正常，血压 85/58mmHg，医院诊断此为低血压。病人终日头昏，短气，倦怠乏力，不能上班，来中医就诊，除上述症状外，脉象沉弱，舌润，面色㿠白，倦怠少神面容。综合辨证为脾肾气虚，脾气虚不能上荣，肾气虚则脑失所养，于是呈现以上系列证候。治以益气补脾升阳兼补肾之剂。处方：生芪 30g、党参 20g、蔓荆子 15g、升麻 15g、葛根 15g、黄柏 10g、白芍 15g、川芎 15g、当归 15g、熟地 20g、山萸肉 20g、枸杞子 20g、五味子 15g、天麻 15g、甘草 15g。

11 月 16 日二诊　服上方 7 剂，头昏眩大减，全身有力，倦怠嗜睡均减轻，继服上方。

11 月 24 日三诊　继服上方 7 剂，诸症均大减，精神佳，体力增加，头无昏眩感，舌淡红，脉沉滑，血压 108/70mmHg，嘱继服 7 剂以善后，从而痊愈。

按语：《内经》谓："上气不足，脑为之不满，耳为之苦鸣，头为之苦倾，目为之眩。"李东垣之益气聪明汤为治气虚不足眩晕之首选方，方中首用人参、黄芪以补气，又用蔓荆子、升麻、葛根以升阳，但此病人又兼肾虚，肾生髓，脑为髓海，又辅以补肾之熟地、山萸肉、枸杞子补肾益脑，归、芎以养血益肝，从而获得治愈。

益气聪明汤，《东垣试效方》谓："治饮食不节，劳役形体，脾胃不足，内障耳鸣，或多年昏暗，视物不能，此药能令目大开，久服无内外障、耳鸣、耳聋之患，又令精神过倍，元气自益，身轻体健，耳目聪明。"

此方即以人参、黄芪为主，益脾胃补中气；升麻、葛根、蔓荆子升清阳，中气足，清阳升，则头昏目障耳鸣诸症蠲除；黄柏苦寒清相火；芍药敛肝和营。方以益气升阳为主，辅以敛阴和营清相火之品，为本方与其他补气升阳方不同之处。李东垣精于脾胃学说，在《兰室秘藏》中云："五脏六腑之精气，皆禀受于脾，上贯于目，脾者，诸阴之首也；目者，血脉之宗也，故脾虚则五脏之精气皆失所司，不能归旺于目矣。"东垣治脾胃虚弱、清阳不升诸证，皆以脾虚累及其他脏腑，精气不能走注于头目手足，呈现头眩、目障、耳鸣诸症。益气聪明汤为其代表方，其方即用人参、黄芪以补益中气，其气上行头目，用升麻、葛根、蔓荆子升清阳，同时又防止益气升阳引动肾中伏火，故用黄柏泻相火，芍药敛阴和营，有升有降，以升为主，以降为辅，但据张琪教授经验，再辅以补肾之品，疗效尤佳。

张琪教授曾用此方治疗重症肌无力眼型数例皆获良效。曾治一女孩，14 岁，患重症肌无力眼型，使用补中益气汤加补肾之剂有效，但不敢看书、看电视，时间稍久即眼睑下垂，服药数十剂虽有效，但眼睑下垂仍未蠲除，后考虑此方治脾虚精微不能上注于目，且脾主肌肉，眼睑下垂乃脾虚清阳不升所致，投以此方，连服 30 余剂而愈，后以此方加补肾之剂，配制丸药，连服半年余，考入高等学校，3 年余未复发，远期疗效巩固。

（4）脾虚久泻证

病案 7 孙某，男，21 岁，学生。1999 年 10 月 5 日初诊。

病人家住吉林省农安县，在校学生，一年来患泄泻，每日泻 10 余次，溏泻不消化样便，肠鸣甚重，不欲饮食，饮食乏味，时有恶心，体质消瘦，体重 51kg，倦怠乏力，舌红，薄苔，曾服用中西药物治疗，无明显效果，经某医院肠镜检查无结果。病人终日泄泻，体力不支，经介绍慕名门诊求治，据云曾用健脾之参苓白术散治疗未见明显疗效。综合证脉，当属脾虚，清阳下陷，更由滑泄日久，舌红少津，纳呆，胃阴亏耗，宜升阳益胃汤，以健脾胃升阳利湿，加诃子、乌梅、肉蔻养阴收敛固脱。处方：党参 15g、白术 20g、黄芪 20g、黄连 10g、半夏 15g、陈皮 15g、茯苓 15g、泽泻 15g、防风 10g、独活 10g、柴胡 15g、白芍 15g、生姜 15g、大枣 5 枚、甘草 15g、诃子 20g、乌梅 15g、肉蔻 15g。

12 月 18 日二诊　服上方 10 剂有明显疗效，大便日 3 次，仍溏，肠鸣腹胀均已减轻，但仍有肠鸣，舌红转润，脉象稍有力，前方加炮姜 10g 继服药。

2000 年 1 月 20 日三诊　服上方 20 剂，大便日 2 次，已成形，稍溏，肠鸣大减，食欲增强，全身较有力，体重增加 5kg，现食后胃脘稍不适，食生冷及油腻即加重，体力增，面色红润，舌润薄苔，脉象滑，继以健脾升阳、温中之品治疗。处方：党参 15g、白术 20g、茯苓 15g、甘草 15g、砂仁 15g、白蔻 15g、陈皮 15g、半夏 15g、炮姜 10g、丁香 10g、桂枝 7g、乌梅 15g、诃子 20g、防风 15g、独活 10g、泽泻 10g、山药 20g、肉桂 7g。

3 月 1 日四诊　病人服上方 10 剂，大便日 1 次，已成条状，不溏，食欲增进，全身有力，胃脘不适亦除，脉象滑有力，舌润，从而痊愈。处方：白术 20g、生扁豆 10g、生山药 20g、茯苓 10g、五味子 10g、葛根 15g、乌梅 15g、诃子肉 15g、甘草 10g。

按语： 此病案之久泻为脾气虚，清气下陷，《内经》谓："清气下陷，则生飧泻。"脾为太阴湿土，喜燥恶湿，故用黄芪、党参以补中气；白术以健脾燥湿；防风、独活以升下陷之阳气；陈皮和中理气；茯苓、泽泻淡渗利湿，补之升之，淡渗利之，以利于脾气健运之功能；复用黄连、半夏辅佐之以清胃热降逆，使胃气和，浊气降，从而调和脾胃相互协同之功能。因下泻日久，阴分已耗，故见舌红，故方中白芍益阴，诃子、乌梅敛阴收敛固脱，故能收到良好疗效。

张琪教授根据临床经验，认为凡泄泻日久，多见口干舌红少苔，为伤阴之候，宜健脾止泻药加葛根、乌梅、诃子等。葛根有鼓舞胃气上行之功能，且有生津作用；乌梅酸涩，敛益脾阴，以助脾之运化，为治疗肠滑泄痢之要药；诃子苦，酸涩，敛阴生津，涩肠敛肺，治久泻久痢，故对泄泻日久伤阴最为适宜，张琪教授拟益阴健脾饮，治泄泻日久伤阴，见舌红少苔、口干咽干等。

病案 8 （结肠炎）李某，男，13 岁。2001 年 3 月初诊。

患结肠炎，日泄泻 3～4 次，溏稀如水样便，腹痛，口干，咽痛，舌红少苔，脉细数无力，体消瘦乏力，经肠镜检查未发现器质性病变，诊断为"过敏性结肠炎"，曾用健脾止泻药则咽痛口干，用黄连、黄柏等苦寒药则腹痛泄泻加重，求治于张琪教授，根据上述证脉为脾虚日久耗伤阴液，予益阴健脾饮，处方：白术20g、生扁豆10g、生山药20g、茯苓10g、五味子10g、葛根15g、乌梅15g、诃子肉15g、甘草10g。加白芍15g，服药7剂，腹痛、下泻、口干、咽痛俱减轻，连续经3次复诊服药21剂而愈。

（5）脾虚水湿留恋证

肾病水肿消退后，多见脾虚清阳下陷证。临床表现：脘腹胀满，大便溏薄，肢体倦怠，纳呆，颜面或眼睑轻度肿，身体重倦怠，小便少，色黄，舌苔腻，脉缓。属脾虚失于运化，湿邪留恋之证，治宜益气健脾升阳利湿法。张琪教授常用升阳益胃汤化裁，方中人参、黄芪、白术益气健脾，羌活、防风、独活、柴胡升阳除湿，茯苓、泽泻利湿，白芍敛阴柔肝和脾，黄连、半夏清胃降逆，补中有散，发中有收，升中有降，治疗脾虚清阳下陷、胃中湿热者，此方最为适宜。以此方治疗难治性肾病综合征，辨证见上述证候者有良好疗效。

病案 9　（肾病综合征）唐某，男，10岁。2001年5月15日初诊。

患肾病综合征1个月余，经用泼尼松等药，浮肿已消，尿蛋白（+++）不减，血浆蛋白低，血脂高，患儿眼睑轻度浮肿，面色㿠白，小便经用药后1500～2000ml，身倦乏力，大便溏，脘胀满，舌白苔，脉沉弱，此脾虚清阳不升之证，用上方加山药15g、薏苡仁15g、石莲子15g，服14剂后尿蛋白（+）～（++），全身觉有力，大便转成形，连续用此方调治服药40余剂，尿蛋白转阴，血浆蛋白恢复正常值，从而痊愈。

按语：调理脾胃，除健脾胃外，一是升清阳，二是降浊阴，"脾宜升则健，胃宜降则和"，益脾胃升清降浊为此方之特点，控制便溏，增进食纳，以利消化，吸收精微，从而减少蛋白质之丢失，提高蛋白质在胃肠之吸收，有利于改善低蛋白血症。但辨证必须见上述脾虚清阳不升证，如饮食不消，胃脘胀满，大便溏薄，全身倦怠乏力，舌质淡，苔白，脉弱，方可应用有效。

（6）气虚便秘证

大便闭塞，有属热结者当下之，有属津液亏耗者当润之，此外尚有风秘、冷秘等，方书论之甚详，临床遇属脾胃气虚下陷之大便秘塞不通，病人入厕不得便，里急后重，下坠，腹中不适，所谓"虚坐努责"，以益脾胃升清阳法治疗，用李东垣升阳除湿防风汤，升其阳，则脾胃功能得以逆转则阴自降而大便通矣。

病案 10　（大便闭塞）吴某，女，65岁。2001年4月初诊。

自述肠梗阻术后，大便不通，腹胀满下坠，数次入厕而大便不下，痛苦异常，来门诊求治，见其人体质瘦弱，气短无力，食纳减少，舌润，脉沉弱，曾用过大黄等泻下之剂，稍下黏液，而不得通，自述愈用泻药则下坠愈重，综合证脉分析，当属脾胃气虚下陷之证，拟以健脾胃升阳法。处方：白术20g、苍术15g、茯苓15g、防风15g、升麻10g、葛根15g、炮姜10g、砂仁10g、白芍15g、木香7g、甘草10g。

服上方4剂，大便得通，且成形不溏，腹中舒适，无下坠感，食欲亦好转，病人连称此方之效，继以上方化裁，连服7剂而愈。

按语：此"塞因塞用"之妙。

4. 健脾理气，切勿忘肝木乘土

脾虚木旺，又名肝脾不和，病机为脾土虚弱，肝木乘之，土受木凌，临证表现胁痛、胀满、倦怠乏力、头眩、烦躁易怒、苔厚、舌尖赤、脉弦等。《伤寒论》谓："本太阳病，医反下之，因而腹满时痛，属太阴也，桂枝加芍药汤主之。"此方主治太阳病而误下，损伤脾胃之阳气，腹满而痛，属太阴脾虚之证。误下伤脾而肝木以乘虚伐脾，故用桂枝加芍药以柔肝和脾，生姜、桂枝温脾胃之阳气，甘草、大枣健脾胃和中。本方加饴糖即为小建中汤，加黄芪名黄芪建中汤，张琪教授用桂枝加芍药汤治疗肝气犯胃之胃脘痛，重用白芍，以柔肝和胃，屡收良效。

病案 1 （十二指肠球部溃疡）郑某，男，22 岁。1992 年 4 月 18 日初诊。

自述经某医院 X 线钡剂胃透十二指肠球部有龛影，诊断为十二指肠球部溃疡，现症胃脘痛，喜温热喜按，发作时用手按之或用热水袋熨之痛可减，空腹饥饿时多发作，得食后可缓解，痛时口中泛清水，消瘦全身无力，大便溏日 1～2 次，无隐血，脉象弦迟，舌滑润，此属肝木乘脾、脾胃虚寒、肝脾不和之证，以桂枝加芍药汤增味主之。处方：桂枝 20g、白芍 40g、甘草 15g、生姜 15g、大枣 6 枚、吴茱萸 7.5g、陈皮 15g。

4 月 25 日二诊　服药 6 剂胃脘未痛，食欲增，自觉胃脘舒适，为从来无有之感，大便溏，脉象弦迟，舌润，继宜前方增减主之。处方：桂枝 20g、白芍 40g、甘草 15g、白术 15g、生姜 15g、大枣 6 枚、吴茱萸 7.5g、茯苓 15g、陈皮 15g。

5 月 12 日三诊　服上方 9 剂，胃脘未痛，未泛清水，大便日 1 次不溏，食欲增进，全身有力，体重增 1.5kg，脉象沉舌润，嘱停药复查。

5 月 17 日胃透检查，十二指肠球部龛影完全消失。

按语：本病案属于肝旺脾虚、脾胃虚寒、肝气乘脾之溃疡，辨证以胃脘痛喜暖、喜按、泛清水、大便溏薄、舌滑润、脉弦迟为特征，治以桂枝加芍药汤，重用白芍以抑肝，肝气得平则脾自健，李时珍《本草纲目》谓"白芍药益脾，能于土中泻木"，即指泻肝气之横逆以益脾。桂枝、生姜以温脾。甘草、大枣以和脾胃。为治疗此类脘腹痛之有效方剂，本例加吴茱萸温中辛开降浊阴，陈皮和胃以治清水上泛。由于大便溏二诊加白术、茯苓健脾止泻。服药后诸症消除，龛影消失而痊愈。

病案 2 （腹痛、胃肠功能紊乱）王某，女，47 岁。1997 年 4 月 19 日初诊。

腹痛 2 年余，近半年加重，发作时疼痛难忍，发作多在午夜 12 时左右，常剧痛不能入睡，曾经去北京、上海各大医院及哈市医院系统检查均无结果，未确诊，亦曾用过中药未效，经介绍来门诊就医，观其体瘦，面色青暗不泽，面容痛苦表情，舌润，边稍紫，脉象左右沉弦有力，询问其痛如肠中牵拉样痛，经胃镜检查无器质性改变，当属痉挛痛，从中医辨证当属肝木侮土证，据面色青、舌边紫、久痛入络，兼有血络瘀阻，予桂枝加芍药汤，重用芍药以柔肝木之横逆，联合张锡纯之活络效灵丹加味以活血通络止痛。处方：桂枝 20g、白芍 50g、甘草 25g、生姜 20g、大枣 5 枚、当归 20g、丹参 20g、乳香 10g、没药 10g、延胡索 15g、川楝子 20g、白术 15g、茯苓 15g。

4月27日二诊　病情大减，经过如下：24、25日两天仍腹痛，但较轻，26、27日腹未痛，夜间安稳入睡，自觉腹中气体下行，多矢气，腹中舒适觉松，大便日一行，较稀，舌脉如前，仍用上方化裁主之。处方：桂枝20g、白芍50g、甘草25g、川楝子15g、延胡索15g、砂仁15g、当归20g、丹参20g、乳香10g、没药10g、白术20g、茯苓20g、生姜15g、大枣5枚。

5月4日三诊　服上方7剂，1周内腹基本未痛，仅有2次夜间小痛，很快即逝，腹中仍有气不通畅之感，似欲大便，但又不通畅，脉沉已无弦象，舌润苔白。继续用上方加厚朴15g、枳实15g、广木香10g以行气。

5月11日四诊　1周未腹痛，腹中宽松舒适，自述为2年来未有现象，大便日一行，脉象缓，舌正红薄苔，继以此方调治，又2次复诊腹痛已愈，未再发作，从而痊愈。

按语：本病案之腹痛，西医检查未发现有器质性病变，中医根据证脉全面综合分析为肝气乘脾证，用桂枝加芍药汤，重用芍药以敛阴柔肝，平肝气之亢逆，再用桂枝、生姜以温中，大枣、甘草以健脾甚为合拍，但因发病2年余，病入络，伴面色青，舌边紫，伴有血络瘀阻，故用活络效灵丹原方加川楝子、延胡索以活血通络止痛，用后收效明显，同时伴有大便溏，故伍以白术、茯苓以健脾止泻，且木旺乘土，一面疏肝平木，一面又须培土健脾，白术、茯苓尤须用之。三诊有气滞不通之感，又加厚朴、枳实、木香以行气。2年余之腹痛，多方检查治疗，不仅无效，且未确诊，病人耗资甚巨，痛苦不堪，甚至丧失信心，如今几经治疗而痊愈，充分反映中医治疗之特色。

痛泻要方（白术、白芍、陈皮、防风）治痛泻，其特征为腹痛即泻，吴鹤皋云："伤食腹痛，得泻便减，痛泻泻后痛不止，故责之土败木贼。"此方治木乘土之痛泻，其效甚佳，张琪教授用此方常重用芍药而取效，但白芍性味酸寒，于脾胃虚寒者不适宜。《伤寒论》谓："太阴为病，脉弱，其人续自便利，设当行大黄、芍药者，宜减之，以其人胃气弱，易动故也。"张琪教授临证发现确有某些脾胃虚弱者用白芍后出现泄泻症状，故用白芍时常配以白术以健脾，则无此弊。

病案3　（肝脾不和咳逆证）王某，女，55岁。2002年1月23日初诊。

病人胆囊切除后，左季肋连脘腹胀满痛，咳逆频繁，气逆不降，食后胀满益甚，肠鸣矢气不得下行，大便稍秘，舌苔白，脉象沉滑，辨证为脾胃虚寒，肝气上逆，宜温脾胃、疏肝降逆法治之。处方：砂仁15g、丁香10g、柿蒂15g、干姜10g、木香10g、紫苏15g、柴胡20g、厚朴15g、枳壳15g、乌药15g、槟榔15g、甘草10g。

2月6日复诊　咳逆大轻，气体能下行，肠鸣亦大好，食后胀满亦明显好转，矢气甚多，大便通畅，继以上方治疗。

按语：此病人共服21剂痊愈，辨证为肝气横逆，脾胃虚寒，方用柴胡、枳壳、厚朴、乌药、紫苏、槟榔以疏肝气之郁，行气之逆，尤须温脾胃以散寒，如丁香、干姜、柿蒂、砂仁等，此病人曾经用过中药疏肝顺气，如柴胡疏肝饮等，皆未收效，其因只知疏肝不知温脾胃，则不能取效。

《济生方》用丁香、柿蒂加生姜，名柿蒂汤治气郁胸满咳逆之证，治因胃中虚寒引起之咳逆，本方用以干姜易生姜，又因肝气横逆，故伍以疏肝行气之品而奏效。

5. 健脾补虚，当顾及先天之本

脾胃之运化，尤赖肾中一点真阳蒸变，"炉薪不熄，釜羹乃成"（《张聿清医案》）。肾阳不足则影响脾之运化功能，出现脾肾阳虚病变，临床见食少腹胀，久泻不止或五更泄泻等证候，若脾失运化，气血生化匮乏，则后天不能资助先天，肾亦不能正常的"受五脏六腑之精而藏之"，以致腰膝酸软，骨痿无力，精清精冷不孕等症，故善补后天当兼顾先天之本。

病案 1 （不育症）高某，男，30 岁。1997 年 11 月 30 日初诊。

婚后 5 年，其妻未怀孕，经检查精子成活率低下 30%～40%，全身乏力，腰酸痛，性欲淡薄，早泄，时有遗精，大便溏泻日 2～3 次，舌淡，脉象弱，此属脾肾阳虚，脾失健运，精关不固，治以温补脾肾，涩精固脱。处方：熟地 20g、山茱萸 20g、山药 20g、茯苓 15g、牡丹皮 15g、泽泻 15g、白术 20g、莲子 20g、芡实 20g、金樱子 20g、仙茅 15g、淫羊藿 15g、肉苁蓉 15g、巴戟天 15g、鹿角胶 15g、补骨脂 15g、肉桂 10g。

12 月 25 日二诊　服上方 20 余剂，自觉全身有力，精神好转，性欲改善，腰酸痛减轻，大便日 1～2 次，稍溏，仍早泄，但较用药前间隔时间长，亦明显好转，脉象亦稍有力，继用上方化裁治疗。处方：熟地 20g、山茱萸 20g、山药 20g、茯苓 15g、牡丹皮 15g、泽泻 15g、白术 20g、莲子 20g、芡实 20g、砂仁 15g、龙骨 20g、牡蛎 20g、补骨脂 15g、淫羊藿 15g、巴戟天 15g、肉苁蓉 15g、鹿角胶 15g、肉桂 10g、菟丝子 15g、五味子 15g。

1998 年 3 月 29 日三诊　继用上方 20 余剂，自觉全身有力，腰酸痛及性欲皆明显好转，经某医院检查精子成活率 80%，自以为愈，随停药 2 个月，但其妻仍未怀孕，病人系司机终日忙碌，近日仍乏力自汗，阴囊潮湿，大便仍溏，小便黄，舌苔稍腻，脉沉。

综合分析，服药 40 剂，诸症均大减，精子成活率达 80%，脾肾之阳气有明显好转，但仍未复原因，同时舌苔腻，小便黄，脾肾阳虚夹有湿热之兆，以补肾益气健脾，辅以清利湿热法。处方：熟地 20g、山茱萸 20g、山药 20g、茯苓 15g、牡丹皮 15g、泽泻 15g、黄芪 30g、红参 25g、白术 20g、龙骨 20g、牡蛎 20g、芡实 15g、补骨脂 15g、巴戟天 15g、菟丝子 15g、淫羊藿 15g、鹿角胶 15g、萆薢 20g、土茯苓 25g、盐黄柏 10g、甘草 10g。

5 月 3 日四诊　服上方 14 剂，腰痛早泄近 2 个月未出现，性欲已恢复正常，体力增加，大便日 1～2 次，微溏，食欲佳，脉象左右沉有力，舌润口和，继以上方治疗，服14 剂观察。

5 月 5 日，其爱人来哈医妇科检查已怀孕 2 个月，后如期生一男婴，母婴俱健壮。

按语：本病者为男性不育症，精子成活率低下 30%～40%，辨证为脾肾阳虚证，如腰酸痛，性欲淡漠，遗精早泄属肾阳虚之症，肾藏精，肾虚精关不固，则出现遗泄；脾司运化，脾阳虚则运化功能减弱而出现大便溏泄，伴有不消化样便，所谓完谷不化，肾中元阳为脾之母，前人谓"肾如薪火，脾如鼎釜"，脾之运化功能须赖肾中元阳的温煦蒸化，化生精微供养全身，而肾精尤须脾之运化精微滋养才能生生不息，不致匮乏，如此各自维持着正常生理功能，保持机体充满生机活力。

本病人年方"而立"，正属肾气旺盛，精力充沛之年华，而呈现一系列脾肾阳虚证候，如精力不足，性欲减退，早泄，遗精，腰膝酸软，泄泻，婚后 5 年未育，脉弱，舌淡等，当以补肾阳为主，如巴戟天、淫羊藿、菟丝子、补骨脂，尤其用鹿角胶血肉有情之品。《内经》谓"精不足者补之以味"，较草木之品为佳，除补肾阳外，又辅以滋补肾阴之品，如熟地、山茱萸等，俾阴阳相济，即张景岳"阴中求阳，阳中求阴"之意，因肾为水火之脏，必须阴阳兼顾，保持均衡，才能完成"藏精""作强"之功能，方中除补肾外，再用白术、茯苓益气健脾，莲子、芡实、金樱子固涩止遗泄，服药后诸症明显改善，精子成活率上升80%，其妻终于妊娠，如期生一男婴而取得理想之效。

病案 2 （甲状腺功能减低症）刘某，男，53 岁。1998 年 3 月 25 日初诊。

本病人由山东青岛来哈慕名求诊，全身肿胀（黏液性水肿）半年余，周身沉重难支，有僵硬感，神疲倦怠，乏力自汗，嗜睡，头眩晕，手足厥冷，面浮色白，舌苔白厚，质紫暗，脉象沉。查 T_3 0.71mg/ml，T_4 2.6mg/ml，TSH 49.6mg/ml，经北京某医院诊断为"甲状腺功能减退症"，历经中西药治疗效不佳。针对以上脉证属脾肾阳虚水湿不得运化，血运瘀阻之证，治以温脾肾阳气为主，辅以活血化瘀之剂。处方：附子 15g、红参 15g、茯苓 20g、白术 20g、白芍 20g、赤芍 20g、桃仁 20g、红花 15g、丹参 20g、益母草 20g、牡丹皮 15g、麦冬 15g、五味子 15g。

4 月 1 日二诊　服上方 7 剂，浮肿明显减退，周身僵硬感缓解，精神大好，眩晕嗜睡、四肢厥冷均明显减轻，病情大有转机。于上方加防己 20g、防风 15g、车前子 15g。

4 月 8 日三诊　服后，浮肿全消，全身肌肉疏松有力，已无僵硬感，四肢转温，舌苔转薄，质稍紫，脉象沉有力，宗上方不变继服。

4 月 23 日四诊　继服上方 14 剂，肿全消，全身有力，已不嗜睡，诸症皆除，查 T_3 1.3mg/ml、T_4 4.10mg/ml、TSH 12.2mg/ml，嘱其继服若干剂以善后，此人带药方回青岛，又继续服药 15 剂已痊愈，随访（长途电话）远期疗效巩固未复发。

按语： 本病人经北京某医院确诊为"甲状腺功能减退症"，曾服用甲状腺素片效不显，据其浮肿、畏寒、嗜睡、乏力、头晕面㿠、眼睑肿、脉象沉、舌胖大、苔厚等一系列证候，诊断为"阴水"，辨证为脾肾阳虚运化功能减弱，水湿蕴蓄，血运瘀阻。治以温补脾肾之阳气，以化水湿，辅以活血化瘀，改善气血之运行，方用真武汤、附子汤为主，加丹参、赤芍、益母草、桃仁、红花活血化瘀，佐以麦冬、五味子滋阴敛阴，防止术、附刚燥伤阴，连服 40 余剂而愈，且远期疗效巩固。张琪教授曾用此方治愈甲状腺功能减低症数人，凡见上述脉证用之皆获良效。

病案 3 （风湿性心脏病、瓣膜病、心力衰竭）于某，女，51 岁。1985 年 4 月 2 日初诊。

经哈市某医院确诊风湿性心脏病，联合瓣膜病已 10 余年，近 3 年内反复发生心力衰竭，开始用强心药可控制，近半年用强心药无效，心力衰竭日渐加重。现症状周身高度浮肿，呼吸困难，不能平卧，尿少（200ml/24h），四肢发凉，咳嗽，咳吐白色泡沫痰，有时咯血，食少，食入则脘腹胀满，口唇发绀，颈静脉怒张，肝脏于右肋下可触及 4 横指，高度腹水，眼睑及四肢重度浮肿，舌质紫暗，滑润无苔，脉涩结代，辨证为脾肾阳虚，心阳不振，不能化气利水，以致水气潴留而形成水肿，同时由于心肾阳气衰竭，无力推动血液运行，以致口唇发绀，急以益气温肾扶阳为主，辅以活血利水之剂治疗。处方：茯苓 25g、白术 15g、附子 15g、党参 25g、赤芍 20g、川芎 15g、红花 15g、当归 20g、丹参 20g、白茅根 30g、葶苈子 30g、甘草 10g。

4月7日二诊　病人主诉服药 2 剂时病情尚无变化，服第 3 剂后小便增多，连服 6 剂，浮肿见消退，全身微较有力，精神好转，食纳稍增加，未咯血，仍不能平卧，仍浮肿，脉象沉微（未见结代），舌质口唇仍紫暗，右季肋部胀痛，综合分析为脾肾阳气稍复，心阳略振，肺气郁滞稍舒，再寻前方增减主之。处方：茯苓 30g、白术 20g、附子 15g、党参 30g、麦冬 15g、五味子 15g、葶苈子 30g、赤芍 20g、红花 15g、丹参 20g、生姜 15g、大枣 6 枚、甘草 15g。

4月13日三诊　继服前方 6 剂，病情明显好转，尿量增多（3000ml/24h），浮肿全消，全身较前有力，食欲增加，每日能进食六两，口唇及末梢发绀基本消失，右季肋胀痛减轻，肝脏可触及 2 横指，脉沉舌紫，但仍不能平卧，卧时呼吸困难，咳嗽，此心脾阳气已初见振奋可喜之兆，嘱继服前方。

4月24日四诊　继服上方 9 剂，右季肋部已不痛，肝脏可触及 1 横指，口唇及四肢末端发绀已消失，颈静脉已无明显怒张，能在室内活动，已能平卧，脉象沉时有结象，此乃心脾肾阳气有渐复之机，仍宗前方增减治疗。处方：茯苓 35g、白术 20g、附子 15g、党参 30g、葶苈子 30g、五味子 15g、赤芍 20g、红花 15g、丹参 20g、甘草 10g、杏仁 15g、远志 20g、生地 20g、大枣 6 枚。

5月6日五诊　服上方 8 剂时，精神饮食及发绀均进一步好转，夜间能平卧，但有阵发性咳嗽，舌红润不紫，脉象沉，于上方加款冬花 15g、紫菀 15g 以利肺化痰止咳。于上方又连服 9 剂，咳嗽，咳痰亦止，一系列症状均缓解，能在室内活动散步，病情缓解，嘱继用前方数剂以巩固疗效，嘱其防止过劳感冒。

按语：本病案为风湿性心脏病联合瓣膜病，充血性心力衰竭，临床出现高度浮肿、末端循环衰竭等证候，中医辨证为脾肾阳虚，心气不足，水气上凌之证，以真武汤温补脾肾之阳气，合生脉饮益气养心，葶苈子泻肺平喘而强心，当归、川芎、红花、丹参活血改善血之运行，经二诊以后明显见好，连续用药 30 余剂，水肿全消，纠正了心力衰竭，获得了缓解。

葶苈子据近代药理实验，主要成分含强心苷类，葶苈子醇提取物有强心作用，可增强衰竭心脏的输出量，由于心肌收缩力加强，循环改善，肾脏血流增加而利尿，与所谓泻肺平喘利水消肿之功相符合，张琪教授用于风湿性心脏病（简称风心病）心衰水肿皆有效，用量宜大，一般在 20～30g。

病案 4　（脾肾阳虚久泻证）刘某，男，18 岁。1994 年 9 月 3 日初诊。

此病人自外地来哈就医，据其父述自幼即腹泻，每晨必泻，日 2～3 次，无腹痛，下泻逐渐加重，饮食不当即泻，饮水多亦泻，泻呈溏便，身体极瘦，体力不支，面色萎黄，舌光红苔少津，脉弦数。经某医院诊断结肠炎、胃下垂。诊断滑泻，脾肾阳虚失于固摄，日久损及阴，宜温肾健脾，收敛固脱，辅以敛阴之剂。处方：白术 20g、山药 20g、益智仁 15g、肉蔻 15g、补骨脂 15g、附子 10g、诃子 25g、罂粟壳 10g、炮姜 10g、乌梅 20g、白芍 20g、赤石脂 30g、黄连 10g、甘草 15g。

10月14日二诊　服药 14 剂，经过如下：初服药效较明显，七八天大便基本恢复正常，近几天又每日 1～2 次，便稀，足踝肿，舌红，苔薄，脉细数。宜前方化裁。处方：白术

20g、山药 20g、诃子 20g、赤石脂 30g、炮姜 10g、罂粟壳 15g、肉蔻 20g、乌梅 20g、补骨脂 15g、五味子 15g、白芍 20g、黄连 10g、黄芪 30g、防风 10g、升麻 15g、甘草 10g。

11月11日三诊　服上方20余剂，病基本痊愈，大便日一次已成形不稀，曾吃猪肉数次亦未泻，食欲增进，体力增强，体重增4kg，舌红转润，薄苔，脉象弦缓，嘱停药观察，1996年5月来哈复诊一切正常，从而痊愈，体重增5kg。

按语：本案诊断为滑泻，以不能禁固，旷日持久，体瘦不支，属脾虚失运，命火势微，不能为中宫蒸腐水谷，故用补火暖肾温脾之附子、炮姜、补骨脂、益智仁；健脾除湿之白术、山药、肉蔻，温肾补脾为治本；然日久滑泻，又须涩以固脱，故用赤石脂、罂粟壳、诃子；脾肾阳虚日久，阳损及阴，故见舌红，脉数，又辅以乌梅、白芍以敛阴。初服有效，仍不根除，乃脾气下陷之故，二诊加入黄芪、防风、升麻益脾气升清阳，连服而愈。

（二）内科疾病从肝论治经验

脏腑系统是中医学理论体系的重要组成部分，它与经络系统共同构成一个有机的整体，而脏腑系统又是中医理论的核心，疾病复杂多变，如果能掌握脏腑辨证的常规，提纲挈领，可达事半功倍之效。张琪教授临床数十年经验治疗疑难杂病，重视脏腑辨证用药，本节介绍从肝病论治多种疾病的经验。

1. 疏肝当分调气与活血

（1）疏肝开郁法

肝司疏泄，喜条达，恶抑郁，疏泄条达正常，则气机调畅，气血冲和，使人情志舒畅，促进消化功能，还可以调理冲任等；反之，若恼怒抑郁，肝失疏泄，气机不畅，临床多表现为胸胁胀痛或窜痛，嗳气不舒；肝气犯胃则胃脘胀满、饮食不下、心烦易怒等。另外，足厥阴肝经的一支下抵少腹、环阴器，若肝气郁结，也可见有少腹胀满或疼痛，以及妇女月经不调、经前腹痛或乳房胀痛，脉弦，面色青黄不荣等一系列症状，皆属于肝气郁结，气血失于调畅，可用疏肝理气法治疗，拟用疏肝饮子。处方：柴胡 20g、香附 20g、白芍 20g、青皮 20g、枳壳 15g、当归 20g、牡丹皮 15g。

古方疏肝解郁之药甚多，如逍遥散、柴胡疏肝散、四逆散等，用之得当皆效，张琪教授常用此自拟方疏肝饮子，此方为四逆散加味化裁而成，方中柴胡为疏肝之圣药；白芍敛阴养血柔肝，前人谓泻肝，实际上是通过敛阴柔肝以平抑肝气之横逆，柴胡与白芍合用，一疏一柔，疏而不燥，柔而不滞。枳壳助柴胡疏肝行气。当归、牡丹皮以养血凉血润燥，因肝主藏血，体阴而用阳，疏肝药物应防止刚燥及伐肝劫阴之品，此方疏肝、敛阴、养血，配伍精当，当无此弊。

张琪教授以此方治疗胸胁胀满或胀痛，属肝气横逆犯胃，兼见胃脘胀闷不舒、舌尖赤、苔白少津、脉弦等一系列肝气郁结且初露化燥伤阴征兆者，常随手取效。如口干口苦，有化燥伤阴之象者，可加焦山栀 10g，但此药苦寒，用量不宜过大，防止伤脾胃。临床观察，此类病人包括胆囊炎、胃炎、胃神经官能症、肋神经痛等。如曾治一刘某，男，左肋连及胃脘胀痛不可忍，经某医院检查，排除胰腺炎及胃炎，未能确诊，来门诊求治，自述胃脘连及左肋发作时痛不可忍，舌白干无津，口苦，脉弦数，此肝郁化热，用此方加焦栀 10g、郁金 10g、川楝子 10g，3 剂痛大减，但仍时发作，嘱其连服原方不变，共服十数剂而愈。

疏肝法不仅用于肝气郁结之胁肋胀满疼痛、妇女经前乳房胀痛等症，也可以用于慢性肝炎、迁延性肝炎，据临床观察，二者皆有肝阴不足之象，如右季肋痛，五心烦热，肝掌，舌赤，脉弦或弦数等。

（2）疏肝通络法

肝郁日久则血瘀络阻，此时纯用疏肝药不效，须考虑用活血通络法治疗，前贤王旭高谓："如疏肝不应，络脉瘀阻，宜兼通络，如旋覆花、新绛、归须、桃仁、泽兰叶等。"因肝主藏血，气血相附而行，气为血之帅，气郁日久，血因之而滞，叶天士谓"久痛入络"，除前述症状外，常见舌紫暗，有瘀点、瘀斑、痛处不移等，但也有隐匿无明显症状者，只是病程日久，用疏肝理气药无效者，所谓久病多瘀、久病入络等，是肝郁证的规律，张琪教授常用血府逐瘀汤化裁治疗，获效甚捷，足厥阴肝经络于胸胁，凡胸胁满痛、郁闷不疏、短气心悸、怔忡不宁等一系列肝经血脉郁滞，气机不通者，此方皆有效，如冠心病、风心病、肺心病等皆可用之，适用范围相当广泛。某年三月治一病人，男，经某医院检查确诊为冠心病，心前区疼痛，入夜不眠，经用各种扩冠药静脉滴注和口服均无明显效果，见其唇舌色紫，予血府逐瘀汤加丹参服 7 剂，心前区憋闷大减，睡眠也较前好转，能入睡五小时，二诊在上方加红参、五味子、麦冬连服 20 剂，症状完全消除，心电图示心肌供血也有明显改善，限于篇幅，其他病例恕不列举，此方配伍严谨，既有桃红、当归、川芎、白芍活血通络，又辅以柴胡、枳壳、桔梗行气。王清任深明气血相互依存之理，试观《医林改错》活血诸方，皆用行气之品相辅助以达气行血行之效，气滞血瘀之证屡试不爽。《金匮要略》中有"肝着"之病。临床表现"其人常欲蹈其胸上，先未苦时，但欲饮热"，其病机在于肝经气血郁滞，着而不行，故以"肝着"为名，方用旋覆花汤、新绛和葱。新绛是采用茜草汁新染之帛，色红而得名。叶天士《临证指南医案》用此方治胸胁痛谓"初病在气，久则入血"，血得寒则凝，得温则行，用葱以温通。王清任治一妇女常欲人蹈其胸，用通窍活血汤治疗而愈，此实即《金匮要略》中之"肝着"，通窍活血汤方中用麝香、老葱、鲜姜，取其温通辛散；合桃红以温阳通络，张琪教授师其意治疗冠心病心绞痛，心前区憋闷、手足凉、面色青、脉沉迟，治以疏肝通络温通法，拟用温阳通络合剂，处方：丹参 20g、桃仁 15g、川芎 15g、桂枝 15g、薤白 20g、人参 15g、制川乌 15g、延胡索 15g、三七面 5g。

张琪教授用此方治疗一例极重型冠心病：李某，离休干部，心绞痛发时手足厥冷、面色青，舌滑润，脉沉迟，血压低，经用扩冠药静脉滴注无效延其会诊，除上述症状外，心电图示心肌供血不全，据脉沉迟、手足冷、舌滑润，予本方治疗，服 6 剂心痛稍缓解，继用上方加生姜 15g，服 14 剂痛明显减轻，连服上方 30 余剂痛止，复查心电图有明显好转。张琪教授屡用此方治疗此类冠心病皆获良效，方中用川乌，取《金匮要略》乌头赤石脂丸之意，川乌温通胜过其他温药，不仅温通，且有镇痛作用，为治疗心绞痛属于寒者首选的药物；三七，《本草纲目》谓其有"散瘀止血，消肿定痛"之力，现代药理研究也已证明三七皂苷有抗凝血作用，三七绒根乙醇提取物可使冠状动脉流量增加，提高心肌细胞营养性血流量，降低心肌耗氧量，从而改善冠脉血流量，对冠心病、心绞痛有较好的疗效。

2. 清肝泻火佐以养阴

肝为刚脏，极易出现肝火上升或肝郁化热，症见头痛头眩、耳鸣、面红目赤、急躁易怒、舌燥、脉弦数等，如《西溪书屋夜话录》云："肝火燔灼，游行于三焦，一身上下内外皆能为病，难以枚举，如目红颧赤，痉厥狂躁，淋泌疮疡，善饥烦渴，呕吐不寐，上下血溢皆是。"张琪教授临床见此颧红目赤头胀之病人，常用清肝饮子（自拟方），处方：龙胆草 10g、菊花 15g、草决明 20g、钩藤 15g、黄芩 15g、生地 15g、川芎 15g、薄荷 10g、白芷 15g、甘草 15g。此类疾病多见舌质红，舌苔黄燥，脉弦数，用此方颇效。若便秘可加用大黄泻热通腑，大便得通，邪热下行，则诸症可除。《小儿药证直诀》有泻青丸，治肝经火郁，上攻头目，见心烦多怒、易惊，夜间睡眠不安，目赤肿痛，头痛，大便秘结，所用药物有龙胆草、栀子、大黄、羌活、防风、川芎、当归各等分，方中羌活、防风疏散风邪；当归、川芎养血润燥；龙胆草苦寒清泻肝火；栀子、大黄通利二便，导热下行，此方用作汤剂亦效。若肝胆火郁，出现痉厥，神志错乱，烦躁不宁，抽搐，小便黄，大便秘结，可用当归芦荟丸以泻肝火，肝热平则诸症愈。治疗肝火之另一方为龙胆泻肝汤，方用黄芩、龙胆草、栀子、泽泻、木通、车前子、当归、生地、柴胡、甘草，此方治肝胆湿热下注疗效极佳，如筋痿、阴肿、阴痛、白浊、尿血等，因足厥阴肝经"抵少腹，入毛中，络阴器"，故此肿、痛、白浊等均属于肝火所致。以上所列为《太平惠民和剂局方》，另李东垣书中亦有此方，但无黄芩、栀子、甘草，治疗阴痒臊臭，张琪教授临床喜用局方治疗阴痒且有奇效。曾治一吴姓病人，55 岁，前阴瘙痒灼热，夜不能寐，诸治无效，诊其脉弦滑，小有数象，舌苔白腻少津，投以本方加苦参 15g、苍术 15g，3 剂瘙痒即除。一青年妇女前阴痛，性交则痛剧，西医诊断为阴道炎，经治无效，转来门诊治疗，也用此方调治而愈。治一男性病人，32 岁，半年来性欲减退，阴茎不坚，曾服补肾温阳药无效，经人介绍来门诊治疗，诊其脉象滑数有力，舌体大，苔白，问其小便，述其小便色深如茶，始悟此为肝经湿热下注之证，于此方加土茯苓 20g、草薢 15g、白芍 15g、枸杞子 20g，女贞子 20g，初服 7 剂效不显，服至 15 剂时觉阳事稍振，精神佳，于原方加滋补肾阴之龟板 20g、山萸肉 20g，连服 30 剂而愈，此类阳痿属于肝经湿热下注，但湿热仅为其标，其本仍属肾阴亏耗，应属虚中夹实之证，故服此方 15 剂后于方中加入龟板等滋补肾阴之药，因"乙癸同源"，肾阴复则肝阴亦复。

肝胆为表里，临床有肝胆湿热证，见有右胁或两胁下胀痛，口苦咽干目眩，耳鸣，头胀痛，腹胀便秘，烦躁不宁，或见巩膜黄染，舌苔黄燥，脉弦滑或弦数，常见于胆囊炎、黄疸性肝炎、急性胰腺炎等，可用大柴胡汤加郁金、蒲公英、金银花、连翘、茵陈、山栀等，如药后大便得通则随之显效。1994 年在某医院会诊一男性病人，西医诊断为急性胰腺炎，见左胁下剧痛，腹胀便秘，用大量抗生素无缓解，诊其脉弦滑而数，有力，舌苔黄燥，投以大柴胡汤加郁金、金银花、连翘、蒲公英，服 3 剂大便下燥屎数枚，矢气甚多，随后大便得畅，续下稠黏大便甚多，疼痛随之缓解，后经治疗而愈。

3. 补养肝血以治头痛眩晕

肝藏血，补肝也即养肝，用以治疗阴血不足，阴液亏耗之证，见有两目干涩，视物昏花不清，头晕耳鸣，少寐多梦，胁下隐痛，口干舌淡，脉弦细。因"足厥阴经属肝络胆，上贯膈，布胁，连目系，与督脉会于巅"，血虚不荣故可见上述症状；又"人卧则血归于肝"，肝虚则血不得藏故不寐，《金匮要略》酸枣仁汤为此病之效方，《医宗金鉴》有补肝汤，方用当归、熟地、川芎、白芍、酸枣仁、木瓜、甘草，治疗肝血不足，筋缓不能自收持（肝主筋），目暗视物不清等。《金匮要略》谓"肝虚者，肝阴虚也，阴虚则脉细急，肝之脉贯膈布胸胁，阴虚血燥，则筋脉失养而痛，其症胁下筋急，不得太息，目暗不明，爪枯色青，遇劳即甚，或忍饥即发是也"，主以补肝散，方用酸枣仁、熟地、当归、山萸肉、山药、川芎、木瓜、五味子、白术、独活，张琪教授临床治疗头痛眩晕，目暗不清，胁下隐痛，妇女经行量少或经闭，面色不荣，舌淡红等，尤其是头眩晕不清，终年不愈，制养血止眩汤。处方：当归20g、川芎20g、白芍20g、生地20g、牡丹皮15g、苍耳子15g、荆芥穗10g、菊花15g、薄荷10g、女贞子15g、枸杞子20g。

此方用四物汤补肝养血，枸杞子、女贞子滋补肝肾之阴，诸风药上达巅顶，引血上荣，临床用之常获良效，此类病人终年头昏眩不清，目干涩，体质消瘦者居多，遇风即重，如治一男性病人，某机关干部，头昏痛1年余，久治不愈，经某医院确诊为脑供血不足，用扩血管药不仅无效反而加重，诊其脉沉细，舌红无苔，予上方7剂，头昏大减，未痛，经用此方20余剂而愈。1993年在病房曾治一病人，女，37岁，终年头昏痛不愈，每逢大风天气更剧，经各种检查均无结果，但病人整日头昏眩不清，目不欲睁，不能工作，张琪教授诊其脉细数，舌质红，面色青，辨证属肝经血虚无以上荣，夹有风邪，用此方加天麻15g、焦栀15g，连服1个月而愈，后病人来哈复诊，疗效巩固。《素问·阴阳应象大论》中谓"东方生风，风生木，木生酸，酸生肝"，说明自然界之"风"与人体之肝经密切相关，本例病人病机为肝经血虚，头眩痛，逢风天则剧，说明中医学天人相应学说在说明人体与自然界的关系、指导临床实践方面是很有意义的。

4. 息风须别平肝与补脾

（1）平肝息风法

本法适用于肝阳上亢、肝风内动之证，临床表现为头胀掣痛，眩晕，口眼㖞斜，肢体麻木，或半身不遂，舌强语謇，重则突然晕厥，手足拘挛或抽搐，舌红苔燥，脉弦滑或弦数，多见于脑梗死、脑出血。张山雷谓中风皆风木猖狂，煽风内激，扰乱清空之窍，宜介类潜阳；张锡纯之镇肝熄风汤也治此证，张琪教授经验，介类潜阳如珍珠母、石决明、生牡蛎等固然可用，但必须配合以清肝泻火滋阴之品方能有效，如龙胆草、黄芩、山栀、生地、赤白芍、麦冬、玄参等，大便秘者还须加大黄以泻热，大便通则神志转清，诸症可愈，张琪教授治疗脑血管病凡大便秘者必用大黄，不仅可以泻热通便，还可以通过泻热以止出血，非他药所能及。《金匮要略》中风历节病篇有风引汤（大黄、干姜、龙骨、桂枝、甘草、牡蛎、寒水石、滑石、赤石脂、白石脂、紫石英、石膏）除热瘫痫；《外台秘要》谓其"大人风引，少小惊痫，瘛疭日数十发"，其中"热瘫"可概括为现代的中风，"痫"则是指癫痫，尤在泾谓此方是"下热清热之剂，以中风多从热起"，大黄、石膏、寒水石为大寒之品，与紫石英，赤、白石脂，龙骨，牡蛎合用重镇潜阳，辅以干姜、桂枝温通防其过寒伤阳。张锡纯之镇肝熄风汤实从此方化裁而来，张琪教授师其意大黄与石膏合用治疗肝热亢盛，热极生风证（脑炎、脑膜炎等），表现为高热，四肢抽搐，角弓反张，神昏谵语，大便数日不行等，服药后大便通利，诸症即除。

曾治一森林脑炎病人，高热 39℃ 以上，经人介绍请张琪教授治疗，除上述症状外，诊其脉滑数有力，舌苔燥黄有芒刺，腹部硬满拒按，大便不行，曾用大量抗生素，但热仍不退，辨证属阳明实热内结，风火相煽，肝风内动之危证，投以大承气汤加生石膏 100g、玄参 30g、麦冬 30g、大黄 30g，鼻饲，服 1 剂后有矢气，但大便未通，高热未除，嘱其继服药 2 剂，大便下如羊屎状，干燥，继则下泻污秽大便甚多，味奇臭，神志转清，抽搐也随之控制，继续调治而愈，此人现居于伊春，一直健康，无任何后遗症。张琪教授经验，此类病人（指脑膜炎）治疗宜早，迟则虽能挽救生命，但多有后遗症，现在多数病人发病后用抗生素治疗效果不佳时才用中药治疗，已经失去治疗时机，殊为憾事。

（2）补脾息风法

补脾息风法亦称为温土息风法，属于脾气虚寒，肝风内动，所以也称作土虚木贼，此类疾病多见于儿科慢脾风之类，但成人也可见到，症见吐泻不止、手足抽搐频繁发作，手足厥冷，面色青暗不泽，舌质淡，脉沉细弱等一派脾肾阳衰、肝风内动之象，张琪教授治疗此证常用方为《福幼编》之逐寒荡惊汤，原方药味组成有：胡椒、炮姜、肉桂各 1 钱，丁香 10 粒，先以灶心土 3 两煎汤，澄清后再煎诸药频服，用此方不用灶心土也有效，于原方中加白术、半夏效果更佳，1997 年曾治疗一 3 岁小儿，吐泻无度，频繁出现抽搐，在某医院急诊室中终日以静脉输液维持不见好转，据以上症状分析诊断为慢脾风，属脾气虚寒，阳气衰微，土虚不能御木，肝风内动，予逐寒荡惊汤加减，胡椒、炮姜、肉桂各 5g，丁香 2.5g，白术 5g，半夏 5g，嘱其煎汤后频频服之，若吐出，可再服，以不吐为度，不料服此方后即未吐，肠鸣辘辘，矢气下行，继服之，手足转温，腹泻减轻，抽搐止，连服 3 剂而愈。

此外，也有因脾肾阴阳气血亏耗而致肝风内动、抽搐之证，王清任有《医林改错·论小儿抽风不是风》，张山雷氏谓 "此病良由脾肾阴阳两衰，脱绝于下，浊阴之气亦复上升，冲激及脑而为抽搐"，曾治一 15 岁女孩，患慢性肾炎肾功能不全氮质血症期，贫血明显，一日突然出现手足抽搐，口吐涎沫，两目上翻，日发作 2～3 次，CT 及血电解质检查均正常，用抗惊厥药不能控制，家属延张琪教授诊治，见其面色㿠白，四肢厥冷，精神萎靡，目不欲睁，舌质淡白，据脉证分析，当属脾肾两虚，气血不足，当用王清任氏可保立苏汤加减：白术 15g、白芍 15g、当归 15g、黄芪 25g、红参 15g、山萸 15g、补骨脂 10g、附子 10g、枸杞子 15g、枣仁 10g、甘草 10g、核桃 1 个（捣碎），水煎服。服药 2 剂后，抽搐未再发作，继用此方 10 余剂，抽搐证愈，全身觉有力而缓解。曾治一 20 岁男性病人，一氧化碳中毒晕厥，经医院抢救苏醒后，遗留有言语不清，行走不稳，手足阵发抽搐，见其两手抽动不已，舌润口和，脉沉弱，先以补阳还五汤，黄芪用至 150g，14 剂后，语言不利症状大为好转，基本可以说清楚，精神体力亦转佳，唯两手抽搐症状改善不明显，诊脉时须他人按扶其手方能进行。《内经》"诸风掉眩，皆属于肝" 并非纯属肝热、肝阳亢逆，脾肾气血亏虚也可引起肝风内动。张景岳所谓 "非风"，补阳还五汤为治气虚血瘀之剂，脾肾气血不足而肝风内动之证则效果不佳，因予本方，仍用黄芪 150g，7 剂后搐动大减，继服之，终获痊愈，语言亦恢复正常，可见此方之效。本方功效特点为综合补脾肾阴阳气血之品于一方，故张琪教授在治疗慢性肾衰竭时亦常用此种综合补肾健脾益气补血之方，颇有良效。

5. 温肝散寒以治冷淋寒厥

肝为风木之脏，以热证居多，间亦有寒滞肝脉或肝经虚寒之症，《备急千金要方》谓："病苦胁下坚，寒热，腹满不欲食，腹胀，恒恒不乐，妇人月经不利，腰腹痛，名曰肝虚寒也。"张景岳有暖肝煎，功能温补肝肾、行气逐寒，治肝肾阴寒，小腹疼痛、疝气等，药用当归、枸杞子、沉香、肉桂、乌药、小茴香、茯苓、生姜。治疗虚寒腹满痛颇效，此方妙在温补肝肾以治本，行气逐寒以治标，标本兼顾，温阳散寒。肝主藏血，若肝寒日久而成血滞，症见少腹冷痛、阴冷、睾丸冷痛坠胀，可于上方中加入桃仁、丹参、橘核、赤芍等以通络活血。另橘核丸也为治疗此病之有效方剂，尤其用治冷淋兼睾丸肿痛者。如曾治一谈姓病人，患睾丸炎、前列腺炎，小便不畅，尿后余沥，会阴部胀痛，以此方加瞿麦、萹蓄、木通而愈。还有寒邪循经上逆之厥阴头痛，因足厥阴肝经连目系，上出额，与督脉会于巅顶，寒邪循经上逆于头则头痛、干呕、吐涎沫、手足厥冷，见上症者，吴茱萸汤可有桴鼓之效，且据张琪教授治验，此方不仅限于头痛，对眩晕属肝经虚寒者亦有良效。曾治一45岁女性病人，眩晕2年余，不能工作，用曲克芦丁、辅酶A等药物治疗效果不明显，见其面色青暗不泽，头昏，目不欲睁，畏寒肢厥，舌润滑，脉沉细无力，服祛风及补肾中药无效，辨证属肝经寒邪上逆、阳气不振，处方：吴茱萸15g、红参15g、川芎15g、当归15g、细辛5g、蔓荆子15g、生姜15g、大枣5枚，服药7剂见小效，觉全身有力，精力稍振，继用上方加桂枝15g，连服15剂而愈，其以此方治疗厥阴头痛甚多，辨证以面色青暗、畏寒、手足厥冷、舌滑润或胖大多津为准，如曾治一宫姓女孩，5岁，头痛2个月余，经CT检查，头部未见异常。发则痛不可当，重则干呕欲吐，可吐出少量澄清涎沫，面色青暗，手足冷，舌润脉沉，辨证属厥阴头痛，处方：吴茱萸15g、人参10g、半夏10g、陈皮15g、生姜15g、大枣5枚、甘草10g，1剂头痛即转轻，继服2剂明显好转，呕止，面色转润，但舌尖稍赤，为防其化热，加麦冬10g、天花粉10g，继服3剂而愈。

当归四逆汤也治肝经虚寒证，因肝主藏血，血虚而寒，不能充达四末，故手足厥寒，曾以此方加黄芪、王不留行、丹参、石斛治疗手足厥寒之证甚多，颇有良效，2000年曾治一男性病人，60岁，自觉两足冷甚，如踏冰雪，虽盛夏亦觉寒冷，以此方去木通，加黄芪、丹参、石斛、王不留行、鸡血藤，连服50余剂，2001年1月复诊，已无寒冷感觉，数年治疗不效之证服本方而愈。另肝主筋，主藏血，血虚有寒则不能营筋，出现筋脉拘急、周身痛楚等症，在病房曾治一病人，周身拘急痛楚难忍，各种检查均无结果，初以痹证用祛风除寒之剂无效，再诊据其畏寒、肢冷、面青、舌润、脉沉等一系列症状分析，当属肝经虚寒，不得温煦，筋脉失荣之证，投以本方加石斛、黄芪、王不留行、鸡血藤，连服数剂，痛大减，无拘急感，嗣经本方化裁治疗而愈。当归四逆汤出于《伤寒论》，治疗"手足厥寒，脉细欲绝"者，"若素有久寒者，加吴茱萸、生姜。"张琪教授用此方时，无久寒亦用之，取其温经之功，并加黄芪、丹参、石斛、王不留行、鸡血藤以加强其益气活络通血脉之功效。并在此方基础上自拟活络通脉饮。处方：当归20g、赤芍15g、桂枝15g、细辛10g、甘草10g、王不留行30g、鸡血藤30g、黄芪30g、丹参20g、石斛15g、穿山甲（代）15g。治疗末梢神经炎，见四肢麻木、寒凉、脉微细、舌润口和者，以及雷诺病、下肢静脉炎等亦有效。

6. 调肝重在健脾与和胃

（1）抑肝健脾法

本法为治疗肝旺脾虚之法，肝失疏泄，横逆克脾，则脾失健运，表现为情志抑郁，心烦易怒，腹胀肠鸣或痛泄，妇女月经先期，或崩漏带下，舌白腻或舌尖赤，脉弦等一系列肝气亢、脾气虚之象，治疗必须平抑肝气，健脾以助运化，抑肝宜用白芍、乌梅、佛手、五味子；疏肝之药可用柴胡、香附等为佳，常用方剂如逍遥散、痛泻要方等，凡此证应不用香燥开破伐肝之品，以免耗伤肝阴。抑肝当以白芍为首，李时珍《本草纲目》谓其可于"土中泄木"，泄木即是抑制肝木之横逆，张琪教授常将白芍与健脾药合用，治疗肝气乘脾犯胃之胃脘痛、腹痛等症甚效。如曾治一李姓妇女，患胃脘痛，经某医院检查诊断为萎缩性胃炎，查其舌红苔薄脉弦，胃脘胀痛，大便不爽有溏泻，用六君子汤加白芍，白芍重用30g，连用3剂，胃痛大减，继续调治而愈。治疗慢性活动性肝炎见肝区痛、胃脘胀痛、大便溏，谷丙转氨酶、谷草转氨酶高者，用六君子汤加白芍、乌梅、木瓜、柴胡、五味子抑肝，效果较好，虽无五味子入肝之记载，张琪教授取其味酸收敛以抑肝气，防其亢逆，现代药理研究证明五味子对肝细胞损害有明显的保护作用，所以对慢性肝炎和迁延性肝炎有较好疗效。若肝气横逆而血行不畅，出现舌紫暗或有瘀斑、瘀点，应酌情加入活血之品，如牡丹皮、桃仁、丹参等，脾大者可加入制鳖甲、土鳖虫、文术等削坚之品，肝以阴为体，以阳为用，凡肝病日久，必伤及肝阴，多见舌绛红、掌心热（肝掌）、蜘蛛痣（红缕赤瘰），所以，治疗肝硬化失代偿期，健脾、理气、利水都不可忽视顾护肝阴这一环节，常见肝硬化腹水，用刚燥攻伐之品，病者出现烦躁不安之征象，此时应在方中加入白芍、木瓜、乌梅、麦冬、五味子等敛阴之品。

张琪教授治妇女经漏症有属肝旺脾虚者，肝气亢则血不藏，脾气虚则血不摄，此证多见于青少年，症见五心烦热，心烦易怒，头昏痛，舌质赤，脉弦数，月经淋漓不断，用丹栀逍遥散加贯众、地榆、棕榈炭，往往随手取效，逍遥散中之白芍、当归养血柔肝以平抑肝气之亢逆，白术、云苓健脾气以固摄，柴胡疏肝气，牡丹皮、焦栀子清热凉血，加地榆、棕榈炭以凉血收敛，此类病人忌用温补，临床观察曾见有不少病人用补药反加剧者，且愈补出血愈多，不可不慎。

（2）泻肝和胃法

胃气以下行为顺，若肝气犯胃，则胃气上逆，症见胸胁胀满、善太息、胃脘满痛、嗳气吞酸、嘈杂呕恶等，宜金铃子散与左金丸合用，前者用金铃子、延胡索，金铃子功能疏肝泻热，理气止痛，治肝气郁滞，气郁化火而致胃脘胸胁胀痛；延胡索行气活血止痛；二者合用善治肝郁化火、气滞血瘀疼痛。近代中药学有谓川楝子（即金铃子）有毒，成人一次服6~8g即可出现头晕、呕吐、腹泻等，张琪教授在临证中用金铃子配伍治疗肝气犯胃作痛，凡胁肋胀痛属肝气郁逆者均有良效，未见有头晕呕吐等症，此药疏肝气而不燥，无耗伤阴液之弊，也可用于睾丸胀痛，妇女经行腹痛，应用范围较广，张锡纯有金铃泻肝汤（金铃子、生乳香、生没药、三棱、文术、甘草）治胁下痛，也是取金铃子泻肝热之妙。

若肝郁化热，挟胆气上逆，胃经实热者，宜用大柴胡汤，张仲景以其原治少阳阳明合病，以"呕不止，心下急，郁郁微烦"或"心下满痛"为特征，临床可见于胆囊炎、胆结石、胰腺炎等疾病，凡胃脘痛、腹痛、胸胁痛等，只要有肝气犯胃化热，挟胆气上逆，见有口苦咽干，呕恶上逆，舌红苔黄，大便秘结，脉弦数者皆可用之，张琪教授曾治疗急性胰腺炎多例，见左胁下剧痛，腹胀满，便秘，脉弦数，舌苔黄，用本方加厚朴 20g、枳实 20g、桃仁 20g，服药后大便得通，则痛止，急性胆囊炎也可加蒲公英 50g、郁金 15g，有良效。

（三）补肾法临证新用举要

肾为先天之本，生命之源。《内经》认为人的生命活动从胚胎孕育到成长壮大的整个过程，肾都起着极为重要的作用，如《素问·上古天真论》谓"女子七岁，肾气盛，齿更发长。……丈夫八岁，肾气实，发长齿更。二八，肾气盛，天癸至，精气溢泻，阴阳和，故能有子……"这段描述，强调了肾气在人生长发育过程中的重要作用。

肾为水火之脏，以阴阳为基，在阴阳互根和互相消长的基础上构成了生命之动力，即所谓肾气。张介宾谓："水火具焉，消长系焉，故为受生之初，为生命之本。"由此不难理解，肾之藏精，生髓，主骨，荣发，出技巧，主生殖发育，开窍于耳、二阴，主水等一系列功能，无一不是在阴阳互根和互为消长之下，而不断地发挥其作用的，反映了中医学整体恒动观的特色。而肾中之阴阳一旦有了偏盛偏衰，其平衡恒动亦遭到破坏，即构成为病态。因而肾病有阴虚、阳虚、阴阳两虚三方面。同时由于脏腑之间相互依存，相互制约之关系，肾病可累及其他脏腑，其他脏腑病变亦可累及于肾。张琪教授就近年来临证中有关从肾论治之验案，结合其病机，从理论到实践加以探析。

1. 补肾益肝治疗眩晕

《灵枢·海论》谓："脑为髓之海……髓海有余，则轻劲多力，自过其度，髓海不足，则脑转耳鸣，胫酸眩冒。"《素问·六节藏象论》谓："肾者，主蛰，封藏之本，精之处也。"《素问·阴阳应象大论》谓："肾主骨髓。"故脑髓的有余与不足，取决于肾精之盈亏，肾精又赖于肾中元阴元阳化合而生成，此精来自先天，又赖后天饮食精微以颐养。肝为肾之子，天癸同源，肾精亏乏，不能涵养肝木而生内风。《素问·至真要大论》谓："诸风掉眩，皆属于肝。"治疗此类眩晕，必以补肾益肝以息风。张介宾谓："眩晕一证，虚者居其八九，而兼火兼痰者，不过十中一二耳。"张氏所谓虚者，除属于气血虚者外，还指肾精亏耗，辨证时应注意究属肾阴虚、肾阳虚抑或阴阳两虚，尤宜在大补肾阴基础上，加少量桂附以助阳，取其阳生阴长之义，若畏惧桂附辛热而舍弃不用，往往疗效不佳。

病案 杨某，男，52 岁，干部。1984 年 10 月 13 日初诊。

头昏眩不清，时晕 1 年余，伴头面部烘热，耳蝉鸣，健忘，精力不支，不能阅书报及视物，腰酸腿软，脊背恶寒，性欲减退，上肢麻，舌嫩淡红，脉象弦。此属肾阴阳两虚，精髓不足，肝木失荣。宜补肾益精髓、平肝息风法。处方：熟地 30g、山萸黄 20g、山药 20g、茯苓 15g、牡丹皮 15g、泽泻 15g、甘菊 15g、白芍 20g、附子 10g、肉桂 10g、天冬 15g、蒺藜 15g。水煎服。

10 月 22 日二诊　服药 8 剂，眩晕大减，精神见佳，全身稍有力，腰酸腿软诸症悉减，脉象亦略振。上方加枸杞子20g，女贞子15g。上方连服30剂，诸症基本痊除。但阅读稍多，仍有头晕。嘱继服上方10余剂，注意休息，以资巩固。

1988年3月10日三诊 诸症皆愈，已上班工作，未见复发。

按语： 本案西医诊断为脑基底动脉供血不全，曾用活血祛瘀及补益气血之剂，皆未收效。张琪教授根据证候，辨为肾阴阳两虚，精髓不足，木失水涵，风阳内动。以补肾元，益精髓固本，用牡丹皮、天冬、白芍、蒺藜、菊花等凉肝息风，服药后疗效明显，经治而愈，迄今未复发。

2. 补肾摄纳治风痱

刘元素谓："内夺而厥，舌喑不能言，足废不为用，肾脉虚弱，其气厥不至……"肾脉夹舌本，肾虚内夺，故不能言而为喑；肾脉循阴股内廉，入腘中，循阴骨内廉及内踝后，入足下。肾气虚，不能下达，故废为痱。肾气为肾中元阴元阳化合而成，若下元虚衰，阴不维阳，虚阳浮越，痰浊上浮，窍道阻塞则舌强不能言；肾元不足，肾气不能下达，则足废不能行。张介宾谓本病为"非风"，其病机为："阴亏于前，而阳损于后；阴陷于下，而阳泛于上，以致阴阳相失，精气不交，所以忽而昏聩，卒然仆倒。"治疗此病，当宜补肾摄纳，阴阳双补法。所谓：有阴中之水虚与阴中之火虚之别，前者宜左归丸、大补阴丸、六味地黄丸之类，后者则宜地黄饮子、右归丸等。

病案1 刘某，男，47岁，干部。1984年2月10日初诊。

病人于2周前感觉右上肢酸麻软弱，不能持重物，1月28日夜晚，睡醒后出现右侧上下肢不遂，口眼㖞斜，饮水即呛，舌强语言不利，血压160/110mmHg，诊断为"脑血栓形成"。曾静脉滴注右旋糖酐-40，患侧肢体略有恢复，但不明显。2月10日邀张琪教授会诊，症状如上，舌光红，无苔，脉象左虚弦，右细弱。辨证为肾中阴阳俱虚，水火不济，肾气内夺之风痱证。宜补肾摄纳以息风。处方：熟地40g、石斛15g、麦冬15g、五味子15g、菖蒲10g、远志15g、肉苁蓉20g、巴戟天15g、枸杞子15g、菟丝子15g、肉桂7.5g、附子10g。

连用上方13剂，患侧肢体不遂明显好转，能扶杖行走10余步，上肢亦可上举，舌见软，言语有所改善。现患侧上下肢仍软弱无力，舌强笨，语言不利，左脉虚弦细，继用上方20剂，效果明显，患侧上下肢功能进一步好转，能扶杖行走百步左右，言语接近正常，口眼已无㖞斜，饮水不呛，唯头时昏，健忘，有言首而忘尾之感，血压145/95mmHg，脉象左弦滑，右弦细，以前方继服6剂，病情继续好转，嘱守方不变，继用若干剂，辅之以功能锻炼。追踪观察已恢复正常，现已上班工作。

按语： 本案处方即河间地黄饮子化裁，为治下元虚衰、虚火上炎、灼津为痰、阻塞窍络的喑痱之良方。其方为阴阳并补，上下同治，妙在用桂附于补肾阴药中以温助肾阳。肾为水火之脏，非温阳以助气化则水不升，水不升则火不降。所以汪昂有"火归水中，水生术"之说。张琪教授用本方治中风后遗症、脑基底动脉硬化、脑软化，临床表现头晕、耳鸣、目糊、健忘、表情淡漠、言语不清、智力减退、痴呆等，皆有一定效果。

病案 2 叶某，男，67 岁，离休干部。1985 年 1 月 4 日初诊。

体素肥胖，5 年前头部受过外伤，头昏嗜睡，常于开会时，即鼾声入睡，表情淡漠，呆板，舌笨，语言常有謇涩状，腿软行走无根，血压 150/100mmHg，经某医院 CT 扫描诊断"腔隙性脑梗死"。脉象沉弦，舌胖，苔白。辨证为：肾阴阳俱虚，肝风内动之证。宜补肾元息风之剂。处方：熟地 30g、山茱萸 15g、石斛 15g、麦冬 15g、巴戟天 15g、肉桂 7.5g、附子 7.6g、茯苓 15g、五味子 15g、菖蒲 15g、远志 15g、肉苁蓉 15g。

服上方 10 剂，头昏嗜睡皆有明显好转，两腿亦较前有力，宜上方继服 10 剂，诸症俱轻，语言有一定程度恢复，表情好转，时有笑容，两腿较前有力。

继服上方 20 剂，诸症基本消失，瞌睡大减，面容表情恢复如正常人，本年 4 月初去外地疗养，远期追踪观察病情稳定。

按语：张琪教授用本方治疗此类病颇多，大多有效。此方原为刘完素治"少阴气厥不至，舌喑不能言，足废不能行"而立。凡属肾气不足之证，此方皆可用之，而且疗效卓著。少阴为水火之脏，乃生气之根，水火欲其平，而不欲其偏，方用熟地、山茱萸以益肾阴，又用桂、附、巴戟天、肉苁蓉温助肾阳，引阳入阴，俾阴阳化合，少火生气。此外又用茯苓、远志、菖蒲养心开窍、交通心肾，麦冬、五味子滋养肺阴，隔二隔三以助少阴之气，使之充达而上荣，则喑痱诸症自可愈矣。

"风痱"一证，属现代医学的弥散性脑功能减退范畴，并无局灶性脑损害的证据，而是以弥散性脑功能减退为特征，与常见的急性脑血管疾病、以偏瘫为特征的所谓"中风"者不同。

其临床表现为头晕或痛，耳鸣，眼花，易疲倦，瞌睡，记忆力减退，思维迟钝，急躁易怒，时出现不自主的哭笑，或情绪低沉、苦闷、抑郁，这些症状，从中医学探讨则属于肾元不足，脑髓匮乏之证。《内经》谓："脑为髓之海。"脑为藏髓之所，非生髓之处，生髓者在于肾，髓为精类，乃肾中阴阳化合而成。张介宾谓："髓海充足即有余也，故身轻而劲……若其不足，则在上者为脑转，以脑空而运，似旋转也，为耳鸣也；以髓虚者精必衰，为胫酸，髓空无力也，为眩冒忽不知人，为目无所见，急惰嗜卧，皆以髓为精类，精衰则气去而诸证以见矣。"肾藏精，故补肾元为治疗此证的唯一准则。临床观察无论脑血管疾病，以及脑功能减退，只要符合肾虚证候，用本方皆效。

3. 补肝肾、充督脉、益筋髓以治痿躄

肝主筋藏血，血不足无以营筋则筋痿；肾主骨藏精，精不足则不能充润骨髓而骨痿。督脉贯脊属肾，通髓达脑，故脑脊髓病变，皆从补肾充督论治。《素问·痿论》谓："肾气热则腰脊不举，骨枯而髓减，发为骨痿。"又谓："有所远行劳倦，逢大热而渴，渴则阳气内伐，内伐则热舍于肾，肾者水藏也，今水不胜火，则骨枯而髓虚，故足不任身，发为骨痿。"以上二段论述皆指出肾阴不足，阴虚内热，精髓亏减，而致骨痿；同时又指出房劳太甚，耗血而成筋痿。如"思想无穷，所愿不得，意淫于外，入房太甚，宗筋弛纵，发为筋痿……"外感六淫，邪从热化，伤耗精血，及久病之体虚，肾阴亏耗，或房事不节，肝肾亏损，精血不足，不能充润督脉，营养筋骨而渐成痿躄。包括现代医学的脑脊髓病，蛛网膜炎，周期性瘫痪，癔病性瘫痪等。

病案　病人，女，20 岁，未婚，学生。1972 年 11 月 15 日初诊。

发病 2 个月，开始自觉两腿重感，逐渐步履困难，以后发展至两腿重着不能启步，两大腿肌肉稍有萎缩，感觉及腱反射均正常，手足心热，小便色黄，全身酸乏无力。经某医院检查，拟做腰椎穿刺，未同意。初步诊断"周期性瘫痪"。由家人推车来门诊，观其舌艳红，苔白腻，脉沉滑有力。诊断为"痿证"。辨证为肾阴虚，精血亏耗，无以濡养筋骨，同时夹湿热，湿热不攘，筋脉弛缓，而致痿躄。予滋补肝肾，充养筋骨，清热除湿，以利筋脉之恢复。处方：熟地 40g、枸杞子 20g、锁阳 15g、牛膝 20g、白芍 30g、肉苁蓉 20g、知母 15g、黄柏 15g、苍术 15g、天冬 15g、石斛 20g、当归 20g、甘草 10g。

服药 3 剂，两下腿觉有力，足能翘趾，较前有进步，继服上方 6 剂，两腿轻健有力；扶床能迈步，但仍不能步履。再服 6 剂，两下肢功能有明显好转，能扶杖行走，但行走后自觉两腿痿软酸重无力，不耐过劳，全身乏力，舌苔转薄，脉沉滑中带有缓象，继服上方 6 剂，两腿功能大见进步，自觉轻健，不须扶杖，能独立行走，但仍酸重疲乏，舌转淡红，脉象沉而有力，此肝肾阴亏渐复，湿热渐除之候，继服药 10 剂，12 月 31 日六诊时，两下肢功能基本恢复，能步行一段路，但过多仍酸重，嘱继服此方若干剂，加强下肢功能锻炼，以利恢复。1974 年 2 月 15 日追踪观察，此病人已完全恢复健康，上班工作。

按语：本案仿虎潜丸、三妙散以补肾益精除湿热法治疗。肾为作强之官，赖精血以为之强，若肾虚精枯，血亦随之而枯，精血交败，湿热乘虚而袭，盘踞筋骨，故不能步履，腰酸筋缩之证作矣。方用熟地、枸杞子、肉苁蓉、锁阳补肾益髓，复用当归、白芍、石斛养血营筋，再用知母、黄柏、天冬、苍术以除湿热，正邪兼顾，故能取效迅捷，仅六诊而瘥。

《内经》谓诸髓皆属于脑，督脉贯脊上达于脑，下通于肾。髓之本源，乃由肾中元阴元阳化合而成，故脑脊髓病变皆与督脉相关，治疗当补肾中元阴元阳，以温煦充润督脉，常可收良效。本案即其一例。张琪教授亦曾用此法治疗一例脊髓空洞症，一例结核性脑膜炎脊髓粘连，皆收显效。并以此法为主加活络之品治疗一例脊髓压迫症，获得缓解。

4. 滋肾阴清相火、壮水之主以制阳光

相火出自下焦肝肾，肝属木藏血，肾属水藏精，以精血为其物质基础，肝肾之功能活动赖相火以发挥作用，前人谓与易之坎卦一阳居于两阴之中相符合。内阳外阴，阴阳相济，相火潜藏，何病之有？若情志过极，房劳无度，皆会激起相火之妄动而导致病变，丹溪谓："醉饱则火起于胃；房劳则火起于肾；大怒则火起于肝……然后煽动相火，消耗真阴，病变蜂起。"故丹溪引日月之盈亏，以阳常有余，阴常不足立论，不无道理。张琪教授在临床中遇相火亢盛之证颇多，试举治验一案。

病案　李某，女，68 岁。1986 年 1 月 21 日初诊。

发病半余年，自觉少腹灼热如燎样难以忍受，入夜增重难以入眠，两腿酸乏无力，体质消瘦，舌红，无苔，脉象弦长，经市内几家医院检查仍诊断不明，曾服中药数十剂，药偏凉即腹泻，偏温即咽干口燥，皆无一效，审脉论证，当属肾阴亏糙、相火妄动之证，宜予滋肾阴清相火之剂。处方：龟板 25g、生地 20g、知母 15g、黄柏 15g、枸杞子 20g、牛

膝 15g、玄参 20g、女贞子 20g、菟丝子 15g、甘草 10g。水煎服。

1 月 28 日复诊　服药 6 剂，少腹灼热大减，自述为半年来从未有之现象，唯稍有腹泻，于上方加生山药 20g。少腹灼热完全消除，两下肢亦较前有力，前方加石斛 20g，继服 6 剂而愈。

按语： 本案即以大补阴丸增味主之，原方为滋阴降火之代表方，一面用生地、龟板以补肾滋阴，一面用知柏以清相火，在此基础上加枸杞子、女贞子、菟丝子以襄助补肾之功，用玄参以清无名之火，服药 20 余剂，久治不愈之少腹灼热，竟而痊除。

近贤冉雪峰盛赞大补阴丸有平火、敛火、镇火、摄火之功，谓："虚劳阴气渐竭，燥火爆灼，烦躁身热，阴愈伤则热愈炽，热愈炽则阴愈伤，此际用六味等补水，水不能速生，以生脉等保津，津不能终保，唯此方为宜。"本案虽非虚劳，但阴虚火旺病机相同，故以之治疗而取效。

5. 滋肾固摄清火以治血崩

《素问·阴阳别论》谓："阴虚阳搏谓之崩。"马莳谓："尺脉既虚，阴血已损，寸脉搏击，虚火愈炽，谓之曰崩，盖火迫而血妄行也。"此火乃虚火非实火也，一面阴血损，一面虚火旺，前者为病之本，后者乃病之标，但由阴血损导致火旺，反过来由火旺更促进阴血之妄行外溢，临证中此类崩漏并非罕见，必须滋补肾阴为主以治本，辅以清热以治标，则血得安而溢止。傅青主论年老经水复行，谓此证"乃肝不藏、脾不统"，但根源却在于肾，他说："非精过泄而动命门之火，即气郁甚而发龙雷之炎，二火交发而血乃奔矣。"傅氏所谓之二火，亦皆指虚火，其本乃肾阴亏耗，故在安老汤一方中指出，本方："尤妙在大补肾水，水足而肝气自舒，肝舒而脾自保养，肝藏之而脾统之，又安有泄漏者，又何虑其血崩哉。"张介宾之保阴煎，用生地滋补肾水，黄芩、黄柏清相火，治水亏火旺，经水过多之证，亦源于阴虚阳亢而立方。

病案　姜某，女，52 岁，退休职工。**1985 年 5 月 2 日初诊。**

近 2 个月来月经出血量甚多不止，曾入某医院住院，用黄体酮及止血药等治疗无好转。呈贫血状态，血红蛋白 82g/L，面色萎黄，心悸气短，尾闾骨部酸痛，痛则出血较多，不敢活动，稍动则血量增多，心烦发热，口干苦不欲食，舌苔白干，脉象浮大，按之空豁，此属肾阴亏耗，肝火上燔，营血不得潜藏之证。宜补肾摄纳、清肝热止血法。处方：熟地 30g、山茱萸 20g、党参 20g、煅龙骨 20g、煅牡蛎 20g、白芍 25g、海螵蛸 20g、酒芩 15g、牡丹皮 15g、焦栀子 15g、棕炭 20g、甘草 15g。服上方 15 剂，自述服 2 剂血即止，继服全身较有力，心烦亦减，但活动后有米泔水样分泌物，尾闾部酸楚，脉浮大而见收敛之象，此肾阴渐复，肝火稍清，宜继服用上方加山药 25g、芡实 15g 以健脾固摄。

服药 6 剂，未见出血，米泔水样分泌物已无，仍腰痛，全身酸楚，心悸怔忡，气短心烦，脉象仍较大但有缓象，病人不敢活动，惧血复来，继以滋补肾阴之剂以资巩固。处方：熟地 30g、山药 20g、山茱萸 20g，枸杞子 15g、茯苓 15g、党参 20g、当归 20g、杜仲 15g、牡丹皮 15g、菟丝子 15g。

服上方 20 剂，诸症消除，月经未见，全身有力，腰及尾闾部亦无酸痛，血红蛋白上升至 110g/L，病人面色红润，行动自如，一如常人，远期随访已痊愈。

按语：此案崩漏日久，肾阴营血亏耗，乙癸同源，水不涵木，则肝阳亢而血不潜藏故出血不止，尾闾部为督脉所司，与肾脉相通，酸痛下血乃肾阳无以固摄，督脉失养所致。方用熟地、山茱萸大补肾阴以充督涵木，白芍敛阴柔肝以和营，龙牡、海螵蛸、棕炭收敛固摄以止血，然热不除则血难止，故佐以牡丹皮、酒芩、焦栀子以凉肝清热，药仅 2 剂血即止，诸症随之消除，脉象由大而豁转为弦而缓，"阴平阳秘"从而痊愈。

6. 补肾助阳回摄滋液以治肾消

消渴病分为上、中、下消，包括现代医学糖尿病、尿崩症。其病机有寒、热、虚、实之别，下消又名肾消，病位在肾，多为肾阳势微，命火不足，水不化津，是以口渴多饮，饮一溲一，或饮一溲二。赵养葵论本病病机为："水火偏胜，津液枯槁，以致龙雷之火上炎，熬煎既久，肠胃合消，五脏干燥……故治消之法，无分上中下，先治肾为急。"因此治疗下消，必须从肾论治，审其属肾阴虚者，当以大补肾阴为主，如属肾阳衰者，应从温阳固摄法中图之。《金匮要略》肾气丸治饮水一斗，小便一斗即指此类证。楼英《医学纲目》曰："下消者，谓之肾消，肾消者饮一溲二……筋骨血脉无津液以养之，故其病焦干也。"饮一溲一或饮一溲二，方书谓瘦如膏脂，多属糖尿病之重者。尿崩则小便如清水，尿比重低，身体羸瘦，皮肤干燥呈脱水状，皆属中医学"消渴""消瘅"范畴。

病案 杨某，女，13 岁，学生。1979 年 10 月 25 日初诊。

体素弱，2 个月来口渴，嗣后口渴加重，狂渴引饮，每日饮水量需 10 保温瓶，小便量与饮水量相等，饮一溲一，尿色清白，经哈市某医院检查，尿比重为 0.004，尿糖（－），脑造影蝶鞍大小正常，未见破坏及增生，诊断为尿崩症，来本院门诊治疗，如上述症状，形体消瘦，舌质红，苔干黄，脉象沉弱。辨证为肾阳势微，不能蒸化，津不上升，故口渴引饮；肾阳势微，关门不固，故小便频多。当以补肾助阳、固摄滋液法治疗。处方：菟丝子 15g、五味子 15g、益智仁 15g、煅龙骨 20g、煅牡蛎 20g、麦冬 15g、附子 10g、熟地 20g、茯苓 15g、甘草 5g、石莲子 15g。

服上方 8 剂，饮水减少，每日饮水量最多为 2 保温瓶，小便量亦随之减少，全身稍有力，头微痛，舌边赤，苔黄稍润，脉沉细，宜前方增减治疗。处方：菟丝子 15g、五味子 15g、益智仁 15g、生山药 20g、天花粉 15g、熟地 20g、附子 10g、茯苓 15g、煅龙骨 20g、煅牡蛎 20g、麦冬 15g、肉桂 5g、石莲子 15g、甘草 5g。

服上方 10 剂，每日饮水量减至 1 保温瓶，尿量亦相应大减，食欲睡眠均好转，但仍消瘦，头稍痛，宜前方增减。处方：菟丝子 15g、五味子 15g、天冬 15g、山药 30g、补骨脂 10g、沙参 15g、益智仁 10g、天花粉 20g、附子 10g、肉桂 5g、茯苓 15g、覆盆子 10g、熟地 15g、甘草 10g。

服药 20 剂，饮水量控制在每日清晨 3～5 茶杯，排尿次数及尿量明显减少，尿量一昼夜 1000ml 左右，饭量增加，体重增加 2.5kg，精神及体力均有恢复，有时休息不好则饮水量及小便稍增，休息即恢复。自述服后方效果尤为明显，嘱继服若干剂以善后。距今已未见复发，完全治愈。

按语： 本病现代医学谓下丘脑部脑垂体功能减退，抗利尿激素分泌过少，尿量增多，形成脱水，故狂渴引饮，身体消瘦，古人谓饮一溲一，饮一溲二，因此可知尿多为本病之证结，治疗的焦点在于多尿。张介宾说："阳不化气，则水精不布，水不得火，则有降无升，所以直入膀胱而饮一溲二，以致泉源不滋，天壤枯涸者，是皆真阳不足，火亏于下之消症也。"由此可知，本病之病机为命火势微，水津不能四布，肾关不固，故多尿狂渴而日趋羸瘦，治法当以温肾助阳固摄为主，如附子、肉桂、益智仁、菟丝子、熟地、山药、龙骨、牡蛎等，肺为水之上源，多尿液脱则肺燥热，故又佐以五味子、麦冬、天花粉、沙参以润肺滋液。服药40剂，多尿与口渴诸症皆除，食纳增加，体重亦增，精神恢复正常，疗效较为理想，远期随访已痊愈。

（四）五脏论治临证举要

祖国医学非常重视脏腑的生理功能、病理变化及其相互间的联系和影响，认为人体以五脏为中心，通过经络与各组织器官相关联，从而构成一个有机的整体。故曰：脏腑学说是中医基本理论体系的核心。而脏与腑相表里，脏腑为病常相互影响，习惯上中医多将腑病归属于脏病范畴中。且临床上五脏为病至为多见，表现为病情复杂、病机多变。故探讨从五脏论治每有提纲挈领、事半功倍之妙。

古今医家十分重视调理五脏来治疗疾病。如金代张元素著《脏腑标本药式》，旨在阐明脏腑病变的药物选择。近人张山雷辑有《脏腑药式补正》，以脏腑分类用药，多有阐发。张琪教授在临证中，不仅重视研究脏腑用药，而且乐于探讨脏腑为病的治疗大法。尤其是从五脏论治，当法括病机、药中肯綮时，每获良效。故综前贤所论，结合临证体会，对五脏治法加以阐述。

1. 肝病治法

肝主疏泄，调畅气机，为将军之官。又主藏血，体阴而用阳，称为罢极之本。其在人体脏腑中，占有十分重要地位。从发病看，许多疾病，如情志病变、气血失调等多首发于肝经；就临床表现分析，肝之为病涉及范围较广，从头目胸胁、至爪甲筋脉，以及少腹阴器等诸多病变与肝密切相关，况"诸风掉眩，皆属于肝"，故肝病治法颇为复杂。

（1）疏肝理气法

本法适用于肝经气机郁结，尚未涉及其他脏腑者。因肝司疏泄，性喜条达而恶抑郁，疏泄正常则气机调畅，若恼怒抑郁则肝气郁结，郁于本经则气机不畅而出现胸胁胀满或疼痛，痛势走窜，或胃脘满痛，饮食不下，烦躁易怒，善太息，或少腹胀痛，妇女月经不调，经前腹痛或乳房胀痛，脉弦等一系列症状。治宜疏肝行气，俟肝气条达则诸症自除。柴胡疏肝散、逍遥散、金铃子散、四逆散等皆为治疗此证较好之方剂，可随证选用。然诸疏肝之剂皆脱胎于四逆散，可谓四逆散为疏肝祖方，方由柴胡、芍药、枳实、甘草四药组成。其中柴胡为疏肝之圣药；芍药养血柔肝缓中止痛，柴、芍合用，一疏一柔，疏而不燥，柔而不滞；枳实行气；甘草和药缓中，诸药配合力专而奏效捷。肝以阴为体，以阳为用，内藏相火最忌刚燥戕伐以耗伤肝阴，而本方配伍精当，绝无此弊。临床上，张琪教授不仅用于肝气郁结之胁肋痛，胸胀满痛，妇女经前乳房胀痛等，亦用于慢性肝炎、肝阴不足者，芍药常用于迁延性肝炎右季肋痛，舌尖赤，脉弦者，均有良效。用于肝炎辨证有肝阴不足者芍药常用至 30~50g，疗效较著，但芍药为酸寒之品，素体脾虚之人服之易致腹泻，须用白术、茯苓辅佐。上述指一般情况，若兼有寒象者，芍药宜减量，同时加入肉桂、生姜等辛温之品。若舌边尖赤、苔燥者为肝郁化热，可加牡丹皮、栀子等。

（2）疏肝通络法

肝郁证，用疏肝理气之药不效，则应考虑施活血通络法。前贤王旭高谓："如疏肝不应，营气痹窒，络脉瘀阻，宜兼通血络，如旋覆、新绛、归须、桃仁、泽兰叶等。"因肝藏血，气血相附而行，气为血之帅，血为气之母。肝郁日久，气病及血，每致血络瘀阻。叶天士谓"久痛入络"即是此意。辨证除前述证候外，常见舌紫暗有瘀点瘀斑，痛不移处等，但亦有隐匿之证者，即无明显血瘀征象，只是根据用疏肝行气药无效，而改用活血通络法奏效。张琪教授喜用血府逐瘀汤，此方配伍严密，既用桃红、归、芎、芍、地活血通络，又辅柴、枳、桔行气之品。张琪教授治疗慢性肝炎胁痛日久，用疏气药不效，常配活血通络之品而收功。张锡纯之活络效灵丹（当归、丹参、乳香、没药），治疗气血瘀阻之胸胁痛，效果亦佳，可选用之。然乳、没味辛苦，易伤胃气，肝郁脾虚者不可久服。

（3）柔肝养血法

柔肝亦称养肝，治肝血不足、阴液亏虚之证。症见两目干涩，视物昏花或夜盲，头晕耳鸣，少寐多梦，胁下隐痛，口干，舌淡或鲜红无苔，脉弦细等。常用药物如当归、白芍、地黄、首乌、枸杞、女贞子、墨旱莲等。《医宗金鉴》有补肝汤，其药物为当归、川芎、白芍、熟地、枣仁、木瓜、炙甘草，治肝血不足，筋缓不能自收持，目暗视物不清。《金匮要略》谓："肝虚者，肝阴虚也。阴虚则脉细急，肝之脉贯膈布胁肋，阴虚血燥，则经脉失养而痛。其症胁下筋急，不得太息，目昏不明，爪枯色青，遇劳即甚，或忍饥即发者是也。"并立补肝散（酸枣仁、熟地、白术、当归、山茱萸、山药、川芎、木瓜、独活、五味子）及补肝汤（干地、白芍、当归、陈皮、川芎、甘草）以治肝虚胁痛。张琪教授临床治头痛眩晕，目暗不清，缠绵难愈属肝血虚无以上荣者，用四物汤加苍耳子、荆芥穗、白芷等风药上达巅顶，常应手取效。慢性肝炎属肝阴虚者，常表现胁下拘急痛，头晕目暗，心烦等症，以养阴血柔肝法，当首选魏玉璜之一贯煎。应该注意肝阴血不足，面白舌淡脉细，腰痛膝软无明显热象者，则属肝肾阴虚，乙癸同源，可酌加添精益肾之品，若阴血不足，阴不制阳，虚热内生者，柔肝勿忘滋阴以清热，如牡丹皮、生地等。

（4）缓肝补中法

此法用于肝气虚而中气不足者。临证表现为胁肋拘急、胆怯易惊、心悸心烦、悲伤欲哭等。王旭高谓："肝气甚而中气虚，当缓肝，如炙甘草、白芍、大枣、橘饼、淮小麦。"张琪教授喜用甘麦大枣汤或小建中汤化裁。如曾治一妇女终日悲伤，无端哭泣，彻夜不得卧，惊悸胆怯，诸药罔效。张琪教授根据"肝苦急，急食甘以缓之"之意，予甘草 25g、大枣 10 枚、小麦 50g、百合 30g、枣仁 30g，水煎服。服药 3 剂，心情明显好转，能安睡 3 小时，从而痊愈。甘麦大枣汤虽药味少，功效似较平淡，然用之得法，恰中病情，每有桴鼓之效。凡糖、蜜、枣、葵、桂圆、甘草之属，皆为甘缓之品。而缓药对肝的作用最强。尤其是肝气虚衰，肝用不足，升发疏泄不及而表现出悲伤欲哭，心情焦虑或有中气不足症状者，每以缓肝之品取效。然缓肝之品适用于肝气虚衰者，必有虚证表现。若肝气实者切勿用之，免有助热化燥之弊。

（5）培土抑木法

本法为治疗肝气乘脾之法。肝失疏泄、横逆乘脾、脾失健运表现为两胁胀痛、心烦易怒、腹胀、肠鸣、痛泻、舌苔白腻、脉象弦等。培土宜用白术、茯苓、山药、薏苡仁、扁豆等；抑木用白芍、乌梅、青皮、柴胡、佛手等。常用方剂如逍遥散、痛泻要方等。凡肝气乘脾忌用香燥开破伐肝之品，以免耗伤肝阴。抑木当以白芍为首选药，李时珍谓于"土中泻木"，泻木即抑制肝气之横逆，张琪教授常将白芍与健脾药合用，治肝气乘脾犯胃之胃脘痛、腹痛等症甚效。王孟英医案曾载"土虚木贼久泻"一案，论述精湛，谓姜、附、肉蔻、骨脂之类气热味辣，虽温脾脏，反助肝阳，肝愈强则脾愈受戕。宜以扶土抑木法施治，予益肝散加山药、扁豆、莲子、乌梅、木瓜、芍药等而愈。张琪教授治慢性活动性肝炎，肝功能改变明显，肝区痛，胃脘胀满，大便不实等，用六君子汤扶脾，加白芍、乌梅、柴胡、木瓜、五味子等抑肝，收效较好。前人虽无五味子入肝记载，然取其味酸收敛以抑肝，且有降低谷丙转氨酶之功，张琪教授颇喜用之。肝气乘脾日久，或失治、误治，其病机演变常有两种趋势，或从热化，或脾虚日甚。其从热化者，常见舌红、脉弦数征象，可加牡丹皮、焦栀子、胆草等以清肝热；若脾失健运，脾气虚衰，每见舌淡嫩，脉虚弱之候，可在健脾药中重用参、芪以益脾气。若肝气横逆而血行不畅，呈现舌紫暗、或有瘀点瘀斑者，应酌加丹参、赤芍等活血通络之品。如肝硬化腹水（失代偿期），腹水益甚，却每有舌红绛、手心热等伤阴之象，虽可用疏肝通络、健脾利水及攻下法收效，但不可忽视肝阴亏耗这一环节。宜在健脾利水香燥药中，加白芍、木瓜、乌梅、五味子等抑肝敛阴之品，否则极易化燥，更伤肝阴，而出现烦躁不安、辗转反侧等症，使病情恶化。

（6）泻肝和胃法

本法适用于肝气犯胃、疏泄失常、胃失和降之证。症见胸胁胀满、善太息、胃脘胀满疼痛、嗳气吞酸、嘈杂或呕恶等，宜左金丸与二陈汤合用。若以胀满痛为主则宜用金铃子散，该方有疏肝理气止痛之效，其除胀止痛效果较佳。金铃子又名川楝子，入肝胃小肠经，性味苦寒，"泄肝止痛，治热厥心痛"。《中药学》谓："川楝子有毒，成人一次服 6～8 个即可引起头晕、呕吐、腹泻、呼吸困难、心跳、震颤、痉挛等症。"而张琪教授在临证中以川楝子为主配伍治疗肝气犯胃作痛，常重用至 30g（砸碎煎）不仅未见有中毒反应，而且每获卓效。若肝郁化热挟胆气上逆而胃失和降者，宜大柴胡汤。张仲景之大柴胡汤原治少阳兼阳明病，以"呕不止，心下急，郁郁微烦"或"按之心下满痛"为特点，现一般多用于胆囊炎、胆结石等病的治疗，效果较佳。张琪教授以为大柴胡汤适应证范围较广，凡胃脘痛、腹痛、胸胁及背痛等，只要有肝气犯胃、肝热挟胆气上逆而口苦、呕恶、舌红苔黄、脉弦有力或弦数者，皆可用之。泻肝和胃法与培土抑木法不同，前者着重在泻字上，肝热清、疏泄正常则胃气和；而培土抑木法重在培字上，土旺健运则木气条达，二者不可混淆。

（7）抑肝温脾法

本法适用于肝气亢逆而脾寒之证。肝主疏泄，其气升发，若肝气亢逆，疏泄太过而气逆于心，表现为气上撞心、心中疼热、饥而不欲食；脾主运化，脾寒而健运失职，则见腹痛、下利等症。肝气旺当用酸收之品抑制肝气上逆，脾寒当用辛热之品以温寒，张仲景之乌梅丸为本证主方。"厥阴证之消渴气上撞心，心中疼热，皆厥阴风火证，木盛则克土故饥不欲食。"亦说明乌梅丸所主之证为肝气亢盛而兼脾寒，故方用乌梅为君酸敛抑肝以制上冲之气，黄连、黄柏清热利于平肝，参、归益气养血以调和气血，椒、附、姜、桂、辛温脾散寒，寒温并用，酸敛辛开苦降熔于一炉，配伍之妙，令人叹服。1986 年 2 月 21 日曾治一妇女，食入即吐，发病 3 个月余，中西药治疗罔效。在某医院住院，诊断为神经性呕吐。因长期呕吐不止、不能进食，体质异常消瘦，虚弱难支，终日卧床不起，血红蛋白80g/L，靠补液维持。邀张琪教授诊治，自述自觉始有气从少腹上冲胸膺，胸中灼热，随之即吐，由于长期不能进食，吐物皆为痰涎黏液，伴有恶寒、手足厥冷等候，舌苔白腻，脉象沉弱。细思此案当属足厥阴肝经病，《内经》谓："厥阴之上，风气主之，中见少阳。"少阳者，肝经所主后，虽仍有气上寄之相火，相火亢奋则疏泄失常是以消渴，相火挟肝气上冲则自觉气上撞心、心中疼热，肝气挟冲气上冲而呕吐不止；脾气虚寒，复肝气乘之则厥逆恶寒。综合分析，当为肝热脾寒、寒热错杂之证，治以抑肝温脾法。予乌梅丸为汤剂，水煎服。服药 2 剂后，虽仍有气上冲，但其程度已明显减轻，呕吐未作，能进少量饮食，手足转温，继方也。以此方化裁治疗而愈。前贤章虚谷谓："乌梅丸为厥阴病正治之主，木邪肆横，中土必困，故以辛热甘温助脾胃之阳，而重用酸以平肝，佐苦寒泻火，因肝木中有相火故也。"所论甚是，尤为精当。近贤张锡纯谓："厥阴病多呕吐者，因其疏泄之力外无所泄，遂至蓄极而上冲胃口，此多呕吐之所以然也。"乌梅丸以乌梅为君，抑肝气之亢奋，调肝气之疏泄，不使其蓄极上冲，且配以温药温脾散寒，故呕吐自然随之而愈矣。皆知此方实以抑肝温脾为法。

《伤寒论》中载乌梅丸为安蛔之剂，主治蛔厥。其安蛔之效医者辨证要点为肝热气上冲，脾虚而有寒。临证中有是证者皆可用之，尤其是寒热虚实夹杂的疑难病证，用之得当，确有奇效。

（8）平肝息风法

本法适用于肝阳暴张，风火相煽，肝风内动之证。其临床表现为头胀掣痛、眩晕、口眼㖞斜、肢体发麻或震颤，或半身不遂、舌强而语言謇涩，重则突然昏倒、手足拘急或抽搐、舌质红苔燥、脉弦滑或弦数等。常用药物为钩藤、蒺藜、天麻、菊花、地龙、珍珠母、石决明、牡蛎、生赭石、磁石等。张山雷谓："中风皆木火猖狂，煽风上激，扰乱清空之窍，宜介类潜阳。张锡纯之镇肝熄风汤疗效较佳。"张琪教授治高血压属阳亢风动之象者，呈头胀痛、眩晕欲仆、五心烦热、舌红、脉弦劲，用此方加麦冬、生地等滋养阴液之品，常获捷效。《素问·至真要大论》谓："诸风掉眩，皆属于肝。"肝为刚脏，主升主动，凡阳气亢盛，或阴亏血虚皆可化燥生风；且肝阳暴张，化热生风，又易耗损阴液；故潜阳息风之时必用滋阴清热润燥之品，肝风方可平息。

息风之法尚有和血息风、泻火息风、培土宁风之治则。三者皆与肝密切相关，因肝为风木之脏。所谓和血息风法，即二甲复脉汤、大小定风珠汤之类，用于温热病后期，阴血耗伤，虚风内动，出现筋脉拘急、手足蠕动、头目眩晕、脉象细数等证。正如吴瑭所说："热邪久羁，吸烁真阴，或因误表，或因妄攻，神倦少，时时欲脱者，大定风珠主之。""热邪深入下焦，脉沉数，舌干齿黑，手指但觉蠕动，急防痉厥，二甲复脉汤主之。"此类皆和血息风法。

泻火息风乃针对肝热亢盛、热极生风而设。其表现为高热、四肢抽搐、颈项强直、两目上翻、角弓反张、神志不清、舌红、苔黄燥、脉象弦数或滑数等。常用生石膏、黄芩、黄连、大黄、栀子、全蝎、蜈蚣、钩藤等，以清热息风，其中石膏用量宜大，常为君，效果较佳。其他如安宫牛黄丸、至宝丹、紫雪丹等清热开窍息风之品皆可用之。若阳明腑实、燥屎内结、浊气上犯、蒙闭清窍而见热极生风者，可用大承气汤下其实热，俟大便得通利，实热燥屎随之而下，则神志转清、抽搐自止。1987年1月20日曾治一宋姓女孩，14岁，在某医院住院，高热，神志不清，频繁抽搐，发作时两目上翻，牙关紧闭，经确诊为"散发性脑炎"，用中西药抢救治疗，不能控制病情，病势危笃，邀张琪教授会诊。见其面颊潮红，神志昏迷，抽搐不止，遗尿不禁。询问治疗过程，曾用大剂量各种抗生素及安宫牛黄丸等均无转机。瞳孔反射消失，腹部硬满拒按，舌苔干厚中心黄，脉象滑数有力。此属阳明实热内结，导致风火相煽、肝风内动之证。急予大承气汤原方鼻饲，用药后，初则转矢气，继则下污浊粪便甚多，抽搐随之得以控制，神志转清，身热退。继以清热开窍之剂调治，半年后行走如常，但遗留痴呆不语之后遗症。考虑此病罹患数日方延张琪教授治疗，惜用承气汤已晚，虽挽救其生命，但终留有后遗症，若用药及时，或可避免遗留痴呆不语而使病患康复。

培土宁风法即补益脾气以息风止痉之法。治疗脾虚动风，属儿科慢脾风之类。王旭高谓："肝风上逆，中虚纳少，宜滋阳明，泄厥阴，如人参、甘草、麦冬、白芍、甘菊、玉竹。即培土宁风法，亦即缓肝法也。"

（9）清肝泻热法

本法用于肝经郁热或肝火亢盛者。症见头痛、耳鸣、目胀目赤、面红、口苦、急躁易怒、舌燥、脉象弦数等。肝火证临床上颇为多见，其症状表现繁多，如《西溪书屋夜话录》云："肝火燔灼，游行于三焦，一身上下内外皆能为病，不可枚举。如目红颧赤，痉厥狂躁，淋秘疮疡，善饥烦渴，呕吐不寐，上下血溢皆是。"常用药物为牡丹皮、栀子、夏枯草、黄芩、龙胆草、连翘等，常用方剂为泻青丸、龙胆泻肝汤、当归芦荟丸等。肝火亢盛极易耗伤阴液，而见舌红少苔，脉象细数者，宜酌加滋阴之品，如沙参、麦冬、石斛、枇杷叶、生地、知母等，以滋阴清金制亢盛之木火。若肝热乘脾，致脾失健运，水湿内停，湿热搏结，而成肝经湿热之候。一般而言，肝火易炎上而称肝火上炎，湿热多下趋常谓肝经湿热下注。湿热者常舌红苔黄腻，脉滑数。治一女性韩某，前阴灼热疼痛，尿频而不畅，大便不爽，口苦而黏，舌红苔黄厚，脉滑数，曾屡用抗生素及中药清热解毒利湿药，其阴痛有增无减，考虑肝经过腹环阴器，诊为肝经湿热下注，用龙胆泻肝汤合滋肾通关丸（易为汤剂），水煎服。许多性功能障碍，如阳痿、遗精、阴痛等，若有湿热之象，从肝经论治常有较好疗效。

肝与胆相表里，肝经实热极易影响胆腑，而成肝胆实热之证，大柴胡汤治疗此证确有佳效。张琪教授用大柴胡汤治疗胆囊炎、胰腺炎等凡属有肝胆实热证者，疗效颇佳。如治一刘姓妇女，经某医院诊为胸腔积液，右季肋痛，甚则不敢深呼吸，头晕，目糊，耳鸣阵痛，口苦，腹胀便秘，苔薄燥，脉弦而有力，肝功能无异常。病似结胸，辨证为肝胆实热与水饮互结。予大柴胡汤化裁。处方：柴胡20g、大黄10g、枳实15g、黄芩15g、半夏15g、白芥子15g、茯苓15g、桃仁20g、郁金15g、生姜15g，水煎服。服药3剂，腹泻水样便3次，量甚多，胁痛大减，头眩目糊等症随之减轻，胸部叩诊浊音界缩小，继以上方减大黄加姜黄15g，前后共复诊4次，服药24剂，诸症消失而痊愈。

（10）温肝祛寒法

本法用于肝经虚寒或寒滞肝脉之证。肝为刚脏，风热阳亢证居多，但亦有虚寒证。如

《备急千金要方》谓："病苦胁下坚，寒热，腹满不欲食，腹胀，悒悒不乐，妇人月经不利，腰腹痛，名曰肝虚寒也。"呕酸上气，胁肋脘痛，兼有属于肝寒之证。王旭高云："温肝，如肝有寒，呕酸上气，宜温肝，肉桂、吴萸、蜀椒。"《伤寒论》之吴茱萸汤为治厥阴肝寒之主方。足厥阴脉上于巅顶，寒邪循经上逆，则头痛、干呕、吐涎沫、手足厥冷，有是症者，用吴茱萸汤效如桴鼓。不仅如此，吴茱萸汤对重症眩晕属肝寒者，亦有较好疗效。"诸风掉眩，皆属于肝"，指眩晕诸症定位在肝，虽然风热阳亢之邪可引起眩晕，但虚寒而清空失养或寒邪上逆亦同样可以导致眩晕。肝经实证、热证之眩晕显而易见，而其虚证、寒证之眩晕则易被忽略。如曾治一眩晕证，3年余不能工作，发作即眩晕如坐舟车，呕逆，手足厥冷，面色青，舌润，脉沉。证属厥阴寒邪上逆，予吴茱萸汤加半夏，连服数剂，眩晕大减，继以此方化裁治疗而愈。

当归四逆汤亦可治肝虚寒证，尤以血虚兼寒为宜。肝藏血，肝血不足不能荣于四末，且寒邪内侵，故手足厥冷。张琪教授临证运用此方治疗凡属肝经血虚而寒所致之多种疾病皆效。如曾治一患，周身走窜拘急、疼痛难忍，初按痹证治疗，效果不显。诊其脉沉迟、舌润口和、手足厥冷，恍悟此为足厥阴肝经血虚而寒之证。肝主筋，血虚阳衰筋脉失于滋养温煦，故周身拘急而痛，遂治以温肝祛寒法，用当归四逆汤加吴茱萸、生姜连服数剂而愈。举凡肝阳势微，营血不足，而致面色青暗不泽、精神委靡、畏寒肢冷、脉象沉细或弦细、口唇青、舌淡嫩之多种疾病，皆可用当归四逆汤化裁治疗。

寒邪侵袭肝经，气血运行不畅；或肝寒日久、失治、误治，尚可形成寒滞肝脉证。临证除有肝寒表现（如少腹冷痛、阴冷、睾丸冷痛而坠胀等）外，尚伴有气血瘀滞之象，如舌紫暗而润、口唇青紫等。亦应以温肝祛寒法施治，常用暖肝煎、橘核丸等方剂。然必须酌加活血通络之品，如桃仁、赤芍、丹参等，方能提高疗效。

2. 心病治法

心者，君主之官，主血脉而藏神，为五脏六腑之大主，开窍于舌，其华在面。血液的运行有赖于心气的推动，神气的旺盛又与精血有关，血为物质基础。所谓"心藏脉，脉舍神"，亦说明心主血脉与主神志密切相关。诚如李东垣《脾胃论》中云："心脉者，神之舍……神无所养，则脉旺。"津液不行，不能生血脉也。心之神，真气之别名也，得血则生，血生则脉旺。心的病证主要表现为血行及神志的异常，可概括为虚实两类。虚指心之气血阴阳不足，实则多指火、热、痰，然虚实之间亦常兼夹互见，病机复杂，其治法亦随机而变。

（1）益气养心法

本法适用于心气不足，鼓动无力，神失所养而表现的病证。常见心悸气短，活动及劳累后加重，心胸憋闷或疼痛，自汗，乏力，面色白，或胆怯易惊，舌质淡或体胖嫩，脉象虚弱等症状。《灵枢·邪客》谓："故宗气积于胸中，出于喉咙，以贯心脉而行呼吸焉。"说明宗气为心肺气之源泉。心主血脉，肺主气而朝百脉；心气不足，鼓动无力，血行不畅而影响肺气宣降；肺气不足，运血无力而耗损心气；故心气虚与肺气虚常相互影响。治疗时，当首选人参、黄芪，两药有补心肺益脾胃之功。古方养心汤、归脾汤、保元汤皆是参、芪合用，意在补气益心养肺。张琪教授治疗冠心病见气短、气怯、心悸、胸痛、脉虚弱，心电图显示缺血性改变，用西药及中药活血化瘀之剂无效者，重用人参、黄芪，每获良效。

不仅症状消除，心电图亦随之改善。

益气养心法主要用于心气虚而无明显血行不畅症状者，以大剂参芪益心气而取效。用药时要注意两点，一则益气不可过燥，免伤阴津，故常伍以麦冬、五味子之品；二则益气切忌过于壅滞，常少佐陈皮、木香理气之品，使补而不滞。因气血相辅而行，气为血之帅，血为气之母。《灵枢·刺节真邪》说："宗气不下，脉中之血，凝而留止。"凡气虚日久，多影响血之运行，致血行不畅，酿成气虚血瘀。

张琪教授通过对大量病例观察发现，不少冠心病及部分脑血管病与气虚血瘀有关。《医林改错》用补阳还五汤治中风半身不遂，体现了益气活血的作用。张琪教授用益气养心活血法治疗冠心病心绞痛、心肌炎、心律失常等，疗效甚为满意。此外冠心病心绞痛以心悸气短，心前区疼痛如刺阵作，或胸中窒闷，舌淡紫，唇暗，脉涩结为主证者，皆可用此法治之，所愈者甚多，不一一枚举。

益气养心法尚可用于某些神志病的治疗。《素问·灵兰秘典论》说："心者君主之官，神明出焉。"心气不足，神失所养，而表现神志异常，如心悸、心烦、失眠、惊惕不安、思维混乱、神疲倦怠，甚则神志失常等症状。此类病常以心气虚为主，而兼见其他脏腑病变。如心脾两虚之失眠多梦、心烦心悸、健忘等，心胆气虚则不寐、噩梦纷纭、易于惊醒、或惊惕不安、气短倦怠、舌淡、脉弦细等。治疗皆应以益气养心为主，佐以补药得法，多能获愈。张琪教授在临证中遇此病甚多，只要辨证准确，用药得法，多能获愈。如曾治一12岁女孩，夜卧不安，睡眠中常恐惧似有异物而惊醒，精神疲倦，气短乏力，舌质淡，脉象沉弱。因久治不愈，其母携来中医门诊求治。脉证分析为心胆气虚之证，仿《普济本事方》珍珠母丸化裁以补心气、益肝胆法施治：珍珠母20g、人参10g、龙骨15g、牡蛎15g、炒枣仁15g、柏子仁15g、茯苓15g、远志15g。水煎，日服2次，服药4剂后，睡眠较前安稳，恐惧感减轻，守法化裁，共服药22剂，诸症悉除。

（2）温补心阳法

此法为治疗心阳虚衰而设。气属阳，故心阳虚与心气虚属同一范畴，而常谓心之阳气不足。然二者病变程度不同，一般而言，心气虚无寒证表现，心阳虚则除心悸、气短、胸痛等症状外，多见形寒肢冷，或手足不温，舌淡苔滑、脉沉迟等寒象，有时虽无典型寒象，但常有喜温、舌淡而润、脉沉而缓，遇寒病情加重等阳气不振、温煦失职的表现。治疗应重在温补心阳，常用附子、肉桂、桂枝、黄芪、红参、甘草等药物。临床上许多心脏病心律不齐，神经官能症，乃至心功能不全者，均与心阳虚衰相关。因心主血脉，心阳不足，鼓动无力，脉气不得接续，每致血行迟滞而有血瘀之征，如口唇青紫、舌淡暗或有瘀点瘀斑、胸痛如针刺等。故施温补心阳法常少佐活血通络之品，在大补心阳的同时，辅以活血化瘀药物，使心阳得复，脉气接续，血行流畅，而提高疗效。

西医所谓心功能不全，脉象多见沉细涩或疾数而散，除有心悸气短、胸中窒闷、形寒肢厥冷、自汗等心阳虚衰症状外，常见舌紫暗、口唇青紫等血瘀之象。治以温补心阳兼活血之法，张琪教授喜用《伤寒论》中附子汤加丹参、桃仁、赤芍等活血之品，屡用屡效。方中附子与人参合用，为治心阳虚之要药，加入活血之品以化瘀通络有利于扶阳补心。此法不仅可治疗心功能不全，而且对心律失常亦有较好疗效。

心阳不足，温运无力，痰湿内生。故心阳虚常兼痰浊为患，冠心病、心律失常每见此证。治宜温补心阳佐温化痰浊之品。此类病人常有舌淡嫩苔白腻、首重如裹、胸闷呕恶等痰浊内阻之象，纯以温补或化瘀药很难奏效。如曾治一王姓女患，因心肌炎频发室性早搏、二联律、三联律，用西药美西律方能勉强控制其发作，然停药即犯。病人全身无力，不能工作1年余，畏寒肢冷，面白倦怠，心悸气短，胸闷，舌淡苔白腻，脉迟结无力。曾服用活血化瘀中药未能收效。因思此为心阳虚夹痰浊为患，当以温补心阳兼化痰之法，遂予桂枝汤去芍药加附子、人参合瓜蒌薤白半夏汤为治。前者扶心阳、益心气，后者化痰浊而宣痹。服药10剂后，早搏大减，全身有力，心悸、胸闷、短气俱见好转，嘱其继用前方，中间复诊2次，守法稍有化裁，连服25剂，并已停用西药美西律，早搏完全消失，苔腻转薄，脉象沉而有力，力气增加，从而治愈。

温补心阳法亦可用于心阳不足、肾水上凌之奔豚证。"奔豚"出自《伤寒论》，其病机为心阳虚、下失镇摄而致寒气或肾水上凌，出现脐下悸动、欲作奔豚，或气从少腹上冲胸咽，发作欲死，复还止。此方重用茯苓淡渗利水宁心，以治水邪上逆；桂枝助心阳而降冲逆；甘草、大枣和中健脾，培土制水。经方配伍之妙令人叹服，然此方适用于心阳虚而寒水上逆者。至于心阳不足，寒气上逆之奔豚，则应重用桂枝温心阳而平冲降逆。

（3）补心养血法

本法用于心血不足之证。心血虚，神失所养，脉道不充，故见惊悸怔忡、失眠多梦、健忘眩晕、面色淡白无华、舌质淡、脉细等症。补心养血应以四物汤为主，可佐以酸枣仁、柏子仁、茯神、首乌藤、远志等益心宁神药物。心血虚证多由思虑过度或失血过多、耗伤心血所致，其血虚证明显者较易诊断，而血虚见证较隐匿者常易误治。临床上常见心血虚之失眠多梦，而径用安神定志重镇之品无效者。治疗心血虚之不寐，要善于循序渐进，缓中取效，以补心血而安心神，一般远期疗效较好。若仅图速效，予大剂重镇安神，或毫无效果，或取效一时，往往每易复发，是乃欲速则不达也。

（4）滋补心阴法

本法用于心阴虚损之证。心阴不足，阴不制阳，虚热内生，故除有心悸怔忡、失眠多梦、心烦健忘、多疑善虑等心神失养症状外，常兼见五心烦热、口干咽燥、两颧红赤、舌红少津、苔少或光剥、脉细数等阴虚内热之象。治宜滋养心阴，忌投温补刚燥伤阴之品，常用天王补心丹化裁。如心阴虚之不寐证，多见舌红少苔、脉细数、五心烦热，皆由忧思太过、耗伤心阴所致。正如张景岳所说："思虑太过者，必致心血暗耗……神魂无主，所以不眠。"心阴不足，心阳偏亢，阳不入阴，神失守舍，因而难以入寐。此类阴虚阳亢以阴虚为主，治疗当侧重滋养心阴，辅以潜阳之品。张琪教授喜用天王补心丹变汤剂加龙骨、牡蛎、当归、地黄、二冬、柏仁、酸枣仁、远志、五味子、人参、玄参、丹参等，共奏滋阴清热、补心安神之功，为治心阴不足、神志不宁的有效方剂，但其用于心阴虚而致心阳亢者最佳。若心火亢盛而致心阴不足者，表现有心烦不寐、咽干溺赤、舌绛而干、头晕耳鸣、头面烘热、脉象滑数或弦数等症，宜用黄连阿胶汤清心火为主、滋阴液为辅治疗，亦可酌加重镇潜阳之品，俾阳入于阴则可入寐。

（5）温阳滋阴养心法

此法用于心之阴阳两虚证。心阳不足，鼓动无力；心阴亏虚，濡润滋养失职，心之阴阳两虚，表现为气短心悸、自汗、精神委靡、口干不欲饮、少寐多梦、脉弱或结代，多见于心脏病心律失常等。治疗当以振奋心阳、滋养心阴为主，代表方为炙甘草汤。该方以炙甘草为主，调中益气；人参、桂枝、生姜、清酒益气助心阳以通脉；生地、麦冬、阿胶滋养心液。因"阳无阴则无以生，阴无阳则无以化"，故助心阳与滋心阴之药相伍，桂枝、姜、枣调和营卫，加清酒通利脉道，而用于心阴阳俱虚之证。此方配伍精当，用之得法，每获良效。心之气阴两虚，因阳气不足，鼓动无力，脉气不充，阴液不足，脉道空虚，每致血行不畅而兼夹瘀血之象。表现为心悸气短、胸部憋闷或刺痛、自汗盗汗、掌心发热、舌质红苔剥或舌紫及舌下静脉紫暗、唇暗或青紫、脉沉涩或结代。张琪教授经验治以益气养阴活血法，用生脉饮合血府逐瘀汤治疗可以收到较好效果。此证多见于心脏病日久、心律失常、心房纤颤等。

（6）补益心脾法

此法用于心脾气血两伤之心脾两虚证。其临床表现为面色萎黄、食少纳呆、倦怠乏力、气少神疲、心悸不眠、妇女月经过多、舌淡脉弱等。常见于神经衰弱、贫血等疾病，宜选用归脾汤补益心脾治疗。补益心脾要在补心脾之气、益心养血宁神。因心脾两虚多由思虑过度、饮食劳倦所伤，或久病失调、或失血过多，耗伤心脾所致。心藏神而主血，气血虚则神失潜藏；脾主运化而统血，脾虚运化失职、化源匮乏、统摄失司。两脏俱虚则气血化源不足，故凡各类贫血及妇女经少或闭经、崩漏，见舌淡脉濡细而无伤阴化热证候者，均可用补益心脾法。施此法当重用参芪，若血亏甚可酌加首乌、熟地补血之品，又宜少佐理气药物，使补而不滞。

（7）清心泻火法

本法用于心火上炎，或心火亢盛者。由于情志过激使心火内炽，或因六淫内郁化火，致心火亢盛而现心中烦热、失眠、怔忡不安，甚则喜笑狂躁，所谓"心有余则笑不休"；或火炎于上而口舌糜烂疼痛、口渴、舌红、脉数等；若热入心包，则出现神昏谵语，宜清心泻火开窍，急用安宫牛黄丸、紫雪丹、至宝丹等。无神志症状者，可用清心泻火法，可用清心丸或黄连解毒汤；若心火上炎或心热移于小肠而小便短赤、尿血者，可用导赤散加味施治。临床上确有许多尿血而尿痛者，常有口腔溃疡反复发作的病史，治以清心泻火法每获佳效。

（8）活血化瘀法

本法用于心血瘀阻（心脉痹阻）证。心主血脉，血行不畅酿成心血瘀阻。主要症状有心悸胸闷、心前区憋闷或刺痛，痛引肩背，重则痛不可忍，唇甲青紫，舌暗红或有瘀斑，脉沉涩等。此因瘀血内阻，心脉气机不畅所致，故应活血化瘀，通络宣痹治疗，血府逐瘀汤效果较著。若兼心阳不振，可加温阳宣痹之品，如薤白、桂枝、川乌等；如身体肥胖、苔白腻等有湿痰阻滞者，可加半夏、南星、橘红、茯苓化痰祛湿以通络。

心藏神，心血瘀阻致神不守舍，可见不寐及癫狂等病证，可用王清任之癫狂梦醒汤活血化瘀治疗。朱丹溪提出"气血冲和，万病不生，一有怫郁诸病生焉"，张琪教授经验癫狂梦醒汤治气血痰郁甚效。凡精神抑郁、情绪不宁、多疑善虑，乃至神痴癫狂，皆可用之。方中以大剂桃仁为主以活血化瘀，半夏化痰，青皮、柴胡、陈皮、腹皮、苏子皆调气之品。气与血相倚依，气行则血行，气滞则血凝。故活血化瘀诸方皆应配理气之品，可明显提高疗效。

（9）涤痰宁心法

本法用于痰蒙心窍或痰火扰心者。因心藏神，心窍通利则神志清爽；心窍为痰浊蒙蔽，或为痰火所扰，每见神志异常症状。如痰蒙心窍常见神痴、表情淡漠、神情抑郁、喃喃自语、言语无序、苔白腻、脉沉滑；而痰火扰心则常见心悸心烦、口苦而黏、失眠多梦，甚则语言错乱、狂躁妄动、舌红苔黄腻、脉沉滑数或弦滑。痰蒙心窍宜涤痰宁心开郁，常用导痰汤、菖蒲郁金汤等；痰火扰心者宜泻热豁痰宁心，首选礞石滚痰丸。

3. 脾病治法

脾主运化，升清，脾统血，喜燥恶湿，主四肢，开窍于口，其华在唇。脾与胃相表里，共同完成饮食物的消化吸收，称为"后天之本""气血生化之源"。生理上脾与胃纳运相合、燥湿相济、升降协调，病理上常相互影响，凡外邪侵袭、劳逸失度、饮食不调往往导致脾胃纳运失司，升降失调。因此治脾勿忘调胃，尽管二者治法不同，但又常常同时应用，难以截然分开。脾胃病变化多端，总以脾失健运、胃失和降为中心，故治疗脾胃之疾，当以助脾健运、使胃和降为要。

（1）温补脾胃法

本法用于脾胃虚寒证。其临床表现为腹满痛、呕吐、下利溏薄清谷、纳呆、喜暖畏寒、手足冷、舌淡滑润、脉沉或沉迟无力。宜用理中丸以振奋中宫之阳气，方用甘草、人参、白术益气健脾胃，干姜温阳祛寒，乃为温补太阴极妙之方。

仲景《伤寒论》载太阴病提纲："腹满而吐，食不下，自利益甚，时腹自痛。"脉象缓弱等，即指脾胃虚寒而言。理中丸功能温中散寒，主治脾阳不振所致虚寒之腹满。此类腹满必喜温喜按、口中和、舌淡苔白滑、脉沉迟等，与阳明胃家实之腹满胀痛、痞满燥实、舌苔黄燥、脉实等症不同。故有"实则阳明，虚则太阴"之说。昔年张琪教授在农村巡回医疗时，夜间遇一急诊郎某，男，足厥冷，腹部按之柔软，舌滑润，脉沉迟。此因夏日贪食瓜果冷饮，脾阳为寒湿所伤，运化失职所致。治以温补脾胃法，宜理中丸。因病势急重，嘱其速服2丸，每4小时服1次，连服4次，计8丸，腹痛胀满呕吐皆愈。临床上对脾胃虚寒而寒象较甚者，可酌加附子、肉桂、良姜等以温中散寒。若脾胃虚弱寒象不显者，可径用补益脾胃法，四君子汤、六君子汤当属此类。张琪教授临证于脾胃虚弱之人而现食少纳呆、消化迟缓、大便溏薄、面白少气、肢倦乏力、舌淡苔白润、脉沉细等，用补益脾胃法颇有佳效。然治脾胃虚弱病人药量宜轻，从小剂量开始取效，防其量重有碍脾胃之运化。同时此类病人宜缓图收功，切忌急于求成。不仅补益脾胃如此，凡补益药皆应缓中取效。因任何营养物质都必须经过脾胃的腐熟运化，才能将精微化为气血，若脾胃虚弱，运化不及，则精微不能化为气血而酿成痰饮湿浊。六君子汤即针对此病机而设，于补益脾胃之四君子汤基础上，加半夏、陈皮以蠲除痰饮。

温补脾胃法尚可用于治疗儿科慢脾风。慢脾风多由大吐、大泻或过用寒凉之药损伤脾阳所致，症见面色萎黄、精神委靡、消瘦嗜睡、睡眠露睛、大便溏薄、阵阵抽搐、四肢厥冷、指纹淡青、舌淡、脉沉等。《医宗金鉴》有缓肝理脾汤。张琪教授曾拟一方理脾镇惊汤，由六君子汤化裁而成，疗效较佳。此方用六君子益气健脾胃除痰，砂仁温中，扁豆止泻，葛根升清阳以止泻，胡椒辛开散结化痰，全蝎与健脾胃药合用以制虚风内动。

理脾镇惊汤之药量应根据患儿的年龄、体质而增减。目前有一种风气，以药量大而取信于病人，未免失之偏颇。药以胜病为主，以恰中病情为妙，不及则难以疗疾，过量易损伤脾胃。尤以小儿稚阴稚阳之体，苦寒之剂更宜慎之。张琪教授观察不少慢脾风患儿，多由过用寒凉而戕伐脾胃阳气，致病情由轻转重，由重转危，不可不慎。《小儿药证直诀》白术散即四君子加藿香叶、木香、葛根而成，治小儿脾胃久虚、呕吐泄泻、频作不止、津液枯竭、烦躁而渴、但欲饮水、乳食不进、形体羸瘦等症。此方妙在补脾胃药中加葛根一味，以升清阳鼓舞胃气上行。

（2）辛热散寒法

本法用于脾阳势微、寒邪充斥所致脐腹痛或上下攻冲作痛，或寒邪凝聚、运化失司而腹胀满、呕逆不能饮食，或二便不通、四肢厥逆、脉象沉紧、舌苔白滑等。《金匮要略》有附子粳米汤（附子、半夏、甘草、大枣、粳米），治"腹中寒气雷鸣切痛，胸胁逆满呕吐"。大建中汤（蜀椒、干姜、人参、胶饴）主治"心胸中大寒痛，呕不能饮食，腹中寒，上冲皮起，出见有头足，上下痛而不可触近"。二方皆主治阳虚寒盛，故属辛热散寒之法。张琪教授曾治一人从吉林榆树市来哈求诊，35岁，男，农民，患病5年余，腹中攻冲作痛，有时横窜至两胁，肠鸣呕逆不能食，面色青暗，脉沉紧，舌苔白滑。5年来痛苦异常，不能参加劳动，曾服中药数十剂无效。辨证为阳虚寒盛，寒邪充斥上下左右，走窜所致。予附子粳米汤加川椒、吴茱萸，连服6剂。痛势大减，攻冲之力亦减弱，继以前方化裁，服药50余剂而愈。

除以上2方外，东垣之寒胀中满分消汤亦属辛热散寒法，由多味药组成，貌似杂芜，然其配伍十分严谨，正如世人所谓：东垣用药如韩信用兵，多多益善，结构严密，疗效卓著。张琪教授于临证中深有体会。本方针对脾胃寒湿壅结、运化受阻、中寒胀满之病机而设，方中川乌、吴茱萸、澄茄、二姜、草蔻，皆具有辛热散寒开郁之功，益智仁温肾暖脾以治其母，人参、黄芪益脾补中气，青皮、陈皮、厚朴疏郁泄满，升麻、柴胡升清阳，茯苓、泽泻利浊阴，麻黄宣发以通其气，半夏降逆化痰浊，黄连、黄柏苦寒反佐以热因寒用，大剂辛热药中少用苦寒反佐乃温中有凉，以疏郁泄满，而又用参、芪益气补中，相反相成乃补中有泻，苓、泽、半夏利湿降浊而又有升柴以升清，体现了降中有升。以辛热散之，淡渗利之，甘温补之，苦寒泻之，上下分消其邪，祛邪兼以扶正，恢复脾胃运化之功能，其配伍之妙，令人叹服。

中满分消汤的应用贵在随病情增减化裁，张琪教授曾以之治疗顽固性胃肠功能紊乱之胀满，肾病综合征重度腹水、寒气上冲之奔豚，凡审其病机属脾胃寒湿者，皆随手奏效。某些顽固性奔豚，屡用散寒平冲之剂而难以取效者，常可用此方收功。

（3）健脾胃益气血法

本法适用脾胃虚弱、气血不足之证。脾胃为后天之本，气血生化之源。脾主运化，运化水谷精微，滋生营血。《素问·经脉别论》说："饮入于胃，游溢精气，上输于脾，脾气散精，上归于肺。"饮食的消化吸收主要靠脾气的作用，一是脾气主升，通过其升清作用，"散精于肝""浊气归心""淫精于脉"。二是"脾气散精，上归于肺""肺朝百脉"，脾气通过肺气的作用将水谷精微所化生的精气、津液输布于全身。若脾胃虚弱，气血之化源不足，水谷精微不能化生气血，故有眩晕、脉细数等症状。张琪教授在临证中治疗贫血病人，辨证属脾胃虚弱者，常以补脾胃益气血法而收功，用六君归芍饮施治。

胃癌术后多见面色淡白、言语无力、四肢倦怠、食纳减少，或见便溏、消化不良、舌淡、脉虚弱等，血红蛋白低下，此属脾胃虚弱、气血不足证。宜六君子扶助脾胃之阳气，加当归养血，白芍敛阴，首乌益肝肾以生血。张琪教授用此方治疗胃癌术后病者，往往食欲增、体力渐复、血红蛋白上升而取得较好疗效。

胃癌术后，恶性肿物虽已切除，但胃之功能大减，再加以化疗放疗，固然对抑制肿物转移再生有一定裨益，但常耗伤正气、损伤气血而致全身功能衰弱。此时当务之急宜扶正大补气血，但病者脾胃功能衰弱，一味滋补难以吸收，反于脾胃不利。必须健脾益胃，助其受纳和运化功能，以活跃其生机，促进气血之生成，六君归芍饮正是针对这种病机而设。此类病患切忌用苦寒伤胃之药，如黄连、黄芩、龙胆草之类；又不宜所谓抗癌之中草药，如七叶一枝花、半枝莲等；此类药皆属清热解毒之品，每有伤脾耗气之弊，故对脾胃阳虚气弱者皆非所宜。

《灵枢·本神》谓："脾藏营，营舍意，脾气虚则四肢不用，五脏不安。"张琪教授认为此"营"字，系指水谷之精气，为营养全身的精微物质。脾营不足可见形体消瘦、肌肉瘘弱、四肢无力、懒言短气、面色萎黄、脉象虚弱等。脾营不足与脾气虚弱常相互影响，同时并见。

张琪教授治疗贫血除用六君归芍饮外，又拟补营汤为脾气与脾营双补之方。

（4）辛开苦降法

本法用于寒热互结中焦、脾胃升降失常之证。脾胃同居中州，脾主运化主升清，胃主受纳主降浊，二者相互为用，为气机升降之枢纽。且脾胃居中州，以灌四旁，脾胃气机升降正常，则其他脏腑气机升降亦随之而安，反之则各个脏腑气机升降紊乱而诸症蜂起。黄坤载谓："脾升则肾肝亦升，故水木不郁；胃降则心肺亦降，故火金不滞。"说明脾胃气机升降与其他脏腑的气机升降密切相关。仲景之半夏、甘草、生姜三泻心汤，芩、连与干姜、生姜配伍为辛开苦降合用，治疗脾寒与胃热互结之心下痞。脾寒则清阳不升，胃热则浊阴不降，于是清浊混淆而心下痞满作焉。张琪教授用是方治心下痞满诸症及胃脘痛属脾胃不和、升降失司见痛呕胀满等表现疗效甚佳，尤其是对消化性溃疡，凡见舌红苔白、口干苦、胃脘胀痛、泛酸呕逆者，用半夏泻心汤每有桴鼓之效。其中脾寒胃热若脾寒甚者，如胃脘痛，遇寒尤甚等，可加重干姜用量，并可酌加砂仁、公丁香以温脾祛寒；若胃热偏重，如舌干、口苦而臭、胃脘灼热，可加重芩、连用量；便秘者，可加少量大黄。务使药量与病机相适应，才能恰到好处。

东垣有中满分消丸，依据《内经》"中满者泻之于内，宜以辛热散之，以苦泻之，淡渗利之，使上下分消其湿"而立方，熔泻心、平胃、四苓、萎朴于一炉，用分消法利脾胃之枢机，湿热得除，升降和调，则胀满诸症蠲除。张琪教授用此方治疗肝病腹水、肾病腹水及属于胃肠功能紊乱之气胀热胀，凡辨证符合脾湿胃热者，每获良效。中满分消丸既有黄芩、黄连苦寒清热，又有干姜、厚朴、砂仁之辛开，此亦辛开苦降合用之方。且方用参、术、苓、草、泽泻等健脾利湿，半夏、陈皮和胃化湿，即祛邪与扶正兼顾、辛开苦降并施，药味虽多，配伍精当。故急慢性肾小球肾炎、肾病综合征乃至肾功能不全，凡见腹胀满、恶心呕吐、不能食、浮肿、小便少、手足心热、大便不调、舌质红苔白腻、脉象弦滑等症，甚至高度浮肿、大量腹水，用呋塞米而效不显者，用此方得法，屡用屡效。对某些疑难病，凡属脾湿胃热、升降失司者，用此方每起沉疴。

《伤寒论》云："发汗后，腹胀满者，厚朴生姜半夏甘草人参汤主之。"此为消补兼施之剂，用于脾虚运化失职、气壅而不行所致腹胀满等症。方用厚朴、生姜、半夏行气化湿消胀满，人参、甘草益脾胃，补中有消，消中寓补。张琪教授用此方治疗脾虚气滞之胀满大多有效。体会贵在注意消与补药的用量，如虚多实少则重用参、草，实多虚少则多加朴、夏用量，胀满较甚者可去甘草加海藻，则消胀之力更强。

（5）补脾胃升阳除湿法

本法用于脾胃虚弱、清阳不升、湿浊内蓄之证。东垣升阳益胃汤、升阳除湿汤为施此法的常用方剂。升阳益胃汤出自《脾胃论》，由黄芪、人参、甘草、半夏、白芍、羌活、独活、防风、陈皮、白术、茯苓、泽泻、柴胡、黄连、姜、枣组成。方用六君子补脾胃、助阳气以恢复脾胃功能。用羌活、独活、防风、柴胡味薄风药以除肢节之酸痛，凡病此者皆身体酸重、肢节沉痛，以脾主肌肉四肢，脾阳虚则湿气流于肢节，必用风药除湿则诸症可瘳，且风药与补药合用有升阳之功。佐黄连泻热以降阴火，东垣治疗脾胃病在升举清阳之同时，每用黄连、黄柏以泻阴火，使升清阳与泻阴火并用，升中有降，协调脾胃升降之机。张琪教授临证用此方颇多，疗效甚为显著。其辨证除有体重肢节酸痛外，每见口苦、舌干、不思饮食、食不知味、大便不实、小便频数，或有洒淅恶寒、悒悒不乐等症状，主要由脾胃虚弱、阳气不升、阴火上乘所致。升阳益胃汤益气补脾胃、升阳除湿、淡渗利湿、苦寒泻热，诸药合用、并行不悖，调整脾胃升降枢机，故能奏效。

慢性肾炎水肿、蛋白尿之病机在于肺、脾、肾功能失调，肺失宣发通调、脾失健运、肾失开阖而为病。升阳益胃汤重在调治脾胃，方用参、芪、术补脾胃，茯苓、泽泻淡渗利湿，二活、防风、柴胡升清，白芍敛阴，佐黄连以泻阴火。其补中有散、发中有收、升中寓降、降中寓升，且风药胜湿以升阳，利于脾之健运，健运功能不减则水运如常而小便利，浮肿诸症自消矣。

（6）滋脾益胃阴法

本法用于脾胃阴液不足之证。脾与胃以膜相连，《内经》谓："脾气不濡，胃气乃厚。"若热炽伤阴，常出现脾胃阴气亏乏之证。如《伤寒论》之脾约证，不更衣而无所苦，临证常见数日不大便亦无任何不适之感。在病房曾治一青年女性，体质异常消瘦，大便10余日不行，但并无腹胀满痛等症，饮食如常人。此即脾约证，张琪教授以麻子仁丸加郁李仁、天花粉、当归、肉苁蓉等润肠之品而愈。其病机为脾阴不足，然其根据源于阳明胃热，耗伤阴液。故麻子仁丸方中除有麻子仁等润肠药外，亦用大黄、枳、朴以泻热，不然只用滋润胃阴之药亦难收效。

脾与胃相表里，二者生理上密切相关，病理上常相互影响。胃阴不足，脾阴势必亏虚；脾阴不足、胃阴亦常匮时并见。然二者又有所侧重，有以脾阴虚为主者，表现为运化功能障碍；有以胃阴虚为主者，以受纳失常为特征。临床上尤以胃阴不足证多见。

胃阴不足常见饥而不欲食，或纳呆、口干不欲饮，或胃中嘈杂，或胃脘隐痛、五心烦热，舌红，脉细数等症，叶氏益胃汤为临床常用方。张琪教授则喜用甘露饮化裁，方中既有二地、石斛、麦冬滋胃阴之品，又用黄芩、茵陈清胃热，枇杷叶降逆气，枳壳行气以和胃。胃热者，尤为适宜。用此方时可去熟地，酌加麦芽、谷芽、佛手、陈皮等以开胃醒脾，并与甘寒药合用，防其滋腻有碍脾之运化。

小儿厌食症是目前儿科常见病之一，现代医学认为与缺锌有关。根据临床观察其大多属于胃阴不足而其根源又在于胃热。究其病因与父母喂养失调、恣食肥甘厚味致胃中蕴热密切相关。胃热日久，耗伤胃阴，受纳腐熟力弱，故而厌食，日久形成营养不良，体质消瘦，皮肤干燥，发焦唇干，舌红少津，脉象细数。治疗宜用少量黄连、黄芩苦寒清热，麦冬、石斛、沙参、生地以养胃阴，辅以陈皮、麦芽、山楂、佛手等开胃醒脾，若大便秘结，尤应加入少量大黄以泻热，用药时切忌香燥温补以免耗伤胃阴，芩、连等苦寒之药亦应少量应用，以免苦寒化燥伤阴。

萎缩性胃炎常见胃阴虚证，表现为胃脘灼热、似饥非饥、似痛非痛、脘痞不舒、干呕呃逆等症状。张琪教授喜用芍药甘草汤酸甘化阴，合剂而病愈。治疗萎缩性胃炎，要善于循序渐进，症状消失后，还应坚持服药，直到胃镜（或病理）检查恢复正常，否则病尚未痊，每易复发。张琪教授曾拟地芍止痛饮一方，处方：生地 20g、公丁香 5g、陈皮 15g、枳壳 15g、川朴 15g、石斛 15g、麦冬 15g、白芍 20g、甘草 15g，水煎，日 1 剂，分 2 次服。方中用生地滋养胃阴为主，配石斛、麦冬增强养胃益阴之力；少佐公丁香以芳香醒脾胃，使其滋而不腻；白芍、甘草酸甘化阴，且有缓急止痛之功；川朴、枳壳、陈皮理气和胃而导滞。合而用之，确有滋阴养胃、理气缓急止痛之功效，临证治疗萎缩性胃炎、肥厚性胃炎、胃及十二指肠溃疡、浅表性胃炎及顽固性胃痛等，每有桴鼓之效。辨证时必须有舌红少苔或无苔，手足心热，脉细或细数等胃阴虚证表现者，方可用之。

（7）温运化浊法

本法用于湿浊中阻、脾胃不和、升降失常所致脘闷呕恶，纳呆便溏，或便滞不爽，苔白腻，脉濡缓。治宜辛温醒脾、温运化浊法，《太平惠民和剂局方》有藿香正气散醒脾开胃、芳化湿浊原为正治。然湿郁日久，极易化热，宜在前方中加川黄连、茵陈以清热化湿。《温病条辨》有五加减正气散即是根据湿热之轻重及兼夹证候而设，为治疗感受四时不正之气、除秽化浊的有效方剂。张琪教授在临证中根据湿热郁久酿成"秽浊"的病理特性，借鉴五加减正气散之寓意，结合肾功能不全、湿浊潴留之病及临证体会立化浊饮一方：茵陈 15g、藿香 15g、紫苏 15g、草果仁 15g、槟榔 15g、苍术 10g、黄连 10g、半夏 15g、陈皮 15g、生姜 10g，水煎服。用于慢性肾功能不全、氮质血症而见舌苔厚腻、脘闷腹胀、泛恶欲呕、便滞不爽等症颇效。若大便干燥或便秘较甚者，可加大黄 5～15g，以下夺其湿热秽浊，药后大便得通，尿素氮、肌酐随之下降，呕恶、腹胀诸症缓解或消失。论治时尤须注意辨清湿热之邪的孰轻孰重，如见便秘、口干苦、苔黄厚者，则应加重茵陈、黄连用量或加黄芩，芩、连善除湿热治心下痞满，有利于脾胃之运化，但甘寒之药应当禁用，因甘寒之药易助湿而呆胃滞脾，不利于除湿浊之邪。若湿偏重而有舌苔滑、便溏、手足凉等症，可在化浊饮的基础上加公丁香 10g、白术 15g，并重用生姜，温阳补脾，以助运化。此类病例，张琪教授用之甚多，多可获初步缓解。草果仁、公丁香于脾胃阳虚、湿浊内阻者尤为适宜，其疗效显著。

湿浊蕴结致血行不畅，每兼见血瘀之象，如唇暗，舌淡紫或有瘀点瘀斑，脉沉涩等，形成瘀血湿浊互结为患。此类病人必须温运化浊与活血化瘀同时并用，方能提高疗效。然湿浊瘀血为患每见于疾病的严重阶段，如尿毒症后期、肝硬化腹水失代偿期等，其治殊难。张琪教授常以化浊饮与王清任解毒活血汤化裁，时有起死回生之效。

（8）温运化饮法

本法用于脾阳不足，津液不得敷布，聚湿生痰，痰饮停聚而见脘闷、食不得下、呕吐清水痰涎等，若痰饮上犯，扰及心窍或清空则可见心悸、怔忡、眩晕、头痛，舌胖大苔白腻，脉滑等。"脾为生痰之源"，由中焦失运而生痰饮，其治法贵在温运化饮，正如仲景所说:"病痰饮者,当以温药和之。"张琪教授常用苓桂术甘汤加味施治,此方为治痰饮之首选方。方用桂枝温通脾阳,茯苓、白术、甘草扶脾益气。脾阳旺,运化健,则痰饮自除矣。

《伤寒论》载:"心下逆满,气上冲胸,起则头眩,脉沉紧,身为振振摇者,茯苓桂枝白术甘草汤主之。"其描述与上案发病时心中悸动上冲、晕厥欲仆等症相似。肝阳上亢亦可见此类症状,然其必见舌红、脉弦有力、头胀痛、五心烦热等症状,与水饮上冲之脉沉、舌胖大、手足厥逆不同,不可混淆。

东垣《兰室秘藏》有痰厥头痛,其病机为脾胃内伤、痰厥上逆,临床表现为头眩眼黑、恶心烦闷、气短无力、头痛如裂、身重如山、四肢厥冷等症,治用半夏天麻白术汤。药用半夏、天麻、白术、人参、黄芪、黄柏、陈皮、干姜、茯苓、泽泻、麦芽、苍术、神曲等。具有化痰除湿、益气健脾之功效。此方治太阴头痛与吴茱萸汤治厥阴头痛相媲美,彼为寒邪循厥阴肝经上犯、面色青、吐涎沫;而此为痰湿在太阴脾经,见面色黄暗、身重少气等。张琪教授以此方治愈痰厥头痛甚多,疗效颇为理想。而且此方对痰厥眩晕,病机为痰湿困脾、清阳不升,亦有较好的疗效。如治一妇人,60岁,眩晕不能站立,在某医院住院诊断为脑动脉硬化供血不全,曾用中西药无效。邀张琪教授会诊,见其面色不泽,呕恶不能食,眼不敢睁,烦闷不已,喜静畏光,自述阴雨天病情加重,舌苔白滑,脉象沉而有力。诊断为太阴眩晕,属痰湿困脾所致,予半夏天麻白术汤化裁。连服35剂,眩晕大减,已能在庭院行走活动,继以温胆汤加味调治而瘥。

(9)培土疏木法

本法用于脾气虚弱、肝木乘之、土受木凌之证。临证表现胁痛、腹痛胀满、泄泻、倦怠乏力、苔薄白、脉弦等。此为土气虚弱,木气凌之,当予健脾胃疏肝柔肝法治疗。

《伤寒论》谓:"本太阳病,医反下之,因尔腹满时痛者,属太阴也,桂枝加芍药汤主之;大实痛者,桂枝加大黄汤主之。"此二方主治本太阳病而误下之,损伤脾胃之阳气,腹满而痛属太阴脾虚之证,误下伤脾而肝木以乘虚伐脾,故用桂枝加芍药汤。方中姜桂温脾胃之阳气,甘草、大枣健脾胃和中,重用芍药以柔肝和脾。若前证兼腹满实痛者,则属夹有实热宿食之类,为虚中夹实之证,可于原方加大黄以泻实则腹满痛自除。临证运用桂枝加芍药汤治疗胃脘痛、腹痛凡属肝木乘脾者,多能治愈。《伤寒论》凡腹痛皆用芍药,此类腹痛非寒热之腹痛,乃肝木凌脾所致,重用芍药取其柔肝和脾之效。仲景以芍药治腹痛,一以益脾阴而摄纳耗散之气,一以养肝阴而和柔肝木刚暴之威,与行气破气伐肝药截然殊途。可见芍药之柔肝,肝木得柔而疏,实乃柔即疏也。如曾治一李姓妇女,胃脘痛甚剧,呻吟床第。经X线钡剂透视及胃镜检查未获结果,询问其疼痛性质,自述有似牵掣及牵拉样痛,苔白而少津,脉象弦。观其以前所用之药芩、连、姜、桂之品,皆未获效。综合分析为肝木凌脾、木乘土位,用桂枝加芍药汤合四逆散治疗,其白芍用量60g,连服4剂,脘痛即止。

培土疏木法亦可治情志怫郁、木旺乘土之泄泻,表现为腹中胀痛、两胁不舒、腹痛即泻、泻后痛减,每由情志不舒加重等。此类泄泻徒治脾难以收效,当用培土疏木法。

刘草窗有痛泻要方(白术、白芍、陈皮、防风),治痛泻不止,其特征为腹痛即泻。吴鹤皋亦云:"伤食腹痛得泻便减,痛泻后痛不止,故责之土败木贼。"此方治木乘土之痛泻其效甚佳。张琪教授用此常以重用芍药而取效。但白芍性味酸寒,于脾胃虚寒者不适宜。诚如张仲景云:"太阴为病脉弱,其人续自便利,设当行大黄、芍药者,宜减之,以其人胃气弱，易动故也。"临床确有某些脾胃虚弱者用白芍后出现泄泻症状。可见凡腹痛之当用芍药者，皆太阴气滞肝络郁结不舒为病，非属于虚寒也。

培土疏木法常用于肝病的治疗，张琪教授常用四逆散与六君子汤合用，且重用白芍，治疗慢性肝炎或活动性肝炎，有较好疗效。

4. 肺病治法

肺主气、司呼吸，主宣发肃降而通调水道，朝百脉而主治节。《内经》谓："诸气者，皆属于肺。肺者，相傅之官，治节出焉。"肺开窍于鼻、外合皮毛，与大肠相表里。肺为娇脏，外邪侵袭，或从口鼻、或从皮毛而入，极易伤肺致其宣发肃降失常而为病，且"肺为水之上源"，肺失肃降，水运失常则水湿、痰饮凝聚，故有"肺为贮痰之器"之说。宣降失常，极易肺气上逆，而致咳嗽喘促，是肺病最常见的症状。肺的病证主要有虚、实两大方面，虚为肺气、肺阴亏虚，实指外邪或痰饮等袭肺。故肺病治法一方面为补肺之气阴，一方面为祛留滞之邪。但其治必须合于肺之宣发、肃降之特性，可谓治肺用药之关键。

（1）宣肺解表法

本法用于外邪袭表，肺失宣降所引起的病证。肺合皮毛，具宣发肃降之功能。若风寒外袭、或温邪上受，侵袭于肺卫，肺失宣降，则咳喘诸症随之而生。张仲景之麻黄汤及后世之三拗汤、杏苏饮等皆对风寒而设；吴鞠通之桑菊饮、银翘散乃用于风温之邪。风寒外感表现为脉浮紧、苔白滑、恶寒身痛、咳嗽喘促；风温外感特点为脉浮数、舌尖红、苔薄少津、微恶寒、发热甚、咽痛等；二者皆宜宣肺解表法。前者宜辛温，后者宜辛凉。黑龙江省地处东北边陲，外感病风寒者居多，风温者则相对少。临床所见大多属"冬应寒而反温""至而不至"，发为温病，表现为壮热口渴、咳嗽喘满、舌尖红苔白少津、脉浮数，治宜辛凉解表。但据张琪教授观察，桑菊、银翘之类效果不甚理想，而以麻黄宣肺为佳，但麻黄辛温，于温邪不宜，伍以生石膏则化辛温为辛凉。且必须注意麻黄与石膏的配伍比例，一般石膏用量要大于麻黄 5～10 倍，方能达到宣肺清热之目的。《伤寒论》之麻杏石甘汤为治本病之效方。《医学衷中参西录》治温病载清解汤，治温病初得头痛、周身骨节酸痛、肌肤壮热、背微恶寒、无汗、脉浮滑者，用薄荷叶 20g、蝉蜕 15g、生石膏 30g、甘草 7.5g。此方张琪教授用之甚多，治温病发热，温邪在表，以薄荷叶、蝉蜕宣散在表之邪，石膏清里热，其疗效颇为显著。此方适用于温邪在表无咳喘者，如见咳喘必须用麻黄，宣肺止咳平喘非此莫属。

慢性支气管炎、支气管哮喘为黑龙江省常见病、多发病。其病程长、缠绵难愈，且易并发感染而使病情加重。中医辨证多属表寒里饮夹有热邪，治宜宣肺解表、化饮清热法，有较好疗效。张琪教授治此类病人甚多，凡有外寒里饮夹热致肺失宣降之证，予小青龙加石膏汤每能获效。小青龙汤为治外寒内饮的有效方剂，辨证时必须注意饮的特点多为泡沫样痰。方中麻黄、桂枝、细辛、干姜等皆为散寒化饮之品，五味子、白芍具敛阴之效。辛温宣散辅以酸敛方不致伤阴，且一散一敛，前人谓一开一阖，合于肺性，具有相反相成之意。寒邪外束，饮邪内动，每易化热，而现痰黄稠黏、烦躁、舌红脉数等热象，故常加石膏以清邪热，否则麻、桂、姜、辛一派辛温之剂必格拒不受，或致病从阳化热。诚如仲景所说："肺胀，咳而上气，烦躁而喘，脉浮者，心下有水，小青龙加石膏汤主之。"从临床观察慢性气管炎、肺气肿日久，极易合并感染而出现热象，故本方加石膏之机会亦较多。石膏的用量可随热邪的轻重程度而增减，一般用量为 30～75g，热盛可用至 100～150g，总以药能胜病为原则。

（2）宣肺利水法

本法用于肺失宣降、水道失调、水湿泛滥之证。肺主宣发肃降、通调水道、下输膀胱。若肺的宣发肃降功能失调，则小便不利发生水肿。《金匮要略》谓之风水，由外感风寒、肺气失宣、通调失职而水溢高原，出现水肿以头面肿甚，身体疼重或酸沉，胸满气促咳嗽，小便不利，舌苔白腻，脉滑等，张琪教授仿《金匮要略》越婢加术汤之意自拟宣肺利水汤，麻黄 15g、生石膏 50g、甘草 10g、生姜 15g、杏仁 15g、鲜姜 15g、玉米须 50g、西瓜翠衣 50g、滑石 20g、木通 15g、大枣 3 枚。水煎服。方用麻黄宣肺，石膏清热，杏仁利肺气，鲜姜宣发，玉米须、西瓜翠衣、滑石利水清热，协助麻黄、石膏宣发肃降、通利水道。用于治疗风水，包括急慢性肾小球肾炎之水肿，效果甚佳，药后尿量增多，水肿随之消退。

《金匮要略·水气病脉证并治》载桂枝去芍药加麻辛附子汤，治"心下坚，大如盘，边如旋杯，水饮所作"。是方具有宣肺助脾、温肾阳之功能，用之治水肿小便不利，凡见手足厥冷、畏寒、面㿠、便溏、舌润、脉沉，属于肺气不宣、脾肾阳虚者用之辄效。方中麻黄、细辛宣肺气、利通调，附子温肾阳助开阖，桂、甘、姜、枣温脾阳助运化，肺、脾、肾三脏功能协调，则水湿自无留滞之余地。

临证中，许多慢性肾炎水肿不消之症，多由肺脾肾阳虚，水液代谢失调所致，桂枝去芍药加麻黄细辛附子汤妙在三脏并治温脾暖肾并举，俾水津四布、五精并行，则水液代谢正常而水肿自消。值得注意的是用本方水肿消退后，蛋白尿及管型亦随之消减，说明蛋白尿、管型与水肿有密切联系。

（3）补肺益气法

本法用于肺气不足所引起的病证。肺主气，司呼吸，外合皮毛，为一身之藩篱。《灵枢·本神》谓："卫气者，所以温分肉，充皮肤，肥腠理，司开阖者也。"卫气的功能主要依靠肺气的调节宣发，若肺气不足，则全身无力，倦怠，懒言，自汗，咳嗽无力，痰清稀，易于感冒，舌淡，脉弱。玉屏风散、保元汤、补中益气汤等皆可选用。玉屏风散用于肺气虚、卫外不固之自汗证，保元汤、补中益气汤用于脾肺气虚、土不生金之胸闷、懒言、咳嗽无力、气短等。

肺气虚弱，不能抗御外邪，则易被邪侵；且气虚无力祛邪，则邪气滞留而病缠绵难愈。治疗此证必须补肺气与宣散邪气合用，补中寓宣，才能提高疗效。玉屏风散中黄芪、白术益肺补气固表，防风祛风除邪，乃补与宣、扶正与祛邪合用之意。

《医宗金鉴·删补名医方论》载有人参清肺汤，方用人参、炙草补肺气之虚，知母、阿胶、地骨皮滋肺阴，桑皮、杏仁利肺气，粟壳、乌梅敛肺气，补之滋之、利之敛之，用于治疗肺虚久咳、喘促而坐卧不宁效果甚佳。张琪教授用此方治疗肺气肿、慢性支气管炎、支气管扩张咯血、肺结核等病辨证属肺气虚者，皆宜。药后力气渐增，咳嗽、气喘等症亦随之减轻。

（4）滋阴润肺法

本法用于肺阴不足、肺络失养之证。其临床表现为口干咽燥、干咳无痰，或痰少黏稠，或痰中带血、手足心热，或潮热盗汗、颧红、舌红少津、脉细数或虚数等。治宜滋阴润肺法，常用药物如百合、沙参、生地、玄参、麦冬、天冬、阿胶等。肺阴虚有因火盛刑金而伤阴者，则宜清热养阴润肺，如清燥救肺汤之类；有因肺阴不足、虚热内生者，则宜滋阴润肺或少佐清热之品，如百合固金汤之类；二者虽概属肺阴虚，但其热邪及阴亏程度不同，治法亦应同中有异。

唐容川《血证论》治血大纲分为止血、消瘀、宁血、补虚四法，为治疗血证之圭臬。然出血第一步当止血固崩为正治，如何止之别当细究，如热迫血妄行，不除其热则血不能止；崩漏下血，因脾不统血当重在补脾，气虚不摄则当益气固摄。所以止血应结合病机而论，并非见血止血。结合支气管扩张、肺结核咯血等属肝火犯肺、肺阴不足者，用滋阴、清肺、平肝、凉血而收效。

（5）温肺化痰法

"脾为生痰之源，肺为贮痰之器"，脾为肺之母，若脾肺阳虚则痰湿由生犯肺，症见咳痰清稀量多，面色萎黄，胸闷脘痞，舌苔白腻，脉象濡。治以温肺化痰法。宜用化痰饮（自拟方）：清半夏10g、五爪红10g、川厚朴10g、白茯苓15g、薏苡仁15g、杏仁5g、生姜10g、甘草10g，水煎服。方中用茯苓、薏苡仁健脾除湿，半夏、五爪红祛痰利气，气顺痰自消，生姜一味温肺助脾阳。用于老年人慢性支气管炎、肺气肿属痰饮犯肺之咳嗽多痰等症，疗效颇佳。

若咳痰清稀、面色白、形寒肢冷、大便溏、舌白滑润、脉象沉等属肺脾肾阳虚、痰湿凝聚，宜三脏同治，张琪教授常用自拟之加味真武汤治疗，茯苓15g、白术15g、白芍15g、附子10g、生姜15g、细辛5g、五味子10g、干姜10g，此方治阳虚肺寒咳嗽，以上脉证效果颇佳。如治孟某，58岁，肺气肿多年，每于冬季咳喘加重，吐痰清稀，畏寒，手足厥冷，舌苔白滑润，脉沉迟。用此方后，咳喘痰涎大减，全身有力，连续治疗而缓解。

用此方须注意服药日久，有辛热伤阴之弊，若见舌红苔稍干，则应停止用药，或于原方中加知母、麦冬以顾护阴液。若痰郁化热而见痰黄稠黏，可加鱼腥草、黄芩、紫菀、沙参等，其热邪为标，阳虚为本，标本兼顾方能与病机丝丝入扣。

《医学衷中参西录》载理饮汤，"治因心肺阳虚，致脾湿不升，胃郁不降，饮食不能运化精微，变为饮邪，停于胃口为满闷，溢于膈上为短气，渍满肺窍为喘促，滞腻咽喉为咳吐黏涎，甚或阴霾布满上焦，心肺之阳不能畅舒，转郁而作热，或阴气逼阳外出为身热，迫阳气上浮为耳聋，然必诊其脉确乎弦迟细弱者，方能投汤无误。"张氏此论颇为精湛，阐明痰饮产生之根源在于心肺阳虚，导致脾胃升降失调，于是饮食不为精微而化为痰饮，渍于肺则喘促，停于胃为满闷，溢于膈为短气，滞于咽而咳吐黏痰等，尤其是阴霾格阳外浮或上浮出现格阳之假热。此在痰饮病中屡见不鲜。医者不知，见其头晕、耳鸣、身热，误以为热而投寒凉之剂，必两寒相得，使病情恶化。本方干姜、桂枝温助心肺之阳气，苓、术健脾除痰湿，橘红化痰，川朴平胃降浊，甘草和中，白芍敛阴。俟心肺阳气充沛，则阴霾消，脾胃健，升降复常而痰饮消。张琪教授在病房查房治一肺心病病人，咳喘吐白痰多泡沫，端坐呼吸不能平卧，口干舌燥，耳鸣欲聋，胸膈满闷，畏寒肢冷，头面灼热，脉见弦迟。凡清肺化痰之药屡用无效。诊断：痰饮病，证属心肺阳虚、脾胃失于和降。予理饮汤加五味子15g，缘五味子与芍药，皆敛阴之品，以防姜、桂、术辛燥伤阴。不用滋阴而用敛阴，此仲景小青龙汤用芍药、五味，真武汤之用芍药，皆取其酸敛护阴之意耳。

（6）清肺化痰法

肺属金喜清肃、恶燥热，若肺为热邪所扰，则失于清肃下行，津液凝聚为痰，所谓热炼液成痰，是为热痰。汪讱庵谓："痰即有形之火，火即无形之痰。"当指此类。临证慢性支气管炎、肺气肿病人每见咳喘，胸满，痰声辘辘、痰黄而稠黏，舌红苔垢腻，脉右寸滑或滑数。治疗当以清肺化痰法治之，用自拟方清肺化痰饮颇效，黄芩 15g、鱼腥草 15g、五爪红 30g、清半夏 15g、瓜蒌 20g、枳壳 15g、杏仁 5g、知母 20g、麦冬 15g、甘草 10g，水煎服。方用黄芩、瓜蒌清肺热，知母、麦冬滋阴润燥，知母、鱼腥草、清半夏化痰浊，五爪红、杏仁、枳壳利肺气，气顺则火清，火清则痰消，为溯本清源之治。

张景岳说："凡痰因火动，宜治火为先。"是指火热炼液成痰，当先治热以绝酿痰之源。然而痰热已成，更当火与痰同治。此方既用半夏、瓜蒌化痰，又用黄芩、鱼腥草、知母清热。若痰盛者可加胆南星、白茯苓以化痰。临证中尚有胃热生痰致肺失清肃、咳嗽痰多、胸闷短气，日久不愈，当清肺与清胃同时并举，尤其清胃更为重要，胃热平则肺热随之而清。此证多见于小儿，由小儿食积，胃中蕴热而生痰，致咳嗽、喘促、痰多，此证见咳止咳则难以见效。

此类咳嗽除药物治疗外，尚应注意饮食调养，不可偏嗜醇酒厚味，以杜其生痰之源。许多肺气肿、慢性支气管炎病人强调补益营养，孰不知过服补药易致痰滞而难咳出。曾见一肺气肿病人误用黄芪致其气窒而丧生。故补药当慎用，如黄精、熟地、山药、黄芪、人参等皆非所宜，得之则痰胶滞难出，气憋愈甚，而使病情加重，不可不知。

肺气肿、肺心病及慢性支气管炎日久，痰浊蕴蓄，致血行不畅而瘀滞，成痰瘀胶着为患。表现为胸闷气喘、咳嗽痰多、口唇青紫、舌紫暗等。宜在清肺化痰药中加入活血祛瘀之品，如丹参、桃仁、赤芍之类。

前已论及外感咳嗽宜宣肺止咳，痰热咳嗽应清热化痰，二者均忌用补涩之药，前贤徐灵胎、喻嘉言皆有论述。徐灵胎在《慎疾刍言》中说："咳嗽由于风寒入肺，肺为娇脏，一时误投，即能受害。若用熟地、萸肉、麦冬、五味等滋腻酸收之品，补住外邪，必至咯血、失音、喉癣、肛痛、喘急、寒热，近者半年，远者三年无有不死。"

外感咳嗽及痰热不宜用滋补酸敛之品，固然无可非议，但如果病人素体虚弱，肺肾不足，感受外邪而咳嗽喘急，不用益肺肾之品而只用宣散之剂，实难以祛疾。张琪教授在临床用散补并施法治疗甚多，如曾遇一孟姓老人，素有痰饮病，复感外寒，咳嗽喘急，不能平卧，腰酸，小便频，甚则遗尿。此肾虚而寒邪袭肺，投以小青龙汤加熟地、益智仁、山萸肉、补骨脂，连服 6 剂，咳喘气急俱大减，调治而瘥。可见徐氏所论乃一般性原则，还须结合具体情况而灵活对待。

（7）通腑泻肺法

本法用于腑气不通，肺失肃降而气逆之证。肺与大肠相表里，凡气管炎、肺气肿及肺感染之咳喘病人，大便秘结与咳喘并作，舌苔燥，脉滑实。系由大肠燥热、腑气不通、肺失肃降而不得下行、肺气上逆所致。必须用通腑泻肺法，俟大便通、实热清则咳喘止。张琪教授用此法治疗咳喘气逆诸症属腑气不通致病者，确有佳效。

对于慢性支气管炎、肺气肿并发感染，咳喘倚息不能卧，痰黄稠不易咳出，大便秘，舌干，脉滑数者，必须用通腑泻肺法，釜底抽薪则肺气得以肃降。

张琪教授临床经验，咳喘或其他肺系病症，凡见便秘、舌燥苔黄、脉滑实者，皆应用通腑泻肺法治疗，大便通则咳喘减，缘由肺与大肠相络属，气机上下相应，下通则肺气得降，下闭则肺气上逆。故若只见咳止咳，忽视通腑泻肺，于此证实难见效。

除此之外，通腑泻肺法尚可用于某些急重病证的救治，张琪教授曾用该法治愈 1 例重症肺心病、肺性脑病病人。

5. 肾病治法

肾为先天之本，生命之源，人体的生命活动、生长壮老与肾气的盛衰密切相关。肾为水火之脏，寓元阴元阳，阴阳的相互滋生与消长形成了生命活动的动力，即所谓肾气。张介宾谓："水火具焉，消长系焉，故为受生之初，为性命之本。"因此，肾主藏精、主骨、生髓、出伎巧、主生殖与发育、开窍于耳及二阴、其华在发、主水等功能，只有在肾之阴平阳秘的前提下才能发挥其生理作用。若肾中阴阳失衡而偏盛偏衰，势必形成疾病。鉴于肾宜密藏而不宜妄泄的生理特点，故肾病以虚证为多，常表现为阴虚、阳虚、阴阳两虚三个方面。同时肾病极易累及其他脏腑，其他脏腑病变亦常常影响及肾，故肾病治法多种多样，若能灵活运用，每能愈沉疴痼疾。

（1）滋阴补肾法

本法用于肾阴不足、虚热内生、经脉失养所引起的病证。其临床表现为腰酸膝软、头晕耳鸣、五心烦热，或骨蒸潮热、舌红少苔、脉细或细数等。一般首选六味地黄汤、左归饮等方，常用熟地、山萸肉、枸杞子、墨旱莲、女贞子、龟板、天冬等药物。

足少阴之脉循喉咙通舌本，肾阴不足、虚火上炎、经脉失于濡养，每见咽喉涩痛之症，正如赵养葵所说："少阴之火，直如飞马，逆冲而上，到此咽喉紧锁处，郁结而不得舒，故或肿或痛也。"此类咽痛临证甚为多见，常反复发作、缠绵难愈，伴有声音嘶哑、咽中梗塞不适、口燥咽干、面赤、脉虚数等症。包括现代医学所谓慢性咽炎、喉炎之类。张琪教授常用麦味地黄汤化裁施治，以滋肾水而制阳光，确有较好疗效。

此类咽痛东北地区更多，有时并无明显的肾阴虚症状，用上法坚持服药亦可收效。临证中尚有格阳之喉痹，多由色欲过度、元阳亏损、无根之火上客于咽喉所致。其表现与阴虚咽痛不同，以上热下寒为特征，常见咽痛赤烂、腰膝冷痛、倦怠乏力、脉沉弱或弦滑无力等，张琪教授常以八味肾气丸、镇阴煎补肾摄纳，引火归原而取效。

肾阴不足，每易相火妄动。因相火出于下焦肝肾，是肝肾功能活动的动力，阴阳相济、相火潜藏，则肝肾功能正常。若情志过极、色欲无度，每致相火妄动而引起疾病。丹溪谓："醉饱则火起于胃，房劳则火起于肾，大怒则火起于肝。"肾阴不足、相火易动，相火妄动、消耗真阴，则火益甚、阴愈亏，而病变蜂起。如阴不敛阳，相火浮越而发热；阴虚火动，血为火扰而溲血；阴亏火旺，宗筋失濡，精关不固而致遗精、早泄、阳痿、强中；或阴亏火盛、气化不利而癃闭；等等。特别是肾阴不足、相火妄动、下迫小肠、损伤血络之尿血，往往缠绵难愈，表现为尿血鲜红，或镜下血尿，尿黄赤，头晕耳鸣，腰酸痛，乏力，舌红少苔或无苔，脉虚数或虚数无力等症状。宜滋阴降火法，以知柏地黄汤加减治疗。尿血甚者，常加三七、墨旱莲、生地、阿胶、地榆、茜草、侧柏叶、小蓟等以增其止血之力。

滋肾阴清相火兼固摄之法尚可用于妇女血崩的治疗。《素问·阴阳别论》曰："阴虚阳搏谓之崩。"马莳谓："尺脉既虚，阴血已损，寸脉搏击，虚火愈炽，谓之曰崩，盖火迫而血妄行也。"此火非实火，乃虚火也，是由阴血亏虚，阴不制阳，虚热内生所致，火旺迫血妄行而血外溢形成血崩。临证中此类崩漏并非少见，必须滋补肾阴为主以治本，辅以清热以治标，则血得安谧而止。

对某些顽固性便秘亦可从补肾阴论治。因肾司二便，肾阴亏耗，肠失濡润则出现肠结便秘，尤多见于老年人肾阴匮乏、肠中津液不足者。陈士铎在《石室秘录》中谓："肾水不足则大肠细小，水不上吐，足以润之，故肠细而干涸，肠既细小，则饮食入胃不能下行，必反而上吐。"并立生阴开结汤滋补其阴，"使阴生而火息，阴旺则肠宽。"方用熟地二两，玄参、当归各一两，生地、牛膝、麦冬、山萸肉、肉苁蓉各五钱。张琪教授宗其意治疗便秘属肾阴亏者颇效。此类便秘，切忌苦寒攻下之剂，免再耗阴津，同时用药又不可急于求成，应于缓中取效。生地、熟地为治此类便秘的必用之品，且用量应大，每用各 20～30g。大便通畅后，应俟其他肾阴亏虚症状消除，方可停药，否则每易复发。张琪教授以此法治疗甚多，确有较好疗效。

（2）温补肾阳法

本法用于肾阳不足、温煦失职、气化失司所表现的证候。常见有腰膝酸软冷痛、神疲乏力、形寒肢冷、头晕，或浮肿而尿少，或泄泻、腹痛，或带下量多、阳痿、早泄，或尿清长，或夜尿多，舌淡嫩苔白滑，脉沉弱或沉迟无力等。常用八味肾气丸、右归丸等以温补肾阳。肾阳是一身阳气的根本，五脏六腑之阳气非此不能发，皆赖其温养。故典型肾阳虚证显见而易治，然于错杂的病机演变过程中，唯掌握其临床特点而采用温肾助阳法才可获效。

就消渴病的治疗而言，消渴病分为上消、中消、下消，包括现代医学糖尿病、尿崩症等。其下消又名肾消，病位在肾，多由肾阳势微、命火不足、水不化津所致。是以口渴多饮、饮一溲一，甚则饮一溲二。赵养葵论本病病机为："水火偏胜，津液枯槁，乃致龙雷之火上炎，熬煎既久，肠胃合消，五脏干燥，故治消之法，无分上中下，先治肾为急。"赵氏所云，实属经验之谈。张琪教授在临证中治疗下消，常从肾论治。审其阴阳之虚损，肾阴虚者，当以大补肾阴为主；肾阳衰者，则应温补肾阳以固摄。

肾寓元阴元阳，肾病虚损虽有阳虚、阴虚之别，但常常"阴损及阳""阳损及阴"，而现阴阳亏损。许多疾病的后期，肾中阳气日渐衰弱，而病情逐渐加重。故治疗慢性、虚损性疾病中肾阳虚证，不可一味纯补肾阳，应善于于阴中求阳、阳中求阴，在温补肾阳药中佐以益阴之品，此即张景岳所说"善补阳者，必于阴中求阳，以阳得阴助，则生化无穷"之理，对肾阳不足，气化失司，而表现水液代谢异常的病证，如浮肿、尿少、肢体困重等，宜在温肾补阳同时，佐以健脾利水之品，可明显提高疗效。若肾阳不足、气化不及而尿清长，或夜尿多，尿余沥及遗精早泄者，当酌加益气固摄之品，如金樱子、龙骨、牡蛎、黄芪、桑螵蛸、益智仁等。

（3）壮阳滋阴、填精益肾法

本法用于肾中阴阳俱损、精髓不足之证。肾藏精、生髓，为水火之脏，寓真阴真阳，肾精不足，阴阳匮乏，则其可同时具备肾阴虚与肾阳不足两组证候。本证常见于慢性消耗性疾病后期，所谓诸虚劳损、沉疴痼疾，其治疗殊难，非大补精血、益阴壮阳之品难以奏效。临证中常用地黄饮子、河车大造丸、斑龙丸等方剂化裁，以大补肾中阴阳、益精生髓。

《灵枢·海论》谓:"脑为髓之海,髓海有余,则轻劲多力,自过其度;髓海不足,则脑转耳鸣,胫酸眩晕,目无所见,懈怠安卧。"故脑髓的有余与不足,取决于肾精之盈亏,肾精又赖于肾中元阴元阳化合而生成。若肾中阴阳亏虚、肾精不足、髓海不满,每见眩晕病证,当治以壮阳滋阴、填精益肾法。

某些脊髓病变,如蛛网膜炎、脊髓空洞症、脊髓粘连、脊髓压迫症等,凡有肾元不足征象者,皆可以该法论治。

老年人肾元亏虚、膀胱气化不利,常见小便不利、点滴而下,甚则小便闭塞不通等"癃闭"症状,相当于现代医学前列腺增生范畴。临证中体会到,本病之所以为老年常见病,与老年肾元虚弱、邪气易于阻滞的生理病理特点密切相关。肾主水而司二阴,肾虚则膀胱气化失司,日久湿热瘀血阻滞,故尿淋漓而不通。故常以益肾活血法施治,益肾以固本,活血以祛瘀,标本兼顾而疗效显著。药用黄柏、知母清热燥湿而益肾阴,肉桂温养命门而壮肾阳,以六味地黄丸(熟地、山茱萸、山药、茯苓、牡丹皮、泽泻)补益肾阴,配三棱、莪术、桃仁、赤芍活血化瘀而祛瘀滞,诸药合用,补肾之阴阳而益肾气,除湿热瘀血而通利水道。俟湿热瘀血得祛,阻滞消除;肾气充沛,气化正常,能化气行水则小便畅利。若阳偏虚者,可加大肉桂用量,并加附子以温肾阳。下焦湿热症状明显而现尿黄赤、尿道灼热疼痛,舌根部苔黄腻,脉弦滑数者,可加白花蛇舌草、蒲公英、木通、瞿麦、萹蓄以清热利湿解毒。

(五)临证掇英

1. 实热老痰证

昔王隐君谈老痰怪证,种种见症,变化叵测。张琪教授于1984年7月10日曾治一王姓女患,47岁,常年头眩晕痛,目眵视物不清,头面烘热,口干舌根溃疡,自汗不止,周身浮肿,耳后起包时肿时消,肢体困重,牙龈肿痒,痰多,大便干,小便浓赤腥臭。经中西医检查不知何病。病人痛苦莫可名状,来门诊求治。张琪教授诊其脉沉滑有力,舌苔厚燥,反复踌思,此属"实热老痰"之证,与王氏所述之症状(如目眩耳鸣,齿颊痒痛,牙齿浮而痛痒……眼黏湿痒,口糜舌烂,绕项结核,状若瘰疬……或有如烟火上冲,头面烘热等症)不谋而合,参以舌苔厚燥,脉象沉滑有力,属实热老痰内结无疑矣。投以滚痰丸加味,治以逐痰泻热开结。处方:礞石20g、白芥子15g、黄芩15g、沉香10g、大黄5g、甘草10g、青皮15g、枳实15g、茯苓20g。

7月20日二诊 服药3剂后,腹泻10余次,下黏稠垢秽甚多,头晕痛及眼目多眵、视物不清诸症大为减轻,自汗基本得以控制,痰亦减少。3剂药后继服此方则不复腹泻,诸症亦随之减轻。现口渴思饮,饮水多,小便少,全身轻度浮肿,脉象沉而有力,舌苔转薄,舌根赤有溃疡,遂用上方加半夏15g、黄连10g、天南星15g。

8月25日三诊 连服上方10剂,中间腹泻10余次,浮肿已消,自汗、头痛、牙龈肿等症已除,耳后结核未起,小便转黄已无腥臭,其余诸症俱瘥矣。尤其是月经3个月未见,药后来潮,全身舒适,脉象沉中见缓,舌苔润,嘱其停药观察。中间曾因恚怒小有反复。

9 月 24 日四诊　嘱继服上方，又下泻 5 次，终至痊愈，迄未复发。

本案为实热老痰凝结于肠胃之证。前贤柯韵伯论实热老痰指出："痰之质虽滑而黏，善栖泊于肠胃曲折之处而为巢穴，不肯顺流而下，仍得缘涯而升，故称老痰。"案中所述种种症状，皆实热老痰缘涯而升使然，故以滚痰丸直攻老痰巢穴，使肠胃凝结浊腻之垢而得去，顺流而下，前后大便下泻稠黏垢秽甚多，而诸症随之减轻，随泻随减，直至浊痰尽除而愈，是其验也。王隐君发明实热老痰表现之症状，并制滚痰丸方治之，确为匠心独运，别具慧眼，有功于后世良非浅鲜。

2. 虚烦懊侬证

虚烦懊侬见于《伤寒论》78 条："发汗吐下后，虚烦不得眠，若剧者必反复颠倒，心中懊侬，栀子豉汤主之。"心中懊侬烦心热躁，闷乱不宁，为热扰胸膈之证。此外，尚有烦热胸中窒（79 条）；身热不去，心中结痛（80 条）等，皆为栀子豉汤之适应证。栀子豉汤由栀子、淡豆豉组成，栀子苦寒，清热除烦散结；豆豉其性轻浮，善能宣散，二药配伍有清宣胸中郁热之作用。注家皆谓本证病机为热扰胸膈，张琪教授认为定位当属于心，心藏神，邪热扰于心神，故虚烦不得眠，心中懊侬。陈元犀曰："栀子色赤象心，味苦属火，性寒导火热之下行；豆豉象肾，色黑入肾，制造为豉，轻浮引水液之上升，阴阳和，水火济，而烦热懊侬痛结等证俱解矣。"陈氏之注释颇为中肯，若单以热扰胸膈为病机则意犹未尽。此病于临床颇不罕见，1985 年 1 月 14 日，张琪教授尝治一侯姓妇人，67 岁，感冒发热经用药已愈，但病人素有心气不足（神经衰弱）证，发热退后，病人心中闹腾不已，通宵不能入睡，服用地西泮、甲丙氨酯等药，均无效，20 余日不能眠，极其痛苦，来门诊求治。诊见舌尖赤，苔白，脉象滑而有力，初以温胆汤加黄连，服药罔效。因思病人所述之心中闹腾，实即"心中懊侬"，病人非医，只能以心中闹腾形容，结合舌尖赤，苔白，脉滑有力，乃栀子豉汤证。又兼素有心气不足证，遂予甘麦大枣汤合剂，处方：栀子 20g、淡豆豉 15g、小麦 50g、甘草 20g、红枣 8 枚、竹茹 15g。

1 月 20 日复诊　连服上方 6 剂，懊侬消除，夜能安然入睡 5 小时，舌苔已退，继续调治而愈。

本方在《伤寒论》中治外感后虚烦懊侬，但据张琪教授临证经验，不必拘泥于此。凡杂病，心烦懊侬，只要辨证属热扰心神者，此方同样有效。1984 年 4 月 21 日张琪教授曾治一妇人癌病（在某医院住院），抽搐频发，不能控制，张琪教授先以柴胡龙骨牡蛎汤为治，药后抽搐虽止，但心烦懊侬难以忍受，夜不能寐，舌紫干，脉弦数，遂投以栀子豉汤加味主之。处方：栀子 20g、豆豉 15g、川连 10g、半夏 15g、竹茹 15g、陈皮 15g、甘草 15g、小麦 50g、大枣 5 枚，生地 15g。

4 月 27 日复诊　用上方 4 剂，心烦懊侬消除，夜能入睡四时半，诸症俱大减，继续调治而愈。

3. 水肿证

中医学分析水肿病机，责之于肺、脾、肾三脏，《金匮要略》将其分为风水、皮水、正水和石水，后世医家又分阴水与阳水。据张琪教授临床经验，有一种浮肿按肺、脾、肾病机治疗皆无效。此类水肿临床表现为全身皮肤浮肿，小便量不减，浮肿多出现在皮肤疏松处，如眼睑、足踝等处。有的病人肿势虽不严重，但全身重着，影响工作学习。张琪教授认为此类水肿属于三焦气化塞滞。《灵枢·五癃津液别》指出："水谷皆入于口……故三焦出气，以温肌肉，充皮肤，为其津，其流而不行者为液，天暑衣厚则腠理开故汗出……天寒则腠理闭。气湿不行，水下流于膀胱，则为溺与气。"《素问·灵兰秘典论》说："三焦者决渎之官，水道出焉。"说明三焦是主管体内水液流通和排泄的器官，也是水液流通和排泄的通道。如果三焦气化塞滞，则水液流通布化受阻，因而弥漫全身成为浮肿。治疗此类水肿，单用利水之剂虽可取效于一时，但因三焦气化塞滞，未得疏畅，终不能根治，或者用药后小便不得利。《伤寒论》少阳篇（足少阳胆，手少阳三焦），小柴胡汤为治手足少阳气化塞滞之方，仲景自注谓："上焦得通，津液得下，胃气因和。"由此悟出，此方与桂枝汤合用则为柴胡桂枝汤，有疏畅三焦气机，调和营卫之功，用于此类水肿颇效。张琪教授曾在病房遇治一肾炎病人，水肿持续不消，经用健脾温肾宣肺等方俱不效，病人一昼夜小便 200ml，水肿日增，用呋塞米等小便稍增，但不明显，殊感棘手。忽一日病人恶寒发热，肢体酸痛，为治其感冒，乃予柴胡桂枝汤原方，服药 2 剂后，非但恶寒发热消退，小便亦随之增多，继以此方加行气利水之品而水肿尽消。后以此方加活血行气之品治疗水肿病人甚多。凡属三焦塞滞投以此方无不收效。如某年治叶某，男，65 岁，素体肥胖，全身浮肿，小便量正常，尿检无异常，予柴胡桂枝汤加益母草、红花，连服 10 余剂，浮肿尽消。益母草既有活血调经作用，又主浮肿下水，消水行血两擅其长，用量宜大方能取效。同年治徐姓妇，55 岁，素有肝炎，用过人参等补益剂，呕恶不食，全身浮肿，舌苔白少津，脉象弦滑。投以柴胡桂枝汤原方加益母草 50g、红花 15g，连服 6 剂，浮肿尽消，呕恶止、食欲转佳，继续调治而瘥。以上病例说明无论肾炎或其他因素之水肿，只要辨证属于三焦气化塞滞者，皆可用此方治疗，且多有效，故提出供作参考。

4. 润燥开结以治反胃关格

反胃关格概括为肠梗阻，固然应辨证有寒热、虚实之分，但其中属于实热者居多，实热郁结，气机不利，肠道不通，气塞上逆，以腹痛、腹胀、呕吐、便秘为四大主证，故治疗必以开郁、泻热、润燥、通腑为法则，张琪教授有一验方治疗此病颇效，处方：桃仁 15g、芒硝 25g、枳实 10g、槟榔 20g、广木香 3.5g、蜂蜜 200g。共煎 3 次，第一次加水 300ml，煎成 150ml；第二次加水 250ml，煎成 150ml；第三次加水 320ml，煎成 150ml。以上共合一起，加蜂蜜 200ml，再煎一沸，共 600ml，每次服 150ml，4 次服完。昔日张琪教授在黑龙江省兰西县农村巡回医疗时，遇一急性肠梗阻病人，症见腹痛、胀满、呕吐、便闭、痛胀难忍，时在偏僻乡村无法手术，张琪教授投以此方，令其如法急煎，一剂而大便通利、痛胀诸症悉除，继以理气疏郁之剂而安，当时随张琪教授侍诊之乡村医生高某在侧，惊奇此方之效，向张琪教授求教，张琪教授将本方方义面述，后高某以此方治愈 10 余例肠梗阻病人，该年来哈面谈此方之效。该年 3 月治一卓姓女患，与丈夫口角后腹胀、便闭、呕吐，经某医院检查诊此为单纯性肠梗阻，因年老体弱，建议服中药保守治疗。张琪教授诊其脉左右弦滑有力，舌苔白燥，腹痛胀满，便闭气不下行，痛苦莫名，张琪教授以此方连服 3 剂，大便通利而愈。又治一丁某，男，23 岁，经某医院诊断为慢性粘连性肠梗阻，非手术适应证，腹胀不排气，呕吐，亦投以此方服之，大便通利腹胀消除而安。此方妙在芒硝与蜂蜜合用，芒硝味咸性寒，有荡涤肠胃积滞之功，《伤寒论》调胃承气汤、桃核承气汤、大承气汤皆用之以软坚润燥、荡涤肠胃积滞。蜂蜜清热，润燥补中，《伤寒论》治阳明燥结，大便不通，用蜜煎导法，治疗便燥，开外用导法之先河。《金匮要略》大半夏汤治胃反，蜂蜜与半夏合用，取其润燥通幽以治胃反呕吐，可见蜂蜜既能润燥清热又药性平和具有补中效能。本方与芒硝合用有润燥之功，通腑涤肠胃郁结，药性缓和而不猛，非他药所能及，辅以槟榔、枳实、桃仁、木香以开郁疏气活血润燥，相得益彰，服药后奏效迅捷，无不良反应，诚为治疗此病之佳方也。

5. 治腹胀当辨寒热虚实

腹胀有寒热虚实之别，《金匮要略·腹满寒疝宿食病脉证治》，以按之不痛为虚，按之痛者为实。实系指痰水、宿食、燥屎、瘀血、实热壅滞等。如属实热燥屎宿食者，可用厚朴三物汤、厚朴七物汤、大承气汤等下之即愈；如属瘀血者，则宜用桃核承气汤、抵当汤（丸）等；若属水与热内结者，可用大陷胸汤、大黄甘遂汤，攻逐其水热即愈。针对其邪之性质，用药施治则鲜有不效者。大黄、甘遂治疗水热之重症终嫌峻烈。张琪教授用厚朴七物汤化裁加海藻，治疗水热内结之腹满，既稳妥又有效。如1980年3月8日治一贾姓妇女，40岁，腹膨大胀满，有移动性浊音，周身浮肿，便秘，尿少而黄。经检查肝肾俱无恙，辨证为实热与水蓄结。处方：川朴20g、枳实15g、大黄10g、槟榔20g、广木香10g、海藻30g、泽泻15g、茯苓20g、桂枝10g、姜黄10g、白术15g、陈皮15g。水煎服。

3月25日二诊 服上方5剂，大便通畅、每日一行，腹膨胀减去百分之八十，小便增多，浮肿大消，全身轻松，尚余微肿，继用上方去陈皮，桂枝改20g，加生姜15g。

4月20日三诊 又用上方6剂，腹胀全消，大便通畅、每日一行。方用厚朴七物汤以泻实热，海藻散气逐水，苓、泽利水，槟、术、姜、陈行气，白术健脾，合而用之故能使水热除而腹胀豁然。

临证中常见到病人体肥胖，腹部膨隆，面浮微肿，精神困倦，周身酸重难支，舌苔白腻，脉象沉实或沉缓有力，为湿热内壅之候，必下其湿热，二便通利，则湿热除而腹满消，全身亦随之有力。治疗此证，海藻为首选药物，李时珍谓："海藻咸能润下，寒能泄热逐水，故能消瘿瘤结核阴溃之坚聚，而除浮肿、脚气、留饮、痰气之湿热，使邪气自小便出也。"肥盛人素多痰湿，壅而化热，湿热壅滞，清浊相混，隧道阻塞，不得下行故腹部膨胀，必用海藻以除湿热，则腹满浮肿皆可随之而消。《伤寒论》有牡蛎泽泻散："治大病瘥后，腰以下有水气者。"方中用海藻与泽泻、商陆、葶苈子等以利小便，治水气。张琪教授于临证中治疗肾炎水肿，腰以下肿，睾丸肿大，投以此方常应手取效，但须重用海藻取其软坚散结利小便之功。

《伤寒论》有厚朴生姜半夏甘草人参汤，治汗后腹胀满，此方历来注家皆谓治虚胀，但从方内剂量观之，厚朴半斤，半夏半斤，生姜半斤，人参一两，甘草二两，朴夏剂量大于参草，乃治虚实夹杂之胀，运用得当，其效固不待言，张琪教授于此方去甘草加入海藻，名藻朴合剂，用治虚实夹杂，实多于虚者，尤胜于原方。如治一马姓妇，47岁，腹胀满1年，面浮气促，肢体沉重，询其二便尚正常，舌苔白腻，脉象弦而有力，辨为土虚木壅，湿邪壅聚，予理脾温运疏郁泻满之剂，宜藻朴合剂加味。处方：海藻 30g、川朴 20g、半夏 20g、生姜 15g、党参 20g、槟榔 15g、木香 7g、紫苏 15g、枳壳 15g。该年 9 月 29 日复诊，服上方 6 剂，自述腹胀减去 70%，药后矢气频频，腹部舒适，全身轻松，为 1 年来罕见之现象。嘱按原方不变，继服 6 剂，10 月 15 日携某病人来门诊，述其腹胀满已痊愈。

李东垣《兰室秘藏》引证《内经》"中满者泻之于内"，谓："脾胃有病，当令上下分消其湿，下焦如渎，气血自然分化，不待泄滓秽……或伤酒湿面及味厚之物，膏粱之人或食已便卧，使湿热之气不得施化，故令腹胀满，此胀亦是热胀，治热胀，分消丸主之。""如或多食寒凉及脾胃久虚之人，胃中寒则胀满，或脏寒生满病，以治寒胀，中满分消汤主之。"

李氏立中满分消汤、中满分消丸二方，以治寒胀、热胀，方中组成药味虽多，但配伍严谨，疗效卓著。分消汤方中川乌、干姜、吴茱萸、澄茄、草蔻辛热开降以温脾除寒，人参、黄芪益中气补脾胃，茯苓、泽泻淡渗利湿，厚朴、木香、青皮开郁理气，麻黄辛温宣通，升麻、柴胡升阳，更用黄连、黄柏以反佐，防其辛热伤阴，辛开辅以苦降，益气健脾与疏郁理气、淡渗利湿合于一方，补中有消，降中有升，相反相成，以达到其分消之目的。此方治疗寒胀，常收寒散郁开，腹满消除之效。如治一程某，男，39 岁，腹胀满 1 年余，大便不爽，医用下剂，便虽暂通，但腹胀不但不减，反胀满益甚，更用理气开郁之剂，亦不效，病人食纳日减，消瘦异常，求治于张琪教授。见其面色不泽，腹部膨胀绷急不能曲腰，胃脘隐隐作痛，时吐清水，舌淡红无苔，脉象沉弦。经钡餐 X 线透视，腹内充满气体，未见器质性改变。此为脾胃日衰，虚寒不运，升降失常，"浊气在上则生膜胀。"宜本方化裁。

川乌 10g、吴茱萸 10g、麻黄 7.5g、半夏 10g、澄茄 10g、升麻 5g、干姜 7.5g、草蔻 10g、木香 7.5g、党参 15g、黄芪 20g、茯苓 15g、青皮 10g。

复诊 服上方 6 剂，腹胀满大减，自述药后腹中雷鸣气体下行，胃脘隐痛消失，食欲增进，精神转佳。现胃脘部小有不适，便意较频，下部畏寒，口干不欲饮，舌淡红，脉弦无力，此脾胃阳复阴消，清升浊降之佳兆。继以上方若干剂以善后，1 年后遇此病人，自述胀满消后，未见复发，疗效巩固。原方除治脾胃寒湿胀满外，亦治寒气上冲之奔豚。曾治一例奔豚气，初用桂枝加桂汤有效，气上冲减弱，但继服终不能制止其发作，后思原方后有治"心下痞下焦躁寒，沉厥，奔豚不收"之记载，随投以此方连服 2 剂，气即不上冲而愈。

中满分消丸治热胀，此热胀乃脾胃不和、湿热之气不得施化所致，不同于热实胀满。原方下谓治"中满热胀、臌胀、气胀、水胀"。但其病机概属脾胃湿热，清浊混淆气机不得斡旋因而成胀。原方如下：厚朴一两，枳实、黄连、黄芩、半夏、陈皮、知母、泽泻各三钱，茯苓、砂仁、干姜、姜黄、人参、白术、甘草、猪苓各一钱。方中朴、实行气散满，芩、连泻热除痞，姜黄、砂仁暖胃快脾，四苓利湿，夏、陈消痰，参、术健脾胃，知母滋燥为反佐之用。方由四君、四苓、二陈、泻心、枳朴综合而成。脾与胃一表一里，一阴一阳，一升一降，相互资助相互制约，今脾湿胃热，则升降失常而成胀满，此方一方面温脾利湿则脾运复而清阳升；另一方面清胃热，行气泻满，热除气行而胃之浊阴降，补泻寒热熔于一炉，可见制方之妙。张琪教授于临证中，用此方以治湿热胀满甚多，只要辨证准确，无不收效，仅举一例以作参考。某年 8 月 7 日治一李姓妇女，49 岁，病 3 年经确诊为结核性腹膜炎，腹部胀满痛，有腹水，小便不利，短气，自汗，手脚热，面颊赤，口干舌燥，舌尖赤，苔白腻，脉弦滑而数。服西药抗结核药及中药利水之剂皆不应，来门诊求治，辨证为脾胃湿热之气不得施化，清浊混淆，水湿不能下行。仿中满分消丸变为汤剂。黄芩15g、黄连10g、厚朴15g、枳实15g、半夏15g、陈皮15g、泽泻15g、姜黄15g、茯苓20g、猪苓15g、干姜10g、党参15g、甘草10g。

8月16日复诊　服上方7剂，小便增多，一昼夜1500ml，腹满胀痛大减，口干燥、头面烘热皆减轻，前方加知母15g，又服10剂，腹胀全消，继续来门诊调治而瘥。

（六）瘀血与"活血化瘀"初探

活血化瘀是祖国医学中的一个重要治则，特别是近年来国内对它的研究日益深入，不断取得了新的进展，临床应用也日益广泛，大大超过了传统的应用范围，引起了国内外学者的重视，展示了它广阔的前景，这是一件值得称赞的事。

目前，国内刊物关于活血化瘀的报道较多，但大都从现代医学角度，探求其机制，这是非常重要的。但祖国医学有关血瘀的病因病机治则则探索较少。祖国医学认为血瘀的因素，有气虚、气滞、寒、热、痰湿、水蓄、风气的不同，因而治法亦非千篇一律，拟以此为题材，从理论到实践加以简要论述。

1. 气滞血瘀

祖国医学认为，气为血之帅，气行则血行，气止则血止，气血相倚，犹如阴阳相互维系。气有一忽之不运，则血有一息之不行，血随气以周流全身，即所谓"营卫相贯，如环无端"，血在血管内的运行，必须依靠气的推动，气的循行又需血的濡养，二者相互制约，又相互依存。若气行失常，气滞气逆，则血亦随之失常，导致血瘀或离经外溢等。因此，治疗血瘀，或出血等，不能见血止血，必须兼顾于气，气行则血活，气调则血自归经。如血府逐瘀汤，为治血瘀的常用方剂。方中桃仁、红花、当归、川芎、赤芍为活血药；柴胡、桔梗、枳壳、牛膝为理气药，理气与活血药配伍于一方，相辅相成，共奏活血化瘀之效。此方应用范围极为广泛，原书所列治血瘀十九种病，现在临床应用远不止此。如冠心病心绞痛、凝血功能障碍所致各种出血（如呕血、便血、尿血、阴道出血等）、心肺功能障碍、休克（由血流灌注不足所致呼吸困难、发绀及循环功能障碍）、脑外伤综合征、消化道各种瘀血，以及妇科瘀血等，皆可用本方治疗。本方由于气血兼顾，配伍精当，故疗效较好。1979年治一例西医诊断为脑外伤综合征病人，该病人脑外伤后，头痛，语言障碍，说话不能连贯，经神经科检查，颅内未发现占位性病变。该病人服药较多，多是活血化瘀之品，如红花、土鳖虫、三七等，无效。张琪教授立方遣药按气滞血瘀病机给予本方，连用10余剂后头痛大减，说话亦明显好转，仍按上方连服治疗而痊愈。通过以上病例说明，单用活血药无效，必用理气活血药痊愈，可见气血相互依存之理论及方剂配伍的重要性。

再如，癫狂梦醒汤治癫狂，王清任谓此症："乃气血凝滞脑海，与脏腑之气不接，如同做梦一样。"原方除桃仁、赤芍活血之药外，其余柴胡、香附、青皮、苏子、陈皮、腹皮皆为疏肝理气之品。其是根据气滞血凝而立法的，临床用于一部分癫狂及神经官能症，有较好的疗效。

另有调气顺气，使血归经的例子。治疗各种出血，常注意其气逆的症状，如治疗肺结核和支气管扩张大咯血，或胃出血、呕血、吐血等，在止血药中常加入理气降气之品，气平则血自归经。张琪教授1980年治一徐姓妇女，患支气管扩张大咯血，血出甚多，如涌泉不止，连续用中西止血药有小效，而血终不能止。诊视见病人胸满气逆，初咯血色紫多块，续则色鲜红，量甚多，脉象弦细而数，此属肝气冲肺，肺气上逆，血不归经。不平其气，则血不能安谧，遂于清热止血药中加入生赭石、郁金、苏子等降气行气之品，一剂血即止，继续治疗而安。张锡纯治吐血、衄血诸方皆重用赭石，以降逆气颇有道理。因吐血、衄血之旋，多由于胃气上逆，气逆则血随之上溢，气平则血止。张氏深明气血相互倚依关系，故立寒降汤、温降汤诸方，用多良效。

2. 气虚血瘀

气为血之帅，气行则血行，气虚无力推动血液运行，也可以发生血瘀。《内经》对气的功能分而为三。①宗气：积于胸中具有助肺以司呼吸和贯注心肺，而行营血的作用；②营气：行于脉中，有与血内注五脏六腑和营养周身的作用；③卫气：行于脉外，敷布全身，具有温煦脏腑、肌腠、汗孔开阖、御外邪、健身体等作用。脏腑、经络、四肢百骸之功能，都是卫气营血在五脏六腑、经络中的不同体现。如气虚则机体功能衰弱血行缓慢，脉络不充、血流不畅，因而形成血瘀，此类血瘀单用活血祛瘀治疗，则不能取效。必须以补气为主，辅以活血通络，才能达到气行血行的目的。代表方剂为补阳还五汤，王清任论半身不遂，谓元气亏损过半，不能周流于全身，偏注于一侧，一侧气血充盈，一侧无气，因而半身不遂。用本方以黄芪为主，大补元气，辅以桃仁、红花、赤芍、归尾、芍药、地龙活血通络、益气活血。临床用治中风后遗症，脉见弦迟微弱者，甚效。张琪教授在临床上应用此方，有时也并不局限于上述病证。凡肢体不遂，辨证属"气虚血滞"者用此方皆效。1980年治刘某，17岁，男，脑型麻痹，两下肢不遂，用双拐代步，各地治疗不效。张琪教授开始用地黄饮子有小效，继用效果不明显。诊其脉弦迟无力，改用本方加炙马钱子每次服0.5g，用药10剂后，功效明显，自述用药后，两下肢抽动、发热，药力过后，感觉有力，继用本方30剂，现已不用拐，能步行3～4km。又治一马姓病人，一氧化碳中毒后遗症，智力障碍，情感平淡，表情刻板，步态不稳，语言亦不清，呼吸前膊阵瘛疭，记忆力明显减退，遍治于国内各大医院，神经科谓脑组织缺氧，脑细胞软化和坏死，无法治疗。张琪教授开始给予"补肾益髓"等法治疗亦无效。反复思考《内经》云："上气不足，则脑为之不满。"气不足则不能统帅血液上注于脑，用本方与可保立苏汤合用，以补气活血，使气足血充，则可以上行灌注，连用上方数十剂后，智力、语言、步态均有明显好转，尤其是手及前膊阵搐动已几乎消失。

黄芪桂枝五物汤治疗风痹，亦是益气温通活血之方，风痹的病机为气虚不能周流于全身，则血亦随而滞，"加被微风"，只是一点外因。冠心病心绞痛为心气虚，心血痹阻之病，气虚无力推动血液运行，则血流不畅，不通则痛，活血化瘀虽能取效于一时，但持续用则全身乏力，虚象毕现。张琪教授常用人参、黄芪补气加入活血之药，使气旺血行，则心绞痛必可以缓解，相应的心电图亦有所改善。《伤寒论》有"伤寒脉结代，心动悸"之记载，相当于心律失常，早搏等。正常的血液运行，不仅需要心气的推动，而且也需要血液的充盈。"气帅血，血载气"，气血相互作用，维持正常的生理功能。血虚不能养心，气虚不能鼓动气血运行时，则出现"脉结代，心动悸"，宜用炙甘草汤以益心气，通心阳，补心血，养心阴。但如心气虚，心阳不足，心血瘀阻，出现心律不齐、早搏、脉来一歇止，则心遂之动悸，用炙甘草汤则效不显，此为虚中夹实，常用益心气、振心阳、活血通络法取效。1980年治一沈某，频发性室性早搏，最多每分钟出现20次，曾在哈市某医院住院治疗半年，日口服美西律4片，始可控制，但不能停药，停药则早搏出现如初，心悸乏力不能工作，求治于张琪教授。经诊视见脉象迟结无力，舌紫暗润，按上法治疗，用人参、黄芪、小麦、甘草、大枣补心气，附子、桂枝温心阳，麦冬、五味子养心阴，红花、丹参、鸡血藤活血通痹，连用20剂，全身有力，心悸大减，美西律减至2片，早搏不出现，继服上方，直至美西律片全停，早搏消失，全身有力，恢复如初，后上班1年余，未复发。

3. 寒凝血瘀

《内经》认为，寒邪可以导致血瘀，"血遇寒则凝""不通则痛"，临床见一部分气滞作痛的证候，多由寒邪所致。如《素问·举痛论》曰："经脉流行不止，环周不休，寒气入经而稽迟，泣而不行，客于脉外则血少，客于脉中则气不通，故卒然而痛。"又："寒气客于脉外，则脉寒，脉寒则缩蜷，缩蜷则脉绌急，绌急则外引小络，卒然而痛。"脏腑、经络、四肢、百骸，都是依赖气血的环流，以濡养灌溉，一旦寒邪所犯，或阳虚阴寒内阻，则瘀滞不通，从而发生种种血瘀之症，此类血瘀应分外寒、内寒，外寒宜散寒活血，内寒宜温阳活血。如常见的妇科痛经，部分属于血寒凝滞，色暗量少，经来不畅，少腹攻痛，脉沉紧，舌苔白，宜温经化寒行滞，如炮姜、肉桂、茴香、艾叶和桃仁、红花、丹参、当归、芍药等，必须温中祛寒、活血化瘀两个法则同用，才能寒化瘀开，常用的方剂是少腹逐瘀汤或温经汤加味，温经汤方中温寒的药多，祛瘀的药只有牡丹皮，其余当归、川芎乃补血行气之品，吴茱萸、桂枝、生姜温中散寒，人参、阿胶益气补血，原文虽然提出"瘀血在少腹不去"，实际乃虚寒夹瘀血之证，用治瘀血须加活血之药方效。张琪教授治一妇女，十年未育，少腹寒凉，白带多，脉沉，月经愆期，曾用温经汤原方，10余剂无效，用手触其少腹有鹅卵大硬块，疼痛拒按，因思此乃虚寒夹瘀之证，原方活血化瘀力弱，故而无效，改用温经汤原方加三棱、莪术、桃仁、丹参，连服10剂，经行恢复正常，包块消失，后怀孕生一男。后以此方加味，治愈多人，此类寒凝血瘀单用活血祛瘀，就不能奏效。桂枝茯苓丸为祛瘀化癥之良方，治癥为何用桂枝？因本品具有温通血脉之功，与桃仁、牡丹皮、芍药合用，可奏温寒化瘀之功效。生化汤炮姜与桃仁、当归、川芎相配伍，此方治产后恶露不下，颇为有效。傅青主治产后血块，告诫"此症勿拘古方，妄用苏木、蓬棱以轻人命，其一应散血破血药俱禁用……惟生化汤系治血块圣药也"。此方妙在温中与补血活血合用，故能寒除瘀开，奏效甚捷。以上为内寒血瘀之例。

寒瘀血滞亦多见于外周血管性疾病及关节疾病等，如血栓闭塞性脉管炎、静脉炎、雷诺病、神经根炎、风湿性关节炎等。当归四逆汤治："手足厥寒，脉细欲绝。"成无己谓："手足厥寒者，阳气外虚不温四末，脉细欲绝者，阴血内弱，血行不利，与当归四逆汤助阳生阴也。"此证为肝虚寒，血郁不能荣于脉中，四肢失于温养，所以手足厥寒，相当于外周血管性疾病，本方补血散寒，温通经脉具有一定疗效。曾治一例雷诺病，两手厥冷，色青紫，脉不至，用此方大剂桂枝、当归，加入丹参、红花，连服 30 余剂，手转温、脉亦出。又治林某，两手厥冷，全身上下窜痛，不能入眠，脉细欲绝，亦以此方加活血之剂而愈。

风湿性关节炎包括在痹证范围之内，古人治疗此证，除用祛风寒湿之药外，亦用活血之剂，"治风先治血，血行风自灭"，如乳香黑虎丹，治风湿入于经络，手足麻木，腰腿疼痛，诸风不能行。方中草乌、苍术、生姜与五灵脂、乳香、没药、穿山甲、自然铜相配伍，祛风湿药与活血通络药合用。王清任氏"痹证有瘀血说"论之颇详，立身痛逐瘀汤，一面祛风寒湿，一面活血祛瘀，用之颇效，此为外寒血瘀病例。此外，尚有阳气衰微，血瘀运行无力，循环受阻，形成阳虚血瘀，表现于肺源性心脏病、风湿性心脏病并发心力衰竭，临床表现心悸，浮肿，咳喘不得卧，头汗肢厥，舌质紫，脉微欲绝，静脉怒张等，宜用温阳活血法，常用附子汤加丹参、红花、桃仁、赤芍等，真武汤加人参、红花、丹参、桃仁等效果亦佳。如见汗出肢冷、喘脱危症，宜用急救回阳汤加龙牡、紫石英、黑锡丹吞服，潜镇摄纳，多能使症状缓解，转危为安。方中附子宜先煎 30～60 分钟减其毒性，然后再下他药。

（七）活血化瘀法治疗延伸

1. 凉血活血

一般而论，血遇寒则凝，得热则行，但亦有时疫热邪壅滞阻塞气机，"血受热则煎熬成块者"，如太阳表邪化热入里，热入膀胱，热与血结，出现如狂，少腹急结硬满。温病热入营血，谵语无寐，肌肤斑疹色泽深紫，舌色绛紫或吐衄下血等，皆为邪热灼营血之证，血热与血瘀并见。叶天士谓："入血就恐耗血动血，直须凉血散血。"凉血散血即清热解毒，活血祛瘀之法。此法适用于某些感染性疾病，如出血热、败血症、斑疹伤寒、猩红热、出血性紫癜、弥散性血管内凝血、红斑狼疮等。壮热神昏，可用化斑汤、清瘟败毒饮，用大剂生石膏治疗；如蓄血发狂可用桃核承气汤，泻热开瘀，大便通，瘀血去，则神志转清，脑症状解除。抵当汤（丸）治疗蓄血发狂之重症，张琪教授用其治疗妇女瘀热闭经蓄血发狂，下瘀血后则发狂立愈，上海中医药大学张伯臾教授亦有类似报道。人都畏水蛭性峻不敢用，实际破坚消瘀非此莫属。妇女少腹疼癖癥瘕一类用之多能奏效，用后癥块缩小，直到消失，大黄䗪虫丸为下干血之良方，方中水蛭、虻虫、大黄、桃仁、黄芩、干地黄，以治"内有干血，肌肤甲错，两目黯黑"之劳症。本方以干地黄养阴清热，与破血逐瘀之药结合，尤以水蛭、虻虫逐瘀之力较强，瘀血去则新血生。

解毒活血汤原方"治瘟毒吐泻转筋"。王氏谓"瘟毒烧炼，气血凝结"，不用芩、连寒凉壅遏，不用姜、附辛热灼血，"惟用解毒活血汤治之，活其血，解其毒未有不一药而愈者"。当然著者有某些夸张之处，但临床实践证实，清热解毒、活血化瘀，对某些感染性疾病，确有卓效。张琪教授治急性肾衰竭，用此方加大黄，疗效颇佳。慢性肾功能不全氮质血症，临床表现恶心、呕吐、心烦头痛、皮肤瘙痒、舌干脉滑等消化系统和神经系统症状，用解毒活血汤加醋炙大黄，通腑泄浊，使尿素氮毒物从肠管排出，亦颇有效。某些病人用此方后尿素氮下降，病情获得缓解。不少单位用活血化瘀、清热解毒法则，治疗急性弥散性血管内凝血，取得了可喜的效果。中医辨证属热盛血瘀（如感染或败血症等），宜用清瘟败毒饮加入活血凉血之剂；治疗急性肾小球肾炎、泌尿系感染及其他原因不明的肉眼血尿，属热结血瘀，用桃仁、大黄合清热凉血之剂，常收到满意效果。不用桃仁、大黄则效不显，尤以大黄为泻热破瘀血之要药，通过破瘀血以止血，乃通因通用之法。

2. 化痰除湿活血

痰湿阻塞，脉络不畅，血因而瘀。如前人谓："须知痰水之壅，由瘀血使然，但去瘀血则痰水自消。"说明痰水可以影响血瘀。如张琪教授曾治疗慢性支气管炎、肺气肿、肺心病、哮喘，用止咳祛痰定喘之药不效，后改活血化瘀之药而取效，盖爱活血祛瘀使气机通调，血行亦伴随之而改善。例如，治疗冠心病心绞痛属痰湿阻络者用化痰通络之温胆汤加味而取得疗效。如此情况直接用活血之剂反而无效，原因为痰涎闭其脉络，不除痰则脉络不通。上述举例或活血、或化痰，是针对矛盾的主要方面施治，前者血瘀为主要矛盾，痰湿居于次要地位，故用活血之剂以取效；后者痰湿为主要矛盾，血瘀由痰湿所致，故除痰湿则血活脉通。此外尚有多元论的治法，痰湿与瘀血互阻，互为因果，湿性黏腻重浊，湿与瘀相加，则愈加黏滞难去，故一元论的治法，或先后分治皆难取效，必二者兼施才能达到湿除瘀开的目的。张琪教授根据多元论的治则，治愈许多顽固性疾病，如常用上中下通用痛风方治愈顽固性风湿热及风湿性关节炎等。痛风方的特点为活血、化瘀、除痰、清热、祛风通用，为多元论治法，因病机为风寒、湿热、痰瘀交阻，治疗药物配合亦必繁多，乃针对病机而用药，有的放矢，虽多而不杂。

3. 逐水活血

水蓄可以导致血行阻滞，血瘀亦可影响水液分布运行，"水阻则血不行，血不利则为水。"水与血相互影响，相互瘀结，如水蛊、血蛊相当于肝硬化之腹水、肝脾大、腹壁静脉曲张等。腹部膨隆，见青紫筋脉，全身或手足有红缕赤痕（蜘蛛痣），大便色黑，小便赤，或见吐血衄血等。治宜活血化瘀、健脾利湿。此时若单纯祛瘀，则因蓄水不除，压抑脉道，使血行阻滞，终致瘀血难消。单纯逐水则会因瘀血障碍，津液敷布及排泄受阻，使水瘀互阻而加重。故二者必兼施，方能达到瘀水并除之目的。宗"留者攻之""去菀陈莝"创祛瘀逐水之法。《金匮要略》有大黄甘遂汤为攻瘀逐水之代表方剂。大黄破瘀，甘遂逐水为瘀水并除之要药。张琪教授以此二药合用治疗肝硬化腹水颇效。

4. 养血祛风活血

风邪夹血瘀，多见痹证，《内经》谓"血凝于肤者为痹"，《金匮要略》有红兰花酒治"妇人六十二种风，及腹中血气刺痛"。后世治痹证将祛风与活血药配伍，亦受此方之启发，所谓"治风先治血，血行风自灭"。尚有血虚招风者，多见于妇人行经及产后，脉络空虚风邪趁虚侵袭，《金匮要略》曰："少阴脉，浮而弱，弱则血不足，浮则为风。"风血相搏即疼痛如掣。千金独活寄生汤为治此类历节痛之有效方剂，张琪教授用该方治愈此类证颇多，方内四物养血，人参、杜仲、牛膝、寄生益气补肝肾，其余皆为祛风之剂，为治风血相搏之妙方。还有养血行血祛风与清热合用治风血相搏兼热者，如大秦艽汤。张琪教授以此方加入活血之剂，治疗风湿症、神经根炎、肩周炎等皆效。此方出自

《河间六书》，具有疏风、活血、降火之功。原书谓治：中风入经络"外无六经形证内无便溺阻隔"，据张琪教授之经验，治中风手足不遂，属风邪夹热及痹证风邪夹热者皆具有卓效。

总之，活血化瘀之法，用途是广泛的，但须审证求因，审因论治，根据气滞、气虚、寒凝、热灼、痰湿、水饮、风气等不同分别论治，才能达到活血除瘀之目的。若不审病因，一味孟浪活血破血，不仅无效，反而促使病情恶化，起到相反的效果，应当引以为戒。

（八）补法的运用

补法是临证中运用十分广泛的治法之一，前人程国彭谓："补者，补其虚也。"《内经》谓："邪之所凑，其气必虚。"又曰"精气夺则虚""虚者补之"。明确了补法的作用及应用范围。但虚者有阴阳气血之不足，又应定位于脏腑，方能有针对性的用药施治。张琪教授仅就补气法应用于某些疾病的点滴经验谈一下体会。

气为血之帅，血为气之母，二者相互依倚，故血虚必须益气，以有形之血不能速生，无形之气所当急固。结合脏腑则心主血藏神，脾统血主思，心伤则血少，神失所藏，临床上表现为怔忡健忘、惊悸、盗汗等；脾伤则血失统，故见体倦食少、吐衄、肠风、崩漏等。因此张琪教授治疗贫血，审其无热属心脾气血不足者，常以益气血补心脾收功。如1989年3月治一少女，21岁，因长期过度紧张而致经漏淋漓不断半年余，倦怠乏力，头眩肢软，惊悸自汗，少寐多梦，服中药止血之剂数十剂，旋止旋出无明显效果。观其面色晦黄，舌淡唇淡，脉象沉弱。投归脾汤加龙骨、牡蛎各15g，连服6剂血即止，诸症随之消失，继按原方连服15剂，从而月经按期而至，病获痊愈。

《内经》谓："中焦受气取汁变化而赤是谓血。"脾胃为气血生化之源，若脾胃虚弱气血生化受阻，自然造成贫血。因此张琪教授治疗贫血还常以此为依据，用补脾胃法而收效。尤以慢性肾功能不全之贫血，日久多出现阴阳两伤之证，助阳则伤阴，滋阴又碍脾之运化，唯六君子汤益气扶脾，以助其运化功能最为适宜，尤以半夏、陈皮与四君子汤配伍则补而不滞，但此方虽云中和，久服仍有伤阴之弊，张琪教授于此方中加入当归、白芍，前者润以养血，后者酸以敛阴，以济药性之偏。张琪教授治疗慢性肾功能不全之贫血，用此方一段时间每收佳效。如1989年3月治一男性病人，60岁，患慢性肾小球肾炎2年余，近半年出现贫血，血红蛋白75g/L，尿素氮24mmol/L，肌酐442μmol/L。面色㿠白，脘闷恶心，全身乏力，舌苔白腻，脉弱。予六君子汤加当归20g、白芍15g、丹参15g、桃仁15g、葛根15g，服药16剂，病人呕恶消失，周身较前有力，食欲增进，继续治疗月余，尿素氮下降至8.9mmol/L、肌酐221μmol/L，血红蛋白上升至100g/L，脉象较前有力，继以六君子汤与解毒活血汤合用，一则益气健脾以图本，一则活血祛瘀以治标，张琪教授以此法治疗慢性肾功能不全贫血甚多。

慢性肾小球肾炎肾病型或肾病综合征皆以大量蛋白尿、水肿、高胆固醇及血浆蛋白低下为特征，治疗水肿用利尿药固不待言，但由于血浆蛋白低下，利尿药虽能一时取效，但水肿很难消除。中医古籍虽无血红蛋白的记载，但相当于《内经》所谓水谷之精微，张琪教授认为遇此类水肿，开始可用利尿药，待肿势大退，不宜再进行利尿，可应用益气补脾胃之六君子汤以图缓功，往往可以取效。如曾治一女患张某，53岁，慢性肾小球肾炎肾病型，高度浮肿，尿蛋白（++++），在某医院经用泼尼松等，尿量增多，水肿减轻，但尿蛋白仍（+++）～（++++）。来诊时面㿠乏力，食少纳呆，颜面及下肢浮肿，脘胀，舌苔白腻，脉缓。辨证为脾胃虚弱，运化失司，水湿及精微皆失于分布，予六君子汤合五皮饮小剂量服之。服药 6 剂后，水肿消退，周身稍觉有力，前方继服 18 剂，水肿全消退，食欲好转，全身有力，脉沉较前有力，舌苔渐化，尿蛋白（++），继以前方加黄芪 25g 连服 9 剂，尿蛋白（+），血浆总蛋白由 47g/L 上升至 60g/L，嘱其继用前方以收功。

张琪教授根据《难经》"气主煦之，血主濡之"，气为血之统，血为气之守，气血相互依存之理论治疗顽固性心绞痛及重症心律失常亦颇获佳效，可见中医之基础理论系来源于实践，通过实践反馈证实并发展其理论。如 1988 年 3 月张琪教授应邀为某病人会诊，华某，男，52 岁。因昼夜辛劳，过度疲劳，突发心悸怔忡，短气难支，曾入某医院经会诊为心律失常，心率最快达 150 次/分，有时又慢至 30 次/分，频发室性早搏三联律、二联律，24 小时监护心率快慢不匀，一般昼间快，夜间慢。经用各种抗心律失常药及中药炙甘草汤等无明显疗效。来诊时仍胸闷气短，心悸怔忡，少寐纳呆，脉结代无力有雀啄之象，舌边紫、苔薄少津。按心气阴不足夹有络阻辨证，投益气养阴活血通络之剂，服药 6 剂，早搏减少，胸闷气憋诸症皆减，唯心率快慢不均无改变，继服此方则效果不显，胸闷气短，心悸怔忡，精力不振明显，脉缓无力，昼轻夜重，因思气血昼行于阳，夜行于阴，当属心气不足，心阳不振，气阳俱虚而致络阻，改用益气助阳通络法。处方：红参 15g、黄芪 30g、附子 10g、桂枝 15g、薤白 15g、五味子 15g、麦冬 15g、丹参 15g、川芎 15g、红花 15g、桃仁 15g、赤芍 10g，水煎服。服前方 17 剂，诸症俱除，心率恢复正常，24 小时监护，夜间心率 60 次/分，昼间心率 75 次/分，早搏完全消失，脉象较有力，病人精神及体力皆有明显恢复，唯睡眠不佳改用酸枣仁汤加味调治而愈。

唐容川谓："血属阴……其行也，气运之而行也。"目前治疗冠心病多倾向于活血化瘀，不注重益气，是只知其一面而忽视其另一面，"气"是矛盾的主要方面，所以张琪教授治疗冠心病及心律失常等，皆用黄芪、人参补气为主，以统血之运行，辅以活血之品，则补而不滞，气愈充盛则更能鼓舞桃仁等活血化瘀之作用，桃仁等化瘀血之品得参、芪则瘀血通而元气无伤，此相辅相成之妙用。

（九）益气为主，清利为辅

通常张琪教授对肾病蛋白尿用以下治法。

1. 益气健脾除湿法

慢性肾小球肾炎肾病型或肾病综合征可见大量蛋白尿，血浆蛋白低下，高胆固醇血症，临床表现面色萎黄，脘腹胀满，便溏纳差，肢倦乏力，尿少，脉濡或弱，舌苔腻，眼睑及下肢有轻度浮肿，审其无热证者，乃属脾气虚、水湿及精微失于运化，宜益气健脾，或益气升阳健脾胃治疗。益气当用党参、黄芪，健脾胃可用白术、茯苓、山药、莲子、薏苡仁、陈皮、半夏，辅以泽泻、车前子以利湿。张琪教授治疗本病，水肿消退而见上述脉证者，应用以上药物大多奏效，尤其是随着蛋白尿由重转轻，由阳转阴，症状亦随之消除。

张琪教授临证观察，慢性肾炎水肿消退后，依然存在脾虚下陷、湿邪留恋之证，表现体重倦怠、面浮、轻度浮肿、纳呆、肠鸣便溏、尿少色黄等候，常用升阳益胃汤化裁颇效。该方参、芪、术、苓与防风、羌活、独活、柴胡合用，补中有散，发中有收，具补益健脾胃、升阳除湿之效。国内有关单位报道，用祛风药治疗肾炎蛋白尿有效，张琪教授经验体会，风药必须与补脾胃药合用方效，取其风能胜湿升清阳，以利脾之运化，脾运健则湿除而精微固，于是蛋白尿随之而除。

2. 益气清热固摄法

慢性肾小球肾炎、肾病综合征，水肿消退后，多出现气虚兼湿热证候，病位与脾、肺、心、肾四脏有关。《内经》谓："中气不足，溲便为之变。"慢性肾炎临床表现小便黄赤，口干舌燥尖赤，五心烦热，气短、倦怠乏力，脉滑，大量蛋白尿或兼血尿，必须补益与清热利湿结合应用。张琪教授常用局方清心莲子饮化裁，重用参、芪，加白花蛇舌草以清热解毒，益母草活血利水。处方：黄芪30g、党参20g、石莲子15g、地骨皮15g、柴胡15g、黄芩15g、茯苓25g、麦冬15g、车前子15g、甘草10g、白花蛇舌草30g、益母草30g，水煎服。此方具有益气固摄、清热解毒利湿之功，奏补中寓清之妙。

清心莲子饮为清补兼施之剂，原治淋浊崩带。蛋白尿为水谷之精微下注，张琪教授根据此理用本方治疗肾病蛋白尿，补气与清利湿热兼施，于此病有较好的疗效。

3. 益气清热利湿法

部分肾炎病人水肿消退后，或经用肾上腺皮质激素后多出现湿热证候，张琪教授治疗此类证候用淡渗利湿与清热解毒之品，尤其须用党参、黄芪益气以固本。处方：黄芪30g、党参20g、白花蛇舌草30g、蒲公英30g、连翘30g、益母草30g、竹叶15g、薏苡仁20g、滑石15g、玉米须30g、车前子15g，水煎服。如见扁桃体肿大、咽痛者可加重楼、山豆根，既不宜用甘寒（如生地、麦冬等）助湿以碍脾之运化，又不宜用苦寒伤胃之品（如黄芩、黄连等）。

三、方 药 心 悟

（一）经方传真

1.《伤寒论》阳明腑证之机制及三承气汤之运用

《伤寒论》有大承气汤为苦寒攻下之剂，用以治疗阳明实热、燥屎内结之证，称之谓"胃家实"，后人亦称"阳明腑证"。临床表现为日晡潮热、腹满痛拒按、大便不通或热结旁流、烦躁神昏谵语、舌苔黄厚干燥或灰黄黑起芒刺、脉沉实等候，以上证候不必俱备，但见二三主要证候即可用承气汤攻下其实热而治之。

三承气汤为苦寒攻下之剂，但有轻重之不同，大承气汤证为痞、满、燥、实俱备，缘于燥屎内结，实滞不去，腑气不通，治以硝黄泻热荡实，复重用枳朴，以行气破滞，消除痞满，故大承气汤方中枳、朴之用量重于小承气汤。小承气汤证以痞满为主，实热未至大结，故减枳、朴之量，只因燥实不甚，故去芒硝。调胃承气汤证以燥实为主，故方中芒硝之用量重于大黄，取其泻热软坚之作用。因无痞满，故不用枳、朴而代之以甘草。但三方皆用大黄，可知大黄在三承气汤方中占主要地位。《温疫论》谓："三承气汤功用仿佛，热邪传里，但上焦痞满者，宜小承气汤，中有坚结者加芒硝软坚而润燥。病久失下，虽无结粪，然多黏腻结臭恶物，得芒硝则大黄有荡涤之能。设无痞满惟有宿结，而有瘀热者调胃承气宜之，三承气汤功效俱在大黄，余皆治标之品也。"《神农本草经》谓"大黄有荡涤肠胃推陈致新"之作用。可见大黄为苦寒攻下之主药；芒硝咸寒润燥软坚；厚朴、枳实理气消积，促使胃肠蠕动，四者配合更能有力地清除胃肠内之实热燥结，疏通胃肠，恢复其正常以通为用之气机。

胃肠在人体内为最大器官，《内经》谓"肠胃为海"，为"多气多血之府""以通为用""以下行为顺"，由于各种原因，如感染发热，津液不足，饮食不节（宿食），燥屎滞留，或炎性粘连等，均可使胃肠传导功能失调，积热结聚于胃肠，而现阳明腑实证。

但《伤寒论》之阳明腑实其本质为邪热内结，邪热灼耗津液，糟粕停滞形成燥屎，前人吴又可曾经指出"因热邪而致燥结，非燥屎而致邪热"。用承气汤旨在攻逐邪热，邪热除则燥屎随之俱下，因此对下法不能仅理解为通便，俗医只用滋润的麻油等徒下其粪，而不能荡涤其邪。《伤寒论》有"医以丸药下之，非其治也"的记载，恰好说明这个问题。

《伤寒论》阳明、少阴篇各有二条急下证，因热病最易伤阴竭液，当热炽津竭之际，必须急下以存阴，阴是机体"正"的一个组成部分，"存阴"是热病扶正一个重要措施，温病学增液汤是从正面增液滋阴以扶正，但热邪不除则阴不能复，因此下法不尽是祛邪，而是积极辅助生理抗病能力，改善机体状态，促进疾病痊愈，前人形象比喻扬汤止沸，莫如釜底抽薪，可知大承气汤乃釜底抽薪之治。由此可见伤寒热病运用通下法，旨在于逐邪热下燥屎，保津液具有"祛邪存正"的意义。

温病学派师承仲景下法，尤详于承气汤之运用，根据病机之变幻，发展了承气汤之应用，如宣白承气、牛黄承气、增液承气、导赤承气、调胃承气等汤，均是在承气汤的基础上发展而变换其方，对通下法的运用，较前考虑更加精详，立方遣药也更加完善，大大丰富了清凉攻下法的内容。

承气汤除用于热性病阳明腑证外，亦可用于杂病，举凡实热内结者，皆可用之。因为脏腑之间互相络属和联系，是一个不可分割的整体，异病可以同治，反映了辨证论治的独特性。谨将张琪教授运用本方治疗验案笔之于下。

（1）心烦不寐

昔年张琪教授遇一少妇产后三旬，烦扰不宁，彻夜不寐，凡中药安神养心之剂，毫无寸效，西药用大剂量氯丙嗪始能蒙眬2小时，醒后仍心烦不安，迎张琪教授往诊，见其辗转床第，不能安卧，舌苔白燥，质赤，脉沉滑搏指。因思此属"胃家实"，《内经》谓："胃不和则卧不安。"《伤寒论》谓："不吐不下心烦者，与调胃承气汤。"殆指斯类，因予调胃承气汤原方，大黄15g、芒硝（冲）10g、甘草10g，服药1剂，腹痛下泻1次，夜能入睡3小时，继服1剂，大便下泻2次，稀便色污极臭，此实热下夺之佳兆，从此夜能安寐。舌苔化，脉亦相缓，继以滋阴安神养心之剂而瘥。

胃肠实热于儿科尤多见，凡儿童夜间不能安睡，扬手掷足，不愿着衣被，手足心热，鼻孔赤，舌燥脉滑，便秘溲黄，予小剂量调胃承气汤频频饮之，大便通利诸症自除。儿童除惊吓外，鲜有情志之扰，不能安睡多属饮食不节、肠胃积热，此方颇宜。

（2）胃脘痛

病案1　康某，男，65岁。1981年10月10日初诊。

经某医院X线透视及内镜检查诊断：十二指肠球部溃疡，胃脘痛，每于夜间饥饿时痛剧，不能入睡，吞酸灼热，手足心热，便秘，脉滑，舌尖赤苔白少津。《内经》谓："诸呕吐酸，暴注下迫，皆属于热。"本症之胃脘痛、吞酸灼热、便秘当属胃腑实热，宜小承气汤增味主之。处方：大黄15g、川朴15g、枳实15g、黄芩16g、川连10g、吴茱萸5g，水煎，日二次服。

10月16日二诊　服药3剂，大便通，每日1次，稍稀，脘未痛，吞酸灼热大减，继以前方，大黄减为7.5g，连服6剂，大便畅通，日行1次，诸症消失，嗣经X线复查龛影消失大半，半年后复检已全部消除而愈。

按语： 凡胃脘痛、吞酸、便秘、舌燥多属胃腑实热，必须用大黄以泻热，张琪教授常用小承气汤增味，或半夏泻心汤加大黄，或用公丁香、生地、大黄等下夺其热，热除则痛止。一般喜用制酸剂乃治标之方，非治本之图也。

（3）腹痛

病案2　郭某，女，50岁。1983年2月7日初诊。

右下腹部痛，经某医院检查诊断为移动盲肠，拟手术复位。病人愿保守治疗，迎张琪教授往诊。见其附吟床第，脐右下腹如锥痛难忍，以手触之硬痛拒按，大便数日未行，舌苔白少津，脉沉滑。证脉合参乃大肠实热证，属《伤寒论》胃家实之范畴，因予大承气汤、大黄牡丹皮汤二方化裁。处方：大黄 15g、枳实 15g、川朴 15g、芒硝（冲）15g、牡丹皮 20g、桃仁 20g、丹参 20g、赤芍 15g，水煎，日二次服。

2 月 11 日二诊　服药 2 剂，大便通利，日行 1 次，腹痛大减，以手触之仍硬痛，不触则不痛，继以前方增减调治而愈。

本条根据泻可去闭的原则，排出大肠积滞，荡涤实热，使热随利泻，痛随利减。张琪教授治急性阑尾炎、肠梗阻等急重疾病多用此法。

（4）膈症

病案 3　张某，男，45 岁，干部。**1976 年 4 月 2 日初诊。**

脐腹部痛上攻，食入即吐，大便 7 日未行，入某医院外科住院经检查诊断：麻痹型肠梗阻。因体质瘦弱，建议中药保守治疗。中医诊察：腹胀满痛拒按，无矢气无大便，食入即吐，甚则吐胆汁，口苦，咽干，溲黄，手心热，舌苔白厚，脉弦滑。方书以食入即吐为之上膈，朝食暮吐为下膈。本案属上膈症，综合证脉分析，当属胃肠实热内结，不能通降下行，于是格拒而上冲，宜大承气汤增味通腑泻浊法。处方：大黄 15g、厚朴 15g、枳实 15g、芒硝（另包冲）15g、半夏 15g、黄芩 15g、川楝子 20g、槟榔 20g、白芍 20g、木香 10g，水煎，日二次服。

6 月 4 日二诊　服上方 6 剂，泻下水样便数次，气体下行，呕吐止，能进食，腹已不痛，精神好转。但腹部稍不适，大便稀，每日 2～3 次，舌苔化转润，继以理脾化湿法佐以清热之品而瘥。

（5）呃逆

病案 4　王某，女，14 岁，学生。**1982 年 7 月 15 日初诊。**

素沉默，近因某事，情志抑郁，骤得斯疾。呃逆频繁脘闷腹满，始以旋覆代赭汤，继用橘皮竹茹汤有小效，但呃逆仍不止。连声响亮，夜不得眠，便闭无矢气，自述脘腹郁闷不舒，气体不动，宛如一潭死水，脉弦滑带数，苔干。因思《内经》谓："诸逆冲上皆属于火。"此胃肠实热与肝胆郁热相夹，气机有升无降，逆而上冲，以致呃逆声壮，连连不止。不夺其热，则不能伐树寻根，宜小承气、大柴胡汤二方化裁治之。处方：大黄 15g、柴胡 15g、半夏 15g、黄芩 10g、白芍 20g、厚朴 20g、枳实 15g、生姜 10g、红枣 3 枚，水煎服。

7 月 20 日二诊　服药 3 剂，大便日 2 次，矢气下行，脘腹见舒，呃逆大减，食纳稍振，继用前方，大黄减为 10g，又服 3 剂，大便通畅，每日 1 次，脘腹大舒，呃逆止，诸恙悉除，继予舒肝理脾之剂以善其后。

（6）喘咳

病案 5　汪某，男，65 岁，退休工人。**1981 年 10 月 18 日初诊。**

慢性支气管炎肺气肿合并感染。咳喘倚息不得卧，喉中哮鸣音，咳黄痰，用中西平喘药俱无效。入某医院住院用大剂量抗生素，吸氧，稍缓解，但仍喘咳不休，呼吸困难，不能平卧，呻吟不止，邀张琪教授会诊，如上述证候，而青唇紫，舌苔干黄，脉象滑数，大便 7 日未行。因思大肠与肺互为表里，上下相应，肺气肃降，则大肠腑气通畅，反之大肠壅滞便秘亦可使肺气受阻，宜大承气汤增味。通腑泻热澄源塞流，以治下为主。处方：大黄 20g、芒硝 15g、枳实 15g、川朴 15g、葶苈子（布包）15g、麦冬 20g、杏仁 15g、黄芩 15g、沙参 15g、甘草 10g，水煎，日二次服。

10 月 22 日二诊　病人服上方 3 剂，大便下泻 3 次，黏秽污水样便，咳喘大减，能平卧入睡，痰转白，呼吸较前通顺，痰鸣音大减，苔转白，脉滑。继以清肺化痰之剂治之而安。

张琪教授遇类似病案多例，凡喘咳兼便秘者，皆用通腑泻热法治之。大便通则喘咳减，反之不治大肠用镇咳平喘之剂则徒劳无功。可见肺与大肠相表里，相络属，气机上下相应是有实践意义的，也是中医整体观的体现。

（7）热结旁流

病案 6　单某，男，57 岁。1974 年 11 月 8 日初诊。

发热 10 余日不退，体温 39～39.7℃，在某医院住院拟诊为肠伤寒，但未查出伤寒杆菌，未确诊。经用多种抗生素热不退，邀张琪教授会诊。病人壮热神昏谵语，舌苔黄燥，脉见沉实，考虑当属阳明腑实证，告其家属当用下药治之，其女及经治医生在侧，疑而问曰：病人已腹泻多次，再用泻剂可否？张琪教授持方踌躇，病人又欲泻，旋即泻出污水奇臭难闻，以手触其腹，则坚硬拒按，恍悟此乃阳明腑实热结旁流之证，告其家属必当下燥粪乃愈。处方：大黄 25g、芒硝（净）15g、枳实 20g、厚朴 20g，水煎服。1 剂药服二次，至当日夜间下结粪 10 余块，坚硬如石，此即《伤寒论》所谓之燥屎也，高热渐退，神志转清。继服 1 剂，又下燥屎及秽稠状粪甚多，奇臭难闻，从此热退神清，继以养阴和胃之剂而愈。

（8）暑温痉厥

病案 7　刘某，男，25 岁，某林业局伐木工人。1960 年 8 月 10 日初诊。

1960 年 7 月下旬在作业中，突然昏倒，壮热神昏，来哈入某医院确诊为森林脑炎。邀张琪教授会诊，病人高热神昏，面赤唇焦，颈项强直，手脚抽搐，目睛不和，牙关紧舌卷，苔黑黄干厚，脉沉数有力，便闭 10 日未行，遗尿不知，脐腹坚硬拒按。中医诊断为暑温痉厥，乃温热传入阳明热结成实，上扰神明，阴分涸竭，病势危笃，宜大承气汤合增液汤化裁急下存阴法。处方：大黄 25g、芒硝 25g、枳实 20g、川朴 20g、生地 50g、玄参 50g、麦冬 50g、生石膏 100g、犀角（代）（另煎）10g、全蝎 5g，水煎服。

服前方 1 剂，下燥屎及臭秽稠粪甚多，热减牙关开，未出现抽搐，目睛稍活，病有转机，继以前方，大黄、芒硝各减至 15g，连进药 2 剂俱用鼻饲，大便续下稠粪甚多，热尽退神志清醒，从此调理半年而愈，未遗留任何后遗症。

本案为张琪教授所治温热急重症之一例，当时因在外院会诊，西医检查资料俱未记下，但确用中药而治愈。

本案属热结阳明腑实证，热炽伤津阴分有涸竭之虞，故以急下存阴之大承气汤治之，又防"无水舟停"，与大剂增液汤合用即增液承气汤，加石膏以清热又属宣白承气汤，服药后收效迅捷，使病人转危为安，可见中医治疗急重病有其独到之处。

2. 抵当汤（丸）及水蛭之运用

抵当汤（丸）、大黄䗪虫丸分别见于《伤寒论》《金匮要略》。前者治疗蓄血少腹硬满发狂，后者治虚劳腹满不能食，内有干血，肌肤甲错，两目暗黑。两方中皆用大黄、桃仁、水蛭、虻虫以攻逐瘀血，所不同者，前者属于伤寒蓄血，故用前药以攻逐瘀血；后者属于虚劳气血亏损夹有干血，故用干地黄为君，以补血养血，合水蛭、虻虫等以攻逐瘀血，乃虚中夹瘀之治。水蛭、虻虫为逐血之峻剂。张琪教授临床用于治疗癥瘕及属于积血等，确有卓效，下面仅举病案数则供读者参阅。

（1）积聚（积血）

病案1 王某，男，24岁，工人。1961年9月18日初诊。

在本所病房住院，脐左侧有一块状物，大如鞋底，有明显压痛，痞而不舒，午后潮热盗汗。经西医诊断为结核性腹膜炎（干性）。历经抗结核药治疗无效，脉象弦滑。方书谓："诸有形而坚着不移者为积，诸无形留止不定者为聚。"本证坚硬而不移位，当属积证，必以消坚化积为主。观其人体质尚健，初用三棱、莪术、鸡内金等数剂，积块不缩，症状不减，因思此属陈久积血，营卫气受阻，非寻常化积之药所能治，必须用瘀血之峻剂方能取效。用生水蛭25g研面，每次2.5g，日二次服。服药后自觉腹部有气体向下移动，硬痛减轻，继用前药硬块明显缩小，但连续按常规服此药则效不著，考虑此属药轻病重，须水蛭与虻虫合用方能进一步收效，遂为抵当丸方。处方：虻虫25g、水蛭100g、桃仁25g、大黄15g，研面蜜丸为梧桐子大，每次服10g，日二次服。

服药后硬块逐渐缩小，从10月16日服本药至11月8日，硬块完全消失而痊愈。

（2）血瘀（输卵管结核）

病案2 陈某，女，35岁，干部。1967年7月12日初诊。

病人下腹痛有肿块，开始行经时痛，以后逐渐加重。现在情况：经来时腹剧痛，经过后稍减，但仍然痛，直到下月来潮又剧痛，1个月之间几乎无休止。下腹拒按，触诊下腹左侧有硬块如鸡卵，触痛甚剧，月经量少色紫黑，皮肤粗糙，颜面色泽鹫黑，肌肉消瘦，手足热，目视物不清，舌紫暗，脉象沉有力。曾去北京某医院检查，诊断为输卵管结核，用中西药治疗未见效果。辨证为瘀血积滞日久成为"瘀"，宜大黄䗪虫丸，每次1丸，日服二次。

病人用上药后，腹痛逐渐减轻，月经量逐渐增多，服至八百余丸，腹痛完全消失，月经来时一如常人，月经量亦恢复正常，色红无血块，肌肤荣润，体重增加，症状全除，但迄未生育。

按语： 本例中医诊断为血瘀，属于瘀血积滞，由于瘀血日久，影响新血的生成，无以荣养灌溉周身，故皮肤粗糙，面色鹫黑，肌肉消瘦，手足发热等。本证俗称"干血劳"，因属干血内积，非寻常活血祛瘀所能治。大黄䗪虫丸方中䗪虫、蛴螬、水蛭、虻虫、干漆皆为攻逐陈久性瘀血（干血）之峻剂，大黄、桃仁、赤芍、黄芩活血清热，干地黄补血润燥，其为扶正逐瘀之剂，用丸药者，因积日久，须消坚破积之药以缓图之，方不致损伤正气。

（3）血瘕（下腹肿块）

病案 3　崔某，女，29 岁，农民。1974 年 8 月 25 日初诊。

1974 年 8 月张琪教授去北戴河，顺道去原籍（河北乐亭县）探亲友，遇此病人。脐以下小腹硬满，触之有肿块疼痛，终日腹痛不休，月经量不多，月经来潮时痛尤甚，色紫污成块。在当地经中西医治疗效不显，又去京、津各地医院治疗亦无效。体质日见赢瘦，面色憔悴，舌紫暗，脉象左沉弦，右沉。此为瘀血内阻，日久结为瘕。《妇人大全良方》说："瘀血成块，坚而不移，名曰血瘕。"即此类证，治以逐瘀化瘕之剂。处方：桃仁 20g、牡丹皮 15g、赤芍 20g、乌药 15g、当归 20g、川芎 15g、灵脂 15g、红花 15g、香附 15g、生地 20g、生水蛭 7.5g、甘草 10g，水煎，日二次服。

9 月 9 日来信　共用上方 15 剂。服药 9 剂月经来潮时，腹痛明显减轻，色稍红，块缩小，饮食增加。继续服药腹痛进一步减轻，唯全身仍不适，脐下肿块接触之仍痛，仍照上方增减治疗。处方：桃仁 20g、牡丹皮 15g、赤芍 20g、乌药 15g、当归 20g、川芎 15g、灵脂 15g、红花 15g、香附 15g、桂枝 15g、生水蛭 7.5g、吴茱萸 15g，水煎，日二次。

9 月 13 日来信　共用上方 14 剂，服药后效果明显，月经恢复正常，色红，块消失，小腹部触之已软，肿块消失，只是经行第二日全身稍痛。据来信所述为瘀消瘕开，气血通调，病已向愈，复信令其按原方服几剂后停药观察。

12 月 1 日来信　据云按上方又服 6 剂，月经来潮时一切无异常，腹不痛，下腹肿块全消，已痊愈。

按语：本例为血瘕，以脐下肿块、月经异常为辨证依据，用膈下逐瘀汤加水蛭而治愈。本病人以前也用过活血之药皆未效，本方亦活血化瘀之药加水蛭即收显效，可见水蛭化瘀破瘕之力甚大，远非一般活血之药所能及。张琪教授屡用之以收效。再有病人近脐旁有条筋脉突起，大者如臂如筒，小者如指如笔管、如弦，为之痃，属积聚之类，多因气滞血凝。张琪教授每用水蛭研末，每次口服 2.5g，连续用后即消失。《医学衷中参西录》谓："凡破血之药，多伤气分，惟水蛭味咸专入血分，于气分丝毫无损，且服后腹不觉疼，并不觉开破，而瘀血默消于无形，真良药也。"张琪教授治一李姓少妇，少腹有一条突起，终日痃满不舒，西医检查未确诊。予生水蛭研末，每次 2.5g 胶囊盛装吞服，连服 7 日即消失不再杠起。信如张氏所谈，瘀血默消于无形，确从实践而来。张氏谓水蛭必用生者方效，但生用腥味甚烈，入煎剂尤甚，炙用则药效减弱，张琪教授常用生者研末胶囊吞服不入煎剂则无此弊。国医大师朱良春主张宜隔纸低温烘干，研细末以胶囊装盛吞服。

（4）痛经

病案 4　李某，女，37 岁，护士。1982 年 5 月 15 日初诊。

结婚 10 年，婚后第 2 年怀孕 3 个月流产，从此月经愆期，经行腹痛难忍，量少色紫污多块，肛门下坠，上攻恶心吐逆，体质尚健，但迄未孕育，历经中西医治疗罔效，脉沉弦舌紫。张琪教授始按寒凝血滞施治，初用温经活血之剂有小效，然经行时仍腹痛不减，余恙亦无显效，考虑此病已年久血凝较固，断非寻常草木之品所能治疗，如在此以前曾用过活血化瘀药百余剂未收效，治疗法则虽符合病机，但选择用药亦至为重要。遂处方：牡丹皮 15g、赤芍 20g、乌药 15g、延胡索 15g、当归 20g、川芎 15g、灵脂 15g、红花 15g、三棱 15g、文术 15g、茴香 15g、土鳖虫 5g、甘草 10g，水煎服。另外用生水蛭研面，每次 2.5g 胶囊盛装吞服，日 2 次，与汤药同时用。

6 月 4 日二诊　服上方 12 剂，月经来量较前增多，腹痛减轻，腹阵痛即阵下白块状物为黏膜样，下后痛即减，少腹肛门下坠俱遂之减轻。自述近年来从未有此现象，病人喜出望外，坚定了治疗信心，嘱继用上方服之。

6 月 21 日三诊　服上方 10 剂，本月经行仍腹痛，肛门下坠，阵下血块色紫，下后即舒，经行 3 日即止，脉沉弦。以下瘀血汤桂枝茯苓丸加水蛭化裁应用。处方：大黄 7.5g、桂枝 20g、茯苓 20g、桃仁 15g、赤芍 15g、甘草 10g、土鳖虫 5g、三棱 15g、莪术 15g、牡丹皮 15g、丹参 20g，水煎服。另外生水蛭研面，每次口服 2.5g 胶囊盛装吞服。

7 月 23 日四诊　服上方 10 剂，本月月经来潮，下白膜状丝络样物甚多，阵腹痛即下，下后痛即解，仍有肛门下坠之感，但已较轻。

10 月 4 日五诊　在此期间又用上方 30 剂，本月经行已无腹痛，仅轻微不适，血块及白丝络状物俱随之消失，脉沉。嘱继用上方数剂观察。

以上 4 则病案，皆用活血逐瘀法治疗，方中皆用水蛭以攻逐积血而收功。但据药理实验，水蛭鲜品含水蛭素，为水蛭头部腺体的分泌物。其抗凝血作用，必用新鲜水蛭方可，在干燥生物中水蛭素已被破坏，是否仍有抗凝血作用尚待研究。但经我们临床应用皆用干燥者，证实此药虽为干燥品仍具有破癥化积之效，不能单纯从现代药理角度衡量，不少药物皆有类似问题，不仅水蛭一药耳。

3. 经方运用琐谈

仲景之方，因其疗效卓著，后人称为经方。其特点为药物遴选得当，配伍法度严谨，疗效卓著，所以被誉为"众方之宗，万法之祖"。且不限于国内，远及日本、欧美等亦皆非常重视应用，尤以日本研究仲景方极为盛行。张琪教授临床 50 年的实践证明，经方如能运用得当，可收桴鼓之效。今将运用体会笔之于后。

（1）运用经方必须忠实原文，在关键处下功夫

仲景之书一丝不苟，研究其方药首先需要忠实于原文，仔细推敲，前后互参。因仲景之学皆从实践中来，只有把原文与实践有机地结合起来，才能领悟到其中奥秘。例如，大柴胡汤证原文"呕不止，心下急，郁郁微烦"。张琪教授曾治一少妇 28 岁，产后烦躁不得入寐，凡安神养心及西药镇静催眠之药皆不效。邀张琪教授诊视，细询病情得之初产难产，既恐惧又五志过极，症则心下急，烦而呕，饮食不能下咽，舌苔白燥，脉象弦滑有力，此少阳兼阳明胆、胃实热上冲之证，予大柴胡汤原方。1 剂呕止，心烦减有思睡意，又服 1 剂大便通，心烦大减能入睡 3 小时，继服 2 剂而愈。又治一妇人 37 岁，眩晕，行路足软欲仆，久治不效，求诊于张琪教授。见其面㿠白、舌嫩苔白润、脉沉有力。恍悟《伤寒论》"心下悸，头眩，身瞤动，振振欲擗地……"。本病人欲仆，实振振欲擗地也，遂投以真武汤治之，连服 3 剂大减，继续治疗而愈。曾遇一妇人年 5 旬余，一日起床头眩晕，颤动不止，自觉有气体上冲，冲则肢体振颤抖，脉象沉而有力。西医诊断为脑动脉硬化，基底动脉供血不全，诸治罔效。因思《伤寒论》67 条"伤寒，若吐若下后，心下逆满，气上冲胸，起则头眩，脉沉紧，发汗则动经，身为振振摇者，茯苓桂枝白术甘草汤主之"，与本证符

合，因予茯苓 40g、桂枝 30g、白术 20g、甘草 15g，加泽泻 25g。连服 3 剂，上冲及颤动、眩晕皆大减，继服 10 余剂而安。再如厚朴生姜半夏甘草人参汤，原书谓治"汗后腹胀满"，日本医家矢数道明谓，此方为治虚满非实满，但从药物结构上看，乃属虚中夹实之证，属脾虚气滞腹胀，为消补兼施之剂，且消多于补，使其补而不壅，消而无伤。原文以发汗后腹胀意在言外，张琪教授治一人腹膨胀如鼓，按之濡，经西医检查无器质性病变，但腹膨胀不除，痛苦异常。投以此方连服 6 剂，腹消如常人而愈，可见此方之神奇。又治一腹胀属实者贾某，女，40 岁，工人，1984 年 3 月 8 日初诊。腹膨大，按之痛，全身轻度浮肿，沉重难支，大便量少而干，脉象弦劲有力，舌苔燥。《金匮要略·腹满寒疝宿食病脉证治》："病者腹满，按之不痛为虚，痛者为实，可下之。"予厚朴七物汤加味。处方：厚朴 40g、枳实 20g、大黄 7.5g、桂枝 15g、生姜 25g、大枣 5 枚、甘草 10g、槟榔 20g、茯苓 20g、泽泻 15g，连服 5 剂大便通畅，腹胀明显减轻，浮肿消退，全身舒适，继服 3 剂而愈。例一心下急呕而烦，例二振振欲擗地，例三头眩气上冲、身振摇，例四腹满按之濡，例五腹满拒按便坚。可见读仲景书运用其方，必须在原文上下功夫，特别是在关键处须仔细推敲。陈修园说："经方愈读愈有味，愈用愈神奇，凡日间临症立方，至晚间一一于方查对，必别有神悟。"又说："其文义高古，往往意在文字之外，说短味长，往往一二虚字寓其实理，且于无字中运其全神……读者最宜于此处着眼。"陈氏之言颇为中肯，为学习仲景之书运用其方指出了正确方法。

（2）远用经方贵在审病机、明方义

读仲景书用其方，既要忠实于原文，又不要被其束缚，"遵古而不泥于古"，因为仲景在当时所治之病毕竟受历史条件所限，有好多病不能躬亲体验，不可避免地存在着一定的局限性。所以运用仲景方贵在审病机、明方义，运用其理，扩大应用范围，还其活活泼泼之面貌，方为仲景之功臣，古今研究仲景学说的医家多是在扩大应用范围上获得成果。这实际上是发展和丰富了仲景学说的内容。

例如，大承气汤在《伤寒论》用以治阳明腑实证，有通腑泻热、荡涤胃肠之功效。根据通腑泻热的作用，凡属实热内结，不论何病均可用之。张琪教授曾治一肺性脑病病人，神志不清、谵语，询问家人知 4 日未大便，按其腹部硬满拒按，予大承气汤 2 剂，大便通而神志转清，终获痊愈。治一脑出血病人，神志不清，处于半昏迷状态，在某医院经抢救无效邀张琪教授会诊，询问病人家属，知病人 9 日未大便。诊见少腹硬、拒按，手足心热，时去衣被，舌苔黄燥，脉沉滑有力。此中风入腑之证，投以大承气汤鼻饲。2 剂后大便通行，下燥屎半痰盂，病人神志转清，继续调理，除半身运动障碍外余均恢复正常。承气汤灵活运用远不止此，不能尽举。张琪教授曾治一眩晕病人，头眩如坐舟车，经某医院诊为梅尼埃病，多方治疗罔效，张琪教授见其面色青暗，手足厥冷，脉沉舌润，予吴茱萸汤加半夏、陈皮，数剂而瘳。原方治"干呕吐涎沫"之头痛，今移用于治疗眩晕而获效，关键在于掌握了肝寒犯胃、浊阴上逆的病机，用吴茱萸汤温肝寒、降浊阴，头痛既可除，眩晕亦可愈。所以说运用经方贵在审病机、明方义，病机方义明，则可异病同治，扩大应用范围。

例如，用甘草泻心汤合小陷胸汤治寒热互结型之胃、十二指肠溃疡；炙甘草汤治心律失常；真武汤、附子汤治慢性心衰，于方内加入丹参、桃仁、红花等，其活血强心之功更著；十枣汤与大陷胸汤治疗胸膜炎、腹膜炎、胸腔积液等形气实者，用之甚效，形气虚者可与参、术、苓合用，消补兼施，亦可奏效。张琪教授治疗肝硬化腹水，便闭尿少，常以甘遂、大戟、大黄与人参、黄芪、白术、茯苓合用，用后二便通利，小便增多，腹水随之而消，病情缓解。桃核承气汤治疗太阳蓄血证，此证临床颇为罕见。50年来张琪教授只遇到1例，但根据其泻热活血逐瘀之作用，用以治疗急性肾炎、紫癜性肾炎及泌尿系感染血尿顽固不除，属于实热迫血外溢者，原方去芒硝、桂枝，加清热凉血之剂，奏效甚捷。如治王某，女，15岁，过敏性紫癜性肾炎。起始肉眼血尿，以后高倍镜下红细胞50个以上，逾年不愈。张琪教授诊其脉沉滑有力，舌紫苔干，以桃仁、大黄为主加茅根、大小蓟等，连服40剂痊愈，随访1年余未复发。张琪教授治此类血尿甚多，凡属实热者皆效。大黄黄连泻心汤治疗上消化道出血，属热邪迫血妄行者，往往1剂知，2剂已，收效之捷出人意料。其他如桂枝加芍药汤以解痉，桂、姜以温中，草、枣缓急，则疼痛可解。柴胡加龙骨牡蛎汤治疗以胸满、心烦、惊悸、怔忡为主的神经精神系统疾病疗效卓著；张琪教授以本方增减观察了神经官能症300例，有效率93.7%，治愈率40.7%，本方之适应证为心气虚，少阳肝胆气郁，心气虚则神不藏而浮越，肝胆气郁则痰热上扰，一虚一实相互交织，本方用柴胡、黄芩、大黄、半夏疏肝胆，平肝火，清痰热。桂枝、茯苓、甘草、人参、龙骨、牡蛎扶心阳、固心气以收敛神气之浮越，铅丹镇惊安神，通与补、散与敛、温与清融于一方，相反相成，为仲景制方之妙义，用之可收卓效也。黄连阿胶汤治疗顽固性失眠，舌赤无苔，心烦不得卧，脉滑数，用以清心火，滋肾阴，使水火济，心肾交则愈。桃花汤原治便脓血，用以治疗结肠炎属滑泻日久不禁者，屡奏奇功。白头翁汤、葛根黄芩黄连汤治疗热性泻痢，理中丸治寒泻，乌梅丸治疗胆道蛔虫病及久泻属于寒热错杂者多能收效。近贤龚志贤用乌梅丸治一例慢性角膜溃疡病而愈，龚氏掌握了瞳孔风轮属厥阴肝经，又具寒热错杂之病机，故用之以取效。可见运用经方关键在于掌握病机，明了方义，则能运用自如，异病同治。《伤寒论》的精华在于辨证和治疗，尤其方药之运用，"启万世之法门"，为我们开辟了无穷的思路。

4. 运用经方治疗脑病验案四则

（1）大承气汤治疗重型病毒性脑炎（暑温）

病案1　李某，女，16岁。1986年9月16日初诊。

病孩1个月前始头痛、发热，伴有呕吐。当地医院以感冒诊治不效，1周后病情加重，高热39℃，神志不清，并频繁抽搐而转送某医院住院。经腰椎穿刺等检查确诊病毒性脑炎。给以氨苄西林、甘露醇及安宫牛黄丸等药治疗近1个月无明显改善。病情危急，众医多以为不可治，嘱家属准备后事。后经介绍请张琪教授会诊，诊见病人仍神志不清，高热39.7℃，躁动不宁，时有抽搐、牙关紧闭，遗尿不知。启其齿，舌红，苔黄燥。询其大便，其母讲每日鼻饲奶粉等，但2周大便未行。以手触其腹，硬满拒按，病人昏迷中尚知用手拒之。脉象左右沉数有力。综合脉证，诊为"暑温"，为暑热之邪传入阳明，热结成实，窍闭风动。治之以通腑泻热、开窍息风。遂投以大承气汤。处方：生大黄25g、芒硝（冲化）15g、枳实20g、川朴10g，水煎鼻饲，每剂分2次，隔6小时温服。

日进2剂，发热见轻，体温降至38℃，抽搐未再发作。但大便未行，神志仍不清。药见初效，嘱原方再进。2 剂后下硬屎块少许，躁动减轻，体温再降至 37.5～37.8℃，神志亦稍好转。因燥屎仍蓄积未下，故嘱前方再服。又进 1 剂，大便日数行，泻下黏稠夹杂硬块，初为黑污，继则深黄，其量甚多，约半痰盂。躁动遂止，体温转至正常，至午夜苏醒，识其亲友。继以养阴清热之剂调理而渐康复。

按语： 本例病毒性脑炎，病情危急，张琪教授以暑温辨治。据其腹满拒按，大便数日未行，认为病机关键在于燥屎内结，邪热上扰，故采用大承气汤通腑泻热，连进 5 剂，终使病孩转危为安。暑温高热，神昏抽搐，常法多以清热、开窍、息风之法，前医用安宫牛黄丸即属之。其不效者，多因腑实故也。关键在于抓住病机之要，一解百解。

（2）大承气汤治疗脑出血昏迷重证（中风闭证）

病案 2　刘某，女，61 岁。1987 年 5 月 14 日初诊。

素有高血压史，10 天前在活动中突然头痛，继之跌倒，昏迷不醒。急送医院，经 CT 扫描诊为脑出血。经用安宫牛黄丸、甘露醇、止血药等治疗 10 天，仍然昏迷不醒，并出现高热（39℃）持续 1 周不退，时有抽搐，右瞳孔散大，左半身瘫痪，并见双下肢查多克征、巴宾斯基征阳性。请张琪教授会诊。诊见病人神志昏聩，面红颧赤，牙关紧闭，呼吸气粗，痰声曳锯，双手紧握，遗尿不知，按其下腹硬满。问及大便入院 10 天来一直未行。启其齿见舌红，苔黄而腻，脉滑数。诊为中风中脏腑，阳闭之证，痰热腑实，窍闭神匮。欲开其窍，当先通腑化痰。遂授以大承气汤加味：大黄 25g、芒硝 25g、厚朴 20g、枳实 15g、胆星 15g、瓜蒌 15g，水煎鼻饲，隔 6 小时 1 次。1 剂便通，2 剂大便下行数次，量多，坚硬成块，恶臭。其后神志转清，体温渐降至 37.5℃，抽搐亦止，察舌质红，苔转薄，左半身瘫同前。病有转机，嘱上方去芒硝，加生地 20g、麦冬 15g、沙参 20g。水煎，继续鼻饲。连进 5 剂，病人神志如常，体温 37℃，可以说话，但语言不清，可以吞咽，左侧肢体稍能活动。再以养阴平肝、化痰息风之剂调治，并配合针灸治疗 2 个月，病人除说话稍欠流利、左侧肢体稍无力外，余无明显体征，基本康复出院。

按语： 中风危急重症多为阳闭之症，宣开阳闭，常选用凉开三宝，但其效亦常不理想。据多年观察，其原因多由膈中燥结，腑实不通，所以选经方承气之辈实为救治阳闭之大法。

（3）桃核承气汤治疗森林脑炎（暑厥）

病案 3　耿某，男，22 岁，某林场工人。1985 年 8 月 24 日初诊。

高热、神昏伴有抽搐 12 天。在某医院经会诊确诊为森林脑炎。曾用抗病毒、抗菌、脱水剂等治疗，病情无好转，邀张琪教授会诊。诊见病人高热 40℃，神志不清，狂叫，面垢，目赤，手足抽搐，项强，角弓反张，手足厥冷，舌红绛，苔黄燥，大便闭结，脉数有力。诊为暑温（暑厥），为暑热之邪充斥气血，热与浊邪结于阳明，腑气不通；兼热邪煎熬血分，瘀血内结，上犯神明所致。治当以通腑下瘀，气血兼调。遂投以桃核承气汤加味：桃仁 50g、大黄 50g、芒硝 50g、甘草 20g、生石膏 200g。水煎鼻饲，每日 1 剂，分 2 次喂服。服 2 剂，大便通，下燥屎及灰污水样便甚多。热因大减，狂叫、谵语亦止，手足转温，已不躁动。此邪热虽减，但邪热瘀血尚存，且阴津亏乏。遂投方：大黄 25g、桃仁 15g、川朴 15g、枳实 15g、玄参 25g、生地 25g、甘草 15g。连续鼻饲上方 3 剂，体温正常，神志清醒。继以清热解毒、养阴活血之剂调理而愈。

按语：暑温暑厥，常有热邪充斥气血，腑气不通，瘀血内结之变。此时既要注意泻气分之热，又要注意清化瘀热，以桃仁承气汤化裁，多可取效。

（4）桃仁承气汤治疗精神分裂症（狂证）

病案 4　史某，女，32 岁。1983 年 9 月 16 日初诊。

病人因家事不和，经常与爱人口角，平素抑郁寡欢，月经逐渐减少，后至经闭 1 年余，同时精神亦渐失常。家属慕名请张琪教授诊治。诊见神情兴奋，躁动不宁，语言骂詈，对医生诊察不能合作。查其少腹硬而拒按，舌质紫红，苔薄黄，脉沉弦有力。辨证属瘀血闭阻胞宫，邪热上扰神明。治以泻热化瘀而安神定志。遂投以桃核承气汤加味。处方：桃仁 30g、大黄 20g、桂枝 15g、牡丹皮 20g、玄明粉（后下冲化）15g、赤芍 15g、甘草 15g，水煎服，每日 1 剂。连服 10 剂，每日大便 1～2 次，便色黑黏、臭秽。精神渐安，奔走骂詈现象渐轻。月经未潮，少腹仍拒按。此瘀血渐消，但尚未尽去。遂嘱上方去玄明粉，加生水蛭 10g，水煎服。又 10 剂后，月经来潮，经量较多，夹有紫污血块，精神转佳，数日未出现狂躁外奔现象，渐识亲友，舌转红润，脉见弦缓。此瘀血渐除、气血渐和之征。以桃红四物汤合柴胡加龙骨牡蛎汤加减调理 3 个月余，精神康复如常。

按语：据现代研究，精神分裂症病人大多有瘀血内阻的改变，因而活血化瘀之法必不可少。张琪教授经验与此不谋而合。

5. 仲景方在妇科领域中之应用

（1）经闭如狂证

妇女有经闭如狂者，由下焦瘀血所致，临证表现除发狂外，常伴有心烦不宁，无端动怒，少腹急结硬满，经水不行或不利等。《伤寒论》谓："其人如狂，血自下，下者愈。"但在原书所指系膀胱蓄血，而妇科经闭发狂，如狂，乃瘀血结于冲任及胞宫。女子生理之胞宫与肝经及冲任二脉关系极为密切，冲为血海，任主胞宫。《素问·上古天真论》曰："女子七岁，肾气盛，齿更发长；二七而天癸至，任脉通，太冲脉盛，月事以时下，故有子。"可见冲任二脉为妇女月经之本，然二脉又与肝肾有不可分割之关系，必肾气全盛，冲任方能流通，经血充盈，应时而下。"肝藏血"，冲任之血又皆汇集于肝，肝在人体具有贮藏和调节血量的作用，在妇女与经、带、胎、产的关系极为密切。肝为将军之官，出谋虑而主疏泄，喜条达、恶抑郁，女性偏于感情，《备急千金要方》分析：女子嗜欲多于丈夫，感情病倍于男子。据国内有关材料统计，女性情志病高于男子一倍。以上都反映了女子生理上之特点。因此，重视女子肝气、肝血、情志病与月经之关系既有理论依据，又有一定的实践意义。妇女经、带、胎、产都广泛涉及情志，所以《素问·阴阳别论》谓："二阳之病发心脾，有不得隐曲，女子不月。"可见情志不遂可导致经闭，反之经闭也可促使情志之异常，所以探索妇女神志异常，是治疗月经病一个不可忽视的因素。

张琪教授临证，每遇妇女经闭或经少不畅，多出现头痛，眩晕，耳鸣，不眠，惊悸，腹痛，手足灼热，重则烦躁不宁，哭笑怒骂奔走，少腹硬满拒按，苔黄，舌质紫或有瘀斑，面色潮红或紫暗不泽，脉见沉弦或结，多得之于暴怒或情志不遂，气滞血凝冲任失调，属于血瘀化热，扰于神明所致。治疗必须泻热活血逐瘀，张仲景之桃核承气汤为治疗此证之有效方剂。方中共五味药即：大黄、桃仁、桂枝、甘草、芒硝。以桃仁为主药，活血润燥祛瘀；大黄清热泻下，又能攻逐瘀血；桂枝温通血脉，以散蓄血；芒硝软坚；甘草和胃缓中，调和诸药。张琪教授在临证中对上述证候常用此方，服药数剂后，热清瘀血下而诸症除。轻者数剂，重者则须多服，始能收功。所下之血皆紫污成块，为血因热结之兆，用后如见腹泻可去芒硝，大黄则酌情减量。本方除对狂躁诸症外，亦治瘀血夹热上冲之头痛、眩晕、目赤升火诸症；同时亦可用于月经先期作痛、经闭不行、产后恶露不下、少腹坚痛（瘀血内停）诸症。

本方不仅破瘀血，亦能止血，治妇女漏下属于瘀血内停者，莫不随乎奏效。崩漏下血，属瘀血内停者并非罕见，审其血瘀夹热者，应用本方具有卓效。张琪教授曾治一少女崩漏久治不愈，阴道绵绵出血不止，服清热止血之剂皆罔效。触其少腹拒按而痛，脉沉弦有力，手足灼热，舌紫无苔，予本方，大黄改为炒炭；去芒硝，加牡丹皮、棕炭，服药3剂，初服下血较多，病人母亲畏惧，来院向张琪教授询问，询问其色紫暗有块，此瘀血下行之吉兆。嘱继续服药。又服3剂，血大减，连续调服而愈。

大黄泻热毒，破积滞，行瘀血，通利二便。《神农本草经》言其："下瘀血，血闭。"因其有泻热、凉血止血的作用，故治大热亢盛，迫血上溢的吐血衄血，同时亦治热迫血下行之出血，如溺血、崩漏等。

病案1 王某，女，19岁，学生。1986年3月28日就诊。

月经来潮量少色紫，五心烦热，月经周期前，必出现烦躁不宁，狂躁不安欲摔物，烦冤哭泣，不能入寐。久治无效来门诊求治，触诊少腹硬满痛，舌紫有瘀斑，脉象沉弦有力，乃属实热郁于血分，冲任失调之证。宜桃核承气汤增味主之。处方：桃仁30g、大黄20g、桂枝15g、甘草10g、牡丹皮10g、玄明粉10g、赤芍20g、香附15g。

连续用上方共服30剂，月经恢复正常。本年6月16日复诊一切症状均消除而愈。服前方10剂后，大便溏，日2次，加益母草30g。服至20剂，月经量渐多，色转红，症状亦随之好转，继服而愈。

桃仁，《神农本草经》谓："主治瘀血，血闭，癥瘕邪气。"刘完素谓："治血结、血秘、血燥，通润大便破蓄血。"王清任各逐瘀汤皆用桃仁，既有活血逐瘀之能，又有润燥之功，为血热兼血瘀者必用之药。张琪教授以之与大黄合用，除治疗血闭神志病外，对肾炎血尿属热结者亦有卓效。

张琪教授用于治疗过敏性紫癜性肾炎血尿、急性肾炎血尿、急性肾衰竭及产后瘀血不下之发热，诊其少腹硬满拒按，观其舌下脉络色紫污，发热不退，用本方泻热祛瘀，皆收显效。

（2）癥瘕

癥瘕指腹腔内癥块，一般以隐见腹内，按之形征可验，坚硬不移，痛有定处者为癥；聚散无常，推之游移不定，痛无定处者为瘕。一般以血积则为癥，气聚则为瘕。《妇人大全良方》谓："瘀血成块，坚而不移。"名曰"血癥"即属此类病证。

张仲景抵当汤（丸）、大黄䗪虫丸，分别见于《伤寒论》《金匮要略》。前者治疗蓄血，少腹硬满发狂；后者治疗虚劳腹满不能食，内有干血，肌肤甲错，两目暗黑。方中皆用大黄、桃仁、水蛭、虻虫以攻逐瘀血。所不同者，前者属于伤寒蓄血，故直用前药以攻逐瘀血，后者属于虚劳气血亏损，夹有干血，故用干地黄为君，以补血养血，合水蛭、虻虫等以攻逐瘀血，为虚中夹瘀之治。水蛭、虻虫为逐血之峻剂。张琪教授于临床用虻虫者少，用水蛭较多，以之治疗癥瘕属于积血者，具有他药不能比拟之效。

病案 2 许某，女，28 岁，农民。1984 年 8 月 15 日就诊。

脐以下硬满，触之有肿块状物，疼痛，终日痛无小歇，月经来潮前疼痛尤剧，经量不多，色紫块多。经某医院妇科检查诊为输卵管结核，但用抗结核药物治疗无效。形体日见消瘦，面色憔悴无华，舌紫暗，脉象沉弦。辨证为瘀血阻于冲任，日久结为"血癥"。治宜活血化瘀消癥之品。处方：桃仁 20g、牡丹皮 15g、赤芍 15g、首乌 15g、当归 20g、川芎 15g、灵脂 15g、红花 15g、香附 15g、生地 20g、生水蛭 7.5g、甘草 10g，水煎，日二次服。

9 月 12 日二诊　服上方 15 剂，服 6 剂后，月经来潮时腹痛显著减轻，色稍红，黑块减少，饮食增加，继服药，腹痛进一步减轻，唯全身不适，脐下肿块见缩小，仍有触痛，照前方增减治疗。前方加桂枝 15g、吴茱萸 5g，水煎，日二次服。

10 月 3 日三诊　又服上方 14 剂，效果明显，月经恢复正常，色转红，黑块消退，肿块消失，腹部触之软，只是月经来潮次日，全身稍痛，半天即消失，其余无异常。此为癥消瘀开，气血通调之征兆，嘱继续服若干剂，停药观察。

11 月 18 日四诊　据云按上方服 6 剂，月经来潮时，一切均无异常，下腹肿块全消。后生一女婴。

水蛭，味咸，色黑气腐，善入血分，破瘀血。张锡纯谓："其气味与瘀血相感应，不与新血相感应，故但破瘀血不伤新血。且其色黑下趋，又善破冲任之瘀，盖其破瘀血者，乃此物之良能。"《神农本草经》谓："主妇人无子，因无子者多系冲任瘀血，瘀血去自能有子也。凡瘀血之药多伤气分，惟水蛭味咸，专入血分，于气分丝毫无损，且服后腹不觉痛，亦不觉开破，而瘀血默消于无形，其良药也。"张琪教授治一少妇，少腹有一条突起，上至脐，中医谓之"癥"（谢观谓：近脐左右各有一条筋脉突起，大者如臂如筒，小者如指如笔管，如弦）。用生水蛭研面，每次服 2.5g，胶囊装吞服，日二次。一周后，少腹柔软如常，询问病人毫无开破之感，可见张氏"默消于无形"之说，确系从临证实践中总结而来，并非臆测假想之论。

（3）热入血室

热入血室一证，在《伤寒论》《金匮要略》中均有相同记载，属外感病的范畴，历代注家对血室有冲脉、肝脏、子宫等不同看法。张琪教授认为近人刘奉五氏"当以胞宫为主体，包括与其相连属的冲任二脉，以及肝脏等"之看法较宜，因冲脉为血海，任脉主于胞宫，为妇女生养之本，肝脏络于阴器，又为藏血之脏。所以对血室的概念应该全面地概括，才能符合临床实际，不能单纯局限地把血室看作某一器官。

1）"妇人中风，七八日，续得寒热，发作有时，经水适断者，此为热入血室，其血必结，故使如疟状，发作有时，小柴胡汤主之。"

2）"妇人伤寒，发热，经水适来，昼日明了，暮则谵语，如见鬼状者，此为热入血室，无犯胃气及上二焦，必自愈。"

所谓"热入血室"多指妇女感受风寒或其他外邪，适值月经来潮或月经将净，甚或产后气血大伤之际，血海空虚，外邪乘虚而入，与正气相争，搏结于血室，即称为"热入血室"。从其热型上来看，除了"如疟状"的常见热型外，也可以表现为不典型的热型，如时发寒热等。从经血情况看，热入血室后，不但可以见到经水适断，经血不畅等阻于胞宫的情况，或热入血分，迫血妄行；或经血淋漓不断，或血崩下血等；也可以表现为经后血室空虚，邪热内结，不能随经血而解，瘀阻于胞宫的不同情况。

对于热入血室的治疗原则，因为血海本已空虚，不论是热致血结，或邪热瘀阻于胞宫，都不能妄行祛瘀血之法，即或是热迫血行，也不能单纯清热凉血。因为清热凉血的药物，虽然能够解热清血，但不能逐邪外出。所以给邪热找出路，使之能透达外出是当务之急。足厥阴肝经绕阴器（环绕胞宫），在血室的外围，从厥阴肝经着手，可透达血室的邪热，又因肝胆互为表里，所以治厥阴，必须治少阳，从少阳以解厥阴之热。一方面清透下陷之邪，清解内陷之热，清透兼施；另一方面也要照顾到正气，使之能够祛邪外出，方用小柴胡汤。方中柴胡、黄芩是主要药物，柴胡可以疏解肝气，透达陷入血室之邪，使之透达而出；黄芩苦寒清热，使半里之热邪得以内彻；人参、姜、枣等调和营卫之品，旨在扶正以祛邪外出。当然还可以随证加减，若兼有血块，小腹胀痛，说明瘀血内阻，可以加益母草、泽兰叶、红花、当归以活血疏导化瘀；若邪热较重，兼见冲任失调，肝不藏血，热迫血行淋漓不止，须加清热凉血的药物，如生地、牡丹皮等；如出血较多可加棕炭、侧柏叶、莲房炭以固冲任；如邪从热化，热邪与破血搏结，随冲任二脉上逆出现口苦，头痛面赤，烦躁，轻者可以加栀子、黄连，重者可加大黄。

病案 3 吴某，女，37 岁，干部。1981 年 5 月 16 日初诊。

1 年余夜寐不安，一人不敢独自在室内，闭眼则似有异物在侧。其爱人外出时，须人陪伴。经西医治疗罔效，来院求诊。询其致病之由，谓得之于分娩出血后；询问其有无寒热之感，答以整年发冷微热，以为感冒，但用感冒药无效，诊其脉弦滑，舌苔薄白。辨证为热入血室。处方：柴胡 20g、半夏 15g、人参 15g、黄芩 15g、甘草 10g、生姜 16g、大枣 3 枚、牡丹皮 15g、赤芍 15g。连服 6 剂。其症大减，夜间虽仍有恐惧但已大减，闭目已无异常现象出现，继服 3 剂，诸症悉除而愈。

病案 4 刘某，女，29 岁。1982 年 3 月 19 日初诊。

病人于 1981 年 10 月产后，曾患外感发热经治疗热退后经常失眠，心烦乱，幻视，近 1 周来，夜间恐惧不敢熄灯睡觉，多梦纷纭，自觉一人卧于身旁，夜见昼消，头痛，头晕，时觉身热恶寒。辨为产后外感，余邪未尽，热入血室。治宜和解肝胆，清热安神。处方：柴胡 20g、黄芩 15g、党参 15g、半夏 15g、甘草 10g、生姜 15g、大枣 3 枚、栀子 10g、牡丹皮 16g、益母草 25g。

服上方 4 剂，诸症悉减，寒热退，能够熄灯入睡，幻视消失，仍有头晕，恶心，胸胁胀。继服 3 剂，诸症皆愈。

按语：《素问·五脏生成》曰："故人卧，血归于肝，肝受血而能视……肝藏魂。"邪热扰于肝，则魂不藏，故多梦纷纭，闭目则有奇怪之状。《灵枢·本神》："肝气虚则恐，实则怒。"《灵枢·邪气脏腑病形》："胆病者，善叹息……心下憺憺，恐人将捕之。"邪气扰于肝胆，故有恐惧之感。"柴胡去肠胃中结气，饮食积聚，寒热邪气，推陈致新"。《名医别录》谓："除伤寒心下烦热……胸中邪逆。"《神农本草经》谓黄芩主治诸热，黄疸、肠澼、泄痢、下血闭；柴胡疏解邪气，能开气血之结，不能清气血之热。故黄芩协柴胡以清热，柴、芩合用，既解半表半里之邪，又清胸腹之蕴热。邪入少阳，正气逐渐减弱，出现正邪分争之势，如果只知散邪不知扶正，则邪气终不能除，故方中用党参以扶正除邪，生姜、半夏降逆止呕，甘草、大枣健脾和胃。一方之中，寒热并用，通补兼施，故能畅利三焦气机，宣通内外上下，使邪气去，正气复，则诸症愈。

（4）崩漏

《金匮要略·血痹虚劳脉证并治》云："脉弦而大，弦则为减，大则为芤，减则为寒，芤则为虚，虚寒相搏，此名为革，妇人则半产漏下，男子则亡血失精。"又云："夫失精家，少腹弦急，阴头寒，目眩，发落，脉极虚芤迟，为清谷，亡血，失精。脉得诸芤动微紧，男子失精，女子梦交，桂枝龙骨牡蛎汤主之。"以上二条皆阴阳两虚的证候及治法。值得注意的是脉象，前条是弦大而在的革脉，后条是芤动微紧，就是说或则芤动，或则微紧。《素问·生气通天论》云："阴阳之要，阳秘乃固。"阳失去阴的涵养，浮而不敛；阴失阳的固摄，走而不守，因而在男子有失精亡血，在女子有半产漏下证的发生，实际是心肾不变，气血失依的局面，徐洄溪说，"脱血脉大者气亦外脱也"。根据如此机制，张琪教授用桂枝龙牡汤与张锡纯之固冲汤加减化裁，治疗崩漏下血不止，脉虚大或弦芤者屡用屡效。固冲汤原方为黄芪、白术、龙骨、牡蛎、山茱萸、生白芍、海螵蛸、茜草、棕炭、五倍子。此证血下脱气亦随之下脱，方中芪、术益气，龙牡、山茱萸、海螵蛸、茜草收敛固脱，棕炭、五倍子敛涩止血，相须相使，故能奏效迅捷。此方龙牡常用至八钱皆煅用，张氏善用龙牡，实源于仲景之用龙牡。

仲景桂枝龙牡汤由七味药组成，基于"阴阳之要，阳秘乃固"而立方，意谓：阳失去阴的涵养，则火浮不敛，阴得不到阳的固摄则精血不能内守，故用桂枝汤调和阴阳，加龙牡以收敛固涩。

在妇科中用本方的要点：①崩漏下血兼见头昏、目眩，潮热，口干唇燥，心悸烦惊，多梦；②脉阳浮阴弱，或弦大芤动微紧；③舌质淡嫩，苔薄白微干。根据张琪教授经验体会，凡因阴虚而阳不固密所致的上述诸证，投用本方均可收捷效。根据辨证可以灵活加减，如兼脉数发热为阴虚甚，可加生地、龟板、阿胶；更甚者加白薇；如兼脉迟而手足冷者宜加附子之类；如下血过多可加刺猬皮炭、鸡冠花炭、莲房炭之类。

龙骨："具有翕收之力，故能收敛元气，镇安精神，固涩滑脱。凡心中怔忡，多汗淋漓，吐血衄血，二便下血，遗精白浊，大便溏泻，小便不禁，女子崩带，皆能治之。"收敛中具有开通之力，故《神农本草经》谓其："主泻利脓血，女子漏下，而又主癥瘕坚结也。"牡蛎能软坚化痰，善消瘰疬，治女子崩带，性善收敛。

病案5 刘某，女，47岁。1983年5月15日初诊。

月经不止已半年。病人既往月经正常，半年前因生气诱发月经先后不定期，量多，行经淋漓已半年，上月10日来潮量特多不止，色鲜红无血块，伴有心慌气短，手足热，口干唇燥，身倦无力，自汗，腰腿酸软，食纳差，血红蛋白75g/L，舌淡苔白干，脉弦大按之软。辨证为阴阳两虚、营卫不和、冲任不固，宜调和阴阳、收敛固脱。处方：桂枝10g、白芍20g、甘草15g、生姜10g、大枣5枚、龙骨（煅）25g、牡蛎（煅）25g、海螵蛸20g、茜草 15g、山茱萸 20g、熟地 20g、黄芩 15g、棕炭 15g，水煎服。

5 月 22 日复诊　服药 6 剂，月经已止，脉大见缩，略有缓象，仍全身无力，自汗，心慌气短，继用上方加黄芪 20g，连服 6 剂而愈。

病案 6　邵某，女，29 岁，干部。1983 年 3 月 11 日初诊。

行经持续日久已近 10 年，最多持续 15～70 天，周期不规律，先后不定期，末次月经为 2 月 10 日，迄今未净，淋漓不断，色红有血块，伴头晕，多梦，烦急，胸闷，手足心热，口干，舌质暗，尖红，脉弦滑。辨证为阴虚血热、冲任不固，治宜清热和营、安冲调经。处方：桂枝 5g、青蒿 20g、白芍 30g、生姜 10g、大枣 3 枚、甘草 10g、牡丹皮 16g、黄芩 16g、煅牡蛎 40g、煅龙骨 30g、海螵蛸 20g、茜草 16g，水煎服。

3 月 15 日复诊　服药 3 剂阴道出血即止。继服 6 剂，于 4 月 10 日经复来潮，行经 6 天，周期血量均恢复正常。

按语：本案属于营卫不和、冲任不固、阴虚血热，故用桂枝龙牡汤重用白芍以敛阴和营，复加青蒿、牡丹皮、黄芩以清热凉血，敛与清合用故能收效迅捷。

附论芍药：在《金匮要略》方剂中有 63 处应用芍药，芍药味苦微酸寒，入肝、脾、肺经，其功能为养血敛阴，柔肝止痛，用于血虚肝旺、头晕目眩、胁肋疼痛、四肢拘挛、腓肠肌痉挛、肝脾不和、腹中挛急作痛、泻利腹痛、营卫不固、自汗，以及月经不调，崩漏等。在妇科中应用尤多，本方之用芍药，其义与桂枝汤同。

（5）虚寒腹痛

《金匮要略·血痹虚劳脉证并治》云：“虚劳里急，诸不足，黄芪建中汤主之。”妇女虚寒腹痛，肝旺脾虚，为应用本方之适应证。诸不足指气血阴阳俱不足；“里急”谓腹中拘急，由里气虚寒所致，里急者缓之以甘，不足者补之以温，故用小建中汤加黄芪补中气以缓急迫。诸建中汤皆重用芍药，李时珍谓芍药于“土中泻木”，建中汤之用芍药取其疏肝脾两脏之真阴，而疏达两脏之逆气，逆气平腹痛及心胃痛皆可消除。肝藏血，肝旺血虚，必用芍药以柔肝而养血，仲景用当归芍药散治疗孕妇腹中疼痛，此方不仅适应于妊娠腹痛，而且治疗经前后浮肿，以及更年期浮肿，泄泻等。主要以芍药伍当归、川芎、茯苓、白术、泽泻，乃水血同治之法。

枳实芍药散是治疗产后腹痛之方，芍、枳并用，敛疏并进，芍药既防枳实攻伐太过，而又引气分达血分，以和营柔肝缓中止痛。故《金匮要略·妇人产后病脉证治》云：“产后腹痛，烦满不得卧，枳实芍药散主之。”后世仿仲景立法颇多，如刘草窗的痛泻要方，抑肝扶脾，培土泻木，四味共奏条达肝木、升运脾土、定痛止泻之功。《伤寒论》凡腹痛者皆用芍药，可见其为治疗腹痛之要药。然芍药毕竟属酸寒之品，《伤寒论》有设当行芍药、大黄者宜减之之戒，故兼虚寒者用桂、姜、草、枣以粥辅之，气虚者加黄芪以益气，血虚者加当归以补血，张琪教授用此方治疗妇科属于血虚寒腹痛颇多，大多有效，仅举一例较难治之病案。

病案 7　范某，女，49 岁，家庭妇女。1975 年 4 月 19 日初诊。

病人家住望奎县，2 年前少腹胀满，经当地医生误诊为妊娠，误做人工流产手术，刮漏子宫遂得此病。下腹胀痛，怕惊，终日似风吹样，白带淋漓不断，稠黏臭秽，阴道内如辣样刺激，全身倦怠乏力，难以支持，腰酸痛不敢伸，经用中药数百剂，有谓寒证，有谓热证，皆未收效，来哈求治。病人腹痛呻吟不敢直腰，脉沉舌润，全面分析为冲任虚寒，又误用手术刮漏子宫，引起脓疡，因而少腹痛白带稠黏奇臭，终年不愈，用黄芪建中汤以补虚祛寒，合薏苡附子败酱散益气血生肌助阳以化脓疡，再加茯苓、白术以健脾除湿止带。处方：白芍40g、当归20g、桂枝15g、甘草15g、生芪25g、薏苡仁30g、附子10g、败酱草30g、茯苓15g、白术15g、生姜10g、大枣6枚，水煎服。

9月28日二诊　服上方40剂，病情大好，全身较有力，少腹痛大减，似风吹样感亦大轻，白带明显减少，腰酸亦随之大好，病人喜形于色，以为病愈有望，脉沉滑，舌白渐化，此虚寒渐除，脓疡见复，病有转机，再用上方增减治疗。处方：桂枝15g、白芍50g、甘草15g、生姜15g、大枣5枚、当归20g、黄芪30g、附子15g、败酱草50g、白术15g、丹参20g，水煎服。

12月11日三诊　服上方50剂，少腹亦不痛，怕风症状消除，已无白带，腰已不痛，全身有力，脉沉有力，病已痊愈，遂停药。

按语：本案病情复杂，下腹胀痛畏冷，腰酸，倦怠乏力为冲任虚寒之症，白带稠黏恶臭，阴道内灼热痛，得之于刮宫之后，又为温热溃疡，因此在治疗上以当归建中汤补虚温中祛寒，薏苡仁、附子、败酱草温化寒湿清热以治腹痛，黄芪益气排脓，苓、术以除湿，连服50剂，积年沉病，竟获痊愈。

（6）妊娠恶阻

妊娠早期可有不同程度的呕吐恶心厌食，轻者可自愈，或经治疗后迅速痊愈。严重者持续时间较长，呕吐频繁，滴水不入，精神委靡，软弱无力，卧床不起，目眶下陷，重度脱水，甚则昏迷，危及生命，则需终止妊娠。张琪教授临证体会，本病多由胃气不降、冲气上逆所致，以胃气虚、胃经热为多见。胃气虚，食入即吐，全身无力，嗜睡头晕，舌淡苔白，脉沉无力，以《金匮要略》干姜人参半夏丸为佳，张琪教授用此方以生姜易干姜加黄连、紫苏、砂仁、白术颇效。肝经热以剧吐胁胀、烦渴口苦、精神忧郁、苔微黄、脉弦滑为主证，可用加味温胆汤，黄芩、黄连、竹茹、枳壳、茯苓、橘皮、半夏、枇杷叶。重症妊娠恶阻，半夏用量大方能有效。1982年张琪教授治一妇女，30岁，呕吐甚重，粒米不能下咽，给予加味温胆汤初服有效，继服则呕吐如初，烦扰不宁，予原方半夏改为30g，服1剂呕吐即止，继服而愈，可见药物之用量与疾病之关系极为重要。附重症妊娠恶阻案1例。

病案8　罗某，女，30岁，营业员。1983年3月27日初诊。

妊娠2个月，呕吐不止，粒米不能下咽，心烦搅闹不宁，势不能支，口干咽干，胸及胃脘灼热，呕吐物先是食物残渣，后则夹有血，脉滑有力，舌苔白干，辨证为胃气上逆，肝热上冲，宜清热和胃降逆。处方：川连15g、半夏30g、竹茹15g、陈皮15g、茯苓15g、枳壳15g、甘草10g、麦冬20g、生地20g、生姜15g，水煎服。

3月31日二诊　服药3剂，烦不宁、搅闹已止，夜能安睡，呕吐已轻，但仍有恶心、呕吐，夹有小量血，宜上方加胆草10g、芦根50g，继服。

4月7日三诊　自诉用上方呕吐止，诸症皆除。

4月12日四诊　出现心中搅闹不安，反复颠倒，难以忍受，但未吐，改用栀子豉汤加味主之。处方：栀子20g、豆豉15g、芦根50g、竹茹15g、麦冬15g、陈皮15g、甘草15g、生地 15g，水煎服。

4 月 17 日其婆母来诉 前药服后一天未发作，安睡一夜，今晨刷牙后又心烦搅闹不宁，难以忍受，呕吐，气上逆不通，不排气，由于病人痛苦已极，欲做人工流产，其婆母未同意，故来求设法，因思此病人之恶阻，为张琪教生平所遇极为棘手之症，乃胃气不降，冲气上逆夹有热邪所致，必须重用赭石以降逆方能取效。处方：栀子 26g、豆豉 16g、半夏 20g、生赭石 30g、竹茹 16g、芦根 50g，水煎，一日二次服。

病人连服上方 8 剂诸症悉除，后未再发，至期生一男婴，母子身体均健壮。赭石、半夏均在妊娠禁忌之内，但此案病人胃气不降诸治罔效，故敢用之以收功。临证必须根据病人具体情况辨证论治。若因于碍胎不敢用则难以取效。即所谓"有故无殒亦无殒也"。

6. 漫谈桂枝汤类方证治

《伤寒论》一百一十二方，每一方都具备一系列证候适用之范围，故后世以方名证，如麻黄汤证、桂枝汤证、白虎汤证、承气汤证等，这种以方名证的特点，体现了辨证论治、理法方药既有一定范围标准的原则性，又有随着证候的变化，可以增减的灵活性，在一定程度上反映了《伤寒论》内容的精萃，所以一直为后人奉为圭臬。

桂枝汤类证，加味者有六方，连同桂枝汤共七方，分别阐释于下。

（1）桂枝汤证

原书共十九条原义，太阳篇十五条，阳明篇二条，太阴篇一条，厥阴篇一条。兹录具有代表性者四条。

12 条："太阳中风，阳浮而阴弱，阳浮者热自发，阴弱者汗自出，啬啬恶寒，淅淅恶风，翕翕发热，鼻鸣干呕者。"

2 条："太阳病，发热，汗出，恶风，脉缓者，名为中风。"

54 条："病人脏无他病，时发热自汗出而不愈者，此卫气不和也，先其时发汗则愈，宜桂枝汤。"

95 条："太阳病，发热汗出者，此为荣弱卫强，故使汗出，欲救邪风者。"

外邪侵袭于卫分，卫气外浮与外邪相争则发热；风性疏泄，中于卫分，与营气不相协调，故汗自出；邪气在表故脉浮；汗出表虚则脉缓。营行脉中，卫行脉外，二者相互依存保持着协调的关系，才能发挥营养肌体、抗御外邪的作用。"阳浮阴弱"，邪气侵卫则阳浮，营阴失守则阴弱，因而出现营弱卫强，营卫不和。

桂枝汤的作用为解肌祛邪，调和营卫，用微汗祛邪，邪去则营卫和而愈。

张琪教授运用此方治疗虚人感冒，自汗、发热、脉浮弱、舌白薄润颇效。本方的用法非常重要，必须恪宗《伤寒论》原方后服法，即："服已须臾，啜热粥一升余以助药力，温覆令一时许，遍身漐漐微似有汗者益佳。"借热粥温覆微汗以解肌祛邪，则营卫和自愈。若汗出如水流漓，则邪反不能解。

张琪教授曾以此方治愈数例低热病人。如治吴某，年 60 岁，系科技人员出国援外，在国外罹病，全身乏力微热自汗，体温 37.5℃，脉浮弱，舌白滑。X 线、血沉等一系列检查，未发现异常，1 年余不愈，亦未确诊。回哈后延张琪教授为其诊治，综合病史脉证分析，属中风表虚证。投以桂枝汤原方，连服药 6 剂，遍体微汗，体温 35.6℃，从此而愈。

治一例温姓患者，发热汗出 1 年余不解，体温持续在 37.2～37.8℃，曾用过中药龙骨、牡蛎、麻黄根等敛汗药无效。张琪教授细询其病情有畏风现象，脉浮弱，舌苔润，因思此症乃风邪客于卫分，营卫不和，宜桂枝汤主之。处方：桂枝 20g、白芍 15g、甘草 10g、生姜 10g、大枣（擘）6 枚。嘱病人服药后喝热粥，以助药力俾微汗，如法服 3 剂汗止大半，发热已退，体温 35.7℃，继投前方加黄芪 30g，连服数剂汗止而愈。

通过以上病例说明桂枝汤可以治疗经现代医学检查不出阳性体征的无名热症，但必须见汗出身微冷，脉浮弱缓，舌白润，无内热者。如舌白少津尖赤，脉浮数则不可用。

原方 54 条："病人脏无他病，时发热自汗出而不愈者，此卫气不和也，先其时发汗则愈，宜桂枝汤。"以上所举病例之证候与本条相符，故用此方而治愈。

（2）桂枝加桂汤证

117 条："烧针令其汗，针处被寒，核起而赤者，必发奔豚，气从少腹上冲心者，灸其核上各一壮，与桂枝加桂汤。"

奔豚气一病，为气从少腹上冲胸腔咽喉，发作时自觉痛苦不堪，有灭绝之感，兼见或往来寒热。其病因有二：一为肾脏阴寒之气上逆；二为肝经之气火上逆（详见《金匮要略》）。本条属于前者，为烧针误汗损伤心中之阳气，肾脏阴寒之气乘虚上犯，予桂枝加桂汤温助心阳，降逆止冲。

此症多因惊恐而得，惊则心乱，恐则肾动，以致心神外驰，肾阴上奔。临床表现亦多惊恐之兆，桂枝加桂汤以扶定心脏之阳神，镇伏肾脏之阴逆则病可愈。

1970 年张琪教授在某医院会诊，同室有一病者周某，54 岁，以梅毒性心脏病入院。据述此病系青年所得，20 余年来并未加重。新罹一病，自觉有气从少腹上冲至咽喉。发作时非常恐惧，有灭绝之感，手足厥冷，异常痛苦。每日数次发作，治疗无效。张琪教授诊其脉沉而紧，舌苔白滑。综合脉证诊为阴寒上逆之奔豚气病，宜桂枝加桂汤主之。处方：桂枝 50g、白芍 20g、甘草 15g、生姜 26g、大枣 12 枚，水煎服。

服药 3 剂后，上冲之力明显减弱，自觉上冲至脘部即缓解，连续用上方 16 剂，不复上冲而愈。

桂枝加桂汤治奔豚属于阴寒上逆者，据观察有效，但终嫌力弱，其降冲温化之功不如东垣之寒胀中满汤，该方中有川乌、干姜、吴茱萸等辛开之药，治奔豚不收，用多良效。

近人余无言、王温达谓加桂当是肉桂。王氏更主张"加桂为末吞；以镇伏肾脏之阴翳"。录之供作参考。

（3）桂枝加附子汤证

20 条："太阳病，发汗，遂漏不止，其人恶风，小便难，四肢微急，难以屈伸者，桂枝加附子汤主之。"

太阳中风，误用麻黄汤一类峻猛发汗之剂，因而引起汗出过多，重伤卫阳，风邪仍留不去，是以恶风；由于汗出淋漓不止，故小便量少而难；卫阳虚不能温煦四肢，故筋脉拘急难以屈伸。用桂枝汤解肌祛邪，调和营卫，方后言"将息如前法"，谓仍如桂枝汤服法取微汗解肌祛邪，加附子以温阳固衰，汗止液复，小便自然就不难了。此证液亏，是由于汗出过多，属于一过性的，汗止则液自复，故不须用滋养阴液的药物。

此方在《伤寒论》中属于误汗变证，但在临床运用中远不限于此，张琪教授以此方增味曾经治愈重症自主神经功能紊乱自汗一例。

病案 1 李某，男，23 岁，工人。**1980 年 8 月 6 日初诊。**

头眩，夜眠多梦纷扰，健忘，手厥冷，自汗甚多，特别是在精神紧张时汗出不止。初次就诊，头面汗出如洗，遍身衣裳皆湿。1 年余不愈，西医诊断为自主神经功能紊乱，用地西泮等药无效。手厥冷，脉沉，舌淡苔白滑。初诊辨证为表虚不固，给予桂枝加龙骨牡蛎汤加黄芪治疗，连用 8 剂，头晕稍有好转，自汗仍不减。因思本案手足厥冷，汗出淋漓不止，乃阳虚不能卫外。《伤寒论》曰："太阳病，发汗，遂漏不止，其人恶风，小便难，四肢微急，难以屈伸者，桂枝加附子汤主之。"症状与本案虽不完全相符，但"汗出遂漏不止"的主证则相同，予桂枝加附子汤增味主之。处方：桂枝 20g、白芍 20g、甘草 10g、大枣 6 枚、生姜 10g、附子 10g、煅龙骨 20g、煅牡蛎 20g、麻黄根 16g、党参 16g、黄芪 60g、五味子 16g，水煎服。

二诊 服上方 8 剂，自汗明显减少，头晕减轻，全身较前有力，但仍手脚厥冷，颤抖，效不更方，继服原方。

三诊 连用上方 20 剂，附子逐渐增量，增至 25g，已不汗出，手凉转温，睡眠亦大好，无梦。嘱继用 10 剂后停药观察。

随访病人 1 年来已不汗出，症状俱消失，远期疗效满意。

按语：本案并非外感误汗后之"汗出遂漏不止"，但属于卫阳不固之病机则相同，故用桂枝加附子汤增味而治愈。《伤寒论》这方面的例子甚多，是值得我们学习的。我们必须恪遵"古为今用"原则扩大其应用范围，才能显示出其真正价值。

（4）桂枝加葛根汤证

14 条："太阳病，项背强几几，反汗出恶风者，桂枝加葛根汤主之。""项背强几几"即项背强拘急不舒的症状。《伤寒明理论》云："几，引颈之貌。几，短羽鸟也。短羽之鸟，不能飞腾，动则先伸引其头尔，项背强者动亦如之。"为风邪客于太阳经输，邪中较深的集中反应。汗出恶风则为风邪留表，表虚之证，故予桂枝汤解肌祛邪，加葛根直入经输以散邪。

葛根为治项背强之要药，适用于有表证而又有颈背挛缩紧张感（项背拘急，或项背强）者，因葛根能缓解颈、背肌肉紧张，且不仅限于外感病，对不属于外感的项背强硬亦有良效。本草谓葛根能"起阴气"，濡筋脉，现代药理从葛根提出的黄酮，能增加脑及冠状血管血流量，故亦治脑动脉硬化的项背强。张琪教授曾治一例森林脑炎角弓反张，高热谵语用大剂白虎汤加葛根 50g、蜈蚣 2 条治愈。曾治一例冠心病病人，项背强痛难以忍受。病人自述：冠心病尚不要紧，唯项背硬痛，非常痛苦。反复思考此非外感，乃属阴液不能营养筋脉之证，予桂枝加葛根汤，葛根用至 50g，另加丹参 30g。1 剂项背强大减，继续用 3 剂，项背强痛完全解除，可见葛根确为治项背强之要药。

（5）桂枝加芍药汤，桂枝加大黄汤证

279 条："本太阳病，医反下之，因尔腹满时痛者，属太阴也，桂枝加芍药汤主之。大实痛者，桂枝加大黄汤主之。"本太阳病而误下之，损伤脾胃之阳气，肝气横逆乘虚而侮脾，故腹满而时痛，宜桂枝加芍药汤。姜、桂温脾阳，草、枣理脾和中，重用芍药以抑肝和脾。前症如兼腹满实痛者，多属肠内有宿食之类，可于原方中加大黄以泻实，则满痛自除。张琪教授运用桂枝加芍药汤治疗胃肠痉挛痛（胃脘痛、腹痛）效果甚佳。其中芍药治胃肠平滑肌挛缩颇效。日本医家吉益东洞谓"芍药主治结实拘挛也",《伤寒论》29条："脚挛急……更作芍药甘草汤与之其脚即伸。"足以说明芍药为治筋挛缩之有效药物。然芍药何以能治筋?《内经》谓"肝主筋""肝藏血",血营筋,肝血充则筋得养,肝血虚则筋失营而筋不伸。芍药养血而柔肝,血充则肝柔筋疏。近人秦伯未用桂枝加芍药汤治疗胃十二指肠溃疡(属于虚寒者)。张琪教授治一郑姓青年,十二指肠球部溃疡,脘痛喜按,脉沉迟、舌润,属于虚寒胃脘痛。用本方芍药用至50g,加公丁香10g,一剂痛立减,连服6剂痛全除。继续治疗,服药20余剂经X线检查龛影消失。

桂枝加大黄汤,治痢疾初起有表证,又治外感夹有宿食者;张琪教授常用之治寒热凝结之腹痛较佳。

病案2　王孩,女,4岁。1976年5月14日初诊。

腹痛呕吐4天,饮食入口即吐,大便秘结,绕脐痛拒按,手心热,小便黄,舌苔白少津,脉滑有力。询问其父病前曾食何物?据云4天前,天热连吃冰棍数根后,即觉腹中不适,遂之即呕吐不止。从脉证分析,为肠胃素热,贪食生冷,寒热凝滞以致传导失职,胃气上逆,宜桂枝加大黄汤增味主之。处方:桂枝10g、白芍16g、甘草7.5g、生姜7.5g、大枣3枚、大黄5g、半夏10g,水煎100ml,分2次服。

二诊　服药后经过如下,头次药入口即吐出,二次药后当时未吐,一天一夜吐1～2次,大便未行,腹痛减轻,能进少量稀粥,舌苔转厚,脉弦滑。此寒热通调气机疏畅之兆,继用前方,大黄改7.5g、莱菔子10g,连服2剂,大便得通而愈。

(6)桂枝加厚朴杏子汤证

43条："太阳病下之,微喘者,表未解故也,桂枝加厚朴杏子汤主之。"

18条："喘家作,桂枝汤加厚朴、杏子佳。"

误下后,表邪不解,尚有发热汗出恶风等,加以微喘属肺气塞逆,宜桂枝汤解表邪,加厚朴、杏仁降逆平喘。本方应用的准则为既有表证,又兼喘息,但以无里热证者为宜。辨别有无里热,应从舌、脉及痰等方面诊察。如见舌红苔干,脉滑数,痰稠黏或黄痰不易咯出等脉证者,则为里热之候,不宜用此方。

病案3　赵孩,男,3岁。1972年3月初诊。

在某医院住院1个月,诊断为病毒性肺炎,高热不退,体温39.7℃、咳嗽、喘息、下利(溏泄),唇淡舌淡,苔白润,脉浮滑,足冷面青,指纹青透气关,喉中痰鸣。此为风寒犯肺,外邪内陷,肺气不宣,先宜桂枝加厚朴杏子汤增味主之。处方:桂枝5g、白芍5g、甘草2.5g、厚朴5g、杏仁5g、生姜1片、大枣1枚、前胡2.5g、牛蒡子2.5g,水煎频频灌之。

二诊　服药1剂后,全身微汗,热渐退,体温38℃。继又服前方2剂,全身不断汗出,发热退,体温降至36.2℃,唯喉中痰鸣不减,继用射干麻黄汤治愈。

按语:本病例,虽高热不退,喘咳,似属热证,但唇淡、舌淡、苔白、足冷、下利、面青、指纹青色透气关,则非里热,乃表邪内陷,肺气不宣。此时愈用寒凉之药,则邪内陷愈甚,壅遏气机,病必不除。用桂枝汤辛温解表调和营卫,使内陷之邪,外达于表而解。厚朴、杏仁降肺气定喘,加前胡、牛蒡子以助其宣通肺气。用药3剂全身漐漐汗出,发热随之而退，喘咳亦轻，唯余喉中痰鸣，为水饮不除，又用射干麻黄汤宣肺化饮，以收全功。

以上用桂枝汤为主方，加味为六方，桂枝汤的作用为解肌祛邪、调和营卫。加桂则温寒降逆止冲以治奔豚；加附子则温阳和卫以固表止汗；加葛根则直入经输以解肌祛邪；加芍药则抑肝温脾，以治太阳病之腹满而痛；加大黄泻热结而治腹满实痛；加厚朴、杏仁以解肌和表降逆平喘。在桂枝汤的基础上，随着药物的增味，其作用与主治就迥然不同，可见古人制方之严密，用药之精细足为后人所师法。

7. 再谈桂枝汤证类加味

《伤寒论》中，除了以前桂枝汤类七方外，尚有桂枝去芍药汤、桂枝去芍药加附子汤、桂枝甘草汤、桂枝去芍药加蜀漆龙骨牡蛎救逆汤、桂枝加芍药生姜人参汤、小建中汤共六方，分别注评如下。

（1）桂枝去芍药汤，桂枝去芍药加附子汤

原文："太阳病，下之后，脉促胸满者，桂枝去芍药汤主之。若微寒者，桂枝去芍药加附子汤主之。"太阳表证误下后，邪气欲内陷，而正气向外抗拒，所以胸满，脉促。脉促是阳气被遏不得舒展之象，邪气虽经误下，仍有外出之势，故用桂枝去芍药汤辛温通阳解肌祛邪，芍药偏于酸敛，于阳气被遏者不宜，故去之。

前证如兼微寒者，为阳气虚之候，宜加入附子以温阳。王叔和《脉经》谓："促脉来去数，时一止，复来。"主阳盛热实，血气痰食停滞。但必见脉来急促有力，呈不规则的间歇，例如，34条葛根黄芩黄连汤证之脉促即是，本条的脉促则为数而无力时一止，属阳气虚被遏所致，指下细心体验自能鉴别。

张琪教授临床观察心肌炎后遗症，出现心律失常早搏、脉促多无力，用桂枝、附子以助心阳，合生脉散以益心气养心阴，调整心阴与心阳之平衡，辅以活血之剂收效甚佳。曾治一房姓青年，心肌炎后遗症1年余，心动过缓、心律不齐、早搏三联律二联律频繁发作，胸满气短。按上法治疗心率恢复至65次/分，早搏消失，全身有力，远期疗效较为满意。

（2）桂枝甘草汤

原文："发汗过多，其人叉手自冒心，心下悸，欲得按者，桂枝甘草汤主之。"

本条为发汗过多损伤心阳，心下悸动不宁，故欲叉手自冒心，喜按。徐灵胎曰："汗为心之液，多则心气虚。"桂枝甘草汤补益心阳，心阳充则悸动自愈。

临床观察此方不只限于发汗过多之心悸，凡属于心阳衰之心悸，结合脉弱、全身无力、气短等，用之辄效。此方与茯苓桂枝甘草大枣汤差茯苓、大枣二味。彼治脐下悸欲作奔豚，较心下悸欲得按为重，故用茯苓、大枣以崇土制水。此证较轻，故用桂枝、甘草以补心阳生心液。柯琴谓："此方以桂枝为君，独任甘草为佐，以补阳气，生心液，甘温相得，斯气血和而悸自平。不须附子者，以汗虽多，而未至阳亡；不须芍药者，以汗已止，而嫌其阴敛也。"

（3）桂枝去芍药加蜀漆龙骨牡蛎救逆汤

原文："伤寒脉浮，医以火迫劫之，亡阳，必惊狂，卧起不安者，桂枝去芍药加蜀漆龙骨牡蛎救逆汤主之。"此条是误治的逆症，脉浮本应解表，误用火法（烧针火熏等）强迫其汗，汗出阳气浮越于外，神不内守，故出现惊狂卧起不安等症。原文只提亡阳，未举亡阳证候，着重在"惊狂"，可知为浮阳外越之候，与118条："火逆下之，因烧针烦躁者，桂枝甘草龙骨牡蛎汤主之。"病因病机皆同，只是此重彼轻，浮阳外越则一，故用龙骨牡蛎收敛浮阳。此证的狂为虚狂，与实热之狂不同，当从舌脉等鉴别。《本草述》谓："龙骨可以疗阴阳乖离之病。如阴之不能守其阳，或为惊悸，为狂痫，为谵妄，为自汗盗汗。如阳之不能固其阴，或为久泄，为淋，为便数，为齿衄，溺血，便血，为赤白浊，为女子崩中带下，为脱肛。或阴不为阳守，阳亦不为阴固，为多梦泄精，为中风危笃，种种所患，如斯类者，咸藉此以为关揵子，而治以应证之剂。"

按语：《本草述》论龙骨之作用甚精，可为用仲景龙骨诸方作参考，故摘录之。

广东名医陈伯坛治一狂病，切脉洪数，断为此火病也，经云"诸躁狂越，皆属于火"与桂枝甘草龙骨牡蛎汤数剂而愈。"诸躁狂越，皆属于火"，何以用龙牡桂甘而愈？实际上此乃虚阳外越之狂，外有余内不足之症也，脉洪数必不任重按，乃虚洪之脉。蜀漆，即常山之苗，《神农本草经》以之治疟。《得配本草》谓："其气升散，其性飞腾，能开阴伏之气，能劫蓄结之痰，破血行水，消痞截疟。"与本条证候似风马牛不相及。注家多随文敷衍，对用蜀漆的意义终不得解。张琪教授认为《本草纲目》有千金汤用蜀漆二钱，牡蛎一钱二分，水煎服，治小儿暴惊，卒死中恶，服药后当吐痰而愈。据此推测本症为夹蓄痰而致惊狂，故用蜀漆以除痰。齐齐哈尔市有一老医以治癫狂见长，恒用常山以取效，曾向张琪教授面谈用常山除痰治癫狂之经验。蜀漆与常山功效相同，据此可知本证为虚中夹实，用龙牡以敛阳气，用蜀漆以除痰，为虚实夹杂之治法。

（4）桂枝加芍药生姜人参汤

原文："发汗后，身疼痛，脉沉迟者，桂枝加芍药生姜各一两，人参三两新加汤主之。"本条为发汗后，气营两伤，营血亏耗不能营养筋脉所致之身疼痛，脉沉迟。程郊倩曰"其脉沉者营气微也""迟者营中寒，营主血，血少则隧道窒涩，卫气不疏通，故身疼痛"，本方倍芍药以和营敛阴，倍生姜温寒宣卫，俾从阴分而通阳宣痹，尤其重加人参以益气生血，气血充则筋脉得以濡养，身痛自然蠲除。不少注家认为本证尚有表邪不解，理由为仍用桂枝汤，不知此方乃桂枝汤之变法，纯属汗后表虚身痛，故提示脉沉迟以标明属虚而非外邪不解，重用芍药、生姜又加人参则非桂枝汤原意了。

本方的应用范围，凡属表虚，气营不足的身痛皆可用，不必受发汗后的约束。

麻黄汤证是风寒束表的身痛，附子汤证为阳气势微的身痛。前者有无汗、脉浮紧一系列寒邪束表的证候，后者有手足厥冷、脉沉微一系列阳气势微证候，与本证属营血不足的身痛不难鉴别。

（5）小建中汤

原方："伤寒，阳脉涩，阴脉弦，法当腹中急痛，先与小建中汤。不差者，小柴胡汤主之。"

原文："伤寒二三日，心中悸而烦者，小建中汤主之。"

综合二条观之，前条阳脉涩阴脉弦谓浮取涩、沉取弦；涩为血不足，弦为少阳之邪相乘，血虚而寒，复为少阳之邪相乘，故腹拘急而痛，先予小建中汤温寒益气血，以扶正，扶正即祛邪。若不愈者再用小柴胡汤和解少阳以祛邪。二方一扶正一祛邪，以正虚为主者，着重扶正，以邪不解为主者，则应以祛邪为首务，必权衡轻重缓急而后施治之，方不致误。后条心中悸而烦，悸为阳气虚，烦者营血弱，阳气不足则惊悸而心动。此为阳气与营血不足之证，故用小建中汤。饴糖甘温补中，倍用芍药以酸甘化阴，而补益营血，缓解急迫更用桂枝、生姜以温中助阳，甘草、大枣缓中益脾，以奏调理阴阳、调和气血之功。《金匮要略·血痹虚劳病脉证并治》曰："虚劳里急，悸衄，腹中痛，梦失精，四肢酸疼，手足烦热，咽干口燥，小建中汤主之。"此证乃阴阳不和、营卫失调之证。阳不能与阴和，则阴寒独行，为里急，为腹中痛；阴不能与阳和则阳以其热独行，为手足烦热，咽干口燥。阴阳不和，非同阴阳之偏盛，故不能以寒折热或以热除寒。唯重用芍药合饴糖、甘草酸甘化阴而和阳，俾阳就于阴，再用桂枝、生姜辛温助阳而和阴，使阴就于阳，阴阳和，营卫调，则诸症自愈。

按语：小建中汤有补虚、温中、缓急止痛之功。饴糖甘温补中，芍药酸甘益阴，桂枝、生姜辛温除寒，甘草、大枣补中。古人谓此方甘与辛合而生阳，酸得甘助而生阴，故又有调和气血、平补阴阳之作用。

张琪教授运用本方治疗一李姓妇人，65 岁，腹痛喜按，面暗白、手脚厥冷，脉象弦缓，舌润口和。血红蛋白由 120g/L 下降至 80g/L，全身无力，势不能支。其家属恐慌，入哈市某医院，系统检查除贫血外，其余无异常，转荐中医治疗。用本方去饴糖（因未买到）加当归 20g、黄芪 40g、白芍用至 50g，他药皆用 15g。服药 3 剂，腹痛大减，全身稍有力，脉象亦稍振。继用上方 15 剂，血红蛋白升至 110g/L 而愈。可见本方确对虚劳腹痛具有卓效。加黄芪为黄芪建中汤，治虚劳里急诸不足。"里急"多见于严重贫血。如"再障贫血"等病。病人自述心下空虚难以忍受，此即"里急"之候。轻者即"心中悸而烦"。输血后此症即顿时解除，血红蛋白下降后此证候又出现。于此可见小建中汤治"里急""心中悸而烦"，有其平补阴阳、补益气血之功。

1979 年 11 月，张琪教授治程某，罹慢性肾炎 3 年余，蛋白（+++），血浆蛋白 32g/L，全身倦怠乏力，面㿠白，气短声怯。突出的症状为心中难受，有空虚感，心烦坐卧不宁，两手掌红宛如肝掌，脉弦。自述大便后，心中空及烦即加重，用温热辛燥药病人即手足烦热，口干舌燥；用甘寒滋阴药即腹胀便溏。因思《金匮要略》《伤寒论》小建中汤治"心中悸而烦""四肢酸痛，手足烦热咽干口燥"，乃阴阳不和之证，故用凉热温补药皆不受，其悸而烦乃属中气不足，血不营心。四肢烦热咽干口燥乃属阳气独行之阴阳不和，宜小建中汤（去饴糖）加味，心中悸与烦皆愈。处方：白芍 50g、甘草 15g、桂枝 15g、生姜 10g、大枣 5 枚、小麦 50g、黄芪 50g。后以此法平补阴阳、调和气血。经 1 年多的治疗，终于治愈，尿常规及血生化检查全部恢复正常。慢性肾小球肾炎及慢性肾衰竭，多出现阴阳寒热错杂证候，治疗用药应全面考虑。温阳防伤阴助热；养阴又防抑阳助湿。小建中汤方中用芍药、甘草酸甘化阴无抑阳助湿之弊。桂枝、生姜虽属辛温助阳之品，但与芍药、甘草合用已削减其辛温助热之性，再用饴糖、大枣甘缓补中，合之为平调阴阳之剂。由于饴糖市面不易购买，用此方时多去之。

本方重用芍药，《伤寒论》凡腹痛皆用芍药，以芍药有抑肝扶脾之作用，肝脾和则腹痛愈。刘草窗"痛泻要方"用芍药治痛泻亦取其和肝脾之作用。现代药理实验研究证明，芍药对胃肠平滑肌及子宫平滑肌有松弛和抑制作用，故前人谓有缓急止痛之功，以治挛急痛甚效。1981 年 7 月张琪教授治一党姓病人，乳腺癌术后 1 年余转移至第 4 腰椎，胸肋痛，自感胸肋肌肉如铁链向两侧牵拉剧痛，不能忍受，张琪教授用活络效灵丹与芍药甘草汤合用，处方：当归 20g、丹参 20g、乳香 15g、没药 10g、白芍 50g、甘草 15g，用药 3 剂，牵拉剧痛大减，继用此方治疗而痛解除。治胃肠痉挛痛、腓肠肌痉挛不能伸者皆用芍药汤增味以收功。

8. 防己茯苓汤以治湿气在表水肿

湿气在表之肿，亦即《金匮要略·痉湿暍脉证并治》及《金匮要略·水气病脉证并治》中之风水、皮水病。此种水肿多因居住潮湿环境，或冒雨当风，亦有肥胖素体湿盛之质，内生湿邪与外感湿邪互相影响，以致在表之湿气不除，日久则有周身苦重难堪，头昏沉，头皮颜面肿，肿势虽不盛，但经久不除。因此治宜顾护卫气，温阳以除湿邪为关键。《灵枢·本脏》曰："卫气者，所以温分肉，充皮肤，肥腠理，司开阖者也……卫气和则分肉解利，皮肤调柔，腠理致密矣。"因此卫气虚，失于防御功能，湿邪易郁于肌表不解，而出现一系列证候。张琪教授的经验用方是加味防己茯苓汤，处方：桂枝 15g、茯苓 15g、防己 20g、黄芪 25g、冬瓜皮 30g、五加皮 20g、秦艽 15g、苍术 15g、薏苡仁 25g、附子 10g、赤芍 15g、益母草 30g、木瓜 15g、生姜 10g、甘草 10g，方用黄芪以益卫气，桂枝、附子、生姜辛温助阳气通阳，与黄芪配伍，奏益气温阳化湿之用；防己、冬瓜皮、五加皮、秦艽驱肌表之风湿；苍术、薏苡仁健脾除湿；湿郁肌表尤须疏郁活血使风湿之邪外解，故用赤芍、益母草活血行水，水湿之邪自然可以透达而除。全方扶正温阳化湿，治湿郁肌表日久不愈者颇效，对于肾小球肾炎之水湿在表头面肿胀者其效亦佳。

1995 年 7 月 1 日，一石姓病人，自海南省海口市来哈市探亲兼求诊。病人在海南省地震局工作，系高级工程师，自述常年在野外山谷海岸勘探，恒落宿野外以致全身肿，头昏沉，四肢肿如绳缚，头皮以指压之有指痕，嗜睡，舌苔白腻，脉沉缓，形体较丰，经广州、上海、北京各大医院系统检查无异常，病已 10 年，甚痛苦，有逐年增重趋向，此为湿郁肌表之证，为风水及水气一类病，投以上方连服 7 剂，复诊浮肿消至 70%左右，全身轻松舒适，头昏已大减，继以上方不变，又服 10 余剂，四肢肿全消，自述为 10 年来未有之现象，嘱继服若干剂以巩固疗效，从而痊愈。

9. 芍药甘草汤的临床应用

芍药甘草汤出自《伤寒论》第 29 条："脚挛急……更作芍药甘草汤与之，其脚即伸。"成无己谓："脚挛急者阴气不足也。"赵嗣真谓："脚挛急，乃血为汗夺，筋无以润养也。"陈修园曰："热盛伤津，故脚挛急。"从诸家注释可以理解本证乃热耗阴液，由于血虚不能濡养筋脉而致挛急。《朱氏集验方》别名此方为去杖汤，"治脚弱无力，步行艰难"。日本医家矢数道明谓本方应用目标："以紧迫性强烈肌肉挛急与疼痛为主要目标，一般为腹直肌挛急，同时对四肢、腹部、腰背之挛急有效。"故本方除治脚挛急外，亦治腹痛，因肝主筋藏血，肝血充盈则筋得养，肝血虚或为热耗则失营而挛急。由此可知，无论腓肠肌或腹直肌挛急，其病变皆责之于肝，肝体阴用阳，阳亢阴亏故易发生此症。芍药甘草汤益阴养血而柔肝，肝血充盈则筋舒而挛急自除。

张琪教授治一王姓妪，61 岁。体质消瘦，近几日两大腿筋抽掣，初较轻微而未介意，突于昨夜就寝之际，两大腿筋剧烈抽搐拘挛，左腿大筋杠起僵直似一条棍棒，抽掣疼痛难以忍受。当即延医针刺并艾灸足三里稍见缓解，然终不能控制其发作，一夜之间不断发作，翌晨延余诊视。观其人素禀赋阴亏血燥，木火体质，参合病情，乃属血燥阴亏、筋脉失荣所致。急处方：白芍60g、甘草25g、知母16g、雷公藤30g。煎服1剂后，两腿大筋有欲抽之感，但始终未能发作，尤其在傍晚两腿有一阵轻松舒适之感。继服上方3剂而愈。

《医学心悟》曰："芍药甘草汤，止腹痛如神。"《勿误方函口诀》曰："此方主治腿挛急，诸家亦用于腹痛及两足脚气，或膝痛屈伸不利者，其他诸急痛。"《伤寒论》凡腹痛皆用芍药，其机制乃肝木凌脾，芍药柔肝敛阴以平肝气之横逆，肝气平则脾土健而腹痛除。李时珍谓芍药"于土中泻木"，正是此义。肝为将军之官，前人谓为刚脏，须阴液以涵之。倘阴液亏耗，则亢逆态唯一发而不可制，首当其冲者唯脾土先蒙其害。凡心胃痛，腹满痛，胸胁痛支撑胀闷，无一非刚木凌脾之病，既忌行气直折及燥烈之品以耗伤肝阴，又不宜甘寒滋润以碍脾之健运。唯芍药甘草汤，一则养肝阴而平肝气之横逆，再则益脾阴而摄纳耗散之气，此仲景治腹痛之妙用也。

张琪教授曾治一李姓妇女，47岁，胃脘痛胀，食不下，久治无效。经X线钡剂检查及胃镜检查，诊断为肥厚性胃炎，来门诊求治。诊其脉弦滑有力，舌尖红少津，此肝气犯胃之证。查其以前所服之药皆三棱、莪术、青皮、香附之类伐肝破气之品，不仅治之无效，反而使病痛加剧。岂知乃肝气横逆凌脾犯胃所致，宜柔肝和脾胃方能收效。处方：白芍50g、甘草80g、柴胡15g、枳实10g、牡丹皮15g、川楝子20g。服3剂痛止，续调治而愈。

《医学衷中参西录》制肝脾双理丸："治肝脾不和，饮食不消，满闷胀痛，或呃逆嗳气呕吐。"方中即以芍药、甘草为主。张氏力主此症忌用伐肝开破之剂，他说："肝木于时应春，为气化发生之始，若植物之有萌芽，而竟若斯平之伐之，其萌芽有不挫折毁伤者乎。"

张琪教授曾见一脾大性肝硬化病人，某医曾以鳖甲、三棱、莪术、青皮、土鳖虫、桃仁等开破之剂施治。服药后两胁剧痛。某医以为药不瞑眩，厥疾不瘳，病家亦深信不疑，连续用药竟致不起。肝病病人服削坚开破之剂，偾事者并非罕见。张琪教授治疗此病常用四逆散，以芍药为主柔肝敛阴疗效颇佳，脾大可用鳖甲消坚，但须与人参、当归等补气养血药合用，消补兼施方能取效。《金匮要略》鳖甲煎丸，大黄䗪虫丸皆以消坚化积为主，但前者用人参、阿胶、芍药以益气育阴；后者用干地黄、芍药、甘草以育阴养血，二者皆寓扶正除邪之义，并非一味削坚化积，此不可不知。

芍药甘草汤，药性缓和，须用大量方效。张琪教授常用芍药30～50g。然芍药毕竟属酸寒之品，如虚寒腹痛则非所宜。《伤寒论》第280条："太阴为病，脉弱，其人续自便利，设当行大黄、芍药者，宜减之。以其人胃气弱，易动故也。"张琪教授于临床用芍药每达50g，有肝气犯胃之胃脘痛常应手取效。但如属脾寒者则易引起泄泻，仲景"设当行大黄、芍药者宜减之"之语，应引起我们重视。由此可见，对于某个方剂药物，宜潜心揣摩研讨。既要知其利的一面，又应知其害的一面，临床应用方能得心应手而不致偾事。

10. 黄连阿胶汤之运用

黄连阿胶汤载于《伤寒论》一书中，治"少阴病，心中烦，不得卧"。本病系少阴经热化证。足少阴肾，手少阴心，一水一火相互制约，相互资助，即所谓"心肾相交，水火既济"，以保持正常生理功能。如手少阴心火亢盛，足少阴肾水不足，破坏了相互制约和相互资助之功能，于是亢则为害，出现心中烦不得卧诸症，而心火亢盛、肾水不足又与肝有密切联系，由于水不涵木，肝阳暴张，因而出现心肝同病，木火上炎，故用黄连苦寒入心经以直折君火，黄芩苦寒入肝胆以清相火。二药合用有相辅相成之妙。芍药酸寒柔肝养血，阿胶、鸡子黄滋助心肾之阴，如此使水升火降、心肾交、坎离济则心烦不得卧诸症自除。此仲景先师制本方之妙义也。

张琪教授经验以本方治疗心烦不寐，由于心火亢盛者用之良效。凡心火亢盛，舌尖多赤，或见红舌、绛舌，脉象弦滑或弦数。同时见五心烦热不得卧诸症，即投此方，百不失一。曾治一孕妇1个月不寐，舌尖赤，脉象滑数，用一切安神养心药皆无效，予此方1剂即酣睡，可见此药之效。张琪教授以此方化裁治愈极顽固之不寐，辨证属心肝火盛亢逆、肾阴不足无以制约、心肾不交之证。处方：黄连10g、黄芩20g、阿胶（冲）15g、鸡子黄（冲）2枚、白芍30g、生地40g、玄参25g、生赭石40g、生龙骨25g、生牡蛎25g、酸枣仁25g、首乌藤50g。

方中用黄连阿胶汤清心火，滋肾阴，再加生地、玄参以滋阴，龙、牡、生赭石潜阳平肝息风，酸枣仁、首乌藤安神养心，诸药合用，可见奇效。如症见下肢痿软不能步履，可加用枸杞子、肉苁蓉、川断、川牛膝、女贞子以补肝肾，强筋骨。

黄连阿胶汤张琪教授用之甚多，凡心火亢盛，心烦不寐，见舌红脉滑数用之辄效。此类不寐误用温补药（如归脾汤）等则加重，医者不可不慎。

11. 乌梅丸的临床应用

乌梅丸为《伤寒论》治疗蛔厥吐蛔的一首方剂，其组成：乌梅300个，细辛、桂枝、人参、附子各六两，黄连一斤，干姜十两，川椒、当归各四两，苦酒浸乌梅一宿，去核，蒸熟和药蜜丸。方中乌梅味酸，苦酒醋渍而重用，既可安蛔，又能止痛，故为主药。蛔动因于脏寒，故以干姜、附子、细辛、川椒、桂枝温肾暖脾，以除脏寒；且五药皆辛，辛可制蛔，其中细辛、川椒更具杀虫之用，故又可助乌梅安蛔止痛；素病蛔疾，必损气血，故又以人参益气，当归养血，合而扶正补虚；俱为辅药。佐以黄连苦寒清热，兼制辛热诸药，以杜绝伤阴动火之弊，且味苦兼能下蛔。诸药合用，共奏温脏安蛔之功。本方治疗蛔厥确有良效，因而后世奉为治蛔祖方。然而据此竟把乌梅丸仅作为治蛔之专剂，则嫌失之局限。其实仲景于乌梅丸方后已有"又主久利"的记载。柯韵伯指出："看厥阴诸证与本方相符，下之利不止，又与主久利句合，则乌梅丸为厥阴主方，非只为蛔厥之剂矣。"张琪教授临床应用乌梅丸治疗内科多种疾病，均取得较好疗效。

（1）蛔厥

主治症见上腹剧痛，有包块突起，自述在家中曾烦躁不宁，恶心吐清水，口干渴不欲饮，手足厥冷，脉伏。舌苔白少津，吐蛔虫。处方：乌梅（醋浸）30g、桂枝15g、细辛7g、附子16g、人参15g、川椒15g、干姜10g、川连10g、黄柏10g、当归15g、槟榔30g、雷丸15g、苦楝子（碎）20g，水煎，日二次温服。

（2）久泻久利

乌梅丸化裁治疗久泻久利，《伤寒论》原有明文。张琪教授临床应用治疗过敏性结肠炎腹痛、久泻久利等，效果较好。

久泻系因泄泻久久难愈，寒热错杂，时轻时重，下寒上热，格拒不和。临床症见，脐腹部隐痛绵绵无休止，下利白脓黏液，腹胀不适，食欲不振，身体消瘦，倦怠乏力，面色㿠白，口干不思饮，四肢不温，舌边红苔白腻，脉沉或兼沉缓。辨证为肝气犯胃、脾虚不运。肝气亢而上热，脾气虚而下寒，由于寒热错杂，故治以抑肝和胃，温脾助肾阳，温清并用，调整其上热下寒之病机方能取效。乌梅丸治疗此类泄泻大多有效，但必须抓住其寒热夹杂之证候。如下泻夹有黏液、舌质红苔白腻为肝胃湿热，腹痛胀满则属脾胃虚寒。脏腑定位在肝、脾、胃，治疗须从此三脏腑入手。宜乌梅丸加味主之。处方：乌梅20g、细辛5g、桂枝15g、附子10g、川椒10g、干姜10g、黄连10g、黄柏10g、木香7g、当归15g、白芍15g、党参15g、川朴10g、白术15g。

本方重用乌梅，既能滋肝，又能泻肝，酸与甘合则滋阴，酸与苦合则泻热，是乌梅丸配伍意义的重要方面。另外辛与甘合，能够温阳，辛与苦合，又能通降，所以用于厥阴病阴阳两伤，木火内炽，最为允当。方中药物皆从脏腑入手，如乌梅、白芍平肝抑肝；黄连、黄柏苦寒清胃和胃；附子、干姜、桂枝、川椒、细辛温脾肾之阳；参、归益气补血而扶正；党参、白术健脾以助运化。本方于原方去人参，旨在防其补而生满，加木香、川朴化滞。诸药合之以治肝脾不和、上热下寒之久泻久利。

乌梅丸配伍用酸辛与苦降，辛开与温补，相辅相成以治寒热错杂之证。仲景对病机错综之证，必用错综之药，有针对性治疗而取效。

（3）顽固呕吐

主治症见长期呕吐不能进食，所吐皆痰涎黏液，口干渴不能饮，伴有恶寒，手足厥冷，体质异常消瘦，胸中疼热，气上冲心，呕吐不止，四肢厥逆。辨证属肝经热、脾虚寒，寒热错杂之证，宜乌梅丸原方以汤剂加半夏以降逆止呕。处方：乌梅20g、细辛5g、桂枝15g、人参15g、附子片10g、川椒10g、干姜10g、川连10g、黄柏10g、当归15g、半夏15g。如兼痰热，可加瓜蒌仁20g、麦冬15g、茯苓15g。

近贤张锡纯谓："至于厥阴病多呕吐者，亦因其疏泄之力外无所泻，遂至蓄极而上冲胃口，此多呕吐之所以然也。"乌梅丸调肝乃调肝之疏泄，使之条达复于常，自不致蓄极而上冲；同时温脾肾，酸以敛之，苦以降之，辛以温之，酸敛辛开苦降，熔于一炉，此正相反相成，配伍之妙，邹氏谓："夫肝属木，木得津润，遂畅茂条达，一身之壅塞皆除，其有不津则气乱为逆，逆于肺则为上气，逆于胃则为烦满，治之以梅，亦直探其源耳。"邹氏论乌梅之与肝，颇为精湛，本案之呕吐，既属木失津润而横逆，又属脾肾寒乏温煦，以致升降失常。乌梅丸酸润苦降辛开，乃恢复其升降之常耳。

12. 加味桃花汤治疗滑泄

滑泄多因泄久脾衰，症见泄泻不禁，日夜无度，饮食减少，腹痛肠鸣等，治宜用固涩止脱敛肠之剂。张琪教授常用《伤寒论》桃花汤加味治疗颇效。《伤寒论》曰："少阴病，下利，便脓血者，桃花汤主之。"成无己注："少阴病下利便脓血者，下焦不约而里寒也，与桃花汤固下散寒。"可见桃花汤为治虚寒下利便脓血之主方。

20世纪40年代张琪教授友人之岳母罹痢疾便脓血，日数十行，百治不效，势甚危笃，后事备矣。延张琪教授往视，见其呻吟床第，精神困惫已极，腹痛喜按，下利脓血夹杂，色暗不鲜，舌润苔滑，脉虚软，此虚寒下利也。病虽重，尚可治，予桃花汤原方，服1剂而下利大减，继服 3 剂而病愈，足见此方之效不同凡响。

桃花汤之主药为赤石脂，李时珍谓此药"补心血，生肌肉，厚肠胃，除水湿及脱肛，治冷痢腹痛下白冻如鱼脑"等。张琪教授常用此方加味治疗日久不止之滑泄，取其有收敛固脱之功。

病案 1　延某，男，19 岁，现役军人。1978 年 8 月 20 日初诊。

泄泻 1 年，日 3～4 次，溏薄，腹痛肠鸣，喜热喜按，面萎黄消瘦，全身乏力，倦怠。在北京某医院经 X 线钡剂检查，未发现异常，久治不愈，来哈求治。舌淡嫩，脉沉弱。用健脾胃升清阳、温中止泻之法皆罔效。踌躇再三，考虑此属下焦滑脱之证，宜桃花汤加味温中固涩之剂主之。处方：赤石脂（布包）25g、炮姜 10g、诃子肉 20g、罂粟壳 10g、广木香 7.5g、川连 10g、白术 20g、茯苓 20g，水煎服。

8 月 28 日二诊　服上方 3 剂，腹部未痛，精力稍复，大便日 3 次，但量见少转干，脉渐起，佳兆也，宜上方略有出入。处方：赤石脂（布包）25g、茴香 10g、诃子肉 20g、罂粟壳 10g、川连 10g、广木香 7.5g、陈皮 15g、白芍 20g、茯苓 20g、白术 20g。

9 月 12 日三诊　服上方 8 剂，大便近日每天只 1 次已成条状，精神体力皆明显改善，但昨日偶食凉物，大便又稀，幸仍 1 次，腹未痛，继宜上方增减治疗。处方：赤石脂 25g（布包），炮姜 15g，诃子肉 20g，罂粟壳 15g，川连 10g，茯苓、白术、白芍各 20g，乌梅 15g，广木香 7.5g，甘草 10g。

10 月 4 日四诊　连服上方 10 剂，大便日行 1 次转正常，诸恙悉除，从此痊愈。

按语：本案属滑泻，当用涩肠固脱法，投以桃花汤去粳米，加诃子、罂粟壳收敛回脱，术、苓、芍和肝理脾。久泻虽虚，但多夹湿热，治法当以涩为主，复加黄连以除湿热，木香以化滞，此乃虚中夹瘀之治也。

病案 2　蔡某，男，59 岁，干部。1978 年 8 月 7 日初诊。

素有结肠炎，大便日 1～2 次。近日气候炎热，日泻 10 余次，溏而夹黏秽，腹痛不舒，全身倦怠，食纳日减，尿黄，舌苔白腻，舌质红，脉濡稍数。时值长夏暑湿之令，脾胃中州失运而致暑泻，宜以清暑利湿止泻法治之。处方：扁豆 20g、香薷 15g、川连 10g、茯苓 20g、滑石（布包）20g、甘草 10g、川朴 15g、葛根 20g，水煎，日二次服。

8 月 13 日二诊　服上方 5 剂，泻大减，日 4～5 次，仍夹黏秽，食欲稍增，舌苔渐化，此暑湿渐退，宗前法施治。

8 月 18 日三诊　继用上方 5 剂，食纳大增，精神转佳，舌苔已化，小便转淡黄，但大便仍日 4～5 次，溏薄，因思此人素有结肠炎，病乃新感引动宿疾而成，新邪除而宿疾不瘥，故改投理脾抑肝法。处方：白术 20g、炮姜 10g、白芍 20g、防风 7.5g、茯苓 20g、诃子 20g、乌梅 15g、川连 10g、甘草 10g，水煎，日二次服。

8 月 21 日四诊　服药 3 剂，大便稍好，日仍 3～4 次，稍夹黏。泄泻如此顽固当属下元滑脱夹有湿热，宜温涩固脱，佐以苦寒清热法。处方：诃子 20g、炮姜 10g、罂粟壳 15g、陈皮 15g、赤石脂（布包）25g、白术 20g、川连 10g、甘草 10g，水煎，日二次服。

8 月 23 日五诊　服上方 3 剂，大便日 2 次，稍溏，腹部舒适，精神及体力皆好转，脉象沉滑，舌苔薄润，又用上方 5 剂恢复如初。

本案暑湿兼久泻，新感挟宿疾，先以三物香薷饮，清暑利湿初见成效，继以桃花汤、诃子散化裁以温涩固脱而收功。

13. 柴胡汤类方证治

《伤寒论》柴胡汤类证共七方，张琪教授常用有五方，即小柴胡汤、柴胡桂枝汤、大柴胡汤、柴胡加龙骨牡蛎汤、四逆散。除四逆散已在病毒性肝炎的病因病机及证治探讨篇中论述外，其余四方分别论述其运用如下。

（1）小柴胡汤证

本方是由柴胡、黄芩、人参、半夏、甘草、生姜、大枣七味药组成。少阳病以往来寒热，胸胁苦满，默默不欲饮食，心烦喜呕，口苦，咽干，目眩，脉弦等为主证，皆宜用此方治疗。因而此方为少阳病之代表方剂，其他各柴胡方皆由此方衍化而成。

少阳包括手少阳三焦、足少阳胆，与手厥阴心包、足厥阴肝相表里。足少阳之经脉起于目外眦（瞳子髎），过听会，上头角下耳后，至肩，入缺盆，下胸贯膈，络肝属胆，循胁里，出气街，绕毛际，横行至环跳穴处。

胆附于肝，内藏"精汁"，故《灵枢·本输》称为"中精之府"。精汁即胆汁，味苦色黄，来源于肝，受肝之余气而成，疏泄下行，注入肠中以助消化食物，故胆气疏泄正常则水火气机可以自由升降，"上焦如雾，中焦如沤，下焦如渎"的功能，才能得到充分之发挥。以上为足少阳胆和手少阳三焦的正常生理概况。如外邪侵犯少阳则肝胆气逆，胆火上炎，枢机不利；正邪分争故出现口苦、咽干、目眩，往来寒热，胸胁苦满，默默不欲饮食，心烦喜呕等。少阳病位既因病邪不在太阳之表，又未达阳明之里，居于太阳、阳明之间故称半表半里。病邪不在表故禁汗，不在里故禁吐下，治疗原则应以和解为主。

《神农本草经》载："柴胡主心腹，去肠胃中结气，饮食积聚，寒热邪气，推陈致新。"《名医别录》谓："除伤寒心下烦热……胸中邪逆。"可见柴胡具有疏解肝胆、畅利三焦的作用。故柯韵伯称："柴胡为枢机之剂。"邹澍说："仲景著小柴胡汤之效曰：上焦得通，津液得下，胃气因和，身然而汗出解。以是知柴胡证皆由上焦不通。上焦不通则气阻，气阻则饮停，饮停则生火，火炎则呕吐。半夏、生姜能止吐蠲饮，然不能撤热，黄芩能撤热，然不能通上焦。能通上焦者，其惟柴胡乎。故往来寒热为小柴胡主证，而往来寒热悉本于上焦不通，盖惟痰凝之滞，升降之机始阻。当升不升则阳怫怒为热，当降不降则阴鸥张为寒。治其阻者，固不可无，而伐树寻根，终必求其致病之因，以拔其本，则谓非柴胡之力不可也。"现邹氏之论提示了诸柴胡剂中柴胡之作用，有助于我们加深理解柴胡散邪气疏肝胆利三焦之功能。

黄芩，《神农本草经》谓："黄芩主治诸热，黄疸，肠澼，泄痢，逐水，下血闭，恶疮，疽蚀，火疡。"柴胡疏解邪气，能开气分之结，不能清气分之热，故黄芩协柴胡以清热，柴、芩合用，既解半表半里之邪，又清胸腹之蕴热。邪入少阳正气逐渐减弱，出现正邪分争之势。如果只知散邪不知扶正，则邪气终不能除，故方中用人参以扶正除邪，《神农本草经》谓人参能除邪气，有邪气而用人参其旨甚微。现从人参败毒散之用人参即扶正使邪从汗解，可知人参之所以有除邪气之功效，实乃扶正以逐邪之法也。生姜、半夏降逆止呕，甘草、大枣健脾和胃。一方之中，寒热并用，通补兼施，故能疏畅三焦气机，宣通内外上下使邪气去，正气复，则诸症除。

小柴胡汤之运用如下。

1）"伤寒中风，有柴胡证，但见一证便是，不必悉具。"此条可作为运用小柴胡汤之指针。邪入少阳出现胸胁苦满、往来寒热、默默不欲饮食、心烦喜呕、口苦咽干目眩、耳聋等，凡见一二证便可用本方无不获效。张琪教授结合前人论柴胡除寒热之功效，又遵《伤寒论》"但见一二证便是"之训，凡外感临床表现发热恶寒、苔白脉浮数、恶心欲吐等，投以此方，重用柴胡，去人参（因正气不虚可不用），莫不取效，不必局限于见往来寒热方可用之。通过大量病例观察屡用屡效，足见柴胡为解热之良药。

2）小柴胡汤加石膏治疗外感发热不退之症有卓效。张琪教授曾以此方治愈高热不退之热性病数例，足以为证。1971 年 6 月 3 日治一例败血症孙某，31 岁，女，在某医院住院发热 50 天不退，体温稽留于 39～39.8℃，血培养大肠埃希菌阳性，第二次培养长形杆菌阳性。经省市各医院会诊，诊断为败血症。用青链霉素、四环素、庆大霉素、红霉素热不下。后又用新型青霉素、氯霉素热仍不下。遂邀张琪教授会诊。病人体质素健，发热 50 天不退，自觉在发热之前先发冷，冷过即热。发热时用一些解热药出汗热即退，但旋又发冷，遂之又发热，如此往复不已。同时伴有口苦，咽干，耳聋，胸胁部苦闷，烦躁不宁，不思食，精神极度疲惫，意识清，未出现谵妄，大便日一次量少而干，尿色黄如浓茶，舌苔白干，脉象弦数。中药用过犀角地黄汤、局方至宝丹等亦无效。

据以上脉证分析为邪入少阳，介于表里之间，邪从热化，又涉及阳明，为少阳与阳明合病，宜柴胡加石膏汤化裁，以疏散邪气、清热解毒法为治。处方：柴胡 30g、生石膏（砸碎）75g、黄芩 20g、党参 25g、金银花 75g、甘草 10g，水煎 300ml，每次服 150ml，间隔 6 小时一次，连续用 2 剂，服 4 次。

6 月 5 日二诊　连服 2 剂，精神状态较好，发热未退，体温如前。考虑发热日久，曾经用过大量中西药，邪气嚣张，即使药物对症体温亦不会骤然下降，宗前法加味治疗。处方：柴胡 30g、生石膏 75g、黄芩 20g、党参 25g、金银花 75g、蒲公英 75g、甘草 10g，水煎服。

6 月 7 日三诊　病人体温自 6 月 5 日晚逐渐下降，在 37～38℃，胸胁苦满亦好转，全身较舒适，脉象弦稍数，苔白少津。此邪气已减，病有转机，宗前法加味主之。处方：柴胡 30g、生石膏 75g、黄芩 15g、党参 25g、金银花 75g、甘草 10g、蒲公英 75g、川连 10g、瓜蒌 25g，水煎 300ml，日二次服。

6 月 10 日四诊　连用上方 3 剂，体温 36.2～37℃，心烦胸满消除，精神状态好转，睡眠好，从此调理而愈。

按语：本病例高热持续 50 天不退，西医诊断为败血症，用多种抗生素治疗热仍不退。据热型及脉证，中医辨证为邪入少阳与阳明合病，故用柴胡、黄芩、石膏为主以清解二阳之热邪。因高热日久，"壮火食气"机体为热邪所起，极度衰惫，故用党参以益气，即小柴胡汤用人参之意；邪居半表半里，正邪相争一进一退，此时用柴胡、黄芩清解外邪固然重要，然而正气已虚，只祛邪不扶正则邪亦不能解，所以必须用党参益气，方能达到助正祛邪之目的。

石膏为清阳明经热之要药，《伤寒论》白虎汤就是以石膏为主药，为清阳明经大热之代表方剂。本案高热不退，舌干脉数乃热炽伤津。单凭柴胡、黄芩清解少阳，热重药轻难以为功，因而方中重用生石膏以清阳明气分之热，与柴胡、黄芩合而为力，二阳之热邪自当化为乌有矣。

因本案病邪顽固，如果沿用常法，每日服药2次，恐药轻病重难以控制，必须每6小时1次，日夜不间断服药。使药力相继，才能胜病，一举而清除其邪热，凡急性热性病，病势危笃，皆用此法服药，效果较好。

柴胡与石膏合用，用之甚多，见柴胡桂枝汤证，此处不多赘述。

3)《通俗伤寒论》有柴胡达原饮，处方中有柴胡、枳壳、川朴、青皮、甘草、黄芩、桔梗、草果仁、槟榔、荷叶梗，治外邪犯膜原，湿热阻郁气机不通。以此方化裁治愈外感夹痰浊湿热者病例较多，均获满意疗效。此方亦为小柴胡汤之变方，附病例如下。

病案1 吴某，男，73岁，工人。1974年6月27日初诊。

病人住某医院发热2个月不退，血尿，X线胸透阴性，用抗生素热不退，邀张琪教授会诊。病人隔日或隔二日恶寒发热，体温39～40℃，发热前胸腔部先有不适发热感，继之脊背恶寒壮热，肢节酸痛，胃脘堵闷，脉弦滑数，舌苔白厚腻。由于发热日久，又加高龄，身体衰弱不支，脉证合参，为外邪侵于少阳半表半里，痰湿夹热阻于中焦，阻遏气机，宜和解兼化湿浊清热之法。处方：柴胡30g、黄芩15g、半夏15g、生姜10g、甘草10g、草果仁16g、槟榔15g、川朴5g、常山15g、生石膏50g、桂枝15g，水煎，日二次服。

8月1日二诊 用前药2剂，胸腔部觉舒适，连续4天未发热。但当日上午胃脘部觉热，体温上升39.6℃，呕吐一次，下肢酸沉。当时注射氨基比林一支，热渐退，脉象弦滑舌苔见化。综合脉证乃温热渐退，邪有外透之机，宗前方增减以透邪。处方：柴胡30g、桂枝20g、半夏15g、黄芩16g、草果仁16g、槟榔15g、常山15g、甘草7.5g、生姜10g、大枣4枚。

8月5日三诊 服药2剂，仅出现一阵微热，体温37℃左右，时间甚短即退（10分钟左右）。胃脘仍小有灼热感，搅闹上冲呃逆，舌苔转薄，脉象弦滑。此外邪已透，湿热已减，仍留有胃不和、胆热上冲之证，宜化痰湿、和胃、清胆之剂，投以蒿芩清胆汤。服3剂，病人自述用药后如卤水点豆腐一样，胃脘有异常清凉之感，大便通畅，体温35.5～36.5℃，从此而愈。

按语：本例发热2个月不退，热时起时伏，迁延不愈，西医未予确诊，用抗生素热不退。中医辨证为寒邪入于少阳，痰湿热邪内阻，在半表半里，既不能汗，又不可下，宜和解法。但小柴胡汤只能解外邪不能除湿浊，故用草果仁、常山、川朴、槟榔辛开化湿浊，与小柴胡汤合用而图之。用本方后热势已挫，但阵有微热，胃脘搅闹上冲，此外邪虽解，但痰湿夹胆热上冲，用蒿芩清胆汤清胆热和胃化痰而愈。

常山一药《本草纲目》谓治"伤寒寒热诸疟"，为治疗疟疾之有效药物。张琪教授临证经验，凡定时发作之寒热用常山皆有效。因常山能除胸中痰结，劫痰截疟。前人所谓疟，既指现代医学之疟疾，也包括着一切定时发作之寒热。"无痰不作疟"，常山能驱逐痰水，所以能治定时发作之寒热。本案病机为外邪入侵与湿浊痰水相互郁结。因其表现出舌苔白腻，胸腔痞满等证候，故不难辨识。若温邪热盛，则舌必燥，苔必干，质必红，而无胸满痞结之候。张琪教授用此方亦常加用石膏。因湿浊化热，只顾化湿浊，不顾清热，则易化燥伤阴，所以在初诊时加用生石膏50g，以清热存津液。

病案 2 王某，男，45 岁，干部。1974 年 4 月 8 日初诊。

发热 1 周不退，体温 39.6℃，午后较重，发热前有恶寒，胸满呕恶，舌苔白腻，脉弦滑而数，用过抗生素等药，热不解。此属外邪夹湿浊之证，宜疏解外邪、清热化湿浊之法。处方：柴胡 30g、黄芩 15g、半夏 15g、草果仁 15g、槟榔 15g、常山 15g、生石膏 50g、生姜 10g，水煎，日二次服。

4 月 11 日二诊　用上方 3 剂，热下降，体温 37.5℃，下午 38℃，胸满恶心皆愈，苔腻转薄，脉弦滑稍数。此外邪渐解、湿浊渐化之候，继用前方。

4 月 14 日三诊　用上方 2 剂，体温恢复正常，舌苔已退，脉弦，病已痊愈。

病案 3 郑某，男，47 岁，干部。1974 年 4 月 12 日初诊。

发热旬余不退，上午轻下午重，头痛恶寒无汗，胃脘痞闷，恶心不欲食。用解热药及抗生素热暂退，不久旋又上升，体温一般 39.5℃左右，舌苔白腻，脉弦数。此寒邪外侵夹湿浊化热，宜疏解外邪清热化湿浊。处方：柴胡 30g、草果仁 15g、半夏 15g、常山 15g、生石膏 50g、黄芩 15g、槟榔 15g、青皮 10g，水煎，日二次服。

4 月 15 日复诊　服药 2 剂，发热已退，体温 36.5℃，舌苔已化，脉弦。连续观察 1 周未发热，病已痊愈。

以上三则病例，皆为外邪入侵夹痰湿中阻，以致发热不退，痞满呕恶，舌苔白腻等。在治疗时既用柴胡疏解外邪，黄芩、石膏清热邪；又用半夏、常山、草果仁、生姜等辛开化痰湿诸药攒凑为功，效若桴鼓。由此可知柴胡之作用不只拘于和解少阳，凡表邪不解者皆可放胆用之。乃解肌祛邪之良药，此为积年临证心得之谈，用之于临床，常遂于奏效耳。

4）外感咳嗽，发热恶寒，鼻塞头痛，咳嗽，脉浮苔白，属急性气管炎，上呼吸道感染之症，宜用宣肺解表法治疗。用小柴胡汤加荆芥、紫苏、杏仁、薄荷。唐容川盛赞此方治咳之妙。他在《血证论》中说："《内经》云：五脏六腑皆有咳嗽，而无不聚于胃关于肺……兹有一方，可以统治肺胃者，则莫如小柴胡汤……盖小柴胡汤能通调水津，散郁火，升清降浊，左宜右有，加减合法，则曲尽其妙。"张琪教授用此方加减治疗急性支气管炎及上呼吸道感染等，大多治愈，里热盛者可去人参加石膏。

（2）柴胡桂枝汤证

本方是由柴胡、桂枝、黄芩、人参、甘草、半夏、芍药、大枣、生姜九味药组成，是小柴胡汤与桂枝汤之合方，治"伤寒六七日，发热微恶寒，肢节烦疼，微呕，心下支结，外证未去者"。本证既有太阳表邪不解，发热微恶寒，肢节烦痛，又有微呕心下支结的少阳证，故用柴胡桂枝汤主之。

本方证候之重点，在于表邪不解，发热恶寒，肢节烦痛。此类病证，临床遇之甚多，投以本方，常获微汗出而愈之效。偏于热盛者，舌苔白少津，原方减人参加石膏。柴、桂合用治疗属于外感之肢节烦痛其效较著。麻黄汤治身痛、腰痛、骨节痛，麻、桂合用，以无汗而喘，属寒邪郁表，肺气不宣者为宜。本证虽亦属表邪不解，但有心下支结，微呕，属太阳与少阳合病，临床上无喘咳肺气不宣之证，以此鉴别。临床上运用此方多加以变通，所谓随证治之。

病案 4 王某，女，29 岁，工人。1972 年 11 月 12 日初诊。

1 周来恶寒发热，体温 39～39.6℃，全身肢节痛、头痛、口渴、恶心欲吐、舌苔白干、脉象弦滑而数。小便赤，大便干，无腹满硬痛阳明腑实证。曾用解热镇痛药及抗生素无效。脉证合参为寒邪外束、邪热内蕴。宜用疏解外邪清内热之剂。处方：桂枝 20g、柴胡 25g、生石膏 50g、甘草 10g、半夏 15g、生姜 10g、大枣 5 枚、金银花 50g，水煎，日二次服。

11 月 19 日复诊　全身得汗，诸症皆平。体温 36.5℃，脉象浮滑，舌苔已退，继续调理而愈。

按语： 本例重感冒，中医辨证为表寒里热之证。入冬以后，气候寒冷，本病发生较多。病人全身肢节酸痛，盖因风寒之邪束于肌表所致。伴有发热，舌干，脉数等则是由于邪热内蕴不得外达。治用柴胡、桂枝以解表邪，石膏、金银花以清里热，表邪解里热清则诸症自愈。

《伤寒论》中表寒里热为大青龙汤证。本例未用麻黄而用柴胡者，以麻黄治风寒束表、无汗而喘者为宜。本例未出现无汗而喘，以身痛为主，故用柴胡以解肌表之邪，桂枝调和营卫以治肢节痛。麻黄汤、大青龙汤治身痛皆用桂枝，可知桂枝为治肢节痛之要药。

病案 5 张某，女，25 岁，工人。1982 年 7 月 5 日初诊。

在某医院住院，发热 10 余天不退，体温 38.5～40.1℃。经化验检查无阳性所见，用氨苄西林、红霉素等抗生素均无效。病人壮热恶寒，肢体酸沉，汗出不彻，脉浮数，舌红无苔。近日检查白细胞下降至 2.5×10⁹/L，因此怀疑血液病。拟做骨髓穿刺，家属未同意，邀张琪教授会诊。据脉证分析，属外感邪气不解，邪热内炽，宜疏解表邪、内清邪热法。处方：柴胡 20g、黄芩 15g、桂枝 15g、赤芍 15g、生石膏 75g、连翘 20g、金银花 50g、甘草 10g，水煎，隔 6 小时服 1 次，每次服 100ml，连续服药。

7 月 8 日复诊　用前方 2 剂，周身汗出，体温 36.2～36.8℃，诸症悉除，白细胞 7.5×10⁹/L，食欲增进，二便正常，舌淡红脉滑。由于血培养有伤寒杆菌，又怀疑其为伤寒，但临床症状及体温一直稳定。1 周后，血培养伤寒杆菌转阴，出院观察，从此而愈。

按语： 柴胡桂枝汤加石膏不仅治外感高热，亦治伏邪发热。此伏邪与温病之伏邪不同，为外感寒邪不解，迁延日久，伏而不出故发热。宜用柴、桂以解肌，石膏以清热。张琪教授用此法治愈极顽固之发热不解。

病案 6 吕某，男，40 岁，已婚。1981 年 9 月 17 日初诊。

从本年 8 月 26 日突然发热发冷，胸闷后背痛，全身肢节酸痛，用解热药无效。至 9 月初下肢有出血点，当时医院以为是风湿，用可的松治疗，发热不退，检查血常规为：血红蛋白 100g/L，白细胞 4.6×10⁹/L，血小板 84×10⁹/L，分叶核粒细胞 0.67，淋巴细胞 0.31，杆状核粒细胞 0.20，未确诊。病人发热一直不退，来门诊求治。脉弦数，舌红苔白稍腻，初投以清热解毒凉血之剂，连用 6 剂未能收效。下午发热体温 40℃持续 2～3 小时始退，伴恶寒肢节痛，但关节无红肿。因思本证属外感后未解，内伏化热，不得外出而呈现定时发热、恶寒、肢节痛楚等，故以柴胡、桂枝疏解邪气使之透表，辅以半夏、常山以蠲除痰湿。处方：柴胡 30g、黄芩 15g、半夏 15g、桂枝 15g、生石膏 75g、甘草 10g、常山 15g、青蒿20g，水煎，日二次服。

从9月29日至11月26日八次复诊，共服上方48剂，一直未发热，诸症悉除。1982年3月病人来哈复诊已痊愈。

按语： 凡发热持久不退者，还应考虑其兼夹之证。前人戴麟郊有五兼十夹之论，本案用常山、半夏以蠲除痰饮即师此意。

伏邪不解，除类以本案高热不退症外，亦有属于低热缠绵不愈者，用本方治之，可使邪气外解，其热自退。

病案7　王某，女，19岁。1981年1月18日初诊。

低热6个月不退，每日下午3时以后发热，体温37.5℃左右，恶心，肢体疲倦，舌苔白，脉象滑而有力。经系统检查，未发现异常，颜颊有少数丘疹，曾怀疑为红斑狼疮，但未查出狼疮细胞，未能确诊。脉证合参当属外邪入侵内伏不解。是时发热多兼痰结，宜疏解邪气、清热化痰之剂。处方：柴胡20g、生石膏50g、黄芩15g、半夏15g、桂枝15g、常山15g、青蒿16g、甘草10g，水煎服。

1月27日复诊　服上方3剂，1周内体温36℃左右，诸症悉减，脉象转缓，苔白转薄，嘱继服上方，从此而愈。

按语： 此类病例并不少见，屡用此方而收效。《内经》谓"冬伤于寒，春必病温"，盖指伏邪温病。桂枝性辛温为温病所忌，用之而取效者，其与石膏为伍，化辛温为辛凉，与柴胡同用可搜剔内伏之邪，透表外出。此柴胡、桂枝、石膏为伍解肌清热之妙也。此类伏邪虽属温热，乃因寒而成，与纯温热者有别。若投药一味寒凉清之，反致邪遏不解。曾治一病人周期性发热，1个月之内必发热1次，壮热恶寒体温39℃以上，持续2～3日或3～6日即自汗出而解，2年余不愈。几经检查皆无异常，未能确诊，前来求治。按伏邪治疗，投以此方，连服20剂而愈。伏邪为病，并不罕见，但人多忽视之，以致轻病转重，缠绵难愈，皆因病本不明之故也。

（3）大柴胡汤证

本方是由柴胡、黄芩、芍药、半夏、生姜、枳实、大黄、大枣组成。此方即小柴胡汤去人参、甘草，加芍药、枳实、大黄。主治少阳病"呕不止，心下急，郁郁微烦者"；亦治"伤寒发热，汗出不解，心下痞硬，呕吐而下利者"。足少阳之府为胆与足厥阴肝相合，呕不止心下急，郁郁微烦乃肝胆气逆实热内结之证。小柴胡汤只有疏解少阳邪气之功，并无泻实热之能，必须用大柴胡汤以疏利肝胆，泻除实热则诸症皆除。"心下急"是指心下拘急、窘迫，为少阳病邪气不解兼入阳明化燥成实之证。与小建中汤方治之里急（虚者）不同（见《金匮要略》）。发热汗出不解，心中痞硬呕吐下利亦邪踞少阳，肝胆气逆，胆热犯胃之证。其中之下利乃属肝胆邪热下迫之热利，故用大柴胡汤泻热以止利，与小承气汤治下利意义相同。大柴胡汤柴胡、芍药、黄芩、枳实、大黄、生姜合用和解疏郁，泻实热，利肝胆，肝胆之气平，则吐利自止，乃通因通用之法也。

大柴胡汤在临床上的应用如下。

本方用于治疗胆囊炎、胆结石、胰腺炎、胃十二指肠溃疡、急性胃肠炎、胃肠功能紊乱、肠粘连等。中医辨证凡属实热内结者，皆有卓效。其症状以上腹部胀满疼痛拒按、胁痛、恶心、呕吐、恶寒发热等为主。

病案 8　王某，女，43 岁，干部。1977 年 5 月 13 日初诊。

患慢性胆囊炎 2 年余，屡经治疗无明显效果。右胁痛时放射到肩背，上腹胀满，嗳气，口苦，咽干，恶心，不欲食，心烦少寐，头晕便秘，舌苔白燥，脉弦数。此属胆热上逆、胃气中阻、胆胃不和之证，宜用清利肝胆、泻热和胃之剂。处方：柴胡 20g、半夏 15g、黄芩 15g、大黄 7.5g、郁金 15g、香附 15g、甘草 10g、茵陈 20g，水煎，日二次服。

5 月 16 日二诊　用上方 3 剂，胁痛大减，心烦呕恶俱轻，大便日 1 次稍干，继用前方治疗。

6 月 5 日三诊　连用上方 15 剂，胁已不痛，大便日 1 次，上腹胀及呕恶俱消失，食欲增加，舌苔转润。停药 1 周后，因生气一次，右胁略有疼痛，仍宜前方增减。处方：柴胡 20g、半夏 15g、川楝子（碎）30g、大黄 10g、郁金 16g、赤芍 16g、蒲公英 60g、甘草 10g，水煎，日二次服。

6 月 17 日四诊　连用前方 10 剂，症状俱消失。大便日 1 次，食欲增加，胁已不痛，嘱停药观察。

按语：本例慢性胆囊炎，辨证为肝胆气郁，胆热上冲，胃失和降，以大柴胡汤化裁疏利肝胆、泻热降逆而取效。病人始终便秘，故必用大黄。大便行则胁痛减，乃降逆泻热之效。

病案 9　刘某，男，42 岁，工人。1979 年 10 月 14 日初诊。

经某医院诊断：急性胰腺炎。症见两胁痛，腹胀满，不能食，食入即胀，稍进油腻食物则胀甚。病 2 年余不愈，大便干，舌苔黄燥，脉弦滑。辨证为肝郁犯胃，实热内结，治以疏肝理气，泻热和胃之剂。处方：柴胡 20g、大黄 10g、枳实 15g、黄芩 15g、白芍 35g、半夏 15g、鲜姜 10g、大枣 5 枚、金银花 40g、连翘 30g、郁金 15g，每日 1 剂，水煎，日二次服。

连续用上方 40 剂，诸症完全消除，饮食恢复正常，2 个月之内体重增加 5kg。

病案 10　刘某，女，41 岁，干部。1975 年 5 月 10 日初诊。

外院会诊诊断为胃幽门溃疡术后肠粘连不全梗阻，本年 1 月病人做了胃切除术，恢复良好。近日手术部位周围出现硬结，疼痛拒按，不能进食，食入即吐。1 周来饮食难进，大便干燥无矢气，舌红干无苔，脉弦无力。体质消瘦，在医院每日静脉滴注葡萄糖维持，体重下降 7.5kg。辨证为肝郁犯胃，实热结滞，化燥伤阴，胃气有升无降，故呕吐不止，宜以疏肝降逆，泻热利便之剂。处方：柴胡 20g、大黄 10g、枳实 16g、黄芩 15g、白芍 35g、半夏 15g、生姜 10g、大枣 8 枚、川楝子 25g、桃仁 15g，每日 1 剂，水煎，日二次服。

恐其药入即吐，嘱病人先少量频频服之。服药后约 5 分钟即觉气体下行，转矢气，腹部顿觉舒松。连服 3 剂，大便通利，能进饮食。继按本方增减调治，腹痛胀满完全消除，局部按之柔软，大便通利，恢复健康而出院。

病案 11　夏某，女，29 岁。1981 年 5 月 16 日初诊。

经某医院确诊为急性胰腺炎。胃脘、两季肋、腹部胀，呕吐厌油食，进油食则益甚，舌红无苔，脉沉弦。此属肝郁化热、肝胃不和、胃气上逆之证，宜疏肝泻热和胃降逆。处方：柴胡 20g、半夏 15g、黄芩 16g、大黄 10g、白芍 40g、生姜 16g、红枣 5 个、川楝子 20g，水煎，日二次服。

服 3 剂即收显效，连服 40 剂，诸症皆失，饮食复常。

大柴胡汤不仅限于上述诸症，凡实热之胃痛、呕吐、胆结石、湿热食积之下利等用之皆有卓效，用途非常广泛，但亦须加减适宜才能中的。如胆结石加入鸡内金、三棱、莪术以消坚化石，湿热下利加黄连以清热止利，食积加山楂、莱菔子、麦芽等以消积化食。若加减得宜，无不收效迅捷。

本方在《伤寒论》中原为治表里同病而设，现临床应用已远远超此范围。不论有无外感，只要肝胆实热内蕴疏泄受阻，肠胃通降失常，即可放胆用之，多能随手奏效。若谓必具《伤寒论》之原文证候，才用大柴胡汤上药，则不免失之于胶柱鼓瑟、刻舟求剑，实未理解仲景本意。读《伤寒论》大柴胡汤如是，其他方证亦应如是，才可谓得仲景之真谛耳。

大柴胡汤配伍严谨，柴胡疏肝利胆，黄芩疗诸热，柴、芩合用一疏一清为治少阳之妙药，枳实苦寒开郁通痞，大黄荡涤肠胃而泻热，半夏降逆止呕为治少阳呕逆之要药，白芍敛阴和营柔肝止痛，生姜温中与大枣合用调和营卫，诸药配伍有升有降，有散有敛，刚柔相济，寒温并用，熔数法于一方，结构严谨，治疗肝胆与肠胃疾病，若能辨证准确无不收效。

（4）柴胡加龙骨牡蛎汤证

本方是由柴胡、黄芩、桂枝、茯苓、半夏、大黄、铅丹、生姜、大枣、牡蛎、龙骨、人参十二味药组成。此方治伤寒误下后："胸满烦惊，小便不利，谵语，一身俱重不可转侧。"为少阳之变证。足少阳经……下胸中贯膈，故胸满而烦，与柴胡汤证胸满烦相同；足少阳之腑为胆，误下伤及胆，胆气虚则惊。正如《灵枢·邪气脏腑病形》所说："胆病者，善太息……心下憺憺，恐人将捕之。"《素问·灵兰秘典论》云："三焦者决渎之官，水道出焉。"邪热入少阳经，郁于三焦，决渎功能失调，故小便不利。外邪夹痰湿留于肌表，故一身俱重不可转侧。

本方用柴胡、黄芩、大黄以疏解肝胆郁热，又用人参、大枣、龙骨、牡蛎、铅丹以益气敛神、镇惊，复用桂枝、半夏、生姜以温阳化痰利湿，散与敛，通与补，温与清共用于一方，用药虽杂而结构谨严，配合巧妙，为后人树立了楷模。

前人邹澍盛赞此方配伍之妙，他在《本经疏证》大黄条下说："仲景用大黄，每谆谆致戒于攻下，而于虚实错杂之际，如柴胡加龙骨牡蛎汤……等方，反若率意者。今之人则不然，于攻坚破积则投之不遗余力，而凡涉虚者则畏之如砒鸩，殊不知病有因实成虚，乃一证之中有虚有实，虚者宜补，实者自宜攻伐，乃撤其一面，遗其一面，于是虚因实而难复，实以虚而益猖，可治之候，变为不治，无怪乎医理之元，今人不及古人远甚也。柴胡加龙骨牡蛎汤涩剂也，涩剂用大黄，似乎相背，不知仲景用药必不浪施……既以柴桂解外，人参姜枣益中，龙牡铅丹镇内，则大黄似可不用矣。然解外，可以已一身尽重不可转侧；益内镇风可以已烦惊；胸满谵语非大黄不为功；小便不利非茯苓乌能通。是大黄、茯苓实一方之枢纽，必不因此碍龙牡之涩矣。"邹氏之论深合本方用药配伍之旨，可供我们细心玩味。

张琪教授平生喜用此方治疗内科神志之病，因铅丹有毒，内服对胃有刺激，不少人用后出现胃部不适、呕吐等副作用，故去之。

柴胡加龙骨牡蛎汤在临床上的应用如下。

1）神经衰弱。以头昏、头痛、胸满、太息、烦躁易怒、心悸不寐或多梦纷纭为主要症状。

2）癔病。以惊吓易悲伤哭笑、言语无伦次、四肢抽搐、便秘尿黄为主要症状。以上二证多见舌质红苔白腻，脉象弦滑或弦数即用此方，多能随手奏效。

3）癫痫。以烦躁易怒、胸满惊悸、发作时抽搐吐涎沫、脉见弦滑、舌苔腻为主要症状。

4）精神分裂症。以神志失常、语无伦次、表情抑郁、心烦易怒、狂躁奔走等肝胆郁热、痰气内扰为主要症状。

5）脑动脉硬化症，辨证属肝胆痰热内扰者亦有效。

病案 12　刘某，女，29 岁，教师。1978 年 12 月 5 日初诊。

心烦甚重，自觉屋隘不能容，面容抑郁，在诉病情时即哭泣而不能控制。少眠多怒，舌尖赤，苔薄白，脉象弦滑。辨证为肝胆气郁、痰热中阻，宜柴胡加龙骨牡蛎汤化裁治之。处方：柴胡 15g、半夏 15g、茯苓 20g、龙骨 20g、牡蛎 20g、大黄 7.5g、甘草 15g、大枣 5 枚、白芍 20g、桂枝 15g，水煎服。

12 月 24 日复诊　连服 7 剂，诸症悉减，面有笑容，精神愉快，继经调治而愈。

病案 13　吴某，女，35 岁，干部。1974 年 11 月 18 日初诊。

因情志不遂，精神抑郁日久，遂罹此病。面容抑郁，感情易冲动，易怒，惊悸，心烦，眩晕，少寐，悲伤易哭，胸满太息，舌边红，苔白干，脉弦。此肝郁化热、痰气内扰之证，以柴胡加龙骨牡蛎汤化裁。处方：柴胡 20g、黄芩 15g、大黄 5g、龙骨 20g、牡蛎 20g、生地 30g、麦冬 15g、茯苓 20g、远志 15g、百合 25g、甘草 10g，水煎服。

连续经过 4 次复诊，共服药 15 剂，心烦胸满、惊悸太息诸症皆明显减轻，能入睡 6～7 小时，梦亦减，舌苔已退，舌正红，脉弦，继续调治而愈。

病案 14　张某，女，50 岁，干部。1976 年 1 月 18 日初诊。

表情抑郁，心烦不宁，自觉有气上冲，发作时即晕厥，片刻即自行恢复，频繁发作，日无宁时，怔忡不寐，舌红苔白，脉弦滑有力。此肝郁化热生风，挟痰浊上冲之证，宜用疏肝泻热、化痰和胃之剂。处方：柴胡 20g、龙骨 20g、牡蛎 20g、大黄 5g、茯苓 20g、半夏 15g、远志 15g、陈皮 15g、郁金 15g、甘草 10g，水煎服。

1 月 26 日二诊　服上方 6 剂，气上冲现象大减，一日发作 1～2 次。头昏心烦、心悸怔忡皆明显见轻。脉弦滑略有缓象，舌苔渐化，前方加石菖蒲 15g、竹茹 15g。

2 月 7 日三诊　用上方 6 剂，气上冲之症状消失，心烦悸动不宁已愈，能入睡 4 小时，精神大好，但尚不能适应外界刺激，如稍不如意或受惊恐即心悸怔忡，脉象小有弦滑，舌苔已化，此肝郁已疏，热清风息，唯心气尚虚，投以安神养心之剂调治而愈。

按语：本例为肝气夹痰热上冲之证。肝气恣横，胃腑失纳，失其息息下行之常，则上冲发为昏迷。精神抑郁，心气不宁，乃由肝胆郁热胃气失和所致。故仿柴胡加龙骨牡蛎汤意，用柴胡、大黄疏郁泻热，龙骨、牡蛎镇敛冲气而安。

病案 15 王某,女,40 岁,农民。1975 年 5 月 23 日初诊。

罹病数年,以眩晕颤抖、心悸为主。发作时心跳怔忡如击鼓状,手足颤抖,动摇不能自主,甚至仆倒,继而手足厥冷,口吐涎沫,但意识清不抽搐。当 5 月 23 日初诊时,正值病人发作,全身颤抖动摇坐立不稳。据述月事前及恚怒过劳易发作,发作前先心悸头晕,逐步加重发展至颤抖。舌红苔白干,脉象弦滑有力。经数家医院检查或谓舞蹈病,或谓癫痫,未能论定,久治不效。脉证分析属肝郁化热,肝风内动,复感外风,内风引动外风之证,宜柴胡加龙骨牡蛎汤化裁,以泻热平肝息内风为主,辅以羌独活、川芎、乌药以祛外风。处方:柴胡 15g、茯苓 20g、生龙骨 25g、生牡蛎 25g、大黄 5g、生赭石 20g、香附 15g、青皮 15g、川芎 15g、羌独活各 10g、乌药 15g、甘草 10g,水煎服。

6 月 28 日二诊 用上方 7 剂,颤抖明显减轻,从服药后颤抖基本未发作。中间生气 2 次,口唇稍麻,下肢稍颤,近日虽遇到不遂意事,手足仅轻微颤抖,为几年来所罕见。病去大半,痊愈在望。察其脉沉,苔白质红,此内风渐息,外风渐祛之兆,宗前法继续治疗。处方:柴胡 15g、大黄 5g、半夏 15g、生龙骨 30g、生牡蛎 30g、生赭石 40g、钩藤 20g、生地 30g、玄参 20g、羌独活各 15g、茯苓 20g、川芎 15g、乌药 15g、橘红 15g,水煎服,日二次服。

9 月 27 日三诊 服上方 6 剂,颤抖及心悸基本消失。在服药后 3 个月中,有数次似要发作,随即得到了控制,眩晕亦除。现腹痛怕冷,月经延期 4～5 天,经前稍有眩晕,经后即解,脉象沉滑,舌苔白薄。继而投以疏肝理气活血之剂而愈。

按语: 《内经》谓:"诸风掉眩,皆属于肝。"又谓:"风胜则动。"本案心悸眩晕,动摇颤抖不能自主等一系列证候,皆属肝风内动之证。"肝在志为怒""肝藏血",所以遇怒及月事前则易发作,经后则血得泄而病减。除以上内风证候外,还有手足厥冷、吐涎沫畏寒等外风郁闭经脉证候,治疗用柴胡、香附、青皮疏肝开郁,龙骨、牡蛎、赭石潜阳平肝息风,大黄泻热。羌独活、川芎、乌药以祛外风,二诊加半夏、茯苓以化痰涎,生地、玄参以滋阴柔肝,内风息外风除则诸症愈。

病案 16 王某,男,15 岁,学生。1973 年 12 月 7 日初诊。

病人于 1973 年 7 月 26 日怒后抽搐,口鼻向左㖞斜,吐涎沫 2 分钟后即恢复正常。本年 10 月 5 日惊吓一次又出现抽搐,症状同前,大约 1 分钟即止。11 月 24～26 日连抽搐 2 次,较重,每次持续约 20 分钟。12 月 7 日又抽搐,手足僵硬,咬破舌腮,口吐涎沫,两目上吊,呕吐胆汁样物,发作持续 10 小时。用针刺及予苯妥英钠治疗,都未能制止发作。面色青暗,舌质淡红,脉沉滑。西医诊断癫痫大发作。辨证为肝胆郁热,夹痰气上冲之证,宜用疏肝利胆,泻热息风之剂。处方:柴胡 15g、大黄 6g、黄芩 15g、生龙骨 20g、生牡蛎 20g、生赭石 30g、茯苓 20g、全蝎 5g、僵虫 10g、蜈蚣 1 条、钩藤 20g、甘草 10g,水煎,日二次服。

此病人住外地,服上方 20 剂,四个半月未发作,因而停药。1974 年 4 月 12 日因过劳又发作,抽搐吐涎沫,口角向左㖞斜,持续 5～6 分钟,以后每天小发作 3～4 次。4 月 22 日病人同家属来哈市复诊。观其面容抑郁,表情苦闷,宗前法增减治疗。处方:柴胡 15g、大黄 5g、茯苓 20g、龙骨 20g、牡蛎 20g、生赭石 30g、僵虫 15g、钩藤 15g、黄芩 15g、全蝎 5g、生地 20g、胆星 15g、甘草 10g，水煎，日二次服。

5 月 23 日复诊　用前方后未发作，睡眠及饮食皆恢复正常，精神好，面色红润，体力增加。宗前方稍事增减，以巩固疗效，随访一直未发作。

按语：本例癫痫病机为肝胆郁热夹痰气上逆，风动痰涌窍络阻塞，意识丧失而晕倒。本证发作最长时间持续 10 小时之久，足见病情之严重。治以疏肝利胆，泻热降逆法，用柴胡加龙骨牡蛎汤合风引汤化裁，加全蝎、蜈蚣、僵蚕、钩藤息风止抽搐。三次方无大出入，可见辨证确切后，守方守法，实属重要。

病案 17　王某，女，47 岁，职员。1981 年 7 月 2 日初诊。

该病人 1958 年患神经官能症，经治疗未愈。1962 年因同他人在工作中产生意见分歧，心情不畅而病情加重，进而发展成为精神分裂症。住精神病院约 2 年好转出院，后又加重，反复 3 次住院无明显效果，一直在家中。到处求医，走遍省市级医院，各种中西镇静药无不服用也未起效。医者认为是不治之症，病人亦丧失治疗信心，经介绍来本院门诊求治。

当时望诊所见：表情淡漠，两眼呆直，不语，颜面浮肿。家属代诉，病人整日喜卧床，不愿步行，语无伦次，常发太息，悲伤哭泣，突遇外界事物，即表现出惊恐状态，惊悸加重。用大量中西镇静药不效。脉沉弦，舌紫苔白干。根据证脉分析属肝气郁滞，心气虚痰热内阻，宜用本方增减主之。处方：柴胡 20g、黄芩 15g、大黄 7.5g、半夏 15g、桂枝 15g、龙骨 20g、牡蛎 20g、甘草 10g，水煎，日二次服。

连服上方 2 周后，病人自诉心胸开阔，睡眠较实，语无伦次大减。又经服用月余，病人颜面浮肿消失，面现笑容，惊恐大减。该病人坚持服用上方 6 个月，诸症基本消失，精神恢复正常。1982 年 2 月已上班工作。7 月 31 日，其爱人来院门诊述说，近来他母亲突然病故，回籍料理丧事，病亦未发作，仍能上班工作。以上病例，足以说明本方治疗一部分精神分裂症亦有效。

张琪教授在既往经验的基础上，将此方精简用以治疗神经精神系统疾病，如神经官能症，更年期综合征，精神分裂症及脑器质性精神病。凡符合肝胆郁热，痰气内扰，又有心神浮越、虚实寒热交织之病机者，应用此方无不收效。实践证明此类病纯虚纯实者均属罕见，大多虚实交错。本方通补兼施，寒温并用，切中病情，服药后病人自觉精神舒畅，心情愉快，睡眠好转，心烦焦虑烦扰不宁症迅速得以解除。张琪教授通过大量病例观察，深感此方配伍巧妙，疗效确实，《伤寒论》经方确为祖国医学中之瑰宝。

14. 柴胡加龙骨牡蛎汤的治疗应用

柴胡加龙骨牡蛎汤是《伤寒论》中的一个方剂。它在外感热性病中主治的是少阳之邪未解，误下后，热邪内陷所造成的一系列证候，即："伤寒八九日，下之，胸满烦惊，小便不利，谵语，一身尽重不可转侧者，柴胡加龙骨牡蛎汤主之。"就是少阳之邪内陷，伤及心气，出现烦惊，侵及三焦，所以小便不利；邪热入胃则谵语，热盛伤气则一身尽重不可转侧。因此在治疗上是以小柴胡汤为基础加桂枝，使内陷之邪得以外解，用龙骨、牡蛎、铅丹镇静而止烦惊，大黄和胃以止谵语，茯苓通利小便，使错杂之邪，得以从内外而解。在临证中有些内因疾病，由于脏腑功能的失调，亦能出现柴胡加龙骨牡蛎汤所主治的症状，尤其在诊治神经官能症中颇不少见，每每使用本方收到了良好的效果，这说明本方不单限于治疗外感疾病，亦可应用于某些内因疾病。我们在一年来用本方治疗的症例，记载完整者共 12 例，初步作一小结，以便进一步阐明本方的使用范围。

（1）病例情况

1）一般资料：在 12 例中，男 7 例，女 5 例。年龄在 9～54 岁。职业：干部 6 名，教师 1 名，农民 2 名，中、小学生 3 名。诊断属于神经官能症者 10 例，冠心病 2 例。

2）发病诱因：在 12 例中，由于遭受惊骇所致者 4 例，平素精神郁闷者 2 例，生气后犯病者 3 例，尚有 3 例（2 例冠心病在内）其诱因不明。神经官能症的患病与精神刺激因素及性情郁闷有关，这与中医所谓的情志所伤是一个道理，因而造成脏腑的功能失调。在辨证上多属肝胆郁热，进而损伤心气、心阳，导致脾虚，痰浊中阻，夹胃热上冲，肝风内动、肝阳上亢等，所以临床上表现出一系列的神经精神症状。

3）症状：有心烦症状者 11 例，其中 3 例因心烦经常哭泣，有 5 例因心烦经常不寐或少寐，有 3 例心烦易怒。有惊恐、惊悸者 10 例，其中惊悸怔忡者 7 例，经常梦中惊醒 2 例，有恐惧感者 1 例。有眩晕者 5 例，抽搐 3 例，胸闷 3 例，尚有少数病例有善太息、谵语、手足震颤、心绞痛等。以症状来看，大多数病例均有心烦、惊悸的症状。

4）舌、脉：舌质红有 4 例，舌尖红或舌边红 4 例，舌质正常者 4 例，从舌质来看大多数病例均呈热象。舌苔的变化是，舌苔白且干 2 例，舌苔白 8 例，无苔 2 例。脉象，呈现弦脉 4 例，滑脉 2 例，弦滑 2 例，数脉 1 例，沉滑 2 例，沉脉 1 例，可以看出大部分病例均为弦、滑之脉象，这与肝胆郁热的病机密切相关。

（2）辨证加减

在随证治疗时按其症见的突出点或夹杂证，因而曾作如下三种情况的加减。

1）出现柴胡加龙骨牡蛎汤证的典型症状者，多使用原方加远志、生地，以助益阴清热、安神镇惊之效。

2）病由内因而起，而少阳之症多不突出，如症见心烦，胸满，惊悸，悲伤欲哭，面容抑郁不快，易怒，舌红或舌边红、舌尖红，脉弦滑，则在方中减半夏、桂枝，加养心安神之品，如酸枣仁、柏子仁、远志、首乌藤，有时亦加重安神之品，如朱砂、磁石，并酌情加百合、生地、麦冬以益阴清热。

3）遇有肝郁化热、肝风内动，症见抽搐或头晕如坐舟车、手足震颤、吐沫、舌红、脉弦，多在本方中减人参、半夏、桂枝，加钩藤、全蝎、蜈蚣、赭石以平肝风，如遇内风引动外风，症见颤抖不能站立、手足厥冷时，则加代赭石、香附、青皮、川芎、独活、羌活、乌药兼平内外之风。

（3）疗效标准

1）痊愈，症状全部消失，未能复发。

2）显效，症状大半消失，尚有轻微余症。

3）减轻，症状减轻一半或不足者。

4）无效，症状仍然或加重者。

（4）治疗结果

12 例经治疗后有 6 例痊愈，4 例显效，2 例减轻。大部分病例经治疗收到显著的疗效，症状得到改善。

为什么尚有少数病例疗效不甚显著呢？分析结果认为与服药日数有明显的关系，在12例中服用6~23剂的有9例，其中痊愈6例，显效3例，而仅服3剂的有3例，其中显效1例，减轻2例。服用的日数不同疗效有着明显的差别，这说明脏腑功能失调造成的肝胆郁热，需要经过一段时间的治疗调整，认为服药尽可能超过6剂，可以提高疗效。

（5）讨论

1）适应证问题：通过对10例神经官能症及2例冠心病的治疗，表明本方对一部分神经官能性疾病亦有较好的疗效，是一个可喜的苗头，需进一步扩大病例观察，作出确切的结论。治疗冠心病由于例数过少，有待今后继续努力加以阐明。初步可以说明本方的适应范围不仅限于治疗外感疾病的传变，即少阳之邪内陷，同时对内因疾病方面，即由于情志引起的肝胆郁热，进而牵涉其他脏腑，而出现的一系列神经精神症状，亦是本方的适应范围。因为悲、怒、惊都属于情志活动，是大脑对客观事物的反映，中医学从脏腑学说出发，认为与肝（胆）、心有密切关系。肝主疏泄，肝气疏泄功能正常，则气血条达，心情舒畅，如肝气郁滞，气机不调，就可见胸胁胀满、郁郁不乐；若肝郁化热，则可见烦躁易怒、失眠多梦、易发惊骇等。肝与胆互为表里，所以肝病可影响及胆，反之胆病可影响及肝，故常肝胆并称。悲伤则又属心，《内经》谓："心藏神……神有余则笑不休，神不足则悲。"悲伤欲哭是心气不足的表现，因此从本方适应证之病机分析，一方是肝胆壅热，气机不调；另一方是心气不足、情志抑郁。一组用柴胡、大黄、黄芩，以清泻肝胆郁热，条达气机；一组用龙骨、牡蛎、茯苓、桂枝以益心气而安神，由于病机两对矛盾交织在一起，故药物之散与敛、补与泻、温与清合用于一方，相反相成，能收到应有的疗效。

2）对本方中铅丹的使用问题：铅丹即黄丹，其主要成分是四氧化三铅，并且含有一氧化铅，临床上是外科常用药，外用治疗皮肤疾病，内服有坠痰镇惊的功效，用于治癫痫。而本方中亦含有此药，我们认为治疗神经官能性疾病时，连续服用6剂以上时疗效较好，这时使用铅丹颇不适当，易于造成慢性铅中毒。因此在安全有效的前提下，每当使用本方时均将铅丹一味减去，以远志代之，而疗效并无逊色。

3）神经官能症：是一种多发病，它的表现多种多样，我们只对其中一种类型，以一种方剂加减治疗，收到较好疗效，这对本病的认识和治疗来说，只是其中的一个组成部分，只占一隅，并不全面，并且例数较少，势难确切，有待今后进一步观察。

15. 当归四逆汤的应用

当归四逆汤为《伤寒论》厥阴篇"手足厥寒，脉细欲绝"之主方，历代有些注家认为本证之手足厥寒当用姜、附，不宜再用桂枝汤攻表（原方中包括桂枝汤缺姜），如钱潢谓："手足厥寒即四逆也，故当用四逆汤，而脉细欲绝，乃阳衰而血脉伏也，故加当归，是以名之曰当归四逆汤也，不谓方名，虽四逆而方中并无姜附，不知何以挽回阳气，是以不能无疑也。"柯琴谓："此条证为在里，当是四逆本方加当归，如茯苓四逆之例，若反用桂枝汤攻表，误矣，既名四逆汤，岂得无姜附。"钱、柯二氏咸谓既名四逆，必须用姜、附，不然即不称为四逆了，殊不知本证之手足厥寒，病机与少阴病不同，少阴之四逆乃心肾阳气衰微而呈现手足厥逆，常伴有下利清谷，恶寒蜷卧，脉微欲绝，阴寒盛阳气衰等证候，宜用四逆汤类温肾助阳以驱阴寒为正治，如四逆汤、通脉四逆汤、白通汤、干姜附子汤、茯苓四逆汤等。即王太仆所谓"益火之元，以消阴翳"。本证则不然，乃属足厥阴肝经虚寒之证，肝藏血，血虚寒凝不能充达于四末，故手足厥寒，脉细欲绝。《伤寒论》厥阴篇中记载多种厥证，本证之厥，为厥阴之正证，其他厥证（除蛔厥）于厥阴篇者乃借宾定主之谓，以提示与本证之厥鉴别。汪切庵谓："四逆之名多矣，而有因寒因热之不同，此则风寒中血脉而逆。"周汤俊谓："四逆汤全从回阳起见，四逆散全从和解表里起见，当归四逆全从养血通脉起见。"周氏列举三证四逆之不同，颇为中肯。由于血虚寒凝，故用当归补血行血，桂枝辛温，温通血脉，与芍药、甘草、大枣合用调和荣卫，以解散外邪，辅以细辛以散血分之寒邪，木通通血脉利关节，诸药配伍，寒去脉通而四逆之症自然可以消除。本证之脉细欲绝与脉微尚有区别，脉细为荣气内束，细而欲绝形容应指不见，绝而不至之谓。

应用本方时，不能局限于"手足厥寒，脉细欲绝"。凡属厥阴肝经虚寒，血虚阳气衰，如头昏痛，面色青暗，手足厥冷，倦怠乏力，少气懒言，畏寒喜暖，少寐多梦，肢体拘急身痛，舌淡嫩，脉沉细弦弱等，只要掌握非肝阳亢逆、肝经实热证，即可用之。

肝为刚脏，《内经》谓为将军之官，体阴用阳，以实证热证居多，但亦有肝经虚寒证，前者为常，后者乃变，当归四逆汤即为后者之适应证。

今人用以治疗寒痛、腹痛、虚寒下利、久疟、巅顶头痛、痹证、血痹、肢端冷痛、脱疽、冻疮等，其病机皆为厥阴肝经血虚寒凝所致，用本方可收异病同治之效。张琪教授用此方甚多，只要掌握上述病机，常获桴鼓之效，爰举近年来验案三则。

病案1　林某，男，48岁，干部。1980年3月15日初诊。

头胀痛，心烦，胸憋闷少气，手足厥冷，口唇麻，全身麻有恐惧感。西医诊断为脑基底和冠状动脉供血不全（心电图示供血不全），经治疗胸闷、少气等症状有明显好转，但出现全身走窜拘急难忍，自汗，手足厥冷。始按痹证，投以祛风活络之剂治疗无效。本年6月9日查房诊其脉象沉迟而有力，舌润滑，如上述症状，因思病人以全身拘急为主证，伴有手足厥寒，自汗，结合舌、脉分析，当属足厥阴肝经虚寒证，《内经》谓肝藏血，主筋，肝经虚寒则不足以温煦养血营筋，故全身拘急窜痛；自汗乃由营卫不和所致，犹桂枝汤证之自汗也；肝寒血虚不能充达于四末，因而手足厥冷，脉沉而迟；肝藏魂，肝血虚失舍，则多梦纷纭。宜用当归四逆汤与吴茱萸汤二方化裁。处方：当归20g、桂枝15g、白芍20g、细辛5g、甘草15g、大枣5枚、生姜10g、党参15g、半夏15g、小麦50g、木通15g、吴茱萸15g，水煎服。

服药6剂后全身走窜拘急减轻，按原方继服。7月4日至8月13日二次复诊，连用上方20余剂，全身窜痛拘急、自汗等症全部消除，心电图亦有明显改善，目前仍有时头晕多梦，肢麻手微冷，脉象缓，舌紫薄苔。仍用上方加减主之：当归20g、桂枝15g、白芍20g、细辛5g、甘草10g、大枣5枚、小麦50g、丹参20g、鸡血藤50g、红花15g、川芎15g、党参15g、生姜15g，水煎服。

继服上方12剂，诸症消失，每天坚持锻炼，无不适之感。于9月2日出院。

按语：本案始用当归四逆汤、吴茱萸汤温经养血祛寒，服药后全身窜痛拘急自汗皆收显效，心电图亦有明显改善，但仍头晕、多梦、肢麻手微冷，继用原方温经散寒有余，活血之力则嫌不足，故后方加入丹参、鸡血藤、红花、川芎等行血活血之品，以竟全功。

病案 2　蔡某，男，64 岁，离休干部。1984 年 11 月 8 日初诊。

两足寒冷感，色紫，甚则寒冷如冰，冬季虽在室内 15～20℃，亦必须着皮毛鞋，夜间尤甚，不能入睡，经各医院会诊一致认为是雷诺病，历经中西药治疗无效。脉沉舌润，因思两足寒冷者为血虚营运不周所致，此足厥阴血虚寒凝之证，宜当归四逆汤与顾步汤化裁。处方：当归 25g、桂枝 20g、白芍 15g、细辛 5g、甘草 15g、木通 15g、大枣 5 枚、黄芪 50g、丹参 20g、石斛 20g、红花 15g、鸡血藤 50g，水煎服。

11 月 18 日二诊　服药 10 剂，足冷稍好，原方加桃仁 15g。

11 月 29 日三诊　继用上方 10 剂，足冷有明显好转，原方继服。

12 月 13 日、1985 年 1 月 14 日又 2 次复诊足已不凉，色转红润，温暖有热感，自述为近年来罕见之现象，脉转沉滑，嘱继用上方 10 剂以善后。

按语：本案经各医院诊断为雷诺病，两足寒冷如冰，色紫青，脉沉舌润，辨证为厥阴血虚寒凝之证，用当归四逆汤合顾步汤之半，后者见于《外科真诠》为治脱疽之方，本病非脱疽故于原方中减清热解毒之金银花、蒲公英、紫花地丁、菊花，加入丹参、红花、鸡血藤与黄芪、当归合用，旨在益气活血，俾气旺血行营运通调，则两足由寒转温，连服本方近 50 剂而痊愈。

本病及脱疽属于周围血管疾病，临床表现皆手足厥冷，脉沉细或沉微等，一般认为属于四逆喜用附子、干姜辛热之剂，以回阳救逆用之不惟不效，反而灼伤阴液，不可不慎。前贤云："四逆汤全从回阳起见；当归四逆全从养血通脉起见。不入辛热之味者恐灼阴也。厥阴职司藏血，不养血则脉不起。少阴重在真阳，阳不回则邪不退。"观前贤论述，结合临床观察，可知本方重温通血脉，调和营卫，"未有营卫不和而脉道能通者"，与少阴之四逆脉微细属真阳衰者显然不能同日而语。

病案 3　冯某，女，40 岁，科技人员。1985 年 1 月 16 日初诊。

素体消瘦，眩晕 2 年余，终日昏眩时轻时重，不能上班，经某医院诊断有谓神经衰弱者，有谓梅尼埃病者，久治无效。来门诊求治，面色青暗不泽，全身乏力难支，精神委靡不振，脉象沉细，手足厥冷，舌滑润，此足厥阴肝经营血虚寒之证。肝血虚阳气势微无以温煦，木失荣而内风动，故终日眩晕不已，宜当归四逆汤合吴茱萸汤化裁。处方：当归 20g、桂枝 15g、白芍 15g、细辛 5g、甘草 10g、木通 10g、大枣 8 枚、生姜 10g、吴茱萸 15g、党参 15g、黄芪 30g，水煎服。

1 月 23 日复诊　服上方 6 剂，自觉全身较前有力，精神稍振，眩晕亦减轻，自述用此药后全身舒适。3 次复诊继服上方 20 剂，眩晕大减，全身有力，精神振奋，唯有时睡眠欠佳，多梦，宜原方加酸枣仁 20g，继服而愈。

按语：《内经》谓"诸风掉眩，皆属于肝"。诚以肝为刚脏，内寄相火，风火亢逆上犯巅顶发为眩晕，属热证者居多。但肝藏血，肝阳不足，血虚不能上荣亦可发生眩晕，本案即属后者。如除眩晕主证外，面色青暗，精神不振，手足厥冷，脉象沉细等，皆属肝阳势微营血不足所见证候。用当归四逆汤、吴茱萸汤二方化裁，温肝、散寒、养血，又增入黄芪以益气，积年沉疴得以蠲除。

16. 麻黄汤类方证治

《伤寒论》中属于麻黄汤证类主要有麻黄汤、麻黄杏仁甘草石膏汤、大青龙汤、小青龙汤等方，均为常用之方剂。现分别探讨如下。

（1）麻黄汤

本方见于太阳中篇者三，见于阳明篇者一，其主要条文为35条："太阳病，头痛发热，身疼腰痛，骨节疼痛，恶风无汗而喘者，麻黄汤主之。"

本条为伤寒之主要症状，但未言脉象，应与第三条"太阳病，或已发热，或未发热，必恶寒，体痛，呕逆，脉阴阳俱紧者，名曰伤寒"相互参照，才能对伤寒之脉证有较为全面的认识。寒邪束于表，太阳之经气不能畅通流行，循经上犯则头痛。寒为阴邪，其性凝滞收引，郁于经脉则身痛、腰痛、骨节疼痛；正邪相争则恶寒发热；肺合皮毛，寒邪郁于皮毛，则无汗而喘。

麻黄汤方中，麻黄辛温发汗开腠理，杏仁降逆利肺气，二药合用有泻肺定喘之功。桂枝辛温协同麻黄以解表，甘草甘缓以调和诸药。凡外感风寒闭阻肌表，无汗而喘，脉浮紧者，皆宜用之。

麻黄汤用于治疗感冒、气管炎等病。辨证时必须掌握确系寒邪外束，且无里热者方可使用。全身肢节痛，无汗，喘咳，痰稀薄而少，咳痰不爽，舌苔白滑，脉浮或浮紧者投用此方，最为合拍。此类症状，由风寒束表、肺气不宣所致，故宜麻黄汤发表宣肺定喘。用本方后周身得汗，身痛除，喘咳减，肺气通调，咳痰亦爽，病乃向愈。

麻黄汤之喘为寒邪闭于表，肺气不得宣发而成，故无里热症状，切不可用寒凉之剂，以阻遏肺气。

寒邪束于肌表，经气受阻不得畅通故身痛、腰痛、骨节痛，与少阴篇附子汤证之身痛属于阴寒内盛、阳气不能充达于外者有根本之不同。凡寒邪束表之痛必用麻、桂以治之，麻黄辛温驱寒邪外出，桂枝辛温通阳，故麻、桂二药为治此类身痛必不可少之主药。麻黄之用量，应根据病邪之轻重，病者体质之强弱，具体应用。张琪教授用此药一般成人量为5~15g，量不宜大，过量容易出现心动过速。还有对此药过敏之人，用后，心悸气短不能支，甚至出现休克，医者不可不慎。

（2）麻黄杏仁甘草石膏汤

原文："发汗后，不可更行桂枝汤，汗出而喘，无大热者，可与麻黄杏仁甘草石膏汤。"

发汗后热不解，汗出而喘为邪热迫肺，不得外达，不可再用桂枝汤辛温解肌，宜用本方宣肺透邪、清热定喘治疗。

本方用麻黄宣肺透邪，但麻黄辛温与热邪以温济热不宜，故与石膏相配伍。石膏清肺中之热，且二药合用，石膏可监制麻黄之辛温，使辛温之性转为辛凉，二者制约麻黄之力，使其发越不致过猛。但据张琪教授经验，石膏之用量须大于麻黄五倍以止，甚至十倍方能达宣肺清热之效，不然往往达不到药效。

原文载该方用于汗后下后，但在临床上使用此方，凡表邪不解，邪热迫肺作喘者皆可用之，不必拘泥于有汗无汗，可用于流行性感冒、上呼吸道感染、急性支气管炎、肺炎等病。

病案 1 李孩，男，8个月。

麻疹出齐 10 天，高热不退，体温 39.5℃，无汗，咳嗽喘，气促，鼻煽，痰鸣，口渴，烦躁，舌苔黄质赤，脉数，指纹紫透气关。听诊两肺上野有大量啰音，在某医院住院诊断为麻疹合并肺炎。曾用青链霉素等热不退，服用安宫牛黄丸、银翘散等亦无明显效果。此为外邪迫肺，闭郁不宣之证，宜宣肺透邪、清热定喘法治之。处方：麻黄 7.5g、杏仁 10g、生石膏 40g、甘草 5g、桑白皮 10g、川贝母 10g、麦冬 10g，水煎频频饮之。

服药 1 剂后，全身微汗出，高热渐退，体温 37.5～38℃，喘促等症初见好转。原方麻黄减为 2.5g，石膏减为 25g，继服 1 剂全身不断汗出，体温 36.5℃，喘咳大减，能吃乳，唯舌红仍微咳。此郁闭得宣邪热已解，但阴分尚亏，继以养阴清肺之剂而愈。

（3）大青龙汤

38 条原文："太阳中风，脉浮紧，发热恶寒，身疼痛，不汗出而烦躁者，大青龙汤主之。若脉微弱，汗出恶风者，不可服之。服之则厥逆，筋惕肉瞤，此为逆也。"

39 条原文："伤寒脉浮缓，身不疼，但重，乍有轻时，无少阴证者，大青龙汤主之。"

以上二条皆大青龙汤主证，38 条病机为寒邪外束，邪热内蕴，外寒里热。脉浮紧、发热恶寒、身疼痛、不汗出为寒邪束于肌表之候，与麻黄汤证相同；多烦躁则是由于邪热内蕴不得外达所致，故用石膏以清里热。此方为发散表寒，清解里热之剂，用之可使外邪解，内热清，一举而诸症皆平。

后条"脉浮缓，身不疼，但重，乍有轻时"亦用大青龙汤治疗。综观历代医家对本条之阐释，皆随文有衍义，不切实际。如尤在泾曰："伤寒脉浮缓者，脉紧去而成缓，为寒饮变热之证。"他在解释身重时说："伤寒邪在表则身疼，邪入里则身重。"柯韵伯说："寒有轻重，伤之重者，脉阴阳俱紧而身疼；伤之轻者脉缓而身重。"这些解释皆与仲景原义不牟。此条乃寒湿之邪侵袭于肌表，由于湿性重浊，故"身不疼但重，脉浮缓"。重即重浊，沉重之意，临床表现多见头身困重，四肢酸楚发沉，用大青龙汤驱在表之寒湿，清内蕴之邪热，故为正治。《金匮要略·痰饮咳嗽病脉证并治》云："饮水流行，归于四肢，当汗出而不汗出，身体疼重，谓之溢饮。""病溢饮者，当发其汗，大青龙汤主之；小青龙汤亦主之"，与本条证候相同，但本条外证身不疼但重，与溢饮身体疼重似有区别。从临床观察，凡水饮在表之证，皆以重为主，间有挟痛者亦属次要，二者并无轩轾之分。

慢性气管炎、肺气肿、肺心病属于痰饮咳嗽之范畴。外证多呈现头身困重，轻度浮肿或浮肿不明显，而亦多见全身沉重酸楚，皆属饮邪在表、阳气不能充达之候，必用麻、桂通阳以驱饮。据病之轻重，可分别选用大、小青龙汤治之。急性肾小球肾炎水肿属于风水，外症见骨节疼痛、恶风，为风邪夹水之证。张琪教授常用越婢加术汤与麻黄连翘赤小豆汤合用，可收利尿消肿之效。

重症感冒、大叶性肺炎属外寒里热者，大青龙汤亦有效。凡重症感冒、大叶性肺炎纯表寒证者甚少，属表寒里热者较多。里热者除烦躁外，多见舌苔白干少津，脉浮数等候，故本方与麻黄杏仁甘草石膏汤为常用多用之方。

（4）小青龙汤

《伤寒论》40 条原文："伤寒表不解，心下有水气，干呕，发热而咳，或渴，或利，或噎，或小便不利、少腹满，或喘者，小青龙汤主之。"

41条原文："伤寒，心下有水气，咳而微喘，发热不渴。服汤已渴者，此寒去欲解也。小青龙汤主之。"

小青龙汤之适应证为既有表邪不解，又有水饮停蓄之表寒里饮证。由外邪里饮交织，在治疗上必须一面解表，以驱除在外之邪，一面化饮以逐停蓄之水饮。饮属阴邪，咳喘吐痰呈清稀泡沫，为本证之辨证关键。口渴引饮，为水饮不化，津不上承所致。若水饮渍于肠中则下利，水饮不化则小便不利，少腹满而喘。总之，这类证候皆因寒邪束于外，水饮停于内而生。水得热则化为气，遇寒又复凝为水。阳气充沛则水化为津、为气，无水饮停蓄可言。水饮停蓄不化者，皆由"阳气衰微"所致。小青龙汤中，麻黄、桂枝以驱逐在表之风寒，细辛、干姜、半夏蠲除内停之水饮。此三药辛热而燥，伤津耗液，用甘寒滋阴之品辅佐又助湿碍饮，故用五味子酸敛生津，芍药酸寒敛阴。陈修园谓"干姜、细辛、五味子三药一开一阖一枢"，巧妙配合，使开与阖，辛开与酸敛之药相互制约，而发挥其相辅相成的作用。

本方在临床上用于治疗慢性支气管炎、肺气肿、病毒性肺炎等，凡属表寒内饮者用之皆效，内饮无表证者亦可。但本方之剂量宜小，因其药物多为辛温燥药，量大则容易化燥伤津。张琪教授用麻黄、干姜、桂枝一般7.5g、细辛3～5g、半夏10g、五味子5g、白芍10g，曾在临床中见到一例病人，干姜用15g、桂枝用20g、麻黄用15g，后出现痰黏滞不易咯出、喘咳加剧的现象。该痰饮病人虽属阳虚，病程久则阳损及阴，阴分亦亏，故投大量辛燥之药，偾事者不少，且勿掉以轻心。

本方治慢性支气管炎及肺气肿，属中医痰饮咳嗽，人们容易理解，用于病毒性肺炎之前则需要加以说明。据张琪教授之观察，病毒性肺炎多见于儿童，听诊肺部有大量湿啰音，咳痰稀薄，喉中有明显之痰鸣音（喉中水鸣声），舌苔白滑，伴有发热喘等症状，属于表邪不解，内渍水饮之证，用本方或射干麻黄汤解表化饮乃正治。不能一遇肺炎即认定为温病，用辛凉解表或安宫牛黄丸治疗。必须辨别表邪是风寒风温，里证是里热里饮，施治方不敢误。

本方治外寒内饮之证，已如上述，但临床观察此类病人有夹热者，即慢性支气管炎、肺气肿等并发感染，既有外寒内饮又夹热邪，咳痰稠黏兼有黄痰。此时小青龙汤原方辛温助热用非所宜，改投小青龙加石膏汤方能中的。此方载于《金匮要略·肺痿肺痈咳嗽上气病脉证并治》，"肿胀，咳而上气，烦躁而喘，脉浮者，心下有水，小青龙加石膏汤主之。"此方解表蠲饮兼清内热，为治此证之有效良方，石膏用量少则效减。张琪教授在临床上一般用50～100g，余药用量同前。《医学衷中参西录》盛赞此方之妙，可供参阅。

病案2 赵某，男，53岁，干部。1973年1月5日初诊。

外院会诊，病人体质素丰，于1972年12月28日发热，体温39.1℃，恶寒咳嗽，经某医院诊断为慢性支气管炎并发感染。用抗生素控制感染，效不显，延中医会诊，发热（体温38.7℃），恶寒肢节酸痛，烦躁无汗，咳嗽时痰泡沫兼有黏液，呼吸气促，脉象滑数，舌尖赤苔白干，此为外寒内饮夹有热邪之证，宜小青龙加石膏汤解表化饮清热法治疗。处方：麻黄10g、生石膏75g、干姜7.5g、细辛5g、五味子10g、桂枝15g、白芍15g、半夏15g、甘草7.5g，水煎服。

1月8日二诊 用前方3剂，周身微汗，发热退，体温36.7℃，烦躁及气促皆减轻，痰易咯出，但仍咳嗽，舌苔转润，脉滑。此表邪已解，饮邪渐化。里热清，继以宣肺清热止咳之剂而安。

按语： 本例即外邪不解（表寒）发热恶寒肢节痛，里饮夹热，咳吐痰清稀兼带黏稠，用小青龙加石膏汤解表化饮清热，表解饮化热退诸症皆愈。

17. 半夏泻心汤的应用

半夏泻心汤为《伤寒论》五泻心汤之一，由半夏、干姜、人参、甘草、大枣、黄连、黄芩组成。《伤寒论》以之治心下满不痛之痞证。《金匮要略·呕吐哕下利病脉证治》谓："呕而肠鸣，心下痞者，本方主之。"此方治脾胃不和、升降失司之痞，缘脾喜燥恶湿，胃喜润恶燥，脾主升清，胃主降浊。脾湿则清阳不升，胃热则浊阴不降，湿热交阻清浊混淆，而痞满胀诸症作矣。此方用黄连、黄芩苦寒清胃热，干姜温脾除湿，半夏降逆和胃，人参、甘草、大枣补中健脾，合之热清湿除，脾气得以健运，胃气得以和谐，清升浊降，痞满自然消除矣。然张琪教授应用此方并不限于心下痞，凡胃及十二指肠溃疡、胃炎、胃黏膜脱垂等一系列消化系统疾病，属湿与热交阻、脾胃不和，见胃脘痛、痞满胀、吞酸、反胃呕吐等，用之皆具卓效。如大便秘者可加大黄小量以通腑泻浊，则湿热除而愈，尤其对吞酸、灼热、呕恶、反胃、嘈杂，其效更佳，辨证当注意舌象，多见舌质红，苔白腻或稍黄，即属湿热，结合症状自然无误。

18. 吴茱萸汤运用之经验

吴茱萸汤三见于《伤寒论》。一见于阳明篇："食谷欲呕，属阳明也，吴茱萸汤主之。"此属胃气虚寒、浊阴上逆所致之呕逆。张琪教授治疗慢性胃炎、胃肠官能症等病，见胃脘痛胀，吐清水或稀涎，或干呕，面色晦，脉沉迟，或沉弦，手足冷，舌润口和等，此方用之颇效。吴茱萸汤一般成人用量为：吴茱萸 15g、人参 15g、生姜 20g、大枣 10～12 枚。吴茱萸、生姜辛开温中散寒降逆下气；人参、大枣甘缓益气和中，适用于胃气虚寒、浊阴上逆之证。

病案 1 陈某，男，40 岁，工人。1982 年 3 月 15 日初诊。

素罹慢性胃炎，近日加重，胃脘隐痛，吐清水，脉沉弦，舌滑润，胃纤维镜示黏膜水肿。据脉证分析属于胃中虚寒、浊阴上逆之证，宜吴茱萸汤加味主之。处方：吴茱萸 15g、党参 15g、大枣 5 枚、生姜 15g、公丁香 10g、半夏 15g、甘草 10g，水煎服。

3 月 22 日复诊 连服 6 剂，胃脘已不痛，吐止食欲增加，诸恙悉除，继以调理脾胃之剂以善其后。

阳明病为胃家实，吴茱萸汤所以列入阳明篇者，乃仲景昭示后人，胃家实之反面尚有胃家虚寒。一实一虚，一热一寒，令人当知辨证对照，临证不至于含准。

二见于少阴篇："少阴病，吐利，手足逆冷，烦躁欲死者，吴茱萸汤主之。"本条证候虽似少阴病，原文亦冠以少阴病，其实并非少阴病。吐利手足逆冷，烦躁欲死为少阴病之危证，但本条乃寒邪犯胃，中焦升降失常，浊阴上逆攻冲之证，证候与少阴病相同，故列入少阴篇，乃借宾定主之文，示人当知与少阴病相鉴别。这种写法意在言外，学者不可不知。《伤寒论》类似条文甚多，应细心玩味，且勿混淆。本条证候虽似危笃，但实乃脾胃寒盛阳气不能敷布，病在中焦未涉及少阴，故用吴茱萸汤温中散寒，降逆止呕即愈，如属少阴则阳气绝之危证，岂吴茱萸汤所能疗救哉？张琪教授治疗小儿吐泻不止，手足冷常用本方而取效。

病案 2 肖某，女，3 岁，在某医院住院。1968 年 3 月 10 日初诊。

吐泻 1 周不止，手足逆冷，患儿烦躁不安，腹阵痛。医院给予输液及镇吐止泻之剂，俱不应，邀张琪教授会诊。见其面色苍白眼不欲睁，腹泻每日 4～5 次稀水。呕吐频频，不时躁动，舌润多津，手足凉。辨证为寒邪侵犯脾胃，升降失司，欲作慢惊，宜吴茱萸汤加味温脾胃散寒邪。处方：吴茱萸 7.5g、红参 10g、大枣 3 枚、生姜 10g、胡椒（碎）10 粒、白术 7.5g、甘草 5g，水煎服。

3 月 12 日复诊 服药 1 剂，呕吐即止，腹泻减，每日 2～3 次，继以前方调治而愈。

按语：《福幼新编》有逐寒荡惊汤治疗慢惊风吐泻以培补元气温运脾胃，方中用药为胡椒、炮姜、肉桂、丁香、伏龙肝。用胡椒者因其有辛散寒浊止吐利之功，本条加胡椒即师此意。

三见于厥阴篇："干呕吐涎沫，头痛者，吴茱萸汤主之。"本条为寒邪犯足厥阴肝经之证，厥阴之脉挟胃上巅、寒邪循经上犯故出现干呕、吐涎、头痛。三条临床表现虽然不尽相同，但阴寒内盛、浊阴上逆的病机是一致的，故均可用吴茱萸汤治疗。张琪教授临床遇此类头痛甚多，辨证除原文所载症状外，常出现四肢厥冷，面色青暗，脉沉弦或沉迟，舌润口和，头痛部位多局限于巅顶，亦有兼目眩及眩晕等，则因"肝开窍于目""诸风掉眩皆属于肝"之故。"肝为刚脏""体阴用阳"；肝病以热证居多，但亦有寒证者，吴茱萸汤证即寒证之范例。此类头痛临床上并不罕见，张琪教授用此方治疗顽固难愈肝经虚寒头痛多例。

病案 3 宫某，女，7 岁。1971 年 2 月 24 日初诊。

头痛 2 个月余，发作时难忍，经某医院检查未发现异常，怀疑脑膜炎，拟做脑脊液穿刺，患儿畏惧不肯接受，遂来我院门诊诊治。患儿面色青暗，头痛甚重，彻及巅顶。发作即干呕欲吐，吐出少量澄清痰沫，手足厥冷，舌润，脉象沉，综合脉证属厥阴头痛，以吴茱萸汤治疗。处方：吴茱萸 15g、人参 10g、生姜 10g、大枣 3 枚、半夏 10g、陈皮 15g、甘草 5g，水煎 100ml，分 2 次服。

2 月 28 日二诊 服药 1 剂，头痛减轻，继服 2 剂，病明显好转，干呕止，面色转润，但舌稍干，脉象沉，此厥阴寒邪渐退但舌稍燥，防化热伤阴，宜前方少佐清热之品。处方：吴茱萸 10g、人参 10g、生姜 10g、大枣 3 枚、川连 7.5g、麦冬 10g、半夏 10g、甘草 7.5g，水煎 100ml，分 2 次温服。

3 月 5 日三诊 连服上方 3 剂，头痛一直未发作，面色红润，精神好转，脉象沉滑，舌润，随访已痊愈。

病案 4 修某，女，6 岁。1975 年 4 月 1 日初诊。

平素身体健康，5 个月前突然出现阵发性头痛，剧烈难忍，伴恶心欲吐。经某医院诊断为神经性头痛，用西药治疗无效，曾用中药清热祛风及补肾之剂几十剂，效不显。现病人仍反复发生阵发性头痛，发作时恶心欲吐，伴手足厥冷，面色青暗，舌苔滑润，脉象沉。根据其发作时手足厥冷，舌滑润，脉象沉，辨证为厥阴头痛，为寒邪侵犯肝经，循经上逆所致，宜予温肝散寒降逆之剂。处方：吴茱萸7.5g、党参10g、大枣3枚、生姜10g、半夏10g、陈皮10g、茯苓10g、甘草6g，水煎服，每日2次。

4月25日复诊　患儿服前药9剂，20余日来头痛一直未发作，面色转润，手足转温，未出现恶心呕吐症状，精神亦较前恢复。自诉近两天头有些不适，但未疼痛，其母恐反复故来复诊。舌仍润，脉沉稍滑，继以前方少佐清热药物。处方：吴茱萸5g、党参10g、大枣3枚、生姜10g、半夏10g、陈皮10g、茯苓10g、龙胆草7.5g，水煎服，每日2次。

患儿继用上方6剂，头痛一直未发作，随访已痊愈。

病案5　唐某，女，30岁，干部。1982年9月4日初诊。

眩晕1年余，发作时甚重，头晕目眩如立舟船之上，恶心欲吐，眼不欲睁，面色晦暗，手厥冷，苔白脉沉。经某医院诊断为梅尼埃病，历经中西医治疗无效，来我院门诊就医。根据以上脉证，当属寒邪夹痰湿循足厥阴肝经上扰清阳，故而眩晕发作不已，宜吴茱萸汤、二陈汤合治之。处方：吴茱萸10g、党参15g、生姜15g、大枣3枚、半夏15g、陈皮15g、茯苓15g、甘草10g，水煎服，每日2次。

9月17日复诊　服上方6剂，眩晕大减，近日未发作，已不呕吐，手足温，面色转润，脉象沉，舌润，继宜前方主治。处方：吴茱萸15g、党参15g、生姜15g、大枣15枚、陈皮15g、茯苓15g、甘草10g，水煎服，每日2次。

以上三案，前二案为厥阴头痛，后案为眩晕，但病机皆为寒邪侵犯足厥阴肝经，上扰清阳，因而施异病同治之法，皆用吴茱萸汤增味治疗而收功。

19. 十枣汤、大陷胸汤、大黄甘遂汤临证化裁应用一得

（1）十枣汤证

《伤寒论》152条："太阳中风，下利，呕逆，表解者，乃可攻之。其人漐漐汗出，发作有时，头痛，心下痞硬满，引胁下痛，干呕短气，汗出不恶寒者，此表解里未和也，十枣汤主之。"本条说明水饮结于心下及两胁，兼有太阳中风之表邪不解，必须先解表，然后方可用十枣汤攻逐水饮。其人漐漐汗出症皆属水饮内结之证，故应以十枣汤攻之。《金匮要略·痰饮咳嗽病脉证并治》"饮后水流在胁下，咳唾引痛，谓之悬饮""脉沉而弦者，悬饮内痛。病悬饮者，十枣汤主之"。结合《伤寒论》《金匮要略》条文均说明水饮沉积于胸胁，必须用十枣汤攻逐水饮，水饮除则痛止。

张琪教授临床观察《金匮要略》之悬饮相当于现代医学之渗出性胸膜炎，积水轻者可用柴陷汤加白芥子治疗，积水较重者则必须用十枣汤攻逐水饮，确有良效。今举病案二则如下。

病案1　辛某，男，29岁，工人。

该病人面部无华，浮肿，气短促，呼吸困难，咳嗽，吐涎沫，夜不得卧，卧则气促加

剧，在哈市某医院住院，经诊断为渗出性胸膜炎，胸腔大量积液，胸部 X 线检查积液达第 2～5 肋，曾经二次抽胸腔积液 600～700ml，暂获轻松，但不久又恢复如初，病人十分痛苦，求治于张琪教授。诊为悬饮，舌苔白腻少津，脉象沉弦，体质尚可，大便不溏，为水饮壅结于胸胁，肺气不利，失于下行，三焦壅塞，气化受阻，治当攻逐水饮，尤必须峻药攻之，方可有济，立十枣汤。甘遂、大戟、芫花醋浸炒微黄，各等分研末，每次 2.5g，大枣 10 枚煮水，用大枣汤送服观察，服药后大便下泻，日 3～4 次均为水样便，胸部感觉宽松，咳嗽亦轻。嘱继服 1 剂，连续泻水便，胸腔积液大减，夜能平卧入睡，连服 4 剂，经 X 线复查仅有少量积液，嘱停药恐其伤正，后用小柴胡与小陷胸汤合用而愈。

病案 2 刘某，女，33 岁，护士。

患渗出性胸膜炎，胸腔大量积液，咳嗽，气促，胸痛胀，不得卧寐，曾经于某医院 X 线检查胸腔大量积液，在右侧第 3 肋以上，曾抽出积液数百毫升，当时觉宽松，过数日又恢复如前。来中医院求治，脉沉弦有力，舌苔白厚腻，此属中医之悬饮，宜十枣汤攻之。方甘遂、大戟、芫花俱用醋炙为末，胶囊装入，每次 2g，日 2 次，用枣汤送服。初服腹痛未泻，增至 3.5g，仍日 2 次服药，服后腹痛，下泻水样粪便甚多，胸痛胀大轻，呼吸亦通畅。连服 2 日下泻 10 余次，嘱停药，中病即止，过服则伤脾胃，后经 X 线透视水饮已无，遂痊愈。

甘遂、大戟、芫花俱为逐水之峻剂，尤以甘遂之力较大。《汤液本草》谓："甘遂可以通水，而其气直透达所结处。"张寿颐谓："寸遂苦寒，攻水破血，力量颇与大戟相类，故《神农本草经》《名医别录》主治腹满浮肿，下水留饮，破癥坚积聚亦与大戟主治大同小异，但兼能消食，通利谷道，稍与大戟不同，则攻坚之力殆尤为过之。"可见，甘遂攻逐水饮相对较优，仲景大黄甘遂汤、大陷胸汤、甘遂半夏汤皆用甘遂，可见一斑。

（2）大陷胸汤之变通应用

大陷胸汤证《伤寒论》有数条，唯 137 条："太阳病，重发汗而复下之，不大便五六日，舌上燥而渴，日晡所小有潮热，从心下至少腹硬满而痛不可近者，大陷胸汤主之。"张琪教授认为本条是大陷胸汤的主要证候，其中小有潮热是其外证，唯心下至少腹硬满不可近是其主证，结合舌上燥而渴为水液与热邪壅结于胸胁及肠胃，方名陷胸并不局限于胸胁，乃水液与热邪积结于三焦，气化壅阻不得下行，大便不通而小便亦必不通，此方功能泻热逐水。大黄苦寒，泻热通腑；芒硝咸寒，软坚散结；甘遂苦寒，逐水邪，三药合用为泻热逐水之峻剂。张琪教授以此方化裁治疗急性肠梗阻、肾病综合征高度腹水、肝硬化腹水、结核性腹膜炎腹水，辨证属于邪热与水液壅阻积结，加用枳实、厚朴、槟榔、海藻等行气软坚之品多能获效。

（3）大黄甘遂汤之变通应用

张琪教授将大黄与甘遂合用于结核性腹膜炎高度腹水、肝硬化高度腹水、肾病综合征高度腹水，辨证属实热阳水用利水药无效者皆获良效。张琪教授在病房治疗数例皆收明显效果。

病案 3 张某，男，50 岁。

结核性腹膜炎高度腹水，仰卧，左右不能转侧，大便秘，小便不利。曾用中药茯苓导水汤、五苓散，西药呋塞米等，小便稍增，但无明显效果。病人腹部膨胀难忍，查房见其舌苔白厚少津，大便数日未行，小便不利，腹胀满痛，坚硬拒按。辨证为水热互结，三焦壅塞，气滞壅瘀不得下行，必须泻热逐水方能收功，以大黄甘遂汤加味主之。处方：大黄15g、甘遂5g、茯苓30g、泽泻20g、猪苓20g、黄连15g、黄芩15g、白术20g、桃仁15g、槟榔20g、二丑各（砸）20g。

病人初服药后胃部小有痛，至夜间下泻水样便二次，腹部稍感宽松，继服药小便随之增多，大便亦下泻水样便数次，连服7剂，小便24小时达3000ml，大便亦时泻水样便甚多，病人腹水大消，腹胀满亦大减。

病案4 王某，男，40岁，工人。1994年5月住院。

病人高度腹水，诊为肾病综合征，血浆白蛋白低、大量蛋白尿，曾用中西利尿药皆未收效，经会诊见其腹水胀满，全身浮肿，小便经用呋塞米、激素等皆无效，用白蛋白亦无效，定为难治性肾病综合征。张琪教授诊其脉沉有力，舌苔厚腻，口干不欲饮，每日小便300ml，大便数日不行，手足心热，血压尚可，辨证为邪热与水互结，三焦壅滞，宜用攻下泻热逐水法。处方：大黄15g、甘遂5g、二丑各20g、猪苓20g、泽泻20g、茯苓30g、槟榔20g、厚朴20g、枳实15g、车前子30g、瞿麦20g、萹蓄20g。

5月14日查病房：服药1剂无明显感觉，服2剂后腹痛泻少量水样便约500ml，再服3剂后大便下泻数次，皆水液，小便亦增至1000ml左右，腹部宽松，全身浮肿见消，舌苔转薄，嘱继续服前方不变，不料大便较前减少，小便亦未增，全身浮肿及腹水胀满仍停留在服前药阶段无进一步好转。因思前服药二便通利，肿胀减轻，继服则无效，此药对症但病重药轻，尤以逐水之剂药力不足，方中甘遂加至10g、大黄加至20g，原方继服。5月25日复查，病人服药腹中肠鸣辘辘作响，大便泻下日10余次，皆水样便，小便增至3000ml以上，从而浮肿及腹水全消，后以益气健脾和中之剂调治而缓解出院。

大黄甘遂汤见于《金匮要略》，原文："妇人少腹满如敦状，小便微难而不渴，生后者，此为水与血并结在血室也，大黄甘遂汤主之。"敦为盛食之器皿，言少腹有形高起之状，生后谓产后乃水与血并结，故以大黄下血，甘遂逐水，用阿胶育阴养血。

张琪教授经验此方并不局限于妇科水血结于血室，凡水蓄血瘀之证用之皆可。水蓄可以导致血行瘀阻，血瘀亦可影响水液的运行分布，前人有"血不利则为水"之说，水与血相互瘀结，此类病多见于肝硬化之腹水。中医学谓之为单腹胀、蛊胀、血蛊等，临床表现腹部膨隆，腹壁静脉曲张，小便不利，大便不通，脉沉滑有力，舌紫，手足热。审其体质尚可，形气俱实者，用大黄泻热开郁，甘遂逐水，伍以党参、白术、茯苓等益气健脾，攻补兼施。一般观察初服大便稍通，泻少量水，小便微增，继服则大便增，日数次，所下皆水样便，小便亦随之增加，连服药数剂肿胀消，可及时停药，中病即止，防其伤正。以大黄、甘遂为主的复方治疗此类肝硬化腹水皆腹水消退，病情缓解，但必须体质较壮，舌苔厚腻或舌质紫干，腹部肿胀坚硬拒按，大小便不通，脉实或沉滑数有力，辨证属于实热血瘀与水饮互结者方可用，否则不宜轻用。

甘遂炙法很多，张琪教授多用醋浸晒干后用微火炒至黄色，不可炒至黑色，黑色则无效。据现代药理实验，甘遂不溶于水，多粉末吞服，仲景之十枣汤、大陷胸汤即是用粉末，而大黄甘遂汤则是用煎剂。临床有时用粉末，病人服后胃脘不适，恶心吐，用汤剂与他药配合则恶心吐的副作用较小，因之治疗以上诸病高度腹水与大黄等药同煎，用之亦效。

张琪教授亦用此方治疗多例较重之肝硬化腹水，介绍如下。

病案5 于某，男，32岁。1980年6月就诊。

在哈市某部队医院住院，经确诊为脾大性肝硬化腹水，腹如抱瓮，膨胀难忍，用中西药治疗皆无效。腹壁静脉曲张，小便点滴不通，大便秘、数日未行，身体尪羸，面色萎黄，舌紫苔厚腻，脉象沉弦，采用攻补兼施法治疗。处方：大黄15g、甘遂10g、牵牛40g、海藻30g、桃仁15g、党参20g、白术20g、茯苓30g。

大黄与甘遂合用，海藻、牵牛相助攻逐水液，参、术、苓益气健脾，攻补兼施以攻为主。初服小便微增，继服量渐增，大便日行2～3次，所下皆水，腹胀满见松，连服20剂，小便24小时增至3000ml以上，腹水全消，基本缓解。随访此病人已上班工作多年，情况良好。

病案6 孔姓，男，26岁。哈市水泥厂工人。

1982年11月患肝硬化高度腹水，不能转侧，在哈市某医院住院经用中西医治疗无效，邀张琪教授会诊。高度腹水，腹胀满，腹壁静脉曲张，小便无，大便秘，手足心热，面色青暗不泽，身体羸瘦，脉象沉滑，舌红苔黄，病势极重。张琪教授以攻逐水饮与热邪为主，辅以健脾益气和中法。处方：大黄20g、甘遂10g、川连10g、玄参15g、川朴15g、枳实15g、二丑各20g、槟榔20g、白术20g、茯苓30g、西洋参15g、海藻30g。

服药7剂大便下行4～5次，所下皆水，小便增至1500～2000ml，腹部宽松，继续以此方化裁。又服5剂小便增至3000～4000ml，腹水全消。后经柔肝健脾益气之剂调治而缓解，远期观察良好。此人至今仍上班工作，并结婚生一男孩。

以上旨在说明大黄、甘遂、芒硝、牵牛、海藻合用为泻热逐水之良药，尤其是大黄、甘遂合用，仲景之大陷胸汤、大黄甘遂汤为泻热逐水之有效药，但均属峻剂有毒不可轻用，并非一见单腹胀腹水就可用之，必须辨证确实属于水与热壅结之实证，方可用之。无论治疗肾病综合征、肝硬化、结核性腹膜炎腹水皆必须与补脾益气之药相伍，正邪兼顾，多方能取效，师仲景之方更要师仲景用药之法，方可谓得仲景之真谛。如以大黄甘遂汤为例，大黄下瘀血，甘遂逐水邪，辅以阿胶补阴育阴，十枣汤用甘遂、大戟、芫花逐水辅以大枣汤以补脾，皆消补兼施之法。更应注意甘遂有毒，宜从小量开始，人体差异，有人服药3～5g即泻水甚多，有人用10g才能达到药效，下泻水样便，小便亦随之增多。有一毕姓女，肾病综合征高度腹水，先用5g有小效，继续增至15g二便大通，水肿全消，后经健脾益气调中而缓解出院。

（二）成方心悟

1. 升阳益胃汤

升阳益胃汤乃金代李东垣所创，首见于《脾胃论》。本方由黄芪、半夏、人参、炙甘草、白芍、防风、羌活、独活、橘皮、茯苓、泽泻、柴胡、白术、黄连、生姜、大枣16

味药物组成。据《脾胃论》所述，本方主治肺之脾胃病，其症为怠惰嗜卧，四肢不收，体重节痛，口苦舌干，食无味，大便不调，小便频数，不嗜食，食不消，兼见肺病，洒淅恶寒，惨惨不乐，面色恶而不和等。由于脾胃虚弱，湿热留连，肺失所养，表气不固，故见以上诸症。升阳益胃汤以柴胡、防风、羌活、独活升阳以燥湿；用白术、茯苓、半夏、橘皮益胃以化湿，湿去而阳气升发；黄连清滞留之余热；泽泻引导湿热下行而解；加黄芪、人参、炙甘草以补肺气；芍药和营，收肺气之散，并节制柴、防、羌、独的辛燥作用。诸药相合，健脾升阳益胃，佐以清热利湿，兼以补肺固表。

张琪教授向来崇尚东垣重视脾胃的学术思想，在临证中常以《脾胃论》诸方治疗而收功。对多种慢性疾病，凡见以脾胃虚弱、清阳不升为主要见症者，每以升阳益胃汤化裁应用而多获良效。因感升阳益胃之法具有广泛应用价值。此仅举医案数则以示一般。

（1）内伤发热（无名热）

病案 1 马某，女，28 岁。1991 年 8 月 1 日初诊。

此女在美国某大学攻读博士学位，半年来持续低热，体温多在 37.5～38℃，倦怠乏力，纳呆，食无味，神疲气弱，面色无华，眼不欲睁，查舌质淡红苔薄白，脉虚数。询问其病因，系在国外学习每日至深夜，日工作量达 10 余小时，身体异常疲劳，生活无规律，遂致此病。在美曾经多方检查，未能查明原因，虽多种方法治疗却未能奏效。因而不远万里回国求治。根据脉证综合分析，诊为内伤发热，属劳倦伤脾、清阳不升、阴火上乘而为病。《内经》谓："阳气者，烦劳则张。"东垣云："脾胃一伤，五乱互作，其始病，遍身壮热，头痛目眩，肢体沉重，四肢不收，怠惰嗜卧，为热所伤，元气不能运用，故四肢困怠如此。"对于此病，不可以苦寒清热，必以甘温除热，以升阳益胃汤主之。处方：红参 15g、黄芪 25g、白术 15g、半夏 10g、茯苓 15g、陈皮 15g、泽泻 10g、防风 10g、独活 10g、柴胡 15g、白芍 15g、甘草 10g、生姜 15g、大枣 5 枚，水煎，日 1 剂，分 2 次温服。服药 4 剂发热即退，迄未再起。食纳大增，全身渐觉有力，肢体舒适，精神转佳。唯近 2 日天气炎热，贪食瓜果，腹胀有小痛，大便稍稀，手心热，舌尖赤苔白，脉沉弱。此为脾气刚复，不耐寒凉所致。仍以上方略作增减治疗。处方：红参 10g、白术 15g、茯苓 15g、甘草 10g、陈皮 15g、半夏 10g、砂仁 10g、木香 7g、黄连 10g、炮姜 10g、泽泻 10g、防风 10g、柴胡 10g、甘草 10g、紫苏 10g，每日 1 剂，连服 4 剂，诸症皆除。因学习时间紧迫，遂携药数剂返美。曾来信，几个月来一直未见发热，学业成绩优秀。

按语： 本案发热半年之久，虽经西医多方治疗而无功。以气虚发热论治，用升阳益胃汤 20 余剂竟获痊愈，可见"甘温除热"之法与本病若合符节。发热有外感内伤之分，内伤又有阴虚、气虚之别。气虚主要为脾气虚弱，当有神疲乏力、气短懒言、食纳不香、腹胀便溏、面色萎黄、头晕目眩、舌淡苔白、脉沉弱无力等症。对此证切不可以苦寒、润腻之品，否则就会犯"虚虚实实"之戒。

（2）飧泄（慢性肠炎）

病案 2 李某，女，20 岁，工人。1989 年 9 月 6 日初诊。

主诉半年来腹泻频作，少有宁日，每日排便 3～4 次，泻下物水谷分明，完谷不化。经某医院多次检查粪便，无阳性发现，拟诊为慢性肠炎。曾用链霉素口服，多种消化酶及收敛止泻制剂无明显效果。周身倦怠无力，小溲黄，口苦，不欲食，身体逐渐消瘦，极易感冒，每次流行性感冒都难以避免。诊见舌质淡，苔白微腻，脉左弦无力，右沉弱，证属脾胃虚弱，清气下陷，同时又有湿热郁结之证。治以健脾益气、升阳止泻，佐以清利湿热之法。方以升阳益胃汤原方。处方：党参 15g、白术 15g、黄芪 20g、黄连 10g、半夏 10g、陈皮 15g、茯苓 15g、泽泻 15g、防风 10g、羌活 10g、柴胡 15g、白芍 20g、甘草 10g、生姜 10g、大枣 5 枚，每日 1 剂，水煎服。

9 月 20 日二诊　服上方 12 剂，腹泻止，每日排便 1 次，稍稀，小便淡黄，食感饭香，周身渐觉有力，面色转润，舌苔渐化，脉象沉而有力。此乃胃气渐复，清阳得升，湿热亦除。继用上方 12 剂，二便如常，饮食大增，面色微见红润，形体略丰。效不更方，继以此方略事加减服用月余，病人康复如初，遂停药。

按语：此案慢性泄泻，西医诊为慢性肠炎，中医称为飧泄，其特征为泻下完谷，兼有倦怠乏力，气短懒言，口干，食不知味，小溲微黄，舌质淡，舌苔白微腻，脉沉等症。《内经》谓"清气在下则生飧泄"，又谓"久风入中则为肠风飧泄"，说明本病病机为脾胃虚弱清阳不升，故以升阳益胃汤主之而痊愈。

（3）痿证（重症肌无力）

病案 3　汤某，女，11 岁。1986 年 3 月 7 日初诊。

主诉双眼睑下垂，睁眼困难 1 年余，晨起略轻，夜间较重，经西医神经科诊为重症肌无力。服新斯的明等药取效一时，但不能持久。因转中医求治。诊见患儿形体适中，面色萎黄，双眼睑抬举不能，语言清晰。家属代言其平素饮食较少，择食较重，喜食则略多，不喜则拈筷即放。体质较差，肢体软弱，动则乏力，不似他孩好动。查舌质淡，苔白，脉沉弱。中医诊为痿证，属脾气虚弱，肌肉失养。治以升阳益胃汤加减。处方：党参 15g、白术 10g、黄芪 20g、半夏 10g、陈皮 10g、茯苓 10g、泽泻 10g、防风 10g、羌活 10g、柴胡 10g、白芍 10g、大枣 3 枚、生姜 10g、人参 10g。每日 1 剂，水煎服。

3 月 16 日复诊　服上方 8 剂，眼睑下垂有明显好转，上午基本可以睁眼，午后仍差。继服上方月余，眼睑无论上下午均可灵活抬举。但看书较多时，仍觉眼睑疲劳，再诊上方去茯苓、泽泻，加薏苡仁 30g，连服 3 个月，眼肌麻痹完全恢复。饮食、精神、体力均随之逐渐好转。后嘱其以香砂养胃丸、补中益气丸间断交替服用，以巩固疗效。追访 3 年，病儿一直正常，已告痊愈。

按语：《灵枢》谓："五脏六腑精气皆上注于目，而为之精。精之窠为眼，骨之精为瞳子，筋之精为黑眼，血之精为络，其窠气之精为白眼，肌肉之精为约束裹挟。"裹者，包扎；挟者以带承物；约束裹挟即眼睑肌之功能，为肌肉之精，而属于脾，脾合肌肉。故本案治眼肌无力下垂，以补脾胃升阳为主，选用升阳益胃汤治之而获满意疗效。

（4）顽固性蛋白尿

病案 4　邵某，女，32 岁，教师。1991 年 7 月 10 日初诊。

患慢性肾小球肾炎 3 年余。初经中西药治疗已缓解，半年前因劳累、感冒再次复发。周身浮肿，血压增高，蛋白尿，管型，并有肾功能轻度损害。经中西药综合治疗，水肿基本消退，血压亦被控制在 135/83mmHg。但尿蛋白始终为（++），血尿素氮 9.4mmol/L，血红蛋白 90g/L，血总胆固醇偏高（6.8mmol/L），血浆蛋白略低（总蛋白 52g/L）。伴见面色萎黄，眼睑轻度浮肿，脘腹胀满，食纳无味，气弱无力，肢体重着酸软，足踝部时肿。舌淡红，苔薄白，脉沉，证属脾胃虚弱，水湿精微失于运化，湿邪留连。治以升阳健脾利湿法，授以升阳益胃汤。处方：黄芪 30g、党参 25g、白术 15g、茯苓 20g、半夏 15g、陈皮 15g、柴胡 15g、防风 10g、羌活 10g、独活 10g、泽泻 15g、白芍 20g、山药 20g、薏苡仁 30g、生姜 15g、大枣 5 枚。

以此方略作加减，服用 60 余剂。病人水肿全消，食欲良好，面色转润，精力充沛，体力渐强。查血红蛋白 130g/L，血浆蛋白、血脂均正常，尿蛋白（−），肾功能正常。病获完全缓解，已上班数月。

按语：本案肾小球肾炎，尿中蛋白数月不退，而以升阳益胃汤治疗 2 个月告愈。可见升阳益胃法是治此病途径之一。张琪教授观察，慢性肾小球肾炎肾病型或肾病综合征，水肿消退后，多有蛋白尿长时间不消退，伴体重倦怠，面部及下肢轻度浮肿，食少纳呆腹胀，尿少便清等症，此属脾虚下陷、湿邪留连之候。因此多可用升阳益胃汤加减治之。临证观察多案均有良效。

（5）过敏性紫癜，肾炎血尿

病案 5　郭某，男，20 岁，学生。1991 年 8 月 5 日初诊。

周身紫癜，伴尿血、便血，并有蛋白尿 7 个月，西医诊为过敏性紫癜性肾炎。曾用激素（泼尼松）病情一度缓解，在撤换激素过程中病情反复，再用激素无明显效果。因此转中医诊治，前医曾用清热凉血之剂，亦疗效不佳。邀请张琪教授为之诊治。症见周身皮肤紫癜漫布，以下股及胸部较多，其色多暗。面色虚浮，精神委靡，自述周身乏力，腹胀，纳呆，时有恶心，经常身有低热，近日尿赤，尿蛋白（++），尿中红细胞充满，肾功能正常，血小板 150×10^9/L。查舌质淡，舌体胖嫩，苔白微腻，脉沉缓。证属脾胃虚弱，清阳不升，湿邪留连，血失所统，治以益气健脾，升阳化湿止血。处方：黄芪 20g、党参 15g、白术 15g、茯苓 5g、半夏 15g、陈皮 15g、柴胡 15g、防风 10g、羌活 10g、独活 10g、泽泻 10g、炒槐花 20g、蒲黄炭 15g、川连 10g、藿香 15g、生姜 15g、大枣 5 枚、白茅根 30g，每日 1 剂，水煎服。

以此方加减先后服用 30 余剂，病人低热渐退，周身紫癜渐消，腹不胀，饮食增加，尿色转淡。尿蛋白、红细胞、白细胞均正常。心情愉悦，体力渐复。嘱继服半月以资巩固，随访 3 个月，未见复发。

按语：过敏性紫癜性肾炎，以紫癜、尿血及蛋白尿为特征，中医多以清热凉血之法治之。但本案用此法无明显效果。根据脉证，当属脾胃虚弱、清阳不升、阴火内扰血失所统而致。因之采用升阳益胃汤加味，竟获满意效果。可见临证中不拘常法，当随证论治方能中肯。

2. 血府逐瘀汤

血府逐瘀汤乃清代王清任制订的诸活血化瘀方中应用最广泛、疗效最显著的一个方剂。王氏原书《医林改错》谓此方治胸中血府血瘀所出现的病证达 19 种之多，他从临床实践中总结出气血合脉说，认为气府有气，血府有血，一则行周身之气，一则行周身之血，二者分之为二，合之为一，因此他创立了治气虚和血瘀诸方剂，独具卓识。张琪教授应用此方较多，仅将近年来治验诸病笔之于下供作参考。

（1）胸痹

胸痹一病包括现代医学冠心病而胸中痹痛在内，但亦有不属于冠心病而胸中痹痛者，因此二者尚不能等同看待。《金匮要略》谓本病病机为"阳微阴弦"，即胸中阳气势微而阴邪得以乘之，用瓜蒌薤白白酒汤等通阳宣痹法治疗，药证相符取效固不待言。此外，《金匮要略》尚有"肝着"一病，乃属于气血瘀滞，着而不行。其临床表现病人常欲蹈其胸上，用旋覆花汤主之，应当说亦属胸痹一类。因手厥阴心包络起于胸中……足厥阴属肝络胆，上贯膈布胸胁，如厥阴之经脉气血循行受阻，亦发生胸痹心痛，必须用活血祛瘀法治疗，以血府逐瘀汤效果最佳。张琪教授临床50年，屡用此方取效，既用于冠心病心绞痛属气滞血瘀者，亦用于非冠心病之胸痹心痛等。

1）胸烦闷

病案1 孟某，女，55岁，干部。1987年6月1日初诊。

病人自外地来哈就医，并在某院住院。自感胸中烦闷阵发作，发作时胸中烦扰不宁，难以忍受，有灭绝之感，昼夜频繁发作，夜间不能入睡。经心电图检查：V_5T波低平，余无他变，诊断为隐性冠心病，用双嘧达莫等扩张冠状动脉药无效。对胸中烦闷难忍之情况，难以用冠心病解释，因而未能确诊。察其舌，光紫无苔，脉象弦稍有力，面色不泽，表情苦闷，证脉分析，当属手足厥阴经脉，气血失于条达，由气及血，聚于胸中血脉瘀阻之证，宜血府逐瘀汤加味主之。处方：当归15g、生地15g、桃仁15g、红花15g、枳壳15g、赤芍15g、柴胡15g、川芎15g、桔梗15g、怀牛膝15g、牡丹皮15g、丹参15g，每日1剂，水煎服。

6月8日二诊 服上方6剂，胸中烦闷大减，发作次数减少，程度亦轻，夜间能入睡4～5小时，胸中有热感，上方加川连10g、黄芩10g。

6月14日三诊 继服上方6剂，自感胸中烦闷减去十分之九，精神愉快，10余日来基本未发作。有时仅有轻度烦闷，转瞬即消失。病人喜出望外，面色转润，舌红润略有薄苔，脉象见缓。以上证脉足以说明药证相符，病去大半，但病人自觉有心颤、心慌之感为以前所无，考虑此病原为气血瘀阻，经活血祛瘀药，气血得以通调，病情明显改善。但"大毒治病，十去其六；常毒治病，十去其七；小毒治病，十去其八；无毒治病，十去其九"（《素问·五常政大论》）。活血化瘀药物虽非有毒之品，毕竟属于消法范畴，宜暂不宜久，心慌心颤及由血瘀转为血虚征兆，此刻宜急转直下，不宜再用前方。因之予养血辅以疏肝柔肝法。处方：柏子仁20g、五味子15g、酸枣仁20g、远志15g、龙骨20g、牡蛎20g、生地20g、茯苓20g、白芍25g、柴胡15g、生赭石30g、麦冬15g。

6月25日四诊 服上方6剂，烦闷未作，心慌、心颤大减，夜能安睡。病人已出院，因病大见好转，拟携药回家服药，同意其带方回家服药。

7月9日五诊 病人从家来哈，经用上方8剂，烦闷与心慌颤俱未发作，舌转红润苔薄白，脉象缓，已痊愈。

2）胸痛

病案 2　敬某，男，60 岁，干部。1987 年 9 月 18 日初诊。

病人 2 年前患脑血栓，经治疗已缓解。现遗有右侧颜面肌肉稍有麻痹，口角流水，其余皆无著变，已上班 1 年。于本年 7 月上旬突然感胸膺疼痛甚剧，偏右侧，呼吸气憋阵发作，常彻夜不眠，入哈市某医院经系统检查，皆无明显变化，用扩张冠状动脉药亦无效。医院仍不能排除冠心病心绞痛，遂来本院门诊。查舌尖及边缘有轻度瘀斑，脉象弦。证脉分析，应属于手足厥阴经脉气血瘀阻。手厥阴心包络起于胸中，足厥阴肝脉贯膈布胁肋，气血郁阻，着而不行，因而胸痹疼痛，宜活血祛瘀法。处方：当归 20g、生地 15g、桃仁 15g、红花 15g、枳壳 15g、赤芍 20g、甘草 10g、柴胡 15g、川芎 15g、桔梗 15g、怀牛膝 15g、丹参 20g、郁金 10g。

9 月 26 日二诊　服药 7 剂，胸痛大减，发作次数减少，夜间只 1～2 次，时间缩短，呼吸通畅，继用上方主治。

10 月 18 日至 11 月 20 日连服上方 18 剂，疼痛消失，迄今未发作，但觉心悸，防止药过为害，改用益气养心剂而愈。

（2）胁痛

胁痛属足厥阴肝经，以肝脉布于胸胁。叶天士《临证指南医案》谓此病有虚实寒热之分，属实者多为肝郁，以肝失条达，气郁不伸则痛，然久痛则入络由气及血。《见闻录》谓："瘀血，按之痛，不按亦痛，痛无休息而不膨，暖即宽，旋复痛。"以此作为气滞血瘀之鉴别，有一定参考价值，属血瘀者此方甚效。

病案 3　张某，男，54 岁，干部。1987 年 10 月 15 日初诊。

素体健康，于本年 8 月中旬右季肋部感觉不适，逐渐加重，呼吸刺痛，夜间常痛醒不能入睡。经超声、CT 扫描及肝功能检查均未见异常。曾服用疏肝理气之剂数十剂亦无效。来本院门诊求治，察其表情抑郁，面色晦暗，舌边紫苔白，脉象弦而有力，此属肝络血瘀，故用疏肝理气无益，宜本方加味治之。处方：当归 20g、生地 15g、桃仁 15g、红花 15g、赤芍 15g、枳壳 15g、柴胡 15g、川芎 15g、桔梗 15g、怀牛膝 15g、甘草 10g、乳香 10g、没药 10g、丹参 15g。

10 月 21 日二诊　服上方 6 剂，右季肋痛大减，但仍时有锥痛感，继用上方主治。

10 月 30 日三诊　继用上方 6 剂，痛消失，嘱停药观察。

（3）胃脘痛

方书谓心胃痛有 9 种，即饮、食、热、寒、气、血、悸、虫、痊。必须随证求因，审因论治，舌质紫暗或有瘀斑则为血瘀，必宜活血，用本方疗效较佳。如曾治一张姓，男，50 岁，职员。胃脘痛 3 年余，时轻时重，去北京某医院胃镜检查，诊断为萎缩性胃炎。胃脘灼热，如锥刺样痛，食后稍胀满，曾用叶氏益胃汤及六君子汤等数十剂未见效果，后转来就诊。察其舌光紫，无苔垢，脉象弦滑。证脉分析，诊为血瘀络阻、不通则痛。《类证治裁》谓本病："初痛邪在经，久痛必入络。"初痛宜行气，久痛宜活血。因之于本方加丹参 15g，牡丹皮 15g，连服 30 余剂诸症消失，经胃镜复查，黏膜萎缩有明显改善。

（4）头痛

属于血瘀头痛者此方甚效。血府逐瘀汤善治上部瘀血，属于肝血瘀阻之证。肝脉上于巅顶，血瘀则巅顶胀痛，伴胸满、心烦。此方疏郁活血，使肝气条达则头痛自除。此类头痛一般唇色微暗，舌紫或有瘀斑，脉象弦长、弦滑等。曾治一少女，19岁，头痛2年余。唇色紫暗，舌边稍紫，脉弦滑有力，头痛在经前加重。辨证为肝郁血阻，故经行上逆而致头痛。用本方加牡丹皮15g，夏枯草30g，服3剂，痛大减，继服10余剂而愈。

肝主疏泄而调畅气机，促进全身气血之通畅。气畅则血畅，气郁则血必随之而瘀。王清任常以此方治血府血瘀，血府与肝关系密切。府者，库也；血府即藏血之库，肝为藏血之脏，血府非肝而何？肝郁在气分，可用四逆散、柴胡疏肝散等疏肝理气之剂治疗。如在血分，必以此方活血逐瘀，方能取效。王清任《医林改错》注重解剖，注重气血，而忽视脏腑功能气化，是其理论上的不周。

（5）不寐

《医林改错》谓："夜不能睡，用安神养血药治之不效者，此方若神。"血府血瘀（肝瘀）则出现心烦易怒、不寐多梦等。"肝藏血，血舍魂""卧则血归于肝"，吾人进行思维活动，必需肝气的调节升发和肝血的输送供给。肝血不足可出现失眠多梦，《金匮要略》之酸枣仁汤为治肝血不足不眠之有效方剂。反之，肝血瘀阻也会出现不眠、多梦等，故以此方治疗此种不寐甚效。曾治一刘某，男，35岁，因个体经商，操劳过度，夜不成寐。每夜常常通宵不能入眠，服西药地西泮片始能蒙眬2小时，中药安神养心剂皆无效。张琪教授见其舌尖红而紫，心烦热，初以黄连阿胶汤服后心烦热稍减，然不眠依然。后因见其眼角有红丝，脉象弦滑有力搏指，恍悟此乃肝血瘀阻之证。肝为心之母，肝气调畅则血液始能供给于心。今肝血瘀阻则心失所养，必以疏肝活血调畅气机之剂治疗。血府逐瘀汤加郁金15g，香附15g，服药2剂后有小效，能入睡3小时，继续服药6剂后能入睡4小时，连用此方加柏子仁、远志、枣仁10剂，能入睡6小时，治疗月余而告痊愈。

（6）怔忡

怔忡多责于血虚，血不营心，则心悸怔忡。张景岳谓"怔忡之病，心胸筑筑振动，惶惶惕惕，无时得安者是也"。

朱丹溪则谓"此病属血虚与痰""病因惊而得者，惊则神出于舍，舍空得液则成痰，血气入舍，则痰拒其神不得归焉"。可见怔忡惊悸病机，多责之于血虚不能养心，或痰气内扰，神不得藏。除此之外则为血瘀。肝为心母，若肝血瘀阻，失其条达之作用，扰于心神则怔忡不已。王清任谓"心跳心忙，用归脾安神等方不效，用此方百发百中"，此处王氏所指即血瘀而致的怔忡心悸。张琪教授曾治一女，程某，心跳如击鼓，经心电图检查除心动稍速外余无异常。脉见滑数，心率100次/分，病人自觉心悸、怔忡难以控制，曾服安神养心之剂及朱砂、琥珀等皆无效。张琪教授见其舌光紫无苔，认定为肝血瘀阻，投以本方加玄参15g、牡丹皮15g、川连10g、麦冬20g，活血化瘀兼以清热养阴。3剂后心悸大减，连服12剂，霍然而愈。

（7）早搏（结代脉）

《伤寒论》曰："脉结代、心动悸者炙甘草汤主之。"该方治心肌炎、冠心病的心律失常，早搏属气阴两虚者颇效。据临床观察早搏多夹瘀血阻滞，病机多为本虚标实。本虚有心阴虚、心阳虚、心气虚、心血虚之分；标实则或气滞、或血瘀、或痰浊瘀阻、或湿邪壅滞等，治疗当标本兼顾。但在标急于本的情况下，可先标后本。血府逐瘀汤适用于血瘀之早搏，凡见有血瘀征象者，用此方可取一时之效。早搏除器质性心脏病外，尚有自主神经失调所致者。对此类早搏辨证属血瘀者皆可投以本方，但在取效后当图其本，或益气，或通阳，或滋阴，或养血，与本方合用，使气血通调可望痊愈。此类病例较多，此不一一列举。

（8）喘证

喘证分虚实两类。实则邪气实，虚则正气虚。其病位在肺与肾，肺为气之主，肾为气之根。肺合皮毛而居上焦，外邪犯之则上焦气壅而作喘，宜宣肺降逆。肾主精髓而在下焦，若肾阴亏损，精不化气则上下不交而为喘，宜补肾摄纳，此为常法。如肺气壅逆，久则入于血分，形成肺络瘀阻而气逆作喘，舌紫瘀斑，口唇紫，宜本方。1985 年 10 月 16 日张琪教授治一沈某，男，34 岁，工人，素有哮喘，近日因天寒骤然发作，10 余日夜不能卧，胸闷气憋，喉中痰鸣，气促，舌边紫，脉象滑。曾用中西药治疗皆无效，辨证为肺气壅阻、血络瘀滞，宜本方加补肾之剂。处方：当归、生地、桃仁、红花、枳壳、赤芍、柴胡、川芎、桔梗、怀牛膝各 15g，苏子、熟地各 20g，甘草 10g。

10 月 23 日二诊　服上方 6 剂，哮喘大减，发作次数减少，程度亦轻，舌边仍紫，脉象滑，继用上方 6 剂。

10 月 30 日三诊　继服上方 6 剂，哮喘进一步好转，胸中舒适，1 周内未发作，脉象缓。再以补肾摄纳之剂以善其后。

（9）其他

风心病、冠心病、肺心病、高血压心脏病，临证表现为舌质暗紫，口唇发绀，心慌气短，胃脘部膨满，属于心力衰竭血瘀者，用此方亦可收一时之效。

王某，女，66 岁，1985 年 5 月 15 日初诊。高血压心脏病，心衰Ⅱ度。气短、胸闷、心悸、头痛、腰痛、胃脘部膨满，小便少，浮肿，舌紫苔糙，口唇发绀，脉象弦有力，血压 240/110mmHg，诸治不效。据脉证诊为心气虚，血瘀水蓄，水血交阻。急则治标，当以活血利水合治，宜血府逐瘀汤合五苓散化裁。处方：当归 15g、生地 20g、桃仁 15g、红花15g、赤芍 15g、枳壳 15g、泽泻 15g、茯苓 20g、桂枝 15g、猪苓 15g、柴胡 15g、丹参 20g、牡丹皮 15g、甘草 10g。

5 月 22 日二诊　服 6 剂，小便多，诸症皆减，夜能平卧，头未痛，胸部见舒，血压180/100mmHg，舌紫脉弦。续以前方加益母草 30g 继服。

5 月 29 日三诊　服 6 剂，气短胸闷进一步改善，小便量增多，下肢浮肿见消。再以上方加附子 15g。

6 月 5 日四诊　诸症较前又有进一步改善，血压 179/90mmHg。上方连服。

6 月 11 日五诊　服药 6 剂，胸闷大舒，气短亦好，小便增多，浮肿见消，口唇紫绀亦有显著好转，下肢仅有轻度浮肿，肢端稍冷，血压 170/88mmHg。继服前方。

6 月 18 日、6 月 25 日二次复诊，病情缓解，遂停药观察。

3. 龙胆泻肝汤

龙胆泻肝汤出自《太平惠民和剂局方》，药物组成：龙胆草、黄芩、栀子、泽泻、木通、车前子、当归、生地、柴胡、甘草。汪昂谓治："肝胆经实火湿热胁痛耳聋，胆溢口苦，筋痿阴汗阴肿阴痛，白浊溲血。"

本方妙在用龙胆草、黄芩、栀子苦寒清肝火，木通、泽泻、车前子利水湿，使湿热从小便而出。然苦寒清利皆属泻肝之品，湿热虽除而肝亦恐受累，故又用当归、生地补血以养肝，"肝藏血"，补血养血即所谓养肝而柔肝。肝合于胆其经脉络于耳，布两胁，肝胆湿热故出现胁痛耳聋；胆汁上溢，故口苦；肝主筋络于阴器，湿热下注，故出现阴痒阴痛，前阴白浊溲血诸症。

1980 年 5 月张琪教授治一妇女，57 岁，前阴奇痒难忍，每日须坐浴，否则不能忍。经妇科检查无滴虫，投以龙胆泻肝汤原方加地肤子 15g，服药 3 剂，瘙痒大减，继用原方不变，连服 10 余剂而愈。

1991 年又治一李某，女，54 岁，前阴瘙痒，夜不能入睡，头昏胀，两胁痛，心烦，脉弦，舌苔白口苦，此由足厥阴肝经湿热下注所致，以清肝火利湿热之剂。处方：龙胆草 15g、焦栀子 15g、柴胡 15g、生地 20g、车前子 15g、泽泻 15g、木通 15g、甘草 10g、当归 15g、黄芩 15g、香附 15g，水煎，日 2 次服。

经 2 次复诊，共用上方 9 剂，诸症皆除而愈。

1987 年治一少妇，陈某，28 岁，结婚后不能性交，每次性交则阴道痛不能忍，经妇科检查谓阴道肿，用中西药及坐浴均无明显疗效，来门诊求治。除本病外尚有口苦，头痛，心烦，胸胁痛，舌苔白，脉象弦，此由足厥阴肝经湿热下注所致，投以龙胆泻肝汤原方，外用苦参、黄柏沸水冲坐浴，经 3 次投药，服 12 剂而痊愈。可见此方确为治疗阴道肿痛之良药。

又如 1984 年 8 月 9 日治一妇女。孙某，55 岁，阴道瘙痒 1 年余，自述阴道瘙痒痛、灼热感，难以忍受，久治不效，经某医院检查，诊断为老年性阴道炎。来本院门诊求治，脉滑有力，舌苔白少津，肝脉络于阴器，此为肝火循经下注所致，宜予清肝火利湿热之剂。处方：龙胆草 15g、焦栀子 15g、黄芩 10g、柴胡 15g、生地 15g、当归 15g、车前子 15g、泽泻 15g、木通 15g、甘草 15g、苦参 15g、黄柏 15g，水煎，日 2 次服。外用苦参 50g、白矾 15g、黄柏 30g、白鲜皮 50g，沸水冲浸洗浴局部。8 月 16 日复诊，服上方 6 剂，痛痒大减，继用 6 剂而愈。

又治一人坐骨神经痛，体素肥胖，嗜饮酒，脉滑，舌苔厚腻，此肝肾不足、湿热伤筋之证，予补肝肾、祛风除湿热之品，坐骨神经痛除。突然阳痿，来门诊求治，遂用补肾壮阳之剂，连用 10 余剂，丝毫无效。恍悟乃湿热余邪循厥阴经脉下注所致，肝脉络于阴器，肝主筋，前阴为宗气所聚，为湿热所伤故筋痿，龙胆泻肝汤为除湿热治筋痿之方。遂于补肾方中加入龙胆草 15g、黄芩 10g、焦栀子 10g，连服数剂，阳事逐渐勃起，连用之而康复如初。

4. 乌药顺气散

乌药顺气散出自《太平惠民和剂局方》，由麻黄、陈皮、乌药、僵蚕、川芎、枳壳、甘草、白芷、桔梗、干姜 10 味药组成。而《医方集解》汪昂误为严用和《济生方》，考严氏《济生方》所载为八味顺气散，由白术、茯苓、青皮、白芷、陈皮、乌药、人参、甘草组成，两方药物不尽相同。后方用四君子汤加乌药、青皮、白芷、陈皮，治中风真气虚，营卫失和，腠理空疏，邪气乘虚而入致半身不遂、肌肉疼痛、痰涎壅塞、口眼㖞斜、舌强不语等症，为补虚调气之方。前方则属顺气祛风之剂，治中风顽麻、骨节疼痛、步履艰难、语言謇涩、口眼㖞斜等症。风盛气壅，脉络痹阻，壅于皮肤则顽麻不仁；壅于肢节则烦痛；壅于胸喉则痰喘；壅于经络则语涩行难；壅于口面则㖞斜。盖气壅则风邪不解，气顺则风邪自除，故本方以顺气命名，名为顺气，实乃祛风。

方中用乌药以通调逆气，乌药辛温香窜，为疏郁散气之妙品，四磨汤、正气天香散皆用其温通逆气以止痛；麻黄、桔梗宣通肺气，肺为气之主，肺气通则周身之气皆通；川芎、白芷和血气而散风，川芎为血中气药，善能和血而散气郁，白芷芳香利窍为祛风之圣药；气逆则生痰，故用陈皮、枳壳理气化痰；僵蚕散结消风化痰；干姜温中通阳；甘草和中；再加姜、枣调和营卫。相互配伍有调顺逆气，消风化痰的作用，所以本方适用于因大怒引动肝气上逆，突然晕厥不知人事，牙关紧闭，四肢逆冷，脉沉伏之中气证。张琪教授生平运用此方化裁，治疗因气逆而导致各种病证甚多，远非如文献所限，仅举如下。

（1）中气

病案 1 吕某，男，32 岁，工人。1983 年 3 月 8 日初诊。

自述 10 年前因与领导不和，情怀抑郁日久，患发作性晕厥症。发作时手足厥冷，神志不清，舌硬麻不能言语，颈项强直，心中抽掣 1～2 小时即缓解，但发作越来越频繁。精神倦怠，面色不泽，脉象弦迟，舌润，畏寒遇冷及生气即加重，久治不效，经介绍来门诊治疗。审证求因，此病当属肝气郁滞又感风寒，为风邪壅于经络而气滞不通所致，予乌药顺气散疏气散风，加赭石、龙牡以镇潜之，使邪不上犯。处方：乌药 15g、川芎 15g、白芷 15g、僵蚕 15g、橘红 15g、枳壳 15g、桔梗 15g、麻黄 15g、生姜 10g、甘草 10g、龙骨 20g、牡蛎 20g、生赭石 30g，水煎服。

5 月 18 日复诊 服上方 12 剂，诸症基本消失，2 个月仅发作 2 次，甚轻，只口角舌稍麻，转瞬即逝，手脚转温已无畏寒现象，面色转润，脉象滑。前方加苍术 15g，继服 10 剂，诸症痊愈，1 年后随访未犯病。

（2）中风

病案 2 刘某，女，19 岁，农民。1997 年 5 月 7 日初诊。

既往健康，本年 3 月初劳动后受风头痛，继之右上下肢沉重，步行欠灵活。手不能拿重物，逐渐加重，右上肢不能高举，梳发（辫子）须向外伸展，有似划弧形圈状，异常吃力。右腿瘛疭不已，不能控制，步行前倾不稳，舌强语言不利，血压 120/80mmHg，病理反射（-），在某医院脑血管造影未成功。舌体胖大，苔薄白，脉象浮滑，西医拟诊：脑血管畸形。辨证为风邪中于经络，宜疏风祛邪通络法。处方：麻黄 7.5g、乌药 15g、川芎 10g、白芷 15g、僵蚕 15g、橘红 15g、枳壳 15g、桔梗 15g、黄芩 15g、钩藤 20g、菊花 15g、甘草 10g，水煎服。

5 月 12 日二诊 服上方 2 剂，右上肢抬举略有好转，下肢仍步态不稳、前倾瘛疭未止，自汗。语言稍好，脉浮，舌胖苔白，此风邪有外出之机，药证合拍，继以前法主之。处方：麻黄 7.5g、乌药 15g、川芎 15g、防风 10g、赤芍 15g、桂枝 15g、白芷 15g、橘红 15g、防己 15g、黄芩 15g、甘草 10g，水煎服。

5 月 18 日三诊　服上方 6 剂，病情明显好转，右下肢已不沉重，步行前倾基本消失，瘛疭已止，右上肢能直举高抬不须划圈，舌强基本消失，仍稍硬。

现症状：右手腕无力，指端凉，握力略弱，不能拿重物，左侧头稍痛，舌胖苔白略干，六脉浮象已减，此风邪大除，经络疏通之佳兆，但从脉滑舌干分析，有风邪化热之证，宜前方加清热之品以防微杜渐。处方：麻黄 7.5g、桂枝 15g、川芎 15g、防风 15g、赤芍 15g、白芷 15g、黄芩 15g、防己 20g、乌药 15g、生石膏 40g、白附子 10g、甘草 10g，水煎服。

5 月 28 日四诊　服上方 3 剂，病情继续好转，右下肢步行已无前倾之象，上肢活动自如，舌柔软，语言恢复正常，唯右上肢尚觉沉重，手腕无力，握力弱，舌体见小，苔薄，脉浮滑已转缓象，此风邪大除，卫气虚已露端倪，宜益气疏风通络法以善后。处方：黄芪 30g、地龙 15g、川芎 15g、赤芍 15g、防己 20g、防风 15g、麻黄 7.5g、桂枝 15g、白附子 10g、白芷 15g、甘草 10g，水煎服。

6 月 15 日五诊　连服上方 10 剂，诸症基本消除，继续调治而愈，远期追踪疗效巩固。

（3）风疾

病案 3　许某，女，47 岁，营业员。1984 年 8 月 12 日初诊。

病人体质肥胖，面色白，晨起眼睑有轻度浮肿。自述 1 年来患一奇疾，偏身顽麻沉重难支，犹如绳缚，口、眼、鼻孔、前后阴七窍如冒气之状，整日不解，百治不效，来门诊求治。脉象沉而有力，舌胖嫩，有齿痕，因思此乃风胜气壅，经络痹阻，痰湿不化，气不通调，则孔窍犹如冒气之状，气郁生痰，壅于肢节则遍身顽麻沉重难支，宜顺气祛风化痰法治之。处方：乌药 20g、麻黄 10g、川芎 15g、白芷 15g、僵虫 15g、橘红 15g、天南星 15g、半夏 15g、枳壳 15g、桔梗 15g、甘草 10g、生姜 10g，水煎服。

本方即乌药顺气散加半夏、天南星化痰，服药 10 余剂后窍孔冒气及顽麻俱明显减轻，依方化裁，连服 60 余剂而愈。

（4）麻木

病案 4　张某，男，42 岁，工人。1983 年 12 月 27 日初诊。

自述患病之由，时值隆冬摄氏零下 20 余度，穿拖鞋送客人至室外，初觉两足冷，继而顽麻至膝，步履困难，经用针灸中西药俱无效，来门诊就医。诊其脉沉紧有力，舌润，两腿麻至膝，感觉迟钝，经某医院神经科检查未能确诊，随症求因结合脉证分析，当属风寒客于经络，卫气不得畅通，风胜气壅之证，予乌药顺气散加味主之。处方：乌药 20g、麻黄 10g、川芎 15g、白芷 15g、橘红 15g、半夏 15g、干姜 10g、僵蚕 10g、枳壳 15g、桔梗 15g、炙川乌 10g、甘草 10g。

连服上方 6 剂，两腿顽麻大减，面积亦缩小，继服上方不变，连服 12 剂而愈。

（5）石淋

病案 5　程某，女，28 岁，工人。1983 年 3 月 3 日初诊。

妊娠 5 个月，少腹及腹右侧剧痛难忍，小便黄，尿常规红细胞 30～40 个/HP，大便秘，脉滑而有力，舌质红苔白燥，少腹触柔软，肾盂造影未显影。因思如此剧痛，结合尿中红细胞当系结石，桃仁、大黄皆治疗此证颇效，但为妊娠所忌，可用行气利尿排石法。处方：乌药 20g、川芎 15g、白芷 15g、枳壳 15g、桔梗 15g、金钱草 50g、石韦 20g、车前子 15g、甘草 10g，水煎服。

连服 3 剂，排出砂石 10 余块，腹痛随之顿解，从而痊愈。

以上列举用乌药顺气散化裁治疗五病案例，病虽不同，而属于气壅则一，故皆用本方以顺气，气顺则邪自除。于此可见古人制方用药配伍精当乃从实践而来，是十分宝贵的，吾人必须掌握其理、法、方、药之妙用，则可以随证化裁，得心应手，运用自如，以达到古方今用之目的。

5. 川芎肉桂汤

川芎肉桂汤出自《东垣试效方》，其原方为羌活半钱，独活半钱，柴胡、肉桂、桃仁、当归尾、苍术、炙甘草各一钱，炒神曲半钱，酒防己三分，川芎一钱，防风三分。咀作一服，好酒三钱，煎至一钱取津温服，宜温暖服之。东垣原书谓："腰痛皆为足太阳足少阴血络中有凝血作痛，去血络中之凝血乃愈，宜服药通其经络，破其血络败血，宜川芎肉桂汤主之。"

川芎肉桂汤方中桃仁、当归尾、川芎为行血活血之品，其余则为祛风寒除湿之品，如羌独活、防风、防己、苍术、肉桂等。可知此方治风寒湿夹瘀血之腰痛为宜，张琪教授用之屡获良效。如寒甚可加附子、芦巴子等，湿甚腰重痛加薏苡仁、茯苓等，风盛游走痛可加秦艽、威灵仙等，肾虚加杜仲、狗脊、熟地等。

张琪教授在治疗肾小球肾炎、肾盂肾炎等病时，有的经治疗已愈，尿常规已转阴，但腰痛不除。考虑肾病从中医学角度多属外受风寒湿而得，侵犯肾脏，肾病虽愈但风寒湿邪，留于经络，血络痹阻以致腰痛不除。因此一方面祛风寒湿邪，另一方面活血通络多能取效。除此之外，对属风寒湿之痹证腰痛亦皆有效，原方量不必拘泥，可变通应用。张琪教授用此方皆未用酒，因有的病人不善用酒，只用水煎即可。

6. 越鞠丸

越鞠丸为丹溪治疗郁证之方，组成为川芎、苍术、香附、神曲、栀子。原方为治六郁，即气郁、血郁、痰郁、湿郁、火郁、食郁，故又名六郁丸，原谓治胸膈痞闷、吞酸呕吐、饮食不消等。张琪教授临床应用，除上述症状外，对胸痞闷心烦太息、抑郁不乐嗳气等症状疗效亦好，一般脉象多见弦滑，舌苔白腻。其病机虽称六郁，实际以气郁为主，气为诸郁先导，气郁日久则导致血郁，同时亦可延伸痰、湿、食、火诸郁，因此可以认为气为诸郁之统，气顺则诸郁亦随之而消，汪昂《汤头歌诀》谓"气畅郁疏痛闷伸"，深得此方以气郁为主之旨。张琪教授用此方必重用香附，香附为治气郁之主药，尤须以醋炙为佳，张琪教授常与逍遥散合用治疗肝郁不疏忧郁症，如兼哭泣脏躁与甘麦大枣汤合用；如兼痰湿蕴蓄，头昏呕恶，嗜睡昏蒙可与温胆汤加石菖蒲、郁金合用；如见五心烦热、舌苔干、口苦，可加黄连、黄芩清火。曾治一妇女夜不成寐，心烦难忍，表情抑郁、沉默少言，胸膈痞满，无端哭泣，常太息，舌苔白腻，脉见弦滑。因情志不遂而得此，属郁证，为气郁瘀郁化火兼心气不足，用此方与甘麦大枣汤合用加黄芩、黄连、山栀子、半夏、枳实。服3剂自觉心胸宽松，痞满减轻，睡眠好转，情绪亦改善，继以上方加减治疗，服30余剂而愈。

又治一妇女因情志不遂，终日沉闷不乐，胸脘闷满，纳呆，月经先期，手足心热，头昏眩，眼睑微肿，脉沉弦，舌苔白腻，此属气郁夹痰湿热郁，予越鞠汤合丹栀逍遥散，服7剂，胸闷大减，精神好转，头昏亦轻，继用上方调治，服10剂，月经29天如期来潮，诸症消失而安，从而痊愈。

7. 木香流气饮

木香流气饮出自《太平惠民和剂局方》，功能："调和营卫，通流血脉，快利三焦，安和五脏。"治诸气痞滞不通，胸膈膨胀，口苦咽干，呕吐少食，肩背腹胁走注刺痛，以及喘急痰嗽，面目虚浮，四肢肿满，大便秘结，水道赤涩。又治忧思太过，怔忪郁积，脚气风热，聚结肿痛，喘急胀急。药物组成：半夏、陈皮、厚朴、青皮、甘草、香附、苏叶、人参、茯苓、木瓜、白术、白芷、麦冬、草果仁、肉桂、莪术、大腹皮、丁香皮、槟榔、木香、木通、枳壳、大黄、沉香。

本方虽药味繁多，但配伍严谨。一组为开郁利气之品，如青皮、木香、香附、槟榔、枳壳、大腹皮、莪术；一组以温脾除湿为主，如厚朴、草果仁、丁香皮、沉香、肉桂、木香、苏叶、白芷、半夏、陈皮，此类药在本方比例较大；一组为补气健脾之品，如人参、白术、茯苓、甘草；另一组则为泻热利湿养阴之品，如大黄、木通泻热通利二便，麦冬、木瓜滋阴敛阴，以防辛燥之品过多伤阴。

《内经》谓："诸湿肿满，皆属于脾。"本方集中温燥芳香之品以温化湿邪，芳香化湿旨在温脾阳醒脾气，复用六君子以益气健脾，使湿除阳复，脾得健运以复其运行之常，然脾之受累又由肝气之横逆而乘其所不胜，故用诸开郁利气之品，俾肝气条达，气顺则水行，有利于脾气枢纽运转之功。湿郁蕴热又用大黄通腑泻热，木通消热利涩，麦冬、木瓜滋润敛阴以防辛燥伤阴。组方药品虽繁，然配伍法度严谨。张琪教授用以治疗肝硬化腹水，肾病综合征腹水属于气滞水蓄者，疗效甚佳，服药后二便通利，水肿消退，胀满消除。如热偏盛者可加黄连、黄芩。

1993年治刘某，38岁，男，素嗜酒，于本年春巩膜出现黄染，继而腹胀满小便少，经医院检查肝功能有明显改变，黄疸指数高，血浆总蛋白低，白蛋白与球蛋白比例倒置，谷丙转氨酶、谷草转氨酶皆明显高于正常值，诊断为肝硬化失代偿期，经用中西药治疗无明显疗效，来哈求诊。病人面色晦暗，腹胀满甚重（中等腹水），巩膜黄染，小便少色黄，大便秘，纳呆，微有恶心，脉弦滑，舌质红，苔厚腻，掌心热色赤。投以上方加茵陈30g、川连10g、黄芩15g，大黄用20g，服6剂，大便泻下水样便，日行2～3次，小便逐渐增多，腹胀轻，腹水见少。继以前方去丁香、白芷、紫苏，加猪苓20g、泽泻20g，连续化裁治疗，腹水全消，肝功能亦恢复而缓解。

8. 复元活血汤

药物组成：柴胡20g、当归15g、天花粉15g、穿山甲（代）10g、甘草10g、红花15g、桃仁15g、大黄7g，水煎，日二次服。

本方原治外伤瘀血留于胁下疼痛不可忍，因胁下属足厥阴和足少阳经，故以柴胡为君，当归活血养血，甘草缓急为臣，穿山甲（代）、天花粉、桃仁、红花活血，大黄泻热荡涤败血，恶血去而痛自除。

张琪教授用此方加乳香、没药治疗跌打损伤，瘀血留于胁下痛不可忍者，以及其他部位外伤瘀血均效。如曾治一妇女，39岁，左右两季肋痛，右侧较重，有时痛如锥刺不能忍，经B超未发现异常，诊断为"肋间神经痛"，来门诊治疗。观察其舌紫暗无苔，除两胁间痛外，有五心烦热，脉象弦数。曾经服中药四逆散、柴胡疏肝散等无效。询问致病之因，胁间有过挫伤史，此属胁间瘀血留着，不通则痛，投以上方加乳香、没药各10g，服3剂痛大减，连续治疗而愈。

此方亦治肋软骨炎疼痛，肋间有灼热，此方加金银花30g，连翘30g，蒲公英30g，活血清热解毒，用之颇效。

此方除治胁间瘀血外，亦治其他部位之瘀血。曾治一安某，系司机，因开车途中遇故障，强力推车扭伤腰部，腰部疼痛，活动受限，经某医院检查诊为软组织损伤，来门诊治疗，予本方去柴胡，加乳香10g、没药10g、苏木10g、土鳖虫10g、三七粉5g，服药7剂痛大减，连服30余剂，痛除而愈。张琪教授变通应用此方治疗软组织损伤病人多例，均获显著效果。

9. 黑龙黄丸

黑龙黄丸组方为苍术、熟地、干姜、五味子。原方治："脾肾不足，房室虚损，形瘦无力，面色青黄；亦治血虚久痔。"盖因血虚湿热下注所致。张洁古谓："此方为治血虚久痔之圣药。"方以苍术为君，除脾湿；熟地为臣，以补肾益血润燥；佐以五味子敛肾阴以济脾阴；使以干姜温脾阳，全方刚柔相济，燥脾濡肾，两擅其长。

张琪教授以此方化裁，治愈慢性结肠炎久泻及大便下坠不爽，属于脾湿肾燥者甚效。

病案1 姚某，女，25岁。某医院护士。

腹痛，痛既欲大便，而便滞涩不爽，大便下脓血，黏液少许，肛门下坠，全身乏力，四肢倦怠，数年不愈，舌苔嫩白，脉象弦缓无力。西医诊断为"慢性结肠炎"，辨证为脾虚湿聚，肾阴不充，阴血亏虚之证。仿黑龙黄丸化裁，健脾除湿，升阳与滋肾阴养血刚柔并用法。处方：熟地20g、苍术15g、炮姜10g、升麻7.5g、地榆20g、诃子20g、防风10g，水煎，日二次服。

复诊 连服上方9剂，腹痛、下坠消除，大便通畅，无脓血，食纳增加，唯时有腹部隐痛不适，宜上方加白芍以柔肝理脾。处方：熟地20g、苍术15g、炮姜10g、诃子20g、五味子10g、白芍20g、升麻7.5g、防风7.5g，水煎，日二次服。

再诊 连服上方6剂，症状全部消除，饮食增加，面色转红润而停药。

病案2 刘某，女，62岁。1992年1月10日初诊。

小腹隐痛，下坠欲大便，大便燥涩不爽，肛门灼热，瘙痒难忍，全身乏力，四肢倦怠，面色青黄无华，脉弦无力，舌白苔。辨证为脾虚，清阳不升，肾阴亏耗，营血不足，湿热下注之证。脾虚清阳不升则腹痛下坠欲便，肾阴亏耗则大便燥涩，湿热下注则肛门瘙痒。宜黑龙黄丸化裁，健脾除湿、滋肾润燥，再以苦参、槐花、地榆凉血除湿热。处方：苍术10g、熟地20g、干姜10g、五味子10g、苦参15g、槐花20g、地榆20g、升麻15g、葛根15g、甘草10g，水煎，日二次服。

1月27日复诊　服上方10剂，诸症皆除，大便通畅，饮食增加，全身有力。

本案除苍术、熟地除脾湿，濡肾燥外，加升麻、葛根以升阳，槐花、苦参、地榆以凉血清热除湿，故大便通畅，肛门灼热瘙痒亦随之蠲除，从而获得痊愈，反映了中医辨证论治蕴藏着对立统一规律的辩证法内涵。

10. 归芍六君子汤

归芍六君子汤来自《笔花医镜》卷二，功能补气血。方中重用白芍，配合四君子汤加重补气之力，同时与当归相伍，达到补无形之气而生有形之血的妙处。白芍护营敛液，且可济半夏、陈皮之燥性。陈皮、半夏和胃健脾。气血双补，气味中和不燥不柔，相互调济，治疗脾胃不健、气血两亏所致诸病。

张琪教授以本方加入首乌、砂仁（红参15g、白术15~20g、茯苓15g、甘草10g、半夏15g、陈皮15g、当归15g、白芍15~20g、首乌15g、砂仁10g，水煎，日二次服），益气健脾、养血敛阴，治疗慢性肾衰竭之脾肾虚衰、气血不足证，临床以贫血表现为主者。症见面色无华，眼睑结膜、口唇、爪甲色淡，体倦乏力，气短懒言，纳少腹胀，腰酸膝软，舌淡嫩有齿痕，脉象沉弱，或口淡不渴，大便不实，夜尿清长。

张琪教授认为慢性肾衰竭病位虽在肾，然以阴阳俱虚者居多，此时用温补刚燥之药，则使阴虚愈甚，临床出现诸如五心烦热、咽干、鼻衄等症。此时若纯用甘寒益阴之品，则阴柔滋腻，有碍阳气之布化，影响脾之运化功能，腹胀满、便溏、呕逆诸症亦加重，且脾胃受损则药难达病所。此时只有抓住健运脾胃、升清降浊、调理阴阳这个关键环节。因此选用气味中和之六君子汤调理脾胃，资助化源，补益气血，最为适宜。但此方人参甘温，白术苦温，半夏性偏于燥，虽有茯苓之淡渗，甘草之甘平，但仍偏于燥，且重于补气，略于补血，故于原方加入当归、白芍二药。白芍酸苦微寒，敛阴养血，柔肝理脾，当归为补血要药，且能润燥，二药一则可以调剂六君子汤之偏于燥，二则柔肝助脾胃之运化，三则补血与补气并重，助六君子汤以补血，使补血与补气并重，胃得以调动，进食增加，营血化源得复，用于肾性贫血颇为有效。体现了张琪教授善用"欲求阴阳和者，必求之于中气"之说，临床颇见效验。《成方便读》曰："以六君子为君，加当归和其血，使瘀者去而新者得有所归；白芍通补奇经，护营敛液，有安脾御木之能，且可济半夏、陈皮之燥性耳。"用首乌以助归、芍益精血，用砂仁以助夏、陈行气健脾。湿浊偏盛者加草果仁、苍术；湿浊热盛者加大黄、黄连、黄芩；呕吐甚者加紫苏、藿香；阴虚明显者加熟地、山茱萸、枸杞；阳虚明显者加附子、淫羊藿。

张琪教授认为慢性肾衰竭通过活血泻浊等法治疗，一般可见血肌酐、血尿素氮有所下降，病情获得初步缓解，随之则应从本图治。如以脾虚证候为主者，当益气健脾和中治疗，临床常见有面色无华，唇舌色淡，乏力倦怠，不思饮食，脘腹胀满，泛恶作呕，便秘或腹泻，脉象沉弱，舌苔白腻等，多兼见贫血，从中医学角度讲则为脾胃功能虚弱所致。脾在生理上，除运化水湿外，还有运化水谷精微的功能，饮食入胃以后通过脾的运化功能，将精微物质化生气血，使脏腑经络、四肢百骸、筋骨皮脉得以濡养，即"中焦受气取汁变化而赤"是为血。唐容川《血证论》亦谓"生血之源，则在于脾胃"。慢性肾衰竭病机主要因素之一为脾胃虚弱，水谷精微不能正常运化，气血化生乏源，而呈现贫血乏力等一系列脾胃虚弱诸症，脾胃功能之强弱与本病预后关系极为密切，因此补脾胃以益气血生化之源在治疗本病中占有十分重要位置。

11. 甘露饮

甘露饮源于《太平惠民和剂局方·卷六》，由枇杷叶、熟地、天冬、枳壳、茵陈、生地、麦冬、石斛、甘草、黄芩共10味药物组成。功能养阴清热、宣肺利湿。主治"齿龈肿烂，时出脓血或口舌生疮，咽喉肿痛，目赤肿痛，不任凉药"及"脾胃受湿，瘀热在里，湿热相搏"的黄疸等。张琪教授以本方加减，广泛地用于治疗阴虚夹有湿热的诸多疾病。

张琪教授以本方化裁（生地15g、熟地15g、茵陈15g、黄芩10g、枳壳15g、枇杷叶15g、石斛15g、天冬15g、麦冬15g、沙参15g、天花粉15g、芦根20g、瞿麦20g、萹蓄20g、麦芽20g、佛手10g，水煎，日二次服），清肺胃、利湿热，治疗脾胃阴亏、湿热不得运行之证，临床表现为口干舌光不欲饮，恶心厌食，饥不欲食，胃脘灼热隐痛、嘈杂，口臭有氨味，鼻衄或齿衄，五心烦热，脉细数。本病病机在脾之运化失常，一般不宜用甘寒药，防其有碍脾之运化。然脾阴亏耗，不能为胃行其津液，亦可使运化受阻，有一部分病人出现脾胃阴亏、湿热不得运行之证。方中二地、石斛、二冬滋养脾胃之阴；阴亏又由热耗，用黄芩、茵陈之苦寒，清热去湿，所谓清热存阴；火热上行为患，故又以枇杷叶降逆气；枳壳行气和胃；天花粉润肺生津；麦芽、佛手开胃醒脾，与甘寒药合用防其滋腻有碍脾之运化。

张琪教授临床多以本方治疗慢性肾病和口腔、咽喉、眼科等疾病。如2003年5月曾治疗王某，男，74岁。该患多食易饥30余日，食后2小时即饥饿难忍，必须进食，经现代医学检查未见阳性体征，多方治疗无效，多食易饥而瘦，食多则胃脘胀满，口干，四肢酸软无力，头晕，大便正常，舌质红、苔白厚，脉数。本病例辨证为食亦，系胃中湿热上蒸，脾气不运，中宫虚馁所致。食亦谓病人能食易饥而瘦，首见于《素问·气厥论》："大肠移热于胃，善食而瘦，谓之食亦。胃移热于胆，亦曰食亦。"王冰注曰："食亦者，谓食入移易而过，不生肌肤也。亦，易也。"张介宾注曰："虽食亦病而瘦，所以谓之食亦。"丹波元简注曰："亦，易也，跛易、痿易、狂易之易。虽善食而不肥，与平常变易，故曰食亦。"又《圣济总录·卷四十七》曰："病名食亦，言虽饱食，亦若饥也。"《脾胃论》卷上："又有善食而瘦者，胃伏火邪于气分则能食，脾虚则肌肉削，即食㑊也。"《黄帝素问宣明论方》卷一："大肠移热于胃，善食而瘦，或胃移热于胆，能食善饮，火胜土也，参苓丸主之，治食㑊，胃中结热，消谷善食，不生肌肉，此名食㑊。"现代医学无此病名。予以甘露饮加味。方用生地、麦芽各20g，茵陈、黄芩、枇杷叶、石斛、麦冬、天冬、枳壳、砂仁、白豆蔻、陈皮、厚朴、神曲、甘草各15g，黄连10g，生石膏30g，大枣5枚。服上方7剂后诸症减轻，口中多痰，矢气频繁，舌质红、苔转薄，脉稍数。于上方去陈皮、厚朴、麦芽、神曲，加入健脾之品白术、黄芪、太子参、白芍、桂枝。服 14 剂后诸症消失，又服 14 剂以巩固疗效。随访，未复发。

12. 解毒活血汤

解毒活血汤乃王清任《医林改错》方剂，原方主治"瘟毒烧炼，气血凝结，上吐下泻"，治疗瘟毒，气血凝结，壅塞津门，水不得出，上吐下泻转筋之证，而活其血、解其毒，未有不一药而愈者。

张琪教授据瘀血、浊毒之机随证加减，治疗慢性肾衰竭，湿浊毒邪日久入血，造成气血凝滞，血络瘀阻，症见头痛少寐，五心烦热，搅闹不宁，恶心呕吐，舌紫少苔或无苔，或舌有瘀斑，舌下静脉紫暗，面色青晦不泽，脉弦或弦数等。符合慢性肾衰竭，症见高凝高黏状态，表现为血瘀见证。因与此证虽病因相异，但病机相同，异病同治，故以此方加味（连翘 20g、桃仁 15g、红花 15g、赤芍 20g、生地 20g、葛根 15g、当归 15g、牡丹皮 15g、丹参 20g、柴胡 20g、枳壳 15g、甘草 10g、大黄 7g，水煎，日二次服），清热解毒、活血化瘀，治疗大多有效。本方病机重点在于毒邪壅滞、气血凝结。辨证要点在于舌紫无苔或舌有瘀斑，舌质紫暗等。若见汗多、肢冷、眼塌，不可用。本方用连翘、葛根、柴胡、甘草清热解毒；桃仁、红花、赤芍、生地活血散瘀、凉血清热；气为血帅，气行血行，故复佐少量枳壳理气，以助活血之力。全方共奏清热解毒、凉血活血之效。慢性肾衰竭的高凝还必须用大黄、丹参、葛根。葛根黄酮不仅活血扩张血管，同时有解毒作用，瘀血既是肾衰竭病理产物，同时又是一个致病因素，长期作用于机体，使病机复杂化，迁延难愈。大量病理实验证明，毛细血管内皮细胞增生，血小板聚集，纤维蛋白渗出，新月体形成均与瘀血有关，使用活血药确能改善肾实质内的瘀滞，延缓病情发展，改善血液供应，抑制肾间质纤维化，延缓肾衰竭进展，甚至可以中止肾脏病变。

唐容川所谓离经之血不散成瘀，初起常由蛋白尿、血尿不愈，逐渐出现肾功能恶化而无明显的征象，有的发病之初就可见到皮肤瘀点或瘀斑，舌体青紫，面色苍黑，肌肤甲错，脉象涩、紧、沉、迟等，必须用活血化瘀法治疗。张琪教授体会，在诸多活血化瘀方剂中，以加味解毒活血汤效果最佳。

但必须注意到有时缺乏典型的"血瘀"症状及舌脉等体征外候，但肌体仍存在血液流变学异常，肾脏血流动力学改变及肾内微循环障碍等血瘀征。血瘀的结果系肾小管上皮细胞和间质血管内皮细胞的增殖，胶原分泌的增加引起肾小管萎缩、间质增生及纤维化发生，导致肾功能的进一步恶化。

张琪教授临床观察，对本病的治疗不论用芳化湿浊或清热解毒，还是补肝肾、益脾胃、补气血等，都要辅以活血祛瘀，确有良好疗效。

13. 温胆汤

温胆汤出自《三因极一病证方论》，由《备急千金要方》中的温胆汤衍化而来。张秉成曰："内并无温胆之药，而以温胆名之，亦以胆为甲木，常欲其得春气，温和之意耳。"罗东逸谓："和即温也，温之者，实凉之也。"

温胆汤由半夏、竹茹、枳实、橘皮、生姜、甘草组成。方中半夏长于降气，《血证论》

中有"半夏辛降之气最甚";生姜和胃降逆;橘皮行胸脘之气;枳实行肠中之气,又有破滞导滞之功;竹茹和中降逆,功主化痰;甘草配生姜以和中。诸药合用,以疏利气机,尤以疏调肝胃之气为长,又能和中降逆,还有化痰之功。温胆汤方中虽多化痰之品,但非专为化痰而设,本方当以疏调气机、和胃降逆为主,其所治之痰乃因郁而生。宋代陈无择《三因极一病证方论》说:"心虚胆怯,气郁生涎,涎与气搏,变生诸证,触事易惊,或梦寐不详,或短气悸乏,或自汗,并主之。"《景岳全书》说:"温胆汤治气郁生涎,梦寐不宁,怔忡惊悸,心虚胆怯,变生诸症。"

张琪教授在临床中,凡辨证属痰气郁结、气机不畅之不寐、中风、惊悸、胸痹、眩晕、癫痫、中风等内科疾病,均以此方加减,每获良效。张琪教授认为本方治证为湿痰微有化热之象,以舌苔白腻微黄,脉弦、滑或略数者为证治要点。若心内烦热者,加黄连、麦冬以清热除烦;口燥舌干者,去半夏,加麦冬、天花粉以润燥生津;癫痫抽搐者,可加胆南星、钩藤、全蝎以息风止痉。

张琪教授曾治一妇女,眩晕耳鸣不能起床,视物旋转目不敢睁,胃脘搅闹恶心吐,西医诊断梅尼埃病,舌苔白腻,脉濡滑。投以半夏20g、陈皮15g、苍术15g、甘草10g、竹茹15g、石菖蒲15g、茯苓20g,服3剂,眩晕大减,继以本方化裁服10剂而愈。

1999年张琪教授曾治疗吴姓男患,胸闷短气,发作时则心窝部气憋,攻冲作痛,呕恶,厌食,食量稍多则心窝部胀痛,呕恶,舌苔白腻,脉象沉缓。西医诊断为冠心病,多方求治无效。因心与脾为母子关系,心气虚则影响脾之运化,脾与胃相表里,脾胃功能失调则痰湿内生,胃气不和而上逆,痰湿与气逆交织,影响络脉之通畅,形成冠心病又一证型。辨证为气郁痰湿阻滞,宜疏郁化痰通络法。处方:半夏20g、陈皮15g、茯苓15g、石菖蒲15g、郁金10g、枳实15g、甘草10g、党参15g、香附15g、川芎15g、苍术15g、神曲15g、竹茹15g、川黄连10g、生姜10g,水煎,日二次服。服药14剂,胃脘胀痛大减,气逆上冲明显减弱,次数减少,自感胸中宽畅舒适,继服此方10余剂,上述症状基本消失而缓解。

张琪教授临床观察,冠心病其病因病机与饮食、醇酒厚味失节、脾胃损伤有关。脾胃失调,运化功能失司,气逆津液不能敷布,聚而生痰,痰浊瘀阻,随气升降,在肺则咳,在胃则呕,阻碍清阳则头眩,在心则悸动,在背则冷,在胁则胀等。前人认为善治痰者,不治痰而治气,气行则一身津液随气顺,则痰自消也,当然控制饮食,饮食有节更为重要环节。本方温胆汤加顺气之药意即在此。如症见连连呕呃,胸满胁胀,心悸等,皆是气滞痰郁作祟,本方中枳实、竹茹、陈皮、石菖蒲、郁金、香附皆为疏郁理气之治,半夏辛温化痰,茯苓养心淡渗除湿,甘草和中,生姜温中降逆,稍佐党参益气以防伤正,诸药配伍为治气郁痰湿阻络之有效方剂。

14. 理血汤

理血汤出自《医学衷中参西录》上册。张锡纯谓其"治血淋,及溺血、大便下血证之由于热者",原方由生山药一两,生龙骨六钱捣细,生牡蛎六钱捣细,海螵蛸四钱捣细,茜草二钱,生杭芍三钱,白头翁三钱,真阿胶三钱不用炒组成。溺血者,加龙胆草三钱;大便下血者,去阿胶,加龙眼肉五钱。又指出:"血淋之症,大抵出之精道也。其人或纵欲太过，而失于调摄，则肾脏因虚生热。或欲盛强制而妄言采补，则相火动无所泄，亦能生热。以致血室（男女皆有，男以化精女以系胞）中血热妄动，与败精混合化为腐浊之物，或红、或白、成丝、成块，溺时堵塞牵引作疼。故用山药、阿胶以补肾脏之虚；白头翁其性寒凉，其味苦而兼涩，凉血之中大有固脱之力，故以清肾脏之热；茜草、海螵蛸以化其凝滞而兼能固其滑脱；龙骨、牡蛎以固其滑脱而兼能化其凝滞；芍药以利小便而兼能滋阴清热，所以投之无不效也。"

张琪教授常以本方化裁（生熟地各 20g、生山药 20g、阿胶 15g、白芍 15g、龙骨 20g、牡蛎 20g、海螵蛸 20g、茜草 20g、白头翁 15g、金樱子 15g、龟板 20g，水煎服），滋阴益肾、凉血固摄，用于治疗慢性肾小球肾炎、慢性肾盂肾炎以血尿为主者，或慢性前列腺炎、乳糜尿等，症见头昏腰酸，倦怠乏力，五心烦热，或尿色乳白浑浊，尿涩痛时作时止，肉眼血尿或镜下血尿，舌红苔白少津，脉细数。辨证属肾阴亏耗，相火妄动，血不能循经而外溢。方中生地、熟地、山药、龟板、阿胶滋补肾阴以固脱；白芍养血敛阴；白头翁性寒，味苦而涩，凉血之中大有固脱之力，故用以清热凉血；茜草性寒，凉血止血；海螵蛸味涩，收敛止血；金樱子、龙骨、牡蛎收敛固脱。诸药合用，滋阴补肾为主，辅以清热止血、收敛固涩之品，适用于上述疾病血尿日久不愈之证，用之多能收效。

15. 参芪地黄汤

参芪地黄汤为脾肾双补之剂。张琪教授临床诊见一部分慢性肾衰竭病人表现为面色苍白，腰膝酸痛，小腹冷痛，腹泻不止，畏寒肢冷，夜尿频多，余沥不尽，呕吐，腹胀，颜面及四肢浮肿，舌淡胖而有齿痕，苔白滑，脉沉细、迟弱，多由脾阳虚损及肾阳虚酿成。肾中命火为脾土之母，"命火犹如釜底之薪，肾阳不足，不能温化可导致泄泻、水肿等疾，命门火衰，不能生土，釜底无薪，不能腐熟。"清代医家沈金鳌亦提出脾肾宜双补，《杂病源流犀烛》中说："脾肾宜兼补。……肾虚宜补，更当扶脾，既欲壮脾不忘养肾可耳。"脾与肾的关系甚为密切，是先天与后天相互滋生、相互促进的关系，脾肾必须保持协调。"肾如薪火，脾如鼎釜"，脾的运化功能，必得肾阳的温煦蒸化才能化生气血精微，而肾精必须依赖脾的运化精微滋养，才能不致匮绝，如此各自维持着正常生理功能，保证机体充满生机和活力，许子士谓"补肾不如补脾"，孙思邈谓"补脾不如补肾"，乃各执一偏见，二者合起来则较为全面。

张琪教授用脾肾双补法，治疗慢性肾病，辨证属脾肾两虚者甚多，疗效颇佳。常用方剂为脾肾双补方或加味参芪地黄汤（黄芪 30g、党参 20g、白术 20g、当归 20g、远志 15g、首乌 20g、五味子 15g、熟地 20g、菟丝子 20g、女贞子 20g、山萸肉 20g、淫羊藿 15g、仙茅 15g、枸杞子 20g、丹参 15g、山楂 15g、益母草 30g、山药 20g）。健脾补肾，益气摄血，治疗慢性肾病，辨证属脾肾气虚、脾不统血、肾失封藏、固摄失司、精微外泄者。临床表现尿血淡红，腰酸痛，倦怠乏力，四肢不温，面色萎黄或㿠白，气短懒言，头晕耳鸣，夜尿频多，尿清长，或遗精滑泄，舌体胖，舌质淡苔白，脉弱或沉。方中参、芪、术、山药健脾益气，首乌、淫羊藿、仙茅、菟丝子温补肾阳而不燥，枸杞子、山萸肉、熟地、五味子滋助肾阴与参、术合用既助脾之运化功能，又与温补肾阳相伍，使阴阳调济以助肾气，而恢复肾之功能，助化源益气补血。慢性肾病其本在于脾肾两虚，此方为固本之药，妙在又加入丹参、当归、益母草、山楂活血之品，使其改善肾之血流量，补与消合用。此类型切忌大黄苦寒泻下伤脾，所以一见肾衰竭，既认为大黄为降肌酐、尿素氮之要药，不知苦寒伤脾，愈用愈促使病情恶化，偾事者甚多，宜引起重视。

16. 当归拈痛汤

当归拈痛汤出自金代名医张元素的《医学启源》，方由"羌活、防风、升麻、葛根、白术、苍术、当归、人参、甘草、酒浸苦参、炒黄芩、酒洗知母、酒炒茵陈、猪苓、泽泻"组成，原方治湿热为病。肢体烦痛，肩背沉重，胸膈不利，遍身疼，下注于胫，肿痛不可忍。

张琪教授常以此方加减治疗慢性肾小球肾炎血尿日久不愈，反复咽痛咽痒，尿黄赤，舌白苔；或慢性肾小球肾炎急性发作而尿血不愈，属于风湿热邪内蕴，灼伤脉络，或外感风湿热邪循经入侵于肾所致者。其组方特点为用羌活、独活以散风除湿；猪苓、泽泻甘淡利湿；苍术、白术健脾燥湿；苦参、黄芩、茵陈、知母苦寒清热除湿；升麻、葛根解毒清热，引清气上行以散风湿；再加当归补血活血。诸药合用，祛风清热利湿止血，上下分消湿热，使壅滞得以宣通。张琪教授根据其方义而用于湿热侵伤血络之尿血，取得良好疗效。

张琪教授曾治疗乔姓女童，13岁，过敏性紫癜性肾炎。症见四肢皮肤散在紫癜反复出现，尿黄，时有心悸，颜面烘热，手足心热，唇干，舌紫红，苔薄白，脉滑数。尿常规：隐血（+++），红细胞每高倍视野50个以上。考虑本例湿热下迫膀胱，损伤脉络，血溢脉外而出现尿血。湿热盛则心悸，颜面烘热，手足心热；湿热下注而尿黄；舌紫红，苔薄白，脉滑数为湿热内盛之象。虽用激素而效果不佳。中医辨证应属湿热相搏。予以本方加侧柏叶20g、地榆炭20g、儿茶15g、赤石脂20g、白头翁20g、三七10g、金樱子15g。清热解毒、祛风胜湿、凉血止血。服药28剂后，紫癜未复现，时有心慌，眩晕，面部烘热，尿色正常，舌质红，苔薄白，脉滑数。查尿常规：红细胞1～3个/HP，隐血（+++），蛋白质（-），病情明显好转，效不更方，继续前方加减治疗。因病儿四肢皮肤紫癜消失，尿色正常，无手足心热，据此病儿热势渐退，防寒凉伤脾，拟前方去苦寒之白花蛇舌草、紫草、白头翁、蒲公英，加健脾之白术15g，收涩之血余炭15g，甘寒之金银花20g，微寒之连翘20g，28剂，水煎每日1剂，早、晚分服。服药28剂后诸症皆有好转，舌质红，苔薄白，脉滑略数。查尿常规：红细胞3～6个/HP，隐血（++），其余阴性。证未变，继续前方加减治疗，拟前方加小蓟20g以加强止血之功。14剂后，无明显自觉症状，舌质红，苔薄白，脉滑略数。查尿常规：红细胞8～10个/HP，隐血（++），其余阴性。病儿病程已长，热势未尽退，伤及气阴，已属阴虚火旺，气虚固摄无力以致尿血，又兼夹湿热者。以知柏地黄汤加味以善其后。终获痊愈。

张琪教授还常以本方治疗痹证。曾治疗一刘姓男患，22岁，在大兴安岭工作，突然双小腿起结节硬痛，踝关节红肿疼痛，不能走路，经某医院检查血沉、抗O皆正常。小便黄，舌苔白腻，脉象弦滑。辨证属于风湿热壅于关节，故肿胀疼痛，皮下结节灼痒，用当归拈痛汤祛风利湿清热。服方8剂，皮下结节消退，小腿、踝关节浮肿见消大半，病情大好。现仅足部轻度浮肿，小便黄，舌白苔转薄，此乃风湿热邪渐退，继服前方6剂。踝关节浮肿基本消退，皮下结节全部消除，已无痛痒，舌尖赤，苔白腻转薄，脉象弦滑见缓。又以前方化裁 6 剂，浮肿全消，关节已不痛，皮下结节未再起，病已痊愈。此类痹证属于风湿夹热，非外寒证，故未用桂、乌、附等大辛大热之剂。

17. 清心莲子饮

清心莲子饮出自《太平惠民和剂局方》卷五。原方主治淋浊崩带，为清补兼施之剂。方中以石莲子为君，取其有清心火、涩精之效。全方补气与养阴、清热利湿、秘精合用相辅相成。原方谓："治小便白浊，夜梦走泄，遗沥涩痛，便赤如血。男子五淋，气不收敛，阳浮于外，五心烦热。"又谓：常服"清心养神秘精补虚。"

张琪教授临床观察认为，慢性肾小球肾炎、肾病综合征初起阶段多属气虚、阳虚，日久演变则转化为气虚阴虚，此乃本病常见之规律。揆其原因一则本病开始大多水肿迁延不消，多数脾肾阳虚气虚，日久演变为气虚阴虚，以阴阳互根，阳伤日久必然损及阴液，所谓"阳损及阴"；二则此病大多用肾上腺皮质激素且用量大、用药时间长，糖皮质激素为阳刚之剂，日久则耗伤气阴出现气阴两伤证候。因而治疗一方面要顾及气虚，一方面又要顾及阴虚，以补气养阴为治疗大法。补气养阴之方较多，根据张琪教授数十年临床经验，以《太平惠民和剂局方》清心莲子饮加味为佳。原方以石莲子为君取其有清心火、涩精之效。石莲子入脾胃，脾胃有运化水谷精微之功能，蛋白质属于水谷之精微，石莲子清心火养脾阴又秘精微，对蛋白尿外泄有收涩作用；黄芪、党参补气升阳；地骨皮、麦冬滋阴；黄芩清上焦心肺之热，肺热清则清肃下行；车前子、茯苓淡渗利湿；柴胡以疏散肝胆之郁热。补气与养阴、清热利湿、秘精合用相辅相成。

慢性肾病多兼血瘀故于原方加益母草以活血利水，白花蛇舌草以清热解毒，重用黄芪、党参以补气固摄，适用于慢性肾病蛋白尿日久不消者。在原方秘精补虚效用上加重补气的功能，《素问》谓："中气不足，溲便为之变。"由于气虚无力下达州都，酿成湿热之邪不得蠲除，故以黄芪为主药，用量较重一般 30～50g。张琪教授用此方随证加减化裁治疗慢性肾病水肿消退或无水肿、大量蛋白尿、血浆蛋白低下、高血脂有较好疗效，以及慢性肾盂肾炎尿检白细胞顽固不消者，和以西药抗生素治疗无效者，均有较好疗效。

张琪教授用此方随证加减化裁（黄芪 50g、党参 20g、地骨皮 20g、麦冬 20g、茯苓 15g、柴胡 15g、黄芩 15g、车前子 20g、石莲子 15g、白花蛇舌草 30g、益母草 30g、甘草 15g），益气养阴，清利湿热。治疗慢性肾脏病辨证属气阴两虚、湿热留恋，症见周身乏力，少气懒言，腰酸痛，面浮㿠白，头晕心悸，口干舌燥，食少纳呆，五心烦热，食欲不振，小便色黄，无浮肿或轻微浮肿，舌质赤薄苔或舌光赤，苔白，脉象沉滑或兼数者。也治疗慢性泌尿系感染性疾病见下列证候：尿频，尿急，尿痛，遇劳累、感冒着凉或情绪变动即发作，倦怠乏力、腰酸痛，五心烦热，口舌干燥，舌尖赤或边缘红或舌苔白少津，脉滑或稍数者，尿检白细胞反复出现或兼红细胞、脓细胞，菌尿；气阴两虚、湿热留恋、血失固摄，溢于脉外所致急性肾小球肾炎、急性肾盂肾炎，症见肉眼或镜下血尿，尿黄赤而灼热，倦怠乏力，五心烦热，口干而黏，舌淡红，苔白微腻或少苔，脉细数。

慢性肾脏病辨证属阴阳两虚者用此方有较好疗效，症状得以改善，尿蛋白减少或消失，肾功能也有一定好转。但也有的病人经用本方后尿蛋白无明显改善，但体力较前增强，腰酸痛、疲倦、短气、五心烦热随之好转，舌苔转薄及脉象有力，用药前常患感冒者经用药后感冒次数明显减少。可见，中医辨证论治是从整体观调整气血阴阳之平衡，与泼尼松、免疫抑制药针对局部治疗有所不同。

慢性肾盂肾炎相当于中医学之劳淋，其特征为遇劳及感冒即发作，大多数病机为气阴两虚，抗邪能力减弱，湿邪留恋，可概括为"正虚邪恋"，故反复发作不已，清热解毒利水通淋只能取效一时，旋作旋止，遇劳及感冒即发作。方书虽然指出有心、脾、肾劳淋之分，但据张琪教授经验只顾扶正不除邪亦不能取效。《太平惠民和剂局方》谓本方："治遗沥涩痛……五淋。"用本方加入清热解毒之剂（如金银花、白花舌蛇草、连翘、蒲公英、生地、贯众、败酱草等）疗效颇佳，小便涩、排尿不畅涩痛等症常可随之消失，菌尿、白细胞顽固不消或顽固性血尿皆由气阴两虚不摄、湿热不除所致，本方益气滋阴固摄加清热解毒多能获得良好疗效。

临床应注意，黄芪属甘温之品，量大久服多易生热，我们曾用过黄芪一味煎膏（黄芪膏）治疗此病久服后产生咽干口燥唇焦、皮肤生疖现象。因此上方适用以气虚为主者较佳。辨证时注意观察，如阴虚内热相对较重者须增加养阴清热用药方能治中病机，如果坚持原方不变，不仅导致阴虚内热加重，尿蛋白亦常随之增加，所见甚多极应注意。若以阴虚证相对较重者，如见五心烦热，咽赤口干，小便黄赤，舌质红少苔，脉象细数或滑数，则宜加入生地、玄参、金银花、蒲公英；如伴有血尿者，可加大蓟、小蓟、白茅根、蒲黄、侧柏叶等清热凉血止血之剂。热盛者，可加入栀子、生地等；若湿热渐去，常可配伍龙骨、牡蛎、海螵蛸、茜草以增收涩止血之力。

根据现代药理实验结果证明，黄芪能显著减少尿蛋白量，可消除蛋白尿、降低非蛋白氮，对肾小球肾炎的阻抑作用与黄芪能增加代谢、改善全身营养状态有关。另据报道："黄芪对人体和动物均有明显利尿作用……黄芪能减轻庆大霉素所致的肾毒性损害，明显改善肾衰竭动物的肾功能，使血肌酐下降、肾实质细胞代谢有明显改善。"另有研究提示，中药黄芪（每天30～60g煎服）可促进白蛋白合成，并可能兼有减轻高脂血症的作用。张琪教授临床观察，有的慢性肾小球肾炎肾功能不全氮质血症期病例，中医辨证属于气阴两虚，应用本方一个疗程蛋白尿及肾功能有明显好转，但并非单用黄芪一味，而是根据辨证属于气虚者，否则无效，可见必须根据辨证论治施用。除本方外还有升阳益胃汤、保元汤，重用黄芪对肾炎的蛋白尿皆有一定效果。但黄芪用量须大方能有效，成人量张琪教授常用30～50g，个别病例用100～200g。凡用本方治疗有效者，尿蛋白减少或消失，血浆蛋白提高，血清胆固醇及甘油三酯下降，面色红润，体力增加，脉象转有力。

张琪教授曾治疗一慢性肾盂肾炎女患，每过劳或感冒即发作，小便频数灼热痛，尿不通畅，腰痛，全身乏力，经用各种抗生素抗炎药症状缓解，但尿检白细胞充满，红细胞30～40个/HP，脓细胞5～7个/HP不消失来中医就诊，诊察如上述症状，脉象数，舌尖赤，苔薄白少津。辨病属劳淋，辨证为气阴两虚，夹下元湿热不除，宜益气养阴、清热解毒利湿法治疗。予以本方加金银花30g、白花蛇舌草30g、蒲公英30g、连翘20g、败酱草30g、甘草15g，水煎，日二次服。服7剂，小便通畅，痛涩大减，腰痛及少腹痛亦减轻，舌尖仍赤，苔见润，脉仍数，尿检白细胞10～15个/HP，红细胞3～5个/HP，脓细胞（－），用上方加枸杞子20g、山萸肉15g，又二次复诊共服14剂，脉无数象，诸症消失，尿检全部转阴，嘱继服上方若干剂以资巩固，后随访未复发。

18. 滋肾通关丸

滋肾通关丸又名通关丸、滋肾丸，出自《兰室秘藏·小便淋闭门》，原书谓"治不渴而小便闭，热在下焦血分"，由知母、黄柏、肉桂三药组成。

通关丸原为治疗下焦湿热，小便癃闭、点滴不出而设，而张琪教授却用其治疗尿频。小便频数、癃闭均为膀胱气化不行、失常，方中黄柏、知母苦寒清热燥湿兼滋阴，肉桂温养命门之阳、温阳化气，诸药合用则小便通利。前列腺增生为临床常见老年病之一，以小便不利点滴而下，甚至小便闭塞不通为主证。张琪教授通过临床观察，认为本病之所以为老年人常见病，与老年人肾气虚弱、邪气易于阻滞的生理病理特点密切相关，多由肾中阴阳俱虚，膀胱气化不利，湿热蕴结闭塞其流，气血郁滞而致。故治疗首当益肾，同时又不可忽视祛邪，只有标本兼顾，方能提高疗效。张琪教授常以益肾活血法治疗，每用滋肾通关丸加味治疗，远、近期疗效颇为理想。方中以黄柏清热除湿，知母滋肾水而育阴，然"无阳则阴无以生，无阴则阳无以化"，只顾滋阴，不知助阳，则阴终不能生，故辅以肉桂反佐助阳，俾阴得阳化，则膀胱气化出焉，而小便自然通利。张琪教授临床常以此方与八味地黄丸合用调补肾中之阴阳，加活血消坚之品（如三棱、莪术、桃仁、赤芍等）以消其郁滞。诸药合用，共奏补肾之阴阳而益肾气，除湿热瘀血而通利水道，使湿热瘀血得祛，阻滞消除，肾气充沛，气化正常而小便畅利。若下焦湿热症状明显，而现尿黄赤、尿道灼热疼痛，舌根部苔黄厚腻，脉弦滑数者，可加瞿麦、萹蓄、蒲公英、白花蛇舌草等以清热利湿解毒，均可明显提高疗效。

张琪教授曾以滋肾通关丸合八味肾气丸加减治疗前列腺增生并尿路感染、尿潴留的73岁男患。该患尿频而少约10年，尿点滴而出，腰酸痛，小腹胀痛。当地医院B超示：前列腺球形增大，大小5.9cm×4.3cm×3.6cm，部分向膀胱突出，内腺增大，外腺受压，实质回声不均匀，内外腺之间有点状强回声，膀胱内潴留尿量约200ml，尿常规白细胞30～40个/HP，终日导尿，病人痛苦不堪。诊脉弦滑而稍数，舌质红、苔少。曾静脉滴注多种抗生素均无明显疗效。服中药八正散之类百余剂，效亦不显。考虑病人年老体衰，肾阳不足，不能温煦膀胱，膀胱开阖失司，故尿频而少，未及时治疗而使肾阳逐渐衰微，而肾阳为人体之"真阳""元阳"，肾阳旺则全身之阳皆旺，肾阳衰则全身之阳皆衰，阴阳是相互对立统一的，所谓此长彼亦长，此消彼亦消，故肾阳虚致使肾阴亦虚，肾阴阳俱虚则肾主水的功能失常，水湿蕴结下焦，湿久化热，阻碍膀胱气化，故小便点滴不下；湿邪黏滞、阻碍气机，气滞则血瘀，故小腹胀痛、腰酸痛；脉弦滑而稍数、舌质红、苔少为肾阴阳不足、湿热蕴结之象。中医辨证属肾阳衰微、湿浊内蕴夹血瘀。治以调补肾中阴阳、清热利湿、活血化瘀。予以滋肾通关丸合八味肾气丸加减。处方：熟地25g、山茱萸15g、山药15g、茯苓15g、牡丹皮15g、泽泻15g、黄柏15g、知母15g、肉桂10g、附子10g、瞿麦20g、萹蓄20g、车前子20g、大黄7g、桃仁15g，水煎服。方中肾气丸重用熟地以滋补肾阴，山茱萸、山药补肝脾而益精血，此所谓"善补阳者，必于阴中求阳"；加以肉桂、附子之辛热，助命门以温阳化气，诸药相伍，补肾填精，温肾助阳，乃阴中求阳之治。泽泻、茯苓利水渗湿，牡丹皮泻火，其义为补中寓泻，使邪去补乃得力，并防滋阴药之腻滞。滋肾通关丸中黄柏、知母苦寒清湿热、滋阴水，同时少佐肉桂，寒因热用，俾助命门之火，增加膀胱的气化、蒸发作用，湿热清除，气化得司，同时方中佐以萹蓄、瞿麦、车前子利尿通淋，大黄、桃仁活血化瘀，诸药合用温而不燥、滋而不腻，助阳之弱以化水，滋阴之虚以生气，使肾阳振奋，气化复常，则诸症自除。

服上方 14 剂，不须导尿小便可自行排出，但仍不甚通畅，腰酸痛、小腹胀痛大减，尿常规示白细胞 8～10 个/HP，嘱继服此方。

又服 14 剂，排尿基本通畅，诸症消失，尿常规恢复正常。病人家属恐其复发，自行将上方又服 30 余剂，以致病人夜间出现遗尿，急来求治。考虑由于病人过服药物，利尿通淋过度而出现夜间遗尿，于是前方去萹蓄、瞿麦、车前子利水通淋之药，加益智仁、补骨脂、巴戟天、首乌、乌药等温补肾阳固摄之品，温补肾阳缩尿，随治而愈。病人不仅小便恢复正常，而且体力明显增加，随访半年无复发。

19. 桑螵蛸散

桑螵蛸散见于《本草衍义》，由桑螵蛸、茯苓、当归、煅龙骨、炙龟板、石菖蒲、远志、党参八味中药组成。

张琪教授临床常用之治疗阴血亏虚、心肾不交致滑精、遗尿、尿频、健忘等症。肾藏精，与膀胱相表里，肾虚不摄则膀胱失约，而见小便频数，或尿如米泔色，甚至遗尿；肾虚精关不固，则致遗精滑泄。心藏神，心气不足，神失所养，且肾精不足，不能上通于心，故见心神恍惚、健忘；舌淡苔白、脉细弱，均为心肾不足之象。诸症皆由肾虚不摄、心气不足而起，治宜调补心肾、固精止遗之法。虚则便数，故以桑螵蛸、龙骨固之。热则便欠，故以当归、龟板滋之。人参补心气；菖蒲开心窍；茯苓能通心气于肾；远志能通肾气于心，并能清心解热。心者小肠之合也，心补则小肠不虚，心清则小肠不热也。本方能补肾养心，治疗肾虚小便频数。临床常加覆盆子、金樱子以加强收敛缩尿之功。

张琪教授曾以桑螵蛸散化裁辨治尿道综合征。该女患，45 岁，尿频、尿急 1 年余，曾服用过中药治疗（药物不详），症状无好转。神疲乏力，自汗，双下肢酸痛无力，无尿痛，受寒则症状加重。尿常规：尿白细胞 0～1 个/HP。舌尖红，苔白，脉弦细。病人有尿频、尿急，而无相应理化检查异常，故诊断为尿道综合征。其病机为心肾两虚，心肾不交，所以有失眠、尿频等症状。予以本方加入覆盆子 20g、枸杞子 20g、淫羊藿 15g、熟地 20g、山茱萸 20g、金樱子 20g、甘草 15g，水煎服。加覆盆子、金樱子以加强收敛缩尿之功，同时助以枸杞子、熟地、山茱萸、淫羊藿滋肾阴、温肾阳，使阴阳相济。用药 1 周，白天尿频、尿急明显好转，但夜尿多而频数，每晚 7～8 次，睡眠欠佳。继续前方加滋肾通关丸。考虑该病人睡眠不好，则尿意频频，排尿次数多则影响睡眠，这是张琪教授治疗本证的妙用之处。通关丸原为治疗下焦湿热、小便癃闭、点滴不出而设，而张琪教授却用其治疗尿频。小便频数，癃闭均为膀胱气化失常，方中黄柏、知母苦寒清热燥湿兼滋阴，肉桂温养命门之阳、温阳化气，则小便通利。治疗 20 天排尿正常，乏力、自汗、腰痛消除，睡眠正常。

20. 癫狂梦醒汤

癫狂梦醒汤出自《医林改错》，由桃仁、香附、青皮、柴胡、半夏、木通、陈皮、大腹皮、赤芍、桑白皮、炒紫苏子、炙甘草组成，具有理气活血之功。清代名医王清任首创

"气血凝滞说"，又创拟了癫狂梦醒汤，用以治疗癫证、狂证。他在《医林改错》中论述道："癫狂一症，哭笑不休，詈骂歌唱，不避亲疏，许多恶态，乃气血凝滞脑气，与脏腑气不接，如同做梦一样。"

方中桃仁、赤芍活血化瘀；柴胡、香附、青皮疏肝理气，气行则血行；陈皮、半夏燥湿化痰；紫苏子、桑白皮、大腹皮降气化痰宽中；木通降心火，清肺热，通利九窍血脉关节；甘草调和诸药。诸药相合共奏豁痰化瘀利窍之功。癫狂梦醒汤概括了王氏从痰、从瘀治疗癫狂的学术思想，丰富了中医学治疗精神系统疾病的内容。

张琪教授临床以癫狂梦醒汤化裁，不但治疗神经官能症、更年期综合征、癔病、老年痴呆等精神系统疾病，而且也治疗心脑血管系统及呼吸系统疾病，从气滞血凝病机而立法遣药，均取得较好的疗效。曾治疗李某，女，40余岁，患皮质醇增多症"库欣综合征"，经右肾上腺皮质肿瘤切除后，症状不解除，继而发生精神分裂症。语无伦次，打人骂人，不避亲疏，狂闹昼夜不休，邀张琪教授诊视，见其舌紫唇紫，脉象弦而有力，按气滞血瘀辨治，给予本方，连服5剂，病人意识转清，从此逐渐恢复而安。再诊时，病人说："用您的药后，如从梦中醒来一样。"张琪教授甚疑病人不知医，不知此方为梦醒汤，为何所述用药经过与"梦醒"巧合，岂非怪事？

张琪教授临床遇到情志不舒，病久痰瘀交阻而不得解，应用他方无效时，常常考虑使用本方治疗，每获良效。因此临床中只有谨守病机，各司其属，辨证论治，才能提高古方的临床效果。

21. 礞石滚痰丸

礞石滚痰丸出自《丹溪心法附余》引王隐君方。方由大黄（酒蒸）、黄芩（酒洗净）各240g，青礞石（与硝石同煅）30g，沉香15g组成。

张琪教授认为，礞石滚痰丸临床应用贵在抓住实热老痰、久积不去、变幻多端、舌苔黄厚、大便秘结、脉滑数有力的特点。因本方药力较猛，非实热老痰及虚弱人、孕妇等均慎用，以免损伤正气。若素体虚弱之人，绝不可轻用。体内一旦有痰生成，可导致周身多种病变。所谓"怪病多痰""痰生百病"，在痰证的治疗上，主张因痰而致病者，先调其病，后逐其痰；但对实热老痰和顽痰怪症，则力主攻逐。旨在治病求本，斩草除根。

方中大黄能涤荡胃中有形之质，黄芩能清理胃中无形之气。然而痰质滑而黏，善停于肠胃曲折之处，攀肠而升，难于排泄，故称老顽痰。青礞石燥悍重坠，可以除其湿之本，扫其胃肠曲折之处，使秽浊不得腻滞而少留，攻逐陈积伏腻之老痰，故名滚痰丸。治痰先顺气，故以沉香纳气归肾，又能疏通肠胃之滞，肾气流通，则水垢不留而痰不再作，且使青礞石不黏着于肠，二黄不伤及胃，一举而三得。上述诸药共为细末，水泛为丸，每服6～9g，临卧、食后温开水或姜汤送下。全方共奏泻火逐痰、顺气通便之功。

张琪教授临床常以本方泻热化痰开郁，治疗心火亢盛、痰火内扰神明之狂证，由于痰热闭塞心窍，呈现精神亢奋，躁狂不宁，骂詈不避亲疏，甚至登高而歌，弃衣而走，其力倍于平时，脉象多见滑实有力，舌苔燥或薄黄。此外，还将本方用于痰热胶结所致的高血压、头痛、失眠、多寐、癫痫、眩晕、瘰疬、痰核等多种疾病，临床多获佳效。

张琪教授曾治疗张患，女，38岁。因与丈夫口角，惊吓气愤中致精神失常，语无伦次，骂人毁物，通宵不寐，欲出外奔走，手足心热，头额痛，大便秘数日不行，小便赤，舌苔白厚少津，脉弦滑数，经哈尔滨市某专科医院诊为精神分裂症，经治效不显，来中医就诊。证脉分析为气郁生痰，志极动火，痰热内结，扰于神明，神不归舍，遂致狂证。宜泻热化痰、开郁通窍法，拟本方加玄明粉等药。当夜服1剂，次日晨腹泻2次，所下稠黏粪便奇臭，小便色黄，病人意识稍转清，似稳定；继续给药3剂后，病人泻下数次，所下皆黏秽便，污黑转黄，病人意识转清醒，语言恢复正常，唯有胃脘不适，纳差，全身乏力，欲睡，舌苔薄白，脉沉滑，继以和胃化痰调治而愈。

22. 上中下通用痛风方

上中下通用痛风方出自金元四大家之一朱震亨《丹溪心法》一书，由酒炒黄柏、苍术、姜制天南星各二两，桂枝、威灵仙、红花、羌活各二钱半，防己、白芷、桃仁各半两，龙胆草、川芎、炒神曲各一两组成，共研细末，用神曲煮糊和成丸药，如梧桐子大，每服一百丸（三钱），白开水送下，能通治周身骨节疼痛的痛风，所以称作上中下通用痛风方。

张琪教授临床常以本方治疗因湿、热、痰、瘀交织，壅滞经络关节，气血流行不畅所致之痹证，症见关节肌肉疼痛，关节肿胀，缠绵不愈，甚则变形；或见皮下结节红斑，颜色紫暗或肢节疼痛如锥刺。痛风有受寒、受湿、夹热、夹痰和血脉不和等原因，而方中黄柏清热，苍术燥湿，龙胆草泻火，防己行水，合起来能治湿和热。天南星燥痰散风，桃仁、红花能活血行瘀，川芎调血中之气，合起来治痰和血。羌活去骨节间风邪，白芷去头面的风邪，桂枝、威灵仙去手臂足胫的风邪，合起来能去周身骨节的风邪。而神曲消中焦脾胃积滞之气。其中天南星具有祛痰通络祛风之功，辛开走动，专疏经络，《开宝本草》谓"主中风，除痰麻痹……散血"，可见本品虽侧重于治痰祛风，但尚有散血活血之功。威灵仙"消痰水，破坚积"，疏通痹阻之经络，畅行凝滞之气血，与清热除湿及活血之品配伍，则奏效更佳，对某些极重之痹证也常收效。因此，本方既能疏散风邪于上，又能泻热渗湿于下，还可以活血燥痰消滞而调中，所以上中下的痛风皆可通用。具有清化痰瘀，除湿清热，使痰瘀得去，湿热得清，气血周流，经络宣通。

张琪教授曾治疗一女患，38岁，类风湿关节炎多年，周身关节热痛，以膝关节为著。测体温37～37.6℃，舌紫暗，苔白或白腻，脉弦数。辨证为湿、热、痰、瘀交织，壅滞经络关节，气血流行不畅，以上中下通用痛风方加减治疗。调治半年，调治期间病人关节疼痛加重，屈伸不利时，曾加蜈蚣2条、土鳖虫10g、乌蛇15g、山龙30g、甲珠（代）10g、全蝎10g、白芍20g、炙川乌10～15g，关节痛好转明显。病人伴有乏力倦怠，曾加黄芪30g、党参20g、枸杞20g等。至2002年春节过后，病人关节疼痛已不明显，屈伸自如，已上班工作。张琪教授认为此类痹证，关节肌肉疼痛肿胀，缠绵不愈，反复发作，甚则变形，或见皮下结节红斑，颜色紫暗或肢节疼痛如锥刺，此乃湿、痰、瘀、热交织壅滞经络关节，气血流行不畅所致。治疗非单一祛风寒湿所能奏效，必须清化痰瘀，逐湿祛痰，使痰瘀去、湿热得清、气血周流，经络则宣通。张琪教授常用本方治疗，酌加青风藤、地龙、公藤通络止痛，川芎、神曲行气祛瘀，诸药配伍，疏散风湿，化痰通络，清利湿热，活血祛瘀，上中下通用，疗效颇佳。尤以加用诸虫类药后，关节痛及屈伸不利明显大减，连续服药竟而痊除。

23. 镇肝熄风汤

镇肝熄风汤出自张锡纯《医学衷中参西录》，由怀牛膝、生代赭石、生龙骨、生牡蛎、生龟板、生杭白芍、玄参、天冬、川楝子、生麦芽、茵陈、甘草组成。专为因肝肾阴亏、肝阳暴张、阳化风动、血随气逆上冲所致之证而设，张琪教授认为该病本在肝肾阴亏，标在肝阳暴张，血随气逆上冲于脑，急则治其标，缓则治其本。

张琪教授常以本方治疗肝风内动所致头眩痛欲仆，肢体麻，振颤，手足抽搐蠕动，语言不利，步履蹒跚，舌红少苔，脉弦，血压高者。该方以镇肝息风为主，平其亢逆，辅以滋阴潜阳固本。方中重用牛膝、生赭石为君药，牛膝辛苦性寒，归肝肾经，辛行苦降而活血祛瘀，引血下行，质润而滋肝肾；生赭石苦寒，质重沉降，主入肝经，能重镇肝气，使气不逆则血不逆上，同时肝气不逆不犯胃，噫气亦降。生龙骨、生牡蛎、生龟板为水中之物，得阴气最厚而咸寒入心肝肾经，滋阴潜阳，平肝安神，助君药滋潜制亢阳。玄参、天冬、白芍为阴柔性寒之品，玄参、天冬甘苦微咸归肾经，助君药滋肾以制阳；白芍苦酸入肝，助生赭石平抑肝阳。肝阳上亢则肝气有余化火，佐茵陈、川楝子、麦芽清泻肝阳有余，条达肝气郁结。甘草调和诸药，合麦、芍益胃和中，防重坠之品伤胃。

张琪教授曾以镇肝熄风汤加减治疗慢性肾衰竭高血压病人，血压 180/100mmHg，肾功能：肌酐 264μmol/L，尿素氮 15mmol/L。症见头晕、胀痛，伴鼻衄、乏力、腰痛，舌红，脉弦。西医诊断：高血压肾病，肾衰竭（失代偿期）。中医辨病辨证属眩晕（阴虚火旺）。张琪教授遵从张锡纯重镇潜阳之法，首先用镇肝熄风汤加减，治以滋阴潜阳、活血补肾法，重用代赭石、珍珠母、石决明达 30～40g，通过降血压可以减轻高血压对肾脏的负担，有利于肾功能的恢复。其次用活血化瘀之品赤芍、水蛭、牛膝、益母草等，改善肾衰竭的血瘀状态，有利于恢复肾功能。方中葛根是张琪教授常用药，认为其对头晕、头项不适，现代医学的高血压、脑动脉硬化、颈性眩晕都有较好的疗效，现代药理证实其含有的黄酮类物质和葛根素能直接扩张血管，使外周阻力下降，有明显的降血压作用，同时能抑制血小板凝聚。处方：代赭石 40g、生龙骨 20g、生牡蛎 20g、石决明 30g、怀牛膝 20g、珍珠母 30g、菊花 20g、益母草 30g、水蛭 10g、杜仲 20g、枸杞子 20g、女贞子 20g、菟丝子 20g、玉竹 20g、桃仁 15g、赤芍 15g、牡丹皮 15g、钩藤 15g、草决明 30g、甘草 15g、葛根 20g、水煎服。服 14 剂，头晕减轻，鼻衄未再出现，脉弦之势减。血压 150/90mmHg，血肌酐 218μmol/L，尿素氮 7.5mmol/L。继服 28 剂，症状消失。血压维持在 140～150/80～85mmHg，继续服用 3 个月余，血肌酐、尿素氮逐渐稳定下降恢复至正常。

24. 舟车丸

舟车丸又名舟车神佑丸，出自《丹溪心法》，由牵牛子、大黄、甘遂、芫花、大戟、陈皮、青皮、木香、槟榔、轻粉组成，为逐水峻剂。功能行气逐水，其性峻烈，为水肿、臌胀而设。主要用于治疗水肿水胀属于实证者。方中以逐水峻猛之品甘遂、大戟、芫花攻逐胸腹经隧之水，为君药；大黄、牵牛子苦寒，有泻下除积，消水逐饮之用，助君逐邪从二便分消，为臣药；佐以破气散结之青皮、理气和胃之陈皮、行气导滞之木香以调畅气机，使气畅水行；轻粉走而不守，无窍不入而去积痰，以协助诸药，使水湿从二便排泄，为使药。全方药力峻猛，行气破泻，峻下逐水，通利二便，犹如顺水之舟、下坡之车，故名舟车丸。

张琪教授常以本方治疗水肿、臌胀形气俱实之证。临床见症大腹水肿胀满坚硬，口渴，气促，便秘，脉沉数有力。张琪教授将之改用汤剂，去轻粉治肝硬化腹水（重度）、结核性腹膜炎高度腹水、肾脏病腹水见上述脉证者，用之有捷效。如张琪教授治疗肝硬化、肝功能失代偿期病人，若症见大量腹水，肿势较重，一般健脾行气利水毫无效果。只要辨证病人尚未出现形脱、便血、昏迷，尚在可攻之时，可果敢用本方峻下攻水以消除其腹水，缓解其胀满。张琪教授临床常将舟车丸改为汤剂去轻粉，甘遂、大戟、芫花用醋炙为佳，量各5g，大黄10～15g，牵牛子20～30g，用量可根据病人体质强弱及蓄水轻重而定。临证中用峻下逐水剂，待二便通利增多后，继用茯苓导水汤之类，健脾行气利水，尿量继续增多，腹水随之消除。

25. 养心汤

养心汤出自明代王肯堂所著《证治准绳·类方》，为临床屡用屡效之名方。药有黄芪、茯神、茯苓、半夏、当归、川芎、柏子仁、五味子、远志、酸枣仁、肉桂、人参、炙甘草、生姜、大枣，主治心血不足、心神不宁、怔忡惊悸等证。

张琪教授常以本方化裁，处方：人参15～20g、黄芪30g、甘草15g、川芎15g、当归15g、茯苓15g、麦冬15g、五味子15g、石菖蒲15g、远志15g、丹参15g、桂枝10g、三七末（分二次冲服）10g，水煎服，治疗气虚为主的胸痹心痛，临床症见气短乏力、怔忡自汗、胸闷或疼痛，此痛多为隐痛，活动后则加重，舌淡，脉象虚或沉弱。

张琪教授认为气为一身之主，"宗气积于胸中，出于喉咙，以贯心脉而行呼吸焉"，说明宗气积于胸中，有走息道、司呼吸、贯心脉、行血气的功能。心肺居于胸中，宗气为心气、肺气之源泉，由于宗气贯心脉，心血才能运行不息，所谓气为血帅，气行则血行。反之如气虚无力推动血液运行，则可形成胸痹心痛。方中人参、黄芪益气为主；川芎、当归、丹参养血行血；五味子、麦冬与人参为生脉饮，补益心气养阴；桂枝与甘草合用补益心气心阴，养心阳，使阴阳相济；茯苓、石菖蒲、远志养心宁神，三七具有活血之效，合丹参、川芎行血通络与补气养心之药配伍，可奏补中有通、补而勿壅之功效。若中气不足加柴胡；气虚明显重用黄芪；自汗加龙骨、牡蛎；阳虚加肉桂、附子；阴血不足加生地、枸杞子。

张琪教授曾治疗一位刘姓男患，40岁。西药诊断为心脏神经官能症。病人心悸、气短、胸闷、乏力，病程月余，舌尖红、苔薄白、脉弱。辨证当属心气虚、心血不足。故治以益心气、养心血、安神。张琪教授尝谓：该证以肝实心虚为多。但亦有纯属虚证者，临床以心气虚者常见。病人禀赋不足或病情经久反复可见虚证，症见心悸、气短、乏力。气虚明显症见动则心悸汗出；阳虚明显则手足冰凉、形寒怕冷；心血不足则面色少华、舌淡；心阴不足则舌红、脉数或细数。予以本方，用药7剂后，心悸气短明显减轻，胸闷深吸气亦有所好转，仍眠浅梦多。乃属中气不足，上方加柴胡15g，连服24剂，除有时乏力外，余症消失。后嘱其服补中益气丸合归脾丸调理2个月余，乏力症状基本消失。追访病情未反复。

1999 年张琪教授曾治疗一位患有冠心病心绞痛的徐姓老年男患，曾用中西药治疗不效。诊见其面色青暗，胸闷痛而气短，发作频繁，心悸怔忡，活动则加重，舌淡，边缘稍紫，脉象沉弱。辨证当属气虚血虚，血脉不充，心失所养而痛，治疗投以本方，连服 30 余剂，全身有力，胸痛、气短、心悸等症均除，脉象亦有力。2001 年复诊：自述从服此方后心绞痛一直未发作，心电图检查已基本正常而愈。

26. 大秦艽汤

大秦艽汤始载于《素问病机气宜保命集》。由秦艽、甘草、川芎、当归、白芍、细辛、川羌活、防风、黄芩、石膏、白芷、白术、生地、熟地、白茯苓、川独活十六味药物组成。

张琪教授常以本方化裁（秦艽 15g、二活各 20g、防风 10g、川芎 15g、白芷 15g、玄参 15g、二地各 20g、生石膏 50g、当归 20g、白芍 15g、苍术 15g、甘草 10g，水煎服），清热祛风、除湿止痛、养阴活血，治疗中风、中经络，症见半身不遂，口眼㖞斜，舌强语謇，头晕，手足麻木，或肢体拘急，关节酸痛，微恶风寒，苔白少津，脉象浮滑或弦滑等，辨证属血虚内热、风邪外中。大秦艽汤内可养血清热，外能祛除风湿。方中石膏解肌清热，与祛风湿药合用，对风热或风湿夹热一类痹证确有良效；邪热内蕴，易耗阴伤血故用白芍、生地、当归、川芎以养血行血润燥，所谓"治风先治血，血行风自灭"，与祛风湿之秦艽、独活、防风等药配伍，可奏疏风养血清热之效。此外，还常以本方治疗热邪与湿相合而成的湿热痹，其临床特点除关节红肿疼痛麻木外，多见尿黄赤，舌苔白腻或黄腻，脉滑或脉缓有力等。辨证必须掌握如上之要领，方能准确。张琪教授临床常随证加入清热除湿之品，如防己、薏苡仁、萆薢、黄柏、苍术、山龙、地龙、知母等。

张琪教授曾以本方化裁治疗一女患，50 岁。患脑出血 2 个月余，右侧半身不遂，上下肢均不能动，仅足趾可微动，颈强，咽干口燥，自汗恶风，头痛，手足热，舌强语謇，舌红干，脉弦滑有力。血压 180/105mmHg。辨证为血虚内热，风壅经络。治以养血清热，祛风通络。予以本方化裁，处方：当归 20g、赤芍 20g、川芎 10g、生地 20g、熟地 20g、秦艽 15g、独活 15g、羌活 15g、防风 10g、白芷 10g、生石膏 50g、玄参 15g、葛根 25g、生甘草 7.5g，水煎，日二次服。

二诊　服药 10 剂，患肢功能明显恢复，上肢可拿一般轻物，能扶杖行走 20 余步，颈软，头痛减轻，仍口渴、自汗、恶风，舌红稍润，脉弦滑略见缓象，方取前意，酌为加减，处方：生地 20g、熟地 20g、川芎 15g、赤芍 20g、桃仁 15g、葛根 20g、桂枝 20g、羌独活各 10g、防风 15g、白芷 15g、生石膏 40g、茯苓 20g、甘草 10g，水煎服。

三诊　服药 10 剂，患侧肢体功能继续恢复，已能独自行走，舌润，脉弦转缓。此热清、血和，风邪大除，仍以养血疏风之法，处方：当归 20g、赤芍 15g、防风 15g、川芎 15g、羌独活各 10g、二地各 20g、白芷 10g、牛膝 15g、秦艽 15g、甘草 10g，水煎服。

四诊　又继服药 10 余剂，患肢功能基本恢复正常，仅步履稍欠灵活。嘱续服上方数剂，以善后。

27. 犀角地黄汤

犀角地黄汤首载于唐代孙思邈《备急千金要方》，其方源为《小品方》之芍药地黄汤，"治伤寒及温病应发汗而不汗之内蓄血者，及鼻衄吐血不尽，内余瘀血、面黄、大便黑"，为热毒炽盛于血分、迫血妄行所致出血而设。本方为清热凉血之剂，既能清热解毒，又能凉血散瘀，兼以养阴。由犀角、生地、芍药、牡丹皮四味药组成，功用清热解毒，凉血散瘀。汪昂曰："血属阴，本静，因诸经火迫，遂不安其位而妄行。由于方中主药犀角，属稀缺、禁售之品，多以水牛角代之，但仍不失其清热凉血、化瘀解毒之良方美誉。

张琪教授常以本方化裁治疗重症肝炎、肝昏迷、弥散性血管内凝血、尿毒症、过敏性紫癜、血小板减少性紫癜、蛛网膜下腔出血、急性白血病、败血症、流行性脑脊髓膜炎、流行性出血热等属血分热盛者。临床可见身热谵语、舌绛起刺、脉细数等热扰心神之症；斑色紫黑、吐血、衄血、便血、尿血、舌红绛、脉数等热伤血络之症；喜妄如狂、漱水不欲咽、大便色黑易解等蓄血瘀热之症。犀角大寒，解胃热而泻心火；芍药酸寒，和阴血而泻肝火；牡丹皮苦寒，泻血中伏火；生地甘寒，凉血而滋水，以平诸经之僭逆也。为治疗热入血分证之主方。若见蓄血、喜妄如狂者，系热燔血分，邪热与瘀血互结，可加大黄、黄芩，以清热逐瘀与凉血散瘀同用；郁怒而夹肝火者，加柴胡、黄芩、栀子以清泻肝火；治热迫血溢之出血证，可酌加白茅根、侧柏炭、小蓟等，以增强凉血止血之功。

张琪教授曾于 20 世纪 70 年代治疗一屈姓女童，3 岁。病儿在某医院住院 1 个月余，以低热入院。入院后症状逐渐加重，除发热外，还可见精神状态恐惧不安，双目直视，意识不清，双目如见异物状，狂躁，时手足抽搐。经脑脊液检查诊断：①结核性脑膜炎；②脑膜粘连。以抗结核药物治疗，症状未见改善，邀请张琪教授会诊。诊见病儿发热不退，体温 37.7℃，两目上窜，如见异物状，恐怖不安，头痛、呕吐，时抽搐狂躁，舌绛，唇赤，手心热，脉象滑数有力。中医辨证为热邪入营，侵犯心包，神不守舍，肝风内动，出现意识不清，两目天吊，惊恐躁动不安，手足抽搐，病势甚为危险。经用一切抗结核药物皆无效。宜清热凉血、息风安神之剂。予以犀角地黄汤加减，处方：生地六钱，川连二钱，玄参三钱，麦冬三钱，犀角二钱，牡丹皮二钱，钩藤三钱，全蝎一钱，蜈蚣一条，生石膏七钱，珍珠母七钱。水煎 200ml 分 4 次服。琥珀钱半，朱砂钱半，牛黄五分，共研细末，分 4 次服，隔 4 小时服一次。服上方 2 剂，病儿精神状态明显好转，惊厥恐怖症状已基本消除，摇头狂躁未出现，两目无直视及天吊现象。但意识仍时明时昧，有时说要小便，实则要大便。有时小有躁动样，舌绛，脉象弦数，体温 37.2～37.5℃，仍宗前法治疗。中间出现颅内压增高呕吐，加生石膏、生赭石、川连以降逆清热止吐。出现排尿延迟，加木通、竹叶、车前子以清热利尿。诸症皆及时得以消除，唯独走路摇摆不稳，西医认为脊髓粘连，恐留后遗症。张琪教授从肝肾论治，仿金刚丸、虎潜丸化裁，用清热滋补肝肾之品，特别是用马钱子配合补药，增进血液循环，有强壮活血之作用。张锡纯《医学衷中参西录》起痿汤等方中皆用马钱子以治疗肢体痿废，取其通经络活血之作用，经过配制丸药巩固治疗，终获完全康复。

（三）自拟方剂

1. 芪麦化瘀汤

【方药组成】

黄芪 30g	太子参 20g	麦冬 20g	五味子 15g	生地 20g
当归 15g	川芎 15g	丹参 20g	红花 15g	柴胡 15g
赤芍 15g	桃仁 15g	枳壳 15g	女贞子 20g	玉竹 15g
龟板 20g	枸杞子 20g	甘草 15g		

【功效】　益气活血，滋补肾阴。

【适应证】　适用于冠心病心绞痛、各种原因引起的心律失常等属气阴虚血瘀者，症见胸痛气短乏力，腰痛，头晕耳鸣，五心烦热，心悸怔忡，舌红，少津，脉虚数。

【方药分析】　本方由生脉饮和血府逐瘀汤化裁而成，黄芪、太子参、麦冬、五味子益心气滋阴；心主血脉，赖大气之斡旋，大气虚而无力统帅血之运行，因而形成气虚血瘀，血府逐瘀汤行气活血化瘀；二者合用达气旺血通、气行血活之效。气之根在肾，阴虚阳无所依附，女贞子、玉竹、龟板、枸杞子滋补肾阴摄纳而止悸动。张琪教授常用此方治疗冠心病心绞痛，有较好的疗效。若阴虚甚者加阿胶、玄参；心悸重者加珍珠母、龙骨、牡蛎等；伴有胸闷者加瓜蒌以宽胸。

2. 清肺饮

【方药组成】

麦冬 20g	沙参 15g	知母 10g	川贝母 15g	桑白皮 10g
鱼腥草 30g	生地 15g	黄芩 10g	瓜蒌 20g	桔梗 15g
枳壳 15g	甘草 10g	半夏 15g		

【功效】　清肺养阴，止咳化痰。

【适应证】　适用于慢性支气管炎、支气管扩张、肺感染等以咳逆上气，痰黏稠不爽或痰黄黏，胸闷或痛，舌红少津，脉滑或数等。

【方药分析】　方中麦冬、沙参、知母、生地清肺养阴；黄芩、桑白皮泻肺热；枳壳、桔梗利肺气；瓜蒌开胸利膈；半夏化痰；鱼腥草清热解毒，专清肺经热邪，为治风热犯肺之要药。近代药理实验证实，鱼腥草有效成分鱼腥草素在体外实验对流行性感冒杆菌、肺炎球菌、金黄色葡萄球菌有明显抑制作用，故本方以此药为主药，既能清泻肺热又能利尿消肿，临床用之屡屡有效。若喘不得卧加葶苈子、杏仁；身热不退加金银花、连翘；有表证外邪不解加麻黄。

3. 柴苓护肝汤

【方药组成】

柴胡 20g	白芍 30g	枳实 15g	甘草 15g	白术 20g
茯苓 20g	黄芪 30g	五味子 15g	败酱草 30g	茵陈 20g

板蓝根 20g   虎杖 20g   蒲公英 30g   连翘 20g

【功效】 疏肝理脾，清热解毒。

【适应证】 适用于慢性肝炎症见胁肋胀满疼痛，五心烦热，肝掌，舌赤，脉弦或弦数等。

【方药分析】 柴苓护肝汤由四逆散加茯苓、白术、黄芪及清热解毒之品组成。其中柴胡为疏肝之圣药，用之以条达肝气，白芍养血柔肝缓中止痛，柴、芍合用，一疏一柔，疏而不燥，柔而不滞；枳实行气；甘草和中缓中。诸药配合，药力专而奏效捷。肝以阴为体，以阳为用，内藏相火最忌香燥戕伐以耗伤肝阴，但养肝又切忌甘寒滋腻之品（如生熟地、玉竹等），易助湿有碍脾胃之运化，故重用白芍敛阴养血以益肝之体，一般用量在30～50g。加茯苓、白术、黄芪者，以益气健脾，培土抑木，体现了"见肝之病，当先实脾"的思想。加板蓝根、蒲公英、败酱草等清热解毒之品，乃针对病人乙肝表面抗原、e 抗原阳性及胆红素高，或丙型肝炎者而辨病辨证用药。腹泻者加山药、茯苓，白术加量；脾大者，可加入制鳖甲、地鳖虫、桃仁等；鼻出血者加焦栀子。

4. 胆草菊明清肝饮

【方药组成】

龙胆草 10g   菊花 15g   草决明 20g   钩藤 15g   黄芩 15g

生地 15g   川芎 15g   薄荷 10g   白芷 15g   甘草 15g

【功效】 清肝泻热。

【适应证】 适用于各种疾病辨证为肝火上升或肝郁化热，症见头痛头眩，耳鸣，面红目赤，急躁易怒，舌质红，舌苔黄燥，脉弦数等。

【方药分析】 方中龙胆草苦涩大寒清泻肝火为主药，《本草正义》："龙胆草，乃足厥阴、少阳之正药，大能泻火，但引以佐使，则诸火皆治。凡肝肾有余之火，皆其所宜。"菊花、草决明、钩藤清热平肝，《本草纲目》"菊花性甘、微寒，具有散风热、平肝明目""钩藤手、足厥阴药也。足厥阴主风，手厥阴主火，惊痫眩运，皆肝风相火之病，钩藤通心包于肝木，风静火熄"；黄芩清热；生地、川芎补血养肝，肝为藏血之脏，补血即养肝，泻肝之剂反做补肝之用，寓有战胜抚绥之义；薄荷清利头目。诸药合用，清肝泻热。张琪教授常用此方治疗高血压病人效佳。若眩晕明显可加代赭石、磁石、珍珠母、龙骨、牡蛎以重镇潜阳。

5. 地香醒脾益胃汤

【方药组成】

生地 20g   麦冬 20g   沙参 20g   公丁香 10g   麦芽 25g

佛手 15g   枳壳 15g   甘草 10g   百合 15g

【功效】 芳香醒脾、滋阴养胃。

【适应证】 适用于萎缩性胃炎、肥厚性胃炎、胃及十二指肠溃疡、浅表性胃炎及顽固性胃痛等胃阴亏耗者，症见胃脘痛，口干不思食，腹胀，手足心热，舌红少津，无苔或少苔，脉细数。

【方药分析】 地香醒脾益胃汤由益胃汤化裁而成，益胃汤出自《温病条辨》卷二中"阳明温病，下后汗出，当复其阴，益胃汤主之"。原方组成：沙参三钱，麦冬五钱，冰糖一钱，细生地五钱，玉竹（炒香）一钱五分。张琪教授用此法化裁治疗胃部疾病辨证为胃阴不足者，每有桴鼓之效。方中生地、沙参、麦冬、百合皆为养胃阴之品，但碍脾之运化，故用公丁香芳香醒脾，佛手、枳壳、麦芽行气和胃，故用无不效。

6. 益气补肾固摄合剂

【方药组成】

黄芪 30g	太子参 20g	石莲子 15g	乌梅炭 20g	金樱子 15g
熟地 25g	五倍子 15g	龟板 20g	孩儿茶 15g	龙骨 20g
牡蛎 20g	山茱萸 20g	茜草 20g	地骨皮 15g	赤石脂 25g
甘草 15g				

【功效】 益气补肾固摄。

【适应证】 适用于慢性肾小球肾炎、IgA 肾病肾阴虚，气虚血失统摄滑脱不止以血尿为主，以及不明原因的血尿顽固不止者。多症见血尿病程日久不消、顽固不止；腰酸腿软，全身乏力，体倦神疲气弱；有轻度贫血；舌淡润，脉象沉弱或沉细无力。

【方药分析】 本方中黄芪、太子参益气为主；溲血日久耗伤肾阴，故用熟地、山茱萸、龟板以滋补肾阴；地骨皮、石莲子滋阴清热；龙骨、牡蛎具收敛之功，为治溲血日久滑脱不止之圣药；五倍子、金樱子、乌梅炭、孩儿茶、赤石脂皆具收敛固涩止血之功效。诸药合用共奏补肾益气阴、固脱收敛止血之效。五倍子用于消化道出血，有良效，张琪教授用于肾病出血亦有效，并对蛋白尿亦有一定疗效。孩儿茶异名乌爹泥，含多量鞣质，为收敛剂；《本草纲目》谓：味甘苦，微寒无毒，功用清热化痰，外用生肌定痛，内用治痰热咳嗽、消渴、吐血、衄血、尿血、血痢、血崩等；功能清热固涩止血，一般多外用，张琪教授临床用于内服亦颇效；本方用之取其收敛止血之功效。赤石脂别名红土、石脂，甘涩温，功用涩肠止泻、止血、敛疮、生肌解毒，具收敛止泻止血作用；治虚寒性久泻，久痢，脱肛，便血，崩漏，带下；研磨外用治疗疮疡不敛，湿疹脓水浸淫；对胃肠出血有止血作用，如《伤寒论》之桃花汤、赤石脂禹余粮汤，张琪教授用于血尿日久不止属滑脱者亦有良效。

7. 清热利湿解毒饮

【方药组成】

土茯苓 25g	萆薢 20g	萹蓄 20g	白花蛇舌草 30g	竹叶 15g
山药 20g	薏苡仁 20g	滑石 20g	通草 10g	白茅根 25g
益母草 30g	金樱子 15g			

【功效】 清热利湿解毒。

【适应证】 适用于湿热毒邪蕴结下焦，精微外泄所致蛋白尿。临床主要见于慢性肾病日久，水肿消退或无水肿，或轻度浮肿，尿蛋白仍持续不消失者。症见腰酸腰痛，周身困重，尿黄赤或尿浑浊，咽痛，口苦口干，舌质红，苔白腻，脉滑数。

【方药分析】 慢性肾炎日久多夹湿热，湿热不除则蛋白尿不易消除，用健脾补肾法难以取效，而由于反复感染，临证中见一派湿热证候，故用本方后蛋白尿往往可消失。在应用清利湿热药物时，要注意防止苦寒伤脾，本方皆淡渗利湿之品，务使清热不碍脾，利湿不伤阴，以轻灵淡渗取效。金樱子为固涩之品，在清热利湿药中加入一味固涩之品有通中寓塞之义。如病久气虚者亦可于方中加入黄芪 30g、党参 20g，扶正与祛邪同时并举；咽痛者可加山豆根 20g、重楼 30g、玄参 15g、麦冬 15g。

8. 温肾利湿饮

【方药组成】

竹叶 15g	蒲公英 30g	白茅根 30g	白花蛇舌草 30g	小蓟 30g
茴香 15g	附子 7g	桂枝 15g	熟地 25g	墨旱莲 20g
甘草 10g				

【功效】 温肾祛寒，清热利湿止血。

【适应证】 适用于肾阳不足、湿热蕴蓄于足少阴肾经，外为寒邪所侵，乃寒热夹杂之证。用于慢性肾盂肾炎、前列腺炎、精囊炎，临床症见肉眼或镜下血尿，尿道灼热，或尿有余沥，排尿不畅，或尿色浑浊（时混有黏液），小腹凉，腰酸痛，舌苔白，脉沉滑或沉缓。

【方药分析】 本方用于湿热下注足少阴肾经，外受寒邪，"寒包热证"。治疗如果只着眼清热利湿，则寒邪不除，不能取效，必须寒温并用，才能恰中病机。方中白花蛇舌草、蒲公英、竹叶清热解毒利湿；白茅根、小蓟、墨旱莲凉血止血；熟地、桂枝、附子、茴香温补肾阳，以祛寒邪。诸药合用，温肾祛寒、清热解毒，兼以凉血止血。

9. 参地补肾方

【方药组成】

人参 15g	白术 15g	茯苓 15g	菟丝子 15g	熟地 15g
羊藿叶 15g	黄连 10g	大黄 7g	草果仁 10g	半夏 15g
桃仁 15g	红花 15g	丹参 20g	赤芍 15g	甘草 15g

【功效】 补脾肾、泻湿浊、解毒活血。

【适应证】 适用于慢性肾衰竭失代偿期及肾衰竭期，体内毒素物质潴留增多，脾肾两虚，阴阳俱伤，湿浊毒邪内蕴，血络瘀阻，本虚标实、虚实夹杂诸症俱现者。症见面色萎黄或苍白，头晕，倦怠乏力，气短懒言，唇淡舌淡，腰膝酸软，腹胀呕恶，口中秽味，或舌淡紫苔厚，脉沉滑或沉缓等。

【方药分析】 本方以人参、白术、茯苓、甘草合用取四君子汤益气健脾之意，助气血生化之源。菟丝子、熟地补肾益精养血。大黄、黄连合草果仁、半夏解毒泻热化浊；大黄一药清血分之热，解血分之毒，对降低血中尿素氮、肌酐等蛋白质代谢产物，缓解临床症状，保护残存肾功能有一定的疗效。草果仁在辛开湿浊药中当属首选药物，该药辛温、燥烈，善除脾胃之寒湿，血肌酐氮质潴留湿毒内蕴，非此辛温燥烈之品不能除。瘀血既是肾衰竭的病理产物，同时又是一个致病因素，使病机复杂化，迁延难愈，故用桃仁、红花、丹参、赤芍以活血化瘀。该方通补兼施，正邪兼顾，补与泻熔于一炉，补得消则补而不滞，消得补则泻浊益彰。补与泻熔为一炉，扶正不留邪，祛邪不伤正。张琪教授临床屡用此方取效明显。一则可以转危为安，二则可以明显延缓病势进展，氮质血症期大多可以缓解。

10. 苏黄泻浊饮

【方药组成】

醋炙大黄 10g	黄连 10g	黄芩 10g	草果仁 15g	藿香 15g
苍术 10g	紫苏 10g	陈皮 10g	半夏 15g	砂仁 10g
甘草 10g	生姜 15g	茵陈 15g		

【功效】 芳化湿浊，苦寒泻热。

【适应证】 适用于慢性肾衰竭，因湿邪蕴结日久则化热，或体内脾胃素热与湿相互蕴结则脾胃运化受阻，形成湿热痰浊中阻，此时须化湿浊与苦寒泻热合用，以恶心呕吐、脘腹胀满、口气秽臭、尿素氮及肌酐明显增高表现为主者，大便秘结或不爽，或兼肢体虚肿，舌苔垢腻，稍黄少津，脉弦滑或沉滑等。

【方药分析】 本方用醋炙大黄、黄连、黄芩苦寒泻热；砂仁、草果仁、藿香、苍术等芳香辛开，化浊除湿，两类药熔于一炉，相互调济，既不致苦寒伤胃，又无辛燥伤阴之弊，其目的在于使湿浊毒热之邪得以蠲除。辨证应注意湿热之邪孰轻孰重，如便秘、口臭、舌苔厚腻应重用茵陈、黄连、黄芩、大黄。芩、连合用除心下痞满，有利于脾胃之运化。但如湿邪偏重，则重用化湿浊之草果仁、半夏、苍术、藿香等。

本方主药为大黄、草果仁二味。关于大黄降尿素氮，必须是湿热毒邪壅结者方为适宜，反之不仅无效，更能促使病情恶化。临床确见属于脾胃寒湿者，医者一味用大黄降尿素氮，反而加重脾阳虚衰，化源匮乏，病情加重。

值得注意的是，大黄虽为治疗慢性肾功能不全之有效药物，但必须结合辨证，属湿热毒邪蕴结成痰热瘀血者，方为适宜，在临床上用之才能有良效，使大便保持每日1～2次，不可使之过度，以期既能排出肠内毒素，清洁肠道，又可清解血分热毒，使邪有出路，而且通过泻下能减轻肾间质水肿，并常与活血祛瘀、芳化湿浊之品共用，收效较好。但脾胃寒湿者，大便溏，虽有湿浊内阻，亦不可用大黄，用之加重脾阳虚衰，化源匮乏，促使病情恶化，所见甚多，极应注意。草果仁亦为本方要药。该药辛温燥烈，在辛开湿浊药中当属首选药物，该药辛温、燥烈，善除脾胃之寒湿，慢性肾衰竭氮质贮留，湿毒内蕴，非此辛温燥烈之品不能除。然湿蕴化热，又必须伍以大黄、黄连以泻热开痞。

11. 消坚排石汤

【方药组成】

金钱草 50g	三棱 15g	莪术 15g	鸡内金 15g	丹参 20g
赤芍 15g	红花 15g	牡丹皮 15g	瞿麦 20g	萹蓄 20g
滑石 20g	车前子 15g	桃仁 15g		

【功效】 清热利湿，排石通淋，行气活血软坚。

【适应证】 适用于湿热久蕴煎熬尿液，结为砂石，阻塞尿路所致尿路结石，症见排尿艰涩而中断、腰腹绞痛、血尿等。

【方药分析】 方中金钱草为治疗尿路结石之首选药，始见于《本草纲目拾遗》，谓"性微寒祛风治湿热""治脑漏、白浊、热淋、玉茎肿痛……"。近代始发现其有清热解毒利尿排石、活血散瘀之作用。故为本方主药。三棱、莪术、鸡内金破积软坚行气；赤芍、牡丹皮、丹参、桃仁、红花活血祛瘀，散痛消肿；瞿麦、萹蓄、滑石、车前子清热利湿。上药共奏溶石排石之功效。如结石体积大难以排出，可加入穿山甲、皂刺以助其散结消坚之作用。如病程久肾气虚者，可辅以补肾之品，如熟地、枸杞、山萸肉、菟丝子等。肾阳不足者可加肉桂、附子、茴香等。兼气虚者配以黄芪、党参以益气。肾结石日久不去易引起肾积水，致泌尿系统感染反复不愈。此多由肾阳衰微、气化功能不足、温热毒邪蕴蓄不除所致，故治疗时宜选加附子、桂枝、肉桂温阳以助气化，选加薏苡仁、败酱草、金银花、连翘等以加强原方清热解毒利湿之力，相辅相成，扶正除邪而收效。

12. 消水汤

【方药组成】

海藻 40g	牡蛎 30g	二丑各 15g	槟榔 20g	郁李仁 20g
泽泻 25g	猪苓 20g	茯苓 30g	车前子 50g	肉桂 10g
枳实 15g	王不留行 20g	川朴 15g	木香 10g	

【功效】 健脾暖肾，清热化湿，散瘀利水。

【适应证】 适用于慢性肾病由于脾肾虚损，湿热、瘀血壅结三焦所致，临床症见水肿日久，遍身手足俱胀，面目亦浮，口不渴而皮毛出水，手按其肤如泥，喘息口渴，口干咽干，小便不利，大便秘结，脘腹胀满，舌质红，舌苔白厚，脉象沉数或沉滑有力。亦适用于肝硬化腹水、营养不良性水肿等出现腹水者。

【方药分析】 本方从决水汤加减化裁而成。决水汤出自清代《辨证录》，由茯苓、车前子、王不留行、肉桂、赤小豆组成。《辨证录·臌胀门》曰："人有水肿既久，遍身手足俱胀，面目亦浮，口不渴而皮毛出水，手按其肤如泥，此真水鼓也。……宜用决水汤。"原方重用茯苓、车前子。其功散瘀利水，健脾温肾，以补脾渗湿为主，纯属脾虚者有效。而慢性肾病高度水肿多虚实夹杂，必须攻补兼施，方能奏效。张琪教授在原方基础上加入海藻、牡蛎、二丑、槟榔、郁李仁、泽泻、猪苓、木香、枳实、川朴。方中海藻为治腹水之要药。《备急千金要方》治大腹水肿，气息不通，危在旦夕之大腹千金散即以此药为君。海藻、牡蛎、二丑软坚散结、攻逐水饮，治大腹水肿，其效甚佳；槟榔、郁李仁破坚攻积，使水从大便排出；泽泻、猪苓、茯苓、车前子清热利水使水从小便而出；水与气同出一源，气滞则水停，气顺则水行，故用木香、枳实、川朴行气导滞利水；王不留行善于通利血脉，行而不走，走而不守，且有利尿作用，故有活血利尿消肿之功；茯苓、泽泻益气健脾利湿，脾气健则运化功能复常，水湿得以正常分布自无停蓄为患；肉桂温肾阳，肾阳充则恢复其开阖功能，小便自利。诸药共奏寒温并用、消补兼施、上下分消之功，则水湿自无停蓄为患。

13. 藻朴合剂

【方药组成】

海藻 40g	厚朴 30g	木香 15g	黑白丑各 30g	槟榔 20g
生姜 25g	人参 15g	白术 20g	茯苓 30g	知母 20g
天花粉 20g	白芍 20g			

【功效】 行气逐水消肿，健脾益气养阴。

【适应证】 适用于肝硬化腹水肝功能异常，症见腹部膨大，腹水，小便少，身体消瘦，面色黧黑，舌质红绛，少苔，脉弦缓或弦细。

【方药分析】 本方为治疗肝硬化腹水攻补兼施之方。方中海藻为治疗腹水的有效药物，《本草纲目》记载其治大腹水肿，有软坚散结之作用，但治疗本病用量宜大，一般用25～50g 为佳。黑白丑学名牵牛子，苦寒有毒，有泻下作用，逐水消肿，为治肝硬化腹水有效药物，配合厚朴、槟榔、木香行气利水。诸药合用，相辅相成。但肝硬化腹水病人体质日耗，气血不足，一味攻下则正气不支，故须掌握消补兼施之大法，正邪兼顾方能取效，于方中加人参、茯苓、白术益气健脾。此外，肝硬化腹水多出现肝阴亏耗、阴虚内热证候，如舌红绛、五心烦热等，故方中加知母、天花粉、白芍以敛阴，防止燥热耗伤阴液。诸药合用，共成逐水行气，益气养阴之剂。

14. 清热止痒汤

【方药组成】

生地 20g	牡丹皮 15g	当归 15g	黄芩 15g	赤芍 15g
升麻 15g	甘草 10g	红花 15g	金银花 30g	连翘 20g
苦参 15g	羌活 15g	防风 15g	茵陈 15g	乌梢蛇 15g
蝉蜕 15g	苍术 15g	白鲜皮 20g		

【功效】 清热凉血，祛风止痒。

【适应证】 适用于顽固性荨麻疹、玫瑰糠疹等以皮疹色赤灼热瘙痒难忍为主，脉系多见滑数有力，舌赤苔白少津，昼轻夜重。

【方药分析】 方中生地、牡丹皮、当归、赤芍清热凉血；肺主皮毛，黄芩清肺热；升麻微寒，味辛、微甘，发表透疹，清热解毒；蝉蜕发表透疹、清热止痒；羌活、防风、白鲜皮祛风止痒；乌梢蛇祛风搜剔，疏泄郁于肌肤之风邪；金银花、连翘清热解毒，并透热于外，使入营之邪透出气分而解；苦参、茵陈、苍术燥湿；红花活血消瘀以散热。本方药味多但配伍严谨，疗效显著。

15. 芎桂通络止痛汤

【方药组成】

川芎 15g	肉桂 10g	羌活 10g	独活 10g	桃仁 15g
当归 20g	防己 10g	防风 10g	苍术 15g	丹参 15g
秦艽 15g	甘草 10g	狗脊 15g		

【功效】　祛风散寒除湿，活血通络。

【适应证】　适用于腰腿及坐骨神经痛、神经根炎诸症，慢性肾小球肾炎、肾盂肾炎经治疗尿常规阴性仍腰痛不除者。由于风寒湿外袭，阻于脉络，血络瘀阻作痛，症见腰痛，遇寒则甚，喜温喜按，舌质淡或紫，苔白，脉沉。

【方药分析】　芎桂通络止痛汤由川芎肉桂汤化裁而成，原方出自《东垣试效方》，谓："腰痛皆为足太阳足少阴血络中有瘀血作痛，去血络中之凝血乃愈，宜服药通其络，破其血络败血，宜川芎肉桂汤主之。"方中羌活、独活、防己、苍术、防风、肉桂祛风散寒除湿，桃仁、当归、川芎行血活血，加入丹参、秦艽增舒筋活血、祛风湿之效。更加狗脊强筋骨助肾。兼闪挫可加乳香、没药、醋制大黄，其效甚佳。如寒甚加附子、芦芭子，湿甚腰重痛加薏苡仁、茯苓，风盛游走痛加威灵仙，肾虚加杜仲、熟地等。

慢性肾小球肾炎、肾盂肾炎经治疗尿常规阴性仍腰痛不除者，从中医角度多属于外受风寒湿而得，侵犯肾脏，肾病虽愈但风寒湿邪留于经络，血络痹阻以致腰痛不除。因此，一方面祛风寒湿邪，一方面活血通络，多能取效。除此之外，属风寒湿之痹证腰痛亦皆有效，原方量不必拘泥，可变通应用。

16. 凉血祛风汤

【方药组成】

生地 20g	牡丹皮 15g	水牛角 25g	赤芍 20g	红花 15g
当归 20g	生石膏 50g	大黄 10g	桃仁 15g	紫草 15g
秦艽 15g	防风 15g	石斛 20g	麦冬 20g	陈皮 15g
鸡内金 15g	甘草 15g			

【功效】　清热凉血祛风。

【适应证】　适用于急性荨麻疹、玫瑰糠疹、过敏性紫癜等辨证为风热血热者，症见急性起病、皮肤鲜红起风团、面赤发热、皮疹瘙痒、灼热、全身拘挛疼痛、口干便秘、小便赤涩、脉滑舌赤等。

【方药分析】　方中生地、牡丹皮、水牛角、赤芍为犀角地黄汤，清热凉血；当归、桃仁活血化瘀；生石膏清泻肺胃积热；大黄泻热通便，使里热积滞从大便而解；紫草凉血；秦艽、防风祛风；石斛、麦冬养阴防泻热药伤阴；陈皮、鸡内金健脾胃；甘草调和诸药。诸药合用共奏清热凉血祛风之功。

17. 瘰疬内消饮

【方药组成】

海藻 30g	夏枯草 30g	炮山甲（代）15g	皂角刺 10g	连翘 20g
玄参 15g	香附 15g	青皮 15g	柴胡 15g	当归 20g
川芎 15g	牡丹皮 15g			

【功效】　消痰软坚，疏郁活血。

【适应证】　适用于瘰疬瘿瘤。

【方药分析】　方中海藻为主药，具有消痰软坚疏郁之功，凡癥瘕瘿瘤属于痰核壅结者用之皆效。《备急千金要方》治瘿有效方皆用海藻，《神农本草经》曰："主瘿瘤气，颈下核，破散结气。"《本草纲目》曰："海藻，咸能润下，寒能泄热引水，故能消瘿瘤、结核……治瘰疬马刀散肿。"夏枯草清肝火行气散结，穿山甲、皂角刺、连翘、玄参、香附、青皮、柴胡消瘿化积疏肝气、活血清热解毒，散结气开瘀之品有伤肝耗血之弊，当归、川芎、牡丹皮益肝血养肝阴，正邪兼顾。张琪教授用此方治疗甲状腺结节、颈部淋巴结肿大等效佳。

（四）用药心法

1. 慢性肾衰竭用药需权衡药物配伍

慢性肾衰竭为慢性肾病发展的终末期，肾脏进行性受损加重，发病机制复杂，兼并症状多而缠绵。慢性肾衰竭肺、脾、肾受损，以脾肾虚损为主，湿浊、痰湿、瘀血潴留为标，二者互相影响。治疗专攻邪则伤正，单扶正又留邪，因此要扶正与祛邪组方合用，使扶正不留邪，祛邪不伤正，此为本病的有效治法。用药原则补肾须注意调济肾之阴阳平衡，补脾须健脾醒脾祛湿，活血化瘀、清热泻浊不可过猛，否则伤及人体正气。

张琪教授认为慢性肾衰竭病位主要在脾肾。脾与肾关系密切，是先天与后天相互资生，相互促进的关系，脾肾必须保持协调。"肾如薪火，脾如鼎釜"。而前人"补肾不如补脾""补脾不如补肾"的观点各有偏执，慢性肾衰竭须二者结合才全面，因此创立加味参芪地黄汤脾肾双补，在延缓肾功能受损加重的治疗中取得较好的疗效。慢性肾衰竭肾虚损，往往阴阳俱虚，补肾阳与滋肾阴当根据临床表现孰轻孰重，适当调整比例，以平为期。

药味配伍孰轻孰重当根据辨证正邪轻重的程度，不能重伤正气。针对病机之错杂的慢性肾衰竭，张琪教授善用作用相反或性质对立的药物以应对其复杂的发病机制，如常散与敛、寒与温并用、消与补兼施。气与血、阴与阳互补。尿毒症期当湿热痰浊中阻时，常拟化浊饮治疗。方中大黄、黄连、黄芩苦寒泻热药与砂仁、藿香、草果仁、苍术等辛香开散祛湿药共用，两类药相互调济，既不致苦寒伤胃，又无辛燥耗阴之弊，使湿浊毒热之邪得以蠲除。对胃热阴亏脾湿、湿热中阻、脾失健运、升降失调者，用甘露饮滋阴清热。生地、熟地、麦冬、石斛滋养脾胃之阴，黄芩、茵陈清热存阴，加麦芽、佛手、紫苏、砂仁、草果仁等香燥化湿醒脾，与苦寒药合用，既可防其滋腻有碍脾之运化，又调和脾胃功能升清降浊，增强健运功能。

张琪教授创立的归芍六君子汤治疗慢性肾衰竭之脾胃虚弱、乏力贫血者，当归、白芍二药调济六君子汤偏温燥之性，使药性平和，补气补血并重。此方经诸多权衡，是药物合理配伍的实例。张琪教授对慢性肾衰竭的用药是在古方的基础上升华发展创新，君臣佐使配伍精当，十分注重药物配伍的合理性与科学性，药性平和不伤及脾胃，无伤阴、伤阳、助热等偏颇，临床应用确有良好疗效。

大黄是张琪教授治疗慢性肾衰竭的要药。《神农本草经》云："大黄味苦寒，主下瘀血血闭，可治癥瘕积聚，留饮宿食，荡涤肠胃，推陈致新，通利水谷，调中化食，安和五脏。"大黄虽为治疗慢性肾衰竭之有效药物，张琪教授认为必须结合辨证，属湿热毒邪蕴结成痰热瘀血者方为适宜，使大便保持每日 1～2 次，不可使之过度，以期既能排出肠内毒素，清洁肠道，又可清解血分热毒，并常与活血祛瘀、芳化湿浊之品共用，使毒邪瘀浊从大便排泄而出，而且通过泻下能减轻肾间质水肿，为"去菀陈莝"之法。但脾气虚肾阳衰微者，大便溏，虽有湿浊内阻，亦不可用大黄，用之加重脾肾阳气虚衰，化源匮乏，促使病情恶化。因此要掌握应用大黄剂量、用药方法和合理的配伍，方能达到祛邪安正的目的。

2. 量大剂重治疗疑难重症

由于古代医家所面对的病人以常见病为多，只要熟练掌握辨证论治方法，大多能收到预期的疗效，因而在历史上许多著名医家都曾反对处方中药味过多，剂量过重。特别鄙视那种不讲究辨证，靠堆砌药物、加大剂量以获疗效的做法，提倡用药轻灵，小方治病，因此量大剂重的处方仅用于急、慢性危重病人的抢救和治疗，并且常常制成丸药、散剂，而用于汤剂的并不多。

但在对疑难病的治疗研究中，在常法不效的情况下，许多有识之士提倡用量大剂重治疗疑难重症。张景岳云："病重者宜大，病轻者宜小，无毒者宜多，有毒者宜少，皆常制之药也。"张仲景在治疗外感病时用药皆少，如麻黄汤、桂枝汤，那是因外感病机简单，但在治疗病机复杂的内伤疾病时就用大方，如治疗"虚劳诸不足，风气百疾"的薯蓣丸就有 21 味药，该方体现了健脾补气、滋阴养血、温阳、祛风、理气等多法并用，攻补兼施、寒热并用；治疗疟母的鳖甲煎丸就有 23 味药，也是寒热攻补并用，仲景可算是开用量大剂重处方治疗疑难杂病的先河。近代名医施今墨治疗疑难病用药也多在 17 味以上。

张琪教授根据多年治疗疑难杂症、重症及慢性肾衰竭等慢性肾病经验，认为上述疾病，具有多重复杂病机的特点，非量大剂重不能奏效，故处方时常多种治法合用，药味数目超过常规，剂量也应相对加重。药味多在 15 味以上，常达 20～30 味。虽药物繁多，但却是具有针对性的组方用药，并非简单堆砌。例如，在治疗慢性肾衰竭时，其病机虚实夹杂，脾肾两虚的同时夹有血瘀、湿浊、热毒，因而在处方中分层次用药，常补脾益肾、活血化瘀、祛湿泻浊、清热解毒的诸多药物合用。如慢性肾衰竭失代偿期及肾衰竭期，临床以脾肾两虚、湿浊瘀阻者居多，治法以补益脾肾、活血泻浊，方中既用党参、白术、茯苓、甘草（取四君子汤意）益气健脾，又加菟丝子、熟地等补肾益精之品，同时又用连翘、大黄、黄连合草果仁、半夏以清热解毒化浊，桃仁、红花、丹参、赤芍活血化瘀，药味达 20 多种，但却多而不乱，有法可循，疗效甚佳。

张琪教授在治疗某些疑难重症时，某些主药的剂量常在 30g 左右，甚达 50～70g。他认为顽症、重症因病久邪深，药量小则病重药轻，若非重剂难起沉疴；再则当今中药野生的较少，多为人工种植，药力大不如前，故剂量较小则药力不足。例如，张琪教授在用黄芪作为主药治疗重症肌无力时，用量常在 50g 以上，最大量可用至 75g；而在治疗中风恢复期时，黄芪常量为 50g，可用至 100g，意在增强黄芪补气之功。在治疗慢性肾衰竭时大黄常用 7～10g，当浊毒内蕴明显，尤其见大便秘结时可用至 15g，甚达 20g，以增强泻浊祛毒之功，但要注意大黄应与其他药物共同煎煮，不可后下。又如，在用生石膏治疗实热证之高热时常量为 50～100g，每于服药 1～2 剂后即热退。

曾诊一狼疮性肾炎合并脑病的病人，病史8年，现语言不利、记忆力减退、大小便失禁、活动不利，该患病程长，病机复杂，若投药时药味不足，药力不够恐难以奏效，张琪教授辨证后予以补肾益气活血通络法，地黄饮子合补阳还五汤合复元活血汤加减，用药22味，气为血之帅，气行则血行，其中黄芪用到50g以加强补气活血通络之功。再如：张琪教授诊一以腰痛、背痛、小腿拘急为主诉之痹证日久病人，伴有乏力，舌质紫暗，苔白滑，处方以补肾强督之杜仲、牛膝、山萸肉、千年健以扶正，辅以羌活、桑寄生、秦艽、防风、地枫以祛风除湿，久病多瘀，结合舌象，用川芎、当归、熟地、白芍之养血活血之品以加强祛风除湿之功；久病入络，佐以通络之地龙、青风藤。以上诸药，可谓全面，但大医治病，当防患于未然，为防止上述药物久服伤胃，酌加石斛、麦冬、陈皮、麦芽养胃行气之品。再加甘草调和诸药。此方共由20味药物组成，但组方条理清晰，考虑全面，相辅相成，并无杂乱堆砌之嫌。《温岭县药物资源名录》云青风藤："祛风湿，通经络。治风寒湿痹，鹤膝风，肢节肿痛。"《本草汇言》云：青风藤"散风寒湿痹之药也，能舒筋活血，正骨利髓，故风病软弱无力，并劲强偏废之证，久服常服，大建奇功。须与当归、枸杞合用方善也。"故而青风藤作为祛风除湿之主要药物用至30g，以图建功。

3. 劳淋的用药经验

尿路感染在临床上分为膀胱炎和肾盂肾炎。膀胱炎和肾盂肾炎又有急性和慢性之不同。由于抗生素应用较广泛，以及慢性病人感染临床症状不甚明显等原因，求治于中医者多为病史较长，反复发作，经久不愈的慢性尿路感染病人，如慢性膀胱炎、慢性肾盂肾炎、慢性前列腺炎等，主要表现为小便频数涩痛，每因过劳、感寒、外感、情志刺激后而发作，中医称为劳淋，此时应用抗生素治疗往往效果不理想，或停药后复发。张琪教授从事肾病临床及科研工作数十年，对于劳淋的治疗积累了较丰富的经验。除总结了劳淋的病变机制及辨证论治规律外（参看前面《劳淋的辨证论治》一文），对用药经验亦有独到体会。

1）慢性尿路感染顽固难愈，病情迁延，反复发作，邪气未除，正气已伤。尤其复杂性尿路感染，由于有复杂因素影响，常存在常规应用抗生素疗效不好，耐药现象常见等，采用中医中药治疗具有优势，尤其扶正治疗是慢性尿路感染的重要治则，但同时当兼顾祛邪，而且需要有一个较长的疗程。

2）气阴两虚、膀胱湿热证，在临床上最为多见。张琪教授认为原因有三：一是湿热毒邪日久容易耗气伤阴；二是治不得法，如清利太过，苦寒伤中，脾气亏虚；三是由于失治使病久不愈，热羁伤阴，湿邪困脾耗气。气阴两虚，湿邪留恋，更易导致劳淋反复发作。张琪教授临床曾带领课题组辨证论治劳淋326例，其中气阴两虚型256例。采用古方清心莲子饮化裁治疗，收到较好疗效。方中黄芪、党参、茯苓、甘草补脾益气，麦冬、地骨皮、石莲子养阴而清心火，白花蛇舌草、瞿麦、萹蓄、车前子等清利下焦湿热、解毒通淋，诸药共奏益气养阴、清利湿热之效，扶正祛邪，恰中病机，不仅近期疗效好，而且远期疗效亦较为理想。

3）劳淋的复发诱因与劳累、感寒及情志因素密切相关，以往多认为本病标证多与湿热有关，但从临床看，寒邪不容忽视，本病往往有内寒外寒相引为患的情况，正如《诸病源候论·诸淋病候》说："寒淋者……由肾气虚弱，下焦受于冷气，入胞与正气互争，寒气胜则战寒而成淋。"此类病人多由命门火衰，复感寒邪，膀胱虚冷，气化失司而成淋。此外临床也常见寒热错杂之症，往往既有尿道灼热疼痛等湿热内蕴之症，又见小腹冷痛坠胀，腹冷等肾阳不足、寒在下焦的症状，故在治疗上应时时注意温补肾阳，如附子、肉桂、淫羊藿、补骨脂等补火助阳之品，同时佐以瞿麦、萹蓄、白花蛇舌草、蒲公英等清热利湿解毒药，寒热并用，方能取效。

4）关于固摄药的应用，劳淋病人临床常见伴有尿频，或夜尿频多，其产生多由肾虚失于固摄则小便失其所主，或脾虚气陷则小便无以摄纳所致。此治疗可酌加固摄肾气之品，如益智仁、桑螵蛸、覆盆子、黄芪等。也有因肾虚生热、相火妄动所致者，如《医学衷中参西录》治淋浊方理血汤，"治血淋及溺血、大便下血、证之由于热者"。原方用山药、阿胶以补肾脏之虚，白头翁清热、凉血，茜草、海螵蛸、龙骨、牡蛎均有固其滑脱之效，张琪教授临证也常以此方加减治疗慢性尿路感染属阴虚内热滑脱溲血者，收到满意疗效。

4. 清热利湿解毒药在病毒性肝炎中的应用

慢性肝炎包括慢性迁延性肝炎及慢性活动性肝炎，肝炎后肝硬化则是由慢性肝炎发展而来。我国慢性病毒性肝炎的发病率很高，张琪教授对此病的治疗亦有精辟见解。肝郁脾虚虽为慢性肝炎的基本病机，但因肝气不畅、脾运不健，而致湿邪不化，郁而化热，阻于中焦，故此类肝病常夹湿热中阻证。从中医学角度讲，乙肝病毒属丁毒邪，故在疏肝健脾法为主要治法的基础上，伍以清热利湿解毒之品是其用药特点。张琪教授常用的清热利湿解毒之品为茵陈、虎杖、大青叶、板蓝根、蒲公英、连翘、败酱草、白花蛇舌草等。

针对乙肝表面抗原及e抗原阳性，或丙型肝炎者，或见肝功能转氨酶升高，或见病毒复制者，在应用疏肝健脾益气药物（四逆散加白术、茯苓、黄芪）的同时，加清热解毒之品，正邪兼顾，其效甚佳。在此基础上自拟经验方护肝汤疏肝健脾、利湿解毒，收效明显。药物组成：柴胡20g、白芍30g、枳实15g、甘草15g、白术20g、茯苓20g、黄芪30g、五味子15g、败酱草30g、茵陈20g、板蓝根20g、虎杖20g、蒲公英30g、连翘20g。功效：疏肝理脾，清热解毒，用于慢性肝炎症见胁肋胀满疼痛，五心烦热，肝掌，舌赤，脉弦或弦数等。

对于肝病出现黄疸的治疗，张琪教授认为感受湿热疫邪是黄疸的一个主要原因。肝旺乘脾，肝脾不和，贯穿于疾病的始终。病始于肝，湿热之邪侵于肝胆，致使肝失疏泄，胆汁外溢，加之湿热内阻中焦，郁而不达，使脾胃运化失常，则见黄疸。因此黄疸的治疗原则为疏肝柔肝，益气健脾，在四逆散加参、芪、苓、术等化裁的基础上，注重清热利湿退黄，以茵陈五苓散、热胀中满分消丸、甘露消毒丹等方加减化裁。在应用上述清热利湿解毒药的同时，还可随证加减：若湿邪较重，则加醒脾之白蔻、砂仁、紫苏；若热邪偏重，则加用苦寒之黄连、黄芩；若腹胀等气滞症状明显，则加厚朴、陈皮以平满；若脾寒则加干姜以温脾。

在肝炎后肝硬化腹水时期，张琪教授则认为，肝炎后肝硬化系急慢性肝炎演变的结果，湿热之邪蕴蓄不除，伤及脏腑气血，而脾为湿热困扰，日久则水湿运化失健，水气不能下行，导致水液内停而形成腹水。因此，肝郁脾虚，湿热中阻，是形成肝硬化腹水的主要原因。临床湿热阻于中焦，主要表现为腹部胀满、恶心不欲食、口苦口干、尿少色黄、大便溏而黏秽、五心烦热、头昏、舌质红、苔黄腻、脉滑数等，常用东垣中满分消丸加减。药物组成：黄芩 15g、黄连 15g、砂仁 10g、枳实 15g、厚朴 15g、半夏 15g、陈皮 15g、知母 15g、泽泻 15g、干姜 10g、姜黄 15g、党参 15g、白术 15g、茯苓 15g、猪苓 15g、甘草 15g。此时应从上中下三焦分消湿热为主，以清热解毒为辅，对大量腹水者，应酌加逐水之峻剂，如二丑、醋炙甘遂，其消肿利水效果甚佳。

对于肝炎后肝硬化脾大者，表现为腹胀满，胁肋胀痛，食少纳差，面色黧黑或晦暗，辨证时又多见邪热内蕴证候，如口苦咽干，五心烦热，尿黄赤，巩膜黄染等，在拟方中加用一些清热解毒之品，如茵陈、虎杖、黄连、栀子、蒲公英、大青叶、牡丹皮等，并重用炙鳖甲以软坚散结，辅以青皮、郁金、牡丹皮、柴胡以理气活血化瘀，应用消补兼施与清热解毒相配伍，获效良好，自拟"软肝化癥煎"。药物组成：柴胡 15g、白芍 20g、青皮 15g、郁金 10g、人参 15g、白术 20g、茯苓 20g、黄芪 30g、山萸肉 15g、枸杞子 15g、炙鳖甲 30g、茵陈 30g、虎杖 15g、黄连 10g、蒲公英 30g。

5. 单味药或验方治验

（1）临床运用石膏治疗急性热病的经验

石膏为治疗急性热病的有效药物。仲景《伤寒论》中的白虎汤清阳明大热，竹叶石膏汤治热病后余热未清、津伤少气，方中均以石膏为主。《名医别录》谓其"除时气头痛、身热、三焦大热………解肌发汗"，但石膏须用生者更须大剂量方效。《笔花医镜》及《吴鞠通医案》中皆重用石膏以除大热；余师愚治瘟疫的清瘟败毒饮方中石膏用至八两，以治大热烦躁、渴饮干呕、头痛如劈、昏狂谵语、发斑吐衄等症。张锡纯尤善用生石膏治温热病，谓"生石膏性凉而散，有透表解肌之力，为清阳明实热之圣药"。张琪教授从事中医临床 50 年，学习前贤用石膏之经验，结合自己的临床实践，以生石膏为主与他药配伍，治疗各类发热性疾病，常随手奏效。其退热之功，直胜过犀角、羚羊角等名贵药品。现将其运用生石膏的经验简介于下。

1）治疗温热型流行性感冒：包括冬温和春温。临床主要表现为壮热头痛，微恶寒，口渴，舌尖红，苔白少津，脉象浮数。《神农本草经》谓石膏治"中风寒热………"，乃指风温而言。因风为阳邪，风邪夹温，不同于风寒，初起即壮热头痛，口渴，脉浮数，舌尖赤等。治疗此证，银翘、桑菊效皆未显。张琪教授常用生石膏50g，加葛根、连翘15～20g，一般药后得汗而热退，即所谓"体若燔炭，汗出而散"。

病案 1　刘某，男，34 岁。1981 年 12 月 18 日初诊。

发病 2 日，壮热头痛，口渴，肢节酸楚，微恶寒无汗，舌尖赤，苔白少津，脉浮数，体温 39.8℃。用羚翘丸等无效。病属冬温，宜清热解表。处方：生石膏 30g、薄荷 15g、连翘 25g、葛根 20g、金银花 30g、甘草 15g、玄参 15g、天花粉 20g，服药 3 剂，周身汗出热除而愈。

2）治疗外寒里热之重感冒：此证在黑龙江省冬、春两季较为多见，临床表现为发热恶寒，肢节酸痛难忍，头痛，口干渴，兼有呕恶，舌苔白干，脉浮滑带数。此为外感寒邪内蕴伏热，宜疏解表邪，加生石膏以清内热。处方：柴胡 25g、桂枝 15g、黄芩 15g、白芍 15g、半夏 15g、生石膏 75g、甘草 10g。

此方仿柴胡桂枝汤意，加石膏以清里热；服药后汗出，诸症悉解。张琪教授以此方治愈外寒内热之重感冒甚多，往往一剂知、二剂已。甄权谓："石膏治伤寒头痛如裂，壮热皮如火燥和葱茶煎。"据临床观察与柴胡、桂枝合用得汗出则热退，头痛、肢节酸痛俱除，胜过葱茶远矣。本方除了治疗外寒内热之新感外，亦治外邪入里之伏邪。此伏邪非温病之伏邪，乃寒邪入里潜伏与内热互结，病人常长期发热，时起时伏。发作时则先寒后热，甚至有终年累月不解者。此方用柴胡、桂枝疏解外入之伏邪使之透表外出，生石膏以清内热，则顽固不解之发热可以解除。

病案 2 于某，女，37 岁，工人。1981 年 1 月 29 日初诊。

发热 2 个月余，上午体温 39.5～40℃，持续至夜半热始退，翌日复如是，经哈市各医院会诊无结果。张琪教授审其发热之前先恶寒随之即热，自汗，肢节痛，恶心，耳鸣稍聋，便秘，舌苔白干，脉象弦滑。曾经用抗生素、氨基比林等一时下降旋又上升，持续 2 个月余不退，病人体质日见衰弱，筹思良久，应按伏邪施治，辨证属三阳合病，宜解肌和解清热法。处方：柴胡 30g、黄芩 15g、半夏 15g、桂枝 15g、生石膏 75g、白芍 15g、党参 20g、生姜 10g、大枣 3 枚、甘草 10g。水煎服。

2 月 2 日复诊 服上方 3 剂，热减大半，虽届时仍有热，但体温在 37.5～38℃，全身已不痛，耳仍小鸣，纳差，苔白渐化，脉弦滑中略有缓象。此乃伏邪渐透病有转机，继用前方连服 3 剂，热除而愈。类似病例颇多，可参阅柴胡汤类方证治及其运用。

3）治疗暑温：《金匮要略》谓之喝："太阳中热者，喝是也。汗出恶寒，身热而渴，白虎加人参汤主之。"此为感受暑热之邪所出现之证候，以汗出发热烦渴为主证。叶天士谓"夏暑发自阳明"即指此类，必以白虎加人参汤主之。生石膏常用至 200～400g。张元素谓石膏为治"中暑潮热"之要药，信而有征。

病案 3 邱某，男，30 岁，农民。1967 年 7 月 2 日就诊。

当时张琪教授在兰西县巡回医疗中遇此病人，神昏壮热，体温 40.1℃，面赤唇干，舌焦，大汗出，大渴，心烦气促头痛，脉洪大有力，此为暑热伤气，热炽津伤，宜清热益气生津。处方：生石膏 200g、党参 25g、知母 20g、甘草 10g。

服 2 剂，体温降至 35.8℃。神志清，脉滑，诸症悉退。

临床体会：凡热病见洪滑脉象，唇红，舌红，苔白稍粗涩，口略渴，恶寒不甚重者，即可放胆应用生石膏，不必拘泥于阳明经证之具备与否。若有轻微恶寒，恶风表证，也不必顾忌，可加解表药。临床观察凡内热盛而兼有表证者，解表药与石膏合用，常获汗出热解之效。若热病重如《伤寒论》所载"谵语、遗尿、脉滑而厥"的真热假寒证时，必须投以大剂白虎汤。1 剂不效，可以 2～3 剂连服，隔 4 小时 1 次。张琪教授治疗高热不退多采用连续服药法，使药能胜病多获良效。张琪教授曾遇一病人，初起发热恶寒，继则不恶寒，壮热口渴。经中西医治疗，迁延不愈。后来身不热，但昏不知人，手足厥冷，脉伏不出。举家恐慌，邀张琪教授会诊。见其唇干舌绛，苔燥，面色如蒙尘垢。此乃热深厥亦深之真热假寒证，投以大剂白虎汤合生脉饮，隔 4 小时服药 1 次，连服 2 剂，手足转温，脉亦出；

唇舌起疱，势如火燎，为热邪外透之佳兆，病人神志转清醒，遂治而愈。

4）治疗大叶性肺炎及各类肺炎：大叶性肺炎及各类肺炎属中医学"温热病""肺热喘咳"的范畴。凡遇咳嗽喘促，壮热无汗或自汗，舌干，脉滑数或浮数等症，《伤寒论》中的麻杏石甘汤是很有效的方剂。张琪教授经验，本方药量比重颇为重要，石膏用量须大于麻黄 10 倍左右，服药后往往热退喘平。麻黄为宣肺定喘之要药，但性温与肺热不宜，必须配合生石膏清热。如生石膏量小则达不到清热透邪之目的。近代蒲辅周谓石膏闭遏邪气，蒲氏所指是湿温之类。温热炽盛，非石膏莫救。

5）治疗猩红热（即烂喉痧）：猩红热为热入营血之证，张琪教授昔年治此病甚多，见舌质虽红，但有白苔，壮热头痛，恶心呕吐，颈部腋下有痧疹出现，属气血两燔者，投以生石膏 100g、蝉蜕 10g、连翘 20g、金银花 26g、牡丹皮 15g、生地 16g、紫草 10g，服 3剂后，可使热降疹退病愈。猩红热后续发血尿者，张琪教授亦用生石膏加生地、牡丹皮、大小蓟、茅根等清热凉血之剂，收效甚速，可见用生石膏不必拘泥于温病学家的热在气分之说。

6）治疗流行性乙型脑炎及森林脑炎：流行性乙型脑炎及森林脑炎症见壮热，神昏谵语，口噤面垢，背反张，项强直，口渴，脉洪数，舌苔黄干或见四肢痉挛，抽搐不已，角弓反张，两目上视，口唇青紫，口燥咽干，脉沉伏不出，舌苔如霜。此即"壮火食气""阳毒伏匿"之证，可投以生石膏 100～200g、玄参 25g、蜈蚣 2 条、全蝎 10g、金银花 50g、葛根 25g。煎后徐徐温服送下，此类病人多不能服药，可用鼻饲法。流行性乙型脑炎在我省较为罕见，森林脑炎则多见，张琪教授遇此病常用大剂生石膏配合上述药物治疗，效果显著。如见大便秘结、腹硬满、舌黄燥，可用大承气汤，重用大黄、芒硝，加用生石膏 150～200g，大便通，燥屎得下，病情即见转机。此为阳明经腑合治之法。

7）治疗温毒发斑：温毒发斑见高热面赤，狂躁谵语，全身斑疹密集或斑烂点紫，脉洪大，舌艳红，苔黄燥或舌卷焦暗如烟熏。此为热毒入于营血。用清瘟败毒饮，重用生石膏加紫草等，以清热凉血解毒。

病案 4 杨某，女，11 岁，学生。1982 年 1 月 8 日初诊。

患儿罹淋巴肉瘤 3 年余，经北京某医院用长春新碱、环磷酰胺及肾上腺皮质激素维持，病情一直稳定。因其弟出水痘感染，于 1981 年 12 月 31 日，上下肢出现少数红色皮疹，翌日发热，斑疹逐渐增多，体温达到 39℃。经哈市某医院儿科确诊为水痘，用青霉素、链霉素热不降，体温仍在 39～39.8℃，斑疹继续外出不止，入某院儿科传染病房治疗，又用氨苄西林、维生素 C，体温依然不下，斑疹仍继出不止，乃邀张琪教授会诊。患儿壮热，从头面、眼睑、躯干、四肢及手指足趾、前后阴部、鼻腔、喉咙斑疹密集色赤，或丘形融合成片，几乎无健康皮肤，眼不能睁，语言声音嘶哑，咽峡部周围红赤，小便色黄赤如浓茶，大便微干，脉滑数，舌红无苔少津，神志清无谵语。血常规：血红蛋白100g/L，红细胞 $3.33×10^{12}/L$，白细胞 $4.3×10^9/L$，多核细胞 0.62，淋巴细胞 0.36，单核细胞 0.20。诊断：温毒发斑。辨证：温毒之邪郁于阳明。治则：清热凉血、解毒化斑。处方：大青叶15g、板蓝根 20g、金银花 10g、连翘 20g、玄参 20g、生地 20g、麦冬 15g、牡丹皮 15g、甘草 10g、赤芍 15g、黄芩 10g、生石膏 70g，水煎服。

嘱其隔 5 小时服药 1 次，服药 2 剂后，体温一度下降至 37.4℃，4 小时后又上升到 39℃，但其颜面水疱干枯，再无皮疹出现，大便泻，每日 3~4 次，色污黄。嘱继服上方 2 剂，服药后体温降至 37.4℃，但下午又上升到 38.4℃。此乃热毒从大肠外出之佳兆，继用下方。处方：大青叶 15g、金银花 30g、板蓝根 20g、连翘 20g、玄参 20g、牡丹皮 15g、生石膏 50g、黄芩 15g、天花粉 15g、麦冬 15g、山豆根 20g、生地 20g、栀子 10g。

又用 2 剂，体温下降至 35.7℃不再上升。患儿全身皮疹逐渐干枯脱落，能进食，大便每日 1 次，检查肝脾，肝肋下 1.0cm、脾可触及边缘。血红蛋白 60g/L，红细胞 2.4×10^{12}/L，白细胞 3.6×10^9/L。温毒已解，防宿疾复发，以养血凉血之剂调之。处方：当归 20g、生地 20g、川芎 15g、白芍 20g、牡丹皮 15g、地骨皮 15g、玉竹 15g、玄参 15g、连翘 20g。

服上方 6 剂，血红蛋白 85g/L、红细胞 2.8×10^{12}/L、白细胞 5.8×10^9/L，皮疹大部分消退，精神、食欲正常，以上方增减善后，血常规终于恢复正常。本案在水痘高峰时高热不退，病情极为危笃，重用生石膏达 70g，采取连续服药法，以期药能胜病，足证生石膏是清热解毒之良药。

8）治疗麻疹、麻疹并发肺炎：麻疹、麻疹并发肺炎初期为风邪所郁者，用升麻葛根汤加味主之。若疹出色红紫或黑，高热喘咳，烦躁不宁，脉洪数或滑数，急宜清热透表，用生石膏 100g，紫草、升麻、葛根、牡丹皮各 5~10g。张琪教授以此方治愈麻毒陷肺者甚多，用之及时，无不获效。此病期必须用大剂量生石膏方可挽救，喘甚可加麻黄，痰多酌加葶苈子、桑白皮等。

9）治疗产后发热：产后在一般情况下忌用寒凉之药，但产后确有实热，生石膏亦在所不忌。《金匮要略》有竹皮大丸，治妇人"乳中（产乳期）虚，烦乱呕逆，安中益气"。方中白薇与石膏合伍，可退热除烦，通乳定乱；竹茹与石膏同用，善治胃中实热上逆之呕吐，张锡纯曾盛赞此方之功效。张琪教授在 1981 年 6 月治一少妇产后发热，投以生石膏为主的方剂而热退。

病案 5 薛某，女，38 岁。1981 年 6 月 4 日初诊。

产后 20 余天，左乳房红肿，硬胀，乳汁不下，发热。西医诊为乳腺炎，先后用青霉素、链红霉素其热不下。体温在 38.4~39.2℃已 2 周余。病家甚为恐惧，邀张琪教授往诊。察其脉滑数有力，左乳房肿胀，乳汁不通，稍有焮赤，舌红苔燥。此是胃中实热不解，宜用清热解毒、通乳之剂。处方：瓜蒌 20g、漏芦 20g、生石膏 50g、牡丹皮 15g、赤芍 15g、柴胡 20g、黄芩 15g、蒲公英 60g、刘寄奴 15g。

服前方 3 剂左乳房胀见消，体温下降至 37.5℃，继前方加连翘 30g，又服 5 剂，乳房肿全消，乳汁已通，体温 36.2℃，病愈。

再如产褥热高热口渴、头痛、神昏谵语、便结尿黄、脉象洪数、舌苔黄燥，属阳明温病，亦必须重用生石膏，辅以党参以益气。张琪教授遇此证，为顾产后血虚常用白虎人参汤加当归 20g 养血，每奏良效。

10）治疗肺感染：脉见洪滑，大便干燥，咳嗽，咯痰稠黏，有时带血，口渴喜冷饮，胸痛，舌苔黄燥者，此属胃腑实热，肺受火灼，用白虎汤加黄芩以清肺胃之热，效果颇佳。张琪教授曾治一例支气管扩张合并肺感染病人，咳血不止，黄痰稠黏，用生石膏 50g 加用凉血止血之剂，痰转稀薄，咳血止，发热退，病乃获愈。

11）治疗支气管炎、肺气肿合并感染：症见咳嗽痰稠或咯黄痰，身热恶寒，肢节酸痛者，此证为表寒里饮夹热，宜小青龙汤加石膏汤治疗颇效。

病案6 刘某，女，63岁。

病人素患慢性支气管炎、肺气肿。入冬以来，气候突变，感冒咳嗽加重，喘息不得卧，身热，体温38.7℃，恶寒，肢节酸痛，痰稠黏不易咯出，气短，干呕欲吐，脉象浮滑带数，舌质红，苔白腻。处方：麻黄7.5g、生石膏50g、干姜10g、桂枝10g、白芍15g、甘草7.5g、半夏16g、细辛5g、五味子10g。

服药2剂，身热恶寒皆除，咳喘减轻大半，痰变稀薄，继以前方增损而安。

12）治疗泌尿系感染：症见高热不退，有时用西药抗生素类，热亦不退。张琪教授用八正散加石膏，发热及尿路刺激症状可迅速消除。临床治疗此类疾病甚多。

病案7 李某，女，87岁，工人。1981年1月29日初诊。

发热10余日不解，尿频，尿急，小便赤涩痛，周身肢节及腰酸痛，体温39.2℃。尿检白细胞满视野、脓细胞（++）、红细胞15～20个/HP、蛋白（+）。脉象滑数，舌干赤。西医诊断：急性肾盂肾炎。由于青霉素过敏，用红霉素、氯霉素热不下，高热10余日不退，病人甚恐惧，邀张老往诊，诊为热淋。用清热解毒利水通淋法。处方：生石膏75g、瞿麦7.5g、萹蓄20g、车前子（布包）15g、木通15g、大黄5g、滑石20g、焦栀15g、茅根50g、金银花50g、甘草10g，水煎服。

上方连服6剂，发热退，体温下降至36.2℃，诸症悉除。尿检白细胞1～2个/HP，脓细胞（-），红细胞2～3个/HP，蛋白（-），舌润脉缓。继以清热解毒之剂，连服3剂而愈。

13）治疗口疮、齿龈溃烂、牙痛、唇舌溃疡顽固不愈：此乃足阳明胃经积热，循经上犯所致。不能只着重于局部的治疗，必须重用生石膏以清阳明之热。张老遇此证常用李东垣之清胃散重加石膏，取效甚捷。张老曾治一病人于某，唇舌及牙龈溃疡糜烂，用西药罔效，时退时起反复不愈。经一年多时间的治疗不能根除。某医院谓有恶性变之虞，病人甚为忧虑。诊脉滑而有力，唇赤干，舌红少津，边缘有溃疡。处方：生地26g、黄连10g、牡丹皮15g、当归18g、升麻10g、生石膏76g、板蓝根20g、连翘25g、金银花30g。

上方连服20余剂，口腔溃疡痊愈，再不复出。此方即清胃散重加生石膏，以清阳明之积热，又加板蓝根、银翘清热解毒，积年沉病得以向愈。

14）治疗急性风湿热、关节炎、类风湿关节炎：急性风湿之发热，亦是顽固难治之证。《素问·四时刺逆从论》谓之热痹，病机为热邪痹阻关节，或内有蕴热，复感风寒湿邪与热邪搏结而起。临床表现为关节红肿热痛，伴有发热口渴、脉数、舌苔燥等症。《金匮要略》有桂枝芍药知母汤，《备急千金要方》有犀角散等，治疗此类痹证疗效多不满意。张老常用生石膏、防己、秦艽、穿山龙、地龙、伸筋草、牡丹皮等以清热、祛风、活络，疗效颇佳。1981年曾治杜某，女，27岁，发热1年余不退，关节肿痛，脉数舌燥，久治无效。张老用上方，稍有增减，服药近百剂，发热已退，关节肿痛全消，病情获得完全缓解，足证石膏为治疗急性风湿发热之良药（参阅痹证治疗经验）。

（2）附子在临证中的运用

附子的作用在于温阳，《内经》谓："阳气者，若天与日，失其所，则折寿而不彰。"以天与日喻人身之阳气，认定阳气是机体生命之本，于摄生延年，防病祛病至关重要。张介宾之《大宝论》、赵养葵之《医贯》，皆对阳气有精辟之论述，然一身之阳气实根舍于肾，以肾为水火之宅，肾中阴阳化合，方能构成为有益于机体之少火。因此所谓温阳，首先在温补肾阳，同时也包括心阳、脾阳。在生理情况下阳气是生命的动力，在病理情况下又为抗邪之活力。张仲景之四逆汤、附子汤温阳祛寒，实为振奋全身各脏器的功能，增强机体动力和抗邪能力，所以临床上应用附子为主的复方"回阳救逆""温阳行水""温中祛寒"等法，如审证准确，用之有如鼓应桴之效，不揣浅陋，仅就应用的经验体会笔之如下。

1）附子配回阳救逆法

A. 治疗亡阳厥脱之症：临床表现为手足厥冷，脉沉微，冷汗淋漓，血压下降，舌淡嫩，晕厥等症，张琪教授临床用四逆汤加人参、山茱萸、龙骨、牡蛎其效甚佳。如急性心肌梗死、心源性休克，用西药升血压药可暂维持，但不能停升血压药，药停后即血压下降，手足厥冷，面色青，精神委靡，脉微细，舌嫩滑润等。用人参20g、附子片（另包先煎）30g、干姜15g、甘草15g、龙骨20g、牡蛎20g、山萸肉20g，水煎，隔4小时服药1次，连续服，待血压稳定后再停用西药，继续服前方，直至病情痊愈。

B. 治疗吐利脱水：治小儿吐泻，出现四肢厥逆，口唇青，面色苍白，亡阳脱水，脉细微。昔年张老常遇此症，用人参10g、干姜5g、附子片10g、甘草10g、五味子5g、山萸肉10g。此方即四逆加人参汤以回阳固脱，合五味子、山萸肉以敛阴，屡用屡效。该方用法即药煎好频频饮之，候吐利止，手足转温，血压徐徐上升即转危为安，但目前小儿病至此皆在儿科病房住院，中医已乏治疗机会，余已不用久矣，今后如能改进剂型则可发挥中药抢救作用之特色。

2）附子配温阳行水法

A. 治疗心力衰竭：症见面色苍白，心悸气短，咳声不扬，渴不欲饮，四肢欠温，便溏溺短，下肢浮肿，腹胀，舌体胖嫩，舌紫暗，唇甲青紫发绀，脉沉细或沉涩结代，为肾阳不足，寒水上凌心肺，宜温阳化气行水法。药用：附子（先煎）20g、茯苓20g、白术15g、白芍15g、生姜10g，酌加活血之品，如丹参、泽兰叶、桃仁、益母草等。如肺心病，心衰多兼感染，面色晦暗，口唇青紫，颈部静脉怒张，张口抬肩不得卧，喉中痰鸣，咳吐稠痰，足跗浮肿，舌体胖淡，腰以下冷，此肾阳衰，水气凌心射肺，伴痰热壅滞，宜加紫菀、葶苈子、鱼腥草、杏仁以清热化痰利气，并与生脉饮合用，刚柔相济，效果尤佳。因真武汤温肾助阳，火旺土健水得归整，凌心射肺诸症自除。阳衰则血行瘀滞加丹参、桃仁、泽兰叶以活血祛瘀；痰热壅滞加紫菀、鱼腥草、杏仁、葶苈子以清热化痰泻浊，则肺气得以肃降，此标本兼顾之法。生脉饮与参附同用温阳益气，麦冬、五味子益阴敛阳，刚柔相济可防燥热伤阴之弊。张琪治风心病、心力衰竭甚多，临床表现心悸气短，呼吸困难不能平卧，下肢浮肿，小便少，腹胀，指甲青紫，两颧暗红，畏寒肢冷，脉沉涩或沉结。辨证为心阳衰微，气虚血瘀。予真武汤合生脉饮，加红花、桃仁、丹参活血之品，大多奏效。尤其值得注意是，此类病人用强心药毛花苷C、地高辛等虽能纠正心力衰竭（亦有无效者），但对改善症状不如真武汤显著，服用真武汤后病人体力增加，精神旺盛，此点为西药望尘莫及。附子之用量可根据病之轻重，一般以9～18g为宜，注意须先煎半小时以上，以减其毒性。如服药后小便仍少者，可加泽泻、猪苓、桂枝等温阳利水之品。

B. 治疗慢性肾小球肾炎水肿：属于脾肾阳衰，不能温阳化水，水湿贮留而成阴水。

症见腰以下肿按之凹陷，小便不利，畏寒肢冷，腹胀便清，腰痛，或水肿反复发作，面色㿠白，舌胖嫩，色淡，苔滑润，脉象沉迟或沉弱。宜本方加人参、黄芪益脾肺之气，效果尤佳。如水肿兼有咳喘，头面肿，不得卧，为肺气不宣，宜肺脾肾同治，用本方加麻黄、细辛以宣肺或予桂枝去芍药加麻辛附子汤，张琪教授用后方较多，如审证准确，大多有效，伴水肿之消退，蛋白尿亦随之好转。麻黄、附子合用乃肺肾合治一宣一温，大枣、甘草、桂枝温助脾阳以利枢机，故属阳虚不振、水湿蕴结之水肿宜宣温并举则多能取效。

C. 治疗眩晕：属于阳虚水泛，畏寒肢冷，面色苍白，手足厥冷，下肢浮肿，眩晕欲倒，或头痛恶心呕吐，精神委靡，面目浮肿，舌淡嫩滑润，舌体胖大，脉象沉迟细弱，宜用真武汤治疗。《伤寒论》谓："头眩心下悸，身瞤动，振振欲擗地，真武汤主之。"主要由于阳虚水泛所致。张琪教授曾遇一病人头眩行步不稳，两足向外倾斜，西医诊断为脑动脉供血不全，用曲克芦丁等药无效，来门诊求治。观其舌胖嫩滑润，脉沉迟，面㿠白，嗜睡，辨证为阳虚水泛，投以真武汤加人参，附子用20g，水煎服，连进6剂眩晕大减，继服而愈。

D. 治疗甲状腺功能低下：全身黏液性水肿，症见头眩嗜睡，精神委靡不振，肢体酸痛，畏寒，手足厥冷，气短心悸，舌润，脉象沉弱或沉迟，属脾肾阳衰，本方加党参、桂枝，其效甚佳。曾治一青年女性，系上海复旦大学在校生，罹此病后辍学，曾服甲状腺素片无明显效果来门诊就诊。如上证候，血压90/55mmHg，予此方附子用20g，加人参15g，连进8剂，浮肿全消，诸症悉减。复以上方化裁连服50剂，完全治愈后去上海恢复入学。又治一张姓女，38岁，患甲状腺功能低下，近日浮肿甚剧，畏寒肢冷，心悸头眩，精神委靡，终日嗜卧，目不欲睁，脉沉无力，舌滑润，予上方加桂枝15g、人参15g、甘草10g，经过月余而愈。黏液性水肿畏寒肢冷，符合阴水病，用利水之剂多无效。如上二案皆用过中西药利水之剂毫无效果，因肾阳衰微不能化水故水湿泛滥，得肾阳则水得化，小便利，水肿消，而精神振。

3）附子配温中止痛法：《金匮要略》有附子粳米汤治腹中雷鸣彻痛、寒气攻冲之证，取附子温中祛寒止痛，配伍半夏降逆，大枣健脾和中。张琪教授常用此方，治疗寒气攻冲腹痛之症甚效。附子为温中止痛之要药，凡属于寒邪作痛者附子为不可缺之药。

属于寒积腹痛宜附子与大黄合用，症见便秘腹痛，舌干口燥，腹部寒凉拒按，脉见沉紧，非附子不足以除寒，非大黄不足以下其积，大黄苦寒荡涤实热，与附子合用则借其荡涤之力下其寒积，斯乃中药配伍之妙。曾遇一病人脐腹痛拒按，每逢阴雨气候或遇寒则腹痛加剧，大便数日不行，脉象沉紧，口干舌苔厚腻，此非实热，乃寒积之证，予温脾汤化裁，处方：党参15g、附子15g、干姜15g、大黄10g、芒硝5g、川朴15g、枳实15g、广木香7g，连进3剂，脐腹阵痛，大便下行如猪油样便，痛大减，继进3剂，大便转溏，腹痛止，从而痊愈。必须说明寒积腹痛，非大黄、芒硝适应证。但与附子、干姜合用，辛热驱寒则调剂其苦寒性味，而发挥其荡涤通下之力，此寒热并用之妙。仲景有附子泻心汤、大黄附子汤，皆寒热合用，可资借鉴。

附子除温中治腹痛外，亦治风寒痹痛。《伤寒论》有桂枝附子汤、桂枝去桂加白术汤、甘草附子汤3方，皆用附子以治风湿相搏、身体疼痛之症。张琪教授治痹证之偏于寒者皆用附子以驱寒止痛，寒热夹杂之痹痛亦用附子与清热药合用，仿桂枝芍药知母汤意，每收佳效。曾治一少妇下肢痛畏寒，据云得之于产后，虽盛夏季节下肢亦感似风吹样，久经治疗未效，张琪教授用甘草附子汤加牛膝 15g，附子初用 15g，稍效。继则加量，最后加至 30g，连进 30 余剂而愈。可见附子为温经散寒，通阳止痛之唯一有效药物。附子煎法皆须先煎 40~60 分钟，以减其毒性，然后再下他药。

4）附子配温阳止汗法：《伤寒论》30 条云："太阳病，发汗遂漏不止，其人恶风，小便难，四肢微急，难以屈伸者，桂枝加附子汤主之。"本条为汗多阳虚营卫失和之证。余临床观察，凡汗多恶寒属阳虚者，此方用之皆效。曾治一青年男性多年汗出恶寒，曾用中西药治疗均未收效，西医诊断为自主神经功能紊乱。来我院门诊求治时值盛夏，就诊时汗出淋漓如洗，自述恶风甚剧，张琪教授摸其手厥冷如冰，舌润口和，脉象缓无力，辨证为营卫不和，汗出阳虚不固，处方：桂枝 15g、白芍 15g、甘草 10g、生姜 15g、大枣 5 枚、附子 15g，水煎服，初服 3 剂，汗出减少，全身稍有力。继用此方，附子加至 30g，又进 3 剂，汗止大半，恶风亦大减，又嘱其继用此方不变，接服 6 剂，汗止手足转温已无恶寒之感，从而痊愈。张琪教授临证治自汗甚多，病者大多舌红苔干身热自汗，喜用当归六黄汤化裁，清热滋阴固表，或配合甘麦大枣汤效甚佳。但其中部分病人夹有阳虚恶寒者，阴阳二虚寒热错杂，迁延不愈，于原方中（当归六黄汤）加入附子 10~15g，寒温并用，进数剂后汗遂之而止，恶寒亦同时消失。附子助阳，与滋阴药配合，有阳生阴长之妙，阴阳合和则自汗止。

5）附子配潜阳清热法：治内伤发热，倦怠自汗，头昏气短，脉象虚软，舌嫩，属阴亏阳气外越所致。此类发热，用甘温除热法无效，张老用龙牡以收敛浮阳，加附子引火归原，更用人参益气，白薇、银柴胡、青蒿等以清虚热颇为有效。曾治一妇女患低热 9 个月，体温一般在 37.5~37.8℃，经某医院系统检查无结果，曾用中药甘寒养阴及甘温除热法数十剂，均无效，来门诊求治。倦怠自汗，头昏气短，低热，脉虚弦，舌嫩。辨证为阴虚阳气浮越，宜助阳益气潜阳法。处方：龙骨 20g、牡蛎 20g、附子 2.5g、白薇 20g、银柴胡 15g、黄芩 15g、麦冬 15g、甘草 10g、人参 10g，水煎服。进上方 6 剂，体温有下降趋势，几天来在 37.1~37.3℃，自觉全身较前有力，精神好转，但仍头昏手脚热，脉象见小，此为阳气稍敛，复用上方不变。继进 6 剂，几天来体温在 36.5℃左右，为几个月未有之现象，全身较前有力，但有时仍自汗，舌薄苔，脉象弦而较前有力。嘱继用此方，又服 6 剂，体温从此稳定，在 36.4~36.8℃，汗止，体力精神皆恢复如常，从而痊愈。

此方仿二加龙牡汤意，一方用附子、龙骨、牡蛎，以潜阳摄纳引火归原；一方用麦冬、黄芩、白薇、银柴胡以滋阴清热，再用人参益气，用于低热缠绵，倦怠乏力者颇效，与甘温除热法有异曲同工之妙。

6）附子配清热利湿法：《金匮要略·消渴小便利淋病脉证并治》云："小便不利者有水气，其人苦渴，瓜蒌瞿麦丸主之。"本方以附子温阳化气使津液上升而渴止，水气得化则小便利，更用瓜蒌根清热润肺，肺为水之上源，肺气清则水气下行，瞿麦利小便，茯苓、山药健脾渗湿，与附子合用又有温补脾肾功能，原方治上热下寒之消渴。张老师其意用附子配清热利湿，或甘寒清热之剂，以治涉及脾、肺、肾功能失调之顽固性水肿，屡收良效，在大队清热利湿或甘寒养阴方中加入附子以温肾助阳，小便利而水肿消。

曾治一李姓男患，39 岁，患慢性肾小球肾炎，高度水肿，尿蛋白（＋＋＋），久治水肿不消，小便少，用呋塞米等利尿药无明显效果，中药利水剂亦罔效。面䀮白，全身水肿，每日小便300ml左右，口干舌燥质红，胃脘灼热，下肢凉，睾丸湿冷畏寒，血浆总蛋白33g/L，球蛋白18g/L，白蛋白15g/L，脉沉，手足厥冷，此上热下寒之证，其病机为肺胃热，脾虚肾阳衰微，用清肺养阴、清利湿热温肾阳之剂。处方：天花粉15g、麦冬15g、知母15g、沙参15g、生黄芪25g、山药20g、茯苓20g、瞿麦20g、萹蓄20g、益母草30g、莲子15g、生地20g、附子15g、肉桂10g、白花蛇舌草30g、甘草10g，水煎，日2次服。连进10剂，小便2500ml/24h，水肿全消，尤以全身较前有力，精神大好，食欲增，口干咽干胃脘灼热俱大减，尿蛋白（+++）减为（++），继续调治尿蛋白（+），血浆总蛋白67g/L。此方乃温阳与滋阴清利湿热合用，与病机符合，故能奏效。

7）附子配清热解毒药：《金匮要略》薏苡附子败酱散治肠痈。其病机为阳气不足，湿出停聚气血壅塞而成痈脓，不可用苦寒下药。本方用附子扶助阳气，败酱草苦寒清热解毒，活血排脓，薏苡仁清热利湿，三药合用治阳虚而痈脓不除。张琪教授据此意治一妇人慢性尿路感染，尿中大量脓细胞，各类抗生素及抗炎药用之无效，终年累月尿路刺激症状不除，痛苦异常。腰酸畏寒，脉象沉缓，舌润口和，分析此为阳气虚夹膀胱热毒成脓所致，单纯清热解毒，不扶助阳气，正不胜邪所以不愈，故予薏苡附子败酱散化裁。处方：薏苡仁30g、附子15g、败酱草30g、白花蛇舌草30g、甘草15g，水煎服。连服6剂，尿路刺激症状大减。继服10剂，尿全部转阴，腰痛畏寒亦随之消除，从而痊愈。后以此方治愈类似病人甚多，凡下元寒冷，腰酸痛，恶寒，全身倦怠，尿化验大量白细胞或伴脓细胞，脉象沉，舌润，辨证属阳虚兼热邪者，用附子配清热解毒药皆效。此类病人长期服用抗生素、八正散之类，初有效，继用则无效，缠绵不愈，所见比比皆是。如兼气虚者可加黄芪30g，热邪甚者加木通、瞿麦、萹蓄等。总之应权衡正邪之轻重变通化裁，以适合病机，则可药到病除。另如有前列腺炎，前列腺中大量白细胞，腰酸，睾丸湿冷，恶寒，应用此方亦多治愈。曾治一朱某，学生，前列腺液大量白细胞，会阴部连尿道痛胀。腰痛畏寒，经某医院诊断为前列腺炎，诸治罔效，经用薏苡附子败酱散加白花蛇舌草、蒲公英，服20余剂，前列腺液白细胞转阴，诸症消除而愈。

8）附子配益气活血法：附子入心脾肾经，温肾行水，强心回阳，张老治心力衰竭除用附子配活血祛瘀药外（见附子配温阳行水法），配益气活血治疗心律失常属于心阳衰者亦颇见效机。曾治一男患，心律失常频发室性早搏，用抗心律失常药维拉帕米、胺碘酮、美西律，诸药皆无明显疗效。全身乏力，心悸怔忡，气短，手足凉，脉结代，舌淡嫩，辨证为心阳不足，血瘀络阻，治以益气扶阳通络法，处方：附子10g、红参15g、桂枝15g、薤白15g、黄芪30g、红花15g、桃仁15g、赤芍15g、丹参15g、麦冬15g、五味子15g、甘草10g，水煎服，连服17剂心律恢复正常，诸症俱减。唯夜间睡眠不佳，前方加酸枣仁20g、茯苓15g、远志15g，又连进10剂，诸症皆除而愈。凡心律失常，脉迟无力，舌润，畏寒，有阳虚证出现者，附子与益气活血药配伍，可以纠正。附子扶肾阳又能鼓舞心阳，合参、芪益气，丹参、桃仁活血，气旺血行则可告愈。

总之，附子其性味辛热善行，能通行十二经，自上而下，出表入里，为回阳救逆之要药，如配伍得法则可以发挥其多用之功能。

（3）以代赭石为主复方的运用经验

《本草纲目》多主张代赭石应除去杂质，醋淬煅用。张琪教授师张锡纯之经验，应用生者效果较佳，以下经验供同道参考。

1）与人参、半夏、生姜合用，治膈肌痉挛之呃逆不止。

张老以《伤寒论》旋覆代赭汤加陈皮，用于顽固性呃逆不止，属于肝气上冲脾气虚者，重用代赭石以镇虚逆，半夏、生姜温中降逆，人参、甘草、大枣培土抑木，镇之、降之、温之、补之，配伍之妙令人叹服，再加陈皮以和胃。如见舌苔白、少津、口苦者，乃夹有胃热，宜上方加黄连、黄芩以苦降清热；如兼便秘可加大黄以利之。张琪教授经验，代赭石重镇之力较强，凡属气逆上冲之证用之皆有卓效。

病案 8　于某，男，59 岁。1989 年 3 月 10 日初诊。

呃逆不止 20 余天，伴胃脘痞满，在某医院诊为"膈肌痉挛"，给予镇药剂治疗有效，但停药呃逆即发作，经用药 1 周血压下降，病人素体消瘦羸弱，医者恐病有他变，未再继用镇静药，邀张琪教授会诊。病人仍呃逆不止，精神倦怠，目不欲睁，舌淡口和，脉象沉细而弱。张老辨证属肝气上冲，脾气不足，处方：代赭石（布包）25g、人参 15g、半夏25g、生姜 10g、大枣 10 枚、甘草 10g、陈皮 15g，水煎服。服上方 1 剂，呃逆即止，继服3 剂而愈。以后又复发此病，服此方 1 剂即止。

病案 9　王某，女，30 岁。1988 年 4 月 12 日初诊。

自觉有气从小腹上冲即呃逆，声音甚大，脉象弦劲，舌苔白。自述由于暴怒所得，久治无效。分析此属暴怒伤肝，足厥阴肝经与冲脉之气上逆，有升无降，故蓄极而暴发，是以上冲呃逆，连声不止，声壮有力。处方：生代赭石（研面布包）40g、清半夏 20g、生姜15g、龙胆草 10g、黄芩 10g、党参 15g、柴胡 15g、甘草 15g，水煎服。服上方 3 剂，气仍上冲但力微，呃逆亦随之减弱，嘱其继服 3 剂，呃逆大减，上冲亦明显减弱。效不更方，嘱连续用之，服 10 余剂后而痊愈。

2）与人参、当归、天冬、生地、半夏、沙参合用，治疗噎膈反胃。

噎膈以食入艰于下行，似有异物噎塞于咽及胸膈之间，或咽下未曾入胃即有痰涎夹食上泛吐出为主证。多见于食管炎、食管憩室、贲门痉挛及食管癌等病。

反胃以饮食不能下行，食入良久即吐出，方书谓朝食暮吐，暮食朝吐，吐出多为未经消化的食物夹有痰涎。多见于幽门梗阻、痉挛、水肿、狭窄、郁积或有肿瘤等。

临证观察噎膈、反胃，除肿瘤外，多属得之于七情、恚怒、忧思，气郁化火上炎，升多降少，津液被劫，阴液耗伤，胃脘枯槁。其槁在上，近咽之下，水饮可行，食物难下，即为噎证；其槁在下，多为胃之幽门处，食虽可入，良久复出，名之曰膈，亦名反胃。多伴大便秘若羊屎，舌干红或紫少津，脉弦细等。

张琪教授治此病应用降逆镇冲润燥法，屡收良效，尤其重用代赭石降逆安冲，以扭转升多降少之病机，再投以人参助胃气，代赭石与人参合用既降胃镇冲，又不损伤正气，复用半夏降逆，生地、当归、天冬、沙参、肉苁蓉以清热养血生津润燥，桃仁、鸡内金润燥活血，蜂蜜润肠通结，组方系在张锡纯参赭培气汤基础上化裁。

病案 10　赵某，男，50 岁。1991 年 2 月 15 日初诊。

结肠癌术后呕吐，食入即吐，吐物为黏涎与食物混杂，粒米不存，大便不通。经某院检查诊断为幽门梗阻，建议手术治疗。病人不接受 2 次手术，求诊于张琪教授。病人体质消瘦，营养状态尚可，舌干红无津，脉沉无力。诊脉过程中即连吐出黏涎及混杂食物。以镇冲降逆滋阴润燥法，处方：生代赭石（研面布包）40g、半夏25g、生地20g、天冬20g、当归20g、党参20g、玄参20g、陈皮15g、郁李仁15g、甘草10g，水煎服。

2月21日二诊　服上方3剂，呕吐明显减轻，食后有时1～2小时始吐，吐量减少仍有黏涎，大便得通，舌红转润，脉弦弱。病见转机，仍用上方加重润燥活血之力，前方加沙参、桃仁、牡丹皮、枳壳各15g，水煎服。

3月2日三诊　服上方3剂，近1周未呕吐，能进饮食，但大便秘结，腹部不适，改用通腑疏郁法。拟方：大黄10g、枳实15g、川朴15g、半夏15g、生姜15g、柴胡15g、木香7g、桃仁15g、槟榔15g，水煎服。

3月14日四诊　服上方3剂，大便已通，但食纳不佳，呃逆，脘闷不适，肠鸣多气，舌干口燥，脉象弦。此属脾虚胃热，脾胃不和之证，宜清胃理脾降逆助消化之剂。处方：麦冬15g、石斛15g、枇杷叶15g、陈皮15g、半夏15g、川连10g、黄芩10g、砂仁10g、川朴15g、枳实15g、麦芽15g、鸡内金15g、莱菔子15g、甘草10g，水煎服。以此方化裁服药10剂，病获痊愈。

治疗食管炎、食管狭窄或贲门痉挛，食入噎塞难下，格拒不入，进食固体食物尤甚，形体羸瘦，大便干，舌红或紫光无苔，脉弦细数，属胃阴亏耗，食管失于濡润，方书用五汁饮生津润燥、和胃降逆。张琪教授经验单用润燥法往往药入口不及吸收即吐出，必须用生代赭石镇冲降逆，与滋润胃阴相伍，药方能入胃达到镇冲润燥之效。

病案11　于某，女，53岁。1990年6月20日初诊。

食入吞咽受阻，噎塞难下，尤以干食更难入口。经某医院系统检查未见异物，诊断为贲门痉挛（贲门括约肌失弛缓症），曾服中药多剂无明显效果，来门诊求治。病人不能进食，喝少量牛奶亦难下行，痛苦异常，诊其脉象弦细无力，舌光紫无津。处方：生代赭石30g、生地15g、石斛15g、麦冬15g、沙参15g、天花粉15g、当归20g，初服6剂，噎塞感大减，能进少量固体食物。继用前方12剂，能食米饭1小碗，仅稍有噎塞感，上方加桃仁15g、郁李仁15g、肉苁蓉15g、鸡内金15g。连用此方6剂，大便通，食入无任何不适，自觉通畅无阻，从而痊愈。

病案12　尤某，男，35岁。1990年4月5日初诊。

食入噎塞难下，尤以固体食物为甚，经某医院诊断为食管炎，来门诊求治。食入即噎塞不下3个月，体消瘦，面色萎黄，皮肤干燥，大便1周1行，如羊屎，脉象细弱，舌红无津少苔。予镇冲润燥之剂。处方：生代赭石（布包）30g、旋覆花20g、天冬20g、当归20g、桃仁泥15g、党参20g、生地20g、赤芍15g、沙参15g、石斛15g、鸡内金15g、陈皮15g、肉苁蓉20g，水煎服。

4月18日复诊　服药10剂，吞咽噎塞感大减，仅食后稍有噎塞不畅，持续时间很短即通畅，大便下行较易，2～3日1行，能食，每日200～250g，全身较前有力，脉象弦细，舌红稍润。嘱其继服10剂，病获痊愈。

临床治疗此类病甚多，凡见上述脉证，大多用此方治之，效果尤为明显。

3）与清热凉血之药合用，治吐血衄血。

气为血之帅，气行则血行，气降则血止。临床观察，凡大量吐血衄血多有气逆上冲者，单用止血药则无效，必须重用代赭石以镇降气逆，气下行则血随之而止。阳明为多气多血之府，以下行为顺，如恚怒伤肝，肝气怫郁挟胃气上冲，吐血衄血，当以镇冲降逆之代赭石为首选药物。李时珍曰"代赭乃肝与心包络二经血分药也"，张锡纯谓"赭石能生血凉血"，因之张琪教授治疗吐血衄血，属血热妄行夹有气逆上冲证者，伍以清热凉血之品，如生地、焦栀子、牡丹皮、鲜藕节、侧柏叶、白茅根等，多能获效。如见胸胁痛，则属肝气郁滞，可加郁金、降香、瓜蒌、青皮之类，气顺则血自归经，纯用止血药不能取效。

病案 13　刘某，女，52 岁。1990 年 5 月 6 日初诊。

因情志抑郁突然鼻衄，出血量甚多，色鲜赤，经五官科、内科系统检查未能确诊。用肾上腺素棉球堵塞则出血止，棉球除去则血出如涌泉不止，经用云南白药及中西止血药均罔效，来门诊求治。自诉头面部时有烘热感即血出，脉象弦劲，左关尤甚，舌尖赤，苔白少津。因思此属肝胆夹胃热上冲之证，必用重镇寒凉清热之剂，血始能止，见血止血无益。处方：生代赭石（细面布包）30g、龙胆草 10g、栀子 15g、生地 20g、牡丹皮 15g、侧柏叶 30g、小蓟 25g、茅根 30g、黄芩 15g、甘草 10g，水煎服。服药 3 剂血即止，又继服 3 剂，头面部升火感大减，脉象弦中带缓象，舌转淡红。继以养阴清热之剂而愈。

4）与皂角、胆星、龙骨、牡蛎、大黄、全蝎同用，治疗癫痫抽搐。

《名医别录》谓代赭石治惊气入腹，《日华子本草》谓治"小儿惊痫"。张琪教授临床观察其治惊痫抽搐颇效。代赭石入厥阴重镇，为治肝风内动不可缺之药，张琪教授治疗癫痫属肝风内动夹有痰涎热邪者，与皂角、胆南星、龙骨、牡蛎、大黄、黄芩同用，镇肝息风、豁痰清热，颇见效机。代赭石之所以能治惊痫者，因惊痫病位于心肝，卒暴昏仆，四肢抽搐属于内风症，肝风与心火内动，津液遇热化成痰涎上逆，故必用入心肝二经镇惊降逆息风之代赭石，与清热豁痰之品合用之方切病机。

病案 14　程某，男，20 岁。1980 年 3 月 22 日初诊。

既往有癫痫病史，近年来发作频繁，3 月 18 日 1 日之间发作 20 余次，发作持续时间由数分钟到半小时，发作时昏不识人，牙关紧急，口中作声，吐涎沫，舌唇及腮皆咬破，醒后表情痴呆，头昏乏力。由于发作频繁，清醒时间逐渐缩短，家属十分恐惧，当即给予苯妥英钠及针刺水沟、涌泉、合谷、百会等穴，皆未能制止发作。脉象左寸口弦滑右沉，舌苔白腻。辨证属于肝气与心火夹风痰上逆，病情较重，宜镇肝息风、清热化痰法治疗。拟方：生代赭石 30g、生龙骨 25g、生牡蛎 25g、胆南星 15g、皂角 10g、蜈蚣 1 条、全蝎 5g、半夏 15g、黄芩 15g、天竺黄 10g、远志 15g、甘草 10g、琥珀、朱砂各 10g，共研面分 8 次服。

此病人住外地，适逢张琪教授在该地讲学为其处方后即回哈，一直无信息。本年 9 月 1 日病人在家属陪同下来哈，据云，服上方 6 剂，吐出稠黏痰甚多，吐后即未发作。现已 5 个月余，仅因过劳及受惊有 2 次极轻的小发作，精神睡眠及食欲皆好，一直上班工作。近日因过度疲劳，自觉周身不适，头昏，病人恐癫痫发作，要求再为疏方。处方：生代赭石（研面布包）30g、生龙骨 25g、生牡蛎 25g、全蝎 5g、大黄 5g、南星 15g、皂角 10g、蜈蚣 1 条、钩藤 10g、甘草 10g、黄芩 15g，水煎服。琥珀 10g、朱砂 10g，共研面与汤药同时服。

11 月 1 日复诊　服上方 10 剂，头昏消失，周身有力，癫痫未发作，脉象左寸滑，尺沉，右沉缓，舌润苔薄，病情缓解，嘱其避免过劳，保持精神愉快，心情舒畅。

张琪教授治疗癫痫较多，皆重用代赭石以镇肝降逆，本案为最重之 1 例，最多 1 天发作 20 余次，发作持续时间及程度均较长较重。因在乡村条件所限未进行脑电图检查，结合证脉，张琪教授认为属肝风心火夹风痰上逆，重用代赭石、龙牡以镇肝息风；全蝎、蜈蚣息风止痉，皂角、半夏、南星、天竺黄豁痰；风痰上冲，夹热邪上扰，故用黄芩、大黄清泻热邪，诸药配伍故能奏效。皂角除风痰为他药所不及，《太平惠民和剂局方》稀涎散用牙皂、明矾二味研面，温水调灌取吐，用于卒然昏迷，口噤不开，及癫痫痰盛，关窍闭阻的病症，本案服药后吐出稠痰甚多，吐出后即未发作是其验。

5）与龙骨、牡蛎、珍珠母、天麻、钩藤，全蝎合用，治疗内外风交织之小舞蹈病。

小舞蹈病临床特征为不规则不自主运动，同时有自主运动障碍和情绪不稳定等症，现代医学认为系急性风湿病的一种表现。余临证观察属于风证，为内风与外风交织之症，因之用代赭石与龙牡重镇息内风，配合祛外风之品，内外风合治，收到较好的疗效。

病案 15　高某，男，11 岁。1990 年 10 月 13 日初诊。

发病 2 年余，以不自主运动为主要表现，注意力不集中，学习成绩下降，时出现舞蹈样动作，步态不稳，眨眼，吐舌，挤眉弄眼，经用西药苯巴比妥、地西泮等有一定疗效，但不能控制发作。面色青暗不泽，烦躁不宁，脉象弦，舌质紫。证脉分析属外风与内风交织为病，重用代赭石与龙牡、珍珠母重镇息内风，天麻、钩藤、菊花、桂枝驱外风，生地、大黄清泻内热，柴胡、白芍疏肝敛阴。处方：生代赭石 30g、生龙骨 20g、生牡蛎 20g、珍珠母 25g、钩藤 10g、天麻 10g、菊花 15g、桂枝 15g、生地 15g、大黄 7g、柴胡 15g、白芍 15g、甘草 10g，水煎服。服药 12 剂，心烦不宁及不自主运动表现皆大减。连续 5 次复诊以上方化裁，服药 60 剂，诸症消失而愈。

病案 16　潘某，男，8 岁。1991 年 2 月 10 日初诊。

患儿一向体质甚好，近 2 个月内发现多动，情绪不稳，头阵动，走路不稳，挤眉弄眼，精力不集中，经某医院诊断风湿性脑炎，来寓求治。舌红脉弦滑，按内外风同治法。处方：生代赭石 25g、生龙骨 20g、生牡蛎 20g、珍珠母 25g、钩藤 10g、天麻 10g、僵虫 7g、全蝎 5g、生地 15g、黄芩 10g、菊花 15g、甘草 10g，水煎服。以上方化裁，连续服药 20 余剂，诸动作尽消失而愈。

6）与龙骨、牡蛎、生地、玄参、黄芩、酸枣仁、五味、生石决明合用，治疗头痛、眩晕等。

头痛、眩晕病因病机有多种，如属肝风上扰，则伴有心烦易怒，口苦少眠，耳鸣，舌质红，脉弦数或弦滑。治疗当用镇肝清热养阴法治疗，用生代赭石、生地、玄参、龙骨、牡蛎、黄芩等。包括现代医学高血压、脑动脉硬化、脑供血不足等病皆效。张锡纯制镇肝熄风汤治类中风，脉弦长有力，头目眩晕，或脑中时痛发热，或目胀耳鸣，或心中烦热等。张琪教授师其意化裁治疗高血压颇效，然必审其脉弦有力，舌红，属阴虚内热，肝风内动者方可不致误。

病案 17 李某，女，65 岁。1987 年 5 月 4 日初诊。

素有高血压，于 1986 年 11 月 5 日夜左下肢活动不灵活，逐渐左上肢亦觉麻软欠灵活，继而出现口角㖞斜，当即入某院，诊为：①脑血栓形成；②高血压。经一段时间治疗左半身偏瘫有好转，能持拐步行，但血压高，一般持续在 220/143mmHg，眩晕，手足心热，心烦难眠，时烦扰难忍，口干，小便黄，大便秘，颜面潮红，舌质红无苔，脉象弦劲稍数。曾用过复方降压片等，血压虽一时下降，但药停即升，症状无改善，此属心肾阴亏、肝阳上亢之证，宜予镇肝潜阳、清心滋肾之品。处方：生代赭石（研面布包）30g、生地 30g、玄参 20g、麦冬 20g、五味 15g、酸枣仁 30g、川连 10g、黄芩 15g、石菖蒲 15g、远志 15g、龙骨 20g、牡蛎 20g、甘草 10g，水煎服。

5 月 14 日复诊　服上方 6 剂，头昏心烦、手足发热皆明显好转，能入睡 4～5 小时，舌较前稍润，脉弦中见柔，血压 170/100mmHg，继以上方加减服药 20 余剂而病缓解。

病案 18 李某，女，52 岁。1990 年 10 月 13 日初诊。

素患高血压经治疗病情稳定，近日因郁怒而头眩晕加重，头胀头痛，耳鸣，夜间不能入睡，心烦不安，自觉室内不能容，欲外出奔走，脉象弦劲带数，舌红少苔无津。血压 209/143mmHg，此属心肾阴亏，肝阳上亢，宜滋阴清热、潜阳宁神法。处方：生代赭石（研面布包）40g、生龙骨 25g、生牡蛎 20g、生地 30g、玄参 20g、麦冬 20g、五味子 15g、酸枣仁 25g、黄连 15g、黄芩 15g、生草 10g、柏子仁 20g，水煎服。病人 3 次复诊，服药 18 剂，头眩晕、胀痛、心烦及睡眠均恢复如常。血压 140/100mmHg，脉象弦而缓，舌转润，病获近期缓解。

代赭石与龙骨、牡蛎合用，不仅治高血压眩晕等，亦可治疗失眠，盖失眠多由阳不入阴，代赭石潜阳之功非他药所能及，龙骨、牡蛎收敛浮越之阳安神定志，与代赭石为伍，有潜阳宁神之功。另外，代赭石与龙骨、牡蛎为伍，亦治惊悸、怔忡及癫痫等皆有良效。盖龙骨有镇惊安神作用，《神农本草经》谓治惊痫癫疾，牡蛎《神农本草经》谓其治温疟，主惊恚怒气，二药与代赭石镇降合用，故能潜阳宁神，有相得益彰之效。

（4）以黄芪为主复方的运用经验

黄芪为补气之要药，张元素谓其用有五，"补诸虚不足一也；益元气二也；壮脾胃三也；去肌热四也；排脓止痛，活血生血，内托阴疽，为疮家圣药五也"。自《金匮要略》以来用黄芪为主的复方不可胜数，且随着配伍之不同，其作用亦因之而异。张琪教授临床运用其复方治疗各种以气虚为主的疑难重症常随手奏效。将近年来治疗一部分疾病的经验笔之于下。

1）益气升阳治疗虚热（甘温除热法）：李东垣谓："饮食劳倦伤及脾胃，元气不足，火乘土位，火与元气不两立，一胜则一负，气虚则火旺，火胜则乘其脾土，脾虚元气下陷则阴火上升。"会发生"气高而喘，身热而烦，短气懒言"。又云："脾胃一伤，五乱互作，其始遍身壮热，头痛目眩，肢体沉重，四肢不收，怠情嗜卧，为热所伤，元气不能运用，故四肢如此。"此即李东垣首创的阴火论。"火与元气不两立"，此火不是温养脾胃生长之气的"少火"，"少火"发源于命门，又名"肾阳"或曰"元阳"，这种火与元气是互相资生的。至于东垣所说的"阴火"，即是"生气"的"少火"，变为食气的"壮火"既助心火上盛，又损脾胃元气。阴火越升，元气越陷，谷气下流，这是产生脾胃病的主要原因。东垣认为这种"食气"的"壮火"，是"元气之贼"。因此在诊断治疗上非常注意这种矛盾的偏激，原则上应用甘温之剂以升其阳，补其中，稍佐苦寒以泻火，以解决火与元气之间的矛盾，这是颇有创见的。如补中益气汤、升阳益胃汤汤、补脾胃泻阴火升阳汤，皆属此类，临床用之，确有良效。

脏腑肢体皆禀气于脾胃，故称脾胃为后天之本。饥饱劳役伤其脾胃，则众体元气无以禀附，故阳气下陷，阴火上乘，即《内经》所谓"阳气者烦劳则张"。此类发热多见于过劳后增重，一经休息则热减，但多低热缠绵，经久不退，经西医各种检查无异常，因而不能确诊。

病案 19 刘某，女，42 岁，干部。1977 年 1 月 13 日初诊。

低热不退 2 年。2 年前感冒发热，高热退后体温一直未复正常，经常波动在 37.5～37.8℃，过劳则增重，休息稍好。经哈市各医院检查未能确诊，又去京沪等地医院检查亦未确诊，曾用抗生素及中药滋阴清热之剂治疗皆无效。来诊时体温 37.6℃，自觉倦怠乏力，午后发热伴短气懒言，口苦纳减，右季肋及后背疼痛，舌淡红苔薄，脉浮濡。此属内伤脾胃，阳气下陷，阴火上乘之证。宜甘温除热法，以升阳益胃汤治之。处方：黄芪 20g、白术 10g、党参 20g、黄连 7.5g、半夏 10g、陈皮 15g、茯苓 15g、泽泻 15g、防风 7.5g、羌活 7.5g、独活 7.5g、柴胡 10g、白芍 15g、生姜 7.5g、大枣 3 枚，水煎服。

1 月 24 日二诊 服上方 10 剂，病情明显好转，服药 2 剂后全身微汗，体温降至 36.8℃，继续服药全身逐渐有力，短气好转，背痛减轻，全身仍不断微汗出；脉象较前有力。此脾胃元气渐复佳兆，继以前方守服。

2 月 8 日三诊 服上方 9 剂，体温一直稳定在 36.5℃左右，自觉全身有力，饮食增加，诸症消除，舌润脉缓。后又服上方数剂，体温未再升高乃愈。

按语：此案即升阳益胃汤原方，用黄芪、党参、白术补气益脾胃，诸风药升阳，茯苓、泽泻利湿，佐黄连以清热。补中有散，发中有收，为治气虚发热之妙方，张琪教授屡用之以奏效。

2）益气固表止自汗：《素问·生气通天论》谓："阴者藏精而起亟也，阳者卫外而为固也。"阳虚不能卫外，则阴津外泄而自汗，玄府不密藩篱失守，病者常自汗而畏风，有似《伤寒论》中风，但彼为表虚邪不解，营卫不和，宜桂枝汤解肌以和营卫。本证为表虚不固，故宜用黄芪以固表。桂枝能解营卫中邪，不能益营卫之气，益营卫中气舍黄芪则莫属。

病案 20 王某，男，17 岁，学生。1975 年 3 月 4 日初诊。

自诉 1 年来常自汗出，近半年病情加重，稍事活动及精神紧张则汗出不止，夜间床褥尽湿，身体日渐羸瘦，疲倦乏力，微恶风无热，舌润色正，脉虚弦。西医检查：心肺无异常。诊断为自主神经功能紊乱。中医辨证为卫气不固，阴津外泄。宜益气固表敛液止汗法。处方：黄芪 40g、白术 20g、防风 5g、煅龙骨 20g、煅牡蛎 20g、白芍 20g、麻黄根 15g、当归 15g、甘草 10g，水煎服。

3月9日二诊 服上方4剂，汗渐少，全身略有力，精神稍好，舌脉同前，继以上方加五味子10g。

3月18日三诊 服上方10剂，自汗基本停止，但活动后仍汗出，全身觉有力，精神稍好，舌润脉弦。此卫气已固，嘱其再服10剂巩固疗效。此后活动亦不自汗出，病告痊愈。

按语：本案用玉屏风散加龙牡、麻黄根等敛液止汗之品而治愈。

3）益营卫气血以调气血之偏颇：张元素谓："黄芪益气，活血生血。"由于气为血帅，气充则血随之而行，黄芪主要功能在于补气，气旺则血行。邹润安谓："黄芪专通营卫二气，升而降，降而复升，一日一夜五十周于身，升即降之源，降即升之根，凡病营卫不通，上下两截者，惟此能使不滞于一偏。"《医林改错》王清任创补阳还五汤，重用黄芪治元气亏损过半偏注于一侧之半身不遂，张琪教授运用此方增味治疗脑血栓及脑栓塞后遗症之半身不遂常收效满意。此外，治一例直立性低血压亦取得显效，分别附病例如下。

病案21 高某，女，52岁，干部。1973年2月18日初诊。

素患风心病、二尖瓣狭窄、心力衰竭，并出现过心房纤颤，常年用地高辛维持。于本年1月20日突然左半身偏瘫，舌强语謇，当即入某院，诊断为脑栓塞，经用右旋糖酐-40、丹参液、甘露醇等药物治疗，病情好转，但仍左半身不能行动，语言不利，出院后来门诊求张琪教授诊治，症状如上，舌质紫苔薄，脉结。辨证为气虚，脉络阻滞之偏枯，宜益气通络法，用补阳还五汤增味。处方：黄芪50g、赤芍15g、当归15g、地龙15g、红花15g、玉竹20g、生地20g、枸杞15g、丹参15g、甘草10g，水煎服。

3月6日二诊 服上方10余剂，左侧肢体功能恢复大半，能独立在室内步行，语言亦较前清楚，自觉舌仍不太灵活，舌苔薄黄，脉仍结但较前有力，效不更方，继以前方主之。

3月20日至5月8日4次复诊，连用上方40余剂，左侧肢体功能已完全恢复，语言正常，仅稍觉舌转不利。全身有力，已能步行3华里，舌苔薄润，脉弦滑。嘱其避免感冒，防止过劳，以免病情复发。

按语：张琪教授认为此种病，气虚为病之本，脉络不通为病之标。用补阳还五汤治疗脑血栓形成及脑栓塞后遗症颇多，审其脉证如有热则不可用，无热者用之多效，并可将黄芪加大用量。

病案22 吕某，男，63岁，干部。1974年8月2日初诊。

反复发生晕厥1年余。经检查诊断为直立性低血压，血压直立位时90～100/50～60mmHg，卧位时220～230/120～130mmHg，伴头晕眼花，甚则晕厥，两腿软，行路摇摆欲倒，直立位时面色苍白，冷汗出，舌润口和，脉濡。卧位时面色红润，舌苔干，脉洪大无伦。病人曾去省内外大医院，确诊无疑，后延张琪教授会诊，踌思之下，应按邹氏气虚不能帅血，营气随体位偏注论治，投以补阳还五汤。处方：黄芪150g、赤芍15g、川芎15g、归尾15g、地龙15g、桃仁15g、红花15g。水煎服。连服上方50余剂，病人血压卧位直立位皆在150～160/90～100mmHg，头晕腿软亦随之好转。

4）益气与补肾合用治疗肢体之痿废。

病案 23 马某，男，22 岁，工人。1980 年 5 月 29 日初诊。

1 年前救火时被烟熏倒，意识丧失，经抢救 4 天意识转清，但现表情淡漠，语言不清，智力及记忆力减退，两手臂阵发性缓缓徐动，两下肢颤抖行路不稳。曾来哈及去京沪等地各医院神经科诊治，一致认为系一氧化碳中毒后遗症，因中毒较重时间已久，脑细胞已变性，难以恢复。来诊时症状同前，舌润脉缓，始用地黄饮子以补肝肾，息内风法施治，初获小效，但后无进展，反复构思《灵枢·口问》谓："上气不足，脑为之不满，耳为之苦鸣，头为之苦倾，目为之眩。"王清任、张锡纯对肢体痿废皆责之于气虚，诚以气为血之帅，气行则血行，该患由于气虚无力推动血液上行灌注于脑，故出现肢体不遂颤抖等症，依此准则，以补阳还五汤，可保立苏汤二方化裁，益气补肾以平息内风。处方：黄芪 75g、赤芍 15g、川芎 15g、当归 20g、地龙 15g、丹参 15g、补骨脂 15g、枸杞 20g、肉苁蓉 20g、菟丝子 20g、巴戟天 15g、核桃 1 个（带壳捣）。

服上方 100 剂，面容僵木淡漠消失，已有笑容，两腿有力，步履已恢复正常，两手臂阵徐动基本消失，仅时有小动，智力及记忆力皆有明显恢复，已能上班工作，并于 1982 年结婚后生一男婴。

按语：《灵枢·邪客》："故宗气积于胸中，出于喉咙，以贯心脉而行呼吸焉。"张锡纯对本条经文独有会心，谓宗气即大气，他从"以贯心脉而行呼吸"之语体会到："大气不但为诸气之纲领，并可为周身血脉之纲领。"气为血之帅，血为气之守，气行血行相依互倚，气血运行不息，内而脏腑，外而皮毛，筋骨皆得到温养，润泽灌溉，所以《灵枢·本脏》说："卫气者，所以温分肉，充皮肤，肥腠理，司开合者也。"《灵枢·邪客》说："营气者，泌其津液，注之于脉，化以为血，以荣四末，内注五脏六腑。"可见人体的生命活动一刻也离不开营卫气血之正常运行。

本案即属于宗气亏虚，不能上荣于脑，精明之府失去气血之营养，而出现上述一系列证候。大补宗气以黄芪为首选药物，气足则血充，故诸证向愈。

以补阳还五汤为主加入补肾药物者，因本病病位在脑，《内经》谓脑与肾有直接联系，如《灵枢·经脉》谓："人始生，先成精，精成而后脑髓生。"《灵枢·海论》谓："督脉者……入络脑。"《素问·痿论》说："肾主身之骨髓。"从以上经文可见祖国医学十分注重精、髓、脑三者的密切关系，而且认为肾对三者起绝对性作用。历代医家通过大量临床实践、观察，总结、引申和发挥了《内经》的理论，如明代张介宾云："精藏于肾，肾通于脑……故精成而后脑髓生。"张锡纯更强调肾精对化生脑髓的决定作用，以及肾—督脉—脑之间的组织联系。张氏说："肾为髓海乃聚髓处，非生髓之处，究其本源，实乃肾中真阴真阳之气酝酿化合而成……缘督脉上升而灌注于脑。"因此，可知脑髓的有余或匮乏，其实质乃是肾气盈亏的表现，本方加入一些温补肾阳的药物，其意义即在于此，尤其是胡桃一味。《医林改错》可保立苏汤用以治疗内风，张锡纯补脑振痿汤用以治疗肢体痿废偏枯，近人刘正才报道，曾以肾气丸加胡桃治疗大脑发育不全的患儿，取得了显效[浙江中医杂志 1978，（2）：41]皆取其补肾之功，本案两上肢抽动，实乃内风之证，故撷前贤之经验而用之。

5）益气与升麻、柴胡配伍治大气下陷：张锡纯《医学衷中参西录》拟有升陷汤治大气下陷证，张氏发现《内经》"宗气积于胸中"之旨，谓宗气即大气，充满胸中以司呼吸撑持全身，为诸气之纲领。喻嘉言《医门法律》谓："五脏六腑，大经小络，昼夜循环不息，必赖胸中大气，斡旋其间。"由此可知"人身之精神振作，心思脑力百骸动作莫不赖于此气""此气一虚，呼吸即觉不利，而且肢体酸懒，精神昏聩……若其虚而且陷或下陷过甚者，其人呼吸顿停，昏然罔觉"。曾历述大气下陷出现种种表现，如气短不足以息，或努力呼吸有似乎喘，或气息将停止，危在顷刻，其兼证或寒热往来，或咽干作渴，或满闷怔忡，或神昏健忘，种种病状，诚难悉数，真脉象多见沉迟微弱。

张琪教授平生用张氏升陷汤治疗此证甚多，诚如张氏所言大气斡旋全身，人身之体力、精力等赖大气支撑，大气虚而下陷则呼吸短气，体力不支，甚则昏聩，种种症状不一而足，但其主证必有呼吸困难，胸闷，怔忡心悸，短气，脉象沉迟或微弱，舌润口和，其他兼证不必俱见，遇此情况放大胆应用此方，无不取效。此方主药黄芪，既补气而升气，用以为君，升、柴升大气之下陷，知母济黄芪之热，桔梗载诸药之力上行为辅佐，气分虚极可加人参或党参。

病案 24 曲某，男，21 岁，农民。1975 年 10 月 19 日初诊。

1 年多来胸部隐痛闷热感，气短懒言，心悸，肩背酸痛如负重物，全身乏力，气短不足以息，有时昏聩，过劳则诸症明显加重。经某医院胸透、心电图检查皆无异常。脉象弦迟无力舌润。辨证为大气下陷，宜益气升陷法治之。处方：黄芪 35g、升麻 7.5g、柴胡 15g、桔梗 15g、知母 15g、甘草 7.5g、党参 30g、天花粉 15g、五味 10g、陈皮 10g，水煎服。

11 月 19 日二诊 服上方 6 剂，胸闷热痛大减，全身较前有力，1 个月内未发生晕厥，病人以为痊愈，又参加劳动，过劳后前症又作但较轻，继服前方将黄芪改为 50g。

11 月 28 日至 12 月 20 日二次复诊，经用上方 12 剂，胸痛闷热消除，肩背已不痛，全身有力，昏聩未作，脉弦有力，嘱继服若干剂以巩固疗效。

按语： 此案胸痛、肩背酸痛为张氏原书所未载，张琪教授临床观察，大气下陷多有此症状，原因劳役伤气，大气虚陷不能充达，故多见胸闷而痛，与气郁之胸痛当鉴别。

6）益卫气和营通络，治肢体麻木不仁：《素问·逆调论》谓："营气虚则不仁，卫气虚则不用，营卫俱虚则不仁且不用。"李杲谓："麻者气之虚也，真气弱不能流通填塞经络，四肢俱虚故生麻木不仁，或在手，或在足，或通身皮肤尽麻……。"可知麻木一症多属气虚，营卫通达欠畅，故麻木不仁，宛如绳缚，但须知除真气虚外，亦有属风痰湿热外邪，阻滞经络而麻者，不在本文探讨之内，治疗气虚麻木必以黄芪为主药，黄芪五物汤效颇佳。

病案 25 王某，女，60 岁，助产士。1978 年 4 月 15 日初诊。

患病 1 年余，其症两手及两足麻木难忍，沉困酸乏，宛如绳缚，无瘙痒。素体健，血压不高，舌润脉沉弱。此属气虚不能达四末，治宜益气和营卫以荣四末。处方：黄芪 40g、白芍 15g、桂枝 15g、甘草 10g、川芎 15g、红花 15g、石斛 15g、地龙 15g、钩藤 15g、牡丹皮 15g、生姜 10g、大枣 5 枚，水煎服。

至 5 月 21 日连续 3 次复诊，共服上方 21 剂，麻木基本消失，仅右指尖稍麻，继以前方若干剂以善后。

1983 年 5 月 17 日病人来就诊时述 麻木症状用上方已 4 年未出现，从本年 4 月又发手足麻木，与前症状无异，故此仍以前方加防风15g、秦艽15g，黄芪得风药则补而不滞。

6月30日复诊　服药30剂，麻木大除。时值气候炎热，病人苦于服汤药，为之配丸药经常服用，以根治。

7）助气化达州都，治劳淋及肾炎尿蛋白：黄芪助气化达州都，以治顽固不愈之劳淋。劳淋为诸淋中难治之证，其特征过劳或感冒发作，即现代医学之慢性肾盂肾炎，其病机为"正虚邪恋"，必须扶正除邪，方能根治。张琪教授治疗此症多用黄芪配以清热解毒之剂，扶正祛邪兼顾，多能治愈。

慢性肾炎蛋白尿亦为难解决之问题，临床观察黄芪确对部分蛋白尿有一定的疗效，但黄芪性温，单用则易化燥伤阴，亦须辅以清热滋阴之剂，如夹有湿热，则配以清热利湿之剂。

病案 26　曲某，女，28岁，工人。1975年8月10日初诊。

自述从1969年受凉后出现尿道不适，小便急，频数。当时经某医院检查诊断为泌尿系感染，用青链霉素及时得以控制，后遇冷及过劳即不断出现小便频数，尿道痛等症状，到1973年冬而症状加重，经某医院检查尿液中白细胞充满，红细胞30个/HP，尿蛋白（＋），诊断为慢性肾盂肾炎，经中西药治疗症状可以控制，但过劳及感冒即发作，以后则越发越频，痛苦异常。曾用青链霉素及中药清热解毒利水通淋之药百余剂皆不能根治，并出现腰酸痛，少气懒言，小腹重坠，小便点滴而出，尿道涩痛，舌边赤苔白，脉沉滑。此为"劳淋"，属于气阴两虚，不能下达州都，因而缠绵难愈，宜益气滋阴，清热解毒，标本兼顾。处方：黄芪30g、党参30g、柴胡20g、茯苓15g、地骨皮15g、麦冬15g、石莲子15g、甘草10g、茅根50g、小蓟30g、枸杞子20g、菟丝子20g、蒲公英40g，水煎服。

用上方加减共服药60剂，3个月未发作，仅有1次过劳后尿道稍不适，时间很短即止，全身觉有力，腰部不酸痛，经连续多次查尿常规均正常。

病案 27　高某，女，15岁，学生。1974年9月23日初诊。

病人罹肾小球肾炎2年余，尿蛋白（＋＋＋＋），红细胞50个/HP以上，血浆蛋白40g/L，白蛋白16g/L，球蛋白24g/L，胆固醇4g/L。全身轻度浮肿，面色苍白，腰酸痛，体力衰弱不支，尿少色黄手心热，食纳减，头昏，舌尖赤，苔薄，脉沉滑。曾在某医院住院半年余，诊断为慢性肾炎肾病型，曾用激素及中药治疗效果不显而出院。中医辨证属气阴两伤，不能下达州都，无以固摄，以益气为主，滋阴清热止血为辅施治之。处方：黄芪50g、党参50g、石莲子15g、地骨皮15g、柴胡20g、茯苓15g、麦冬15g、金银花40g、黄芩15g、小蓟30g、茅根50g、藕节20g。

病人连续以上方加减服用100余剂，全身有力，面色红润，腰以下痛及浮肿全消失，诸症皆除，尿常规检查逐渐好转。1975年连续数月检查尿蛋白（－），红细胞（－），管型（－），血胆固醇2g/L，总蛋白62g/L，白蛋白34g/L，球蛋白28g/L，血压190/70mmHg，舌润脉有力，病乃痊愈，后随访病人已上班1年余，病未复发。

按语：慢性肾炎肾病型蛋白尿，张琪教授常用此方取效，此方即黄芪、党参与清热滋阴之药合用，久服无燥热伤阴之弊。若单黄芪在一味久服后多出现口干咽痛等内热伤阴现象。一经出现内热则易感染，尿蛋白及红细胞、管型等亦随之增重，反而不佳，临床所见甚多，故拟此方既用黄芪、党参益气达州都以固摄，又辅以清热滋阴之剂以监制黄芪之温，此复方配伍之妙用。

8）益气血、补心脾、治血虚及血妄行："气为血之帅，血为气之母"，二者相互倚依，故血虚必须益气，以有形之血不能速生，无形之气所当急固。结合脏腑则心主血藏神，脾统血主思，心伤则血少，神失所藏，临床上表现怔忡健忘、惊悸、盗汗等症；脾伤则血失统摄故见体倦食少、吐衄、肠风、崩漏等症作矣。张琪教授治疗贫血，审其无热，属心脾二虚，气血不足者，常以益气血补心脾而收功。如1984年8月治一例小儿溶血性贫血，皮肤黄染，瘙痒，倦怠无力，颜面萎黄，眼不欲睁，血红蛋白70g/L，脉弱，舌淡，始按《金匮要略》"男子黄，小便自利当与小建中汤治之"用药6剂无明显效果，后按气虚不足心脾二虚施治，用归脾汤原方，药后全身有力，精神渐振，继用原方30剂，血红蛋白上升至110g/L。黄色退，诸症消失，从而痊愈。

又用此方治疗1例过敏性紫癜，色泽不鲜，上下躯干皆有，脉沉弱，投以此方而愈。

9）益气为主，活血为辅，治疗心绞痛及心率异常：《金匮要略》有胸痹心痛，《伤寒论》有脉结代心动悸，前者相当于冠心病心绞痛，后者包括心律失常、早搏等。根据张琪教授临证体会，此病大多为心气虚、心血瘀阻之证，气虚无力推动血液运行，则血流不畅，不通则痛。正常的血液运行，不仅需要心气的推动，而且也需要血液的充盈，所谓气帅血，血载气，二者相互作用，以维持正常的生理功能。如气血虚不能养心，气虚不能鼓动血液运行时，则出现脉结代，心动悸，宜炙甘草汤益心气，通心阳，补心血，养心阴。但如心气虚，心阳不足，因而心血痹阻时，亦出现心律不齐，早搏，此为气虚血瘀，虚中夹实之证，用炙甘草汤则效不显，必须益心气，振心阳，活血通络法取效。

病案28　蔡某，男，57岁，干部。1984年4月5日初诊。

胸闷心悸1年余，近半年来出现早搏，逐渐频繁，胸闷气憋有压缩感，活动则早搏频作，有时三联律、二联律，心前区隐痛，四肢乏力，脉沉缓无力结代，兼见舌紫暗薄苔，心电图示供血不全，频发室性早搏。诊断：冠心病心肌供血不全，频发性室性早搏。辨证：心气及心阳不足，血行不畅，脉络痹阻。处方：黄芪40g、人参20g、丹参25g、当归20g、川芎15g、桃仁15g、赤芍15g、桂枝15g、薤白20g、葛根25g、甘草15g。

4月25日二诊　服上方12剂，早搏明显减少，全身较有力，胸部觉舒畅，绞痛未发作，脉结代亦减少，又用上方15剂，早搏消失。但在洗澡及活动过多后再时出现，继用上方。

6月1日三诊　继服15剂，早搏已不见，自述在室外铲地种菜亦未出现，从而痊愈。

（5）以大黄为主复方的应用经验

1）大黄与厚朴、枳实、芒硝合用治急性热病阳明腑实证。

急性热病的病程中，出现潮热，手足濈然汗出，腹满硬痛拒按，喘促，心中烦热，目不闭合，甚则为脑病症状，如谵语直视，循衣摸床，小便数或不利，大便秘结或热结旁流，舌红苔黄燥或老黄，甚则苔焦起刺，其脉多见沉实或滑数有力。以上皆因燥屎内结，热炽伤津，宜釜底抽薪，用三承气汤化裁，以下其结热燥屎，则诸症可愈。

张琪教授曾治森林脑炎、病毒性脑炎数例，皆出现昏不识人，潮热，大便秘结，腹满拒按，舌质红苔黄燥，甚至抽搐，用大承气汤以大黄为主，配合芒硝，进药后大便下燥屎及污秽黏稠粪便，病人随之而苏醒。在此情况下，用安宫牛黄丸、紫雪丹等清心开窍之药皆无效，因阳明腑实，燥屎内结，不除其燥屎结热则神志不能苏，病必不能痊愈。

2）大黄与芒硝、黄连、黄芩、菖蒲、半夏、胆星合用治疗中风入腑。

治疗中风入腑闭证（阳闭），突然晕厥不省人事，牙关紧闭，口噤不开，两手握紧，肢体偏废，面赤身热，气粗口臭，大便闭，遗尿不知，躁扰不宁，欲去衣被，舌苔黄燥或黄腻，脉象弦滑或滑数。此属肝阳暴张，病因病机为平素肥甘无节，聚湿生痰，痰郁化热，上扰清窍，阻于舌本，腑实不通，予安宫牛黄丸、醒脑静虽有一定疗效，但腑实不通，则痰热难以蠲除，所以必重用大黄，与豁痰药合用，泻热通腑，清化痰热，以使大便畅通，痰热除，则可转危为安。张琪教授验方，泄热化痰汤。处方：大黄15g、黄连10g、生地25g、玄参20g、麦冬20g、枳实15g、清半夏15g、胆星20g、五爪红15g、石菖蒲15g、郁金15g、黄芩15g、芒硝（冲）15g，水煎服。

方中半夏、胆星、五爪红化痰，黄连、黄芩清热，枳实、郁金、菖蒲开窍，生地、玄参、麦冬滋阴清热，大黄、芒硝泻热通腑。

本病包括脑梗死、脑出血急性期，重者神志昏迷不醒，全身蒸蒸发热，或兼抽搐，大便不通，脉象弦滑、实数，舌绛红，苔黄燥。服上方后，大便通利，下黏秽及燥屎粪便，痰热除，肠中清，则神志随之而苏。方中大黄一味苦寒泻热为主药，尤其注意用量足方能取效，用量不足往往达不到泻除热结之目的。张老治疗此病的经验是，如审证准确，大黄常用至25～40g，大便始得下，更须与芒硝咸寒软坚合用，相互协调，则大便易通，邪热始除，此硝黄合用之妙。

3）大黄与黄芩、黄连、生赭石合用治疗吐血、衄血。

阳明为多气多血之府，以下行为顺，若阳明热盛，其气上逆，迫血妄行，上溢以致吐血、衄血，甚则如涌泉不止。大黄苦寒泻热降逆，热除则气平而血自归经。《金匮要略》有泻心汤，大黄与黄芩、黄连合用，以大黄为主药，直入阳明之腑以降逆上之热。门诊曾遇一病人，大口吐血不止，经用云南白药等止血药罔效，病人甚为恐慌。张老诊其脉滑实有力，舌红苔燥，知其属胃热上冲所致。投以大黄10g、生赭石25g、川连10g、黄芩10g、甘草10g。进药1剂，吐血大减，继服1剂，药未用完血即止。1989年7月治一刘姓妇女，大量鼻衄势如涌泉，某医院检查无结果，用药棉球塞鼻腔止血，而血从口出，其家属恐惧，伴同来门诊求治。诊脉象滑而有力，舌绛，知其属阳明邪热上逆，迫血妄行，处方：大黄15g、川连10g、黄芩15g、生地25g、玄参20g、牡丹皮15g、赭石25g、甘草10g。连进3剂，血全止而愈。可见大黄泻热降逆止血之效非他药所及，但必确系阳明胃热上逆者方效。

4）大黄与赭石、半夏、生姜合用治呕吐。

呕吐病因病机甚多，属胃热上冲呕吐者，必须用大黄苦寒以泻阳明胃热之证。《内经》谓："诸逆冲上皆属于火。"《金匮要略》用大黄甘草汤治食已即吐。前者指其病机，后者举其治法。审其舌脉，脉多滑实有力，舌苔多燥，兼证多见口苦，咽干，心烦热，大便秘，小便赤等。

1986年11月20日治一女孩王某，14岁，得病1年余，反复呕吐，不能进饮食，多于经前发作，一经发作即难控制，须10余日始能缓解。如此1个月之余，几乎无宁日，由其祖父携来寓求治。面色萎黄憔悴，精神衰惫，体质消瘦，连日来粒米不能下咽，入口即反胃吐出，口干，舌燥，大便数日不行，脉象弦滑无力，曾用中药甚多，皆未收效。细询致病之由，其祖父追述曾在行经期遭其父审斥，胸怀抑郁而罹此病。综合证脉属肝郁夹胃气上逆之证。考胃气以下行为顺，"气有余便是火"，肝为藏血之脏，在妇女与月经关系极为密切，"气为血之帅"，故至经期气必先行，然后血随之而行。今肝气郁而化热，经行期气难于下行而夹胃热上逆，故呕吐发作，此乃病因病机之症结，予泻热和胃平肝降逆法。处方：大黄10g、甘草10g、生赭石30g、半夏25g、川连10g、黄芩15g、干姜10g、旋覆花15g、党参15g，水煎服。

拟方后，张老即外出开会，嘱其用药后来我院门诊，请其他医生复诊。张老返哈后，12月9日祖孙来寓复诊，满面笑容，据述用药3剂后呕吐即止，来门诊又按原方服6剂一直未吐，本月月经来潮只头部昏沉，并未呕吐，为1年来无有之现象，又予疏肝和胃调治而愈。此案西医谓神经性呕吐，辨证属肝胃不和，肝气夹胃热上冲之证，以大黄甘草汤、半夏泻心汤、旋覆代赭汤三方化裁，泻热平肝降逆，尤妙在大黄以泻胃热降逆气，与芩、连、甘草合用，清热和胃降逆，热清则上逆平，呕吐止，其他如赭石、半夏镇逆平肝，相互协调，相得益彰，在此以前，其他医曾用过半夏、赭石等，并未收效，可见大黄泻热和胃之功发挥主要作用，因热不清则气不平，吐亦不能止耳。

5）大黄与草果仁、苍术、半夏等合用治疗慢性肾衰竭、湿浊上泛之证，与桃仁、生地、葛根等合用治疗肾衰竭。

慢性肾衰竭，湿浊贮留，郁而化热，湿热上泛，脾胃升降失司，转输不利，症见胃脘胀满，恶心呕吐，口气秽臭，有臊味，舌苔垢腻，舌质灰暗，体肥大，脉象弦滑或沉滑。宜芳化湿浊、苦寒泻热结。处方：醋炙大黄10g、黄连10g、黄芩10g、草果仁15g、藿香15g、苍术10g、紫苏10g、陈皮10g、半夏15g、砂仁10g、生姜15g、甘草10g，水煎服。本方用大黄、黄连、黄芩苦寒泻热，砂仁、草果仁、藿香、苍术等芳香辛开驱除湿浊，配伍于一方，相互调济，既不致苦寒伤胃，又无辛燥耗阴之弊，其功效在于使湿浊毒热之邪得以蠲除，用后肌酐、尿素氮下降，临床症状随之消除或缓解，于维持肾功能代偿有较好的作用。

1990年8月14日治一彭姓男患，56岁，肇东市尚家站人，罹病半年余，开始周身浮肿，经治疗消退，现恶心不欲食，面色不泽，尿蛋白（++），红细胞满视野，尿素氮12.6mmol/L，血肌酐265μmol/L，脉弦滑，舌苔厚腻，诊断慢性肾炎，慢性肾功不全，氮质血症，辨证为湿郁化热，浊邪上逆所致，投以上方。服药6剂，恶心大减，继守原方化裁，历经3个月治疗，服药70剂，11月27日复诊，尿蛋白（+），红细胞（－），尿素氮6.4mmol/L，血肌酐150μmol/L，病情基本缓解，继以益气养阴、清利湿热之剂，以善其后。

急性肾衰竭出现呕吐，舌紫干，宜用桃仁、生地、牡丹皮、葛根与大黄配伍，泻热、活血解毒，疗效卓著。1988年治一王姓，男，18岁，急性肾炎、肾衰竭，呕吐频繁，饮食不能下咽，尿素氮21.4mmol/L，肌酐442μmol/L，尿常规示红细胞30～50个/HP，尿蛋白（++），颗粒管型3个/HP，小便少，色黄，轻度浮肿，在某医院住院，诊断急性肾小球肾炎、肾衰竭，经治无效，荐张琪教授为之治疗，观其舌色紫绛无苔，脉滑数有力，辨证为热毒蕴蓄、血络阻滞，投以解毒活血汤，桃仁用至25g、生地20g、加醋炙大黄10g，水煎，日2次服。初服药入口即吐出，嘱其用湿毛巾围颈部，小剂量药频频灌服，虽仍有呕吐，但吐出甚少，药留胃中较多。连续依此法用药，后诸不吐，肠鸣欠气下行，大便得迪，呕吐遂止，稍有食欲，继续用此方加川黄连 10g，服 10 剂，诸症消失，食欲转佳，小便亦增，浮肿全消，尿素氮 11.4mmol/L，肌酐 265μmol/L，尿常规示红细胞 5～7 个/HP，尿蛋白（＋），颗粒管型（－），大便日一行不溏，舌转红润，脉象滑而不数，仍遵前法治疗，大黄改为 7g，余药如前，又服 15 剂，尿素氮 6.4mmol/L，肌酐 150μmol/L，尿检少量红细胞，尿蛋白（±），舌红薄苔，脉象见缓，肾功能恢复。继以清热凉血之剂调治而愈，远期追踪未复发。

6）大黄与桃仁、赤芍、枳实、山楂、芒硝合用治疗肠梗阻。

急性肠梗阻相当于中医"关格""肠结"证候，阳明的生理特点，以通降下行为顺，如果由于气血郁塞、热结寒凝等酿成通降失调，气血痞结滞塞上逆，即可表现痛、呕、胀、闭之症，辨证审其热结者宜用大承气汤加味，寒积者可用温脾汤，大黄与附子、赤芍、山楂、半夏、莱菔子合用；气滞者可与金铃子、广木香、枳实等合用，但皆须大黄以通下则关格诸症可愈。曾治一张姓病人，男，45 岁，脐腹痛攻冲呕吐，大便 7 日未行，食入即吐。在某医院外科病房住院，经检查诊断为麻痹性肠梗阻，但因体质消瘦衰弱，建议服中药保守治疗。经张老会诊，腹胀满痛，拒按不排气，无大便，食入即吐，甚则吐胆汁，口苦咽干，手心热，小便黄，舌苔白厚少津，脉象弦滑有力。诊断为"关格"，辨证实热结于胃肠，不能通降下行，宜大承气汤加桃仁 15g、赤芍 15g、山楂 20g、川楝子 20g，连服 6 剂，初服药随入随即吐出，继服则吐止，大便下泻较稀，呕吐止，能进食而愈。

7）大黄与礞石、甘遂、菖蒲、郁金、朴硝合用治疗狂证。

狂证多因痰火内扰，《难经》谓："重阳者狂。"《医学入门》谓："此心火独盛，阳气有余，神不守舍，痰火壅盛使然。"其症状表现头痛，不寐，两目怒视，面红目赤，狂暴不知人，语言杂乱无伦，甚则逾垣上屋，气力逾常，骂詈叫号，不避亲疏，弃衣而走，登高而歌，舌苔黄腻，质红，脉象滑数有力。治疗以泻热化痰为主，必重用大黄，配合礞石、半夏、黄芩、朴硝等，重者尤须与甘遂合用，张琪教授常以礞石滚痰丸变汤剂，合张锡纯荡痰加甘遂汤，屡见卓效，进药后通过下泻痰浊瘀热，躁狂诸症即可随之消除。1990 年 5 月治一孙姓妇女，狂证终日躁扰不宁，阵骂詈，语无伦次，夜不能眠，诸治罔效，来门诊求治。脉滑实有力，舌苔燥，先投以礞石滚痰丸，大黄用 20g，加桃仁、郁金、菖蒲，进药 6 剂，躁扰不宁遂减，再进原方则病情无明显改善，后加入甘遂 10g、芒硝 15g，服药后大便下行日 5～6 次，狂躁诸症明显减轻。嘱再用此方。家人恐下泻次数过多身体难支，告其家人此病痰热一时难以净除，除邪务尽，嘱再用无妨。继服则下泻反减，病人继续安静，躁狂不宁骂詈诸症尽皆消除，神志清醒。现追踪观察，除稍有多疑外，余皆一如常人。此病人始终大黄与甘遂、礞石合用，一度下泻甚重，但不泻则痰热不能尽除，及至后用此药泻反减，乃邪去之兆，从而停药痊愈。可见用药必须有胆有识，方能起沉疴、愈痼疾耳。另外，临证当注意病情之轻重，若轻者只大黄与礞石、黄芩、石菖蒲、郁金、沉香合用即可，勿须甘遂、芒硝峻剂，用药以适合病情为宜，防止药过病所。

8）大黄与葶苈子、鱼腥草、黄芩、杏仁、桑皮、枳实、厚朴合用治疗喘促（呼吸系统感染性疾病）。

急性重症感染性疾病易引起急性呼吸窘迫综合征，临床表现喘促不得卧，呼吸困难，胸满腹胀，大便不通，脉象滑实，舌苔黄燥。此为毒热壅肺，肺失肃降。肺与大肠相表里，大便通，肺气随之肃降下行，否则毒热壅遏，气机不利，血运障碍，从而导致肠麻痹，极易引起休克。用通腑泻热之剂，有利于腹胀减轻，膈肌下降，解除肺膨胀，改善肺的通气功能。大黄为首选药物，与枳朴、葶苈子、鱼腥草、黄芩等合用，通腑泻热解毒，服药后大便通，肺气得以下降，哮喘迅即缓解。张老临证治疗慢性阻塞性肺疾病，如慢性支气管炎、阻塞性肺气肿、肺源性心脏病等，凡见上述脉证者，必用大黄为主，合诸药配伍，可以收到以通为补之效。

9）大黄与桃仁、小蓟、茅根、牡丹皮、赤芍合用治疗血尿。

溺血病甚多，凡因热结，迫血妄行外溢者，必用大黄与桃仁泻热化瘀止血，尤以大黄为泻热止血之妙品。张琪教授临证治疗急慢性肾小球肾炎及泌尿系感染，症见手足心热，脉滑数或滑而有力，舌红或紫，小便赤，无论肉眼血尿还是镜下血尿，用之皆效，但大黄用量宜少，一般以5～10g为宜，量大则易致腹泻反而不佳。热淋血尿，大黄亦必用之品，不仅止血，而且具有清热利水之效，如八正散为治疗热淋之有效方剂，其中大黄清热利水通淋，热清淋通则血止。张老用此方大黄只用5g，其效甚佳。

10）大黄与龙骨、牡蛎、生赭石、胆星、半夏、全蝎、蜈蚣合用治疗癫痫。

癫痫临床表现发作性神志不清，牙关紧闭，四肢抽搐，痰声辘辘，口吐涎沫，脉滑有力，舌苔厚腻。病机为风痰夹热上冲所致，宜清热化痰平肝息风，大黄尤为必须之品。《金匮要略》有风引汤治疗癫痫，其中用金石重镇之品伍以大黄。张琪教授临证经验，凡痫证表现有热者，必用大黄泻热降逆，伍以平肝息风豁痰之品，方能取效。

曾治一王姓，15岁，学生。病者因怒后抽搐，口鼻向后㖞斜，吐白沫约2分钟即恢复正常，嗣后又惊吓一次，抽搐大发作，持续3分钟而止，以后连续发作，重时持续20分钟，手足僵硬，舌腮咬破，两目上吊，口吐涎沫，呕吐如胆汁样，愈发作愈重。1次持续10小时，曾用针灸及服用苯妥英钠不能控制发作，面色青暗，舌质淡红，脉象沉滑。辨证为肝胆郁热，痰气上逆，宜疏泄肝胆郁热豁痰法。处方：大黄10g、柴胡15g、黄芩15g、生赭石30g、生龙骨20g、生牡蛎20g、茯苓20g、半夏15g、全蝎5g、僵虫10g、蜈蚣1条、胆星15g、钩藤15g、生甘草10g，水煎服。病者连服上方20剂，4个半月未发作，因而停药。后因过劳又发作，抽搐吐涎沫，口角㖞斜，持续5分钟以后不断小有发作，又予上方继服20余剂，愈后迄今未再发作，随访远期疗效巩固。

（6）决明子饮治疗高脂血症

高血压、脑动脉硬化等为临床常见病，常伴高脂血症，它们互为因果，而高血脂多为心脑血管疾病发病及加重的重要因素，因此降血脂治疗尤为重要。张琪教授在临床用验方决明子饮治疗此类疾病，收到较好疗效，处方：决明子30g、钩藤15g、菊花20g、生地20g、玄参15g、赤芍20g、桃仁15g、当归15g、川芎15g、枳壳10g、黄芩15g、甘草10g。此方的应用关键在于准确辨证。凡属肝阳亢盛，肝风内动，血瘀内阻，气血失于上荣者，即用此方，疗效极佳，辨证的关键在于肝阳上亢与瘀血同病。症见头昏目眩，视物不清，口苦咽干，舌紫或舌下有瘀斑，脉见弦滑或弦数。

方中决明子为主药，决明子味甘、苦，性寒，入肝肾经，又清肝火散风邪，补中兼具清散，肝开窍于目，故为明目要药。现代药理证明，决明子既能抑制血清胆固醇升高和主动脉粥样斑块的形成，又有润肠通便作用。生地、玄参凉血滋阴，桃仁、赤芍、当归、川芎养血凉血活血，黄芩苦寒清热，钩藤清头目息风。全方具有清肝明目，活血凉血之效。

1994年5月治一王某，系哈市特级厨师，男，45岁，血胆固醇及血脂皆高于正常人数倍，终日头昏目眩，倦怠乏力，口干舌燥，脉弦滑小有数，舌光紫无苔，体质尚可，不超重，血压正常。CT 示脑有腔隙梗死灶。辨证为肝阳上亢、血络瘀阻，投以上方。服药30 剂头胀大减，全身亦较有力，检查除甘油三酯略高外，胆固醇已恢复正常。

又治一张某，男，54 岁，体质肥胖，头昏胀痛，终日昏沉乏力，全身倦怠，肢体麻木。经检查血脂高，血液黏稠度亦高，脉弦数，口干舌燥，舌边缘有瘀斑。辨证为肝阳上亢，血热血瘀之证。投以上方加蒺藜 20g、胆草 10g，中间复诊 3 次，前后上方加减共服汤药45 剂，诸症大轻，全身轻松，头已无昏痛，经检查胆固醇、甘油三酯已恢复正常。

6. 常用药对

（1）黄芪、党参

黄芪味甘，性微温，归脾、肺经，能补气升阳，益卫固表，利水消肿，托疮生肌。《珍珠囊》一书载："黄芪甘温纯阳，其用有五：补诸虚不足，一也；益元气，二也；壮脾胃，三也；去肌热，四也；排脓止痛，活血生血，内托阴疽，为疮家圣药，五也。"

党参味甘，性平，归脾、肺经，能益气，生津，养血。《本草从新》记载党参"主补中益气，和脾胃，除烦渴，中气微弱，用以调补，甚为平妥"。《本草正义》亦记载党参"健脾运而不燥，滋胃阴而不湿，润肺而不犯寒凉，养血而不偏滋腻，鼓舞清阳，振动中气，而无刚燥之弊"。

黄芪甘温，补气而助阳，党参甘平，补气而益阴，二者配伍，阴阳双补，补中固表，相须而用，补益中气之力更宏。《灵枢·口问》曰："中气不足，溲便为之变。"若脾气虚弱，升清无权，清气下陷，清浊不分，精微下泄，则成蛋白尿。黄芪、党参合用则可健脾升清，固涩精微。此药对主要应用于肾小球肾炎蛋白尿辨证以气虚为主者，以达益气滋阴、减少蛋白尿之效，亦常用于体虚易感之人，以充实腠理，预防外感。

黄芪常用量为 30～50g，党参常用量为 20～25g。气阴两虚之轻证及小儿病人可选用太子参。

（2）巴戟天、肉苁蓉

巴戟天味甘、辛，性微温，归肾、肝经，能补肾阳、强筋骨、祛风湿。《本草汇》曰："巴戟天，为肾经血分之药，盖补助元阳则胃气滋长，诸虚自退，其功可居草薢、石斛之上。但其性多热，同黄柏、知母则强阴，同苁蓉、锁阳则助阳，贵乎用之之人用热远热，用寒远寒耳。"

肉苁蓉味甘、咸，性温，归肾、大肠经，能补肾阳，益精血，润肠通便。《本草经疏》曰："肉苁蓉，滋肾补精血之要药，气本微温，相传以为热者误也。甘能除热补中，酸能入肝，咸能滋肾，肾肝为阴，阴气滋长，则五脏之劳热自退，阴茎中寒热痛自愈。肾肝足，则精血日盛，精血盛则多子。妇人癥瘕，病在血分，血盛则行，行则癥瘕自消矣。膀胱虚，则邪客之，得补则邪气自散，腰痛自止。久服则肥健而轻身，益肾肝补精血之效也。"

巴戟天补肾阳，偏入肾经血分，燥性较小。肉苁蓉味甘能补，甘温助阳，质润滋养，咸以入肾，为性质温和的补肾阳、益精血之良药。二者配伍，补肾阳、益精血，治疗肾阳虚证表现为倦怠乏力、腰膝酸软、面色无华、蛋白尿不消、夜尿频多等效果良好。此外二者合用可代替附子，而无燥热之弊。正如《本草新编》所言："夫命门火衰，则脾胃寒虚，即不能大进饮食，用附子、肉桂以温命门，未免过于太热，何如用巴戟天之甘温，补其火而又不烁其水之为妙耶？或问巴戟天，近人止用于丸散之中，不识亦可用于汤剂中耶？曰：巴戟天正汤剂之妙药，温而不热，健脾开胃，既益元阳，复填阴水，真接续之利器，有近效而又有速功。"

巴戟天常用量为20～25g，肉苁蓉常用量为15～20g。

（3）草果仁、大黄

草果仁味辛，性温，归脾、胃经，能燥湿散寒、除痰截疟。《本草正义》曰："草果，辛温燥烈，善除寒湿而温燥中宫，故为脾胃寒湿主药。"《饮膳正要》载草果仁："治心腹痛，止呕，补胃，下气。"

大黄味苦，性寒，归脾、胃、大肠、肝、心经，能泻下攻积、清热泻火、止血、解毒、活血祛瘀。《医学衷中参西录》曰："大黄，味苦、气香、性凉，能入血分，破一切瘀血，为其气香，故兼入气分，少用之亦能调气，治气郁作疼。"《本草正义》曰："大黄，迅速善走，直达下焦，深入血分，无坚不破，荡涤积垢，有犁庭扫穴之功。"

草果仁辛散温通、燥烈，在辛开湿浊药中当属首选药物，善除脾胃之寒湿。大黄大苦大寒，性禀直遂，既清解血分热毒，又善泻中下二焦之湿热。慢性肾衰竭氮质潴留湿毒内蕴，非草果仁此辛温燥烈之品不能除，然湿瘀化热又必须伍以大黄以泻热开痹，故此药对慢性肾衰竭属湿热毒邪壅结者尤为适宜，但应注意用量不宜过大，过量则有燥烈辛散之弊。

草果仁常用量为10～15g，大黄常用量为5～10g。但需要注意的是慢性肾衰竭中晚期证情复杂，寒热夹杂，虚实并见，故脾胃寒湿者应慎用，以免加重脾阳虚衰，化源匮乏，病情加重。

（4）瞿麦、萹蓄

瞿麦味苦，性寒，归心、小肠、膀胱经，能利尿通淋、活血通经。《本草备要》中云瞿麦能"降心火，利小肠，逐膀胱邪热，为治淋要药"。《本草正义》曰："瞿麦，性滑利，能通小便，降阴火，除五淋，利血脉。"

萹蓄味苦，性微寒，归膀胱经，能利尿通淋、杀虫止痒。《滇南本草》记载萹蓄："利小便。治五淋白浊，热淋，瘀精涩闭关窍，并治妇人气郁，胃中湿热，或白带之症。"

瞿麦偏入血分，清血中之热，利小便而导热下行。萹蓄专入膀胱经，善清下焦湿热，二者相配出自《太平惠民和剂局方》中的八正散，清热泻火，利水通淋，主治湿热淋证。二药均苦寒下行，功善通利，合用则导热下行，利水通淋之力增强。此药对可治疗湿热蕴结下焦之尿血，此外，该药对对于湿热蕴结下焦的泌尿系感染亦有很好的疗效。

瞿麦常用量为15～20g，萹蓄常用量为15～20g。

（5）桃仁、大黄

桃仁味苦、甘，性平，归心、肝、大肠经，能活血祛瘀、润肠通便。《用药心法》曰："桃仁，苦以泄滞血，甘以生新血，故凝血须用。又去血中之热。"《本经逢原》曰："桃仁，为血瘀血闭之专药。苦以泄滞血，甘以生新血。"《本草经疏》曰："桃仁性善补血，散而不收，泻而无补，过用之，及用之不得其当，能使血下不止，损伤真阴。"

大黄见上。

大黄泻热结，桃仁活血润燥，二者相伍有泻热开瘀止血之效。凡急性肾小球肾炎、过敏性紫癜性肾炎、IgA 肾病等临床见症尿色红，或尿如酱油色，或镜下血尿，排尿涩痛不畅，小腹胀满，腰痛，便秘，手足心热，或兼咽痛，扁桃体红肿，舌暗红或舌尖红少津，苔白燥，脉滑数有力，辨证多为热壅下焦，瘀热结滞，血不归经，正气未衰者，常用自拟桃黄止血汤治疗。方中主药为大黄、桃仁。尤其是对过敏性紫癜性肾炎屡用激素而有瘀热之象者，首选大黄、桃仁，常收到满意效果。

桃仁常用量为 15～20g，大黄常用量为 5～10g。

（6）土茯苓、薏苡仁

土茯苓味甘、淡，性平，归肝、胃经，能解毒除湿、通利关节。《本草纲目》载其能"祛风湿，利关节，治拘挛骨痛"。《本草正义》中曰："土茯苓，利湿去热，能入络，搜剔湿热之蕴毒。"

薏苡仁味甘、淡，性微寒，归脾、胃、肺经，能利水渗湿，健脾，除痹，清热排脓。《本草新编》记载："薏仁最善利水，不至损耗真阴之气，凡湿盛在下身者，最宜用之。"

薏苡仁甘淡微寒，渗利不伤阴，入阳明以养宗筋。土茯苓甘淡渗利，入络以解湿毒，二药配伍既能清热、利湿浊而分清，又能舒利关节。此药对经常应用于肾小球肾炎蛋白尿辨证属湿热伴水肿或关节疼痛或泌尿系感染的病人。此外，该药对对于尿酸升高者也有很好的降低尿酸作用，配伍苍术、黄柏效更佳。

因此二味药均甘淡，药力较缓，故常用量较大，薏苡仁常用量为 20～30g，土茯苓常用量为 30～50g。

（7）海藻、昆布

海藻与昆布均味咸，性寒，归肝、肾经，能消痰软坚、利水消肿。《神农本草经》载海藻："主瘿瘤气，颈下核，破散结气，痈肿癥瘕坚气，腹中上下鸣，下十二水肿。"《本草纲目》云："海藻，咸能润下，寒能泄热引水，故能消瘿瘤、结核、阴溃之坚聚，而除浮肿、脚气、留饮、痰气之湿热。使邪气自小便出也。"

《本草经疏》曰："昆布，咸能软坚，具性润下，寒能除热散结，故主十二种水肿、瘿瘤聚结气、瘰疬。东垣云：瘿坚如石者，非此不除，正咸能软坚之功也。详其气味性能治疗，与海藻大略相同。"

海藻具有消痰软坚散结、舒郁利水之功，凡癥瘕瘿瘤属于痰核气水壅结者用之皆效。用于治疗甲状腺结节、肿瘤、囊肿、结核，与昆布合用消散之功更显，初服可见软，继服则见水，最后可消散。如加入夏枯草等消坚之品，疗效更显著。另外该药对亦治疝气、睾丸肿大，与川楝子、橘核、三棱、莪术合用如橘核丸为治疗此病之良方。

海藻常用量为 25～30g，昆布常用量为 15～20g。

（8）小蓟、白茅根

小蓟味苦、甘，性凉，归心、肝经，能凉血止血、散瘀解毒消痈。《医学衷中参西录》曰："鲜小蓟根，性凉濡润，善入血分，最清血分之热，凡咳血、吐血、衄血、二便下血之因热者，服者莫不立愈。"

白茅根味甘，性寒，归肺、胃、膀胱经，能凉血止血、清热利尿。《本草求原》曰："白茅根，和上下之阳，清脾胃伏热，生肺津以凉血，为热血妄行上下诸失血之要药。"

小蓟味苦降泻，性凉清热，入血分，不仅能凉血止血，兼能活血解毒，其凉润之性，又善滋阴养血。白茅根味甘性寒，亦入血分，能清血分之热而凉血止血，其性寒降入膀胱经，故善治下部之尿血、血淋。二者相伍，专入血分，导热下行，清热凉血止血之力大增，且不燥不腻，故能凉血止血而无伤阴积瘀之弊。临床用以治疗肾盂肾炎、膀胱炎、急性肾小球肾炎、过敏性紫癜性肾炎等疾病症见尿血鲜红或尿黄赤，尿道灼热或疼痛，辨证属湿热毒邪蕴结下焦，灼伤血络，迫血妄行。

小蓟常用量为 20～30g，白茅根常用量为 20～30g。

（9）金银花、连翘

金银花味甘，性寒，归肺、心、胃经，能清热解毒、疏散风寒。《本草正义》载："金银花，善于化毒，故治痈疽、肿毒、疮癣、杨梅、风湿诸毒，诚为要药。"《本草纲目》载："一切风湿气，及诸肿毒、痈疽疥癣、杨梅诸恶疮。散热解毒。"

连翘味苦，性微寒，归肺、心、胆经，能清热解毒、消痈散结、疏散风热。《神农本草经》云："主寒热，鼠瘘，瘰疬，痈肿恶疮，瘿瘤，结热。"《珍珠囊》曰："连翘之用有三：泻心经客热，一也；去上焦诸热，二也；为疮家圣药，三也。"

金银花质体轻扬，升散透达，气味芳香，既清气分之热，且在清热之中又有轻微宣散之功，又能解血分之毒。连翘轻清上浮，善走上焦，泻心火，破血结，散气聚，消痈肿。二药配伍，并走于上，既轻清升浮宣散、清解表热，又能入里透营转气、清气凉血、清热解毒，为辛凉解表之首选药物，还能疏通气血，而无伤脾胃。用于治疗上焦风热头痛、咽喉肿痛，或疮毒之症，或肾病蛋白尿、血尿而有热象者。

此外亦可用于治疗慢性肾衰竭，常以《医林改错》之解毒活血汤加减治疗以湿浊毒热入侵血分、血络瘀阻为主者，症见头痛少寐，五心烦热，恶心呕吐，舌光紫无苔，或舌有瘀斑，舌下静脉紫暗，脉弦或弦数等，以清热解毒、活血化瘀为法。

金银花常用剂量为 20～30g，连翘常用剂量为 20～30g。

（10）茵陈、板蓝根

茵陈味苦，性微寒，归脾、胃、肝、胆经，能清利湿热、利胆退黄。《本草经疏》载："茵陈，其主风湿寒热，邪气热结，黄疸，通身发黄，小便不利及头热，皆湿热在阳明、太阴所生病也。苦寒能燥湿除热，湿热去，则诸证自退矣，除湿散热结之要药也。"《本草正义》载："茵陈，用此者用其利湿逐热，故能通关节，解热滞，疗天行时疾，热狂头痛，利小水。专治黄疸，宜佐栀子。"

板蓝根味苦，性寒，归心、胃经，能清热解毒、凉血利咽。《分类草药性》云："解诸毒恶疮，散毒去火，捣汁或服或涂。"《本草便读》曰："板蓝根即靛青根，其功用性味与靛青叶同，能入肝胃血分，不过清热、解毒、辟疫、杀虫四者而已。但叶主散，根主降，此又同中之异耳。"

茵陈苦泻下降，有除湿清热退黄作用，凡湿热熏蒸而发黄者，多以此药为主，退黄疸，亦能解热降压。板蓝根凉血解毒清热，与茵陈配伍，清热解毒，保肝利胆，有降低转氨酶、抗病毒的作用，用于治疗急性肝炎、慢性肝炎，辨证属肝脾失调、湿热中阻，临床表现为腹胀便溏、食少呕恶、胁痛、或面色晦暗等，乙肝表面抗原及 e 抗原阳性、肝功能转氨酶升高者等颇有效。

茵陈常用剂量为 20～30g，板蓝根常用剂量为 20～30g。需要注意的是，茵陈宜轻煎不宜久煎，一般皆后下，用于解热时浸剂疗效好。

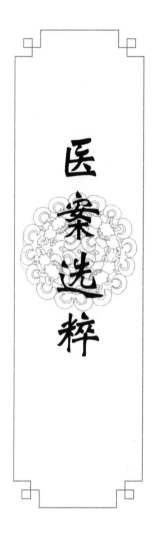

医案选粹

一、肾系病证

（一）腰痛

病案 1　腰痛（强直性脊柱炎）

丁某，男，40 岁，工人。1993 年 10 月 28 日初诊。

腰痛 10 年，近 3 年加重。病人形体消瘦，腰痛不能俯，活动受限。发作时痛连双腿及肩胛，遇热疼痛稍轻，遇寒冷气候变化及久坐则痛重，舌质淡红，苔白腻，脉沉。西医诊断"强直性脊柱炎"，历经中西医治疗不效，病人已丧失治疗信心，经介绍门诊治疗。中医辨为外感风寒，日久入络，夹血瘀作痛。治宜祛风散寒、活血通络法。处方：炙川乌 15g、甲珠（代）15g、全蝎 10g、土鳖虫 5g、地龙 15g、乳香 10g、没药 10g、当归 20g、丹参 20g、狗脊 20g、千年健 20g、淫羊藿 15g、青风藤 30g、贯筋草 30g、甘草 10g。

此方连服 20 剂，腰痛大减，能在一定限度内屈腰，左右转侧，但仍不能久坐，且觉腰背发凉。续以上方化裁。处方：防风 15g、羌活 15g、秦艽 15g、炙川乌 15g、甲珠（代）15g、全蝎 10g、土鳖虫 5g、乳香 10g、地龙 15g、没药 10g、熟地 15g、狗脊 20g、杜仲 15g、千年健 20g、青风藤 30g、淫羊藿 15g、甘草 10g。

病人服此方 25 剂后，腰已不痛，久坐仍稍有酸重，已能俯身弯腰端盆，做一般工作。察舌质淡红，苔薄白，脉弦。续补肝肾，益气血，壮筋骨。辅以活血通络法。处方：熟地 20g、肉苁蓉 15g、巴戟天 15g、狗脊 20g、杜仲 15g、黄芪 30g、当归 15g、川芎 15g、丹参 20g、甲珠（代）15g、全蝎 10g、土鳖虫 7g、地龙 15g、桃仁 15g、红花 15g、甘草 15g。

此方服 20 剂后，腰部可随意活动，遂上班工作。半年后随访，除重体力活动稍有不适外，余皆正常。

按语：本案"强直性脊柱炎"，属中医学"腰痛"，临床表现为脊柱僵直疼痛，不能俯仰屈伸左右转侧，几成残疾，数年不能工作。反复构思此症为肝肾素亏，督脉失养，腰府不固，兼有风寒外侵，以致气血凝滞，络脉阻塞，本虚标实之故。在治疗中权衡正邪、标本，先后用补肝肾、充督脉、强筋骨以扶正，用祛风寒，活血通络以除邪。尤以病程久，筋骨失养，络脉血凝，非草本之品所能奏效，突出用虫类药如甲珠（代）、全蝎、土鳖虫、地龙搜剔外邪，活络止痛。与前药相辅相成，故能取效。

病案 2　腰痛（腰椎椎管狭窄）

黄某，女，39 岁，干部。1992 年 12 月 8 日初诊。

病人形体较胖，腰痛 1 年，夜间痛剧，不能转侧，阴天及气候骤变则腰痛加重。经某医院放射线摄片诊断"腰椎椎管狭窄"，因畏惧手术，前来中医门诊治疗。舌边暗紫，脉象沉有力。辨为外感风湿不除，"久病入络"夹血瘀痹阻，治宜除风湿、活血通络法。处方：川牛膝 15g、地龙 15g、羌活 10g、秦艽 15g、香附 15g、当归 15g、川芎 15g、黄芪 30g、苍术 15g、黄柏 15g、灵脂 15g、桃仁 15g、没药 10g、红花 15g、丹参 20g、赤芍 15g、乳香 15g。

12 月 14 日二诊　服药 6 剂，腰痛大减，能活动转侧，脉与舌诊同前，再以上方化裁。处方：丹参 20g、当归 20g、乳香 10g、没药 10g、黄柏 15g、知母 15g、赤芍 20g、川牛膝 15g、羌活 15g、秦艽 15g、天花粉 15g、红花 15g、桃仁 15g、灵脂 10g、苍术 15g、生甘草 15g。

12 月 22 日三诊　服上方 6 剂。腰痛进一步减轻，唯自觉脊椎关节上下窜痛，上窜至颈椎部，舌转润，脉沉缓，续上方化裁。处方：川牛膝 15g、地龙 15g、羌活 15g、秦艽 15g、香附 15g、当归 20g、川芎 15g、苍术 15g、黄柏 15g、灵脂 15g、红花 15g、没药 15g、葛根 15g、桃仁 5g、知母 15g、生黄芪 30g、天花粉 15g、生甘草 10g。

1993 年 1 月 6 日四诊　服上方 12 剂，腰已不痛，时觉脊椎关节上下窜痛。处方：川牛膝 15g、地龙 15g、羌活 10g、秦艽 15g、香附 15g、当归 20g、川芎 15g、生黄芪 30g、苍术 15g、甲珠（代）15g、丹参 20g、知母 15g、天花粉 15g、乳香 10g、没药 10g、桃仁 5g、红花 15g、生甘草 10g。

继服 12 剂，腰痛未发，脊椎关节窜痛症状消失，脊柱活动自如，遂停药获愈。

按语：本案以腰痛为主证，夜间痛剧不能转侧，阴雨天增重，舌边暗紫，脉沉，辨为风湿夹血瘀痹阻。宜除风湿、活血通络，服药 6 剂疼痛大减，4 次复诊连服 20 余剂，痛除而愈。

腰痛为肾系疾病之常见症状，但亦见于风湿、腰椎管狭窄、强直性脊柱炎、腰肌劳损等。中医辨证多以外感风湿夹瘀血为常见。张琪教授常用身痛逐瘀汤合活络效灵丹化裁。前方熔祛风湿与活血为一炉，后方为张锡纯治瘀血诸痛之方。方用当归活血养血；丹参助活血祛瘀之力；乳香、没药活血行气止痛。因本方祛瘀止痛之力颇强，张琪教授用此方治疗瘀血作痛甚效，但贵在辨证精当，否则无效。张琪教授以此方治疗强直性脊柱炎之腰痛，酌加甲珠（代）、全蝎、地龙等药而获效，亦常用东垣之川芎肉桂汤治疗风湿夹瘀血之腰痛亦效。

病案 3　腰痛（肾盂积水）

于某，女，36 岁。1990 年 12 月 15 日初诊。

该患于本年 6 月出现轻度腰痛，7 月 3 日突发无痛性肉眼血尿，无尿频、尿急感。同日夜间，出现右侧腰部牵引右下腹剧痛，以"肾绞痛待查"入院。尿常规：红细胞满视野，白细胞（+++），蛋白质（+），腹部平片无异常，用抗生素及中药清热利尿剂治疗 10 天，尿检阴性出院。后予肾脏 B 超及尿路排泄造影进一步检查诊为"右侧输尿管炎性狭窄并发肾盂积水"。经抗炎及理疗腰痛时轻时重，因不愿手术，求治于中医。病人面色㿠白，神疲乏力，腰部不适，夜间手足心热，无尿频、尿急、排尿痛，尿检阴性，舌红润，脉沉。辨为肾阳虚衰，气化不利，水蓄肾府，气血阻滞。治宜补肾助阳，化气行水，佐以活血之品。处方：熟地 25g、山药 15g、茯苓 15g、牡丹皮 15g、泽泻 15g、枸杞子 15g、肉桂 7.5g、附子 7.5g、车前子（包）15g、怀牛膝 15g、甘草 7.5g、丹参 15g、菟丝子 15g。

服上方 30 余剂后，上述症状均消失。1991 年 3 月 8 日复查，右侧输尿管通畅，肾盂积水基本消失，效不更方，继用上方 20 剂巩固疗效。

按语：祖国医学对肾盂积水并无具体病名，但依其症状表现不同，可分别归属"腰痛""癃闭""水气"等病范畴中。然而不论其归属何病，水液停聚为其共同病机。正常水液的运行，有赖肺气宣降，脾气转输，肾之气化，三焦宣通功能的协调，在此过程中肾的气化功能贯彻始终。若肾阳虚衰，气化不利则水液停留，聚而生病。"肾者，胃之关也，关门不利，聚水而从其类也。"可见，肾中阳气充盛，方能蒸腾化气以行水。《金匮要略》谓："虚劳腰痛，少腹拘急，小便不利者，八味肾气丸主之。"指出了以温肾化气行水之法，治疗肾阳虚衰、水饮停蓄之证。思此患证属阳虚水停，故以八味丸加味治之。药中病机，病获痊愈。张琪教授治各种原因所致的肾盂积水，认为水液停聚多致血行不畅，故在辨证的基础上，酌加活血行气之剂多能获满意疗效。

（二）顽固性水肿（糖尿病肾病）

病案 张某，男，42 岁，林场工人。2004 年 5 月 21 日初诊。

病史：糖尿病病史 20 余年，反复水肿半年余，近 4 个月病情加重，周身高度水肿，按之没指，身体困重，胸闷气短，难以平卧，腹部膨隆，食少纳呆，口渴尿少，便秘，舌质淡，舌体胖大，边有齿痕，苔白厚，脉沉细。体重 85kg（发病前体重 55kg），血压 155/100mmHg，胸腔积液，腹水征（+），右侧肢体较左侧肿甚。尿蛋白（++），空腹血糖 7.39mmol/L；生化：血浆白蛋白 18.7g/L，总蛋白 42.5g/L，血肌酐 298.1μmol/L，尿素氮 14.85mmol/L。B 超：左肾 10.6cm×4.7cm×4.5cm，右肾 10.5cm×5.1cm×4.3cm。心脏彩超：左心增大，心包积液，二、三尖瓣及主动脉瓣均存在反流。眼底检查：双眼糖尿病视网膜病变。西医临床诊断：糖尿病肾病，慢性肾衰竭（失代偿期）。

给予降糖、降压、扩容、抗凝、利尿、改善微循环治疗半月余，尿量由 750ml/24h 增至 1200ml/24h，水肿症状改善不明显，且药物减量则水肿再次加重。中医辨病为水肿，辨证当属脾肾虚损，湿热、瘀血壅结三焦之证。张琪教授予中药自拟方药。处方：海藻 40g、牡蛎 30g、二丑各 30g、槟榔 20g、郁李仁 30g、泽泻 25g、猪苓 20g、茯苓 50g、车前子 50g、王不留行 30g、肉桂 10g、枳实 15g、川朴 15g、木香 10g。

6 月 4 日二诊 病人浮肿减轻，胸闷缓解，大便通畅，尿量增多，增至 2000ml/24h 左右，病情缓解守方继服。

6 月 18 日三诊 服药后，尿量增至 2000～3000ml/24h，浮肿逐渐缓解，体重下降 10kg，自觉周身舒适，无胸闷，纳可，入夜可平卧入睡。继续服前方加减。

6月30日四诊 病人共服40剂，水肿基本消退，体重由85kg降至56kg，唯腹部气胀，双下肢轻度水肿。又在原方基础上加减，连服10余剂，水肿尽消。门诊随访病情稳定。

按语：糖尿病肾病临床是一种较为复杂的疾病，病程长，病机错综复杂，证候变化多端，且大多经中西药治疗，常常虚实并见、寒热错杂，属本虚标实之证。病位以肺、脾、肾、三焦为中心，多兼夹湿热、瘀血证。本病例辨证当属脾肾虚损，湿热、瘀血壅结三焦之证，故宜治以寒温并用、消补兼施之法，健脾温肾，清热化湿，散瘀利水。本方从决水汤加减化裁而成。决水汤出自清代《辨证录》，由茯苓、车前子、王不留行、肉桂、赤小豆组成。其功散瘀利水，健脾温肾，以补脾利湿为主，纯属脾虚者有效。而本病例高度水肿乃虚实夹杂，必须攻补兼施，方能奏效。张琪教授在原方基础上加入海藻、牡蛎、二丑、槟榔、郁李仁、泽泻、猪苓、木香、枳实、川朴。方中海藻为治腹水之要药。海藻、牡蛎、二丑软坚散结、攻逐水饮，以之治大腹水肿，其效甚佳。槟榔、郁李仁破坚攻积，使水从大便排出。泽泻、猪苓、茯苓、车前子清热利水使水从小便而出。水与气同出一源，气滞则水停，气顺则水行，故用木香、枳实、川朴行气导滞利水。王不留行善于通利血脉，且有利尿作用，故有活血利尿消肿之功。茯苓、泽泻益气健脾利湿，脾气健则运化功能复常。肉桂温肾阳，肾阳充则恢复其开阖功能，小便自利。诸药共奏寒温并用、消补兼施、上下分消之功，则水湿自无停蓄为患。该患高度水肿，服药后，水液下利29kg，水肿全消，可见本方攻补兼施之效。

（三）消渴（尿崩症）

病案1 消渴（中枢性尿崩症）

孔某，男，47岁，某企业负责人。2004年9月17日初诊。

病人曾在某医院住院，经确诊为中枢性尿崩症，治疗无效，来我院门诊中医治疗。现症状：口狂渴，大量饮水，喜冷水，每日饮水量最多10L，小便频多，夜间尤甚（7~8次），不能入睡，小便量大于饮水量（病人未做测量），面色无华，消瘦，体重减3kg，全身乏力，下肢凉无力，舌质红，苔白厚腻，脉象滑数。辨证为肺胃热炽耗伤津液，肾阳衰微失于固摄，上消与下消并见。治法：上则清肺胃生津液以止渴，下则温肾阳固摄缩尿。处方：西洋参15g、生石膏150g、知母15g、生地20g、麦冬20g、石斛20g、玄参20g、沙参20g、乌梅20g、五味子15g、龙骨30g、牡蛎20g、山药20g、益智仁20g、覆盆子20g、菟丝子20g、桑螵蛸20g、甘草15g。

9月30日二诊 服上方13剂，据病人测量，昨日饮水7L，小便8L，仍口渴咽干痛，两下肢酸乏无力，舌苔白干厚，脉象滑数，继以前方化裁主之。上方加粳米50g、天花粉20g、玉竹20g、附子10g。

10月8日三诊 服药7剂，昨日饮水6L，小便量5L，小便量少于饮水量，但仍口渴口黏，喜流食，两下肢畏寒乏力，舌红，苔白厚转薄，脉象滑数。服上二方20剂，口渴引饮与小便量虽无明显改善，然饮水量多于小便量，饮一溲二有了初步转机，说明药已对症，无须变方。

10月15日四诊　服上方7剂，小便量3L，饮水量亦明显减少，能控制不饮，但仍口干咽痛，喜进液体食物，大便秘，下肢较前明显有力，但仍觉冷感，舌苔薄白稍腻，脉象滑，病证明显好转。继以上方化裁主之。处方：生石膏100g、沙参20g、麦冬20g、天花粉20g、石斛20g、玄参20g、生地30g、白芍20g、金银花30g、金荞麦30g、牡丹皮15g、桃仁15g、覆盆子20g、菟丝子15g、山药20g、附子15g、甘草15g。

11月5日五诊　服上方14剂，口渴与小便均大减，小便量1500ml左右，饮水量2500ml左右，病人主诉小便量与饮水均恢复平时正常，但仍有口干咽痛，咽颊周围红赤，喜进流食，自述曾吃红肠1次，艰涩难下咽，牙龈干枯，大便日1次，尚可，舌苔白少津，脉象滑小有数，继以养阴润燥，益气清热和胃为治法。处方：石斛20g、麦冬20g、生地30g、玄参20g、天花粉20g、沙参20g、乌梅20g、五味子15g、生石膏50g、西洋参15g、枇杷叶15g、枳壳15g、甘草15g。

11月22日六诊　服上方14剂，诸症均大减，饮食能进一般固体食物，饮水2000～3000ml，尿量1500～1800ml，全身较有力，体重增1.5kg，面色红润，精神亦佳，大便日1次，不溏，但尿比重未做，色微黄，脉象沉。从而停药，后此人来门诊自述其病一切均恢复正常，从而痊愈。

病案2　消渴（肾性尿崩症）

张某，女，70岁。2004年11月12日初诊。

病人在某院住院，经确诊为肾性尿崩症，病者为一老年妇女，体质甚弱，现全身如火燎灼热感，头胀热难忍，口干渴引饮，喜饮冷水、冰块，饮水大量不解，一昼夜5000～7000ml，小便量夜间排尿7～8次，约8000ml，饮一溲二，身体瘦弱，两腿软弱不能行步，其子抱来诊室就诊，舌干燥芒刺，舌质红，离子钾2.88mmol/L，尿蛋白（+++），脉象沉数有力，医院给予鞣酸加压素注射液，1周内补钾二次，住院治疗1个月余不见效，来寻中医治疗。中医诊断为消渴，属上消及下消，上则肺胃热炽灼伤津液，故大渴引饮，下则肾关不固开阖失司，尿如涌泉，治以清热生津、温肾固摄、寒温清补兼施为法。处方：西洋参15g、生石膏75g、知母15g、玄参20g、生地20g、麦冬20g、石斛20g、天花粉15g、乌梅15g、桑螵蛸20g、覆盆子20g、益智仁20g、龙骨20g、龟板20g、补骨脂15g、甘草15g。

12月17日二诊　服上方14剂，口干渴见轻，饮水量减少，小便量亦减少，但夜间仍4～6次，饮水量与小便量能保持平衡，离子钾3.0mmol/L亦见好，口舌仍燥，芒刺已无，但仍口渴引饮，欲饮冷水，头及全身烘热亦减轻，病人喜形于色，既往不信中药，初服中药14剂，即明显减轻，痊愈有望，自述住院1个月余，未见如此疗效。现仍口渴引饮，不能食固体食物，夜间仍小便频不能入睡，脉象滑数见缓，舌苔白少津，尿常规示蛋白（++）。继以上方加炒枣仁20g、石菖蒲15g、远志15g，水煎服，日1剂，早、晚分服。

2005年1月21日三诊　服上方14剂，口渴减轻，但仍渴喜凉饮，小便夜间2～3次，量亦减少，尿蛋白（++），睡眠好转，多梦，大便日1次，舌苔转薄少津，食欲不佳，喜冷饮、冷食，下肢仍软无力，脉象滑小有数，药已对症，但石膏大量久服恐碍脾胃，须减量，下肢仍软弱无力，更须加用补肾之品。处方：西洋参15g、生石膏50g、知母15g、玄参15g、麦冬15g、生地15g、石斛20g、天花粉15g、桑螵蛸20g、覆盆子15g、益智仁

15g、龙骨 20g、龟板 20g、甘草 15g、枣仁 20g、熟地 20g、牛膝 15g、陈皮 15g。

　　2 月 7 日四诊　服上方 14 剂，口渴大减，不饮水能控制，小便一昼夜 1000～1500ml，尿蛋白（＋），全身较前有力，两腿较前有力，能步行一小段，舌质红薄苔少津，脉沉细稍数。病虽大轻，但仍未痊愈，继按原法，上则清肺胃热养阴生津，下则补肾温阳缩尿强壮筋骨。处方：西洋参 15g、生石膏 30g、知母 15g、生地 15g、麦冬 15g、玄参 15g、石斛 20g、天花粉 15g、龙骨 20g、熟地 20g、牛膝 15g、杜仲 15g、益智仁 15g、龟板 20g、覆盆子 15g、陈皮 15g、麦芽 30g、生甘草 15g。

　　2 月 21 日五诊　继服上方 14 剂，口已不渴，小便量亦正常，能食一般食物，但仍喜流食，尿蛋白（＋），肾功能检测示血肌酐 94μmol/L，尿比重亦正常，离子钾 3.8mmol/L，脉沉稍弱，舌薄苔稍燥少津，下肢较前明显有力，病人仍感体弱，口干但能控制不饮，全身头面烘热已除。体重增 3kg。此病人继服上方 28 剂，本年 6 月 10 日复诊，一切均恢复正常，又经医院系统检查，生化均在正常值范畴，尿蛋白（±），从而获得痊愈。

　　按语：尿崩症是因下丘脑-神经垂体功能减退，抗利尿激素分泌过少所引起，以大渴引饮、多尿、低渗尿为特征，现代医学对本病主要采用激素替代疗法，病人常须终身服药、停药则反复，目前尚无较好的治疗方法，属于中医消渴的上消和下消范畴。从中医理论分析，脏腑辨证上消则属于肺胃热炽伤津，下消则为阳气势微，关门不固，为上热下寒之证。

　　以上两病例均经某医院确诊为尿崩症，经住院治疗效不显，来寻求中医治疗。根据其大渴引饮，喜冷饮，舌苔干厚无津，舌质红，脉象数，张琪教授辨证为肺胃热盛，消烁津液，头面及全身发热（体温不高），有火盛燎原之势；小便频多，夜间尤甚，且小便量多于饮水量，前人谓之"饮一溲二"，又属肾阳衰微，关门有开无阖，水不得化津上升，直入膀胱如泉涌而下，谓之下消。综观以上张琪教授皆辨证为上热下寒之证，上则肺胃燥热灼伤津液，下则肾阳衰微，关门有开无阖，肺脾肾不能敷布津液，上下寒热虽殊，然其促使津液匮乏则一也，津液耗伤不能濡润脏腑四肢百骸，狂渴引饮，食管干涩不能进固体食物，甚致牙龈枯萎，足见津液有枯竭之势。纯寒纯热之剂治疗皆非所宜，上则清肺胃之热生津止渴，以白虎加人参汤合生脉饮"壮水之主以制阳光"，下则温肾助阳固摄缩尿，如桑螵蛸、龙骨、覆盆子，尤须温助肾阳，如附子、益智仁、补骨脂等所谓"益火之源以消阴翳"，方中用乌梅、五味子则是取其敛阴止渴之功。全方应用后，诸症明显减轻，疗效甚佳，经月余治疗终获痊愈，且远期追踪观察疗效巩固。

（四）尿血

病案　尿血（系统性红斑狼疮性肾炎）

吕某，女，22 岁，学生。2006 年 9 月 19 日初诊。

　　病人 2003 年在某医院确诊为"系统性红斑狼疮性肾炎"，当时大腿皮肤、全身关节痛，低热，随后出现尿蛋白（＋＋）～（＋＋＋），时轻时重，红细胞 8～10 个/HP，曾用激素和环磷酰胺治疗（总量用 6.6g）。现症：无低热无浮肿，全身疲劳乏力明显，髋关节时痛，活动时较明显，食生冷物易腹泻。关节痛，手凉，舌苔白，脉象沉。尿常规：尿蛋白（－），红细胞 10～15 个/HP。肾活检病理诊断为中度系膜增生性肾小球肾炎，符合狼疮性肾炎 II

型。发病及治疗经过 3 年时间病情有所缓解，但尿中仍有红细胞及隐血，体力衰弱明显，双侧股骨头坏死，时有腹泻，全身关节痛，手凉，舌苔白脉沉。分析为脾肾气虚以气阴两虚为主兼有脾阳虚证，治宜益气阴、补肾固涩止血法。处方：熟地 20g、山茱萸 20g、山药 20g、茯苓 20g、牡丹皮 15g、泽泻 15g、龟板 20g、知母 15g、川柏 15g、血余炭 20g、棕榈炭 20g、地榆炭 20g、黄芪 30g、太子参 20g、白术 20g、首乌 20g、孩儿茶 10g、赤石脂 10g、枸杞子 20g、女贞子 20g、墨旱莲 20g、三七 10g、甘草 15g。

10 月 11 日二诊　服上药 20 剂全身乏力大有好转，精神亦好转，关节痛减轻，自觉全身舒服，晨起有口干，食欲尚好，舌质红中间有薄苔、少津，脉沉稍有力。尿常规：隐血（++），红细胞 10～15 个/HP，服药 20 剂全身稍有力，体力增加，精神伴随好转，血尿无明显改善。继宜前方主之。处方：熟地 20g、山黄肉 20g、山药 20g、茯苓 15g、牡丹皮 15g、泽泻 15g、龟板 20g、知母 15g、川柏 15g、女贞子 20g、墨旱莲 20g、黄芪 30g、太子参 20g、血余炭 20g、棕榈炭 20g、地榆炭 20g、首乌 20g、孩儿茶 15g、赤石脂 10g、枸杞子 20g、三七 10g、甘草 15g。

10 月 25 日三诊　服药 14 剂尿常规隐血（+），红细胞 0～1 个/HP，服药后自觉全身较以前有力，有进一步好转，口干亦缓解，经行腹痛，胃脘稍有反酸，舌质红苔薄白，脉微数，继以补肾滋阴止血为主，稍用活血化瘀反佐以治痛经。处方：熟地 20g、山茱萸 20g、山药 20g、茯苓 15g、牡丹皮 15g、泽泻 15g、龟板 20g、知母 15g、川柏 15g、女贞子 20g、墨旱莲 20g、黄芪 30g、太子参 20g、蒲黄炭 15g、桃仁 15g、三七 10g、地榆炭 20g、孩儿茶 10g、赤石脂 10g、延胡索 15g、甘草 15g。

四诊、五诊两次复诊　11 月 18 日～11 月 27 日，全身症状继续好转，尿常规示无大变化，因饮食不慎出现腹泻，日 2～3 次排水样便，遂改用下方。处方：黄芪 40g、太子参 20g、石莲子 15g、地骨皮 15g、白术 20g、山药 20g、茯苓 15g、砂仁 15g、薏苡仁 20g、枸杞 15g、女贞子 15g、墨旱莲 20g、赤芍 15g、川芎 15g、当归 20g、熟地 20g、甘草 15g。

12 月 16 日六诊　腹泻反酸均愈，痛经亦愈，全身有力，舌质红苔薄黄，脉象仍小有数象。继服前方，处方：黄芪 40g、太子参 20g、石莲子 15g、地骨皮 15g、白术 20g、山药 20g、茯苓 15g、砂仁 15g、薏苡仁 20g、枸杞 15g、熟地 20g、桑椹 15g、女贞子 15g、甘草 15g。

12 月 27 日七诊　服上方 14 剂无明显症状，一如常人，继服上方。

2007 年 1 月 10 日八诊　晨起口干，无其他症状，尿隐血（+++）、红细胞 10～15 个/HP，舌质红、苔黄，脉象小数。处方：黄芪 40g、太子参 20g、熟地 25g、山茱萸 20g、山药 20g、茯苓 15g、牡丹皮 15g、泽泻 15g、枸杞 20g、女贞子 15g、墨旱莲 20g、桑椹 15g、首乌 15g、玉竹 15g、砂仁 15g、陈皮 15g、益母草 30g、丹参 20g、赤芍 20g、小蓟 30g、白茅根 30g、侧柏叶 20g、甘草 15g、川芎 15g。

1 月 26 日九诊　全身较前有力，但活动后仍稍乏力，月经恢复正常无痛经，精神好，舌淡红，脉沉。尿隐血（+）。处方：黄芪 40g、太子参 20g、熟地 25g、山茱萸 20g、山药 20g、茯苓 15g、牡丹皮 15g、泽泻 15g、首乌 15g、玉竹 15g、桑椹 15g、女贞子 15g、当归 20g、川芎 15g、白芍 20g、赤芍 20g、桃仁 15g、丹参 15g、小蓟 30g、白茅根 30g、甘草 15g。

按语：本病例为系统性红斑狼疮性肾炎，2005 年 5 月在某医院经激素及环磷酰胺治疗诸症缓解，尿蛋白转阴，唯尿中红细胞隐血不消，体弱无力，时有关节痛。由于长期镜下红细胞不消加以隐血，病人体质虚弱乏力，两腿酸软，腰酸，脉象沉小有数象。病人长期用大量激素、环磷酰胺免疫抑制药，蛋白尿虽然得以缓解、浮肿消退，但病人肾阴亏伤，虚热内生，伤及血络，血不得宁，另外气阴不足，全身乏力，故以补气补肾滋阴为主，辅以凉血止血之品，因其伴有痛经故应少佐活血之品。阴虚火旺之血尿，既不可用桂、附以助阳伤阴，又不可用苦寒之剂直折其热，必以"壮水之主，以制阳光"，即以大补真阴之六味地黄汤加知母、黄柏、龟板以滋阴清热，使水升火降热除血止。脾气虚失统血之职，血溢脉外，故予黄芪、太子参补脾气。血余炭、棕榈炭、地榆炭、孩儿茶、赤石脂收敛固涩止血。《本草纲目》谓孩儿茶曰"味甘苦，微寒无毒……吐血，衄血，尿血，血痢，血崩"等。功能清热固涩止血，一般多外用，张琪教授临床用于内服亦颇效。本方取其收敛止血之功。赤石脂可治便血、崩漏、带下，对胃肠出血有止血作用，如《伤寒论》之桃花汤、赤石脂禹余粮汤，张琪教授用之于血尿日久不止属滑脱者。诸药合用可滋阴补肾、益气固涩止血，服药体力大增，尿中红细胞消失，诸症皆除，而获得缓解。

（五）癃闭（急性肾衰竭）

病案　刘某，女，65 岁。2003 年 3 月 8 日初诊。

该病人 8 天前因出汗后皮肤出现丘疹，于当地医院服"息思敏"、静脉滴注"头孢噻肟钠"后出现腹胀、无尿，化验血常规：白细胞 21.4×10^9/L，血红蛋白 162g/L；尿常规：尿蛋白（+），红细胞 8～10 个/HP；肾功能：尿素氮 22.30mmol/L，肌酐 469.0μmol/L。B 超示：双肾大小正常。现无尿、无大便 4 日，恶心，腹部隐痛、胀满，舌质淡紫、苔薄白，脉沉。西医诊断：急性肾衰竭。中医诊断：癃闭。其病机为气血瘀滞，肾络损伤，气化失司，水液不行，湿浊瘀毒不能排出体外。治以辛开苦降、温阳利水、活血解毒。方用半夏泻心汤加减。处方：半夏 15g、黄芩 15g、大黄 15g、黄连 15g、干姜 15g、砂仁 15g、桃仁 15g、桂枝 15g、车前子 15g、赤芍 15g、白豆蔻 15g、枳实 15g、白花蛇舌草 30g。水煎服，日 1 剂，早、晚分服。

二诊　服药 4 剂，病人大便通畅，尿量逐渐增多，24 小时约 2100ml，腹部隐痛减轻、胀满，无恶心，可进少量流食，舌质淡紫、苔薄白，脉沉。肾功能：尿素氮 17.15mmol/L，血肌酐 461.6μmol/L。处方：黄连 15g、黄芩 15g、枳实 15g、厚朴 15g、草果仁 15g、茵陈 15g、紫苏 15g、葛根 15g、红花 15g、赤芍 15g、陈皮 15g、半夏 15g、甘草 15g、神曲 15g、山楂 15g、大黄 10g、丹参 20g、连翘 20g、麦芽 30g。

3 月 17 日三诊　服药 5 剂后，病人腹微胀、无痛，纳食好转，大便日 1 次，24 小时尿量约 1700ml，续用上方治疗。

3 月 21 日四诊　病人状态良好，无明显症状，纳食、二便正常。肾功能：尿素氮 4.26mmol/L，血肌酐 88.1μmol/L，痊愈出院。随访 3 个月，肾功能正常。

按语：本案病人系因药物意外伤肾，致使气血瘀滞，肾络损伤，气化失司，水液不行，湿浊瘀毒不能排出体外。故先以半夏泻心汤加减，治以辛开苦降、温阳利水、活血解毒之法使二便通利。

半夏泻心汤为《伤寒论》五泻心汤之一。《伤寒论》149条云："伤寒五六日，呕而发热者，柴胡汤证俱，而以他药下之，柴胡证仍在者，复与柴胡汤。此虽已下之，不为逆，必蒸蒸而振，却发热汗出而解。若心下满而硬痛者，此为结胸也，大陷胸汤主之。但满而不痛者，此为痞，柴胡不中与之，宜半夏泻心汤。""呕而肠鸣，心下痞者，半夏泻心汤主之。"是为传经之邪，柴胡汤证仍具，误用苦寒清下药攻下之后，里气已伤，无形之邪乘虚而入，形成但满而不痛的心下痞证而设。半夏泻心汤是《伤寒论》辛开苦降法的代表方剂，尤对脾胃系统疾病具有较高使用价值，被后世医家尊为调和脾胃的祖方。半夏泻心汤由半夏、干姜、人参、甘草、大枣、黄连、黄芩组成。《伤寒论》用之治心下满不痛之痞证。此方治脾胃不和，升降失司之痞，缘脾喜燥恶湿，胃喜润恶燥，脾主升清，胃主降浊，脾湿则清阳不升，胃热则浊阴不降，湿热交阻清浊混淆，而出现痞满胀诸证候，恰合本案之证。方中以黄连、黄芩苦寒清胃热；干姜温脾除湿；半夏降逆和胃；大黄、桃仁、赤芍泻热开瘀；桂枝温阳助膀胱气化；砂仁、白豆蔻温脾防止苦寒伤胃；枳实行气散满而除胀；车前子、白花蛇舌草共奏清热解毒、利湿通淋之功。诸药合之热清、湿除，脾气得以健运，胃气得以和谐，清升浊降，痞满减轻，二便通利。

二诊以腹胀、纳呆、舌紫为主证，乃湿热壅遏、瘀毒内阻之征，故以中满分消丸合解毒活血汤加减治疗。方中以黄连、黄芩、茵陈泻热清湿而消痞；厚朴、枳实行气散满而除胀；陈皮理气和中；半夏、紫苏、草果仁皆为化湿浊之品；连翘、葛根、甘草清热解毒；赤芍、红花、丹参活血祛瘀；大黄解毒泻浊；神曲、山楂理气、醒胃消食导滞。诸药配合，湿热瘀毒邪消除，脾胃得健，病情终获痊愈。

（六）血精（精囊炎）

病案 谷某，男，62岁，退休干部。2003年10月18日初诊。

自述精液带血1年余不愈，身体消瘦，腰酸痛，乏力，五心烦热，口渴咽干，夜寐欠安，心烦易怒，动则自汗，盗汗，尿色黄赤，脉象沉弱，舌质淡。中医诊断当属血精，属肾阴亏耗、相火妄动、精室血不得藏之证。处方：熟地25g、山茱萸20g、山药20g、茯苓15g、牡丹皮15g、泽泻15g、知母15g、川柏15g、女贞子20g、墨旱莲20g、茜草20g、生甘草15g、贯众炭15g、阿胶15g、侧柏叶15g。

11月4日二诊 服上方14剂，血精已无，腰酸痛、乏力均明显减轻，继以上方化裁。处方：熟地25g、山茱萸20g、山药20g、茯苓15g、牡丹皮15g、泽泻15g、知母15g、川柏15g、阿胶15g、女贞子20g、墨旱莲20g、海螵蛸15g、茜草20g、地榆炭15g、三七10g、贯众炭20g、甘草15g。

11月20日三诊 服上二方28剂，血精已无，腰痛大轻，脉沉有力，从而痊愈。

按语： 精囊炎是男性常见感染性疾病之一，发病年龄多在20~40岁，以血精为主要临床表现。精藏于精室，为肾所主。精室出血，其主要病因病机为热入精室，损伤血络，迫血妄行，血随精出；或为瘀血败精内停，阻滞血络，血不循经；或为脾肾气虚，不能统摄血液，血精同出。本例精囊炎中医辨证属于肾阴亏耗、相火妄动、精室血不得藏之证。

病人精液带血 1 年余不愈，身体消瘦，腰酸痛，乏力，五心烦热，口干咽燥，夜寐欠安，心烦易怒，动则自汗，盗汗，尿色黄赤，脉象沉弱，舌质淡。必以"壮水之主，以制阳光"，则诸症自除，宜知柏地黄汤加二至丸加味。方中以大补真阴之六味地黄汤加知母、川柏以滋阴清热；二至丸滋肾养阴，使水升火降则诸症可平；阿胶育阴止血，治阴虚火动之出血最宜；茜草、海螵蛸为固摄止血之要药；地榆炭、贯众炭收敛止血；三七化瘀止血，与收敛止血药共用达止血而不留瘀恋邪之弊。连续复诊二次，服药 28 剂，血止而愈，同时腰酸痛等症亦随之而除。

（七）遗精（阴阳虚损）

病案 孙某，男，24 岁。1984 年 9 月 2 日初诊。

该患者从 14 岁始遗精，且逐年加重，愈发愈频。现每夜遗精 3～4 次，伴小腹隐痛，腰背酸痛，头昏乏力，尿色黄，曾用六味地黄丸等滋肾之品治疗疗效不佳，遂来张琪教授处就治。诊时见舌质红，脉弦。辨其病机为阴损及阳，肾虚不固。治宜调补阴阳，固肾涩精。处方：煅龙骨 20g、煅牡蛎 20g、桂枝 15g、白芍 20g、甘草 10g、生姜 10g、大枣 5 枚、金樱子 20g、石莲子 15g、芡实 15g、山药 20g。

11 月 4 日二诊 服上方 20 剂，腰痛减轻，遗精次数减少，每夜 1～2 次。舌红，脉弦。继以前方加黄柏 15g、知母 15g、土茯苓 25g。

11 月 18 日三诊 服上方 10 剂，自觉身体较前有力，小腹痛减轻，背酸及头昏消失。1 周内遗精 1～2 次，舌尖红，脉弦。前方加蒺藜 15g。

1985 年 1 月 2 日四诊 连续服上方，近 1 个月来遗精 1 次，偶有小腹疼痛，余症消失，舌质淡红，脉微弦。已见大效，于前方加熟地、黄芪等益气养阴之药，以巩固疗效。

按语： 遗精病人，初起多因阴虚火旺，心肾不交而致，用滋阴降火之剂可收效，但遗精日久，阴精过耗，而致阴阳两虚。此时单用补阴之品则难以奏效，当以调补阴阳，佐以收涩之品，方可达补虚涩精之功。"夫失精家，少腹弦急……桂枝龙骨牡蛎汤主之"，故以桂枝龙骨牡蛎汤加收涩之品，取得满意疗效。桂枝汤不仅可解肌发汗，调和营卫，用治外感，亦可通调气血以和阴阳而治内伤，加龙骨、牡蛎、芡实、金樱子等收敛涩精之品，用治阴阳虚损之顽固性遗精可收满意疗效。

二、肺 系 病 证

（一）顽固性高热

病案　左某，女，68 岁。2002 年 8 月 2 日初诊。

发热 30 余天，经某医院西医检查诊断为 "急性胰腺炎"，上腹痛不明显，左胁稍不适、不痛，以发热为明显，经用中西医治疗后发热不退，至今已发热 40 余天，热无定时，体温 38～39℃，持续约半小时，经物理降温体温可暂下降，旋又发热，发热时无恶寒，周身酸痛，口干不欲饮，无汗，舌质红绛、少津，边无苔，脉象沉细数。中医诊断为温病之邪热入营血不解，宜以清血热、辛凉透邪解表法治疗。处方：生地 20g、牡丹皮 15g、水牛角 30g、川连 10g、赤芍 20g、生石膏 70g、柴胡 20g、葛根 20g、金银花 30g、焦栀子 15g、连翘 20g、黄芩 15g、玄参 20g、桔梗 15g、桑叶 15g、薄荷 15g、甘草 15g。

8 月 16 日二诊　服上药 4 剂发热退，观察未再起，药后偶腹泻，左胁不痛，厌油腻，身不冷，手心热，口干，舌质红绛，舌边薄白苔、稍润，脉象沉细不数。此邪热解津液渐复，但服上方 7 剂，药寒有损脾阳，厌油腻，舌仍红绛，胃阴仍亏耗，宜用一方甘寒养胃阴，一方又须健脾助消化。处方：石斛 20g、麦冬 15g、沙参 15g、牡丹皮 15g、麦芽 30g、陈皮 15g、柴胡 15g、白芍 15g、蒲公英 20g、山药 15g、白术 15g、枳壳 10g、葛根 10g、神曲 15g、山楂 15g、鸡内金 10g、天花粉 15g、金银花 30g、郁金 10g、甘草 15g。

8 月 30 日三诊　身热退未再发热，舌红薄苔，脉沉不数，仍腹泻，大便质稀如水，食纳佳，此胃阴已复，以脾虚为主，宜健脾为主，并佐温阳兼顾胃阴调理治疗。处方：石斛 20g、沙参 15g、麦冬 15g、乌梅 20g、麦芽 30g、神曲 15g、白术 20g、山药 20g、扁豆 15g、莲子 15g、砂仁 15g、陈皮 15g、薏苡仁 20g、西洋参 15g、茯苓 15g、桔梗 15g、五味子 15g、炮姜 10g、甘草 15g。

9 月 27 日四诊　腹泻止，大便日 1 行，不溏，未发热，舌正红苔白，脉沉不数，病人精神体力均好转，但上腹及左胁始终稍痛。处方：石斛 20g、沙参 15g、麦冬 15g、麦芽 30g、神曲 15g、山楂 15g、乌梅 15g、扁豆 15g、莲子 15g、砂仁 15g、陈皮 15g、西洋参 15g、五味子 15g、鸡内金 15g、桔梗 15g、甘草 15g。

未再诊而愈。

按语：本病人为一老年妇女，身体瘠瘦屠弱，以发热 40 余日不退来就医，据某医院系统检查诊断为急性胰腺炎，经各种退热抗生素等治疗热不解。急性胰腺炎以上腹痛、左胁痛为主证，中度发热是其中之一，此病人只发热而无上腹痛及左胁痛，辅助检查材料皆在医院未见到，不能肯定是否为急性胰腺炎。从中医辨证发热 40 余天不解，舌质红绛、少津、无苔，周身酸痛，不恶寒，口干不欲饮，脉象沉细数，辨证分析为外感温邪不解，热入血分，宜以清营凉血宣透法治疗。8月16日复诊，服药4剂发热即退，周身微汗出，此邪气外出之兆，但药后有腹泻，厌油食，手心热，舌红稍润，脉象沉细不数等表现，此邪热已退，津液渐复，然药寒凉，服4剂热退即应终止，病人见药有效，连续服药致寒凉伤脾，故而出现腹泻，亦与病人年老脾胃素弱有关，然舌仍红绛，手心热，厌油食，余热未净，脾虚失运。二诊宜以甘寒养阴兼清余热伍以健脾助运治疗。三诊，发热已2周未起，说明发热已愈，舌正红薄苔，脉沉不数，食纳佳，已不厌食，但仍大便溏泻，此胃阴已复，脾仍虚弱，以健脾为主稍佐温阳兼顾胃阴调理治疗。四诊，大便日1行，不溏，舌正红苔白，脉沉，病人体力恢复，精神好转，未出现上腹痛等症状，从而痊愈。

（二）发热（冬温）

病案 秦某，女，20岁，工人。

素有癫痫，经常发作，于1979年12月2日突然发冷发热，入某医院住院，经过全面检查，除体温高外，余无异常，曾服用氨苄西林、红霉素等发热不退，住院27天体温不下，一般在39～40℃，身体极度衰弱，最后怀疑血液病拟做骨髓穿刺，病人不同意而出院，于1979年12月29日请张琪教授会诊。

憎寒壮热（体温39～40℃），高热持续27日不退，无汗，头痛、肢节酸痛，口渴，烦躁不宁，舌红绛，薄苔干，唇干红，尿黄便燥，脉浮数。诊断为冬温，辨其病机为邪气盘踞于气分及营分，气营两燔，以清气凉营透邪之法治之。处方：生石膏75g、生地35g、牡丹皮15g、玄参20g、金银花50g、连翘30g、薄荷10g、柴胡30g、赤芍15g、黄芩15g、甘草10g。水煎，隔5小时服药1次。

1980年1月4日复诊 连服上方6剂，周身微汗，恶寒退，发热减，体温下降到38℃左右，全身肢节较前舒适，舌红稍润苔薄，脉象浮数，此热已初清，邪有外透之机，遵前法施治。处方：生石膏75g、生地35g、牡丹皮20g、玄参20g、金银花50g、连翘30g、薄荷10g、柴胡30g、黄芩25g、党参20g、甘草10g。水煎，隔5小时服药1次。

1月10日复诊 又服上方5剂，发热已退，体温36.5℃，食纳正常，舌淡红，苔薄润，此邪热除，病已痊愈。

近日癫痫发作频繁，发作时目斜，气上冲，两手紧握，抽搐咬牙，唇舌俱咬破，用苯妥英钠不能制止。辨此由高热日久引起肝风，挟痰浊上冲，宜镇肝息风化痰。处方：柴胡15g、生龙骨20g、生牡蛎20g、大黄5g、半夏15g、皂角3g、全蝎5g、生地20g、黄芩15g、甘草7.5g、钩藤15g、蜈蚣1条、赭石20g、生石膏40g。水煎，日二次服。

1月20日复诊 服前药后10天之内未发作，精神转佳，嘱继服上方若干剂观察。

按语： 本案以高热持续20余日不退为主证，本年立冬以来气温偏高，应寒不寒，体虚不适应，多感外邪，温邪入侵由卫及营，20余日气分之邪未除又侵入营分，在症状上除憎寒、壮热、口渴等气分症状外，还出现舌绛唇红、躁扰不宁等营分证，因此在治疗中既要清泻气分之热，又要凉血滋液，以吴氏玉女煎加减以达气营两清的目的。叶天士谓"入营犹可透热转气"，故方内加用一些透热转气之药，尤以柴胡为透热转气之要药，本草谓其和解透邪，验之于临床确有卓效，但温病学家以柴胡为伤寒少阳药，视为温病所忌，且有劫肝阴之说，实属偏见。张琪教授将之用于温邪入气分与石膏合用，屡用屡效。且用量须大，量小则药力不速，方内用30g服后周身微汗，邪气随汗而除，即前人所谓透热转气之意。

（三）咳嗽

病案1 咳嗽（重症肺感染）

杨某，男，65岁，教授。2004年9月23日初诊。

高热2个月，体温达39.5℃，以咳嗽、喘息于该附属医院住院，疑诊肺结核，经用抗结核药物治疗，仍高热不退。后经某医院会诊，排除结核诊断，后病人因咳喘加重，经某三甲医院住院确诊为肺炎。病人一度出现呼吸衰竭症状，经抢救，行气管切开、呼吸机辅助呼吸，应用激素等药物才得以退高热，方脱离危险。但复查胸部X线片示：两肺上野大片阴影，炎症不吸收，抗生素治疗无效。病人家属要求中医治疗。诊见病人体质消瘦，极虚弱，稍活动则气喘，咳嗽，干咳无痰，食纳不佳，舌尖红无苔，脉象细数，双肺上野大片状阴影。综合证候分析，此属温邪犯肺，经用大量抗生素、激素，发热已退，但肺部炎症不消，乃热耗肺之气阴，正气虚而邪气留，当益气滋补阴液，正气复则邪气可除。中医辨证属热邪犯肺、气阴两伤。治宜益气滋阴、润肺。应予以生脉饮与沙参麦冬汤加减。处方：西洋参15g、麦冬20g、五味子15g、沙参20g、百合20g、石斛15g、生地20g、玄参15g、川贝母15g、桑白皮15g、桔梗15g、白芍15g、甘草15g。

二诊 2004年11月14日～2005年1月10日曾7次复诊。自述初服药14剂，体温恢复正常咳喘明显减轻，体力亦见增强，纳食好转。始终以上方主治化裁。

三诊 2005年2月～12月7日连续多次复诊，自述体力增强，咳喘减，食纳佳，仍用上方加枸杞子20g、女贞子20g、熟地20g。

连续服60余剂，体力完全恢复正常，咳喘消除，食纳佳。经CT复查，肺部大片阴影全部消失。近日应学校要求，为青年教师两次辅导讲课，自觉精神如前，每日晨去公园散步、打太极拳、做早操，观其舌红润，苔薄，脉象滑有力，从而痊愈。

按语： 本病案起始为肺炎，高热20余日不退，病人咳喘，痰不能出，出现呼吸衰竭，经气管切开、激素退热、呼吸机辅助呼吸，暂时脱离危险，但双肺上野大片炎症不吸收，医院曾用大量抗生素毫无效果，向家属交代脱离危险，但是双肺部上野大片炎症未吸收，下一步不能再用抗生素，其原因为一是用抗生素未见效，二是继续使用恐发生真菌感染，仍存在潜在危险。病人家属遂来中医治疗，病人极为衰弱，气喘语言无力，干咳无痰，心悸，口干，食纳不佳，小便黄，大便尚可，舌质光红少津，脉象细数，辨证属邪热耗伤肺阴。肺主气，气阴亏耗，使用大量抗生素，而使邪热难除，肺阴不复，肺气耗损，以致炎症不能吸收，须益气滋阴润肺。从扶正入手，正气复则炎症自吸收，方用生脉饮与沙参麦冬汤合用，服药后，2005年2月复诊，前方加枸杞子、女贞子、熟地滋补肾阴，取金水相生之意，肺为气之主，肾为气之根，补肾阴即助肺阴，连续服60余剂，体力完全恢复正常，咳喘消除，食纳佳。经CT复查，肺部大片阴影全部消失，观其舌红润，苔薄，脉象滑有力，从而痊愈。

病案 2　咳嗽（肺癌术后）

范某，男，71 岁，退休干部。2010 年 11 月 29 日初诊。

肺癌 2 年，发病前无明显体征，吸烟史 50 余年，平均每日吸烟 20 余支。2008 年体检时发现左肺占位，性质为鳞性左上叶中部肺癌，2008 年 12 月行肺左上叶全切术。诊见病人咳嗽、咳痰，痰色黄白相兼，口干、舌干、音哑，乏力，舌体瘦薄，舌质红，舌苔黄厚，舌少津，脉弱无力。CT 示：左肺术后改变，左肺内小结节，性质待定，双肺炎症，双侧胸膜肥厚，左侧腋窝淋巴结肿大。据上述脉证，中医辨证为肺之气阴两虚，毒热内蕴。治以益气养阴、清热解毒化痰。方以生脉饮加味治疗。处方：太子参 15g、五味子 15g、麦冬 15g、生地 20g、玄参 20g、石斛 20g、天花粉 20g、白花蛇舌草 30g、半枝莲 30g、鱼腥草 30g、桔梗 15g、金银花 20g、甘草 15g、山豆根 15g、射干 15g。

12 月 6 日二诊　服上方 7 剂，咳痰明显减少，口干舌干减轻，声音嘶哑好转，食欲增强，乏力减轻，舌质紫暗，舌苔黄厚，少津，脉细数。继以前方加减主之。处方：太子参 20g、五味子 15g、麦冬 20g、生地 20g、玄参 15g、沙参 15g、石斛 20g、半枝莲 20g、白花蛇舌草 30g、鱼腥草 30g、重楼 20g、桔梗 15g、金银花 20g、天花粉 15g、山豆根 15g、射干 15g、甘草 15g。

12 月 13 日三诊　病人咳嗽消失，仍有少许白痰，口干舌干消失，精神体力恢复。

按语：本案属于肺癌早期，发现及时、治疗得当，病获缓解。术后 2 年，出现咳痰、口干、舌干、音哑、乏力等症，当属体虚之人，感受邪毒，辨证为肺之气阴两虚、毒热内蕴，宜益气养阴、清热解毒化痰。张琪教授以李东垣《内外伤辨惑论》生脉饮加味，太子参益气生津，补益肺脾，力缓而不峻猛；五味子酸温而敛肺滋阴、生津；麦冬、石斛、天花粉养阴润肺，清热生津；生地、玄参清热解毒、养阴生津；白花蛇舌草、半枝莲清热解毒，且二者具有抗癌作用；金银花、甘草、射干、山豆根清热解毒、清肺利咽；鱼腥草、桔梗开宣肺气，利胸膈咽喉，祛痰。全方共奏益气养阴、生津、解毒之功效。病人二诊病情明显好转，张琪教授继以重楼、沙参加强其清热解毒、清肺养阴、生津之功。

（四）喉痹（慢性咽炎）

病案　邓某，男，36 岁。1985 年 9 月 3 日初诊。

咽痛数年，声音略嘶哑，咽部红肿且干而痛，全身乏力，腰痛，精神委靡不振，舌淡红脉细无力。西医检查诊断为"慢性咽炎"，经中西药抗炎及清咽解毒药治疗未效。张琪教授辨为肾阴亏耗，龙火上燔，肺失清肃，治宜滋补肾阴为主，稍佐温阳之品引火归原，辅以清肺之品。处方：熟地 30g、山茱萸 15g、山药 20g、牡丹皮 15g、泽泻 15g、茯苓 15g、麦冬 15g、五味子 15g、玄参 20g、枸杞子 20g、桔梗 15g、甘草 15g、附子 7.5g、肉桂 7.5g。

9 月 29 日二诊　服上方 20 剂，咽痛消失，已无干涩之感，局部红润，腰痛亦减，但自述性交后咽干加重，此酒色耗其真阴之故，嘱节欲以利病除，继用上方不变。

　　10 月 16 日三诊　服前方 10 剂，咽未痛，但过劳后小有干涩，全身有力，精力充沛，食欲增，体重增加，说话发音亦恢复正常。此乃肾阴已复之兆，继服 7 剂，以巩固疗效。

　　按语：此案喉痹属于少阴病。"少阴之脉络于横骨，终于会厌系于舌本。"但少阴之火有虚实之别，此证则由肾阴亏损、虚火上炎所致，因之予六味地黄汤壮水为主。然善补阴者必于阳中求阴，前人张介宾、赵养葵阐述阴阳水火之关系颇为精湛，故辅以小量肉桂、附子以引火归原，而肺为娇脏，肺气下行而宅于肾，此金水相助之妙，本证则肾中有火，金畏火刑，故除滋肾壮水外，又稍加清肺之品相辅相成以奏效。

三、心系病证

（一）不寐

病案1 陈某，女，42岁。2009年12月7日初诊。

失眠时轻时重持续8年余。现症：入睡困难，寐而易醒，甚至整日不睡，彻夜难眠，平均每日睡眠3～4小时。夜寐多梦，头晕倦怠，腹胀便干，眼睑轻度浮肿，视物疲劳，心烦易怒，月经量少，舌质红，苔薄白，脉弦。中医辨证属肝郁脾虚、心血不足。治以疏肝健脾、养血安神为主。予以逍遥散加味。处方：当归20g、白芍20g、柴胡15g、茯苓15g、白术15g、甘草15g、薄荷10g、五加皮15g、龙骨20g、牡蛎20g、首乌藤20g、五味子15g、陈皮15g、枳壳15g、川朴15g、生姜15g、大枣3枚、酸枣仁20g、远志15g。

12月21日二诊　服上方14剂，睡眠时间增加1～2小时，多梦好转，眼睑轻度浮肿，现仍时有腹胀满，易怒心烦，月经量少，舌质红，苔薄白，脉弦。应以丹栀逍遥散加减主之。处方：当归20g、白芍20g、柴胡15g、茯苓15g、白术15g、牡丹皮15g、焦栀子10g、薄荷10g、龙骨20g、牡蛎20g、酸枣仁20g、五味子15g、首乌藤30g、枳壳15g、川朴15g、槟榔15g、生姜15g、大枣5枚、石菖蒲15g、柏子仁20g。

2010年1月4日三诊　服上方14剂，眼睑浮肿好转，心烦易怒好转，月经量稍多，月经色鲜红、血块减少。近1周因情绪波动，复出现入睡困难，多梦，舌尖红，苔薄白，脉弦。复以逍遥散加减。处方：当归20g、白芍20g、柴胡15g、香附15g、首乌藤20g、五味子15g、龙骨30g、牡蛎20g、柏子仁20g、酸枣仁20g、川芎15g、石菖蒲15g、生地20g、玄参15g、甘草15g、百合20g、麦冬15g、黄连10g。

1月18日四诊　服上方14剂，病人夜寐6小时以上，多梦已愈，心烦减轻，遂停药观察。

按语： 张琪教授认为此病人属肝郁脾虚、心血不足，以《太平惠民和剂局方》之逍遥散为基础方，疏肝解郁、健脾和营，阴得阳入则寐。柴胡疏肝解郁；当归、白芍养血柔肝；白术、茯苓健脾祛湿，使气血生化有源；薄荷助柴胡疏肝清瘀热；五加皮利水消肿，治疗眼睑浮肿；龙骨、牡蛎镇静、潜阳安神；酸枣仁、远志养心阳、益肝血，而宁心安神治失眠；五味子宁心安神，疗虚烦心悸，失眠多梦；陈皮、枳壳、川朴行气宽中除胀满；姜、枣和胃调中。二诊病人服药14剂，睡眠及多梦明显好转（睡眠时间增加1～2小时），眼睑轻度浮肿，现仍时有腹胀满，易怒心烦。张琪教授加牡丹皮、焦栀子，此方名为丹栀逍遥散。治怒气伤肝、血少化火之证，张秉成："故以牡丹皮之能入肝胆血分者，以清泄其火邪。黑山栀亦入营分，能引上焦心肺之热，屈曲下行，合于前方中自能解郁散火，火退则诸病皆愈耳。"加槟榔易五加皮，取其行气利水之功以治浮肿；加石菖蒲，芳香开窍，宁心安神；加柏子仁养心安神；枳壳、川朴行气宽中除胀满。三诊服14剂，本月行经量较前增多，月经色鲜红、血块减少。本方调整仍以养血疏肝、养阴生津、镇静安神为主，以百合清心安神。病久必瘀热内生而烦躁，病久伤阴分，故以生地、玄参、麦冬、黄连养阴生津、清热除烦。继服14剂，病人失眠已愈，夜眠6小时以上，心烦减轻，睡眠转好，白天精力充沛，工作效率提高，随访半年，无复发。

病案2 **董某，男，45岁，公司经理。2010年5月17日初诊。**

患失眠时轻时重持续13年。病人自述心烦不寐，乏力，腰酸，耳鸣，五心烦热，口干，舌质红，苔黄，脉弦数。中医辨其病机为肾阴不足、心肾不交。治以滋肾阴，养心血，镇静安神，交通心肾，予以柏子养心丸合珍珠母丸加减。处方：柏子仁20g、枸杞子20g、当归20g、茯神20g、熟地20g、珍珠母30g、生地20g、太子参20g、龙骨30g、酸枣仁30g、山茱萸20g、女贞子20g、首乌藤30g、五味子15g、川芎15g、远志15g、甘草15g。

6月14日二诊 服上方28剂不寐仍时轻时重，五心烦热减轻，腰酸口干好转。仍乏力、耳鸣，舌红苔黄微厚，脉弦滑。仍以前方加减主之。处方：柏子仁20g、枸杞子20g、石菖蒲20g、熟地20g、玄参20g、生地20g、女贞子20g、首乌藤30g、酸枣仁30g、川连10g、远志15g、五味子15g、玉竹15g、山茱萸20g、珍珠母30g、代赭石30g、磁石30g、龙骨30g、牡蛎20g、甘草15g。

7月5日三诊 服上方20剂。失眠明显好转，耳鸣、乏力减轻，口干好转，腰稍痛，舌质红，苔黄，脉弦。仍以前方加减。处方：熟地25g、生地20g、茯神15g、远志15g、枸杞子20g、龙骨30g、菟丝子20g、首乌藤20g、酸枣仁30g、川连10g、石菖蒲15g、玉竹20g、山茱萸20g、珍珠母30g、代赭石30g、磁石30g、玄参20g、五味子15g、牡蛎20g、路路通15g、丹参20g、桃仁15g、甘草15g。

8月10日四诊 服上方28剂，诸症好转，失眠得愈。

按语：张琪教授认为此病案属于肾阴不足。肾主水，肾水不能上济于心，心火上炎，心火不能下降于肾，心肾不能交通，故而心烦不寐。病程日久，阴损及阳，气血津液均亏乏，故而乏力。肾阴不足，阴血不能上荣头面，故而耳鸣。阴虚，津液灼烁而口干。腰为肾之府，肾失所养则腰酸。阴亏于内，阴不制阳，虚阳外浮则五心烦热。舌红苔黄，脉弦数，为阴虚内热之舌脉。可以《体仁汇编》柏子养心丸和《普济本事方》珍珠母丸加减治之。方中柏子仁、酸枣仁、远志、茯神安神定志；熟地、山茱萸、枸杞子、女贞子滋补肝肾之阴，以滋肾水；太子参、当归、川芎、首乌藤活血、益气生血，以养心血，是治疗阴血不足之本，并通过滋肾水、养心血以交通心肾，治心烦不寐、耳鸣等；以龙骨、珍珠母镇静安神潜阳；五味子酸温生津滋肾、宁心安神，治疗心烦、口干、不寐。二诊口干及腰酸减轻，乏力、耳鸣、失眠，仍同前。以熟地、枸杞子、女贞子、山茱萸，滋补肾阴，以降虚火，治疗失眠、耳鸣等；以珍珠母、代赭石、磁石、龙骨、牡蛎重镇潜阳安神，阳升得平，阳入于阴；酸枣仁、柏子仁、远志养心安神；玉竹、生地、玄参生津止渴除烦躁；首乌藤行血补血，通行气血，又防补而壅滞；石菖蒲伍磁石治疗肾虚耳鸣，镇心安神。《本草纲目》记载磁石曰："色黑而入肾，故治肾家诸病，而通耳明目。"三诊在原方基础上加路路通、丹参、桃仁以活血祛瘀、通畅气血，使周身血脉运行如常，阴阳得复，正安邪去而告愈。由此可见，张琪教授治疗过程中，配伍精当，丝丝入扣，药多而不乱，各有所司，疗效显著。

（二）夜游症（心肾两虚，神志失藏）

病案　姜某，女，13 岁。1984 年 11 月 30 日初诊。

患夜间遗尿、夜游 1 年余。今年 7 月因被车撞倒，当时昏迷，经抢救后复苏，但夜游加重，每晚必发，遗尿也随之加重，几无虚日，睡眠不安。观其面色无泽，舌淡红，脉沉。辨证属心肾两虚，神志不得潜藏，宜补肾摄纳、宁心安神法。处方：龙骨 20g、牡蛎 20g、益智仁 15g、远志 15g、龙齿 15g、山药 20g、五味子 15g、熟地 15g、甘草 10g、人参 10g、酸枣仁 15g、石菖蒲 15g。

12 月 6 日二诊　服上药 6 剂，夜尿减少，隔一二日一遗，仍有夜游，睡眠不安，面色较红润，舌淡红，脉沉。初见其效，仍以前方加减。处方：人参 15g、酸枣仁 15g、石菖蒲 15g、茯神 15g、远志 15g、龙骨 15g、龙齿 15g、牡蛎 20g、益智仁 10g、桑螵蛸 10g、熟地 20g、枸杞子 15g、山药 15g、甘草 10g、五味子 15g。

12 月 13 日三诊　服上药 6 剂，夜游大减，梦中出走时间亦缩短，遗尿基本控制，近 1 周未遗尿。精神状态良好，入寐多梦，舌红，脉沉迟。前方加附子 10g、肉桂 10g。

以上方出入每日 1 剂，至 1984 年 12 月 23 日就诊时，1 周内仅夜尿 1 次。夜游未发作，但尚有夜间多梦，梦后易惊。此心肾气虚尚未全复，再以补肾固摄宁心之剂继服。处方：龙齿 15g、人参 15g、龙骨 20g、牡蛎 20g、远志 15g、益智仁 15g、石菖蒲 15g、山药 20g、熟地 20g、桑螵蛸 15g、茯神 15g、五味子 15g、合欢花 15g、甘草 10g、附子 10g、肉桂 7.5g。

随访病已痊愈。

按语： 中医学虽无"夜游"之病名，但医籍书对夜游、遗溺之症状尚不乏记载，如孙一奎说："遗溺遗失也，梦中遗失醒而后觉，童稚多有之，大人少有也。夫童稚阳气尚微，不甚约束，好动而魂游，故夜多遗失。""好动魂游夜多遗失"与本案之夜游遗溺殆相符合，其病机为心肾气虚，神志失藏，下元阳虚不固。神志浮越于外不得潜藏，故夜不安枕而外奔，下元阳虚不能约束，致有遗溺失禁之患，责在心肾气虚。故以熟地、山药、枸杞子、五味子补肾；人参、茯神、石菖蒲、酸枣仁、远志养心；龙骨、牡蛎、桑螵蛸、益智仁以收敛固摄，复加附子、肉桂以温补肾阳，相辅相成，故能奏效迅捷。

（三）百合病

病案　卫某，女，37 岁，工人。1979 年 9 月 11 日初诊。

病人原住哈市，因爱人工作调转去甘肃兰州，人地生疏与邻居不和，长时期心情抑郁不快，随罹此病。从 1976 年 10 月开始自觉有人与之说话，开始声音小，继之则声音大，至 1978 年加重，甚至在嘈杂声中，幻觉幻听说话之声亦不减弱，不仅如此，还觉有人教以回答幻听之事。曾一度幻听有人教之以持刀刎颈，当即操刀幸被家人发现将刀夺下，未致肇事。经兰州各医院精神科会诊，有谓神经官能症示有谓精神分裂症，皆未能定。经中西医治疗无效，来哈市投亲求诊。除上述表现外，亦有精神痴呆，表情淡漠，沉默不语，少眠多噩梦，恐惧，心悸，头晕等临床表现，舌尖赤，苔白干，脉象浮滑。中医诊断为百合病，辨其病机为阴虚阳浮，神不归舍，应以滋阴潜阳、收敛神气之法治之。处方：百合50g、生地20g、生龙骨20g、生牡蛎50g、远志25g、麦冬15g、五味子15g、茯苓20g、陈皮15g、甘草10g、竹茹15g。

10月4日二诊　服药10剂，精神好转，痴呆之状有明显改善，有时微露笑容，幻觉幻听之事较少较轻，自言自语回答对方可以控制，再以前方增减加重养心之剂。处方：百合50g、生地20g、生龙骨20g、生牡蛎50g、远志15g、麦冬15g、茯苓20g、合欢花30g、小麦50g、甘草15g、大枣6枚、五味子15g。

10月16日三诊　服药10剂，精神状态进一步好转，时有笑容，睡眠明显见好，能入睡5~6个小时，噩梦减少，仍幻听有人说话，但已大减，自言自语能够控制，脉象浮滑、舌苔薄干，继用前方治疗。

10月30日四诊　服上方10剂，精神恍惚明显好转，睡眠好转，噩梦减少，但仍有幻听似有人与之说话，声音已小，胸烦闷，脉象沉，继宜前方稍加理气之剂。处方：百合50g、生地20g、生龙骨25g、生牡蛎20g、合欢花20g、甘草15g、小麦50g、大枣6枚、香附15g、柴胡15g、青皮15g、赤芍15g、陈皮15g，水煎服。

11月13日五诊　服上方12剂，病情继续好转，精神状态大为改观，但仍有幻听似有人说话，但极轻，胸烦闷，脉沉，改用疏郁活血理气之剂。处方：桃仁25g、香附15g、青皮15g、柴胡15g、半夏15g、木通15g、陈皮15g、大腹皮15g、赤芍20g、紫苏子15g、桑皮15g、甘草15g、小麦50g、大枣5枚。

服上方10剂后，幻觉幻听基本消失，睡眠亦好，食纳增加，谈笑自如，神色与前宛若二人。嘱停药观察。

随访于1979年12月已回兰州。

按语：本案诊断为百合病，似与《金匮要略》百合病的症状欲食不食、欲卧不卧、欲行不行不甚符合，但神志恍惚、精神不定的表现则完全相同，故亦诊断为此病。根据《诸病源候论》及《医宗金鉴》谓本病除了起于伤寒大病之后外，亦由于平素情志不遂，持久的精神刺激所引起，与本案的致病因素亦十分符合。

精神魂魄各安其所则生机勃勃，精力健旺，《内经》有五神藏之说。阴虚阳浮则神魂游荡，悠悠忽忽，幻觉幻听，此本案病机之所在。治用百合地黄汤合龙骨、牡蛎及甘麦大枣汤，滋阴潜阳益心气，收摄浮越之神气，使归其宅，诸症大减，最后尚遗有幻觉，心胸烦闷，考虑乃属气血凝滞于心窍，神气为之所阻，是以余症未能完全消除，前段属虚，故用前药而收功，本段属实，因此改用《医林改错》癫狂梦醒汤以活血疏郁治之而愈。

（四）扩张型心肌病

病案　伍某，男，24岁，工人。2006年4月20日初诊。

频发室性早搏，24小时2000多个，二联律、三联律，睡眠欠佳，无其他明显症状，经某医院诊断扩张型心肌病，经用西药无效，来到门诊求治。体质尚可，舌淡红，苔白，脉象结代，辨证为心气阴两虚，血运受阻，治以益气养阴，温阳活血。处方：红参15g、麦冬20g、五味子15g、生地20g、干姜10g、桂枝15g、黄芪30g、桃仁15g、丹参20g、赤芍15g、红花15g、柴胡20g、龙骨20g、牡蛎20g、甘草20g。

4月30日二诊　服药10剂，早搏明显减少，心律明显好转，脉缓，未见结代，舌润质红，继以上方加减治疗。处方：红参15g、麦冬20g、五味子15g、黄芪30g、干姜10g、桂枝15g、丹参20g、生地20g、川芎15g、桃仁15g、红花15g、柴胡20g、龙骨20g、牡蛎20g、茯神15g、石菖蒲15g、酸枣仁20g、甘草20g。

6月28日三诊　服上方30剂，未见早搏出现，心律正常，无明显症状，舌脉无异常，体力较前增强，继以上方主之，上方去龙牡，加枸杞子20g，山茱萸20g。

9月14日四诊　症脉未见异常，早搏未出现，无明显症状，继服上方巩固，经心电图检查无异常早搏出现。

按语：扩张型心肌病是一侧或双侧心腔扩大并伴有心肌肥厚，心肌收缩期泵血功能障碍的疾病，常可致心力衰竭，临证多见心悸、胸闷气短、喘促等，辨证属中医学"心悸""喘证""胸痹""肺胀"等范畴。本病例西医诊断为扩张型心肌病，呈现严重频发心律不齐，但无明显临床症状，舌象亦无变化，脉象结代频发，继西医医院诊断明确，但无药可治，曾给予倍他乐克亦无效。从病证思维分析，此属心气阴两虚兼心阳不振而致血运行受阻，当用益气阴振心阳、活血化瘀，辅以安神之品，如龙牡、茯神、石菖蒲等，经3个月治疗，早搏、心律恢复正常。麦冬、生地、五味子滋心阴；干姜、桂枝温振心阳；红参、黄芪补益心气；桃仁、赤芍、红花、丹参活血，益气养阴温阳以鼓舞心气不足，活血化瘀则促使血液之运行，气旺血行无阻滞则结代自除。方中柴胡为疏气之品，气行血行，可使补而勿壅，龙牡、石菖蒲、茯神则为安神养心之品，因病人睡眠不佳而用之，取其相辅相成之意。

《伤寒论》炙甘草汤治"脉结代，心动悸"，实则概括了各类心脏病的心律不齐。炙甘草汤方义：人参、干姜、桂枝以助心阳之不振；生地、麦冬、麻仁、阿胶以滋养心阴；红枣、酒以鼓舞心气之不振，此方纯属为心气阴阳两虚者而设，如属心气不足，阴阳两虚者用之有效，亦可加入黄芪以补益心气。临床观察凡心阴阳气血虚者，多兼血瘀，因气虚无力推动血之运用，故构成气虚血瘀，治疗此证则加入活血之品，如桃仁、赤芍、丹参、川芎、红花，使气旺血行，则病自愈，此病例即按此意治疗取得满意效果。

四、脾胃系病证

（一）胃痛（胃溃疡）

病案 齐某，男，47岁，工人。2009年11月18日初诊。

既往饮酒史20余年，酒精肝、胃溃疡、萎缩性胃炎病史6年。病人自述阵发性胃脘灼痛、反酸，周身肌肉酸楚，痰稠色黄，咳痰不爽，喜冷饮，平素烦躁易怒，舌质紫暗，苔黄厚腻，脉滑数。中医辨证为气滞血瘀，痰湿、酒食内停之胃痛。当治宜行气活血、化痰燥湿解毒。予以解毒活血汤和越鞠汤加减。处方：连翘20g、桃仁10g、红花15g、当归15g、葛根15g、生地20g、甘草15g、香附15g、川芎15g、苍术15g、焦栀子10g、神曲15g、黄柏15g、桂枝15g、草薢20g、防己15g、蒲公英30g、金银花30g。

12月30日二诊 服上方14剂后，自述胃痛反酸、周身酸楚缓解，继服28剂后咳痰减少，舌质紫暗，苔黄腻，脉滑。继以原方化裁。处方：连翘20g、桃仁10g、红花15g、当归20g、葛根20g、柴胡15g、甘草15g、香附20g、川芎15g、苍术15g、焦栀子15g、神曲15g、秦艽15g、桂枝15g、草薢20g、土茯苓20g、薏苡仁30g、蒲公英30g、紫花地丁20g。

病人服汤剂共60余剂后，自诉感觉身体轻松，胃痛大减，诸症消失，未诉不适。

按语： 张琪教授认为本案病机由于酒食不节，内生湿热，日久则生痰、生瘀、生毒，气血痰湿食瘀均见，张琪教授治之以解毒活血汤和越鞠汤加减。解毒活血汤乃王清任《医林改错》方剂，治疗瘟毒，气血凝结，壅塞津门，水不得出，上吐下泻转筋之证，而活其血、解其毒，未有不一药而愈者。方中桃仁、红花、当归、赤芍活血祛瘀；连翘、葛根、柴胡、生甘草清热解毒；生地清热凉血、养阴生津。越鞠汤乃《丹溪心法》越鞠丸化裁而来，香附行气解郁，以治气郁，为君药；川芎活血化瘀，以治疗瘀瘀；焦栀子清热泻火，以治疗火瘀；苍术燥湿健脾，以治疗湿瘀；神曲消食导滞，以治疗食积，解毒活血行诸瘀；金银花、蒲公英、紫花地丁加强清热解毒之力；草薢、土茯苓、薏苡仁、防己、秦艽利湿浊、祛风湿、解酒毒。张琪教授据瘀血、湿浊毒蕴之机随证加减，灵活运用，诸症得除，疗效甚佳。

（二）寒胀（药源性疾病、肠松弛）

病案 李某，女，40岁，职员。2010年1月4日初诊。

7年前，因擅自服用广告药品海狗丸，出现体毛增多，喉节发育，停经等临床表现。

西医诊断为药源性疾病、肠松弛。就诊时已停经半年，畏寒厌食，小便短涩疼痛，眼睑浮肿，自觉肢体肿胀，小腹胀、胃胀，大便不爽，舌淡暗，苔白，脉沉。中医辨证为阴寒内生、寒湿气滞之闭经、寒胀。治宜行气温中，燥湿除满。予以厚朴温中汤加减。处方：川朴20g、陈皮15g、干姜10g、草豆蔻10g、茯苓15g、木香10g、沉香10g、砂仁15g、半夏15g、白术15g、大腹皮15g、枳实15g、槟榔15g、甘草10g、草果仁15g、紫苏子10g。

2月1日二诊　服上药25剂，浮肿身胀已缓解，食纳二便正常，月经来潮，畏寒减轻，唯小腹胀，舌质暗，苔白，脉沉。继以前方增减。处方：川朴15g、陈皮15g、干姜10g、草豆蔻15g、木香7g、茯苓20g、沉香10g、砂仁15g、半夏15g、黄连15g、白术20g、大腹皮15g、紫苏子15g、槟榔15g、甘草15g。

2月22日三诊　服药21剂，小腹胀缓解，体毛明显减少，偶因饮食失宜后腹胀、口干，头项潮热汗出，舌质淡，苔薄黄，少津，脉沉。继以前方化裁。处方：川朴15g、陈皮15g、茯苓15g、干姜10g、草豆蔻15g、木香10g、沉香10g、半夏15g、砂仁15g、紫苏子15g、大腹皮15g、香附15g、槟榔15g、川连15g、焦栀子15g、神曲15g、甘草15g。

随访病人痊愈，未复发。

按语： 张琪教授认为此病案属于阴寒内生，寒湿气滞之药源性内分泌失调。治疗宜行气温中，燥湿除满，方药选用李东垣《内外伤辨惑论》中厚朴温中汤加减。川朴苦燥辛散，性温，能燥湿，下气除胀满，与陈皮、木香、沉香、砂仁、枳实、紫苏子等众多行气药共用，可见张琪教授善于重症下猛剂，这也是张琪教授大方复治之法的体现。大腹皮、槟榔行气利水，使邪有出路；半夏、白术、茯苓健脾燥湿；草果仁辟秽解毒化浊，干姜温中散寒。二诊，病人服药25剂，排便通畅，本月行经正常。三诊病人体毛明显减少，腹胀、胃胀皆好转，行经如常。偶见颈、肩、头忽热忽汗，食不及时、食生冷后腹胀，以厚朴温中汤加川连、焦栀子清中焦热；神曲健脾消积。服药28剂病人痊愈，无任何不良主诉。

（三）腹痛

病案1　腹痛

宋某，女，54岁。1991年7月14日初诊。

腹部胀痛发热20天，既往体质较好，20天前进食生冷加之外感邪气，则出现大便泻下且伴腹胀痛有发热感。经用抗生素效果不明显，故求治于中医。现症为腹部胀痛热闷感，大便泻而不爽，目干多眵，胸闷痛，口苦咽干，舌质红苔白腻，脉滑。辨为厥阴风热，治宜清肝泻热、行气止痛。处方：白头翁20g、黄柏15g、黄连15g、乌梅20g、枳实15g、广木香10g、苍术15g、甘草15g、槟榔20g、白芍20g、蒲公英30g。

7月21日二诊　腹胀痛减轻，但仍有热闷感，大便日1次，成形，目干、口苦减轻。继上方进一步治疗。

7月28日三诊　服上方7剂，腹胀痛、发热消失，大便日1次，成形、目干、口苦亦消失。但食油腻之品则大便次数增多，舌质红，苔薄白，脉滑。继以上方加白术15g、茯苓15g，调治而愈。

按语： 本案"腹痛"，辨其病机为厥阴风热，疏泄失常，肝木乘脾。厥阴肝经为风木之脏，内寄相火，木能疏土，助脾运化。风热侵于厥阴，疏泄失常，可发生寒热、虚实错杂之胃肠证候。此案主要表现为风热阻于肝络及肝木乘脾之候，治宜清肝泻热、行气健脾止痛。《伤寒论》乌梅丸为厥阴主方，非只为蛔厥之剂，文中载曰"又主久利"，张琪教授临证常以乌梅丸化裁治疗寒热、虚实夹杂的泄利等证。重用乌梅，敛阴滋肝以抑肝气之亢；酸与苦合则泻热，故此案乌梅合黄连、黄柏、白头翁以清肝泻热；佐以行气之品，以"通则不痛"；辅以白术、茯苓之品旨在扶脾，扶正祛邪而获痊愈。

病案2　腹痛（急性出血性坏死性肠炎）

刘某，女，43岁。1975年8月27日初诊。

病人于8月12日突发腹痛，脐周痛甚，后呈持续性隐痛且伴阵发性加剧，泻暗红色血便，里急后重，恶心呕吐，高热。当时急诊入某院，血压下降，面色灰白，四肢厥冷，被诊断为"急性出血性坏死性肠炎"，经抗休克、抗炎及止血等治疗血压回升，高热下降。但病人意识蒙眬，腹满胀痛，有时剧痛，大便不畅，泻下呈稀糊状，色暗红，不排气，呕吐，遂请中医会诊。该病人已20天未进食，上腹拒按，体温37.5℃，舌光红无苔，脉弦滑稍数。辨为毒热内壅、气滞络伤、腑气不通之证。治宜清热解毒、行气导滞、通腑开郁。处方：白头翁25g、金银花30g、黄芩15g、川连10g、贯众30g、甘草10g、白芍30g、枳实15g、木香10g、槟榔20g、莱菔子15g。

9月5日二诊　服上方3剂后，腹胀痛减轻，已排气。但停药后，又四五天未大便，呕吐2次。手心热，体温37.5℃，经灌肠排出少量大便呈条状，舌光红，脉弦滑。仍在前方基础上加大黄7.5g。

三诊、四诊　继用上方6剂，大便每日1次，呈条状，腹痛明显减轻，精神好转。每餐进食二两，体温36.5℃。但右下腹仍疼痛拒按。舌光红，脉弦稍缓。此腑气已通，毒热大减。前方减大黄，加炮姜7.5g、桂枝15g、麦冬15g。

五诊、六诊　前方加减服用7剂，大便通畅，腹无不适。体温36.1℃，食欲增，精神转佳已能下地活动，舌根部出现薄苔。此胃气得复佳兆，遂病愈出院。继以开胃理气清热之剂善后。处方：槟榔20g、木香10g、麦芽30g、神曲15g、山楂15g、川连10g、白芍30g、枳实15g、莱菔子15g、甘草10g、生姜10g。

10月28日七诊　出院后继服上方4剂，诸恙皆除，遂停药。

按语： 本案为"急性出血性坏死性肠炎"，病情危笃。经某医院抢救，休克得以纠正，但病人意识蒙眬，腹满胀痛，大便不通，无矢气，低热，呕吐不进食，舌光红，脉滑数。中医辨为毒热炽盛，郁滞不下，正虚邪实之证。用清热解毒、行气导滞之剂治之，药后虽腹痛减轻，但仍腹胀呕吐，大便不行，考虑为腑气不通、毒热无出路，故二诊加入大黄以泻热通腑。三诊大便已通，排气较多，呕吐止。此郁热已泻，不宜一味以苦寒之品泻之，故四诊加入炮姜、桂枝辛开温通，促进腑气通利。服药后大便通畅，诸恙悉减，继用此方而愈。

（四）呃逆（脑出血后遗症）

病案 王某，男，57 岁，干部。1994 年 12 月 8 日初诊。

素有高血压病史，1 个月前患脑出血（丘脑-内囊出血）。右侧肢体不遂，于近日呃逆不止，夜不能入睡，几经治疗无效。舌质红，苔白，脉弦。中医辨为肝气夹热上冲之证，仿旋覆代赭汤加清热之品治疗。处方：生赭石（砸碎）50g、西洋参 15g、半夏 20g、川连 15g、麦冬 15g、竹茹 15g、生姜 15g、甘草 15g、旋覆花 20g。

12 月 10 日复诊 连服 2 剂，呃逆止，夜能入睡而安。

按语： 本案系脑出血后遗症并发呃逆不止，综观舌脉证，脉弦有力，舌红苔白，辨为肝郁化热，肝气夹热上冲之证。以赭石、旋覆花镇肝降逆，酌加川连苦寒直折其热而愈。代赭石为镇肝降逆之首选药，凡肝气上冲之证，用之屡获良效，但必须量大重用，研面或砸碎方能煎出药力，否则难于取效。《伤寒论》旋覆代赭汤原方为旋覆花三两，人参二两，生姜五两，赭石一两，甘草三两，半夏半升，大枣 12 枚，从药量看原方以生姜、旋覆花、半夏为主，赭石量最小。据临证观察，治呃逆不止必须重用赭石，方能达到镇逆平肝气之目的。

（五）关格（肠梗阻）

病案 1 丁某，男，73 岁。1993 年 3 月 20 日初诊。

突发腹痛，呕吐，急诊入院，被诊为"急性肠梗阻"。因年老体弱，建议服中药保守治疗。张琪教授诊其脉左右弦滑有力，舌苔白燥，腹痛胀满，呕吐，便闭，痛胀难忍。辨其病机为实热郁结，气机不利，肠道不通，气壅上逆而致腹胀而痛、呕吐便闭等。治必开郁、泻热、润燥、通腑。处方：桃仁 15g、芒硝 20g、枳实 10g、槟榔 20g、广木香 3.5g、蜂蜜 200g，共煎 3 次，第 1 次加水 300ml，煎至 150ml；第 2 次加水 250ml，煎至 150ml；第 3 次加水 320ml，煎至 150ml。以上煎取汁混合。加蜂蜜 200g，再煎 1 沸，共 600ml，4 次服完。

3 月 22 日二诊 服上方 2 剂，大便通利，痛胀诸症悉除。继以理气疏郁之剂调治。前方芒硝减为 10g，酌加陈皮 10g、白术 10g，继服 2 剂，病获痊愈。

按语： 中医之"关格"，可概括西医"肠梗阻"，辨证有寒热虚实之分，但其中属于实热者居多。本案综观舌脉证，当属实热郁结，气机不利，肠道不通，气壅上逆而致腹痛、胀满、呕吐、便闭之四大主证。治疗必以开郁、泻热、润燥、通腑为法则，所投之方奏效迅捷，妙在芒硝与蜂蜜合用。芒硝味咸，性寒，有荡涤肠胃积滞之功，《伤寒论》之调胃承气汤、桃核承气汤、大承气汤皆用之以软坚润燥、荡涤肠胃积滞；蜂蜜既能润燥清热，又药性平和，具有补中效能。芒硝与蜂蜜合用，通腑涤肠胃郁结，药性缓和而不猛，非他药所能及，并辅以槟榔、枳实、桃仁、木香开郁疏气，活血润燥，使之相得益彰，疗效颇佳。

病案 2 矫某，男，47 岁，干部。1995 年 2 月 16 日初诊。

"小肠坏死"术后出现呃逆不止，难以入睡，呕吐，腹胀，不排气，不排便，18 日未进食。经某医院确诊为"高位绞窄粘连性肠梗阻"，因不宜二次手术予保守治疗。留置胃管，24 小时引出胃液约 2000ml，灌肠后仍不排气，有少许粪便，小便少色赤。用生豆油经胃管注入，亦吐出。病人状态极度衰惫，舌苔黄腻，脉沉滑。辨为胃腑实热，夹肝气上冲。因呃逆不止，难以入睡，故治以解除呃逆为先。处方：生赭石（包）30g、旋覆花 20g、大黄 15g、川朴 20g、枳实 15g、半夏 20g、川连 15g、黄芩 15g、莱菔子 20g。

2 月 18 日二次往诊　服药 2 剂，呃逆消除，留置胃管，引出胃液约 1500ml，不排气、无大便，仍呕吐、腹胀。治宜通腑泻热同施，必要时加以疏气活血开瘀。处方：川朴 20g、枳实 15g、槟榔 20g、大黄 15g、青皮 15g、莱菔子 20g、海藻 30g、桃仁 20g、赤芍 20g、三棱 15g、莪术 15g、大腹皮 15g、生赭石 30g、番泻叶（后下）15g、甘遂末（单包冲服）5g。

2 月 20 日病人家属述其服药 2 剂，大便已通且呕吐消除。家人恐其下泻太过遂停方药，次晨又反酸，不排气及大便。嘱续以上方加芒硝 10g，番泻叶冲服。

2 月 22 日连服 2 剂，大便下，泻出粪便、水及污秽之物甚多，亦随之排气，呕吐腹胀俱除，胃管撤除。病人有饥饿感，可进少许半流食。临床症状缓解，复查仍有肠粘连。投以疏郁开结活血之剂。处方：桃仁 20g、丹参 20g、赤芍 20g、青皮 15g、三棱 15g、莪术 15g、莱菔子 20g、鸡内金 15g、槟榔 20g、海藻 30g、广木香 10g、川朴 20g、大黄 10g、郁李仁 20g、西洋参 15g、白术 20g、蜂蜜 30g。

3 月 18 日复诊　上方连服 25 剂，大便日 1 次。排气，腹部舒适，饥饿欲食，每日进食 4～5 次固体食物，每次约 30g，无不适感。舌苔薄白，脉沉有力。体重增加，并可外出散步。

3 月 28 日在某医院外科复查，无肠粘连，病已痊愈。复查无异常。

按语： 本案为高位绞窄粘连性肠梗阻。患于术后，外科医师认为难于再进行二次手术，介绍用中药治疗。诊时病人呃逆呕吐，腹胀，不排气，不大便。18 日未进食，予胃肠减压维持治疗，病情极为危笃，脉象沉，舌苔黄腻，呃逆不止难以入睡，辨证为胃腑实热与水饮互结夹肝气上逆之证。先以旋覆代赭汤与小承气汤合用，泻热通腑，镇肝降逆。《内经》谓"诸逆冲上皆属于火"，不泻热，只用旋覆代赭汤则呃逆难平，服药 2 剂，呃逆止，夜能入睡。病人及其家属大为欣慰，以为病有转机，然大便未通，未排气，粘连梗阻未获解决，遂用重剂，予通腑泻热与疏气活血之品，以疏通其粘连，尤其用甘遂末与大量番泻叶合用，以增强通腑泻热逐水之功。服药 2 剂，大便通，呕吐止。家属恐其继续下泻体力不支，遂停药，不料旋即出现呕吐腹胀，此为病重药轻，肠粘连未解，宿瘀未除，故于原方加芒硝 10g，服 2 剂后，泻下粪便秽浊，黏液夹水甚多，病人得以排气，呕吐腹胀俱除，继以疏郁开结调治而愈。

可见对疑难重症，邪气相当峻猛者，宜善于抓住病机果敢用药，各个突破，阻断病势，才能化险为夷，收获奇功。

（六）滑泻

病案 孙某，男，61 岁。1984 年 6 月 15 日初诊。

素罹肝病，经检查确诊为早期肝硬化。从 1980 年 5 月初消化不良，继而泄泻，逐渐加重，日腹泻 4～5 次，清便，食纳减少，体质消瘦，经中西药治疗皆未收效，转来我院门诊求治。见其面色晦暗无华，舌红少津，脉象沉弱。综合病史证候分析，当属日久之滑泻，其原总由脾虚肠寒，食少纳呆，久泻不禁，致仓廪匮乏，生化无源，病情较重。先以桃花汤与诃子散二方化裁以固肠止脱。初服 3 剂，下泻次数减少，似有效，但继服之则又泄泻如故。窃思涩肠止泻治疗法，不容置疑，而初服效继则无效者，乃药轻病重之所使然耳。忆及伏龙肝为土灶中经柴草熏烧之焦土，入脾胃经，为温中燥湿之佳品，治腹痛腹泻便血崩漏等病，取其温中固涩之功，故予以伏龙肝为主合桃花汤、诃子散二方化裁。处方：伏龙肝 100g、赤石脂 50g、炮姜 10g、诃子 20g、米壳 15g、山药 20g、白术 20g、川连 10g、甘草 15g。

服上方药 12 剂，泄泻日减为 2 次，大便转成条状。药既对症，嘱其继服上方药。又连用药 10 剂，大便转为日 1 次，稍溏，食纳亦增，体重增加 3kg。随访除早期肝硬化外，余皆痊愈，嘱其注意戒食生冷油腻之物，以利脾胃运化功能之恢复。

按语： 本例顽固滑泻，久用桃花汤、诃子散收涩而不能止其泻，究其原因，久泻阳虚，肠中沉寒痼冷，故积久不化也。伏龙肝为土灶中久烧之焦土，性温，能除寒燥湿而复脾阳，重用 100g，短期内即见转机。其取效之关键，一是选准药味，二在重用药量。若用伏龙肝 15g、30g，此等沉寒积冷之疾，轻描淡写，自当无济于事耳！

（七）便秘

病案 倪某，女，44 岁。1981 年 5 月 12 日初诊。

该患自述病初发于 10 余年前之产后，一直是大便艰难，经常七八日一行，伴脘闷、纳呆、腹胀，10 余年来几经治疗，服用过中成药，或无效，或服药则便，停药便秘如初，辗转求治于我院门诊。就诊时病人面色红润，身体消瘦，脘闷纳呆，时有恶心欲呕，倦怠乏力，尿色黄，大便已 4 日未解，舌苔白腻，脉弦。辨为枢机不利，气结不行。治宜和解少阳，转枢气机。处方：柴胡 15g、黄芩 15g、半夏 10g、红参 15g、胡麻仁 20g、甘草 10g、生姜 10g、大枣 3 枚。

5 月 20 日二诊 服上方 7 剂，大便得通，每日 1 行，食纳亦增，胃脘部稍有不适。上方加神曲 15g、麦芽 15g。

连续服上方 10 余剂，病人欣喜前来告知，多年沉疴，已告痊愈。

按语： 便秘之证，多发于热结、津枯，也有发于气结者。本案便秘，既非阳燥结，又非津亏血少，实属产后久卧少动，气机郁滞，津液不得敷布，致使大肠传导失职，通降失常，糟粕内积，不得下利，故曾服通腑润下之药治之罔效。《金匮要略·妇人产后病脉证治》曰："大便坚，呕不能食，小柴胡汤主之。"遂以小柴胡汤和解少阳，调畅气机，使"上焦得通，津液得下，胃气得和"，大便自下，病人因多年食少，胃虚纳呆，故饮食陡然增加则胃脘不适，复加入神曲、麦芽以助消化健脾胃，诸症悉除。

（八）狐惑病（白塞综合征）

病案 郭某，男，38岁。2006年9月13日初诊。

2005年始病，发病时双下肢红色结节，伴发热，体温38℃，发热与结节相伴，曾在某医院诊断为"结节性血管炎"，白塞综合征。2006年6月7日腿部皮肤组织活检：考虑白塞综合征。曾在某医院住院1个月，给予曲安西龙每日6片，现已停用。服激素期间，结节消失，停用后病情复发，现双下肢有3.0cm×3.0cm等多个结节，色红、质硬、界线不清，有压痛，发热多在午后，舌紫，苔白厚，脉弦细数，后背有陈旧散发，满布红色斑疹。张琪教授辨证为瘟毒发斑，治以清热解毒、软坚活血法。处方：金银花30g、白芷20g、天花粉20g、皂刺15g、甲珠（代）15g、柴胡20g、生石膏50g、蒲公英50g、紫花地丁30g、连翘20g、青皮20g、牡丹皮15g、当归15g、浙贝20g、桃仁15g、赤芍15g、知母15g、甘草15g。

10月11日二诊 服上药8剂，发热及红色结节消失，但期间反复两次，现结节减少，偶有肩部肌肉疼痛，发热，体温较以前低，36.8～37.6℃，舌质红，苔白厚（较以前薄），脉细数，仍以前法治疗为主。处方：金银花50g、连翘20g、天花粉30g、皂刺15g、甲珠（代）15g、柴胡20g、浙贝20g、青皮20g、牡丹皮15g、生石膏70g、桃仁20g、赤芍20g、蒲公英30g、紫花地丁30g、野菊花30g、大青叶20g、白芷20g、焦栀子15g、黄芩15g、玄参20g、甘草15g。

服上方28剂，电话告知已无发热现象，斑疹隐现，身较前有力，精神状态良好，嘱其注意精神、饮食、生活起居调摄，病人未再来诊。

按语：白塞综合征为自身免疫性疾病，以血管炎为主要病理基础，病变累及多系统，主要是指复发性口腔溃疡、阴部溃疡和眼色素膜炎的三联征，本病尚无有效的根治方法，现代医学治疗目的在于缓解症状，减少脏器受损，对无重要脏器受累者，以秋水仙碱为首选，还可应用肾上腺皮质激素、免疫抑制药等药物治疗。中医学家大多认为此病属于狐惑病范畴，《金匮要略·百合狐惑阴阳毒病脉证治》谓："蚀于喉为惑，蚀于阴为狐。不欲饮食，恶闻食臭，其面目乍赤、乍黑、乍白。蚀于上部则声喝，甘草泻心汤主之……蚀于下部则咽干，苦参汤洗之……蚀于肛者，雄黄熏之。"《医宗金鉴·伤寒心法要诀·狐惑》云："古名狐惑近名疳，狐蚀肛阴惑唇咽。"狐惑病因病机，多因感染虫毒，湿热不化而致，临证常分湿热内蕴、阴虚内热等证型，多治以清热利湿、滋阴清热为主，兼以他法，而张琪教授据病人证候而辨为瘟毒发斑，虽西医诊断为"白塞综合征"，但其临证则以皮肤红斑伴发热为主，瘟毒其定义为"瘟疫病邪中具有毒性者，即兼有易在皮肉组织蕴郁的特点，致病可兼见局部病变"，如大头瘟之类。《疫疹一得》谓："瘟毒发疮：瘟毒发斑，毒之散者也；瘟毒发疮，毒之聚者也。初起之时，恶寒发热，红肿硬痛，此毒之发扬者；但寒不热，平扁不起，此毒之内伏者。或发于要地，发于无名，发于头面，发于四肢，种种形状，总是疮症。"张琪教授辨此患即感染瘟毒，发散于肌肤，则现斑疹，故处方用大队清热解毒之品：金银花、连翘、生石膏、蒲公英、紫花地丁、白芷以解瘟毒，配伍活血软坚之品：天花粉、皂刺、甲珠（代）、浙贝、桃仁、赤芍以化瘟毒之瘀，使瘟毒从肌表而解；二诊斑疹明显消退，但时有发作，故加大清热解毒之品的剂量以蠲毒而出，金银花加量至50g，生石膏加至70g，清热解毒力度加大，随即病人斑疹则隐现，此为瘟毒渐散之象，嘱其注意生活调理，正气强盛祛邪而愈。

张琪教授从瘟毒论治白塞综合征，为此病的中医诊疗提供了一条新的思路，丰富了中医药对于此病的认识。

五、肝胆系病证

（一）黄疸

病案1 时疫黄疸（重症病毒性肝炎）

王某，男，48岁，教师。1995年5月10日初诊。

病人在某医院住院，诊断为重症病毒性肝炎并出现昏迷，肝损伤，肝萎缩。经医院抢救病情缓解，但尚未脱离险境，现病人神志已清但嗜睡，黄疸不退，腹胀满不欲食，体力疲惫不堪，肝功能谷丙转氨酶、谷草转氨酶、胆红素居高不下，血氨高，延中医会诊，躯干、巩膜黄疸不退，脘腹胀满，纳呆，精神疲惫，嗜睡，低热，体温38.5℃左右，舌苔白腻满布，小便色深黄，大便稍溏。中医诊断当属时疫急黄，辨证为湿热盛，而脾为湿热所困不得健运，中宫虚馁，肝气郁而不舒，肝郁脾虚、湿热蕴蓄为本病的症结。治以醒脾化湿、苦寒清热、舒肝健脾、活血解毒四法扶正祛邪兼顾治疗。处方：砂仁15g、藿香15g、白豆蔻15g、陈皮15g、茵陈20g、川连10g、黄芩10g、石菖蒲15g、柴胡15g、赤芍15g、郁金15g、丹参15g、红花15g、黄芪20g、白术15g、茯苓15g、金银花20g、蒲公英30g、甘草15g。

5月20日二诊　服上方8剂黄疸明显减退，全身较前稍有力，腹胀减轻，食纳稍好，低热退，舌苔转薄，仍白腻，脉象沉缓，现仍巩膜黄染，小便黄，全身阵汗出，此为肝郁渐疏，脾气渐复，湿热渐退佳兆，继宜上方化裁治疗。处方：藿香15g、白豆蔻10g、茵陈30g、石菖蒲15g、滑石20g、川连10g、黄芩10g、砂仁15g、丹参15g、桃仁15g、蒲公英30g、金银花30g、红花15g、柴胡15g、黄芪25g、甘草15g、白术15g、茯苓15g、赤芍15g。

上方连服30剂诸症大减，脘腹胀满消失，食欲佳，精神好转，体力增加，黄疸消退，舌苔均退，质稍红，脉象滑，肝功能检查谷丙转氨酶、谷草转氨酶均恢复正常，唯胆红素稍高，停药1个月后复查胆红素亦恢复正常而愈。

按语：本病人在某医院住院2月余，诊断为急性重症病毒性肝炎并呈现昏迷，经有关专家会诊为肝损伤、黄色肝萎缩，经过一系列抢救治疗已有好转，但仍未脱离险境，病人嗜睡，眼不欲睁，无食欲，腹胀满，小便色黄，黄疸不退，肝功能检查谷丙转氨酶、谷草转氨酶、胆红素均居高不下，医院给予护肝治疗，病情无明显好转，家属恐惧要求请中医会诊治疗。据脉证分析为湿热困脾，肝气郁滞，肝脾不和，结合辨病为肝损伤，血络瘀阻。宜芳化湿浊，苦寒清热以利脾之转输健运为主，佐以益气活血解毒恢复肝之损伤。现代药理证明，柴胡、黄芪与活血药合用具有抗肝损伤、抑制肝纤维化增生的作用；桃仁、丹参、红花、赤芍活血通络；茵陈清热利湿退黄；白术、茯苓健脾除湿。从多方面入手正邪兼顾，辨证与辨病结合，相互协同，故能取得良好疗效。本病人经过远期追踪观察肝功能一直良好。

病案 2　虚劳黄疸（溶血性贫血）

吴某，男，3 岁。1984 年 9 月 12 日初诊。

发病半年，精神委靡不振，眼不欲睁，皮肤瘙痒，面色及皮肤萎黄，困倦嗜卧，纳呆，舌质淡红，脉弱，血红蛋白 70g/L，黄疸指数 30μmol/L。某医院确诊为"溶血性贫血"，中医辨为"虚劳黄疸"，投小建中汤治疗以建中补脾、调和气血。处方：桂枝 7g、甘草 5g、大枣 8 枚、白芍 15g、生姜 7g、饴糖少许。

9 月 18 日二诊　服上方 6 剂，无明显效果，仍委靡不振，皮肤及面色萎黄，舌淡脉弱，辨为心脾两虚、气血不足，投归脾汤加减方，以益气养心健脾，助气血生化之源。处方：白术 10g、红参 7g、黄芪 15g、当归 10g、茯苓 10g、远志 5g、枣仁 5g、木香 3g、龙眼 10g、生姜 3g、红枣 2 枚、甘草 5g。

9 月 27 日三诊　服上方 6 剂，精神渐振，面部及皮肤黄色转淡，皮肤稍润泽，瘙痒减轻，续服上方。

10 月 25 日四诊　上方服 24 剂，血红蛋白升至 110g/L，黄疸指数降至正常范围，黄疸消退，舌红，脉转有力，精神饱满而愈。

按语：据脉证分析，此案为虚劳黄疸。始按《金匮要略》治法，投小建中汤，以温养中气，调和气血。服药 6 剂，疗效不显。反复构思，此案之黄疸当属脾虚，《内经》谓："中焦受气取汁，变化而赤，是谓血。"脾虚无以化生精微，乃为本病之症结。然水谷之精，生化于脾，又总统于心，心主血，脾统血，当从心脾两虚论治，用归脾汤原方，人参改用红参，共服 30 余剂，诸症消失而愈。

（二）胁痛

病案 1　胁痛（肝硬化）

张某，男，51 岁。1995 年 12 月 1 日初诊。

患乙型病毒性肝炎 15 年，近日自觉肝区痛，查彩超提示脾厚 4.5cm，门静脉内径 1.6cm，诊断：早期肝硬化、脾大，为求中医治疗来诊。现病人自述肝区痛，腹胀，口干，舌红，舌体胖大苔白，脉弦。辨证为肝肾阴虚、脾气虚。治疗：养肝阴、滋肾阴、健脾、柔肝。处方：黄芪 30g、党参 20g、白术 20g、山药 30g、莲子 15g、益智仁 15g、砂仁 10g、诃子 20g、柴胡 15g、白芍 20g、枳壳 15g、甘草 15g、炙鳖甲 20g、丹参 15g、鸡内金 15g、陈皮 15g、枸杞子 20g、山萸肉 15g、女贞子 20g、白花蛇舌草 30g、蒲公英 30g、生姜 15g、大枣 5 枚。

12 月 29 日复诊　服上方 28 剂，泄泻 4~5 次/日，仍腹胀，口干好转明显，舌体胖大，质红。治以疏肝健脾补肾、清热解毒。处方：柴胡 20g、白芍 20g、枳壳 15g、甘草 15g、炙鳖甲 20g、鸡内金 15g、枸杞子 20g、山萸肉 15g、女贞子 20g、白花蛇舌草 30g、蒲公英 20g、白术 15g、茯苓 15g、莲子 20g、黄芪 30g、党参 20g、乌梅 15g、扁豆 20g、陈皮 15g、丹参 20g。

1996 年 1 月 26 日复诊　共服上方 28 剂，泻止，大便成形，肝区隐痛，血浆白蛋白 33g/L，球蛋白 80g/L，胆红素 51μmol/L，谷丙转氨酶 87U/L，谷草转氨酶 65U/L，舌紫，苔白厚，舌体胖大。治以疏肝益气、健脾补肾、清热解毒。处方：柴胡 20g、白芍 20g、枳壳 15g、甘草 15g、炙鳖甲 20g、鸡内金 15g、白术 20g、茯苓 20g、山药 20g、砂仁 15g、黄芪 30g、五味子 15g、茵陈 20g、大青叶 20g、白花蛇舌草 30g、板蓝根 20g、蒲公英 30g、虎杖 20g、山萸肉 15g、枸杞子 20g。

4 月 14 日复诊　服上药初服无腹泻，现又出现腹泻，5～6 次/日，总胆红素 40μmol/L，直接胆红素 11μmol/L，谷丙转氨酶 67U/L，谷草转氨酶 60U/L。治以涩肠止泻、健脾温脾、疏肝解毒。处方：诃子 20g、炮姜 15g、米壳 10g、陈皮 15g、赤石脂 25g、白术 20g、茯苓 20g、莲子 15g、党参 20g、砂仁 10g、白豆蔻 15g、柴胡 15g、白芍 20g、虎杖 20g、茵陈 30g、泽兰 20g、金银花 30g、大青叶 15g、五味子 15g、厚朴 10g、甘草 15g、炙鳖甲 20g。

4 月 26 日复诊　现胁痛，食少纳呆，大便尚可，乏力，眼涩，舌红苔白。处方：砂仁 15g、陈皮 15g、白术 20g、厚朴 15g、蒲公英 30g、柴胡 20g、白芍 20g、黄芪 25g、白花蛇舌草 30g、板蓝根 20g、大青叶 15g、枳壳 15g、枸杞子 20g、山萸肉 15g、五味子 15g、麦冬 10g、甘草 15g。

8 月 13 日复诊　病人服上药后症状好转，肝功能正常，无不适感，遂停药。近 3 年来病情稳定。近日食少纳呆，足心热，少寐，肝区不适。化验：白球比值倒置，直接胆红素 9.9μmol/L，总胆红素 17μmol/L，谷丙转氨酶 34U/L，谷草转氨酶 47U/L。超声诊断：肝硬化，脾大，腹水。处方：柴胡 20g、白芍 25g、枳壳 15g、甘草 15g、白术 20g、茯苓 20g、黄芪 30g、生晒参 15g、赤芍 20g、牡丹皮 15g、丹参 20g、炙鳖甲 20g、茵陈 20g、虎杖 20g、板蓝根 20g、大青叶 15g、陈皮 15g、神曲 15g、麦芽 30g、山楂 15g。

9 月 23 日复诊　药后腹痛，大便稀 5～6 次/日，夜晚足轻度浮肿，手足心热，脉数。肝功能：球蛋白 47g/L，白蛋白 28g/L，总胆红素 39.54μmol/L，直接胆红素 5.7μmol/L，间接胆红素 33.84μmol/L。在前方的基础上加山药 25g、扁豆 20g、砂仁 15g、枸杞子 20g、女贞子 20g、五味子 15g、生姜 15g、大枣 5 枚。

11 月 19 日复诊　服上药病情稳定，10 月 22 日化验示：谷草转氨酶 53U/L，谷丙转氨酶 39U/L，白蛋白 26.90g/L，球蛋白 52g/L，总胆红素 30.92μmol/L，直接胆红素 7.00μmol/L，间接胆红素 23.92μmol/L。近日病人腹泻 4～5 次/日，食欲不振，胃痛，小腹痛，交替发作。辨证为脾虚生湿而泄泻，故予升阳益胃汤加味，处方：黄芪 30g、生晒参 15g、白术 20g、川连 10g、半夏 15g、陈皮 15g、茯苓 15g、泽兰 15g、防风 15g、独活 10g、柴胡 15g、白芍 20g、生姜 15g、大枣 5 枚、炙鳖甲 20g、鸡内金 15g、山药 20g、蒲公英 30g、白花蛇舌草 30g、五味子 15g、女贞子 20g、枸杞子 20g、炮姜 10g、白豆蔻 15g。

1 月 28 日复诊　服上药后偶尔腹泻，余无不适感。肝功能：谷丙转氨酶 36U/L，谷草转氨酶 26U/L，白蛋白 27.30g/L，总蛋白 68g/L，胆红素 21.40μmol/L。处方：柴胡 20g、白芍 20g、枳壳 15g、甘草 15g、白术 20g、茯苓 20g、生晒参 15g、山药 20g、山楂 15g、鸡内金 15g、麦芽 30g、神曲 15g、白豆蔻 15g、砂仁 15g、枸杞子 20g、山萸肉 15g、女贞子 20g、玉竹 15g、炙鳖甲 20g、土鳖虫 10g、丹参 15g、虎杖 20g、赤芍 20g、白花蛇舌草 30g、蒲公英 30g。

2000 年 4 月 7 日复诊 食欲好，但消化欠佳，善饥，舌红苔滑润。2 月 25 日复查肝功能：白蛋白 27.90g/L，谷丙转氨酶 38U/L，谷草转氨酶 44U/L，总胆红素 23.06μmol/L，间接胆红素 20.46μmol/L。处方：红参 15g、白术 20g、茯苓 20g、甘草 15g、陈皮 15g、砂仁 15g、神曲 15g、麦芽 30g、山楂 15g、枸杞子 20g、山萸肉 20g、菟丝子 15g、鳖甲 20g、女贞子 20g、土鳖虫 10g、丹参 20g、黄芪 30g、虎杖 20g、茵陈 15g、白花蛇舌草 30g、柴胡 15g、白芍 20g、枳壳 15g、鸡内金 15g。

6 月 2 日复诊 无明显不适感，肝功能：白蛋白 28g/L，球蛋白 42g/L，总蛋白 70g/L，总胆红素 39μmol/L，直接胆红素 5μmol/L，间接胆红素 34μmol/L，余正常。处方：柴胡 20g、白芍 25g、枳壳 15g、甘草 15g、砂仁 15g、陈皮 15g、大青叶 15g、黄芪 30g、白术 20g、茯苓 20g、红参 15g、山楂 15g、神曲 15g、麦芽 30g、白花蛇舌草 30g、蒲公英 20g、山萸肉 20g、枸杞子 20g、菟丝子 20g、女贞子 20g、丹参 15g、板蓝根 20g、炙鳖甲 20g、土鳖虫 10g、桃仁 15g、虎杖 20g、茵陈 15g。

9 月 8 日复诊 现体质增加，食欲好，精神状态好，脉有力，舌红，体胖大。肝功能：白蛋白 33.40g/L。处方：柴胡 20g、白芍 30g、枳壳 15g、甘草 15g、白术 25g、茯苓 20g、山药 20g、扁豆 20g、砂仁 15g、白豆蔻 15g、党参 15g、黄芪 30g、山萸肉 20g、枸杞子 20g、菟丝子 20g、女贞子 20g、鸡内金 15g、炙鳖甲 20g、土鳖虫 10g、丹参 15g、桃仁 15g、赤芍 15g、茵陈 20g、五味子 15g、败酱草 30g、板蓝根 20g、虎杖 20g、大青叶 20g、生姜 15g。

按语： 慢性肝炎从脏腑辨证涉及肝、脾、肾三脏，初病在肝脾，肝郁乘脾，肝旺脾虚，治疗的整个过程主要是本着"见肝之病，知肝传脾，当先实脾"的原则，治疗以疏肝健脾、清热解毒为主，佐以活血软坚散结。方中四逆散疏肝柔肝，以利肝气疏泄条达；肝主疏泄，肝郁日久，横逆乘脾，脾为气血生化之源，扶土抑木，重在保护脾胃。方中党参、白术、茯苓、山药、黄芪益气健脾；肝脾失调，湿热内蕴与外邪化热互为影响，故用茵陈、败酱草、白花蛇舌草、虎杖、板蓝根以清热利湿解毒；炙鳖甲、土鳖虫、丹参、桃仁活血软坚散结；病人一度泄泻明显，考虑脾阳虚，于方中加温脾之炮姜、白豆蔻、砂仁。诸法合用，正邪兼顾，病情缓解。现代药理研究表明，黄芪、五味子对肝损伤有保护作用；五味子、大青叶、板蓝根、虎杖等降低转氨酶；茵陈扩张胆管，促进胆汁排泄，降低胆红素，护肝利胆；败酱草降酶促进肝细胞再生，防止肝细胞变性坏死等。体现张琪教授辨病与辨证相结合的学术思想。

张琪教授认为，乙型病毒性肝炎引起肝炎后肝硬化，虽辨证分型不同，但证型不是固定不变的，常因正邪能拮抗胜衰病情衍变，且多经中西药治疗而演变，不能固守一方一药的治疗。根据经验本病虚寒热夹杂，必须多法联用，即在一方之内将疏肝理气、益气健脾、清热解毒、活血化瘀熔于一炉，才能收到事半功倍的效果。多法联用更要注意辨证，随机应变，方能体现中医辨证的特色。

病案 2 胁痛（病毒性肝炎）

谷某，男，46 岁，某公司负责人。2001 年 5 月 16 日初诊。

经某西医院诊断为丙型病毒性肝炎，早期肝硬化，经治疗无明显效果，来中医门诊求治，症见两胁痛且连后腰酸痛，脘腹胀闷，痞满不舒，消化不良，大便溏，伴有不消化样，视其面色尚可，两手红（肝掌），舌淡胖，脉象沉弦，平时嗜酒。肝功能：谷氨酰转肽酶64U/L，胆碱酯酶15 703U/L，谷丙转氨酶66U/L，B超示：肝脏弥漫性病变，脾厚4.1cm、胆囊炎。张琪教授辨此证为肝气不疏，郁而化热，邪热内伏，脾气虚而不运，消化功能减弱。治以疏肝柔肝以利肝气条达，清热解毒以除热邪，健脾益气扶正以助消化功能，旨在调理肝脾、清热解毒、正邪兼顾。处方：柴胡20g、白芍25g、枳实15g、甘草15g、白术25g、茯苓20g、山药20g、鸡内金15g、黄芪20g、太子参15g、炙鳖甲20g、郁金10g、桃仁15g、败酱草30g、茵陈10g、五味子20g、炮姜15g、虎杖20g。

　　7月11日二诊　共服药28剂，两胁痛、脘腹胀满均减，大便成形，日1次，饮食亦佳，白天精神体力均佳，化验肝功能：谷丙转氨酶49U/L，继以上方化裁。处方：柴胡20g、白芍25g、枳壳15g、甘草15g、白术20g、茯苓20g、黄芪30g、太子参15g、炙鳖甲20g、郁金15g、败酱草30g、板蓝根20g、蒲公英30g、白花蛇舌草30g、茵陈10g、五味子15g、虎杖20g、白豆蔻15g、砂仁15g、陈皮15g。

　　9月19日三诊　连续服上方，胁痛脘腹胀均除，大便日1次成形，无消化不良，食欲佳，精神体力均佳，舌润薄苔，脉象弦滑，肝掌亦轻减，体重增1kg，化验肝功能：谷丙转氨酶等均正常，唯谷氨酰转肽酶73U/L，仍高于正常值，脾未查，予疏肝益气健脾补肾、扶正清热解毒活血之品除邪。处方：柴胡20g、白芍25g、枳实15g、甘草15g、黄芪30g、白术20g、茯苓20g、太子参20g、炙鳖甲20g、土鳖虫15g、郁金15g、牡丹皮15g、五味子15g、败酱草30g、虎杖20g、蒲公英30g、白花蛇舌草30g、山茱萸20g、枸杞子20g、女贞子20g、菟丝子20g。

　　9月19日至2002年1月3日中间复诊4次，继服上方症状全除，过劳后右季胁稍不适，其余均正常，化验肝功能：谷丙转氨酶28U/L，谷氨酰转肽酶63U/L，后1月30日复查谷氨酰转肽酶50U/L，无明显症状，嘱其继服上方加西洋参15g以巩固疗效。

　　按语：张琪教授认为慢性肝病（慢性肝炎及肝炎后肝硬化），肝郁及脾虚贯穿于始终。慢性病毒性肝炎，肝阴不足，肝气郁结，肝气不畅，横逆乘脾，脾气虚弱是其主要的病理机制，故疏肝柔肝健脾法是慢性肝炎的主要治疗大法。同时根据辨病辨证论治的原则，采取相应的兼治法而治其兼夹证候，如脾虚者、湿热中阻者、乙型肝炎表面抗原及e抗原阳性者、脾大者、转氨酶增高者，均可在柔肝疏肝的基础上，酌以加减用药，效果甚佳。张琪教授治肝炎尤重视健脾益气，善重用白术、茯苓、山药、黄芪、太子参以培土抑木，并体现了"见肝之病，当实之于脾"的思想。张琪教授自拟有护肝汤，方药组成如下：柴胡20g，白芍30g，枳实15g，甘草15g，白术20g，茯苓20g，黄芪30g，五味子15g，败酱草30g，茵陈20g，板蓝根20g，虎杖20g，蒲公英30g，连翘20g，水煎服，每日1剂。以疏肝理脾、清热解毒为主。治疗胁肋胀满疼痛，五心烦热，肝掌，舌赤，脉弦或弦数等。张琪教授临床用四逆散，白芍常用至30～50g以敛阴柔肝，但白芍为酸寒之品，素体脾虚之人易致腹泻，须用白术、茯苓辅佐以培土抑木；或再加入黄芪补脾益元；清热解毒之品如茵陈、板蓝根、虎杖、败酱草、白花蛇舌草等；拟名护肝汤，治疗慢性肝炎活动期。肝功能有变化者，如谷草转氨酶、谷丙转氨酶高，白蛋白低、白球比值倒置、胆红素高者均有效。如脾大者，可加入制鳖甲、土鳖虫、桃仁等，有很多病人服此方1个阶段后，脾脏缩小或质软，转而恢复正常。护肝汤组方除四逆散疏肝敛阴柔肝外，又用白术、茯苓、黄芪益气健脾，因为肝旺则脾虚，即所谓肝气乘脾，肝炎病人更是如此，故用三药以健脾，且根据现代药理研究黄芪、五味子对肝损伤有明显的保护作用；茵陈清利湿热退黄疸，现代药理实验证明其有护肝利胆作用，可以使肝细胞的变性坏死减轻；败酱草有明显促进肝细胞再生，防止肝细胞变性和坏死，降低麝香草酚絮状脑磷脂、胆固醇絮状值和谷丙转氨酶含量的作用；蒲公英和连翘对四氯化碳所致肝损伤的动物模型有显著降低血清中谷丙转氨酶和减轻肝细胞脂肪变性的作用；板蓝根和虎杖也有极强的抗病毒和调节免疫力的作用。

本例以护肝汤加味主之，开始症见两胁痛，脘腹胀满，大便溏，伴有不消化样便，于柔肝疏肝之剂中重用白术、茯苓、山药、鸡内金、黄芪、太子参，益气健脾助消化之品以益气健脾、培土抑木；佐以败酱草、茵陈、虎杖、白花蛇舌草，清热解毒以除热邪；再用炙鳖甲、郁金、桃仁活血软坚；因肝肾同源，后方又增入山茱萸、枸杞子、女贞子、菟丝子以补肾健肝。

病案 3　胁痛（慢性胰腺炎）

康某，女，42 岁，会计。1994 年 12 月 10 日初诊。

两胁连及脘腹疼痛 2 个月余，终日无缓解，夜间常痛楚不能入睡。伴口苦涩，食欲不振，大便正常，舌苔白腻，脉弦。经两次 B 超检查，诊为"慢性胰腺炎"。2 个月来服中西药未见明显效果。张琪教授据脉证分析，此为肝气横逆、胆胃郁热、胃失和降、脾气虚寒、寒热夹杂之证。因病机错综复杂，故治疗棘手。宜疏肝气、泻胃热、温脾寒法。处方：白芍 40g、柴胡 20g、甘草 20g、桂枝 20g、生姜 15g、半夏 15g、黄芩 15g、大黄 7g、枳实 15g、吴茱萸 10g、香附 15g、蒲公英 30g、大枣 5 枚。

12 月 17 日复诊　服药 7 剂，胁腹作痛已除，口苦亦解，病已治愈。

按语： 此案两胁连及脘腹疼痛缠绵难除。其病位在肝胆脾胃。肝胆郁热，脾寒胃热。疏肝泻热则有碍脾之虚寒，温脾祛寒则助长肝胃之热，治疗棘手。张琪教授用四逆散合大柴胡汤疏肝胆之气而清热，重用白芍以柔肝理脾；且白芍、甘草合用为治肝气乘脾之要药；复用生姜、桂枝、吴茱萸以温脾，寒热并用切中复杂之病机，才能奏效迅捷。

蒲公英入脾、胃二经，取其清热解毒之效，微寒又无伤胃之弊。凡肝胆胃偏热者用之皆宜，但必重用，方能有效。

（三）单腹胀（肝硬化晚期腹水）

病案　于某，男，27 岁。1980 年 5 月 23 日初诊。

病人腹胀已 6 个月。1979 年曾诊断为肝硬化，两周前因呕血、便血入某院治疗，诊为肝硬化癌变，癌性腹膜炎，住院 1 周，出院后病人来所求治。

5 月 19～21 日理化检查结果如下：同位素诊断报告提示为肝弥漫性病变。超声检查提示：大量腹水、肝改变硬化癌变可能性大。肝功能检查：碘反应阴性，麝浊 4U，锌浊 11U，转氨酶 115U/L。血红蛋白 60g/L，红细胞 2×10^{12}/L，白细胞 3.9×10^9/L。腹水化验：未发现癌细胞。血沉：第 1 小时 32mm，第 2 小时 63mm。诊时症见面色黧黑、晦暗微黄，腹部高度膨隆，腹皮绷紧，腹壁脉络显露，脐突起，皮肤干燥，形体消瘦，肋下胀满，进食即胀满难忍，口干苦，大便秘结、4～5 日一行，小便短少，舌少津、苔白燥，脉弦数。肝肋下 1cm，脾肋下 4cm，高度腹水，下肢不肿。诊断：单腹胀，此乃水毒与热邪结聚于内，隧道不通，气血为之所阻，外候虽见虚象，然二便秘，脉弦数，口苦舌干，乃属实热之证。在本虚标实、标急于本的情况下，不除其水则虚必难复，故急当治标，然其势急而证危，远非一般利水之剂所能奏效，必宜以泻热逐水之峻剂舟车丸化裁为主，辅以苓术健脾扶正。处方：二丑、茯苓各 30g，大黄、橘皮各 15g，炙甘遂 2.5g，广木香 7.5g，白术、槟榔各 20g，水煎，分 2 次服。

5 月 26 日二诊　上方服 2 剂，大便日 2 次，小便量稍增，腹皮见松。药虽中病，但仍嫌药轻力薄，于前方中加入大戟，并增甘遂用量以加强其逐水之功。处方：二丑、白术、槟榔各 30g，大黄 10g，炙甘遂 5g，广木香 7.5g，橘皮 15g，茯苓 40g，炙大戟 2.5g，水煎，分 2 次服。

6 月 2 日三诊　上方续服 6 剂，腹部见松，大便下泻，小溲增多，胀满略减，稍能进食，但下午低热。病已见转机，效不更方。以前方加茵陈 30g，以清利湿热。

6 月 9 日四诊　服上方 6 剂，小便日量 1500ml，大便溏，日 1 次，腹胀满大消，脉沉弦。再拟行气逐水，少佐扶正之剂。处方：炙甘遂 10g，炙大戟 5g，白术、海藻、槟榔、党参、泽泻、茵陈各 30g，茯苓、二丑各 40g，广木香、大黄各 10g，生姜 15g，水煎服。

6 月 22 日五诊　上方加减服 12 剂，尿量在 1500ml 左右，腹部明显缩小，已不觉胀，日餐 300g，大便正常，下午体温 36.8～38℃，自觉乏力，脉数。邪去十之七八，已显气阴两虚之候。拟益气、健脾、逐水、攻补兼施法。处方：黄芪、党参、海藻、二丑、茯苓各 30g，白术、柴胡、槟榔各 20g，泽泻、麦冬各 15g，炙甘遂、大黄各 10g，炙大戟 5g，水煎服。

7 月 8 日六诊　前方稍出入共服 12 剂。小便日量 2000ml，大便正常，仅有少量腹水，腹已不胀，每日食量 500g，下午体温 37.5℃左右，舌苔润，脉弦数。改用清热、滋阴、逐水之剂。处方：银柴胡、炙鳖甲、青蒿、麦冬各 20g，胡黄连、甘遂、大黄、木香各 10g，秦艽、知母各 15g，海藻、茯苓各 30g，水煎服。

7 月 14 日七诊　服上方 3 剂，下午体温 37.2～37.3℃，腹水全消，小便日 2000ml，大便日 1 次，手心热，脾肋下 4cm，舌尖红，苔白，脉弦数。仍以前方加减，再服 6 剂。

7 月 31 日八诊　前药尽剂，体温恢复正常，腹水全消，腹不胀。食欲增至每日 600g，精神大振，身体见丰，脉沉滑。脾肋下 3cm。病情缓解，停服中药，令其浆粥自养，以利康复。

8 月 2 日九诊　脾肋下 3cm，肝肋下 1cm，血红蛋白 90g/L，白细胞 6.0×10^9/L，红细胞 3.7×10^{12}/L。

随访病人已正常工作 2 年，除脾大 2cm 外，余无异常，病情一直稳定。

按语：本例为肝硬化失代偿期，高度腹水形成，曾用西药强利尿药皆罔效，某医院曾诊断为"癌变"，虽未检出癌细胞，但肝硬化之诊断则毫无异议，当时腹部高度膨隆，胀满难忍，已属危重。张琪教授据其腹胀急、口干便秘、舌燥脉弦数、体虽瘦弱而未现形脱便血、腹水感染或昏迷等并发症，认定此症尚在可攻之时，机不可失，因而一再用二丑、大黄、甘遂、大戟以逐水泻热，从小量开始逐渐增至大量，如甘遂、大戟峻利泻水竟增至

10g 之多。诸药合用达攻结行水之效，又辅以参、术、苓以健脾扶正。可喜之处，用药后大便通利，小便亦增多，而且从小量递增至大量，使邪去而正气不致大伤。然"大毒治病十去其六"，迨水气大除，腹胀缓解，续以攻补兼施，善始善终，使至顽固之腹水完全消退，病情获得缓解，且2年来一直稳定。本病例成功之关键，在于辨证准确，抓住了可攻有利时机，果断用药，若见病重而不敢用峻剂，见危而畏缩不前，则必然药不胜病而贻误病机。

（四）眩晕

病案 1　刘某，女，55 岁。2007 年 8 月 20 日初诊。

病人因某事精神受刺激而患病。症见头晕，行走困难无力，两手颤抖，大便日 1 次，咽喉部痰多，口中津液黏稠似痰，食纳减少，上下肢明显乏力，舌质淡红口干，脉象沉弱。经医院系统检查，无器质性病变。辨证属于肾阴阳俱虚，水泛为痰，以地黄饮子加味主之。处方：山萸肉 20g、石斛 20g、熟地 30g、麦冬 15g、五味子 15g、石菖蒲 15g、远志 15g、肉苁蓉 15g、巴戟天 15g、附子片 10g、肉桂 10g、橘红 15g、枳壳 15g、桔梗 15g、甘草 15g。

9 月 2 日二诊　服药 14 剂，自觉咽部痰明显减少，头晕亦大好，下肢稍有力，全身较前有力，颈部后脊背酸痛，右上肢仍无力，颤抖减轻，全身似有发热感（测量体温正常），大便日 1 次，稍溏，全部症状均有不同程度改善，舌质淡红苔白，脉象沉。继以前方加减主之。处方：熟地 30g、山萸肉 20g、石斛 20g、麦冬 15g、五味子 15g、石菖蒲 15g、生山药 20g、肉苁蓉 15g、巴戟天 15g、白术 15g、玉竹 15g、枸杞子 20g、女贞子 15g、菟丝子 15g、半夏 15g、橘红 15g、甘草 15g、天花粉 15g。

9 月 12 日三诊　连续复诊 2 次，上述诸症均消失，唯独大便溏，日一二次，下肢虽较前大好，但仍乏力，气短，脉象无力，舌润，服上方 50 剂，精神大好，全身有力，头晕、手颤均消失，下肢亦较前明显有力，唯独大便溏，日 2 次，呼吸气短，双下肢上楼仍感乏力，脉弱，舌润，辨证当属脾虚气虚，改用益气升阳、补脾肾法治之。处方：白术 20g、茯苓 15g、红参 15g、砂仁 10g、黄芪 30g、半夏 15g、陈皮 15g、泽泻 15g、防风 10g、柴胡 15g、白芍 15g、熟地 20g、山萸肉 20g、龟板 20g、牛膝 15g、生姜 10g、大枣 3 枚。

10 月 10 日四诊　服上方 28 剂，自觉全身有力，气短已愈，双下肢基本恢复正常，上楼稍觉乏力，病人要求带此药方回家继续服药，远期追踪已经痊愈。

按语： 本病人初诊，两手颤抖，腿软乏力，头晕，喉中多痰，唾液黏稠如痰，精神疲倦，懒言恶食，经各大医院系统检查未能确诊，中医四诊除上述症状外，舌质淡红少泽，脉象弱，据家属讲病人精神受创伤遂患此病。审因论治，当属肾元虚弱，阴阳俱虚，水泛为痰。结合头晕、四肢乏力、手颤、脉弱，辨证当属风痱一类疾病，宜用地黄饮子补肾中之阴阳，加橘红、桔梗，既佐以化痰，又防止补而不壅，服药后逐渐好转。经 3 次复诊，服药 30 剂，诸症基本消除，唯独大便溏，日 2 次，呼吸气短，下肢仍稍弱，此属脾气虚，脾与肾相关，后方又以益气健脾升阳之剂，与补肾药合用，连续服药 28 剂，终获痊愈。

病案 2 姚某，男，52 岁。2008 年 1 月 24 日初诊。

平素体质较胖，头眩晕，嗜睡，全身乏力，舌体大，舌苔白腻，舌质紫，脉象弦滑有力，此属痰湿与血瘀所致，血脂：甘油三酯 4.30mmol/L，其余均正常。处方：半夏 20g、天南星 15g、桃仁 15g、赤芍 15g、生地 20g、当归 15g、红花 15g、枳壳 15g、牡丹皮 15g、柴胡 15g、川芎 15g、桔梗 15g、甘草 15g、天麻 15g、全蝎 10g、草决明 30g，水煎服，日 1 剂，日二次。

3 月 4 日二诊　服药 28 剂，头昏眩稍轻，舌苔转白。继续以上方加橘红 15g。嘱咐其服 2 周后观察。

3 月 29 日三诊　服上方 24 剂，头晕愈，全身轻松，舌润薄苔，脉沉，从而痊愈。

按语： 该患素体肥胖属痰湿体质，或因恣食肥甘，或因饮食不节，或因劳倦伤脾，或因误治汗、吐、下损伤脾阳，脾主运化水湿精微，脾阳受损运化失司，聚湿成痰上犯清窍，气机不畅，血瘀痰阻，发生眩晕。正如朱丹溪谓："无痰不作眩。"故治宜活血化瘀、祛湿消痰，方宜半夏白术天麻汤合血府逐瘀汤化裁。方中桃红四物汤（桃仁、红花、当归、川芎、生地、赤芍）活血化瘀而养血。牡丹皮清热凉血、活血化瘀。四逆散（柴胡、枳壳、甘草、赤芍）疏理肝气，使气行则血行。加桔梗引药上行直达病所。半夏燥湿降逆化痰；天麻升清降浊定风除眩，二药为治风痰眩晕之主药。天南星具有祛痰通络祛风之功，辛开走动，专疏经络，《明医诸风疬疡全书指掌》谓其"主中风，除痰麻痹"，可见本品可治痰祛风。全蝎祛风止痉、通络。草决明味甘，苦，性寒，入肝肾经，清肝火散风邪，补中兼具清散之功，现代药理证明其能抑制血清胆固醇升高和主动脉粥样斑块的形成，又有润肠通便作用。连续服药 52 剂，终获痊愈。

病案 3 张某，男，59 岁，干部。1992 年 6 月 23 日初诊。

近 1 年病人自觉心窝部阵发热上冲，头胀眩晕，且伴颜面潮红，烦躁，怔忡不宁，舌质红苔白腻，脉弦滑有力。测血压约 140/80mmHg。经各西医院检查诊断为"脑动脉硬化"，经中西药治疗无效。病人平素性情急躁，五志过极，相火妄动，故有阵发热上冲、头昏眩晕等上述症状。治宜予苦寒清热凉血之品，以直折其热。处方：川连 10g、黄芩 15g、大黄 7g、生地 20g、麦冬 15g、赤芍 15g、石斛 15g、茵陈 15g、枇杷叶 15g、甘草 10g。

7 月 2 日二诊　服上方 8 剂，心窝部灼热上冲大减，头昏眩晕亦明显减轻，舌质红，苔转薄白，脉弦缓。续上方化裁。处方：川连 10g、黄芩 15g、大黄 7g、生地 20g、麦冬 15g、白芍 15g、石斛 15g、茵陈 15g、枇杷叶 15g、甘草 10g、枳壳 15g、菊花 15g、桑叶 15g。

7 月 10 日三诊　服上方 6 剂，头胀眩晕、阵发灼热上冲及烦躁怔忡俱减，但仍小有发作。续苦寒清热，酌加潜阳之品，使相火安于其位。处方：生赭石 30g、川连 10g、黄芩 15g、大黄 7g、生牡蛎 20g、珍珠母 30g、生地 20g、玄参 20g、龙胆草 10g、怀牛膝 15g、生甘草 10g。

7 月 17 日四诊　服药 6 剂，头胀眩晕、心窝部阵发灼热上冲基本消除。但近日情绪波动，上述症状略有反复，但较前明显轻。处方：川连 10g、黄芩 15g、大黄 10g、桃仁 15g、生赭石 30g、珍珠母 30g、龙胆草 10g、焦栀子 10g、牡丹皮 15g、生地 20g、茵陈 15g、生牡蛎 20g、甘草 10g、麦冬 15g。

此方连服 6 剂，诸症消除。

按语：本案"眩晕"属相火妄动。前人对相火看法不一，但不外虚实两类。以赵献可为代表认为相火即命门之火，由于命门火衰，阴格盛阳浮越于上的虚火，亦即龙雷之火，只宜温顺导之归源，切忌寒凉直折。以李时珍、徐大椿为代表认为相火即心包之火，心藏神为君火，包络为相火，并认为"心包之火能令人怔忡面赤、烦躁、眩晕，此则君火之旁名为相火"，为实火，虚实虽然不同，但皆主张只宜安谧，不宜妄动。安谧为生理，妄动为病态。本案即属于相火妄动，属实者，见有阵发热气上冲，发则面赤、头胀眩晕、怔忡烦躁，年余不能工作，张琪教授据其脉证以苦寒之品直折心包络之火，配合生地、麦冬、石斛以滋其阴，以期达到"阴平阳秘"之目的。经 3 次复诊、服药 20 剂，诸症减轻，脉有缓象，但阵发热气上冲仍不根除，故在滋阴泻火基础上，加生赭石、珍珠母、生牡蛎潜阳之品，连服 10 余剂而获全功。远期追踪，迄未复发。

（五）抽搐

病案 1　王某，男，27 岁。1984 年 12 月 16 日初诊。

阵发性抽搐 5 年余。5 年前感受风寒之邪，而发生抽搐。初次发病，正于行走间，发作时自感下肢活动困难，随之不能行走，逐渐延至手臂，抽搐时无角弓反张，口吐涎沫，意识清楚。以往半个月左右发作 1 次，持续 1~2 小时，近 1 年发作频繁，3~5 天发作 1 次，持续半小时左右。发作前自觉心胸满闷压抑，随之抽搐，舌紫苔腻，脉沉弦。脑电图检查未见异常。辨为风寒阻络、筋脉失养，兼以邪郁肝胆、痰热交阻、肝风内动，先宜予温经通阳、祛风散寒之剂。处方：桂枝 20g、附子 10g、川芎 15g、麻黄 10g、党参 15g、白芍 15g、杏仁 15g、防己 15g、防风 10g、黄芪 30g、甘草 10g、僵虫 15g。

12 月 23 日二诊　服药 6 剂，抽搐减轻，每周发作 1 次，持续 1 小时。此外邪得除，经脉稍通之兆。发作前仍心胸满闷，苔腻，脉沉弦。此乃邪郁肝胆，肝风与痰热交阻，治宜疏肝化痰、泻热息风。处方：桂枝 20g、白芍 20g、柴胡 15g、龙骨 20g、牡蛎 20g、大黄 7.5g、半夏 15g、黄芩 15g、甘草 15g、丹参 15g、僵虫 15g。

1985 年 1 月 13 日三诊　服前方 12 剂，抽搐时间明显缩短，10~15 分钟。近 2 日自觉稍有胸闷不适，但未抽搐。手足逆冷，舌紫苔白，脉弦细。此血虚寒凝，不能充达四末，治宜温经散寒、养血通脉。处方：桂枝 15g、白芍 20g、当归 20g、细辛 5g、甘草 10g、木通 10g、红花 15g、赤芍 15g、丹参 20g、鸡血藤 30g、大枣 5 枚。

服前方数剂，半年来抽搐一直未发，胸闷等症皆愈。

按语：抽搐可见于热病过程中，为风火相煽、热灼津液、筋脉失养所致。亦可因风寒湿邪外中，痹阻经脉，而致筋脉失养发生抽搐。本例抽搐，病情较为复杂，外有风寒之邪侵及经脉，经脉痹阻，失其濡养；内有邪郁肝胆化热，痰热交阻，肝风内动。此内外合邪，既有外风，又有内风。综观舌、脉、证，详审病机，此病案先以温通经脉、驱除风寒为先，药选小续命汤。服药后经脉得通,再选柴胡龙骨牡蛎汤化裁,以疏肝泻热,化痰息风。使之内风得息,抽搐得以控制。后据四肢逆冷之证,改用当归四逆汤加活血化瘀之品,以温经散寒、养血通脉而收全功。本案三诊三易方药,足以说明辨证用药要灵活、审度病机当精细。

此外张琪教授认为抽搐虽有内风、外风之别,但外风能牵引内风,内风可招致外风,故内、外风不能不分,亦不能过于区分。从本案施治也证明了内、外风相召之论的实践性。

病案 2 马某,女,5 个月。1993 年 7 月 6 日初诊。

近 20 天婴儿出现抽搐,发作时上肢及手拘急,向外伸展,目睛上视,每日发作 5~7 次,1~2 分钟即逝,经 CT 检查未见异常,被诊为"婴儿痉挛症",治疗无效,转中医治疗。患儿手心热,大便秘,指纹青,舌红少津,苔薄白,脉数,面色青。诊为"急惊风",辨为心肝蕴热、木火上炎、肝风内动。治宜清热平肝、息风镇惊。处方:钩藤5g、僵虫 7g、天竺黄 5g、川连 5g、黄芩 5g、柴胡 5g、半夏 5g、龙骨 10g、牡蛎 10g、大黄 3g、桂枝 3g、甘草 5g、全蝎 3g。水煎频饮。朱砂 5g,琥珀 5g,两药分 4 次与汤药同时服。

7 月 14 日二诊 服上方 6 剂,发作次数大减,日发作 2 次,夜间未发作。发作程度亦明显减轻,仅上肢略向外伸展,指纹及面色略有红润,大便日 2 次,质稀,脉小有数象。症见好转,续以上方化裁。处方:钩藤 5g、僵虫 7g、天竺黄 5g、川连 5g、柴胡 5g、半夏5g、龙骨 10g、牡蛎 10g、全蝎 5g、桂枝 3g、甘草 5g、大黄 2g、天麻 3g、石菖蒲 3g。朱砂 3g、琥珀 3g,分 4 次与汤药同时服用。

7 月 24 日三诊 服上方 6 剂,抽搐止,病已痊愈。

按语: 本案以频繁抽搐为主证,经 CT 检查未见异常,诊断为"婴儿痉挛症"。中医据面色青,手心热,大便秘,指纹青,舌红少津,脉数,诊断为"急惊风",病位在心肝。辨为心肝蕴热、木火上炎、热盛风动所致,予清热通腑平肝、息风镇惊安神法。初服 6 剂,发作次数大减,大便转稀后以此方调服抽搐止,从未复发而愈。

(六)抽动秽语综合征

病案 1 李某,男,4 岁。1998 年 4 月初诊。

双上肢阵发性抽搐,寐而易醒,多动,眨眼不休,喉部发出怪叫声,多言污秽词汇。经哈尔滨某医院儿科诊断为抽动秽语综合征,经治不效,来中医就诊。病孩除上述症状外,观其舌质红白苔,脉象滑小有数象。证脉合参当属肝郁化热、肝风内动、心阴亏耗之证,宜用疏肝泻热、收敛重摄、宁神镇惊之剂。处方:柴胡 10g、龙骨 15g、牡蛎 15g、黄芩7g、桂枝 10g、甘草 10g、半夏 10g、大黄 3g、茯神 10g、石菖蒲 10g、生赭石 15g、生石决明 10g、全蝎 5g、蜈蚣 1 条。

5 月 2 日二诊 患儿服药 2 剂,上肢抽动即止,睡眠亦好转,但仍有秽语,眼眨动如前,继续以上方治疗。

6 月 18 日三诊 中间三次复诊。诸症均除,睡眠好,无秽语,上肢抽动未出现,唯独挤眉眨眼未除。肝开窍于目，此肝阴未复，眼干涩，故而眨动不休，宜养阴柔肝息风法。处方：生龙骨15g、生牡蛎15g、珍珠母15g、生石决明15g、菊花10g、蒺藜10g、柴胡15g、白芍15g、生地15g、石斛15g、牡丹皮10g、密蒙花10g、甘草10g。

6月24日四诊　服上方6剂，症状明显缓解。患儿挤眉眨眼未见出现。据其母谈，只有一次生气时出现，很快即消失，嘱咐继续服上方。

7月12日五诊　眨眼未出现，嘱咐停药观察。

按语： 抽动秽语综合征，临床可见病人头面部或躯干、肢体、肌肉的迅速、反复、不规律抽动，属锥体外系疾病。该病儿根据其发病年龄，多组肌肉的重复、快速、不规则抽动及喉部发出的怪叫声和污秽语言，确诊为抽动秽语综合征。此病中医学尚无相应之病名，然从其症状体征，属于神志病，辨病位为心、肝二经。《内经》谓"心为君主之官，神明出焉""肝为将军之官""在志为怒""肝藏魂"，又谓"卧则血归于肝"。本病儿据其祖母介绍，平素性急易怒，稍不如意，即哭闹无休止。本年入幼儿园，受到一些管教约束，不能似在家随意打闹，情志怫郁不得发泄，遂患此病。审证求因当属肝气郁而化热，耗伤心阴，为虚实夹杂之证，治以柴胡龙骨牡蛎汤化裁，疏肝郁，泻热，养心阴，镇潜安神，取得了明显疗效。复诊仍眨眼不休（眼干涩），系因"肝开窍于目"，乃肝阴亏耗，肝风内动所致，改用珍珠母、龙骨、牡蛎、石决明、蒺藜等以养阴柔肝潜阳熄风，眨眼随之消除，病告痊愈。

病案2　秦某，男，15岁，学生。2001年3月8日初诊。

患儿不自主地头摇、眨眼，时出秽语，喉部发出呃逆之声。经哈尔滨市某医院神经内科诊断为"抽动秽语综合征"，来中医求治。观其精神正常，语言对话无异常，舌苔薄，脉弦，唯头动眨眼无休止，后者呃呃连声，四肢时搐动。据其头动、眨眼、手足搐动、语言骂人、脉弦、舌质红，辨证当属肝阳亢逆、肝风内动之证。宜镇肝息风法治疗。处方：龙骨20g、牡蛎20g、黄芩15g、半夏15g、大黄7g、柴胡15g、生赭石30g、生石决明30g、珍珠母30g、全蝎10g、蜈蚣1条、钩藤15g、天竺黄10g、菊花15g。

3月15日二诊　服药7剂后，四肢搐动大有好转，头摇亦轻，唯眨眼不休（挤眉弄眼），呃呃连声，声壮气盛不减。考虑前方镇肝息风，头摇手足搐动大减，唯独呃逆不止，挤眉弄眼，当属肝气郁而不疏，上逆所致。仿王清任之癫狂梦醒汤，治以疏肝活血法。处方：桃仁30g、香附20g、青皮15g、半夏15g、木通10g、陈皮15g、大腹皮15g、赤芍20g、桑白皮15g、苏子30g、八月札20g、甘草15g、石菖蒲15g。

3月22日三诊　服药7剂，呃逆明显减少，眨眼亦减轻，仍用上方。

3月29日四诊　服药7剂，呃逆进一步减轻，眨眼亦明显减轻，继续服前方。

4月5日五诊　据述因在校与同学生气后，呃逆加重，眨眼秽语亦出现。处方：苏子20g、珍珠母30g、半夏20g、白芍20g、太子参20g、旋覆花15g、钩藤20g、生赭石40g、香附20g、柴胡20g、青皮10g。

4月28日六诊　呃逆不减，挤眉弄眼如故，上方加生赭石加至50g。

5月16日七诊　呃逆声不减，眨眼不减。张琪教授反复思考，考虑此乃肝气郁而上逆，用前方仍不效，宜镇潜摄纳与柔肝活血疏郁合用为法。处方：生地20g、牡丹皮15g、赤芍15g、桃仁30g、生赭石30g、珍珠母30g、柴胡20g、当归20g、玄参15g、生龙骨20g、甘草 15g、生牡蛎 20g、葛根 20g、半夏 15g、陈皮 15g、苏子 20g。

5月31日八诊 服用上方10剂后，呃逆明显减轻，间隔时间拉长，且呃逆声亦小而弱，眨眼亦明显好转。处方：生地 20g、桃仁 30g、赤芍 15g、红花 15g、当归 20g、枳壳 15g、柴胡 20g、川芎 15g、牡丹皮 20g、半夏 15g、苏子 20g、陈皮 15g、生龙骨 20g、生牡蛎 20g、甘草 15g、生赭石 30g、八月札 20g。

6月20日九诊 呃逆大减，声亦小弱，眨眼亦大减，继续用上方。

6月28日十诊 呃逆眨眼几乎消失，仅不时有小呃逆，继续用上方不变。

7月26日十一诊 继续服上方14剂，呃逆上气、眨眼、手足搐动、秽语等症状俱消除，未出现。精神状态良好，可正常学习，睡眠亦佳，无任何不适，舌润脉缓，从而痊愈。

按语：本病例病人以头摇动、眨眼、手足搐动、秽语为特征，经某医院神经内科诊断为抽动秽语综合征。据上候分析为肝阳亢逆、肝风内动，用镇肝息风之剂治疗，前症俱除，唯呃逆不止，声壮气盛，两眼眨动不休，夜间仍时有秽语，考虑仍属肝气郁而不达，气逆上冲。肝藏血，气郁亦必涉及血瘀，卧则血归于肝，故夜间时出秽语，仿王清任之癫狂梦醒汤化裁，疏气活血法治疗。连服此方14剂，呃逆明显减轻，眨眼秽语均随之减轻，以为继续服药当可治愈。不料本年4月5日复诊，呃逆加重，呃逆声壮气粗，眨眼秽语亦伴随出现，病情反复，询问其母，据云在学校与同学口角，生气后加重，仍用前方疏气活血，服药后毫无疗效，又在前方基础上加入生赭石、太子参、旋覆花亦无效，病人呃逆连续不断，十分痛苦，几致束手无策。忽然忆及张锡纯之镇肝熄风汤，代赭石与龙骨、牡蛎合用以镇肝息风，使肝气下达，本病开始亦曾用龙骨、牡蛎与代赭石等合用，平肝息风，药后头动手足搐动皆除，后因呃逆，改用疏肝之剂，因龙骨、牡蛎有收敛之功，故摒弃未用。考《名医别录》谓：龙骨主治"恚怒伏气在心下，不得喘息"，牡蛎主"惊恚怒气"，感寒属水，以柔肝二药合用，有镇肝息风、平冲气上逆之效。5月16日拟方，疏气活血药中加入龙骨、牡蛎各20g，用药后呃逆、眨眼、秽语均大轻，继续服此方，诸症消除而愈。此案经过反复周折，最后获得治愈，可见医者意也，运用之妙，存乎一心，必须随机应变，反复构思，方能中肯。

（七）儿童多动症

病案 滕某，女，9岁，学生。2004年9月12日初诊。

素来身体健康，近年以来出现睡眠中颜面搐动，手亦搐动，语言多，滔滔不绝，不能自控，精神兴奋，学习不能专注，经某医院精神神经科诊断为"儿童多动症"，经治无效来中医门诊治疗。张琪教授辨证属于肝风内动。因肝主筋，津液不能收敛，治以镇肝息风、定心安神之法为主。处方：柴胡 10g、生龙骨 10g、生牡蛎 10g、珍珠母 15g、代赭石 20g、钩藤 15g、菊花 10g、全蝎 15g、蜈蚣 1条、天竺黄 10g、甘草 10g。

10月2日二诊 服上方14剂，睡眠中不见手搐动，日间手足未见搐动，精神比服前稳定，语言亦好转，嘱继服上方。

10月20日三诊 诸症皆愈，已能继续入学学习，从而痊愈。

按语： 儿童多动症又称注意缺陷多动障碍，是一种常见的儿童行为异常疾病，主要表现为注意力不集中，注意短暂，活动过多，情绪易冲动。张琪教授认为此类疾病的病因病机主要以肝风内动为主。本病例以睡眠中颜面搐动，手足搐动，说话滔滔不绝，不能自控，学习精神不能专注为特征，经某医院诊断为儿童多动症，中医辨证属于肝风内动。肝主筋，筋搐动不能自控，卧则血归于肝，故睡眠中易发作；说话过多，异常兴奋，亦属肝阳亢盛，故用镇肝潜阳息风之剂治疗而愈。方中柴胡疏肝解郁；生龙骨、生牡蛎、珍珠母、代赭石、钩藤、菊花、全蝎、蜈蚣镇肝息风；天竺黄清肝热，凉心定惊，诸药合用而奏全功。

六、气血津液系病证

（一）温毒发斑

病案 杨某，女，16岁，学生。2006年1月24日初诊。

病史：从1月9日发热，体温39℃，用解热药可暂时解热但随后即起，曾于哈尔滨市某医院就诊，未明确诊断。发热前恶寒，现口干唇焦紫，全身后背片状红斑，胸前亦有红斑，全身肌肉酸痛，舌红绛无苔，脉数。中医诊断：温毒发斑。辨证为热毒入于营血，治宜清热凉血解毒，用清营汤化裁。处方：柴胡20g、桂枝15g、生石膏50g、水牛角30g、金银花30g、连翘20g、牡丹皮15g、生地20g、玄参15g、大青叶15g、黄芩15g、薄荷15g、黄连10g、生甘草15g。

1月29日二诊 服用上药5剂发热减退，体温37.3～37.8℃，昨日偶见38℃，全身起皮疹、瘙痒，全身乏力，下肢痛，舌红绛，脉数亦减。病情缓解，继续用前方化裁。处方：生石膏50g、水牛角30g、金银花30g、连翘20g、柴胡20g、荆芥15g、大青叶15g、黄芩15g、生地20g、玄参15g、麦冬15g、蝉蜕15g、薄荷15g、牡丹皮15g、黄连10g、生甘草15g、僵蚕15g。

2月14日三诊 发热已经平稳，在一日之中时起时伏，起时38℃，持续1～2小时即自行热退，发热时仍出红斑，热退即消，饮食正常，大便正常，血常规示白细胞由 20×10^9/L 下降至 10.5×10^9/L，血红蛋白101g/L，脉小数，舌红润。处方：荆芥15g、薄荷15g、金银花50g、连翘20g、生地20g、玄参15g、生石膏50g、水牛角30g、麦冬15g、牡丹皮15g、赤芍15g、僵蚕15g、桃仁15g、黄连10g、柴胡15g、蝉蜕15g、生甘草15g。

2月19日四诊 发热已退，自述从2月12日起未发热，但周身仍起皮疹成片、瘙痒，咽干有痰，口苦，大便日1次，小便因为饮水少而黄，胃脘部不适，食量多即胀，精神状态好，脉滑，舌转紫润。处方：荆芥15g、蒺藜15g、防风15g、蝉蜕15g、苦参15g、升麻15g、白鲜皮20g、生地20g、牡丹皮15g、水牛角30g、赤芍15g、金银花30g、连翘20g、大青叶15g、柴胡15g、麦冬15g、玄参15g、生甘草15g、皂刺10g。

3月5日五诊 未发热，周身皮疹消退，二便正常，无不适感。

按语： 发热可以发生于许多疾病的发展过程中，辨证准确，用药得法，热退病愈。本病高热半月余，口干唇焦紫，全身前胸、后背片状红斑，舌红绛无苔，脉数。故辨证为热毒入营血，方用《温病条辨》的清营汤加减以清热凉血解毒。生石膏、水牛角、牡丹皮、生地清热凉血，生石膏是治疗热性病的有效药物，张锡纯尤善用生石膏治疗温热病，《医学衷中参西录》谓"生石膏性凉能散，有透表解肌之力"；金银花、连翘清热解毒、轻宣透邪，"入营犹可透热转气"；柴胡、桂枝解肌发汗、透邪外出。诸药合用，共奏清热凉血解毒透邪之功。临床应结合舌、脉、证仔细辨证，方能药中肯綮而收显效。

（二）大量鼻衄

病案 蔡某，男，39 岁，干部。1980 年 1 月 25 日初诊。

自诉鼻衄血已一年半，呈周期性发作，大约每隔半个月左右发作一次，出血量甚多，一般在 500ml 左右，甚者有一次达 2000ml，其色鲜红，出血时间约持续 2 小时，凝血时间长。出血前心烦不安，两腿酸软，步履艰难，舌白苔润，脉芤。实验室检查：血小板 $160×10^9/L$，出血时间 3 分钟，凝血时间 8 分钟，血红蛋白 140g/L。该患曾于哈尔滨某医院五官科检查，未发现异常，服凉血、止血功效的中药一百余剂无效。该患十分痛苦，特来本所门诊求治。

据以上脉证，辨证实属肾元亏损，虚阳浮越，龙火上奔，迫血上行，势若涌泉，宜大补肾阴、潜阳，佐以引火归原，切不可见血止血。处方：熟地 50g、枸杞子 20g、生地 30g、女贞子 20g、玄参 25g、怀牛膝 15g、赭石 30g、牡丹皮 10g、甘草 10g、附子 7.5g、肉桂 5g、童便 1 盅，热服后，服汤剂。

3 月 28 日复诊　连服上方 7 剂，2 个月鼻未出血，精神甚好，全身有力，心烦不安亦未出现，但鼻腔干燥，舌干，头痛，脉弦较有力，继以前方增味主之。处方：熟地 50g、生地 30g、枸杞子 20g、天冬 20g、知母 15g、玄参 25g、怀牛膝 15g、赭石 30g、牡丹皮 10g、甘草 10g、附子 7.5g、肉桂 5g、童便 1 盅，服法同前。

5 月 5 日病人来信告知，鼻一直未出血，体力已恢复，一切甚好。

按语： 本例鼻衄，周期发作，出血量多，顽固不愈。曾用大量中、西药止血而不效。据其脉象芤，舌白苔润，两下肢酸软难支，属于虚阳上越，迫血妄行之证。前人张介宾云："衄血有格阳证者，以阴亏于下而阳浮于上，但察其六脉细微，全无热证，或脉见浮虚豁大、上热下寒而血衄不止，皆其证也，治宜益火之源。古有八味地黄汤，乃其对证之剂，余复有镇阴煎之制，其效尤捷。"张氏所论格阳衄血与本案病机相符，故用八味地黄汤与镇阴煎两方化裁，加赭石以引血下行，童便咸寒以滋阴降火止血。师其意而不泥其方，取得了显著效果。

（三）紫斑（血小板减少性紫癜）

病案 穆某，女，3 岁。2006 年 7 月 28 日初诊。

病人既往曾患血小板减少性紫癜，今年 6 月外感加之注射麻疹疫苗而复发，曾用地塞米松、丙种球蛋白及保肝药物治疗好转，今又因外感复发，现用曲安西龙 5 片/日。病人无明显症状，手心热，舌质红，苔白，脉虚数。血细胞分析：白细胞 $13.10×10^9/L$，血小板 $90×10^9/L$。辨证考虑应属血虚兼热邪。故用加味地骨皮饮，以养血滋肾、清热解毒法治疗。处方：当归 10g、生地 10g、川芎 10g、白芍 10g、牡丹皮 10g、地骨皮 10g、枸杞子 15g、女贞子 15g、金银花 15g、连翘 15g、蒲公英 15g、黄芪 15g、玉竹 10g、首乌 10g、知母

10g、甘草 10g。

8 月 11 日二诊　服药半个月未复发,现服用曲安西龙 2 片/日及保肝药。上方加茯苓 10g。

8 月 25 日三诊　服药后未见紫癜,现服用曲安西龙 1 片/日。血细胞分析:白细胞 10.5×10^9/L,血小板 97×10^9/L。上方去茯苓加太子参。处方:当归 10g、生地 10g、川芎 10g、白芍 10g、牡丹皮 10g、地骨皮 15g、枸杞子 10g、女贞子 15g、玉竹 15g、首乌 15g、金银花 15g、连翘 15g、蒲公英 15g、黄芪 10g、太子参 10g、知母 10g、甘草 10g。

9 月 8 日四诊　现激素已停用 3 天,皮肤又出现青紫斑,舌质红苔白,脉滑数。辅助检查:未复查。予曲安西龙 2 片/日,上方去知母加半枝莲热以清解毒。处方:当归 10g、生地 10g、川芎 10g、白芍 10g、牡丹皮 10g、地骨皮 15g、枸杞子 10g、女贞子 15g、玉竹 15g、首乌 15g、金银花 15g、连翘 15g、蒲公英 15g、黄芪 10g、太子参 10g、半枝莲 10g、甘草 10g。

9 月 22 日五诊　病人服以上方,用曲安西龙 2 片/日,血小板上升,停服曲安西龙后血小板又下降。激素已停用 1 周,血细胞分析:血小板 51×10^9/L。改用归脾汤加味主之。处方:黄芪 20g、太子参 10g、白术 10g、当归 10g、茯神 10g、远志 10g、酸枣仁 10g、木香 5g、龙眼肉 10g、生姜 5g、大枣 3 枚、首乌 10g、玉竹 10g、白芍 10g、熟地 10g、金银花 15g、半枝莲 15g、蒲公英 10g、连翘 10g、甘草 10g。

10 月 6 日六诊　无明显症状,舌红,苔薄白,脉数。血细胞分析:血小板 123×10^9/L,病情好转,守方继服。

11 月 10 日七诊　可见耳垂及小腿有少量点状色素沉着,牙龈肿,舌红无苔。血细胞分析:血小板 101×10^9/L,淋巴细胞 0.471。上方减玉竹、熟地加生地以凉血。处方:黄芪 20g、太子参 10g、白术 10g、当归 10g、茯神 10g、远志 10g、酸枣仁 10g、木香 5g、龙眼肉 10g、生姜 5g、大枣 3 枚、生地 10g、白芍 10g、首乌 10g、金银花 15g、蒲公英 10g、连翘 10g、半枝莲 15g、天花粉 10g、甘草 10g。

12 月 15 日八诊　服药后未有新发紫癜,食欲良好,手心热,舌淡红,苔薄白,脉较前有力。已停激素 2 个月。血细胞分析:血小板 106×10^9/L,淋巴细胞 0.659。继续以归脾汤加减巩固治疗。

2007 年 1 月 12 日九诊　近日感冒,咽不适,舌边尖红,未出紫癜。血细胞分析:血小板 396×10^9/L。前方减白芍、酸枣仁,加连翘、虎杖、半枝莲、紫花地丁以清热解毒。处方:金银花 20g、连翘 20g、大青叶 15g、虎杖 15g、半枝莲 20g、蒲公英 20g、紫花地丁 15g、天花粉 15g、生地 15g、麦冬 15g、黄芪 20g、太子参 15g、白术 10g、当归 15g、茯神 10g、远志 10g、木香 7g、龙眼肉 10g、生姜 10g、大枣 3 枚、鱼腥草 15g、首乌 10g、玉竹 10g。

2 月 2 日十诊　紫癜未发,无不适,舌质淡红,苔白。血细胞分析:血小板 123×10^9/L。此次外感未复发,病情已愈,嘱停药。

按语:原发性血小板减少性紫癜是一种自身免疫性疾病,属祖国医学"紫斑"之范畴,乃系先天禀赋因素或因病久脾虚不摄等,使血溢脉外,以皮肤黏膜出现紫暗斑块及其他部位出血为主要表现的出血性疾病。本病例为一儿童,经西医诊断为血小板减少性紫癜,曾用地塞米松、丙种球蛋白及保肝药好转,今又因外感而复发,白细胞增高、血小板下降,无明显症状。张琪教授根据经验,认为乃因血虚外感,血小板因感染而减少,故用加味地骨皮饮，即四物汤加牡丹皮、地骨皮以养血凉血，加用清热解毒之品，连用曲安西林，服药后血小板一度上升到 $97×10^9$/L。继续用药，激素停服，血小板又下降到 $51×10^9$/L，复用归脾汤加补肾清热解毒之品（激素已停用），连服 2 周（激素已停服 2 个月）复查血小板 $123×10^9$/L，继续服药（激素已停服）巩固治疗，血小板未下降，直至 2007 年 2 月 2 日复诊血小板 $123×10^9$/L，嘱其停药观察。叶天士认为"斑属血者恒多"，张琪教授根据小儿"先天有余，后天不足"的生理特点，考虑患儿脾虚，脾失统摄，血不循经而妄行出现皮肤紫癜。又因脾主肌肉，此类紫癜乃血不归脾而妄行于肌肤，故张琪教授治疗上以补气摄血为法，常用《济生方》之归脾汤治疗以收效。但必须辨证属心脾虚而无热证者方可用之。现代中药药理学研究证明，黄芪有多种免疫药理作用，它对机体免疫系统有广泛的影响，是一种免疫调节药，既能促进低免疫反应，又能抑制亢进的免疫功能，而补气养血的中药方剂能够使造血调节水平提高，有促进巨核系祖细胞的增殖、分化、成熟，抑制抗血小板抗体和提升外周血小板等综合作用。

（四）肌衄（血小板减少性紫癜）

病案 于某，女，44 岁。1985 年 8 月 28 日初诊。

全身皮肤散在出血点，伴有周身酸痛，头痛头胀，五心烦热，倦怠乏力，舌红、苔白腻，脉弦滑。实验室检查：血红蛋白 105.8g/L，红细胞 $3.96×10^{12}$/L，血小板 $52×10^9$/L，在某医院诊断为"血小板减少性紫癜"。综观舌、脉、证，辨为温毒夹湿入血，迫血妄行外溢。治宜清热解毒、凉血止血，佐以化湿之品。处方：大青叶 30g、牡丹皮 15g、生地 20g、黄芩 15g、板蓝根 30g、玄参 20g、当归 20g、白茅根 30g、小蓟 30g、槐花 20g、白芍 20g、蒲公英 30g。

9 月 8 日二诊　连服上方 10 剂，五心烦热及周身酸痛减轻，未见新的出血点，仍头胀痛，有轻度浮肿，舌质红，苔白腻，脉弦滑。化验血小板计数升至 $95×10^9$/L。此属温邪渐清，所夹湿浊未化，以清热凉血化湿之法治之。处方：茯苓 20g、防己 15g、大青叶 15g、白茅根 50g、牡丹皮 15g、苍术 15g、荷叶 10g、升麻 7.5g、槐花 25g、生地 20g、侧柏叶 20g、甘草 10g。

9 月 25 日三诊　服上方 12 剂，诸症消失。陈旧性出血全部吸收，未见新的出血点。舌苔已薄，舌质红润。化验：血小板计数 $110×10^9$/L，血红蛋白 110g/L。病已大瘥，宗前法以善其后。前方去茯苓、防己、苍术、升麻，加小蓟 30g、蒲公英 50g、白芍 30g，服药 6 剂，病痊愈，已上班工作。追踪观察，疗效巩固。

按语： 此案诊断为"血小板减少性紫癜"，以皮肤散在出血点为主要表现，可概括在祖国医学"肌衄"病范畴。其病因多责之于热。《严氏济生方·衄血门》谓："夫血之妄行也，未有不因热之所发。盖血得热则淖溢。"然热有实热与虚热之别，不论外感邪热入于血分，或内生之虚热扰于血分，均可致血不循经而外溢。张琪教授在临证中发现，原发性血小板减少性紫癜辨证属实热侵入血分者为多，以清热凉血解毒之法治之，多能取得满意疗效。如衄血兼见五心烦热、体倦乏力、舌红无苔等阴虚内热之象者，不可单用清热凉血之法，而宜养阴清热，兼以凉血，否则见血即清热止血，病必不治。

（五）瘿病（自身免疫性甲状腺炎）

病案 1　孟某，女，32 岁，职员。2010 年 2 月 10 日初诊。

自身免疫性甲状腺炎病史 3 年，口服左甲状腺素钠 1 年。2010 年 1 月 26 日复查甲状腺功能五项化验：FT$_4$：23.52pmol/L，抗甲状腺球蛋白抗体 A-TG：508.8U/ml，抗过氧化物酶抗体 A-Tpo：210.1U/ml。病人自觉畏寒肢冷，足痛膝软，胸闷心悸，乏力倦怠，月经量少，经期延长，舌紫暗，苔白，脉沉。中医辨证为肾阳虚衰、寒凝经脉之瘿病。治以温肾阳散寒邪、益气活血调经。予以二仙汤加减。处方：淫羊藿 20g、仙茅 15g、杜仲 20g、当归 20g、巴戟天 15g、附子 10g、牛膝 20g、肉苁蓉 15g、桃仁 15g、川芎 15g、黄芪 30g、太子参 20g、益母草 30g、甘草 15g。

2 月 24 日二诊　服上方 14 剂。服上方第 1 周，病人乏力明显减轻，服药后第 1 周自感身凉更甚，由内向外发散凉气，而第 2 周身转暖舒适，乏力减轻。舌质暗红，苔白干少津，脉沉。继以前方化裁。处方：淫羊藿 20g、仙茅 15g、杜仲 20g、当归 20g、巴戟天 15g、附子 10g、牛膝 15g、肉苁蓉 15g、桃仁 20g、川芎 15g、黄芪 30g、太子参 20g、益母草 30g、熟地 20g、山茱萸 20g、甘草 15g。

4 月 28 日三诊　服上方 14 剂，月经量增多，色鲜红，乏力、畏寒缓解，唯手足不温，舌质暗红，苔白，脉沉。复查甲状腺功能 FT$_3$、FT$_4$ 正常，TSH 7.24μU/ml。继以前方增入活血舒筋活络之品治疗。处方：淫羊藿 15g、仙茅 15g、巴戟天 15g、肉苁蓉 15g、杜仲 20g、附子 15g、肉桂 10g、熟地 20g、山茱萸 20g、牛膝 20g、鸡血藤 30g、穿山龙 30g、桃仁 15g、红花 15g、川芎 15g、丹参 20g、黄芪 40g、党参 20g、甘草 15g。

6 月 14 日四诊　服上方 28 剂，自觉有力身暖，自述经前乳房胀痛，舌质暗红，苔白，脉沉有力。继以前方增减。处方：淫羊藿 15g、巴戟天 15g、山茱萸 20g、枸杞子 20g、当归 20g、川芎 15g、牛膝 15g、鸡血藤 30g、丹参 20g、赤芍 15g、乌药 15g、桃仁 15g、黄芪 30g、太子参 20g、泽兰 15g、甘草 15g、香附 15g、郁金 10g、柴胡 15g、益母草 30g。

8 月 2 日五诊　服上方 28 剂，乏力畏寒、肢冷膝软、胸闷心悸均消失，月经正常，经前乳房不痛，舌红润，苔白，脉平缓有力。复查甲状腺功能五项已经恢复正常，西药已经停服多日。继续前方加味以巩固疗效。处方：淫羊藿 15g、巴戟天 15g、山茱萸 20g、枸杞子 20g、当归 20g、川芎 15g、牛膝 15g、鸡血藤 30g、丹参 20g、赤芍 15g、乌药 15g、桃仁 15g、黄芪 30g、太子参 20g、泽兰 15g、香附 15g、青皮 15g、郁金 10g、柴胡 15g、白芍 20g、益母草 30g。

8 月 23 日六诊　服药 21 剂，自述身暖有力，无胸闷心悸，月经正常，从而病情获得缓解。随访病人自诉："服张琪教授 105 剂汤药，身体轻便，能长时间从事体力活动，偶感乏力，心情大好。"

按语：此病案西医诊断为自身免疫性甲状腺炎，初发之时，病情轻，无明显临床表现，病人未予以重视，未治疗。3 年之后病情进一步加重时，才予以治疗，服左甲状腺素钠。

张琪教授根据辨证与辨病结合分析：此病人属中医学"瘿病"范畴。肾阳虚衰，阴寒内结，寒凝经脉，瘀血内阻；肾阳虚衰，阳虚生内寒，则畏寒甚，身凉，寒凝则气血运行不畅，瘀血内生，月经量少，色暗，有块。寒凝则心阳不振，瘀血内生则心血不足，可见心悸、胸闷。阴寒内生则脾阳虚衰，脾失健运，气血化源不足，可见乏力、倦怠。舌紫暗、苔白、脉沉乃是寒凝血瘀之舌脉。治疗原则应针对病因病机，温补肾之阳，温经散寒，益气活血调经。

张琪教授以二仙汤加减，仙茅、淫羊藿、巴戟天、肉苁蓉温肾之阳，附子乃大辛大热之药，逐阴寒之邪。当归、桃仁、川芎、益母草活血祛瘀、调理冲任。牛膝、杜仲补肝肾、强筋骨，引药引血下行，以疗其足痛膝软；黄芪、太子参补气健脾，使气血生化有源。二诊，病人乏力明显减轻，服药后第1周自感身凉更甚，由内向外发散凉气，而第2周身暖转舒适，正是张琪教授用药之精妙，辨证无误之所在，使寒由内而外渐除，前方加熟地、山茱萸滋阴养血，填精益髓，阴中求阳，张景岳《景岳全书》中："善补阳者，必阴中求阳，则阳得阴助而生化无穷。"三诊，病人乏力、畏寒均减轻，月经量增多，色鲜红，仍手足凉肢冷。前方加鸡血藤、丹参、穿山龙以增强行血补血、舒筋活络之功；肉桂，补火助阳，通经驱寒邪。四诊，病人乏力、畏寒均明显减轻，故去附子、肉桂、仙茅大辛大热之品，去肉苁蓉、杜仲补火助阳之品，以防伤阴动火，易乌药、香附、郁金、柴胡、益母草以疏肝理气、行气解郁，气行则血行，治疗经前乳房胀痛。全方攻补兼施，行气不留瘀，祛邪不伤正，药味虽然多，却层次鲜明，各取所需。五诊，病人各症状均好转，舌质转红，苔薄白，舌有津液，脉平缓有力。在原方基础上加青皮，以增强行气之功。继服21剂，诸症改善，各项化验趋于正常。随访，病人自诉大好。

病案2 赵某，女，37岁，干部。2009年9月16日初诊。

患自身免疫性甲状腺炎病史1年，服左甲状腺素钠，转为甲亢，服甲巯咪唑转为甲减至今。现停服一切西药。B超示：甲状腺弥漫性改变，血流快。诊见乏力腰酸膝软，心悸，多汗，多梦，夜寐欠佳，胸闷气短，口干咽痛，舌质红无苔，脉弱。中医辨证为肝肾阴虚、肝郁血虚之瘿病。治以滋阴疏肝解郁，养心安神散结。处方：生地20g、熟地20g、山茱萸20g、枸杞20g、女贞子20g、太子参20g、白芍20g、当归20g、夏枯草30g、龟板20g、五味子15g、柏子仁15g、龙骨20g、牡蛎20g、海藻20g、青皮15g、柴胡15g。

10月14日二诊 服上方28剂，乏力心悸气短减轻，颈部肿块质变软，右眼跳，咽干不痛，舌质红无苔，脉弱。复查甲状腺功能FT_3正常，FT_4 9.04pmol/L，TSH 39.94μU/ml。继以前方化裁。处方：生熟地各20g、山茱萸20g、枸杞子20g、女贞子20g、玉竹20g、太子参20g、五味子15g、黄芪30g、柴胡15g、青皮15g、夏枯草30g、昆布30g、海藻30g、生牡蛎30g、酸枣仁20g、柏子仁20g、首乌藤30g、当归20g、白芍20g、玄参15g。

11月18日三诊 服上方28剂，自觉有力，无心悸气短，夜寐转佳，舌质红苔薄，脉数。继以前方化裁以巩固疗效。处方：生熟地各20g、山茱萸20g、枸杞子20g、菟丝子15g、玉竹20g、女贞子20g、黄芪30g、太子参20g、首乌20g、酸枣仁20g、首乌藤30g、当归20g、玄参15g、柴胡20g、青皮15g、夏枯草30g、昆布30g、海藻30g、生牡蛎20g、五味子15g、柏子仁20g。

2010年2月3日四诊 服上方28剂后，因故中断服药半月余，偶遇急事出现心悸，夜寐多梦，倦怠嗜卧，舌质红，苔薄白，脉沉。复查 FT₃、FT₄、TSH 均正常。继以前方为主治疗。处方：生熟地各 20g、山茱萸 20g、枸杞子 20g、太子参 20g、黄芪 25g、女贞子 15g、龟板 20g、五味子 15g、酸枣仁 20g、柏子仁 20g、首乌藤 25g、夏枯草 30g、龙骨 20g、牡蛎 20g、海藻 25g、昆布 20g、当归 20g、柴胡 15g、白芍 20g。

4 月 21 日五诊　服上方 28 剂后，因中断服药 1 个月余，病情反复，出现心悸、多梦易醒，乏力，舌紫红，苔薄白，脉沉细。复查 FT₃、FT₄ 正常，TSH：2.37μU/ml。治宜益气养心、疏肝软坚。处方：黄芪 30g、太子参 20g、茯神 20g、远志 15g、酸枣仁 20g、龙骨 20g、龟板 20g、当归 20g、白芍 20g、五味子 15g、首乌藤 30g、柏子仁 20g、桂枝 10g、柴胡 15g、川芎 15g、生地 15g、海藻 20g、昆布 20g、夏枯草 30g、石菖蒲 15g。

6 月 2 日六诊　服上方 28 剂，自述多梦、乏力减轻，遇事心悸，舌质红而苔干，脉和缓有力。继以前方治疗。处方：生熟地各 20g、山茱萸 20g、枸杞子 20g、女贞子 20g、麦冬 15g、太子参 20g、黄芪 30g、龟板 20g、五味子 15g、龙骨 20g、牡蛎 20g、酸枣仁 20g、柏子仁 20g、首乌藤 25g、夏枯草 30g、海藻 25g、昆布 20g、柴胡 15g、白芍 20g、当归 20g、青皮 15g。

8 月 11 日七诊　服药 28 剂后停西药 1 年，自述偶有多梦、畏寒，余无不适。复查甲状腺功能均正常，予以滋阴潜阳安神之剂。处方：生熟地各 20g、山茱萸 20g、枸杞子 20g、女贞子 20g、太子参 20g、白芍 20g、当归 20g、五味子 15g、酸枣仁 20g、远志 15g、石菖蒲 15g、龙骨 20g、牡蛎 20g、玄参 20g、天冬 15g、甘草 15g。

10 月 20 日八诊　服上方 28 剂，乏力、畏寒、心悸症状均缓解，颈部肿块已消失，舌质红，苔白有津，脉沉弱。继以前方以巩固。处方：熟地 25g、山茱萸 20g、菟丝子 15g、枸杞子 20g、茯神 15g、五味子 15g、附子 10g、桂枝 15g、白芍 15g、太子参 15g、淫羊藿 15g、山药 20g、石菖蒲 15g、远志 15g、龙骨 20g、牡蛎 20g、柏子仁 15g、酸枣仁 15g。

随访病人体力恢复如常，能精力充沛地学习工作，远期疗效好。

按语：该病案张琪教授辨病与辨证相结合，认为此病人病机属素体阴虚，肝阴亏耗，肝肾同源，导致肾阴不足。肝藏血，肝阴不足而致肝血不足，肝血不足致心血不足，心失所养则心悸、气短，失眠多梦。汗为心液，心血不足则多汗，口干咽痛均属阴虚津亏之证，阴血不足则乏力、倦怠。以熟地、山茱萸、枸杞子、女贞子滋补肝肾之阴，治其本；夏枯草、柴胡、青皮疏肝气、泻肝火，以治其标；龙骨、牡蛎、龟板滋阴潜阳，重镇安神；生地清热凉血，白芍养肝血，柔肝阴；海藻、昆布软坚散结，柏子仁养心安神，治失眠；太子参、黄芪益气健脾，以增加机体免疫力；五味子酸甘敛阴，收敛固涩敛汗；玉竹可增加生津止渴之功；柏子仁、酸枣仁、远志养心安神；首乌藤补肾填精，治脱发，增强免疫力。本案病人由甲减转为甲亢，再由甲亢转为甲减，病变复杂，失治、误治，贻误治疗最佳时机，给病人带来巨大的痛苦，病人对西药抵触，经张琪教授治疗期间，由于种种原因，病人经常服 28 剂药后，间断 1 个多月后，再进行下一次复诊，但是也达到良好疗效，经张琪教授断断续续将近 1 年的治疗，停服一切西药，病人身体从根本上得到了调整，各个不适症状均减轻或消失，FT₃、FT₄、TSH 均通过服用中药恢复正常，提高了体力，能精力充沛地工作和学习，疗效满意。

（六）消渴（代谢综合征）

病案　万某，男，23 岁，学生。2009 年 11 月 30 日初诊。

2009 年 11 月 1 日，因口干渴、多饮、多食、多尿。查空腹血糖：7.74mmol/L，血尿酸：488.5μmol/L，总胆固醇：6.55mmol/L，甘油三酯：7.62mmol/L，血压：165/90mmHg。诊见病人向心性肥胖，体重：124.5kg，BMI：37.59kg/m²（重度肥胖），口干渴，乏力畏寒，夜寐多梦，舌质红，苔白微腻，舌干，脉沉滑。中医辨证为脾肾两虚、痰浊瘀血内阻之消渴。治以益气健脾补肾，化痰辟秽，解毒活血。予以参芪地黄汤和二陈汤加减。处方：黄芪 30g、太子参 20g、熟地 20g、山茱萸 20g、山药 20g、茯苓 20g、牡丹皮 15g、泽泻 15g、半夏 20g、陈皮 15g、石菖蒲 15g、龙骨 20g、牡蛎 20g、丹参 20g、桃仁 15g、红花 15g、赤芍 20g、连翘 20g、决明子 20g、益母草 30g。

12 月 14 日二诊　服上方 14 剂，服药后大便 2～3 次/日，乏力畏寒，口干渴减轻，舌红苔白，舌干，脉沉滑。12 月 9 日：尿常规：蛋白质（+），酮体（±），继以前方化裁。处方：黄芪 40g、太子参 20g、熟地 20g、山茱萸 20g、山药 20g、茯苓 20g、牡丹皮 15g、泽泻 15g、半夏 15g、石菖蒲 15g、陈皮 15g、决明子 15g、益母草 20g、龙骨 20g、牡蛎 20g、五味子 15g、远志 15g、白术 20g、甘草 15g。

12 月 28 日三诊　服上方 14 剂，自觉乏力畏寒、多梦缓解，唯口干渴，心烦，尿频，舌质红，苔薄白，舌少津，脉沉。予以清心莲子饮和二陈汤加减。处方：黄芪 40g、太子参 20g、石莲子 20g、地骨皮 15g、柴胡 15g、茯苓 15g、麦冬 15g、决明子 20g、半夏 20g、陈皮 15g、益母草 30g、金樱子 20g、芡实 15g、薏苡仁 30g、丹参 20g、赤芍 20g、桃仁 15g、红花 15g、甘草 15g、土茯苓 30g、车前子 20g、萆薢 20g。

2010 年 1 月 25 日四诊　服上方 28 剂，尿频口干渴好转，体重：94.5kg，2 个月减 30kg，舌红少苔，脉沉。复查生化检查、尿常规均正常。继以前方化裁治疗。处方：黄芪 40g、太子参 20g、石莲子 20g、地骨皮 20g、柴胡 15g、茯苓 20g、山茱萸 20g、熟地 25g、枸杞子 20g、菟丝子 15g、金樱子 15g、何首乌 20g、玉竹 20g、赤芍 20g、决明子 30g、桃仁 15g、红花 15g、丹参 15g、土茯苓 30g、萆薢 20g、车前子 25g。

共服药 70 剂，诸症减轻，疾病告愈。

按语： 代谢综合征的中心环节是胰岛素抵抗。在不同国家、人种、性别和年龄组人群中，代谢综合征的患病率为 10%～50%，总体上人群大约 1/4 患有代谢综合征，随着生活水平的提高和生活方式的改变，我国代谢综合征发病率也明显增高，被现代人称为"致命杀手"，因此，从中医、中药出发，改善机体的代谢水平和状态，具有重大意义。本病例病人属于代谢综合征的典型病例，向心性肥胖、2 型糖尿病、高血压、高脂血症，甘油三酯高达 7.62mmol/L。张琪教授审因论治，攻补兼施，分两个阶段治疗本病。第一阶段从补脾肾入手，用参芪地黄汤益气健脾补肾，扶正祛邪，增加机体自身免疫力，恢复胰腺功能。脾不健运，则气、血、水湿运行障碍，痰、湿、瘀血内停，故以二陈汤健脾燥湿化痰，丹参、桃仁、红花、赤芍活血化瘀、通畅血脉；萆薢、土茯苓、石菖蒲开窍辟秽、化浊解毒；决明子清肝降血脂降血压，防治血管硬化；龙骨、牡蛎平肝潜阳、收敛固涩。第二阶段，从益气养阴入手，以清心莲子饮益气阴、清虚火、除烦渴。通过两个阶段的调整，使病人气血阴阳恢复动态平衡状态。

（七）消渴目病（糖尿病视网膜病变）

病案　刘某，男，67 岁。2009 年 10 月 14 日初诊。

患糖尿病 10 余年，一直用胰岛素维持尚可，近 1 年来出现视物不清，经眼科检查视网膜病变，由糖尿病合并而来，无法医治，求治于中医，辨证为肝肾阴亏。肝开窍于目，乙癸同源，肾为肝之母，肾阴亏耗则肝木失荣，目而视物不清，予补肝肾明目之剂治疗。处方：生熟地各 15g、山茱萸 20g、山药 20g、茯苓 15g、牡丹皮 15g、泽泻 15g、枸杞子 20g、菟丝子 15g、菊花 15g、决明子 20g、木贼草 15g、刺蒺藜 15g、密蒙花 15g、青葙子 15g、茺蔚子 15g。

投以上方服 14 剂，视物微清，继服 14 剂复诊，谓两眼视物有明显好转，继服 30 余剂，两眼视物基本恢复正常。

按语：糖尿病属中医学"消渴"范畴，其视网膜病变为主要的合并症之一，多由于病程日久，肝肾阴亏，目睛失于濡养，而致视物不清，张琪教授治疗此病常用滋补肝肾、祛风通络之法为主，此方在杞菊地黄汤基础上加用决明子、木贼草、密蒙花、青葙子、茺蔚子清肝明目之品收效甚佳，杞菊地黄汤补肝肾明目，糖尿病视网膜病变乃肝肾阴亏所致，补肝肾滋阴即为治本之图；决明子、木贼草、刺蒺藜、密蒙花明目祛风通络，标本兼顾故能取效。

（八）水肿（特发性水肿）

病案　孙某，女，41 岁。2003 年 4 月 18 日初诊。

以颜面及双下肢浮肿 10 年为主述。10 年前患尿路感染，治愈后，因经期生气，出现颜面浮肿及双下肢浮肿，以右半身为甚，月经前后浮肿加重，于某医院查尿常规未见异常，诊断为特发性水肿，给予利尿等药物治疗，浮肿无明显减轻，遂未再治疗。近日浮肿加重，慕名来我院请张琪教授治疗。诊见病人颜面及双下肢浮肿，疲倦，身重，手足颜面麻木，尿少，平素无汗，经期胃脘胀满，头痛，舌质红，略紫，舌体胖大，脉浮数。中医诊断：水肿（皮水）。治宜发表温里，行气活血利水。处方：《太平惠民和剂局方》五积散加减。麻黄 10g、苍术 15g、白芷 15g、赤芍 15g、川芎 15g、枳壳 15g、桔梗 15g、桂枝 15g、干姜 10g、川朴 15g、陈皮 15g、半夏 15g、益母草 30g、红花 15g、丹参 20g、甘草 15g、当归 20g、荆芥 10g、生姜 10g、大枣 3 枚。

4 月 25 日二诊　服上药后颜面浮肿及双下肢浮肿减轻，身重亦减轻，微有汗出，大便日 1 行，舌质红，略紫，舌体胖大，脉浮数。症状缓解，继以上方加减治疗。处方：麻黄 10g、苍术 15g、白芷 15g、赤芍 15g、当归 20g、川芎 15g、枳壳 15g、桔梗 15g、桂枝 15g、干姜 10g、川朴 15g、陈皮 15g、半夏 15g、益母草 30g、红花 15g、丹参 20g、桃仁 15g、砂仁 15g、鸡内金 15g、甘草 15g。

5 月 2 日三诊　服药后尿量渐多，浮肿、呃逆、手足颜面麻木减轻，经前期头痛消失，手心热，背沉大减，平素易怒，舌质淡红、暗，舌体大，脉浮。处方：麻黄 10g、苍术 15g、白芷 15g、赤芍 15g、川芎 15g、当归 20g、枳壳 15g、桔梗 15g、桂枝 15g、干姜 10g、川朴 15g、陈皮 15g、半夏 15g、益母草 30g、丹参 20g、砂仁 15g、泽泻 20g、茯苓 20g、车前草 30g、桑白皮 30g、五加皮 20g、冬瓜皮 30g、甘草 15g、白术 15g。

5 月 9 日四诊　服药后肠鸣，身渐感轻松，颜面浮肿消退，下肢浮肿减轻，经前期胃胀，此次月经经血略多，无血块，畏寒，呃逆，舌质淡红、暗，舌体大，脉浮。于上方去桑白皮加公丁香 10g、柿蒂 10g 以降逆止呃。

5 月 23 日五诊　现晨起下肢微肿，午后甚，身体渐有力，尿量正常，饮水后胃脘胀满，仍时有呃逆，余无不适，舌质淡红，苔白，脉沉。处方：羌活 15g、防风 15g、升麻 10g、独活 15g、川芎 15g、甘草 15g、蔓荆子 15g、藁本 15g、五加皮 20g、桑白皮 15g、茯苓 15g、大腹皮 15g、冬瓜皮 30g、当归 20g、丹参 20g、赤芍 15g、砂仁 15g、苍术 15g、川朴 15g、陈皮 15g、生姜 15g。

长期随访，病情痊愈。

按语：《金匮要略》曰："皮水，其脉亦浮，外证胕肿，按之没指，不恶风，其腹如鼓，不渴，当发其汗。"皮水是外受湿邪，内有水气所致。水在皮肤，湿气在表，症见浮肿、尿少；水气湿郁致麻木、身重、疲倦感；脾湿则胃脘胀满；舌质红，略紫，舌体胖大，脉浮数为水湿在表、伴有瘀血之象。方选用《太平惠民和剂局方》五积散加减。方中麻黄、白芷、生姜、荆芥发汗散风寒，病在表当发其汗，使水气从汗而泄；桂枝、干姜温里散寒，助阳化气；枳壳、桔梗、苍术、川朴行气散满，气行则水行；赤芍、益母草、红花、丹参活血利水；陈皮、半夏燥湿。复诊又选用羌活胜湿汤和五皮饮加味。本病湿气在表，用《太平惠民和剂局方》羌活胜湿汤解表发汗，使湿气从汗而解，风能胜湿，使湿除肿消。五皮饮祛皮肤中水，从而痊愈。

（九）虚劳

病案 1　虚劳（原发性血小板增多症）

岳某，男，46 岁，某公司经理。2007 年 10 月 31 日初诊。

经哈尔滨市某医院确诊为原发性血小板增多症，血小板增多至 500×10^9/L，经治不下，素有糖尿病、高脂血症（甘油三酯 4.50mmol/L）。现症头昏沉，全身酸困乏力，肝功能谷丙转氨酶、谷草转氨酶均高于正常，肝大，肝区痛，舌质紫，脉滑。辨证为肝郁血瘀，治宜疏肝活血化瘀法治疗。处方：柴胡 20g、白芍 20g、生地 20g、牡丹皮 15g、桃仁 15g、丹参 20g、赤芍 20g、红花 15g、菊花 15g、草决明 20g、水蛭 10g、川芎 15g、葛根 20g、甘草 15g。

12 月 15 日二诊　服上方 30 剂，自感全身有力，头轻松，肝区痛消失，经检查血小板 260×10^9/L，肝恢复正常不大，转氨酶亦恢复正常值，舌质转红，脉滑有力，继服上方化裁。处方：柴胡 20g、白芍 20g、枳壳 20g、当归 20g、牡丹皮 15g、桃仁 15g、赤芍 20g、葛根 20g、红花 15g、川芎 15g、生地 20g、水蛭 10g、草决明 20g、甘菊 15g、丹参 20g、甘草 15g。

2008 年 1 月 20 日三诊　服上方 40 余剂，数次检查红、白细胞均正常，血脂亦恢复正常，血小板 310×10⁹/L，全身有力，精神大好，B 超：肝已不大，肝功能均正常，脉滑有力，舌质红，肝区痛消失。继以前方化裁。处方：柴胡 20g、白芍 20g、枳壳 15g、桃仁 15g、丹参 20g、赤芍 20g、红花 15g、葛根 15g、川芎 15g、草决明 20g、水蛭 10g、地龙 10g、甘菊 20g、生地 20g、牡丹皮 15g、西洋参 15g、甘草 15g。

服上方 15 剂，化验均正常，无明显不适，电话告知，未再来诊。

按语： 原发性血小板增多症是骨髓增生性疾病，其特征为出血倾向及血栓形成，外周血血小板持续明显增多，功能也不正常，骨髓巨核细胞过度增殖，此病由于生活饮食习惯的改变而有发病率增加的趋势。本病人为原发性血小板增多症，化验血小板 500×10⁹/L，且伴有肝区疼痛，肝大，转氨酶增高。肝主藏血，主疏泄，肝大疼痛则为肝气疏泄、藏血功能异常，即肝气郁结，肝血郁滞；舌质紫为血瘀之外候。故辨证属肝郁血瘀，而治以疏肝活血化瘀法，气行则血行，而瘀滞可散。方中柴胡、白芍四逆之意疏肝柔肝，配以大队活血化瘀凉血之品以疏通血脉，散血瘀之热而宁血。二诊、三诊均以此法化裁治之，且三诊恐日久行气化瘀以伤正气，故加用西洋参以益气扶正以防他变，加用草决明、甘菊清利头目以降血脂，可见张琪教授辨证用药之周详。

病案 2　虚劳（再生障碍性贫血）

孙某，女，18 岁。1990 年 9 月 6 日初诊。

头晕，心悸气短，面白，乏力 1 年余，经某医院系统检查确诊为"再生障碍性贫血"。历经中西医治疗无效，经介绍门诊求治。病人面色㿠白，心悸头晕，气短乏力，口唇、爪甲淡红，月经量多，持续 1 周，脉弱。化验：血红蛋白 50g/L，红细胞 2.1×10¹²/L，白细胞 3×10⁹/L，血小板 40×10⁹/L，网织红细胞 0.001。辨为心脾两虚、气血不足。投以归脾汤加减方药，酌加补肾之品。处方：红参 15g、白术 15g、生黄芪 30g、茯苓 20g、远志 15g、酸枣仁 20g、当归 15g、生甘草 10g、龙骨 20g、牡蛎 20g、山茱萸 15g、熟地 20g、首乌 20g。

9 月 18 日二诊　服上方 12 剂，上述症状明显缓解，精神较佳，化验：血红蛋白升至 55g/L，续以上方加木香 10g。

10 月 4 日三诊　服上方 13 剂，头晕、心悸、乏力症状进一步改善，面色略显红润，精神饱满，守方守法续服。

10 月 26 日四诊　服上方 20 剂，头晕、心悸、气短、乏力诸症消除，血红蛋白升至 95g/L，红细胞 3.8×10¹²/L，血小板 90×10⁹/L，白细胞 5×10⁹/L。

按语： 此例"再生障碍性贫血"，主要以贫血，全血细胞减少为主，中医以"虚劳"论治，病位主要在心脾，宜调心脾，益气血。"心主血"，血的来源在于脾胃。心脾亏虚，则主血、生血、统血的功能发生障碍，临床出现贫血、出血等症状。"食气入胃，脾经化汁，上奉心火，心火得之，变化而赤，是之谓血"。故治血者，从脾论治。归脾汤为治心脾两虚之代表方剂，药中病机，故疗效显著，然"虚劳"之症，正气亏损难复，宜守方守法，养正徐图。临证中张琪教授亦常加补肾之品。"肾藏精"，为"先天之本"，脾肾、心肾间又密切相关，更有利气血之化生，每使疗效愈加肯定。

（十）汗证

病案　自汗

房某，女，50 岁。1987 年 6 月 14 日初诊。

该患自汗多年，反复发作，曾服用中药治疗，病情时轻时重，近 2 个月加重。出汗前周身烧灼感，面部烘热，心烦，体倦乏力，口干渴，舌质红，无苔，脉数。综观舌、脉、证，中医辨为火热内扰，阳加于阴，阳盛阴虚，表虚不固。治宜泻火滋阴、兼以固表。处方：当归 15g、黄芪 50g、黄柏 10g、川连 10g、生地 15g、熟地 15g、五味子 15g、龙骨 20g、牡蛎 20g、麻黄根 15g、白芍 20g。

6 月 28 日二诊　服上方 12 剂，出汗时间缩短，余症同前，前方加牡丹皮 15g、枸杞 15g、乌梅 15g。

服上方 15 剂后，自汗愈，诸症消除。停药观察，亦未复发。

按语：《素问·阴阳别论》谓"阳加于阴谓之汗"，汗证有自汗与盗汗之别。一般认为自汗属阳虚，为腠理不固，治当益气固表；盗汗属阴虚，为虚热内扰，灼伤阴津，阳蒸阴分所致，治宜滋阴清热。然而临证自汗与盗汗常同时并见，且病机错综复杂，故临证切不可一见自汗便认为气虚，仍须仔细辨证。《景岳全书·汗证》谓："阳证自汗或盗汗者，但察其脉有火，或夜热烦渴，或便热喜冷之类，皆阳盛阴虚也。宜当归六黄汤为第一。"可见当归六黄汤既治自汗亦治盗汗，而病机关键为阳盛阴虚。该患症见身热心烦、口干口渴等，皆为火盛阴虚之征。张琪教授以为此类自汗决不可误用益气法，亦不可纯用滋阴之品。因此证关键为火热内扰、阳蒸阴分，如不泻火则阴不能内存，故治以当归六黄汤，首当泻火，兼以滋阴固表。釜底抽薪则邪去正安，阴能内守而汗自止。

（十一）内伤发热

病案　低热（过敏性紫癜）

杨某，男，59 岁，教师。1993 年 4 月 3 日初诊。

低热不退 1 个月。病人 1 个月前因躯干及下肢出现紫红色瘀点、瘀斑，被某医院诊为"过敏性紫癜"，伴低热，测体温 37.4℃，经激素治疗后紫斑退，但仍发热且全身软弱无力，上下楼皆困难。来诊治时，知其尚有五心烦热，脉数，舌质红，苔白干。辨证为毒热内蕴，灼伤血络，迫血外溢则有紫斑，因毒热未清故有乏力、低热等。治宜清热解毒、凉血消斑。处方：生地 20g、牡丹皮 15g、水牛角 20g、焦栀子 10g、白芍 15g、当归 15g、黄芩 15g、生柏叶 20g、大青叶 15g、茅根 30g、小蓟 30g、茜草 20g、玄参 15g、生甘草 10g。

4 月 16 日二诊　服上方 12 剂，全身较前有力，精神较佳，低热退，体温 36.2℃，但期间体温反复两次 37.5℃，持续 4～5 小时即退。自述头部烘热，腹泻便溏，考虑为邪热未全肃清兼脾虚下泻。治宜清热凉血为主，辅以健脾止泻。处方：牡丹皮 15g、生柏叶 20g、大青叶 15g、焦栀子 10g、青蒿 20g、水牛角 20g、赤芍 20g、小蓟 30g、茅根 30g、生地 15g、玄参 15g、白芍 15g、山药 20g、白术 20g、茯苓 20g、芦根 30g、甘草 15g。

4 月 28 日三诊　服此方 10 剂，体温已恢复正常，紫癜退，未见有新的出血点，全身有力，但仍腹泻，食欲不振，经查诊有"肠结核"，舌苔薄白，脉象已缓，此为邪热已除，宜健脾止泻法。处方：龙骨 20g、牡蛎 20g、生山药 20g、五味子 15g、乌梅 15g、诃肉 20g、白术 15g、茯苓 15g、砂仁 10g、川连 10g、陈皮 15g、麦芽 20g、石斛 15g、麦冬 15g、甘草 10g。

5 月 15 日四诊　服上方 8 剂，泄泻止，下肢又见少量紫癜，食纳转佳，全身有力，体温正常，舌苔白滑，脉缓。宜健脾为主，辅以凉血之品。处方：川连 15g、陈皮 15g、砂仁 10g、山药 20g、麦芽 20g、山楂 15g、白术 15g、茯苓 15g、太子参 15g、白芍 15g、当归 15g、寄奴 20g、乌梅 15g、牡丹皮 15g、柏叶 20g、茅根 25g、甘草 10g。

服上方 6 剂，病已痊愈，去青岛疗养。

按语：本案为过敏性紫癜，初以紫癜为主证，中医有"肌衄"之称。经治紫癜退，但持续低热 37.4℃，全身乏力，五心烦热，舌红少津，脉数。中医当以"发热"论治。但虽热势轻微，且有乏力、五心烦热，终因疾病初起，脉数有力而辨为实证，非虚热。综观舌、脉、证，辨为毒热内蕴，灼伤血络，迫血外溢。虽经激素治疗紫癜退，但毒热未清，"血气未平复，余热未尽"，治宜清热解毒凉血法，经 3 次复诊，服药 20 剂，血止热退，全身有力，体温正常，精神转佳。后出现泄泻之"肠结核"症状，改用健脾止泻法，加龙骨、牡蛎、乌梅、诃肉收敛之品，健脾收敛止泻同时，另收统摄收敛止血之效，经调治泄泻止，紫癜退而愈。

（十二）奔豚气

病案　金某，女，14 岁，学生。1986 年 2 月 3 日初诊。

病人家住大庆来哈医病，据其母言，病人阵发面色青，呼吸困难，正在述说时，病人又发病，面青手足厥冷，胸憋闷难忍，稍时即缓解。细询病情，自述发病时有气从少腹上冲胸部，异常憋闷，几有灭绝之感，面色青，手足厥冷，稍时气下行自然缓解。经各医院检查不知何病，慕名求治，张琪教授诊其脉沉而有力，舌滑润苔白，反复构思，此属寒气循冲脉上冲之奔豚气，宜桂枝加桂汤主之。处方：桂枝 30g、白芍 20g、甘草 15g、生姜 15g、大枣 5 枚。

2 月 19 日二诊　服上方 13 剂，未发作，自述服药 3 剂后，气上冲即减弱，继服未发，手足转温，胸闷太息俱随之消失，脉沉而有滑象，舌苔渐化，继以上方加龙骨 20g、牡蛎 20g。

3 月 15 日三诊　服上方 6 剂，一直未发作，遂停药观察，远期追踪一直未发作而愈。

按语：此例为奔豚气。《金匮要略·奔豚气病脉证治》谓："奔豚病从少腹起上冲咽喉，发作欲死，复还止，皆从惊恐得之。"与本案病因证候俱相符合。唯《金匮要略》论奔豚有两方，一为奔豚汤证，乃肝气上逆而发；一为桂枝加桂汤证，为寒气循冲脉上冲。本案发作时特征为形寒肢冷，手足厥逆，脉沉舌润，显然属于后者而非前者，故用桂枝加桂汤，温寒镇冲降逆而取效。

七、肢体经络系病证

（一）头痛

病案 1　瘀血头痛（血管神经性头痛）

李某，男，43 岁。1998 年 11 月 1 日初诊。

病人头痛病史 10 年，经多家医院治疗效果不显，诊断为血管神经性头痛，近 1 年加剧，偏于右侧，睡眠不实，形体肥胖，多梦纷扰，耳鸣健忘，心烦，舌紫暗，苔腻，脉沉。证属久病入络，脉络瘀阻，血瘀气滞痰凝，治宜活血化瘀，行气涤痰，以血府逐瘀汤合散偏汤化裁。处方：当归 20g、赤芍 20g、生地 20g、桃仁 20g、川芎 25g、夏枯草 25g、红花 15g、柴胡 15g、枳壳 15g、白芥子 15g、香附 15g、白芷 15g。

11 月 15 日二诊　服上方 7 剂，头痛明显减轻，仅觉头微痛不适，效不更方。

11 月 22 日三诊　服上方 6 剂，症再减，但不断有交叉痛出现，舌紫，脉沉，仍睡眠不佳，心烦，前方加祛风安神养心之品。处方：生地 30g、当归 20g、桃仁 20g、赤芍 20g、柴胡 20g、川芎 20g、菊花 20g、酸枣仁 20g、红花 15g、白芥子 15g、远志 15g、夏枯草 25g。

12 月 16 日四诊　服上方 16 剂，头痛未作，睡眠好，现有轻度腹泻，上方去桃仁，加白术 15g。服 7 剂，1 年后随访未复发。

按语：本例属瘀血头痛。头痛日久，舌紫暗或有瘀斑，脉沉或沉涩多属血瘀，病人体胖苔腻，故证属血瘀夹痰湿，以血府逐瘀汤与散偏汤化裁取效。方中川芎上行头目，功擅辛散通络，为头痛要药；白芥子燥湿化痰，为治痰之要药，散偏汤中二药相伍为痰瘀合治之剂。散偏汤出自《辨证录》卷二方，方书云："偏头痛一证，多因肝风上攻，病久邪入于脑络，经络瘀阻，则不免气滞痰凝，偶因寒暑，郁怒所触，则举发正常。"此方妙在重用川芎，佐白芷使其辛窜走头；香附行气；白芥子涤痰；柴胡入少阳之经，使其直达病所，发挥其疏导经络之作用。夏枯草清肝散络，痰瘀化热者用之可平肝清热；菊花清利头目，与活血化瘀药合用相得益彰，故收效甚捷。现代药理研究证实，川芎内含生物碱、川芎嗪，具有明显的扩张脑血管、缓解脑血管痉挛、增加脑血流量的作用，从而使脑内血液循环正常。

病案 2　相火妄动头痛（血管神经性头痛）

张某，男，55 岁。1992 年 6 月 2 日初诊。

病人形体肥胖，1 年前患头痛，自感心窝部一阵发热上冲，头痛昏眩，不能正常工作。经系统检查诊为脑动脉硬化、血管神经性头痛，但治疗皆无效。诊见：心窝部灼热，颜面潮红，烦躁，怔忡舌赤，苔腻，脉弦。证属五志过极，相火妄动上逆，治宜苦寒直折其热，辅以滋阴之品。处方：黄连、黄芩、麦冬、赤芍、石斛、茵陈、枇杷叶各15g，生地20g，大黄7g，甘草10g，水煎服，每天1剂。

7月10日二诊　服上方12剂，诸症均减，但烘热上冲头痛之症未除，舌红，苔薄，脉弦中有缓象，宜苦寒直折其热加潜阳之品，使相火归于其位。处方：黄连、怀牛膝各15g，黄芩、胆南星、甘草各10g，大黄7g，生牡蛎25g，珍珠母、赭石各30g，生地、玄参各20g。

7月31日三诊　服上方12剂自觉烘热上冲症状基本消失，但遇情志不遂仍有发作，继上方化裁。处方：黄连、黄芩、桃仁、牡丹皮、麦冬、甘草各15g，大黄7g，生赭石、珍珠母各30g，胆南星、焦栀子各10g，生地20g，生牡蛎25g，服上方6剂诸症已愈，随访6年未复发。

按语：本例属相火妄动，前人对相火论述不一，但不外虚实两端。以赵献可为代表认为相火即命门之火，由命门火衰，阴盛格阳，浮越于上之虚火，亦称龙雷之火，只宜温降引火归原，切感苦寒直折；以李时珍、徐大椿为代表则认为相火即心包之火，心藏神为君火，包络为相火，并认为属实火。主虚主实，见仁见智虽有不同，但皆主张只宜安谧，不宜妄动，安谧为生理，妄动为病态。本例即属于相火妄动之实热，病人烘热上冲，头痛昏眩，心悸怔忡，烦躁不宁，舌赤，苔腻，脉弦。据其脉证，以苦寒直折，清泻心包之火，辅以生地、麦冬、石斛滋阴液，以期达到"阴平阳秘"之效。复诊诸症减轻，脉缓，但烘热不能根除，故于泻火滋阴基础上加生赭石、珍珠母、生牡蛎重镇潜阳，服12剂收全功。

（二）痹证

病案1　热痹（痛风）

唐某，男。2008年7月4日初诊。

素有饮酒嗜好，近2日突然右足面红肿，右踇趾红肿热痛，剧烈难忍，不能站立、行走，血尿酸平素在500μmol/L以上，此次因右足剧痛不能走步复查，由其妻陪伴乘车来诊。除上述症状外，舌苔白厚质紫，脉象滑数有力。此属痛风，辨证为痰瘀湿热聚集，血络瘀阻。宜化痰除湿清热、活血通络法治疗。处方：黄柏15g、苍术15g、胆南星10g、防己15g、威灵仙15g、桃仁15g、红花15g、羌活10g、川芎15g、神曲15g、金银花30g、连翘30g、制川乌15g、赤芍15g、丹参15g、全蝎10g、蜈蚣2条、炮穿山甲（代）10g、地龙15g、甘草15g。

7月15日二诊　服药7剂，右足肿大消，痛亦大轻，集中在右脚踇趾一处，赤色肿痛，但肿痛较前已大减，局部仍僵硬，宜上方增减治疗。处方：黄柏15g、苍术15g、南星10g、防己15g、威灵仙15g、桃仁15g、红花15g、羌活10g、川芎15g、神曲15g、金银花30g、连翘30g、制川乌15g、赤芍15g、丹参15g、全蝎10g、蜈蚣2条、炮穿山甲（代）10g、地龙15g、穿山龙30g、甘草15g、土鳖虫10g、皂角刺10g。

7月22日三诊　服上方6剂，右足踇趾肿痛全消，亦无僵硬，完全恢复正常，从而痊愈。

8月12日四诊　复查血尿酸为735μmol/L，足趾痛止，但尿酸居高不下。处方：土茯苓30g、萆薢25g、车前子30g、桃仁15g、赤芍20g、薏苡仁30g、牛膝15g、连翘20g、瞿麦30g、丹参20g、益母草30g、甘草15g。

9月2日五诊　血尿酸未复查，足趾肿痛全消，舌质润脉滑。处方：土茯苓30g、薏苡仁30g、萆薢20g、车前子30g、苍术15g、黄柏15g、苦参15g、防己20g、桃仁15g、制川乌10g、牛膝15g、丹参20g、瞿麦20g、连翘20g、甘草15g。

9月9日六诊　复查血尿酸为396μmol/L，无明显症状，嘱停药观察，远期疗效好。

病案2　热痹（痛风）

王某，男，57岁。2007年1月7日初诊。

既往痛风病史。近日足趾痛加重，肩及膝关节亦痛，尿稍黄，舌苔白，脉滑。处方：黄柏10g、苍术15g、天南星10g、桂枝15g、防风15g、威灵仙15g、红花15g、羌活15g、川芎15g、神曲15g、土茯苓30g、薏苡仁20g、萆薢20g、炙川乌15g、金银花30g、地龙15g、穿山龙30g、甘草15g。

1月10日二诊　自述服药2剂，足趾痛明显减轻，几乎不痛，膝关节痛亦减轻。现肩关节仍痛，脉象数，舌光红，食纳较差。处方：羌活10g、秦艽15g、防风10g、川芎15g、白芷10g、黄芩15g、生地20g、石斛20g、麦冬15g、金银花30g、炙川乌10g、青风藤30g、穿山龙30g、地龙15g、红花15g、桃仁15g、白芍15g、甘草15g。连服数剂而愈。

此病例用中药后，检查血尿酸由527μmol/L降至416μmol/L。

按语：以上两例痛风性关节炎，发作时均疼痛难当，多在足趾关节，也可起至膝关节及其他关节痛。发作期辨证多有热象，如脉小有数象或滑数，舌紫苔白腻，局部红肿灼热。张琪教授常用加味痛风汤（黄柏15g、苍术15g、天南星15g、防己10g、威灵仙10g、羌活10g、金银花15g、川芎15g、萆薢20g、土茯苓30g、穿山龙30g、地龙15g、薏苡仁30g、炙川乌10g、金银花30g、甘草10g）治疗，以炙川乌10～15g与黄柏、苍术、萆薢、土茯苓、薏苡仁、地龙、穿山龙、防己等合用有良效。痛风间歇期一般无明显症状，仅表现高尿酸血症，此时辨证多为脾肾调节功能失调，湿浊蕴蓄，血运受阻，当以化湿瘀、泻浊、活血之品治疗。临床常予以化浊汤（土茯苓50g、萆薢20g、车前草30g、防己20g、薏苡仁30g、苍术15g、穿山龙30g、红花15g、桃仁15g、生甘草15g）治疗。便秘者可加大黄以泻浊热；舌红掌心热、舌苔干者可加生地、麦冬、玄参，因湿浊耗伤阴液，上三味为清热生阴之品；关节痛肿亦可加穿山龙、地龙、鸡血藤活血通络之品。

病案3　血痹

孙某，男，49岁，干部。1992年6月12日初诊。

两下肢外侧刀割样疼痛2周。素有糖尿病病史，经西药治疗缓解。2周前两大腿外侧疼痛，其痛如玻璃碎片样乱扎样难以忍受，号呼呻吟，入夜更甚。经几家医院检查不能确诊。伴尿少色黄，口干渴，心烦，舌苔白腻，脉紧数。综观如上舌、脉、证，则属血瘀夹热内蕴之候。宜活血通络、清热解毒为法。处方：丹参20g、当归20g、乳香10g、没药10g、红花15g、桃仁15g、赤芍20g、牛膝15g、天花粉15g、炮山甲（代）15g、牡丹皮15g、大黄 7g、连翘 20g、延胡索 15g、甘草 15g。

6 月 19 日二诊　两大腿外侧疼痛明显减轻，痛能忍受，但疼痛面积向外周扩散，揉搓疼痛可减轻，脉已不紧仍数。此属血痹得以流通，故痛减而面积扩大，喜揉搓为气血不荣，筋脉失养之候，再以益气血、濡筋脉、活血通络法治之。处方：生黄芪 20g、枣仁 20g、白芍 30g、甘草 20g、当归 20g、丹参 20g、乳香 15g、没药 15g、桂枝 15g、牡丹皮 15g、延胡索 15g、炮山甲（代）15g、红花 15g、连翘 20g、天花粉 15g、大黄 7g、生姜 15g。

6 月 29 日三诊　服上方 8 剂，两大腿疼痛完全消失，追踪观察，疼痛未复发。

按语：此案为两大腿外侧如刀割样疼痛 2 周，西医不能确诊之疑难病。综观此病人舌、脉、证，当属血瘀络阻、不通而痛之血痹证。因血瘀初始，故从舌诊尚未见紫色征象，但脉象紧中有数，则属血瘀夹热内蕴之候。投活络效灵丹合复元活血汤化裁活血通络、清热解毒，疗效迅捷。后易益气血、濡筋脉、活血通络法，以黄芪桂枝五物汤合复元活血汤、活络效灵丹化裁，复方大法，扶正以祛邪。重用白芍以滋阴养血、濡筋止痛，疼痛消失，病获痊愈。

病案 4　痹痛

邹某，男，52 岁，医生。1993 年 4 月 24 日初诊。

3 个月前发现巩膜黄染，肝功能检查无异常，亦无明显症状。经会诊施剖腹探查发现胰头有一肿块。诊为"胰头癌"，给予胰十二指肠切除术，术后黄染消退，体重增加。又经某院专家会诊，疑前诊断不确，未做定论。病人突然于近日右大腿剧痛。发作时如电击样，烧灼感，剧痛难忍，频发，每次持续 4～5 分钟，经神经科医生会诊，考虑为癌肿发生"骨转移"，但 CT 检查股骨无异常。疼痛发作时用哌替啶无效，病人痛不欲生，邀张琪教授诊治。察其脉象洪数有力，舌质红，苔白干。综观舌脉证，中医辨为邪热内郁，灼伤血脉致血瘀作痛。病人主诉在发作前曾用过蛇精注射液，用后即大汗淋漓，伴随疼痛发作。考虑属毒热灼伤血脉无疑。宜清热解毒、开瘀通络。处方：丹参 20g、当归 20g、乳香 15g、没药 15g、生地 20g、生石膏 50g、知母 15g、黄柏 15g、白芍 50g、全蝎 10g、蜈蚣 2 条、地龙 15g、甘草 20g、炙川乌 20g。

5 月 6 日二诊　服上方 8 剂，明显获效。痛发时间延长，持续时间缩至 1 分钟左右，且疼痛能忍，可下床行走，精神大好，脉数但无洪象，舌质转淡红，续以上方加桃仁 15g、红花 15g、牛膝 15g、木瓜 15g。

5 月 20 日三诊　服上方 8 剂，疼痛数小时方发作 1 次，且短暂即逝，自述大腿僵木欠灵活，舌质淡红，脉象小有数象。续以上方服 10 剂，大腿痛消除，僵硬亦轻。

按语：本案为罕见之症。右大腿发作性电击样剧痛，伴有烧灼感。经各医院未予确诊，镇痛药无效，病人痛不欲生。张琪教授诊其脉象洪数，舌质红，苔白干及烧灼样剧痛，有用蛇精注射液病史，考虑为毒热灼伤脉络致血瘀而痛。《诸病源候论》谓"热毒入深，结于五脏，内有瘀积"。邪热入深，络损血溢，积而为瘀，"不通则痛"，方用活络效灵丹以活血通络，加生石膏、生地、知母、黄柏以清热凉血；重用白芍及甘草取芍药甘草汤之意，以养阴濡筋止痛；全蝎、蜈蚣、地龙通络而解毒；用川乌反佐以温通活络止痛。诸药相配，共奏清热解毒、开瘀通络之功。连服 20 余剂，疼痛蠲除，病获痊愈。

病案 5　骨痹（类风湿关节炎）

张某，女，52 岁。2002 年 8 月 7 日初诊。

类风湿关节炎病史 7 年，近日加重。以颈肩、腰膝、髋关节疼痛及屈伸不利为主，手指关节呈梭形变形，晨僵明显，手部发凉。因诸关节疼痛、活动不利，不能胜任家务劳动。舌质淡红，苔白滑，脉沉。中医诊断为骨痹，辨证属风寒之邪侵入关节血络，痹阻不通。治宜祛风散寒、活血通络。处方：牛膝 15g、地龙 15g、羌活 15g、秦艽 15g、香附 15g、当归 20g、黄芪 30g、苍术 15g、黄柏 10g、五灵脂 15g、桃仁 15g、红花 15g、制川乌 15g、炮穿山甲（代）15g、乌梢蛇 15g、全蝎 10g、土鳖虫 10g、鸡血藤 30g、甘草 15g、川芎 15g。

8 月 21 日二诊　服药 5 剂后症状减轻，肩、颈、指（趾）关节疼痛减轻，手指关节屈伸渐灵活，但手指关节红、微肿，腕关节疼痛，髋关节疼痛不能下蹲，服药后有腹泻，舌脉无甚变化。此属通过祛除风寒、活血通络已初步收效，继以上方加狗脊、杜仲以补肝肾强筋骨。处方：川牛膝 15g、地龙 15g、羌活 15g、秦艽 15g、香附 15g、当归 20g、川芎 15g、黄芪 30g、苍术 15g、制川乌 15g、炮穿山甲（代）10g、土鳖虫 10g、全蝎 10g、乌梢蛇 15g、穿山龙 20g、青风藤 30g、鸡血藤 20g、狗脊 20g、杜仲 15g、甘草 15g。

11 月 13 日三诊　连续服上方 30 剂后，诸关节疼痛显著减轻，饮食佳，汗出，身痒，肌肤甲错，手指关节屈伸灵活，手足不温。此邪气大除，关节血络通畅，宜加强补气血、益肝肾、强筋骨扶正之功，以扶正祛邪兼顾治疗。处方：当归 20g、川芎 15g、赤芍 15g、生地 20g、牛膝 15g、地龙 15g、秦艽 15g、羌活 15g、黄芪 30g、苍术 15g、千年健 15g、地风 15g、炮穿山甲（代）10g、土鳖虫 10g、乌梢蛇 15g、全蝎 10g、穿山龙 30g、青风藤 30g、鸡血藤 20g、狗脊 15g、制川乌 15g、甘草 15g。

11 月 27 日四诊　病人通过电话联系述说病情称疼痛缓解较明显，时有微痛，可适当做一些家务，胃纳不佳。处方：当归 20g、川芎 15g、赤芍 15g、生地 20g、牛膝 15g、地龙 15g、秦艽 15g、羌活 15g、黄芪 30g、苍术 15g、千年健 15g、地风 15g、炮穿山甲（代）10g、土鳖虫 10g、乌梢蛇 15g、全蝎 10g、穿山龙 10g、青风藤 30g、鸡血藤 20g、狗脊 15g、制川乌 15g、甘草 15g、陈皮 15g、砂仁 15g、半夏 15g。

此后，曾三次来电话讲述病情，自觉全身各关节疼痛均明显减轻，手指关节、腕关节已不痛，踝关节、膝关节肿全消，已基本不痛，能做一些家务劳动，全身较前有力，唯胃脘稍不适，胃纳较差。

按语：此病人西医诊断为类风湿关节炎。肩关节、颈、腰活动受限，趾关节屈伸僵痛，手指关节变形痛甚，关节变形呈梭形，晨僵，关节屈伸不利，畏寒，髋关节痛，活动加剧，全身痛楚不能从事家务劳动，病史已 7 年，由轻转重，病势有进展趋势，舌质淡红，苔白滑，脉象沉，久治不效来门诊求治。中医诊断：属于痹证中之骨痹，辨证为风寒湿邪侵袭，深入骨骱，血络痹阻所致，以祛风寒湿邪、活血通络法治疗。初服关节痛减肿消，活动功能均明显好转。8 月 21 日二诊，除各关节肿消痛减外，髋关节仍痛不能下蹲，泄泻，考虑邪气虽见除，血络稍通，但风寒湿邪未尽，肝肾虚已露端倪（肝主筋、肾主骨），故加入狗脊、杜仲，连同前方中黄芪、当归补肝肾、强筋骨、益气血之品主之，正邪兼顾，继而收到明显效果。至 11 月 27 日连续服上方，全身关节疼痛基本消除，可适当做一些家务，继服药后，来电话告知一切情况良好，能做一些家务劳动，病情从而获得缓解。

病案6　痹证（类风湿关节炎）

曲某，女，35岁，某银行干部。1998年4月17日初诊。

发病1年余，起始于足关节痛，不以为意，逐渐加重，手指关节肿痛，无名指变形呈梭状，两下肢膝关节肿痛，踝关节及足底肿痛，行走吃力，手指晨僵，活动受限。经某医院检查：类风湿因子（＋），抗O＞500，血沉1:20。诊断：类风湿关节炎。经治无效，来门诊求治。该患体质消瘦，面色苍白，舌瘦红薄苔，脉象细数无力，中医诊断：痹证。辨证属肝肾亏损、阴虚血虚，外为风寒湿侵袭日久化热，湿热痰郁阻酿成血瘀以至关节肿痛变形。治疗应针对病机正虚邪实，补肝肾益气血以扶正，祛风湿清热活血通络镇痛以除邪，正邪兼顾。处方：川乌10g、苍术15g、黄柏15g、南星15g、桂枝15g、防己20g、桃仁10g、红花15g、威灵仙15g、青风藤30g、全蝎10g、地鳖虫10g、穿山甲（代）10g、乌梢蛇15g、淫羊藿10g、白芍20g、党参15g、牛膝10g、狗脊15g、甘草15g。

4月24日二诊　服上方7剂，两膝关节肿痛减轻，手指关节仍无明显改变，服药后略有腹泻，食欲较差，舌脉同前，此方已对症，但病人素体弱，脾胃虚，提示当注意。处方：川乌10g、苍术15g、地龙15g、南星10g、桂枝15g、防己15g、青风藤30g、薏苡仁25g、全蝎10g、地鳖虫10g、穿山甲（代）10g、乌梢蛇15g、陈皮15g、砂仁15g、牛膝15g、木瓜15g、当归15g、甘草15g。

5月2日三诊　服上方7剂，膝关节肿胀疼痛明显减轻，尤以右侧肢体缓解更明显，踝关节肿亦消，痛减，两手指肿消，晨僵减轻。唯独服药后仍有恶心，上方加竹茹15g、麦冬15g、白芍15g。

四诊　1998年5月8～15日二次复诊又继续服上方14剂。自述踝关节肿全消，指关节肿痛亦明显减轻，晨僵大好，双膝关节痛肿均减轻，但仍活动受限，不能下蹲，上下肢关节游走性疼痛，胃脘仍不适，有恶心泛酸感，脉转缓，舌质淡红，病已初步缓解，继遵前法施治。处方：牛膝15g、地龙15g、秦艽15g、羌活10g、香附15g、川芎15g、当归20g、黄芪30g、苍术15g、黄柏15g、桃仁15g、红花15g、青风藤30g、全蝎10g、穿山甲（代）10g、乌梢蛇15g、白芍15g、知母15g、石斛20g、川牛膝15g、木瓜15g、狗脊15g、山萸肉15g、陈皮15g。

五诊　1998年5月22日～6月19日中间三次复诊。继续服上方21剂，膝、踝关节肿痛进一步大消，晨僵亦大好，唯逢阴雨天气及过劳即加重，但均较服药前大减，脉象沉细无力。前方去知母、白芍，加炙川乌10g、穿山龙20g。

6月26日六诊　诸关节肿痛虽未痊愈，但已基本消失，唯独右膝关节活动仍受限，但已能下蹲，嘱咐继续服上方。

后随访此病人已经上班工作，病情获得基本缓解。

按语：类风湿关节炎属于中医历节风、痹证范畴，张琪教授治疗此病以扶正祛邪为大法。如本案以肝肾亏损、气血不足为内因，风寒湿邪侵袭为外因。日久则形成湿热、痰浊、血瘀、关节受损，故治疗此病以祛风寒、燥湿、化痰、活血、通络以祛除外邪，补肝肾、壮筋骨、益气血以扶正，正邪兼顾，方能恰中病机。在祛邪方面尤其宜用虫类药物以深入骨骱透骨搜风为主要药物，如乌梢蛇、地鳖虫、穿山甲（代）、全蝎、地龙等，它们活血通络镇痛之疗效，远非草木之品可比拟。还可加补肝肾、益气血之品，如杜仲、山萸肉、续断、淫羊藿、狗脊、黄芪、当归、白芍、木瓜、石斛等。张琪教授生平治疗此病颇多，皆用此法以为效，此方药虽多，但井然不滥，因如此顽症，远非轻方、单方所能取效。

病案7　痹证（强直性脊柱炎）

叶某，女，28岁。2002年10月9日初诊。

该患者平素易患感冒。2001年8月出现腰痛、身痛，曾被诊断为风湿病，以肾上腺皮质激素及青霉素治疗而缓解。2002年1月腰痛加重，在哈尔滨市某医院诊断为强直性脊柱炎。自述肌肉痛、脊柱痛，自骶椎向上窜痛，腰痛、夜间痛甚、无浮肿，低热，月经有血块，久坐则腰痛、腿胀，咽干痛，舌质淡红，舌上有红点，苔白厚，脉滑数。中医诊断：痹证，属于风寒湿邪外束，顽痰湿热痹阻深入骨骱，宜祛风湿、强筋骨，尤宜虫类透骨搜风、活血通络治疗。处方：黄柏15g、苍术15g、天南星15g、防己15g、桂枝15g、威灵仙15g、秦艽15g、独活15g、桃仁15g、红花15g、青风藤15g、穿山龙30g、地龙15g、乌梢蛇15g、全蝎10g、土鳖虫10g、狗脊15g、钻地风15g、千年健15g、金银花30g、连翘20g、制川乌15g、薏苡仁15g、甘草15g。

10月30日二诊　病人自述身痛减轻、咽仍痛，近日外感，咽痒、咳嗽、下肢酸痛，足凉，手心微有汗出，身痛、腰痛、骶椎痛均已减轻。但仍时患感冒，症见咳嗽、咽痒痛、舌苔白、脉滑数等候，故在前方中加入杏仁、桔梗、天花粉、麦冬以清肺止咳。处方：金银花30g、连翘20g、杏仁15g、桔梗15g、天花粉15g、麦冬15g、青风藤30g、穿山龙30g、秦艽15g、羌活15g、天南星15g、苍术15g、黄柏15g、乌梢蛇15g、全蝎10g、地龙15g、土鳖虫10g、制川乌10g、薏苡仁30g、牛膝15g、钻地风15g、狗脊15g、生地20g。

11月13日三诊　病人脊柱痛、腰痛均减轻，足凉好转，活动自如，胸闷，恶心，舌质正红，苔白，脉滑已无数象，但咽部仍有充血，仍以上方加减治疗。处方：金银花30g、重楼30g、连翘20g、天花粉20g、麦冬15g、玄参15g、杏仁15g、桔梗15g、黄芩15g、秦艽15g、天南星15g、黄柏15g、乌梢蛇15g、全蝎15g、地龙15g、土鳖虫10g、蜈蚣2条、制川乌10g、薏苡仁30g、牛膝15g、千年健15g、钻地风15g、狗脊15g、生地20g、青风藤30g。

12月18日四诊　病人腰、脊柱、腿痛止，久坐则腰酸，近日胃痛，呕吐、反酸、喜冷饮，咳嗽，咽痛。此属风寒湿邪痰浊已除，血络痹阻已通畅，肝肾筋骨亦有恢复，病已初步获得缓解。但此病人始终有咽痛咳嗽，故方中辅以清咽止咳之品。处方：山豆根20g、杏仁15g、川贝15g、连翘20g、金银花30g、重楼30g、天花粉20g、砂仁15g、陈皮15g、半夏15g、黄连10g、石斛20g、麦冬15g、白芍20g、秦艽15g、羌活15g、黄柏10g、乌梢蛇15g、全蝎10g、地龙10g、土鳖虫10g、蜈蚣2条、千年健15g、钻地风15g、狗脊20g、杜仲20g、青风藤30g、生地20g。

按语：该病人于2001年8月出现腰痛、身痛，经某医院诊断为风湿病。曾用青霉素及激素治疗，症状缓解。现2002年10月又全身痛、腰痛，尤以脊柱痛，自骶椎向上窜痛、夜间痛甚不能入睡，不能久坐，久坐则腰痛甚，腿胀，有低热咽痛，月经有血块，经某医院X线诊断为强直性脊柱炎，经治无效来门诊求治。如上述症状，病人体消瘦、舌淡红苔白厚，脉象滑数。中医诊断：痹证，属于骨痹，为风湿热邪入侵经络痹阻，终致痰浊湿热壅阻血络，深入骨骱，不通则强直疼痛。治疗以丹溪之上中下痛风方祛风除湿热痰浊活血，更用乌梢蛇、全蝎、土鳖虫、地龙虫类药搜风开窍通络，增强其透骨搜风之作用。然此病日久，肝肾亏损、督脉失养，又加入补肝肾、强筋骨、充督脉以扶正之品，如杜仲、狗脊、千年健、钻地风等，正邪兼顾以取效。此病人于2003年1月27日复诊，全身均不痛，腰及脊柱均无痛，精神大好，几如常人，唯月经来潮时腹痛，另以活血化瘀调经治之。

（三）痿证

病案 1　痿证（急性脊髓炎）

周某，男，34岁，教师。1991年6月12日初诊。

1990年9月自感腰痛，其后逐渐出现下肢酸软，步履困难，发展至两腿瘫痪，经某医院确诊为"急性脊髓炎"，用激素治疗稍好转，但仍双下肢痿软无力，只能步行十余步，近于瘫痪状态，小便色黄，口干舌燥，大便秘结，舌苔白腻，脉象虚数。综观舌脉证诊为"痿证"，属肝肾亏损、湿热浸淫、筋脉失于濡养之证。治宜补益肝肾、濡养筋脉、清热化湿法。处方：熟地25g、生地25g、山茱萸15g、石斛15g、麦冬15g、五味子15g、枸杞子20g、肉苁蓉15g、巴戟天15g、牛膝15g、锁阳15g、炙马钱子1g、龟板20g、川柏10g、苍术10g、甘草10g。

6月27日二诊　服上方11剂，两下肢较前明显有力，能步行一段路程，能独自上下楼，但不能远行，大便3～4日一行，较前亦好转，舌尖紫，舌苔薄白，脉沉稍有力。此肝肾渐复，筋脉得以濡养，湿热得除之佳兆，续以上方加黄芪50g。

7月24日三诊　服上方15剂，两腿较前明显有力，能缓慢步行1小时，大便转正常，精神较佳，饮食增加，舌质红润，薄白苔，脉沉滑。继以前方增减治疗。处方：生熟地各25g、山茱萸15g、石斛15g、枸杞子20g、肉苁蓉15g、巴戟天15g、牛膝15g、锁阳15g、玉竹15g、炙马钱子1g、杜仲15g、狗脊20g、知母15g、黄柏15g、苍术15g、炙龟板20g、黄芪50g、生甘草10g。

服上方20剂，双下肢功能基本恢复正常，遂停药。

按语：本案为"急性脊髓炎"，迁延不愈，以下肢痿软，步履艰难为主证。据其舌脉证，病位主要在肝肾，肝肾阴亏，同时又有湿热浸淫，虚实夹杂，病情复杂难治。肝藏血，主筋；肾藏精、主骨。精血充盛，则筋骨坚强，活动正常；反之精虚则不能灌溉，血虚不能营养，筋骨经脉因失于濡养，兼湿热伤筋，络道不利发而为痿。《素问·生气通天论》谓："因于湿，首如裹，湿热不攘，大筋软短，小筋弛长，软短为拘，弛长为痿。"故以补肝肾、除湿热之剂，仿虎潜丸及三妙散方化裁，并重用黄芪益气，取马钱子通络，共奏益气、补肝肾、除湿热、通经络、壮筋骨之功，故能奏效。远期追踪，前后共服药45剂，步履恢复如常而痊愈。

病案 2 痿证（重症肌无力）

谢某，女，77 岁。2006 年 7 月 19 日初诊。

病人系一老年妇女，自述近 1 年来眼皮无力下垂。吞咽食物困难艰于下行，尤以固体食物为甚。颈部肌肉无力，上肢软弱，两手颤抖，双下肢亦无力，但尚能行走。全身疲劳无力，经某医院确诊为重症肌无力Ⅱ型，属于由自身免疫引起的神经、肌肉接头传递障碍的疾病。中医则属于痿证。大便日二次，舌稍紫苔白腻，辨证与辨病结合分析主要为脾虚，脾主肌肉，脾气虚则肌肉痿软无力。辨病为神经、肌肉接头传递功能障碍。辨证则属血瘀，络脉阻滞不通。治疗当以大补脾气为主，辅以补肾之品以扶助脾气之不足，补肾药有强筋壮骨之功能。通络使气血畅通则以活血化瘀之品使气旺血行相辅相成。处方：黄芪 50g、生山药 20g、当归 20g、牛膝 15g、桃仁 15g、玉竹 20g、赤芍 20g、何首乌 20g、枸杞子 20g、巴戟天 15g、牡丹皮 15g、川芎 15g、地龙 15g、黄精 20g、白术 20g、太子参 20g、甘草 15g。

8 月 9 日二诊 服药 21 剂，自述症状明显好转，肌无力较前减轻，眼睑下垂明显减轻，两手颤抖大减基本消失，颈部肌肉较有力，食物吞咽亦有好转，语言较药前流利，脉象较有力仍缓，舌红苔薄，综合分析药已对症初见功效，继守方主之。处方：黄芪 50g、当归 20g、牛膝 20g、山药 20g、桃仁 15g、赤芍 15g、丹参 20g、牡丹皮 20g、何首乌 20g、玉竹 20g、巴戟天 15g、黄精 20g、川芎 15g、太子参 20g、白术 20g、甘草 15g。

8 月 30 日三诊 服药 20 剂，颈部活动力增强，食饮吞咽灵活。眼睑下垂大减，两腿无力有明显增强。继服前方。

9 月 8 日四诊 上述症状均进一步明显好转，眼睑已无下垂，斜视明显减轻，颈部活动自如，两下肢及上肢均较前有力，体重增加 1kg，唯口干，舌质红，苔少而黄，此补脾肾之品，见有阴虚内热之象，在前方基础上加滋阴之品。处方：黄芪 50g、太子参 20g、白术 20g、山药 20g、玉竹 20g、何首乌 15g、牛膝 15g、巴戟天 15g、石斛 20g、天冬 15g、枸杞子 20g、天花粉 15g、赤芍 15g、川芎 15g、玄参 15g、红花 15g、黄精 15g、甘草 15g。

9 月 27 日五诊 服药 14 剂，吞咽食物无力、眼睑下垂、上下肢无力、语言基本恢复如常，体力增强，行动自如，但仍不能行走过多，体重增加 1kg，舌红，厚苔，脉沉缓较有力。

10 月 18 日六诊 服上方 14 剂病情缓解，诸症俱基本恢复正常，予原方配制丸药，嘱其服方观察。

本病例从 2006 年 7 月至 11 月连续 4 个月的治疗，取得明显疗效，达到基本痊愈的目的。辨证与辨病相结合予补脾肾活血通络之品 40 剂，诸症大好，全身有力，但出现口干舌红有少许黄苔，此属温补后阴虚之象已见端倪，故于方中加石斛、天冬、玄参、天花粉以养阴生津，防温补伤阴，继服而安。

病案 3 痿证（重症肌无力）

李某，78 岁，军队转业干部。2007 年 5 月 30 日初诊。

发病半年余，开始眼睑下垂，视物有复视现象，逐渐进食吞咽呛咳，语言不清，眼外肌下垂，双下肢无力，肌肉萎缩，睡眠不佳，体重下降明显（半年下降5.5kg）。初经某医院诊断为脑梗死，经治不效，后去北京某医院确诊为重症肌无力，对脑梗死否定。给予抗胆碱酯酶药物治疗。经1个月观察无效，症状无改善，经介绍来中医求治。舌红滑润多口涎，脉象沉无力，语言不清，吞咽呛咳渐加重。综合证脉分析，当属痿证，肌痿，以大补脾气，强肌肉，辅以补肾通络之品治疗。处方：黄芪70g、白术20g、生山药20g、首乌20g、玉竹20g、黄精20g、枸杞子20g、女贞子20g、熟地20g、当归20g、赤芍15g、桃仁15g、丹参20g、地龙15g、甘草15g。

6月13日二诊 服药13剂，进食吞咽呛咳消失，自述能进食，面条、面片等能顺利下咽，无咳呛，对米饭稍差，但亦能下咽偶见咳呛，有明显好转，语言说话亦较前流畅，比以前明显清楚，全身上下肢较前大为有力，眼外肌下垂外观亦有好转，唯睡眠仍差，只能从晚10时睡至凌晨1时半，再入睡较困难，精神大好，认为病有痊愈之望，大便日1行，较正常，舌红滑润，脉象沉有力。药已对症，继以前方化裁治疗。处方：黄芪70g、白术20g、生山药20g、黄精20g、玉竹20g、首乌20g、熟地20g、山萸肉20g、枸杞子20g、女贞子20g、地龙15g、当归20g、丹参15g、川芎15g、甘草15g、桃仁15g。

6月28日三诊 服上方14剂，吞咽进一步好转，能饮水不呛，说话较前流利，叙述服药经过较前清晰流利，睡眠可一睡不醒达3小时，全身上下肢明显有力，精神大好。大便日1行，小便正常。现在唯有食欲不振，咽中似有痰。舌质红有津不燥，脉象左右沉有力。处方：黄芪70g、白术20g、生山药20g、黄精20g、玉竹20g、何首乌20g、熟地20g、山萸肉20g、枸杞子20g、女贞子20g、石斛20g、麦冬15g、半夏20g、陈皮15g、山楂15g、麦芽30g、地龙15g、赤芍15g、川芎15g、甘草15g。

按语：上二病例诊断为重症肌无力，属于疑难杂病，现代医学治疗效果不佳，中医学属于痿证范畴，又属肌痿。《内经》谓脾主肌肉，脾气虚，肌肉萎缩无力，《本草纲目》谓"黄芪补诸虚，益元气，补脾肾，又谓壮筋骨长肉补血"，故以黄芪壮脾肾，长肉补血，当属治疗本病的首选药，故谓之主药；白术、山药，皆补脾之药，肾为脾之母，以襄助脾肾之气；肾为先天之本，为肾中"相火"，以资助脾气之虚弱，故用首乌等温肾阳助脾，与补气健脾之药相伍，相互资助相得益彰；熟地、玉竹、枸杞子、黄精、首乌滋补肾阴，阴阳平调。再用活血通络化瘀之品桃仁、丹参、地龙，使气血上行，循环运行无阻。诸药合用，脾健肾壮、血活络通而病愈。

病案4 痿证（汽油中毒）

刘某，女，22岁，工人。1979年10月12日初诊。

本年6月初，在汽油锅旁工作，被汽油味熏蒸昏迷倒入锅内，苏醒后，发现左小腿麻痹、瘫痪，足趾亦不能活动，疑与汽油中某种化学物质中毒有关，遂送入职业病院住院，治疗4个月，未见好转，于1979年10月12日来张琪教授门诊医治。左小腿瘫痪全无知觉，足冷至膝，自觉麻痹从膝关节有逐渐向上扩展的趋势，肌肉萎缩，舌润脉沉弱。审脉论证，似属气虚血滞，经脉痹阻，宜补元还五汤加味治疗。处方：黄芪100g、赤芍15g、川芎15g、当归尾15g、地龙15g、红花15g、桃仁15g、丹参20g、甘草10g、炙马前子面（冲服）1g，水煎服。

10 月 25 日二诊　服药 15 剂，左下肢阵有热感，检查同前。用药 15 剂无好转，不宜再用原方，考虑单瘫麻痹不仁、寒冷、脉沉弱，当属肾元不充，筋骨萎软之痿证，改用地黄饮子增味，温肾元补肝肾法治疗。处方：熟地 30g、石斛 20g、麦冬 15g、五味子 15g、石菖蒲 15g、远志 15g、肉苁蓉 20g、巴戟天 20g、肉桂 7.5g、附子 7.5g、枸杞子 20g、牛膝 15g、菟丝子 20g，水煎服。

11 月 18 日三诊　服本方 18 剂，左下肢有明显温热感，足尖能上翘，左右可以小小活动，稍能启步，脉沉稍有力，病有转机，继宜本方增味主之。处方：熟地 30g、肉苁蓉 20g、石斛 20g、巴戟天 20g、菟丝子 20g、玉竹 20g、五味子 15g、石菖蒲 15g、牛膝 15g、枸杞子 20g、麦冬 15g、附子 7.5g、肉桂 7.5g、狗脊 15g、甘草 10g，水煎服。

12 月 5 日四诊　口服 20 剂，左下肢知觉已恢复，有温热感，腿能站立，不用扶杖能走一段路，跛行，小腿一阵麻，脉沉，舌尖红。此肾元渐充，筋骨得养，症已明显好转，继以前方主之。处方：熟地 30g、肉苁蓉 20g、石斛 20g、麦冬 15g、玉竹 20g、巴戟天 20g、菟丝子 20g、枸杞子 20g、白芥子 15g、川续断 15g、五味子 15g、牛膝 15g、附子 7.5g、肉桂 7.5g、生甘草 10g，水煎服。

1980 年 1 月 25 日五诊　服上方 40 剂，左下肢功能完全恢复正常，走路与平时一样，近日曾滑冰 2 次，一切正常，肌肉萎缩亦恢复，嘱停药观察。

按语： 本案以左下肢瘫痪就诊，诊前怀疑汽油中毒所致，经西医神经科会诊，未予确诊。中医辨证初按气虚血滞经络痹阻，立方遣药，服药 15 剂未收效果。考虑患肢寒凉不痛不痒，麻痹不仁，瘫痪不用，当属祖国医学中之痿证。《素问》谓"肝主筋，肾主骨"，血不足则筋缩，精不足则骨痿，其症乃肝肾亏损、阴阳俱虚、筋骨失于濡养所致，采用河间地黄饮子补肝肾滋阴助阳，濡养筋骨以恢复肢体之功能，近人有用此方治疗脊髓灰质炎恢复期的下肢瘫痪，以及脊髓炎遗留下肢瘫痪等，其病机皆肾元亏虚督脉失充，与本案病虽不同，病机则同，异病同治，故亦用此方取效。四诊方加入白芥子于大队补药中，取其化痰通络补而不滞，阳和汤亦熟地、白芥子同用，其意相同。

（四）脂膜炎（湿毒蕴结）

病案　邹某，女，**25 岁**。**1986 年 6 月 22 日初诊。**

四肢皮肤硬痛，且皮肤出现红斑，反复发作近 4 年，经久不愈，血沉及抗"O"均正常，手足心热。月经提前，经色黑紫，淋漓不断，舌质红，苔白，脉沉缓有力，在某医院诊为"脂膜炎"。初按湿毒蕴于血分施治，用当归拈痛汤加红花、赤芍。服药 6 剂未收效，且四肢有新的结节出现，硬痛，改用解毒消坚，清热除湿法。处方：蒲公英 50g、紫花地丁 30g、皂角刺 10g、甲珠（代）10g、红花 15g、赤芍 20g、苦参 15g、连翘 20g、黄柏 15g、苍术 15g、甘草 10g、牡丹皮 15g。

7 月 29 日二诊　服药 14 剂，未出现新的硬结，原硬结见小，疼痛减轻，舌红苔转薄白，脉沉滑。宜前方增减治疗。处方：柴胡 20g、桂枝 20g、生地 20g、桃仁 20g、牡丹皮 15g、赤芍 20g、红花 15g、皂角刺 15g、玄参 20g、甘草 10g、菊花 15g、白芷 15g、薄荷 10g、蒲公英 50g、紫花地丁 20g。

8月20日三诊 服上方12剂，未见结节出现，疼痛消失，嘱停药观察。9月6日双下肢皮肤出现数个黄豆粒大小的结节，很快自行消退，从此未复发。

按语： 本案西医诊断为"脂膜炎"，以皮肤红斑硬痛为特征。结合月经先期，经色紫黑，舌红苔白，脉缓有力等，辨为湿热毒邪蕴结于血分，治宜解毒除湿热，活血消坚。方中皂角刺既为消坚之妙药，又有泻血中风热毒邪之效，故每方中皆用之；苦参、黄柏、苍术除湿热；连翘、蒲公英、紫花地丁解毒散结；桃仁、红花、赤芍、牡丹皮活血祛瘀；柴胡、桂枝解肌透邪外达，使湿热毒邪无藏身之处，得以外透，则硬结红斑随之消退，诸症获得蠲除。

（五）瘾疹（慢性荨麻疹）

病案 于某，女，32岁，干部。1987年12月5日初诊。

患"荨麻疹"5年，见寒凉即皮肤苍起，起疹块，瘙痒难忍，夜不成寐，中西药治疗俱不收效，痛苦异常，来门诊就治。舌苔白腻，脉浮。辨为风邪入于血络不得外解而致，以养血祛风法为主。处方：当归20g、生地20g、川芎15g、白芍15g、蝉蜕15g、荆芥15g、防风15g、蒺藜20g、生何首乌25g、乌梢蛇5g、全蝎5g、黄芪25g、甘草10g。

12月15日二诊 服上方8剂，瘙痒大减，见凉仍痒，但已减轻，疹块明显少，嘱其续服上方6剂。

12月28日三诊 病人服上方6剂后，瘙痒、疹块进一步大减，后又服6剂，已痊愈，时值冬季严寒复诊，亦未复发。

按语： 本案为"慢性荨麻疹"，中医称为"慢性瘾疹"，每遇寒凉即发，延久不愈。张琪教授认为此病多为营卫虚疏，风寒拂郁阳气，郁而化热，风热搏于血分，并发于表的证候。然瘾疹久发，顽固不愈致使病情复杂化，表卫益虚，风热与血相结，瘀血入络，使瘾疹顽固难除。故治疗非单用祛风之药所能奏效，"治风先治血"，养血祛风为先，四物汤合生何首乌以养血；蝉蜕、荆芥、防风、蒺藜开腠理，散风热，消瘾疹，止瘙痒；另用乌梢蛇、全蝎以活血化瘀，祛风搜剔，并进一步疏泄郁于肌肤之风邪；重用黄芪，益气固表，旨在扶正，扶正祛邪大获奇功。

八、妇科疾病

（一）带下病

病案　齐某，女，33 岁，职员。1964 年 5 月 4 日初诊。

病人下腹痛坠，两髋骨及臀部牵扯少腹下坠，白带多，整日淋漓不断，状如腐牛乳样，黏稠腥秽，腹内发热感。在 13 年前，生一女孩，迄未孕育。面容憔悴，头晕，腰痛，体质消瘦如柴，舌质红有薄苔，脉象沉缓。经上海某医院内诊检查，诊断：盆腔静脉怒张。哈尔滨某医院诊断：①粘连性子宫后屈；②盆腔静脉怒张；③滴虫性阴道炎。建议：①试行子宫整复术；②治疗阴道炎，提高卵巢功能；③上述方法无效时必须切除子宫。病人畏惧手术，转某院中医治疗，服药数十剂无效，又转张琪教授门诊治疗。中医辨证及治疗：肝经湿热流注于带脉，宜淡渗利湿清热解毒佐以温下元之法。处方：薏苡仁五钱、苓皮三钱、滑石三钱、连翘三钱、黄柏钱半、金银花四钱、蒲公英六钱、紫花地丁四钱、赤芍三钱、肉桂一钱、甘草二钱。

6 月 4 日复诊　用前药 8 剂后，发热减轻，白带稍减，但仍白带腥臭，少腹灼热下坠，脉沉。

前方黄柏增至二钱，另加苦参三钱，地肤子三钱。服前药逐渐好转，白带日减，少腹下坠已轻，发热感亦有明显减退，以后蒲公英增加至一两，紫花地丁增加至六钱，金银花、连翘亦增至五钱。中间出现阴痒，又加入蛇床子三钱，服药 40 剂，白带已无，少腹下坠及发热感皆消失。9 月去哈尔滨某医院检查已恢复正常完全治愈。10 月份妊娠，1965 年 7 月如期正常分娩一男孩。

按语： 病人终年子宫分泌白带甚多，身体异常消瘦，精神不支，头晕，腰酸，少腹疼痛。中医诊断为带下病，考带下之病与任、督、冲、带四脉有关。张子和说："冲任督三脉同起而异行，一源而三歧，皆络于带脉，冲任督三脉，皆统于篡户，循阴器，行廷孔溺孔上端，冲任督三脉以带脉束之……白物满溢，随溲而下，绵绵不绝，是为白带。"可知本病隶属于奇经四脉。

带下在中医学中包括白带、赤带、黄带、青带、黑带等。本病例下流白色的黏液，是属于白带。白带的病机不一，古人有各种的说法，有的主张脾虚湿气下陷，有的主张肾气不固，有的主张下元寒冷，有的主张痰湿，有的主张湿热，所以对于本病，必须辨证找出病机，然后才能决定治疗方针。

本病脉象沉缓，少腹怕凉下坠，似乎属于下元寒湿，但少腹有发感热，并且出现舌象红赤等阴虚症状，当不是属于寒湿，此为一点。第二点带下之状稠黏腥秽，宛如腐败牛乳，此为湿热下注的有力根据。再次病人异常消瘦，属于阴虚有热的体质。《妇科玉尺》说"瘦人白带，每属阴虚"，这是第三点。同时结合既往用过许多中药未效，可以推断多从下元寒湿入手，宜乎其不愈。根据以上几点，可以排除寒湿而认为属于下元湿热。

带下如腐牛乳样腥秽异常，不仅湿热，亦成毒秽，所以在治疗中不仅清热利湿，而且必须配合解毒之品，如金银花、连翘、蒲公英、紫花地丁、甘草等，再用黄柏、苦参苦寒以清热，茯苓、薏苡仁淡渗以利湿，防其苦寒以伤其下元，故少佐肉桂以温下元，又加地肤子、蛇床子以治阴痒，诸药配合，相辅相成，故能收到良好的效果。

（二）癥瘕（宫颈癌术后）

病案　郭某，女，28岁，公司职员。2009年11月30日初诊。

2009年6月12日，行宫颈癌手术，阑尾全切除，膀胱少切，术后进行放疗、化疗。诊见病人表情痛苦，面色㿠白，贫血面容，身体消瘦。腹胀甚、腹痛、便少，不完全肠梗阻，自主排尿受限，倦怠蜷卧，畏寒，舌质紫暗，苔黄厚，脉沉细。中医辨证属气血亏虚，气滞血瘀，寒毒内侵，冲、任、督、带失调之癥瘕。宜急则治其标，先宜行气活血、解毒散寒之剂。处方：乌药15g、延胡索15g、香附15g、川朴15g、木香10g、槟榔15g、砂仁15g、川连15g、炮姜10g、白芍15g、桂枝15g、丹参20g、甘草15g、柴胡20g、金银花30g、连翘20g。

12月14日二诊　服前方3剂后，腹痛消失，腹胀明显好转，排便量多，但倦怠嗜卧，乏力畏寒，舌质紫暗，苔白腻，脉沉弦。查血红蛋白86g/L，白细胞$3.6×10^9$/L。改为益气养血、行气解毒法。以圣愈汤和二陈汤加减。处方：当归20g、白芍20g、川芎15g、熟地15g、太子参15g、黄芪30g、陈皮15g、半夏15g、茯苓15g、川连10g、枳壳15g、柴胡20g、金银花30g、连翘20g、延胡索15g、甘草15g。

12月31日三诊　服上药14剂，腹胀腹痛消失，大便通畅，仍畏寒肢冷，小腹冷痛，纳差，舌质淡，苔薄白，脉沉细。以桂枝附子汤加减。处方：桂枝15g、白芍15g、甘草15g、附子10g、生姜10g、乌药15g、猪苓15g、泽泻15g、天花粉15g、石斛20g、麦冬15g、麦芽30g、神曲15g、山楂15g、鸡内金15g、当归20g、陈皮15g、紫苏15g。

2010年1月14日四诊　服上方14剂，诸症缓解或消失，面色红润，周身较前有力。

按语：本案初诊以腹胀、腹痛为主，伴见倦怠蜷卧、畏寒等。张琪教授认为该病人虽经手术切除病灶，又经过放疗、化疗治疗，但腹痛、腹胀仍甚，说明毒邪未尽，气滞血瘀，属于虚实夹杂证。急则治其标，先宜行气活血、解毒散寒之剂。服药后，病人腹胀、腹痛明显好转，说明毒邪渐去，遂二诊改为扶正祛邪法，方用圣愈汤化裁，全方攻补兼施，补而不滞，攻而不伤正。服药14剂，收效明显。但是三诊病人小腹冷痛明显，少腹虚寒证突出，故用桂枝、乌药、附子及生姜等温经散寒，同时结合病人纳差等酌情用药，诸症多获缓解。

年 谱

1922 年　12 月 31 日出生于河北省乐亭县。

1938 年　由吉林省长春市辗转至黑龙江省哈尔滨市，在天育堂学医。

1940 年　参加天津国医函授学校学习。

1941 年　考入哈尔滨汉医讲习会学习。

1942 年　6 月哈尔滨汉医讲习所毕业，在哈尔滨市天育堂附设钟麟诊所行医。

1948 年　经松江省（黑龙江省前身）卫生行政部门考试，以第二名的优异成绩，获得中华人民共和国卫生部中医师证书。

1951 年　入哈尔滨市中医进修学校脱产学习全部西医课程一年；与哈尔滨市名中医赵麟阁、高瑞圃、周国卿四人组建哈尔滨第四联合诊所，与工厂建立医疗合同，为工人诊治疾病，获得好评。

1955 年　调黑龙江省中医进修学校（黑龙江中医药大学前身）任教，讲授温病学。

1957 年　调黑龙江省祖国医药研究所参与筹建工作，并由黑龙江省卫生厅任命为中医内科研究室主任；加入黑龙江省九三学社。

1958 年　出席全国卫生工作会议，在北京怀仁堂受到党和国家领导人周恩来总理，贺龙、聂荣臻、郭沫若副总理的亲切接见，并合影留念。

1960 年　7 月光荣加入中国共产党。

1962 年　组建肾炎课题组，开始了对慢性肾小球肾炎的临床治疗研究。

1964 年　去重庆参加全国肾病学术会议，发表题为《慢性肾小球肾炎证治》报告，获得岳美中老中医及与会同志的好评。

1965 年　撰写专著《脉学刍议》，由黑龙江人民出版社出版。

1967 年　7～10 月下基层参加医疗队到兰西农村，为农民防病治病。

1968 年　间断在门诊做医疗工作。

1976 年　随黑龙江省卫生厅厅长下基层，在呼兰县举办乡村医生学习班，主讲伤寒论；组织人员编著乡村医生普及读物《中草药》《中医基础》。

1977 年　《中草药》《中医基础》由黑龙江人民出版社出版发行。

1978 年　4 月出席全国科学大会。

　　　　　7 月被评为黑龙江省人民政府直属机关优秀共产党员；任黑龙江省祖国医药研究所（现黑龙江省中医药科学院）副所长；当选为黑龙江省人民代表大会代表；当选为第五届全国人民代表大会代表。

1979 年　任中华全国中医药学会常务理事。

1980 年　被评为黑龙江省劳动模范标兵，荣获奖章证书。

1981年　经黑龙江省政府批准晋升研究员职称。

1982年　12月经黑龙江省卫生厅批准首批晋升主任医师职称。

1983年　1月《宁神灵治疗神经官能症的研究》获黑龙江省人民政府优秀科技成果三等奖，后获布鲁塞尔尤里卡世界发明博览会银奖。

11月1日由中华人民共和国卫生部授予全国卫生先进工作者称号；当选为第六届全国人民代表大会代表。

1984年　撰写著作《临床经验集》，由黑龙江科学技术出版社出版；任黑龙江省祖国医药研究所技术顾问；补选为第五届黑龙江省政治协商会议常务委员；当选为黑龙江省九三学社常委。

9月20日被黑龙江中医学院（现黑龙江中医药大学）聘为教授。

1986年　经国务院学位评定委员会批准为黑龙江中医学院内科博士研究生导师。

6月承担国家科委七·五攻关课题"中医药治疗劳淋的研究"，并担任全国老中医经验研究九个课题组的组长。

11月5日被中华人民共和国卫生部特聘为国家中医药管理局中医药科学技术成果评审委员会委员，并颁发证书。

12月31日由中华人民共和国卫生部授予全国文明先进工作者称号。

1987年　3月《临床经验集》获黑龙江省医药卫生科技成果三等奖，并被选入中国优秀图书要览中。

1988年　12月获黑龙江省优秀科技工作者称号，并荣获证书。

1989年　9月主持完成的"血尿的临床研究"课题，获黑龙江省科学技术进步四等奖；被载入英国剑桥国际传记中心出版的《世界知识分子名人录》《世界男人名人录》中。

1990年　主持完成的"中西医结合治疗慢性肾小球肾炎"课题，获黑龙江省医药卫生科技进步二等奖；由王克勤、张佩青等学生整理完成的《张琪研究员学术经验的整理研究》，获国家中医药管理局科技进步二等奖；被黑龙江省卫生厅聘为黑龙江省中医药专业高级职称评委会主任委员、黑龙江省中医药科技成果评委会主任委员，并颁发证书。

7月被评为黑龙江省人民政府直属机关优秀党员；在吉林省与邓铁涛、任继学等8位名老中医，为加强国家中医药管理局的职能联合致信江泽民主席。

10月9日中共中央办公厅国务院办公厅信访局回函答复，同意加强国家中医药管理局管理全国中医药工作职能作用等的意见。

11月国家两部一局确定全国500名老中医药专家带徒，配张佩青、朱永志为学术继承人。作为黑龙江省老中医药专家代表与学术经验继承人张佩青出席在北京人民大会堂召开的全国继承老中医药专家学术经验拜师大会。

1991年　10月1日中华人民共和国国务院颁发政府特殊津贴；主持完成的"中医药治疗劳淋的临床与实验研究"课题获国家中医药管理局科技进步二等奖、黑龙江省科技进步二等奖；被中国中医药学会聘为全国仲景学说专业委员会高级顾问；与黑龙江省中医研究院（现黑龙江省中医药科学院）张缙院长、张政副院长等应邀去日本金泽市石川健康中心会诊；被收录《二十世纪中国名人辞典》(辽宁人民出版社出版);任光明中医大学黑龙江省分校校长;任黑龙江省中医药学会第一届理事会副理事长;任中华医学会黑龙江分会常务理事;任《黑龙江中医药杂志》主编;任《中医杂志》《中国医药学报》编委。

1992年　4月1日被黑龙江省人民政府科技经济顾问委员会聘为医疗卫生专家顾问组成员,颁发聘书;《张琪临证经验荟要》由中国中医药出版社出版,12月在哈尔滨举行首发式暨张琪教授从医五十周年纪念活动。

1993年　3月《张琪临证经验荟要》获黑龙江省中医药科技进步二等奖。
与任继学等名老中医合著《中国名老中医经验集萃》,获北京市科技进步三等奖;补聘为黑龙江省科技顾问委员会委员,并当选为黑龙江省政治协商会议委员会委员。

1994年　荣获边远地区优秀科技工作者称号,由卫生部人事司、人民解放军总后勤部、健康报社颁发荣誉证书;被授予黑龙江省名老中医称号。
9月24日,由中华人民共和国人事部批准为终身教授。
11月2日由中华人民共和国人事部、卫生部、国家中医药管理局颁发全国继承老中医药专家学术经验指导老师荣誉证书。

1996年　3月去美国洛杉矶参加"国际老年疾病学术研讨会",后应日本友人古桥亨先生之邀去日本东京诊病。
9月主持完成的"肝炎后肝硬化的临床与基础研究"课题,获黑龙江省科技进步二等奖。

1997年　1月《张琪临床经验辑要》由中国中医药科技出版社出版。
4月28日被评为黑龙江省第八届劳动模范,由黑龙江省人民政府颁发证书,并出席黑龙江省第八届劳动模范表彰大会。
7月被评为黑龙江省人民政府直属机关优秀党员;被评为黑龙江省卫生系统先进个人标兵,由黑龙江省卫生厅、人事厅、黑龙江省中医药管理局颁发证书。

1998年　2月27日黑龙江省中医药学会换届改选,当选为黑龙江省中医药学会第三届理事会名誉会长。
8月11日与邓铁涛、任继学等八位老中医致信朱镕基总理,反映中医药存在的一些问题。朱总理做了批示。"八老上书"对推动中医药学术的发展起到了良好作用。

1999年　4月7日应邀前往北京参加国家药品监督管理局组织的全国名老中医药专家座谈会,卫生部及国家中医药管理局的领导也到会听取老中医药专家意见;8月应邀前往长春为全国名老中医学术经验高级讲习班授课。

2000年　4月被聘为《中医杂志》第三届编辑委员会顾问委员。
10月主持完成的"肝舒康冲剂治疗慢性乙型肝炎及肝纤维化的临床与基础研究"课题获黑龙江省科技进步二等奖。
10月29日被广州中医药大学第二临床医学院(即广东省中医院)诚聘为该院客座教授,颁发聘书。

2001年　4月20日应邀参加广东省中医院举行的拜师国家级名老中医仪式暨门诊住

院综合大楼奠基典礼，配高徒二名。

5月26日应邀出席中国（天津）首届中医药文化节，并进行义诊。

6月12日应邀参加全国高等医药教材建设研究会，被人民卫生出版社聘为全国高等中医药教材建设顾问委员会委员，荣获聘书。

8月被中华中医药学会内科学会聘为顾问委员。

11月5日应邀为在北京举行的"全国名老中医临床经验高级讲习班"授课。

2002年　1月19日被黑龙江中医药大学授予"优秀博士研究生导师"光荣称号。

6月主持完成的"肾炎Ⅱ号水丸治疗 IgA 肾病血尿的进展研究"课题获黑龙江省科技进步三等奖。

应邀出席在上海举行的"全国名老中医学术经验高级讲习班"并授课。

12月应邀出席在哈尔滨市举办的"第四期全国中医肾病治疗新技术临床推广应用高级研修班"并授课。

12月26日张琪教授从医六十周年暨八十华诞纪念活动在哈尔滨市香格里拉大饭店举行。

2003年　9月由中华中医药学会授予"中华中医药学会终身理事"。

应邀出席在西安举行的"全国名老中医学术经验高级讲习班"并授课。

12月获"中华中医药学会成就奖"。

2004年　6月获"中国医师协会2003年首届中国医师奖"。

6月25日被聘为"上海市中医药研究院中医肾病研究所顾问"。

10月被浙江中医学院附属医院聘为"学术顾问"，配高徒1名。

10月出席杭州"全国名老中医学术经验高级讲习班"并授课。

12月被世界中医药学会联合会聘为"第一届内科肾脏病专业委员会学术顾问"。

2005年　12月于北京人民大会堂参加"十五"国家科技攻关计划"名老中医临床经验、学术思想传承研究"课题启动会，课题立项。

12月出席在广州举行的"全国名老中医学术经验高级讲习班"并授课。

2006年　6月被中国中医科学院聘为"中国中医科学院首届学术委员会委员"。

12月获"中华中医药学会首届中医药传承特别贡献奖"。

2007年　2月被浙江省名中医研究院聘为"特聘研究员"。

9月"十一五"国家科技支撑计划重点项目"名老中医临床经验、学术思想传承研究"项目——"名老中医临床经验应用研究（病证结合）"课题启动，"张琪教授治疗慢性肾衰竭经验临床应用及疗效评价"课题立项。

10月在国家中医药管理局全国优秀中医临床人才培养项目中获"研修项目优秀指导老师"称号。

12月获"第三批全国老中医药专家学术经验继承工作传承奖及优秀指导老师"称号。

2008年　7月由张佩青、迟继铭等高徒及弟子撰写的《张琪肾病医案精选》由科学出版社出版。

9月被同济大学聘为"中医大师传承人才培养计划项目"特聘教授及导师；同时出席中医大师传承人才培养项目开幕式并授课。

12 月由张佩青、迟继铭等完成的《张琪学术思想及临证经验研究》项目获黑龙江省中医药科学技术一等奖。

2009 年　5 月被人力资源和社会保障部、卫生部、国家中医药管理局授予"国医大师"称号。

6 月获"中华中医药学会终身成就奖"。

6 月 19 日参加在北京举办的"国医大师表彰暨座谈会"。

6 月 29 日黑龙江省卫生系统向"国医大师"张琪学习暨名医工程启动电视电话会议在哈尔滨举行，张琪教授出席会议并发言。

9 月在天津参加中华中医药学会第三届（22 次）全国肾病学术会议，做"IgA 肾病血尿证治"的专题讲座。

11 月张琪名医工作室由中华中医药学会授予"全国先进名医工作室"称号。

11 月甲流在哈尔滨市流行，由其学术继承人江柏华拟甲流 1—2 号方，由张琪审定并自拟甲流 0 号预防方，均取得良好疗效，获得黑龙江省卫生厅及省中医管理局好评。

12 月，被中国中医科学院授予"荣誉首席研究员"。

2010 年　为黑龙江省中医研究院"读经典、做临床"活动进行系列讲座。

8 月 7 日应邀参加第三届（23 次）中华中医药学会肾病分会学术会议，做"慢性尿路感染的辨治经验"的讲座。

9 月 15 日为常州市孟河医学派开馆题词"孟河医学岐伯之珍，继承创新光大医林"。

10 月为黑龙江中医药大学全国经典学习班做讲座。

10 月 23 日参加高仲山先生诞辰 100 周年纪念大会并题词。

11 月，获批国家中医药管理局"国医大师张琪传承工作室"。

11 月 16 日参加国家中医药管理局全国第四批师承工作基础理论课，做《经方治疗疑难病》的讲座。

12 月 17 日赴上海为同济大学中医大师传承人才培养计划学员班进行临床代教及授课。

2011 年　1 月由张佩青、迟继铭等完成的《张琪学术思想及临证经验研究》项目获黑龙江省科学技术进步二等奖。

2012 年　6 月建立了"国医大师——张琪"网站。

12 月举办"国医大师张琪临床经验推广应用学习班"。

2013 年　1 月由张琪学术经验继承人张佩青组织编写的"国医大师临床研究·张琪临床医学丛书"共 9 册陆续出版。

2014 年　9 月 5 日在国家级继续教育项目"补脾益肾治疗慢性肾脏病推广应用暨名老中医内科临证经验传承学习班"，进行了"从脾肾论治慢性肾脏病的经验"的专题讲座。

2015 年　7 月 18 日在国家级继续教育项目"国医大师学术经验传承研修班"，进行了"从脾肾入手治疗慢性肾脏病"的专题讲座。

2016 年　9 月 3 日在"黑龙江省中医药学会肾病专业委员会第三届学术会议暨常见慢

性肾脏病名医治疗经验及新进展培训班"，进行了"活血化瘀法治疗慢性肾衰竭的经验"的专题讲座。

2017年　2月黑龙江省委宣传部、黑龙江省卫生和计划生育委员会牵头组织了全国首届"国医大师"张琪同志先进事迹集中采访活动。

3月黑龙江省直主要媒体、中央驻省新闻单位集中刊（播）首届"国医大师"张琪同志先进事迹。

6月"国医大师张琪传承工作室"获"卫生计生职业精神教育基地"称号。黑龙江省卫生和计划生育委员会在全省卫生和计划生育系统广泛开展向"国医大师"张琪同志学习的活动。

6月24日黑龙江省中医药科学院建院60周年暨向国医大师张琪学习活动胜利召开，并成立了张琪事迹宣讲团。

8月获全国卫生和计划生育系统授予的"白求恩奖章"。

11月21日由黑龙江省委宣传部、黑龙江省卫生和计划生育委员会和黑龙江省中医药科学院联合组织拍摄的首届"国医大师"张琪纪录片《大国医》在黑龙江省电视台新闻频道播出。

12月28日参加中央文明办、国家卫生和计划生育委员会在哈尔滨举办的"中国好医生、中国好护士"现场交流活动，并被评为月度人物。

2018年　5月3日由中共黑龙江省委宣传部、黑龙江省卫生和计划生育委员会联合举办的首届"国医大师"张琪同志事迹首场报告会在哈尔滨和平邨宾馆和平会堂举行。5月4日、5月8日分别在大庆市、鹤岗市做巡回报告。报告团成员包括张琪同志的女儿、学生、同事、患者等，他们的宣讲让与会者全方位了解了张琪同志的感人事迹，深刻领悟了他身上鞠躬尽瘁的敬业精神、大医精诚的医德医风、严谨笃学的治学态度、甘为人梯的大师风范。

8月获黑龙江省首届"龙江名医"称号。

2019年　9月17～18日国家卫生健康委员会宣传司在"国医大师"张琪传承工作室拍摄制作"共和国名医——我从医这70年"大型视频访谈节目其中张琪部分。

9月20日获"全国中医药杰出贡献奖"称号。

参 考 书 目

迟继铭，周亚滨. 2014. 国医大师临床研究张琪临床医学丛书·张琪方药传薪[M]. 北京：科学出版社

江柏华，潘洋. 2014. 国医大师临床研究张琪临床医学丛书·张琪医论医话集锦[M]. 北京：科学出版社

姜德友，吴深涛. 2013. 国医大师临床研究张琪临床医学丛书·张琪学术思想探赜[M]. 北京：科学出版社

孙元莹. 2007. 张琪老中医临证备忘录[M]. 北京：化学工业出版社

王今朝. 2014. 国医大师临床研究张琪临床医学丛书·张琪诊治疑难病学术经验传真[M]. 北京：科学出版社

谢宁，徐惠梅. 2014. 国医大师临床研究张琪临床医学丛书·张琪从五脏论治临证举要[M]. 北京：科学出版社

张镜源. 2011. 中华中医昆仑·张琪[M]. 北京：中国中医药出版社

张佩青. 2002. 临床中医家张琪[M]. 北京：中国中医药出版社

张佩青. 2008. 张琪肾病医案精选[M]. 北京：科学出版社

张佩青. 2011. 国医大师临床经验实录·国医大师张琪[M]. 北京：中国医药科技出版社

张佩青，李淑菊. 2014. 国医大师临床研究张琪临床医学丛书·张琪肾病论治精选[M]. 北京：科学出版社

张琪. 1984. 临床经验集[M]. 哈尔滨：黑龙江科学技术出版社

张琪. 1986. 脉学刍议[M]. 哈尔滨：黑龙江人民出版社

张琪. 1993. 张琪临证经验荟要[M]. 北京：中国中医药出版社

张琪. 1998. 张琪临床经验辑要[M]. 北京：中国医药科技出版社

张琪. 2010. 跟名师学临床系列丛书·张琪[M]. 北京：中国医药科技出版社

张琪. 2012. 临证治验实录·张琪[M]. 北京：中国中医药出版社

张琪. 2013. 国医大师临床研究张琪临床医学丛书·张琪医案选萃[M]. 北京：科学出版社

张晓昀，黄彦彬. 2015. 国医大师临床研究张琪临床医学丛书·张琪论养生与预防[M]. 北京：科学出版社

张雅丽，刘娜. 2014. 国医大师临床研究张琪临床医学丛书·张琪论伤寒与临证[M]. 北京：科学出版社